Aliments santé
Aliments danger

De A à Z, guide pratique
de la nourriture saine

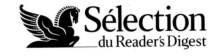

Sélection
du Reader's Digest

PARIS • BRUXELLES • ZURICH

Aliments santé, aliments danger
publié par Sélection du Reader's Digest,
est l'adaptation française de *Foods That Harm, Foods That Heal*,
© 2004, The Reader's Digest Association, Inc.
© 2004, The Reader's Digest Association (Canada), Ltd,
ainsi que l'adaptation et la mise à jour de *Aliments santé, Aliments danger*
© 2004, Sélection du Reader's Digest (Canada), Limitée

ÉDITION FRANÇAISE
© 2005, Sélection du Reader's Digest, SA,
1 à 7, avenue Louis-Pasteur, 92220 Bagneux
Site Internet : www.selectionclic.com

© 2005, Sélection du Reader's Digest, SA,
20, boulevard Paepsem, 1070 Bruxelles

© 2005, Sélection du Reader's Digest, SA,
Räffelstrasse 11, « Gallushof », 8021 Zurich

Code projet : US4577/G

Pour nous communiquer vos suggestions ou remarques sur ce livre,
utilisez notre adresse e-mail : editolivre@readersdigest.tm.fr

ISBN : 2-7098-1711-X

Tous droits de traduction, d'adaptation et de reproduction,
sous quelque forme que ce soit, réservés pour tous pays.

Nous remercions tous ceux qui ont collaboré à cet ouvrage :

Conseillers de la rédaction

Marie-France Six, diététicienne diplômée d'État

René Gentil, médecin généraliste (DEA de nutrition)

Consultant prépresse

Damien Noirot

Suivi éditorial

Adaptation française : Agence Media

Coordination : Julie Orillon

Lecture-correction : Élisabeth Le Saux, Laurence Giaume, ainsi que François Berland, Laurence Petit et Nicole Salingre

Montage PAO : Marie-Hélène Mateos

Index : Yann Leclerc

Sous la direction de l'équipe éditoriale de Sélection du Reader's Digest

Direction éditoriale : Gérard Chenuet

Secrétariat général : Élizabeth Glachant

Direction artistique : Dominique Charliat

Maquette : Françoise Boismal

Lecture-correction : Béatrice Argentier-Le Squer, Catherine Decayeux, Emmanuelle Dunoyer

Fabrication : Marie-Pierre de Clinchamp, Caroline Lhomme

Prépresse : Philippe Pétour

Iconographie : Danielle Burnichon, Edwige Javaux

Avertissement

Les renseignements contenus dans ce livre sont proposés aux fins de référence et d'éducation seulement. Ils ne visent en aucun cas à remplacer un médecin ou une thérapie. Pour un problème de santé précis, suivez en priorité l'avis d'un médecin.

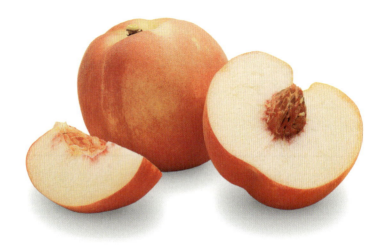

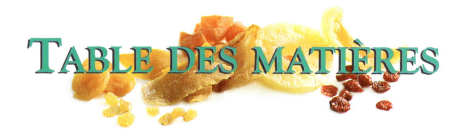

TABLE DES MATIÈRES

Introduction 8

Abats 11
Abricot 12
Accident vasculaire cérébral (AVC) 12
Acné 14
Agneau/Mouton 15
Ail 19
Alcool 20
Alcoolisme 23
Algues 31
Allégés (produits) 32
Alzheimer (maladie d') 32
Amandes 34
Ananas 34
Anémie 35
Anorexie mentale 37
Appétit (perte de l') 38
Arachide 39
Arthrite/Arthrose 43
Artichaut 44
Asperge 44
Asthme 46
Athérosclérose 48
Aubergine 49
Avocat 50
Avoine 51

Bacon 52
Banane 52
Barre énergétique 52
Bette 53
Betterave 53
Beurre de cacahouètes 54
Beurre et margarine 54
Bière 55
Bioflavonoïdes 57
Bœuf 58
Boissons sucrées gazeuses 66
Bonbons 67
Boulimie 68
Brocoli 69
Brûlures 70

Café 71
Caféine 72
Calculs biliaires 74
Cancer 74
Canneberge 78
Cardio-vasculaires (maladies) 79
Carotte 82
Cassis 82
Céleri-branche 83
Céleri-rave 84
Céréales 84

Céréales pour petit déjeuner 86
Cerise 88
Champignon 89
Charcuterie et viande fumée 95
Châtaigne 97
Cheveux et cuir chevelu 98
Chocolat 99
Chou 101
Chou-fleur 102
Chou-rave 104
Chou de Bruxelles 104
Circulatoires (problèmes) 105
Cirrhose 106
Citron 107
Citrouille 107
Cœliaque (maladie) 107
Coing 108
Colite ulcéreuse 109
Collations 110
Concombre 112
Confitures et pâtes à tartiner 112
Constipation 113
Courge 114
Courgette 115
Crampes 116
Cresson 122
Crohn (maladie de) 123
Crustacés et fruits de mer 124

D

Datte 127
Dents et gencives 127
Dépression 129
Diabète 131
Diarrhée 133
Digestion (problèmes de) 135
Diverticulite et diverticulose 137

E

Eczéma 138
Édulcorants 142
Endive 143
Épices et aromates 143
Épilepsie 147
Épinard 147
Escargot 148

F

Farine 155
Fatigue chronique (syndrome de) 156
Fenouil 157

Fer (excès de) 158
Fibres 159
Fièvre 161
Figue 161
Flatulences 162
Foie (maladies du) 163
Fraise 164
Framboise 165
Fringales 170
Fromage 171
Fruits 175

G

Gastrite 177
Gastro-entérite 177
Gâteaux et biscuits 178
Germe de blé 179
Germe de soja, germe de luzerne, germe de haricots 180
Gibier 180
Gingembre 180
Ginseng 181
Glaces et sorbets 181
Goutte 182
Goyave 183
Grenade 184
Grippe 185
Groseille 185
Grossesse 186

H

Haricot vert 196
Hémorragie 196
Hépatite 197
Hernie hiatale 198
Herpès 199
Homard 200
Huiles 200
Humeur (troubles de l') 204
Hyperactivité 205
Hypertension artérielle 205
Hypoglycémie 208

I J

Igname et patate douce 209
Impuissance 210
Intestin irritable (syndrome de l') 216
Intoxication alimentaire 217
Jus de fruits et de légumes 220

K L

Kiwi 221
Lactose (intolérance au) 221
Lait 222
Laitue et autres salades 225
Lapin 227
Légumes 233
Légumineuses 236
Légumineuses germées 238
Levure de bière 238
Libido et sexualité 239
Lin (graines de) 240
Lupus érythémateux 240

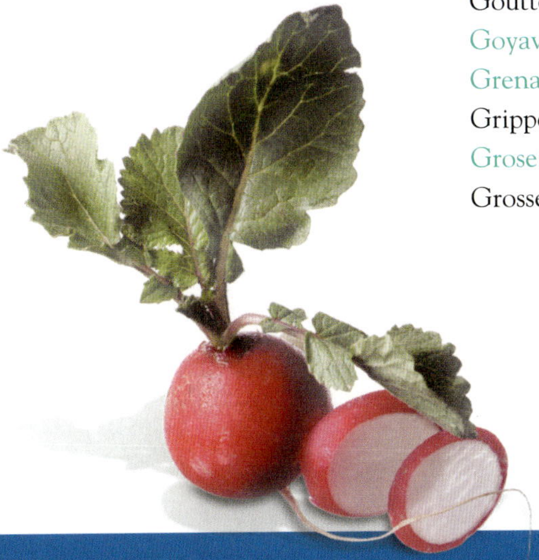

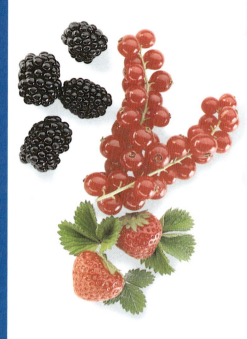

Navet 267
Nectarine et brugnon 268
Névralgie 269
Noix de coco 269
Noix et autres
    fruits secs oléagineux 270

Obésité 272
Œil 273
Œuf 274
Oignon 276
Okra ou gombo 281
Olive et huile d'olive 281
Ongles 283
Orange 284
Ostéoporose 285

Pain 289
Pamplemousse 292
Panais 293
Papaye 293
Parkinson (maladie de) 294
Pâtes 295
Pêche 296
Petit pois 301
Piments 302
Plats cuisinés et
    aliments préparés 304
Poids insuffisant 305
Poire 306
Poireau 306
Poisson 307
Poivron 311
Pomme 312
Pomme de terre 314
Porc 315

Potiron 316
Prostate 316
Prune 317
Pruneau 318

Quinoa 321
Radis 321
Raisin 322
Reflux gastro-œsophagien 323
Reins (maladies des) 324
Respiratoires (troubles) 334
Rhubarbe 335
Rhume des foins 336
Rhume et grippe 340
Riz 341

Sarrasin 343
Sauces 343
Saucisse 345
Sclérose en plaques 345
Sel et sodium 346
Sida 348
Sinusite 349
Soja 350
Son 352
Soupe 358
Stérilité et hypofertilité 359
Sucre 360
Surimi 362
Sushi 362

Thé 368
Tisane 370
Thyroïde (maladies de la) 370
Tomate 372

Maïs 242
Mandarine et clémentine 243
Mangue 244
Margarine 244
Marron 244
Mayonnaise 245
Melon et pastèque 245
Mémoire (perte de) 246
Ménopause 247
Menstruations
    (problèmes de) 249
Métaboliques
    (maladies) 251
Miel 251
Migraine et céphalées 260
Mononucléose 262
Mucoviscidose 263
Mûre 264
Myrtille 265

Tuberculose 374
Ulcérations buccales 376
Ulcères gastriques 376
Urinaires (infections) 378
Urticaire 379

Veau 380
Viennoiserie 380
Vin 381
Vinaigre 382
Vinaigrettes et
sauces à salade 383
Volaille 383
Yaourt 395
Zona 395

Glossaire 396
Index 402

THÉMATIQUES

Additifs La prudence
s'impose 16

Aliments biologiques
Que valent-ils vraiment ? 24

Aliments fonctionnels
Efficaces pour la santé 26

Allergies Intolérances
alimentaires 28

Antioxydants Mythe et réalité 40

Bébé Choix des bons aliments 61

Cholestérol Mythe et réalité 92

Conservation et cuisson
Sécurité alimentaire 118

Eau Source de vie 139

Énergie La forme grâce
à l'alimentation 145

Enfants Alimentation
et croissance 149

Équilibre alimentaire
Choix et rythme des repas 153

Forme physique Alimentation
et endurance 166

Glucides Mise au point 189

Glucides Régimes pauvres
en glucides 192

Grillades Les risques 194

Herbes qui soignent
Des actions très
diverses 202

Index glycémique
Une histoire à suivre 211

Interactions
Aliments-médicaments 214

Ionisation des aliments
Pour la conservation 218

Lipides Tous ne sont
pas égaux 228

Maigrir, *voir Régime amaigrissant*

Minéraux et oligoéléments
Ce qu'il faut savoir 254

OGM Organismes
génétiquement modifiés 278

Oméga-3 et oméga-6
Acides gras essentiels 287

Pesticides Sont-ils
sans risques ? 297

Probiotiques Bactéries
bénéfiques 303

Protéines Matériaux
de l'organisme 319

Régime amaigrissant
Pour des effets durables 327

Régime et grand âge
Bien manger, longtemps 330

Restauration rapide
Fast-food et malbouffe 337

Sommeil Du rôle de l'hygiène
alimentaire 354

Sport, *voir Forme physique*

Stress Stratégies
nutritionnelles 356

Suppléments nutritionnels
Faut-il en prendre ? 364

Système immunitaire
Votre arme secrète 366

Végétarisme Le pour
et le contre 385

Vitamines Indispensables
à la vie 388

INTRODUCTION

Voici quelques incidents qui vont vous paraître familiers ! Depuis quelque temps, vous utilisez de l'huile d'olive parce que vous êtes enfin convaincu que c'est la meilleure pour la santé. Mais, à la radio, vous entendez dire que l'huile de colza est vraiment la plus bénéfique de toutes ! Autre exemple : des « experts » disent qu'il faut manger moins de viande, d'autres affirment que, sans elle, la carence en fer vous guette. Dans ces conditions, comment se faire une opinion ? Toute information sur l'alimentation devient vite sujette à controverse. Et vous vous posez sans arrêt des questions… Vous voulez vous nourrir sainement, savoir si ce que vous mangez est bon pour vous ou pour votre famille et voir le médecin le moins souvent possible. *Aliments santé, aliments danger* peut vous y aider.

Cet ouvrage étudie plus de 150 aliments, présentés par ordre alphabétique. Vous y trouverez la valeur nutritionnelle de chacun d'eux, depuis Abats et Abricots jusqu'à Volaille et Yaourt, en passant par Œuf, Poisson ou Soja. Cherchez Chocolat : vous apprendrez que le chocolat noir est meilleur pour votre santé que celui au lait. L'entrée Noix et autres fruits secs oléagineux vous explique que ces aliments sont riches en vitamine E. Tomate vous informe que le lycopène possède des propriétés anticancérogènes récemment mises en évidence. Ailleurs, ce sont les découvertes les plus actuelles sur les bienfaits du raisin ou de la volaille que vous découvrirez.

Ce que vous mangez peut non seulement vous garder en bonne santé, mais aussi vous aider à soulager vos maux. Si vous souffrez d'arthrite ou de diabète, allez voir ces entrées pour apprendre quelle alimentation vous convient le mieux. Plus de 90 entrées concernent des maladies. Elles contiennent les plus

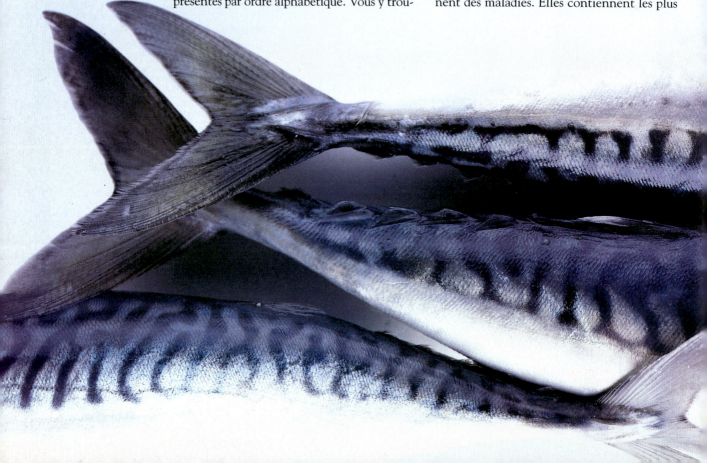

récentes informations sur les aliments qui peuvent agir contre une inflammation, arrêter une crise d'asthme, éviter l'encrassement des artères et même prévenir la maladie d'Alzheimer, l'accident vasculaire cérébral (AVC) ou les cancers. Allez à Dépression : vous y trouverez de bonnes raisons pour manger plus de poisson. À Rhume des foins, vous identifierez des aliments déclencheurs de cette allergie.

En plus des entrées détaillées sur les aliments et les maladies, le livre contient plus de 30 chapitres spéciaux qui couvrent des sujets importants : Aliments fonctionnels, Antioxydants, OGM, Pesticides, Probiotiques, Régimes pauvres en glucides, Restauration rapide. Vous y trouverez des réponses à des questions telles que : quels sont les poissons qui contiennent le moins de mercure ? Les produits biologiques sont-ils vraiment fiables ? Les grillades causent-elles le cancer ? À Index glycémique, vous apprendrez à choisir les aliments énergétiques bons pour l'humeur. À Régime amaigrissant, vous découvrirez comment perdre du poids et ne pas en reprendre. À Oméga-3 et Oméga-6, vous saurez où trouver les « bons » acides gras nécessaires à ceux qui souffrent d'arthrite, de diabète ou de troubles cardio-vasculaires.

L'équipe d'experts en santé et en nutrition que nous avons consultée a examiné les plus récentes études scientifiques pour nous permettre de faire d'*Aliments santé, aliments danger* le livre de référence le plus fiable et le plus pertinent qui soit. Servez-vous-en pour démêler le vrai du faux sur les glucides, le cholestérol, les graisses… Suivez ses conseils pratiques pour améliorer votre alimentation au quotidien.

Nous en savons aujourd'hui plus qu'hier sur le pouvoir des aliments pour traiter, prévenir et même soulager les maladies, petites ou grandes. Ce livre va vous aider à rester en bonne santé, avec plaisir et le plus longtemps possible. Bonne lecture !

— L'éditeur

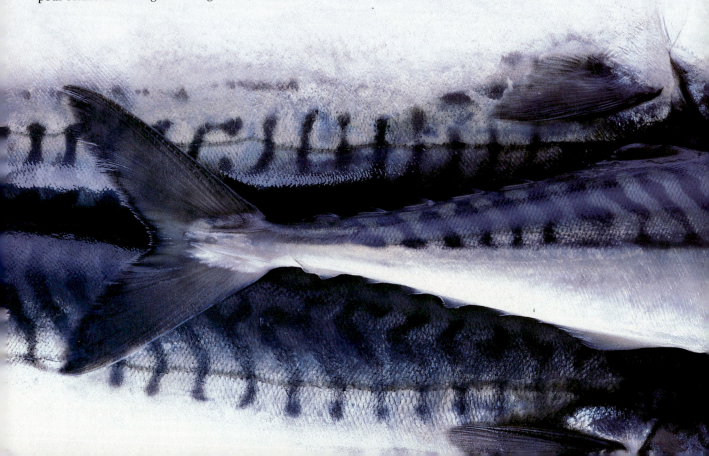

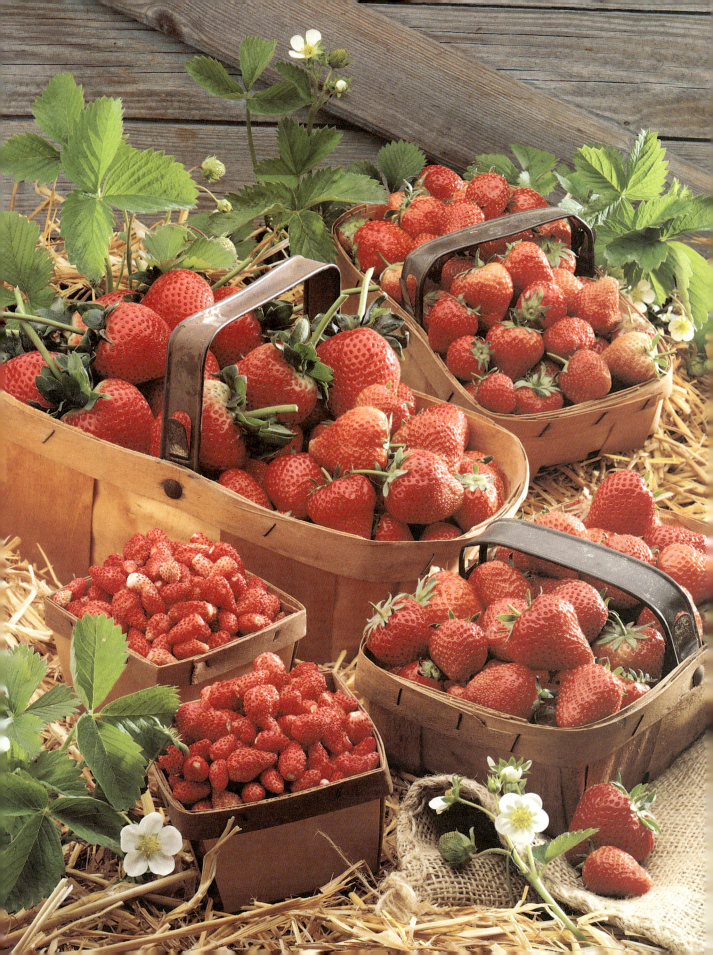

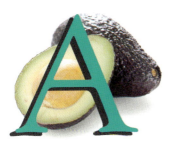

Abats

AVANTAGES
- source peu onéreuse de protéines
- le foie et les rognons sont très riches en vitamines A, B$_3$, B$_9$ et B$_{12}$, ainsi qu'en minéraux, notamment en fer, zinc et sélénium

INCONVÉNIENTS
- teneur généralement élevée en cholestérol et en acide urique
- le foie peut renfermer des toxines et des résidus d'antibiotiques

On désigne par le terme abats toute pièce de viande de triperie. On distingue les abats dits rouges (foie, cœur, langue, rognons…) et les abats blancs (cervelle, ris, pieds, tête, tripes…).

Les abats ont toujours été appréciés des gourmets, et certains d'entre eux figurent parmi les grands plats de la cuisine française. Produits savoureux mais fragiles, ils doivent être achetés dans un état de parfaite fraîcheur et consommés dans les 24 heures. D'un point de vue nutritionnel, les abats sont comparables aux viandes et apportent, comme elles, des protéines de qualité. Certains sont particulièrement riches en vitamines B, en fer et en zinc, mais aussi en acide urique, ce qui doit les faire écarter de l'alimentation des personnes sujettes aux crises de goutte.

LE FOIE

Le foie de veau est jugé le plus tendre et le plus fin, mais c'est également le plus coûteux ! Les autres – agneau, génisse, porc – sont aussi intéressants nutritionnellement.

C'est un aliment modérément énergétique, avec 135 kcal pour 100 g, et peu gras, puisque son taux de lipides ne dépasse pas 5 %. Mais sa teneur en cholestérol, de l'ordre de 300 à 360 mg pour 100 g, est très supérieure à celle des viandes de boucherie (de 70 à 80 mg en moyenne pour 100 g). De ce fait, il s'agit d'un abat à éviter quand on souffre d'une maladie cardio-vasculaire ou quand on présente un taux de cholestérol sanguin trop élevé.

Le foie est l'un des aliments les mieux pourvus en fer : une portion de 100 g de foie d'agneau procure plus de 60 % de l'apport nutritionnel conseillé (ANC) pour la femme et 100 % de l'ANC pour l'homme ; le foie de veau en fournit respectivement 30 % et 50 %. Le foie est aussi remarquablement riche en vitamines B : une portion de 100 g apporte plus de 30 fois l'ANC pour la vitamine B$_{12}$, 200 % de l'ANC pour la vitamine B$_2$ et 100 % pour les B$_3$, B$_5$ et B$_9$.

C'est l'une des principales sources alimentaires de vitamine A. Une portion de 100 g de foie en renferme 10 000 à 20 000 µg, soit 15 à 30 fois l'ANC et 10 à 20 fois la limite de sécurité admise. Or, si cette vitamine est absorbée régulièrement en quantité trop importante, elle s'accumule dans l'organisme et peut entraîner des dommages sévères pour les cellules du foie et une atteinte hépatique chronique. En début de grossesse, un apport excessif de vitamine A risque de provoquer des lésions graves pour le fœtus. C'est pour ces raisons qu'on recommande de ne pas consommer du foie plus d'une fois par semaine et qu'on le déconseille aux femmes enceintes.

LES AUTRES ABATS

- **Cervelle.** C'est de loin l'aliment le plus riche en cholestérol, puisqu'elle en renferme plus de 2 000 mg pour 100 g ! La cervelle est aussi très chargée en purines, c'est la raison pour laquelle elle ne doit pas occuper une place trop importante dans l'alimentation des jeunes enfants, comme ce fut autrefois le cas.
- **Cœur.** Très maigre (2 à 3 % de lipides), il fournit des protéines de qualité, ainsi que des quantités élevées de fer et de vitamines B.
- **Langue.** Ce muscle est l'abat dont la composition se rapproche le plus de celle d'une viande maigre et sa teneur en cholestérol ne dépasse pas 70 mg pour 100 g.
- **Pieds et tête.** Ils sont assez maigres, mais leur forte proportion de cartilages et de tissu conjonctif rend leur qualité protéique inférieure à celle des viandes. Quoi qu'il en soit, ces produits ne sont que rarement consommés.
- **Ris de veau.** Bien pourvu en protéines, peu gras, il est moins riche en fer que les autres abats.
- **Rognons.** Ils sont plutôt maigres (moins de 4 % de lipides), riches en vitamines B, en fer et en zinc, mais aussi en acide urique et en cholestérol.
- **Tripes.** Préparées à partir des tissus formant l'estomac des bovins et ovins, elles sont particulièrement maigres. ❖

ABATS ET ESB

Depuis l'apparition de l'ESB, ou encéphalopathie spongiforme bovine (« maladie de la vache folle »), des mesures de précaution ont été prises pour retirer systématiquement de la consommation les produits tripiers qui pourraient être porteurs de l'agent infectieux contaminant. Il s'agit notamment :
– de la cervelle, pour les bovins et ovins de plus de 12 mois ;
– des amygdales, de la rate et des intestins (bovins et ovins).
En revanche, le thymus, ou ris, est désormais autorisé pour les bovins nés en France après le 1er janvier 2002.

LE NOYAU CONTRE LE CANCER ?

Le laetrile, parfois surnommé vitamine B$_{17}$, est un produit très controversé tiré du noyau d'abricot. Il ne peut pas être vendu comme médicament, mais on prétend qu'il pourrait constituer un traitement alternatif du cancer et des maladies cardiaques, entre autres. Cependant, les nombreuses études effectuées sur le laetrile n'ont pu prouver aucune de ces allégations. En outre, le laetrile peut dégager des cyanures et causer un empoisonnement ; c'est pourquoi le noyau de l'abricot ne doit jamais être ingéré, sous quelque forme que ce soit.

Abricot

AVANTAGES

- source intéressante de bêta-carotène et de potassium
- peu calorique
- les abricots secs sont énergétiques, riches en fibres et quasiment dépourvus de graisses

INCONVÉNIENTS

- les sulfites qui servent parfois à la conservation des abricots secs peuvent déclencher des réactions allergiques ou de l'asthme
- les abricots secs collent aux dents et peuvent favoriser les caries

Fruit savoureux et digeste, l'abricot frais est peu calorique (environ 50 kcal pour 2 beaux abricots) et quasiment dépourvu de graisses.

Sa couleur jaune orangé est due à la présence de pigments caroténoïdes, notamment de bêta-carotène, important antioxydant qui intervient dans la lutte contre les radicaux libres. Ses fibres sont constituées en grande partie de pectine, bien tolérée par les intestins et qui aide à faire baisser le taux du « mauvais » cholestérol (LDL).

Il renferme de nombreux minéraux, en particulier du potassium, précieux pour le bon fonctionnement neuromusculaire, et du fer, indispensable à la formation des globules rouges. On y trouve aussi des vitamines B et un peu de vitamine C (7 mg pour 100 g).

À noter qu'un salicylate naturel présent dans les abricots peut déclencher une réaction allergique chez des sujets sensibles à l'aspirine.

LES ABRICOTS SECS

Les abricots secs font partie du régime alimentaire des habitants de la vallée de la Hunza, au Pakistan, qui prétendent (mais cela reste à vérifier !) détenir le record de longévité…

Chez nous, on les apprécie pour leur saveur et leur moelleux, mais aussi parce qu'ils représentent de bonnes sources d'énergie facilement disponible, de minéraux et de fibres : en effet, la déshydratation concentre tous leurs composants (à l'exception de la vitamine C, qui disparaît presque entièrement). Leur apport calorique s'élève ainsi à 230 kcal pour 100 g (de 20 à 25 abricots secs) et leur teneur en potassium dépasse 2 500 mg. C'est un aliment recommandé aux sportifs, car il fournit les nutriments nécessaires aux muscles pendant l'effort.

Les abricots sont souvent traités à l'anhydride sulfureux pour conserver leur couleur et certains nutriments, ce qui peut déclencher des réactions allergiques chez les sujets sensibles. Les personnes asthmatiques, en particulier, devraient toujours bien lire la liste des ingrédients pour s'assurer que les abricots secs qu'elles consomment ne contiennent pas de sulfites. ❖

Accident vasculaire cérébral (AVC)

PRIVILÉGIER

- fruits et légumes frais pour la vitamine C, le potassium et d'importants antioxydants
- noix et fruits secs oléagineux, huiles végétales, germe de blé pour la vitamine E
- poissons gras pour les acides gras oméga-3
- son d'avoine, légumineuses et fruits pour les fibres solubles
- oignon et ail pour prévenir la formation de caillots

RÉDUIRE

- produits laitiers entiers et viandes grasses riches en acides saturés et en cholestérol
- sel, susceptible d'élever la pression artérielle
- alcool

ÉVITER

- prise de poids excessive
- tabagisme

Dans les pays industrialisés, les accidents vasculaires cérébraux (AVC) sont la troisième cause de mortalité (de 10 à 12 %) et la première cause de handicap. En France, plus de 130 000 personnes en sont victimes chaque année et 50 000 en meurent. 90 % de ceux qui y survivent gardent de lourdes séquelles. Les principaux facteurs de risque d'AVC sont l'obésité, l'hypertension, le tabagisme, le diabète et l'hypercholestérolémie.

Environ 80 % des AVC sont ischémiques, c'est-à-dire qu'ils sont causés par un caillot qui bloque le flux sanguin vers une partie du cerveau. La plupart du temps, ces caillots se forment dans une artère déjà rétrécie par l'athérosclérose, soit dans le cerveau, soit, plus couramment, dans la carotide (artère du cou). Dans 20 % des cas, les AVC sont d'origine hémorragique : rupture d'un vaisseau sanguin ou traumatisme crânien. Les accidents hémorragiques, plus souvent mortels que ceux

ACCIDENT VASCULAIRE CÉRÉBRAL (AVC)

déclenchés par un caillot, se rencontrent davantage chez les sujets hypertendus.

Parmi les signes avant-coureurs d'une crise, on note : fatigue soudaine ; engourdissement d'un côté du visage, d'un bras ou d'une jambe ; difficulté à parler ou à comprendre ; vision altérée d'un côté ; étourdissement ou chute inexplicable. Une intervention immédiate s'impose, même si les symptômes disparaissent, comme dans le cas d'un accident ischémique transitoire (AIT), prélude courant à un AVC avéré. Un traitement rapide peut sauver la vie et diminuer les séquelles permanentes, qui consistent en des atteintes de la motricité, du langage, de la vision ou des fonctions mentales.

LES MESURES PRÉVENTIVES

Bien que la mortalité par AVC tende à diminuer grâce aux progrès de la neurochirurgie et de la réanimation, le nombre total d'AVC augmente sans cesse avec le vieillissement de la population. Même si nous en comprenons mieux les causes, les Européens sont de plus en plus nombreux à avoir de mauvaises habitudes qui augmentent le risque d'AVC : consommation excessive de tabac, obésité et sédentarité.

L'alimentation joue un rôle important dans la réduction et même l'élimination des facteurs de risque. La plupart des recommandations alimentaires faites aux personnes souffrant d'une maladie cardiaque, d'hypertension artérielle ou de cholestérolémie s'appliquent aussi aux personnes à risque ou ayant été victimes d'un AVC.

Adopter une alimentation pauvre en graisses. Diminuer l'apport des graisses, surtout les graisses saturées d'origine animale, les graisses « trans » et les graisses solides (palme et coco), constitue un bon point de départ. Vitamines, minéraux et flavonoïdes seront fournis par les fruits, les légumes, les légumineuses (notamment les lentilles) et les fruits secs oléagineux. Les fibres solubles, que l'on trouve dans l'avoine, les lentilles et les graines de lin, aident à contrôler le taux de cholestérol et à réduire les risques d'athérosclérose ; cette dernière génère un rétrécissement des artères et la formation de caillots qui peuvent bloquer la circulation sanguine cérébrale. Des études scientifiques indiquent que manger des fruits secs oléagineux (amandes surtout) peut réduire

le risque d'AVC. On pense que c'est le resvératrol, un phytonutriment aux effets antioxydants présent dans les noix et le raisin, et donc dans le vin rouge, qui inhibe la formation de caillots et favorise la dilatation des vaisseaux sanguins. Des études de cohorte semblent indiquer que les flavonoïdes alimentaires, comme la quercétine des pommes et des baies, peuvent réduire les dépôts de cholestérol dans les artères, dépôts susceptibles de bloquer le flux sanguin vers le cerveau.

Consommer beaucoup d'oméga-3. D'autres aliments semblent diminuer les risques d'AVC. Les acides gras oméga-3, présents dans certains poissons, aident à prévenir la formation de caillots en diminuant l'adhérence des plaquettes. Les médecins recommandent de manger deux ou trois fois par semaine du saumon, de la truite, du maquereau, des sardines ou d'autres poissons gras des eaux froides. Les noix de Grenoble et huiles de noix, de colza et de soja, ainsi que les légumes à feuilles vert foncé, sont également riches en oméga-3.

Manger de l'ail et des oignons crus. L'ail et l'oignon diminueraient la formation de caillots et renforceraient les mécanismes naturels d'anticoagulation. Pour un effet optimal, il est préférable de les consommer crus ; on les propose aussi sous forme d'extraits, qui ne semblent pas toujours aussi efficaces que les aliments frais.

L'AIT, UN SIGNAL D'ALARME

L'AIT (accident ischémique transitoire) est en réalité un mini-AVC pendant lequel une partie du cerveau est temporairement privée d'un apport suffisant de sang. Une enquête récente a montré que 2,5 % des personnes de plus de 18 ans sont victimes de ce genre d'incident, relativement courant chez les personnes âgées. Bien qu'il soit de courte durée, pouvant aller de quelques secondes à 24 heures, et qu'il ne laisse aucune séquelle durable, un AIT est un avertissement. On estime que 30 % des personnes qui ont eu un AIT feront un AVC avéré.

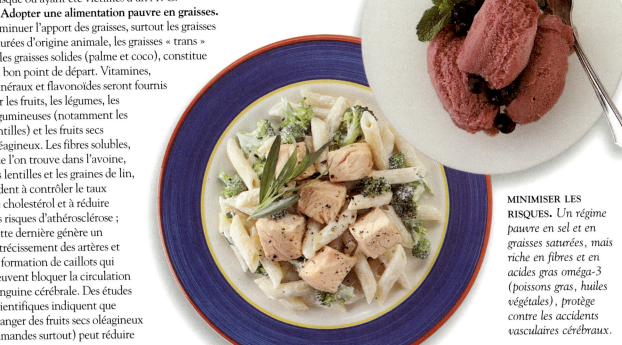

MINIMISER LES RISQUES. *Un régime pauvre en sel et en graisses saturées, mais riche en fibres et en acides gras oméga-3 (poissons gras, huiles végétales), protège contre les accidents vasculaires cérébraux.*

LE SAVIEZ-VOUS ?

L'ALIMENTATION PEUT RÉDUIRE DE 43 % LE RISQUE D'AIT OU D'AVC

Une étude menée auprès de 43 000 professionnels de la santé a montré que les hommes qui mangeaient de 85 à 140 g de poisson une à trois fois par mois avaient 43 % moins de risques de subir, dans les 12 années à venir, un AIT (accident ischémique transitoire) ou un AVC causé par un caillot. Le fait d'en consommer plus souvent ne modifiait pas sensiblement les résultats, prouvant qu'une petite quantité suffit. Une étude auprès d'environ 80 000 femmes a fait apparaître, elle aussi, que manger du poisson réduisait l'incidence des accidents ischémiques (causés par un caillot), lesquels représentent 80 % des AVC. Avec deux à quatre plats de poisson par semaine, ces femmes diminuaient le risque de 48 %, alors qu'il n'était que légèrement réduit avec un repas de poisson par semaine au moins. Enfin, une étude a suggéré qu'hommes et femmes pouvaient réduire le risque d'accident ischémique en prenant cinq à six portions de légumes et de fruits (agrumes, entre autres) chaque jour.

CERTAINS PRODUITS CHIMIQUES ET DROGUES ILLICITES PROVOQUENT DE L'ACNÉ

L'exposition à des produits chimiques tels que les dioxines est à l'origine de ce que l'on appelle la chloracné. Celle-ci est bien connue des vétérans du Viêt Nam ayant été exposés à un défoliant appelé l'agent orange. Les stéroïdes et l'ecstasy sont aussi associés à des éruptions acnéiformes.

Essayer les champignons chinois. Le champignon séché dit oreille-de-Judas (*mo-er* en chinois) aurait un effet similaire. Réhydraté avec un peu d'eau bouillante, il aromatise les soupes et les ragoûts. D'après une étude récente, consommer 1 cuillerée à soupe du champignon réhydraté trois ou quatre fois par semaine s'avère aussi efficace pour prévenir les AVC et les infarctus qu'un comprimé d'aspirine par jour, sans le risque d'irritation gastro-intestinale.

Consommer des aliments riches en vitamines, minéraux et antioxydants. Un nombre croissant d'études scientifiques montre que la vitamine E diminue, elle aussi, la formation de caillots : cet antioxydant se trouve dans les fruits secs oléagineux (amandes, noix…), le germe de blé et les légumes à feuilles vert foncé. D'autres antioxydants comme la vitamine C, qui est présente dans la plupart des fruits (en particulier les agrumes, le kiwi et les fraises) et des légumes (notamment les choux, le persil et les épinards), renforcent les parois des vaisseaux et fournissent une protection contre les hémorragies cérébrales. En outre, les fruits et les légumes sont riches en potassium, qui contribue à maintenir une tension artérielle normale.

Enfin, toute personne hypertendue ou qui a des antécédents familiaux d'hypertension ou d'AVC devrait limiter sa consommation de sel ; l'abus de sodium, principal composant du sel ou chlorure de sodium, augmente le volume hydrique de l'organisme et, en conséquence, élève la pression sanguine.

Diminuer l'alcool et ne pas fumer. De nombreuses études relient la consommation d'alcool (plus de deux verres par jour pour un homme et plus d'un verre pour une femme) à une plus grande incidence d'AVC ; le risque s'accroît chez les fumeurs. En revanche, s'en tenir à deux verres de vin par jour pour les hommes et un verre pour les femmes semble diminuer ce risque.

Se dépenser. Faire régulièrement de l'exercice diminue les risques d'AVC et d'infarctus en aidant à maintenir le poids et les taux de cholestérol sanguins à un bon niveau, tout en procurant un grand sentiment de bien-être. ❖

Acné

PRIVILÉGIER

- fruits et légumes frais pour le bêta-carotène et la vitamine C
- fruits de mer, viande maigre, volaille, yaourt et fruits secs oléagineux pour le zinc et la vitamine B_6

RÉDUIRE

- suppléments d'iode ou d'algues
- sel iodé
- fortes doses de vitamines B_6 et B_{12}

Presque tout le monde peut avoir une poussée d'acné à un moment donné, mais c'est surtout pendant l'adolescence que l'acné apparaît, touchant 85 % des adolescents à des degrés divers. C'est aux hormones qu'il faut imputer la plupart des cas d'acné. L'alimentation et les autres facteurs liés au mode de vie, dont l'hygiène corporelle et l'activité sexuelle, n'influent pas sur l'acné. Dans de rares cas, une sensibilité à un aliment peut exacerber une acné déclarée, mais aucun aliment ne provoque d'acné, à l'exception du sel iodé et des laminaires (algues), qui peuvent déclencher une sévère crise d'acné kystique. Si vous croyez que votre acné est due à une sensibilité alimentaire, essayez d'éliminer les aliments suspects de votre nourriture pendant plusieurs semaines, puis réintégrez-les un par un et voyez si l'acné recommence.

Il existe une prédisposition génétique à l'acné. Des médicaments peuvent aussi la provoquer, en particulier les corticostéroïdes et d'autres traitements hormonaux (dérivés des hormones mâles), les préparations iodées, le lithium et les anticonvulsivants. Le stress déclenche souvent des poussées d'acné, probablement en modifiant les niveaux hormonaux. À leur tour, ces modifications hormonales peuvent entraîner des fringales ; c'est pour cela que l'on pense souvent, à tort, que l'acné est due à l'alimentation,

MYTHE ET RÉALITÉ

Mythe Manger du chocolat, des frites ou d'autres aliments gras donne de l'acné ou l'aggrave.

Réalité Les dermatologues affirment qu'aucun aliment ne cause d'acné, mais qu'un régime sain et équilibré peut l'atténuer.

alors qu'en réalité, elle est probablement induite par le stress.

UNE ALIMENTATION CIBLÉE

Une peau claire et lumineuse reflète un bon état de santé, qui s'obtient en faisant de l'exercice, en dormant bien, en ne fumant pas, en évitant le grand soleil et en consommant des aliments riches en nutriments clés.

Privilégier les aliments riches en vitamines A et C. Ils donnent une belle peau. Le bêta-carotène, qui est transformé en vitamine A par l'organisme, diminuerait la production de sébum. Les meilleures sources de bêta-carotène sont les fruits très colorés et les légumes à feuilles vert foncé. Agrumes, baies, kiwi, fraises, poivron, brocoli et choux sont très riches en vitamine C.

Ajouter de la vitamine B_6. Viande, poisson, volaille, fruits secs oléagineux, haricots secs, lentilles, avocat, pomme de terre, banane et légumes à feuilles en contiennent. Ces aliments peuvent combattre l'acné en aidant à la régulation des hormones qui provoquent les poussées.

Ne pas oublier le zinc. Certaines études établissent un lien entre ce minéral et la santé de la peau. Le zinc favorise un bon niveau hormonal. Les fruits de mer (huîtres, en particulier), la viande rouge, la volaille, le yaourt, le lait et les noix sont riches en zinc.

Ne pas abuser des complexes vitaminiques. N'essayez pas de traiter l'acné avec des doses importantes de complexes vitaminiques : cela pourrait empirer. Selon certaines études, de fortes doses de vitamines B_6 et B_{12} peuvent aggraver l'acné ; de fortes doses de vitamine A peuvent assécher la peau et faire tomber les cheveux, et un excès accroîtrait le risque d'ostéoporose.

PRÉVENIR ET TRAITER L'ACNÉ

Une acné légère et modérée se contrôle en général avec une bonne hygiène de la peau, une bonne nutrition et des préparations à base de peroxyde de benzoyle à 2,5 ou 10 % (en vente libre).

Un dermatologue pourra prescrire de la trétinoïne, médicament topique dérivé de la vitamine A, ou un antibiotique. L'isotrétinoïne (Roaccutane®), un médicament puissant par voie orale, est réservée aux cas graves d'acné kystique ; elle peut entraîner des anomalies congénitales justifiant le suivi de mesures contraceptives chez la femme. ❖

Additifs

Voir p. 16

Agneau/Mouton

AVANTAGES
- excellentes sources de protéines et de vitamines B
- très bonnes sources de fer et de zinc

INCONVÉNIENT
- certains morceaux sont gras

Tendre, fine et succulente, la viande d'agneau est très appréciée. Elle provient d'un animal âgé de moins de 1 an, en général de 5 à 7 mois. On distingue l'agneau de lait, âgé de 2 mois au maximum et proposé au printemps chez les bouchers, celui de pré salé, élevé près du Mont-Saint-Michel et dont la chair est très parfumée, ainsi que les agneaux fermiers et sous Label rouge, élevés avec beaucoup de soin. La viande de mouton, qui est celle d'un animal adulte, a une saveur beaucoup plus prononcée.

À l'achat, la viande doit avoir un grain serré et une graisse de couleur blanche ou jaune pâle, pas trop abondante. L'agneau est d'un rose plus ou moins soutenu, le mouton, rouge vif. Gigot, épaule, rôti, côtelettes, collier et poitrine sont les morceaux les plus classiques. La viande d'agneau doit être servie rosée ou juste à point, car, trop cuite, elle sèche et perd de sa finesse.

DEUX VIANDES DE GRANDE QUALITÉ NUTRITIONNELLE

L'agneau et le mouton fournissent des protéines d'excellente qualité, très bien assimilées par l'organisme : en moyenne 18 à 20 g pour 100 g de viande.

Ces viandes ont la réputation d'être grasses, mais leur teneur en lipides dépend pour beaucoup de l'âge de l'animal et du morceau considéré. L'agneau est plus maigre que le mouton, et le gigot ou l'épaule, par exemple, apportent moins de graisses – et de calories – que le collier ou la poitrine. Surtout, avant ou après la cuisson, on peut facilement retirer le gras de couverture situé autour des morceaux, afin de rendre le plat moins riche et plus digeste. Ainsi, une portion de 100 g de gigot dégraissé renferme à peine 10 % de graisses et ne représente que 165 kcal. Les graisses des ovins sont en grande partie saturées (45 à 50 % des acides gras totaux), mais renferment de l'acide linoléique conjugué (ALC), qui pourrait avoir un effet bénéfique en retardant la survenue de l'athérosclérose.

Enfin, ces viandes apportent du fer sous forme héminique, donc très bien assimilable (le mouton en contient plus que l'agneau), et l'éventail des vitamines B, notamment la B_{12}, très abondante. ❖

VIANDE TENDRE ET PEU ALLERGISANTE

La viande d'agneau a la particularité d'être pauvre en collagène, ce qui la rend très tendre et facile à digérer. Elle présente aussi l'intérêt d'être rarement allergisante.

ADDITIFS
■ LA PRUDENCE S'IMPOSE ■

Depuis toujours, grâce à des additifs, on a cherché à mieux conserver les aliments, à améliorer leur saveur ou leur apparence. Mais ces additifs ne risquent-ils pas d'être dangereux pour la santé ? Sont-ils si utiles ?

On entend par additif toute substance ajoutée aux aliments pour en faciliter la conservation ou l'utilisation, en améliorer la qualité gustative, la présentation, voire la valeur nutritive. On distingue différentes catégories : colorants, arômes, conservateurs, épaississants, émulsifiants, gélifiants, etc. Certains additifs, comme l'acide ascorbique (vitamine C), l'acide citrique ou la pectine, sont des substances présentes naturellement dans de nombreux aliments ; d'autres sont artificiels. Tout additif – sauf les arômes, dont le statut est un peu différent – est obligatoirement mentionné dans la liste des ingrédients des produits préemballés, à l'exception du vin et de la bière, qui bénéficient de dérogations. Sont indiqués sa catégorie ainsi que sa dénomination en toutes lettres, ou son numéro d'identification dans la classification européenne (c'est-à-dire la lettre E suivie de 3 ou 4 chiffres).

Études et contrôles

Actuellement, plusieurs centaines d'additifs sont déjà autorisés en France. Mais, si on prend en compte les arômes, on s'aperçoit que leur nombre total est beaucoup plus élevé, de l'ordre de plusieurs milliers. L'harmonisation européenne va sans doute élargir les possibilités d'emploi de ces substances. Toutefois, des contrôles et une autorisation préalables seront toujours exigés, ce qui devrait rassurer les consommateurs.

En effet, il faut être sûr que les additifs ne présentent pas d'inconvénients pour la santé. Avant d'autoriser leur utilisation, on procède donc à de nombreuses études permettant de vérifier leur non-toxicité, de fixer pour chacun la dose journalière admissible (DJA) et d'en déterminer les conditions d'emploi. C'est à partir de cette valeur de la DJA qu'on peut préciser, pour chaque substance, les doses à ne pas dépasser en fonction des différents types d'aliments et de leur fréquence de consommation.

Quoi qu'il en soit, on ne peut jamais affirmer la totale innocuité des additifs. Certains d'entre eux peuvent ainsi provoquer des allergies chez des personnes sensibilisées. Il est en outre difficile d'apprécier à long terme les effets d'une consommation régulière et prolongée. Et on ne connaît pas parfaitement toutes les conséquences des interactions entre les différents additifs utilisés...

Le syndrome du restaurant chinois

Le glutamate, ou plus précisément, le monoglutamate de sodium, remplace parfois le sel dans la cuisine asiatique. Cet additif sert, non pas à modifier les saveurs, mais à les intensifier. Il agit sur les papilles et les rend plus sensibles à certains goûts agréables, masquant ainsi ceux qui le seraient moins. Le glutamate de sodium est présent à l'état naturel dans les algues séchées ; néanmoins, on le fabrique en général avec du gluten de blé ou de maïs, ou à partir des résidus du sucre de betterave raffiné.

Chez certaines personnes, cet additif peut déclencher des migraines et d'autres réactions typiques. Cela est toutefois beaucoup moins fréquent qu'on ne le pense.

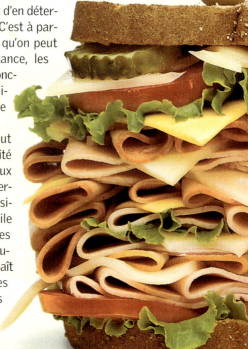

LES PRINCIPAUX ADDITIFS : UTILISATIONS ET EFFETS

La réglementation précise les denrées dans lesquelles chaque additif peut être employé,
et à quelle dose. Ils sont mentionnés sur l'emballage, parmi les autres ingrédients du produit,
soit sous leur dénomination, soit sous leur numéro de code européen : E suivi de 3 ou 4 chiffres.

ADDITIFS	PRODUITS CONCERNÉS	EFFETS
CONSERVATEURS		
Nitrites et nitrates (E 249 à E 252)	Charcuteries non stérilisées	Ces additifs protègent les denrées du développement bactérien et des moisissures et augmentent la durée de conservation.
Acide benzoïque et ses dérivés (E 210 à E 213)	Boissons sucrées type sodas	Nitrites, anhydride sulfureux et sulfites préservent aussi la couleur des denrées.
Anhydride sulfureux, sulfites et bisulfites (E 220 à E 228)	Fruits séchés, vin blanc, bière...	Dans de rares cas, les composés soufrés peuvent entraîner des réactions allergiques ou de l'asthme. Les nitrites peuvent se transformer en nitrosamines potentiellement cancérogènes.
ANTIOXYDANTS		
Acide ascorbique et ses dérivés (E 300 à E 304)	Jus de fruits, fruits au sirop, légumes en conserve...	L'acide ascorbique évite aux fruits et aux légumes de brunir et aux graisses de rancir. On peut aussi en ajouter à la levure pour favoriser la levée de la pâte à pain.
BHA, BHT (E 320, E 321)	Purées instantanées, matières grasses destinées à la friture, potages déshydratés...	Préviennent le rancissement des graisses.
COLORANTS		
Tartrazine (E 102) Jaune de quinoléine (E 104) Jaune orangé (E 110) Rouge de betterave (E 162) Caramel (E 150)...	Beaucoup d'aliments industriels, en particulier les desserts, les margarines, les boissons sucrées, les confiseries et bonbons...	Rendent les denrées plus appétissantes, répondent aux attentes des consommateurs en ce qui concerne l'apparence des aliments. Certains de ces colorants (E 102, E 120, E 123) peuvent provoquer des réactions allergiques chez des sujets prédisposés.
EXHAUSTEURS DE GOÛT		
Monoglutamate de sodium et ses dérivés (E 620 à E 625)	Produits asiatiques, bouillons en cube, potages déshydratés, soupes et sauces préparées, chips et amuse-gueule pour l'apéritif...	Renforcent les saveurs des préparations salées et leur apportent un goût spécifique, rappelant l'extrait de viande. Les nombreuses études effectuées n'ont pas permis de les mettre directement en cause dans les réactions d'intolérance.
ÉMULSIFIANTS ET AGENTS DE TEXTURE		
Lécithine (E 322) Agar-agar (E 406) Gomme de guar (E 412) Pectine (E 440) Cellulose et ses dérivés (E 461 à E 466)	Mayonnaises et sauces du commerce, soupes et plats préparés, margarines et matières grasses allégées, chocolat, flans, glaces, desserts...	Maintiennent stables les émulsions eau/matière grasse, épaississent et donnent du corps et du moelleux. Ces additifs contribuent à rendre les aliments plus consistants qu'ils ne le sont en réalité. Gommes et celluloses en excès peuvent causer des flatulences et des désordres intestinaux.

Colorants et conservateurs : prudence

Les fabricants ajoutent des colorants dans leurs produits pour leur donner un aspect plus agréable. On colore ainsi artificiellement sirops, boissons sucrées, desserts, biscuits, gâteaux... sans oublier, bien sûr, les bonbons et confiseries ! Parmi les colorants utilisés, on trouve des substances aussi naturelles que la chlorophylle, les caroténoïdes, l'extrait de paprika ou le rouge de betterave – mais aussi la tartrazine, le rouge cochenille ou l'amarante, qui peuvent entraîner des réactions allergiques.

Les conservateurs et antioxydants ont pour fonction d'empêcher l'altération des aliments sous l'action de moisissures, de levures ou de bactéries. Certains, tels l'acide ascorbique (vitamine C), la vitamine E ou l'acide citrique, sont bien connus et parfaitement maîtrisés. D'autres, comme le BHA (butylhydroxyanisol : E 320) et le BHT (butylhydroxytoluène : E 321), suscitent encore des interrogations. On les emploie principalement dans les purées instantanées. Leur innocuité a donné lieu à de multiples controverses. Selon certaines études, des rats soumis à de très fortes doses de BHA et de BHT se sont montrés plus vulnérables au cancer. Inversement, d'autres tests ont démontré que des rats qui recevaient des quantités plus modérées de ces mêmes additifs vivaient plus longtemps. Il semble donc qu'à faible dose ces antioxydants puissent avoir un effet protecteur. En ce qui concerne l'anhydride sulfureux, ajouté aux fruits secs, et l'acide benzoïque, incorporé dans les boissons sucrées et les sodas, on peut leur reprocher d'être parfois mal supportés. Les jeunes enfants, qui sont susceptibles d'en boire de grandes quantités, risquent même de dépasser la dose journalière admissible (DJA).

Les conservateurs utilisés pour les charcuteries

Le cas des nitrites et nitrates est particulier. Ces additifs employés dans les charcuteries ont l'inconvénient de pouvoir donner naissance, dans l'organisme, à des composés potentiellement cancérogènes. Toutefois, ils représentent le seul moyen parfaitement efficace de s'opposer à la prolifération du redoutable *Clostridium botulinum*, dont la toxine est mortelle. C'est pourquoi la législation les autorise dans ces produits, mais en très faibles quantités et dans des conditions sévèrement contrôlées.

Des additifs au service de la diététique

On se sert d'émulsifiants pour stabiliser le mélange eau/huile dans les sauces ou les margarines. On emploie des épaississants pour donner une consistance satisfaisante à beaucoup de produits : potages, sauces, desserts, glaces, etc. Il peut s'agir de dérivés d'algues, de pectine, d'amidon de maïs, mais également de dérivés cellulosiques dont on ignore les effets précis à long terme. L'industrie alimentaire ne cesse de mettre au point des aliments nouveaux et leur élaboration serait impossible sans l'utilisation d'additifs tels que les arômes, les colorants ou les agents de texture. Or il est maintenant confirmé que certaines de ces créations, comme les produits de substitution de la viande à partir des protéines de soja ou de champignon, peuvent offrir de réels avantages économiques et diététiques. Il en va de même pour les produits allégés, qu'on fabrique en remplaçant tout ou partie des graisses par de l'eau et des gélifiants ou des épaississants : on peut ainsi disposer d'aliments moins riches en calories et en lipides, mais qui gardent une apparence et une saveur satisfaisantes.

Quoi qu'il en soit, la prudence et la modération restent de mise : il est important de vérifier la présence d'additifs sur l'emballage, afin de pouvoir choisir les produits qu'on consomme en toute connaissance de cause.

ATTENTION

Il faut se méfier de certains additifs qui, chez des sujets souffrant d'une intolérance à l'aspirine, d'allergie ou d'asthme, peuvent avoir des effets indésirables : urticaire, démangeaisons, écoulement nasal, voire crises d'asthme. Citons notamment la tartrazine (E 102), colorant jaune, et le rouge cochenille (E 120) qui sont des colorants utilisés dans de très nombreux produits (confiseries, boissons, desserts, crevettes, etc.).

Certains conservateurs peuvent aussi provoquer des réactions allergiques chez des personnes prédisposées :
– l'anhydride sulfureux (E 220) ainsi que les sulfites et bisulfites (E 221 à E 228), fréquemment ajoutés aux vins blancs, aux fruits séchés et à la bière ;
– l'acide benzoïque et ses dérivés (E 210 à E 213), employés dans les sodas.

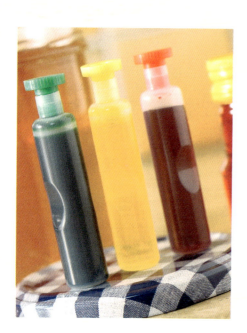

Ail

AVANTAGES
- empêcherait la formation de caillots
- pourrait prévenir ou aider à combattre certains cancers
- ses propriétés antivirales et antibactériennes sont précieuses contre les infections
- pourrait soulager la congestion nasale

INCONVÉNIENTS
- donne mauvaise haleine
- se digère difficilement, surtout quand il est consommé cru
- le contact direct irrite la peau et les muqueuses

Depuis des millénaires, les herboristes et autres guérisseurs font appel à l'ail pour traiter toute une myriade de maux. Du temps des pharaons, il avait la réputation de décupler la force physique ; chez les Grecs, il faisait office de laxatif ; chez les Chinois, il diminuait la tension artérielle. Au Moyen Âge, il était ingéré en quantité massive pour lutter contre la peste. L'ail est donc utilisé depuis longtemps et, si l'on sait aujourd'hui que beaucoup de ses prétendues vertus n'existent pas, les recherches modernes ont pu mettre en évidence les réels bienfaits de ce petit bulbe.

Au XIXᵉ siècle, Louis Pasteur a été le premier à démontrer les propriétés antiseptiques de l'ail, lesquelles ont été exploitées au siècle suivant dans les armées britannique, allemande et russe, au cours des deux guerres mondiales. Depuis lors, la recherche a amplement confirmé l'efficacité de l'ail pour faire échec aux bactéries, champignons, virus et parasites. En phytothérapie, on continue de le prescrire contre le rhume, la grippe et d'autres maladies infectieuses.

LA RECHERCHE SUR L'AIL

Plus de 500 études sur l'ail ont paru dans les revues médicales depuis le milieu des années 1980. Elles concernent généralement des composés soufrés qui se forment lorsque l'allicine, responsable de l'odeur caractéristique de l'ail, est soumise à diverses réactions chimiques. C'est à ces composés qu'on devrait l'action anticancérogène, anticoagulante, antifongique, antihypertension et antioxydante de l'ail.

L'allicine n'existe pas dans l'ail entier. Celui-ci renferme de l'alliine, substance quasiment dépourvue d'odeur. Mais, dès que les gousses sont coupées ou écrasées, une enzyme présente dans les membranes des cellules, l'alliinase, entre en contact avec l'alliine pour la transformer en allicine. Par oxydation, l'allicine donne naissance à différents composés : ajoène, sulfure d'allyle, sulfoxyde d'allylcystéine, des substances auxquelles on attribue les effets particuliers de l'ail.

Lorsqu'on consomme de l'ail, ces transformations s'effectuent tout naturellement pendant la mastication.

Il n'en va pas de même avec les suppléments à base d'ail concentré. Pour que ceux-ci soient actifs dans l'organisme, il faut que de l'allicine puisse se former à partir de l'alliine présente dans l'extrait d'ail. Cela impose de protéger l'alliinase des sucs gastriques, qui détruiraient immanquablement cette enzyme, empêchant alors l'allicine de se constituer. C'est pourquoi les suppléments à base d'ail se présentent sous forme de gélules ou de comprimés gastro-résistants, ne se dissolvant que dans l'intestin, où le milieu est moins acide.

Il existe un test pour vérifier la formation d'allicine en simulant les conditions dans lesquelles les suppléments exécutent leur parcours dans le tube digestif. Les résultats de ce test font tout simplement sursauter. Plus de 80 % des produits vendus sur le marché dégagent moins de 15 % du potentiel d'allicine allégué. On est loin d'une dose thérapeutique.

En ce qui concerne la valeur thérapeutique de l'ail, seuls les tests cliniques peuvent trancher. Ainsi, même si on a pu montrer, in vitro, que l'extrait d'ail retarde l'oxydation du cholestérol dans les cellules, cela ne prouve pas que son action soit identique dans l'organisme.

De nombreuses études ont été faites sur les bienfaits de l'ail pour la santé. Au début, elles ont pu laisser croire qu'il avait bel et bien la capacité d'abaisser le taux de cholestérol. Mais la suite a été décevante. Une fois les résultats compilés et analysés, il a bien fallu se rendre à l'évidence : la capacité de l'ail à diminuer le cholestérol était minime et son effet sur la tension artérielle, insignifiant. Les effets bénéfiques de l'ail ne sauraient donc suffire à traiter ces maladies, mais peuvent cependant y contribuer.

L'AIL ET LES MALADIES CARDIAQUES

S'il ne fait pas baisser le cholestérol, l'ail pourrait tout de même se révéler bénéfique pour le cœur. L'ajoène, un sous-produit de l'allicine, réduirait peut-être le risque de crise cardiaque en empêchant la formation de caillots dans le sang.

L'AIL ET LE CANCER

L'horizon semble plus prometteur dans le domaine du cancer ; les études se concentrent pour la plupart sur l'effet de l'ail cru ou cuit plutôt que sur celui des

UN ANTIBIOTIQUE QUI SE MANGERAIT

L'ail renferme de puissants agents antibactériens, antiviraux et antifongiques. Il est prouvé qu'il combat les champignons causant le pied d'athlète, les infections vaginales à levures et bien des infections de l'oreille. Dans certains cas, il se révèle aussi efficace que les antifongiques de synthèse. Des études en laboratoire ont démontré que l'extrait d'ail peut neutraliser *Helicobacter pylori*, la bactérie à l'origine de la plupart des ulcères. (On ignore encore si l'effet est le même dans l'organisme.)

LE SAVIEZ-VOUS ?

L'AIL S'OXYDE VITE

L'ail se conserve au frais et à l'abri de l'humidité. N'oubliez pas de retirer le petit « germe » vert, peu digeste, et évitez de hacher l'ail à l'avance, surtout si vous le mélangez à du persil ou à de l'oignon : il s'oxyde vite et devient alors amer.
L'ail rose de Lautrec, précoce, bénéficie d'une AOC (appellation d'origine contrôlée) ; fin et digeste, il se garde aussi plus longtemps.

---

suppléments d'ail. Une analyse de grande ampleur a démontré que la consommation moyenne de 6 gousses d'ail ou plus par semaine abaissait de 30 % le risque de cancer colorectal et de 50 % celui de cancer de l'estomac, par rapport à la consommation de 1 gousse ou moins. L'incidence du cancer de la prostate pourrait aussi être moindre, selon une étude menée par l'Institut national du cancer à Shanghai, qui a évalué à 50 % l'abaissement du risque. Il faut cependant se méfier de toutes ces études qui reposent sur les réponses des participants et uniquement sur leur mémoire. Autre hypothèse à ne pas écarter : une consommation d'ail élevée correspond souvent à un régime végétarien.

Il n'y a pas consensus au sujet de la quantité d'ail qui doit être consommée pour produire un effet anticancérogène. On ne sait pas non plus si l'ail cuit ou séché a la même valeur que l'ail cru. Une chose est sûre : pour que l'ail dégage tout son potentiel, il faut le hacher ou l'écraser avant consommation. C'est ce qui permet la formation de l'allicine et de ses puissants dérivés.

LES INCONVÉNIENTS DE L'AIL

L'ail a tendance à donner une haleine forte. Pour remédier à ce désagrément, il est conseillé de mâcher, à la fin du repas, quelques feuilles de menthe ou de persil : ces deux herbes sont très riches en chlorophylle, qui purifie l'haleine. L'ail cru entraîne parfois des problèmes de digestion. Le contact direct avec l'ail peut aussi irriter la peau et les muqueuses. Enfin, l'ail, tant naturel qu'en comprimés, peut augmenter l'effet des médicaments qui servent à fluidifier le sang. Il faut donc en tenir compte si l'on en prend régulièrement. ❖

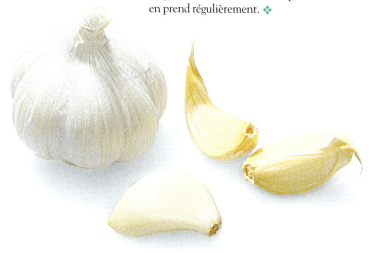

Alcool

AVANTAGES

- consommé avec modération, augmente le « bon » cholestérol (HDL) et ralentit la formation de caillots, diminuant ainsi le risque d'infarctus
- protégerait de la démence sénile
- à petites doses, stimule l'appétit et favorise la digestion

INCONVÉNIENTS

- éventuellement sautes d'humeur, agressivité, « gueule de bois » et dépendance
- nombreuses interactions médicamenteuses
- à long terme, si la consommation est trop élevée, risque accru de cancer, ainsi que de maladie cardiaque et hépatique

---

Si de nombreuses études ont mis en évidence certains effets bénéfiques liés à une consommation modérée de boissons alcoolisées, ceux-ci pèsent peu face aux risques associés à l'alcool : même les « petits excès » sont dangereux, surtout s'ils sont fréquents. Une consommation modérée correspond à deux à trois verres de boisson alcoolisée par jour pour les hommes, soit de 20 à 30 g d'alcool pur au total, et un à deux verres pour les femmes, soit de 10 à 20 g d'alcool pur.

QU'EST-CE QUE L'ALCOOL ?

L'alcool éthylique (éthanol), composant caractéristique des boissons alcoolisées, provient de l'action de levures sur des fruits ou des grains qui, en fermentant, donnent le vin pour le jus de raisin, la bière pour le malt d'orge, par exemple. La distillation permet de relever la concentration en alcool et d'obtenir le whisky, le gin et les différentes eaux-de-vie, par exemple.

Dans l'organisme, l'alcool n'est pas transformé comme les aliments. Il passe dans le sang en moins d'une heure, puis est métabolisé dans le foie en utilisant des quantités importantes de vitamines B. Il faut entre 3 et 5 heures pour métaboliser 30 g d'alcool ; cette durée varie en fonction de nombreux paramètres : sexe, poids, seuil de tolérance, âge, type de boisson alcoolisée, mais aussi selon qu'elle est bue seule ou en mangeant.

DÉCOUVERTES RÉCENTES SUR L'ALCOOL

Selon des travaux menés dans le monde entier, consommer de l'alcool en petites quantités, surtout du vin rouge, diminue le risque d'infarctus.

ALCOOL 21

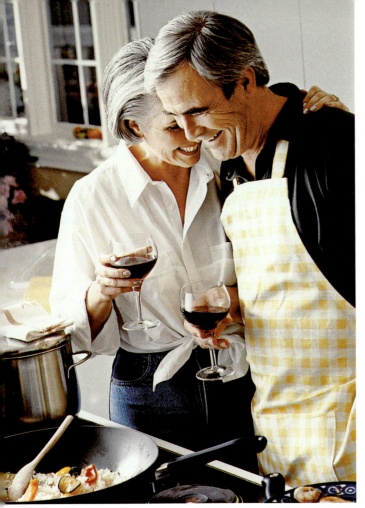

SANTÉ ! *Il est aujourd'hui prouvé que, consommé avec modération, l'alcool stimule l'appétit et peut faciliter la digestion.*

Dans le vin rouge, les polyphénols (surtout le resvératrol) pourraient intervenir eux aussi en complément de l'alcool. Ces antioxydants protègent les cellules des parois des vaisseaux contre les dégâts provoqués par les radicaux libres qui se forment en permanence dans l'organisme. Ils pourraient également réduire l'oxydation du cholestérol LDL, processus à l'origine de la formation des caillots sanguins.

AVEC MODÉRATION : C'EST BON POUR LE CERVEAU

Une étude réalisée en 2002 a révélé que les gens qui consomment de l'alcool chaque jour avec modération avaient 70 % moins de risques de souffrir de démence sénile en vieillissant, et 30 % moins de risques d'être atteints par la maladie d'Alzheimer. L'alcool paraît en effet avoir des effets bénéfiques sur le fonctionnement du cerveau. Comme il liquéfie le sang, il empêche les caillots d'obstruer les capillaires et de provoquer des micro-embolies cérébrales. Il semblerait aussi qu'il stimule la production d'acétylcholine, un neuromédiateur qui intervient dans l'apprentissage et la mémorisation.

Tout cela vaut si l'on consomme au maximum deux verres par jour. Mais d'autres études n'en ont

QUELLE TENEUR EN ALCOOL ?

Le degré alcoolique correspond au pourcentage d'alcool (en volume) dans la boisson. Par exemple, un vin à 12 % vol. contient 12 % d'alcool, soit 12 cl (ou 96 g) d'alcool pur par litre (la densité de l'alcool étant de 0,8) ; 1 litre de bière à 4,5 % vol. en renferme 4,5 cl (ou 36 g).

Plusieurs études ont confirmé le lien entre une consommation modérée d'alcool – qu'il soit apporté par du vin rouge, du vin blanc ou de la bière – et une diminution du risque cardio-vasculaire. D'autres études suggèrent que, pour les buveurs réguliers mais légers, le risque de diabète diminue également. Il apparaît même qu'une consommation quotidienne de deux à trois verres de boisson alcoolisée protège davantage contre les maladies cardio-vasculaires que quand on en prend moins : chez l'homme, le risque à long terme diminue de 5 % avec un verre par jour, contre 10 à 13 % avec deux verres.

Comment l'alcool agit-il ? Il réduit l'impact nocif d'une hypercholestérolémie, en même temps qu'il freine la formation des caillots dans le sang. De plus, il peut abaisser le taux du « mauvais » cholestérol (LDL) et celui des triglycérides, deux facteurs importants de risque cardio-vasculaire. Dans certaines études, on a également noté qu'une consommation régulière et modérée d'alcool augmente le taux du « bon » cholestérol (HDL), aux effets protecteurs. Les résultats sont particulièrement significatifs chez les femmes de plus de 50 ans, dont le risque augmente en flèche après la ménopause.

L'EXCÈS D'ALCOOL ET LA « GUEULE DE BOIS »

Ce qui constitue un excès varie en fonction du type d'alcool ingéré et du métabolisme propre à chacun. Les alcools distillés, comme le whisky et le gin, font effet plus vite que le vin et la bière, mais, dans tous les cas, l'absorption est accélérée par les boissons gazeuses. En pénétrant dans le sang, l'alcool a tôt fait d'atteindre le cerveau, où il agit d'abord comme stimulant et déclenche de l'euphorie. Ensuite, le système nerveux se déprime et il s'instaure une sensation d'engourdissement qui mène d'abord au sommeil, puis à la perte de conscience (« coma éthylique »). L'ingestion rapide d'une grande quantité d'alcool peut être fatale. La gravité de la « gueule de bois » découle aussi de la présence et de la nature des congénères, substances qui se forment au cours de la fermentation et donnent à chaque boisson son goût et ses arômes distinctifs. C'est le cognac qui renferme le plus de congénères ; viennent ensuite le vin rouge, le rhum, le whisky, le vin blanc, le gin et la vodka.

QUE CONTIENT MON VERRE ?

Ce tableau vous indique quelle quantité d'alcool et de calories vous apportent les boissons alcoolisées les plus courantes. Pour faciliter les comparaisons, on peut utiliser l'« unité d'alcool », qui correspond à 10 g d'alcool pur. N'oubliez pas que l'alcool fournit 7 kcal par gramme (à comparer avec 4 kcal pour les protéines et les glucides, 9 pour les graisses). Certains vins renferment un peu de fer et de potassium ; la bière, elle, contient des vitamines B (surtout B_3 et B_6), du chrome et du phosphore. Mais, pour vraiment tirer profit de ces nutriments, il faudrait absorber des quantités d'alcool dépassant de beaucoup les limites admises : 20 à 30 g par jour pour l'homme, soit 2 à 3 unités d'alcool, et 10 à 20 g par jour pour la femme, soit 1 à 2 unités d'alcool.

TYPE DE BOISSONS	DEGRÉ ALCOOLIQUE*	VOLUME** (contenance du verre)	UNITÉS D'ALCOOL***	CALORIES
ALCOOLS FORTS				
(whisky, pastis, eaux-de-vie...)	40	3 cl	1	70 kcal
VINS CUITS				
(porto, xérès...)	18-20	6 cl	1	75-80 kcal
VIN				
(rouge ou blanc)	10-12	10-12,5 cl	1	70-85 kcal
CHAMPAGNE				
	10-11	10 cl	1	70-75 kcal
VINS DOUX NATURELS				
(muscat, banyuls...)	12	10 cl	1	80 kcal
BIÈRE ORDINAIRE				
	3,5-4,5	25 cl (petite bouteille)	0,8	95 kcal
		33 cl (canette)	1	125 kcal
		50 cl (demi pression)	1,5	190 kcal
BIÈRE DE LUXE				
	6-8	25 cl (petite bouteille)	1,5	135 kcal
		33 cl (canette)	2	180 kcal
		50 cl (demi pression)	3	270 kcal

* En proportion du volume de liquide (% vol.).

** Il s'agit des verres standard utilisés dans les cafés et restaurants ; on est souvent plus généreux sur les quantités quand on est chez soi ou entre amis.

*** Chaque unité d'alcool correspond à environ 10 g d'alcool pur.

pas moins fait la preuve qu'une consommation excessive augmente significativement des pathologies comme l'hypertension, l'arythmie cardiaque, les maladies du foie, l'accident vasculaire cérébral, la démence et certains cancers. En outre, l'alcool peut entraîner une dépendance.

L'alcool freine aussi le métabolisme des vitamines et des minéraux. Les femmes présentant un risque élevé de cancer du sein doivent surveiller leur consommation. On a relevé plus de cancers du sein chez celles qui buvaient tous les jours que chez les autres. Le risque augmente également avec la quantité. Boire un verre de boisson alcoolisée ou deux est donc bon pour le cœur, mais, au-delà, les risques pour la santé l'emportent largement sur les effets bénéfiques. ❖

Alcoolisme

PRIVILÉGIER

- fruits de mer, porc maigre, pain et céréales complètes pour la thiamine (B_1)
- légumes à feuilles vert foncé, jus d'orange, foie, lentilles pour l'acide folique (B_9)
- légumineuses, pâtes, riz et féculents pour les glucides complexes

ÉVITER

- alcool sous toutes ses formes

L'alcoolique boit de façon chronique, ce qui perturbe sa vie personnelle, familiale et professionnelle. Si boire un verre ne nuit pas, il faut savoir quand on va trop loin.

Plusieurs facteurs favorisent l'alcoolisme. Héritage génétique, observation des parents et expériences pendant l'enfance prédisposent à l'alcoolisme. La progression de la maladie varie d'une personne à une autre. Dans certains cas, elle se développe dès que le sujet commence à boire ; mais la plupart du temps, elle progresse lentement, évoluant de la fête sociale à la prise solitaire d'alcool régulière, jusqu'à la dépendance.

Certains alcooliques font des beuveries puis ne boivent plus pendant des semaines. Mais, dès qu'ils reprennent un verre, ils ne s'arrêtent que quand ils ne savent plus ce qu'ils font ou ont perdu connaissance. Même si ces buveurs ont des difficultés à rester sobres, ils ont rarement de graves symptômes de sevrage quand ils cessent de boire. Dans d'autres cas, l'abstinence pendant 12 à 24 heures entraîne des symptômes de sevrage tels que sueurs, irritabilité, nausées, vomissements et faiblesse. Au bout de 2 à 4 jours, les symptômes s'aggravent, allant même jusqu'au delirium tremens.

L'abus chronique d'alcool a un impact psychologique et physique. Souvent, les alcooliques ne semblent pas intoxiqués, mais ils ont de plus en plus de mal à accomplir leurs tâches quotidiennes. Ils sont enclins à la dépression, à des sautes d'humeur et à des comportements violents. Le taux de suicide est plus élevé chez eux que dans le reste de la population. L'alcoolisme diminue l'espérance de vie, car il augmente le risque d'autres maladies fatales comme le cancer du pancréas, du foie et de l'œsophage.

Les femmes qui boivent pendant leur grossesse peuvent mettre au monde un bébé atteint du syndrome d'alcoolisme fœtal, de malformations congénitales et d'un retard mental.

LES CONSÉQUENCES NUTRITIONNELLES DE L'ALCOOLISME

L'alcoolisme peut mener à la malnutrition, non seulement parce que les buveurs se nourrissent mal, mais aussi parce que l'alcool modifie la digestion et le métabolisme de la plupart des nutriments. La carence en thiamine est fréquente et se manifeste par divers symptômes : crampes, fonte musculaire, nausées, perte d'appétit, problèmes neurologiques et dépression. Il en va de même pour les carences en acide folique, riboflavine, vitamine B_6 et sélénium. Comme beaucoup d'alcooliques manquent de vitamine D, qui permet à l'organisme d'absorber le calcium, ils sont sujets aux fractures osseuses et à l'ostéoporose. Des dysfonctions hépatiques et pancréatiques peuvent conduire à une mauvaise assimilation des graisses. En outre, l'alcool stimulant la production d'insuline, le métabolisme du glucose s'accélère et peut entraîner une hypoglycémie. Enfin, les alcooliques peuvent être en surpoids, en raison des calories qu'apporte l'alcool.

Alimentation et suppléments. Une fois qu'un alcoolique est sevré, on règle les problèmes de nutrition un par un : des suppléments pour traiter les carences ; un régime pour traiter les problèmes sous-jacents – par exemple, une personne obèse a besoin de manger pour combler les carences nutritionnelles sans prendre de poids. En cas de lésions du foie, l'apport de protéines doit être contrôlé. ❖

BON À SAVOIR

- La douche froide, le café fort et tous ces vieux remèdes n'ont pas le moindre effet sur une personne en état d'ébriété.
- L'alcool en quantité diminue la performance sexuelle masculine. En abaissant la production de testostérone, l'hormone sexuelle mâle, et en augmentant les niveaux d'œstrogènes, l'alcool peut mener à l'impuissance, à la diminution de volume des testicules et à la croissance mammaire masculine.
- L'alcool lève les inhibitions : de nombreux gestes ou actes, impensables à jeun, sont réalisés sous son emprise.

LES SIGNAUX D'ALARME

- Boire pour se sentir bien, gagner de l'assurance ou oublier ses ennuis.
- Augmenter les doses pour obtenir l'effet désiré.
- Oublier ce que l'on a dit ou fait sous l'influence de l'alcool.
- Boire en cachette.
- Conduire en état d'ivresse.
- Accumuler les gueules de bois, que l'on fait passer avec un nouveau verre.
- Négliger régulièrement de manger, mais pas de boire.
- Préférer boire seul.
- Devenir sujet aux sautes d'humeur, source de problèmes au travail ou à la maison.
- Être pris de tremblements, avoir des hallucinations et des suées nocturnes.
- Se trouver dans l'incapacité d'arrêter de boire.

ALIMENTS BIOLOGIQUES
■ QUE VALENT-ILS VRAIMENT ? ■

Quand on craint les résidus de pesticides dans les aliments, on a tout intérêt à opter pour les produits biologiques. Mais il faut savoir que ceux-ci ne sont pas nécessairement supérieurs sur le plan nutritionnel.

On peut désormais acheter ces produits non seulement dans des boutiques d'alimentation naturelle ou diététique, mais aussi dans les grandes et moyennes surfaces, qui en proposent une vaste gamme – fruits et légumes, mais aussi œufs, lait et produits laitiers, pain, biscuits et céréales, ainsi que viande et volaille. Les plats préparés ne sont pas en reste, tout comme la charcuterie et le vin. Bref, tout ce qu'il faut pour bien manger !

Ces produits sont vendus en général de 20 à 30 % plus cher que leurs homologues ordinaires. Malgré cela, ils sont de plus en plus consommés chez nous : selon les plus récentes enquêtes, 44 % des Français auraient acheté des produits biologiques en 2004, contre 37 % l'année précédente. Le marché augmente de près de 20 % par an (c'est l'accroissement le plus important du secteur de l'agroalimentaire). Leur place reste toutefois très modeste puisqu'ils ne représentent pas plus de 0,8 % des dépenses alimentaires globales des consommateurs.

De toute évidence, certains d'entre eux sont prêts à dépenser davantage pour des produits biologiques, qui, il faut le reconnaître, ont gagné en variété au fil des années. Mais en ont-ils vraiment pour leur argent ?

Qu'entend-on par produits biologiques ?

Il ne faut pas les confondre avec les produits dits naturels ou du terroir, ou encore diététiques, ces derniers répondant à des définitions précises. Les produits biologiques, ou plus précisément issus de l'agriculture biologique, sont des denrées végétales ou animales obtenues grâce à un mode de production exempt de produits chimiques de synthèse, respectueux de l'environnement et finalement très exigeant.

Pour obtenir des produits biologiques, on ne peut employer aucun engrais chimique tel que des substances azotées, des phosphates ou de la potasse. La fertilité du sol est maintenue et améliorée grâce à des « engrais verts » (culture alternée de légumineuses, de plantes à enracinement profond...) ou encore avec des amendements organiques ou du compost. Par ailleurs, aucun produit phytosanitaire de synthèse n'est autorisé pour lutter contre les parasites ou les maladies. On doit recourir à la lutte biologique intégrée ou utiliser des préparations à base d'extraits végétaux et de substances naturelles expressément autorisées. L'emploi d'organismes génétiquement modifiés (OGM) est strictement interdit. Enfin, les animaux (vaches, porcs, volailles, agneaux) destinés à la production de viande biologique et d'œufs biologiques sont élevés en plein air, avec un vaste espace vital, nourris à 90 % au moins avec des fourrages et produits issus de l'agriculture biologique, cultivés en grande partie sur place, et ils ne reçoivent aucun antibiotique.

Les produits biologiques, qui répondent à des critères très précis inscrits à la fois dans la loi française et dans les règlements communautaires, doivent obligatoirement subir des contrôles rigoureux pour obtenir la certification délivrée par un organisme indépendant agréé, ouvrant droit à l'obtention

Des logos très officiels

Comment reconnaître les « vrais » produits biologiques ? Il suffit de vérifier qu'ils portent bien l'un des deux logos officiels (parfois les deux), qui constituent une réelle garantie pour le consommateur.
Il peut s'agir :

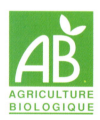

✔ soit du logo français AB, créé en 1985 par le gouvernement et apposé sur la majorité des produits biologiques commercialisés en France ;

✔ soit du logo européen, qui date, lui, de 2000 et ne s'applique qu'aux produits végétaux.

Ces logos sont réservés aux produits contenant au moins 95 % d'ingrédients issus de l'agriculture biologique. Si moins de 95 % mais au moins 70 % des ingrédients proviennent de l'agriculture biologique, il peut seulement en être fait mention sur l'emballage.

du logo AB et à la mention « agriculture biologique » sur l'emballage.

Sont-ils meilleurs ?

Beaucoup de consommateurs sont persuadés que les produits biologiques sont plus savoureux que les autres. En réalité, dans les tests réalisés à l'aveugle, les produits classiques sont souvent aussi bien notés qu'eux.

Les tenants du bio mettent régulièrement en avant la meilleure qualité nutritionnelle des produits. Pourtant, là encore, les résultats ne sont pas toujours concordants. Dans une étude récente menée en France avec le soutien de l'INRA, on note cependant que les productions biologiques ont souvent une teneur en matière sèche plus élevée (elles sont moins « forcées » et gonflées d'eau) et que leur densité nutritionnelle est supérieure : elles peuvent ainsi renfermer une plus grande quantité de micronutriments utiles, comme des polyphénols antioxydants, aux effets protecteurs avérés.

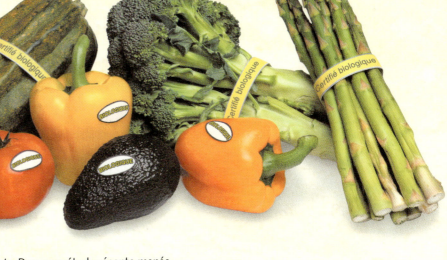

Sont-ils plus sûrs ?

Certains détracteurs font remarquer que l'appellation « agriculture biologique » garantit, certes, le mode de production, mais non la qualité du produit final. Par exemple, en ce qui concerne les résidus, le risque de contamination par des pesticides présents dans l'environnement est évident : l'agriculture biologique ne représente encore que 1,9 % des surfaces agricoles en France ! On peut toutefois être rassuré sur un point : une étude réalisée en France de 1993 à 2000, sur près de 15 000 échantillons de produits biologiques, montre que 93,7 % d'entre eux étaient totalement exempts de résidus de pesticides. Des mesures ont été prises afin de réduire encore ce taux. Ainsi, on peut considérer que les aliments biologiques ne renferment que peu ou pas de pesticides.

Ils sont également moins chargés en nitrates. C'est particulièrement sensible pour les carottes, les épinards et les laitues. Or les nitrates peuvent se transformer en nitrites, lesquels sont impliqués dans la formation de composés cancérogènes, les nitrosamines.

En revanche, il ne faut pas oublier que l'appellation « agriculture biologique » n'est pas une garantie contre les micro-organismes qui pourraient contaminer les aliments et causer des maladies : on doit prendre les mêmes précautions d'hygiène pour les utiliser et les consommer.

Conclusion

Les consommateurs qui adoptent une alimentation biologique en attendent souvent des avantages pour leur santé. Mais, à ce jour, aucune étude n'a pu démontrer encore qu'il y avait une relation de cause à effet. Cependant, pour ceux qui souhaitent manger plus sainement, avec moins de résidus, et qui veulent en même temps agir pour protéger l'environnement, l'alimentation biologique est sans aucun doute un début de solution.

Le b.a.-ba du bio

Les produits biologiques étant plus chers que les autres, il faut savoir se montrer sélectif. On privilégiera donc ce type d'achat dans les cas où il a été prouvé que le produit conventionnel peut renfermer une quantité particulièrement élevée de pesticides. Si l'on veut se mettre au bio, c'est sûrement par ces produits-là qu'il faut commencer.

✔ Optez bio pour les fruits suivants : pommes, raisin, fraises, pêches, nectarines, poires, cerises.

✔ Choisissez sans hésiter les légumes biologiques suivants : épinards, salades, carottes, haricots verts, poivrons, céleri, pommes de terre.

✔ Si vous consommez des céréales complètes et du pain complet, prenez-les de préférence biologiques : en effet, c'est dans la partie externe des céréales, le son, que se concentrent les résidus de produits de traitement.

✔ Pensez au bio pour les œufs (des produits de traitement phytosanitaires peuvent se concentrer dans le jaune), pour le beurre et pour le lait, tous deux de très bonne qualité gustative en général.

✔ Le bio peut aussi s'avérer judicieux pour la viande et les volailles (surtout si vous consommez les foies), dans la mesure où graisses et abats peuvent renfermer des traces non négligeables de résidus.

ALIMENTS FONCTIONNELS
■ EFFICACES POUR LA SANTÉ ■

Le lien entre alimentation et santé ne cesse de se confirmer, et les chercheurs ont commencé à étudier les effets bénéfiques que présentent certains aliments, au-delà de leur valeur nutritive. On s'intéresse à ce qu'on appelle les aliments fonctionnels, ou alicaments, dont les composants, naturels ou ajoutés, réduiraient le risque de développer certaines maladies.

Par nature, beaucoup d'aliments ont un tel rôle protecteur. On dit ainsi du brocoli, de la carotte et de la tomate qu'ils sont des aliments fonctionnels parce qu'on a observé que leurs composants diminuent le risque de contracter certaines maladies. On appelle aussi aliments fonctionnels ceux qui ont été modifiés ou enrichis avec des nutriments de synthèse, des phytocomposés ou des extraits de plantes dans le but de prévenir ou de traiter des pathologies tels l'arthrite, le cancer, les maladies cardio-vasculaires, le diabète ou l'hypertension.

Le marché des aliments fonctionnels est actuellement le secteur le plus florissant de l'industrie alimentaire aux États-Unis et le sera bientôt au Japon, ainsi qu'en Europe. Cette évolution se fait cependant plus lentement chez nous, parce que la réglementation est plus stricte.

Les aliments enrichis existent depuis fort longtemps. On a ajouté de la vitamine D aux laits infantiles et de l'iode au sel pour réduire respectivement les cas de rachitisme et ceux de goitre. Mais, devant l'intérêt croissant de la recherche pour la prévention par l'alimentation, l'industrie alimentaire n'a pas tardé à réagir en produisant toutes sortes d'aliments auxquels on prête presque des vertus de médicaments. Ainsi, aux États-Unis, on vend des céréales enrichies de psyllium pour faire baisser le cholestérol. Les Japonais, quant à eux, proposent des boissons aux extraits de plantes pour améliorer la vision sur un écran d'ordinateur, ou pour favoriser la détente. Ces produits n'étant pas réglementés, le consommateur n'a aucun

Précisions

Les aliments dits fonctionnels ne peuvent recevoir que trois types d'allégations, reconnues par le *Codex alimentarius*, qui fait référence à l'échelle internationale :

✔ les allégations nutritionnelles, concernant les teneurs en un ou plusieurs nutriments spécifiques. Elles portent soit sur des aliments enrichis (en vitamines, en minéraux, etc.), soit sur des aliments courants, par exemple le kiwi et la vitamine C, le gruyère et le calcium ;

✔ les allégations fonctionnelles, qui établissent un lien entre la présence d'un nutriment et une fonction physiologique : par exemple, « le calcium contribue à la minéralisation de l'os » ;

✔ les allégations santé, qui établissent un lien entre l'aliment et la santé ou la prévention. Ces allégations sont très réglementées en France.

moyen de connaître les proportions de l'ingrédient « actif » dans l'aliment en question. Aucun de ces produits n'est vendu en France, où d'ailleurs des ingrédients comme le kava sont désormais interdits.

Les aliments fonctionnels suscitent beaucoup de controverses. On prétend qu'ils font oublier l'importance d'une alimentation équilibrée. On s'indigne aussi que les industriels fassent miroiter des effets bénéfiques non prouvés sur le plan médical. Mais, d'après certains, ils pourraient bien être une des clés pour réduire l'incidence des maladies chroniques et le coût des traitements. Quelques éléments qui entrent dans la composition des aliments font actuellement l'objet d'une recherche intense.

■ **Les acides gras oméga-3.** Ceux-ci ont été associés au traitement et à la prévention de bon nombre de maladies : cardiopathies et accident vasculaire cérébral (AVC), mais aussi lupus érythémateux disséminé, diabète, syndrome intestinal inflammatoire, arthrite et cancer du sein, du côlon et de la prostate. Les aliments qui contiennent le plus d'acides gras oméga-3 sont les poissons gras, les huiles de poisson et les graines de lin.

■ **Les protéines de soja.** La recherche a démontré leur rôle dans l'abaissement du taux de cholestérol sanguin. On étudie actuellement les effets des isoflavones, des composés végétaux associés aux protéines de soja, dans la lutte contre le cancer et l'ostéoporose. On trouve ces protéines dans le soja et tous ses dérivés : tofu, tonyu, « lait » de soja, par exemple.

■ **Les probiotiques et prébiotiques.** Les probiotiques sont des ferments vivants qui aident à restaurer la flore intestinale et amélioreraient les réactions immunitaires ; on en trouve dans les yaourts et les laits fermentés. Les prébiotiques stimulent la croissance de bactéries bénéfiques dans le côlon. Les fructo-oligosaccharides (FOS) et l'inuline, provenant de la racine de chicorée, sont des prébiotiques.

■ **La lutéine.** Ce caroténoïde (type d'antioxydant) a été associé à la dégénérescence maculaire, cause principale de la perte de vision chez les personnes âgées. On en trouve dans l'œuf, le maïs, le kiwi, l'orange, le brocoli, les épinards et les feuilles de bette.

■ **Le psyllium.** Sa fibre soluble pourrait abaisser le taux de cholestérol. En France, on en ajoute dans certains produits minceur.

■ **Le bêta-glucane.** L'avoine contient une fibre soluble, le bêta-glucane, susceptible d'abaisser le taux de cholestérol.

■ **Les stanols et stérols.** Ces composés tirés de l'huile de bois sont ajoutés à certains aliments (margarines, produits laitiers) pour faire baisser le cholestérol. Ces produits enrichis en phytostérols ont d'ailleurs été les premiers véritables « alicaments » autorisés en France : on peut mentionner que leur consommation (dans des conditions bien précises) permet d'abaisser significativement le taux de cholestérol sanguin.

LIEN ENTRE MALADIE ET ALIMENTATION

Réduction d'incidence liée à l'alimentation

Athérosclérose	50 %
Hypertension	50 %
Accident vasculaire cérébral (AVC)	50 %
Diabète de type II	50 %
Maladie coronarienne	40 %
Cancer	35 à 50 %

Aliments fonctionnels naturels : des valeurs sûres

Alors que les chercheurs et l'industrie alimentaire s'efforcent de démontrer les liens entre l'alimentation et la prévention ou le traitement des maladies, il ne faut pas perdre de vue que la nature a prévu une abondance d'aliments fonctionnels. Fruits et légumes, céréales complètes, légumineuses, graines, noix et autres fruits secs oléagineux regorgent de phytonutriments qui réduisent le risque de cancer, de maladie cardiaque, d'hypertension et d'autres maladies chroniques. Avec les aliments fonctionnels que fournit la nature, on ne risque pas de se tromper.

ALLERGIES
■ INTOLÉRANCES ALIMENTAIRES ■

Environ une personne sur trois affirme qu'elle-même ou un membre de sa famille est allergique à un aliment quelconque. En réalité, les statistiques montrent que seulement 2 à 8 % des enfants et 1 à 2 % des adultes ont une allergie alimentaire avérée. Ce qu'on qualifie d'allergie est souvent une intolérance. L'allergie met en cause le système immunitaire, tandis que l'intolérance a sa source dans le système gastro-intestinal et se manifeste par une incapacité à digérer ou à absorber certaines substances.

La médecine n'a pas encore expliqué pourquoi tant de gens souffrent d'allergies, mais l'hérédité y est sûrement pour beaucoup. Deux parents allergiques auront plus souvent des enfants allergiques, encore que les symptômes et les allergènes ne soient pas nécessairement les mêmes. Chez l'enfant, l'allergie alimentaire disparaît souvent pendant la croissance. L'allaitement maternel et la diversification tardive de l'alimentation en diminuent certainement le risque.

L'allergie évolue par étapes. La première fois que le système immunitaire rencontre un allergène, il le prend pour un dangereux envahisseur et commande aux cellules spécialisées de fabriquer des anticorps, les immunoglobulines, pour le combattre. Il n'y a pas de réaction allergique proprement dite lors d'une première exposition ; néanmoins, si la substance est de nouveau ingérée, les antigènes qui ont été programmés pour la combattre entrent aussitôt en action. Dans certains cas, la réponse n'entraîne pas de symptômes visibles, mais tout est en place pour une éventuelle réaction antigène-anticorps, et donc une réponse allergique.

Les symptômes courants

L'allergie alimentaire peut avoir de nombreux symptômes : nausées, vomissements, diarrhée, constipation, indigestion, migraine, urticaire, démangeaisons, essoufflement, crises d'asthme et, dans les cas graves, œdème généralisé de la peau et des muqueuses. L'œdème de la bouche et de la gorge peut se révéler fatal, car il empêche le passage de l'air vers les poumons. Dans les cas extrêmes, il peut se produire un choc anaphylactique qui paralyse les systèmes respiratoire et circulatoire. En général, les allergènes déclenchent toujours les mêmes symptômes, mais leur degré d'intensité varie en fonction de nombreux facteurs, notamment la quantité d'aliment ingérée et son mode de préparation : certaines personnes supporteront de petites quantités sans problème, d'autres réagiront à la moindre trace.

L'identification des allergènes

Certains allergènes sont facilement identifiables, car les symptômes se manifestent dès l'ingestion de l'aliment. Les allergènes les plus fréquents chez le jeune enfant sont l'œuf, le lait, les arachides, le poisson et le soja (environ 85 % des enfants perdent cette sensibilité entre 3 et 5 ans). Chez l'enfant plus

Bonnes nouvelles concernant l'allergie aux arachides

L'allergie aux arachides est l'une des plus dangereuses parce que les produits à base d'arachide s'utilisent à grande échelle dans l'industrie alimentaire et qu'une quantité infime de la protéine peut déclencher un choc anaphylactique fatal.

On sait cependant qu'un diagnostic d'allergie aux arachides n'est pas irréversible. L'enfant chez qui on a détecté la présence d'anticorps spécifiques pourrait bien s'en débarrasser en grandissant. Il faut donc vérifier, avec une très petite quantité de protéine et sous strict contrôle médical, si le sujet est encore allergique à l'arachide. La procédure doit être répétée à intervalles réguliers.

DEUX PISTES POUR LES CHERCHEURS
✔ Mise au point d'un vaccin pour atténuer les réactions de l'organisme à l'arachide.
✔ Utilisation de charbon actif pour absorber et neutraliser les protéines d'arachide après ingestion accidentelle.

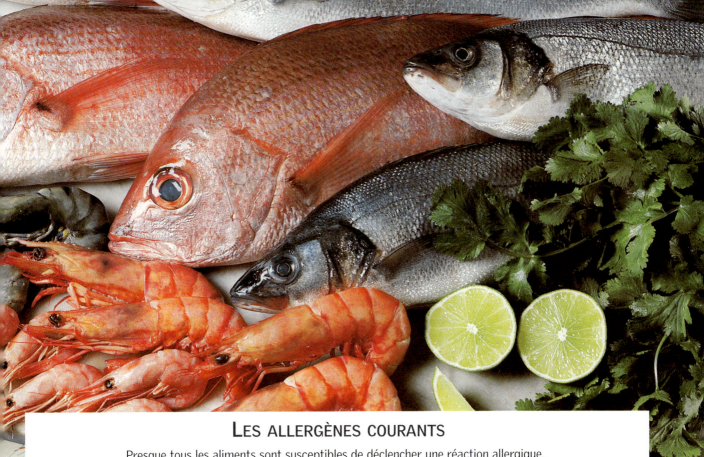

Les allergènes courants

Presque tous les aliments sont susceptibles de déclencher une réaction allergique. Huit classes d'aliments, cependant, sont responsables de 90 % des allergies.

CLASSE	PRINCIPAUX ALIMENTS	SOURCES CACHÉES
Lait et produits laitiers	Tous les laitages (lait, fromage, yaourt, crème fraîche, glaces), certaines pâtisseries, certains desserts.	Certaines sauces, succédanés du lait, certaines charcuteries.
Œufs (en particulier le blanc)	Gâteaux, mousses, glaces, certains sorbets et autres desserts ; mayonnaise, meringues, crêpes et viennoiseries.	Garnitures de desserts, certains substituts d'œuf, pâtes alimentaires.
Soja et produits dérivés	Soja, sauce soja, tofu, protéines végétales texturées, protéines hydrolysées, miso, tamari, tempeh, arômes naturels et artificiels, bouillon de légumes, amidon végétal.	Omniprésents dans les aliments du commerce et produits industriels.
Arachides	Arachides et huile d'arachide, beurre de cacahouètes, pâtisseries, confiseries et biscuits pour l'apéritif pouvant en renfermer.	Nombreuses confiseries, graines de tournesol, nourritures africaine, thaïe, chinoise, vietnamienne et mexicaine.
Noix et autres fruits secs oléagineux	Pâtisseries et confiseries contenant des pacanes, noix, amandes, noix de cajou, noisettes, pistaches ; l'huile de toutes ces noix ; biscuits pour l'apéritif.	Essences naturelles et artificielles, sauce barbecue, certaines céréales, biscuits, glaces.
Poisson	Poissons frais, fumés, marinés ou en conserve, huiles de foie de poisson, caviar, bisques, bouillons et soupes de poisson.	Pizza, surimi.
Fruits de mer	Crustacés (crevettes, crabes, homards, écrevisses…) ; mollusques (huîtres, palourdes, pétoncles…) ; quenelles de fruits de mer.	Caviar, surimi.
Blé et produits dérivés	Céréales, pain et dérivés, potages déshydratés, gâteaux, pâtes alimentaires, sauces, quenelles, produits avec de la farine ; bière.	Certaines glaces, soupes en boîte, surimi, certaines confiseries.

Les allergènes cachés

Avec une allergie alimentaire, on peut éprouver des réactions allergiques en consommant des aliments sûrs. Pourquoi ?
✔ L'aliment sûr peut avoir été contaminé en cours de manipulation.
✔ L'étiquetage peut induire en erreur, par exemple avec la mention « émulsifiant » au lieu de « œufs ».
✔ Certains ingrédients ont pu être remplacés par d'autres, comme de l'huile d'arachide à la place de l'huile de colza.

CE QU'IL FAUT FAIRE
✔ Toujours bien lire la composition.
✔ Être vigilant au restaurant ou en visite. Ne pas avoir peur de poser des questions concernant les ingrédients.
✔ Éviter les aliments transformés.
✔ Porter sur soi de l'adrénaline auto-injectable en cas d'urgence.

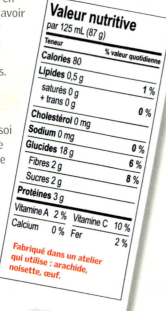

Qu'est-ce qu'un choc anaphylactique ?

Une forte allergie à un aliment peut déclencher un choc anaphylactique, une défaillance des systèmes respiratoire et circulatoire pouvant mener à la mort. Quiconque a déjà subi un choc de cette nature, ou croit y être exposé, devrait toujours avoir sur soi une fiche médicale et l'information d'urgence. Le médecin traitant peut aussi prescrire à l'avance une ampoule d'adrénaline auto-injectable.

---

grand et chez l'adulte, les fruits de mer, les arachides et le kiwi sont les plus susceptibles de provoquer des réactions allergiques. Beaucoup de gens éprouvent des allergies mineures à divers fruits et légumes. La cuisson diminue souvent le potentiel allergène des aliments, les protéines en cause étant décomposées par la chaleur. Cette règle a des exceptions : par exemple, griller les arachides augmente leur allergénicité.

Les allergènes ne sont pas toujours faciles à identifier. Dans certains cas, il faut noter l'heure et le menu de tous les repas, y compris les collations, pour les relier à l'apparition des premiers symptômes. Au bout d'une semaine ou deux, on est en mesure d'éliminer quelques aliments suspects. Si les symptômes disparaissent, on réintroduit les aliments en cause un par un, sur une semaine à chaque fois, ce qui permet une contre-expertise.

Dans les cas plus complexes, il faut recourir à un ou plusieurs tests d'allergie. Les plus courants sont les suivants.

Tests cutanés. Ils consistent à scarifier la peau pour permettre à une petite quantité de divers allergènes de pénétrer. L'apparition d'une irritation ou d'un œdème sur le site indique généralement une réaction allergique.

Test sanguin RAST *(radioallergosorbent test).* On prélève un peu de sang du patient et on le mélange avec des extraits d'aliments pour vérifier la présence d'anticorps. Ce test est recommandé chez les patients dont la peau réagit vivement aux tests cutanés.

Régime d'exclusion. Il consiste à éliminer les aliments le plus souvent incriminés pendant 7 à 10 jours. Si, passé ce délai, l'allergie se manifeste encore, c'est qu'elle trouve son origine ailleurs. Les manifestations d'allergie ayant cessé, on introduit alors une très faible quantité de l'aliment soupçonné d'être responsable de la réaction allergique, pour voir si celle-ci se déclenche. Ces tests, qui ne sont pas sans risques, doivent se faire sous étroite surveillance médicale.

Vivre avec ses allergies

Une fois les allergènes identifiés, les éliminer de son alimentation résout le problème. Mais cela est plus facile à dire qu'à faire, car certains des allergènes les plus courants sont des ingrédients cachés de bon nombre d'aliments transformés (voir « Les allergènes courants », page précédente). Par ailleurs, beaucoup d'aliments ont des parentés chimiques. Ainsi, une personne allergique aux citrons pourrait aussi l'être aux oranges et aux autres agrumes. Dans certains cas, le vrai coupable est peut-être un contaminant ou une substance qui se retrouve accidentellement dans l'aliment.

Le plan d'accueil individuel (PAI)

Un enfant allergique à un aliment courant ne peut pas manger ce qui est au menu de la cantine scolaire. Il doit bénéficier, en accord avec le médecin scolaire, d'un plan d'accueil individualisé (PAI) qui permet à ses parents de fournir le repas qu'il prendra à table avec ses camarades.

Les aliments génétiquement modifiés

La modification génétique implique l'introduction de protéines nouvelles dans un aliment et soulève le problème d'une allergénicité accrue. Il a ainsi été question de prélever le gène d'un poisson (la plie arctique) pour l'introduire dans la tomate afin de la rendre résistante au gel. Dans ce cas, une personne allergique au poisson pourrait-elle l'être aussi à cette tomate ? De telles expériences sont exclues tant que l'on n'aura pas réglé la question du transfert des allergènes.

ALIMENTS FONCTIONNELS 31

Algues

AVANTAGES
- excellente source d'iode et de fibres
- large éventail de minéraux et oligoéléments, tels que calcium, cuivre, fer, magnésium, potassium et sélénium
- certaines algues sont riches en vitamines B, en vitamine C et en bêta-carotène
- certaines sont une bonne source de protéines

INCONVÉNIENT
- certaines ont une teneur élevée en sodium

Il existe plus de 2 500 variétés d'algues, que l'on classe généralement d'après leur couleur : brunes, rouges, vertes et bleu-vert.

Les algues, aliments peu courants chez nous, constituent en revanche jusqu'à 25 % du régime alimentaire des Japonais, qui les apprêtent à toutes les sauces, de la soupe à la salade en passant par les viandes et les fruits de mer, qu'elles rehaussent avec bonheur. Le kombu, une algue brune de la famille du varech, s'utilise pour faire des bases de bouillon. Autre membre de la même famille, le wakame s'intègre bien aux soupes et aux sautés.

On compte beaucoup d'autres cultures où les algues font partie de la cuisine. La porphyra – laitue pourpre, *nori* en japonais – sert, en Irlande et au pays de Galles, à préparer des galettes. La dulse – *Palmaria palmata* – relève les potages en Écosse, tandis que la mousse d'Irlande, une autre algue rouge, constitue la principale source de carraghénanes, des fibres utilisées comme épaississant dans de nombreux produits du commerce (sauces, desserts…). Si la majorité des algues proviennent de la mer, certaines vivent en eau douce, telles les spirulines ; ces algues microscopiques, de couleur bleue ou verte, sont traditionnellement consommées au Mexique et en Afrique, où elles enrichissent en protéines l'alimentation de certaines populations. Elles sont maintenant employées dans des compléments alimentaires.

Les algues sont une source privilégiée de nutriments essentiels, dont les protéines (très abondantes dans les spirulines). Elles sont pour la plupart riches en iode, dont la thyroïde a besoin pour produire les hormones qui régissent les métabolismes. Leurs fibres aident à faire baisser les taux de cholestérol et de glucose dans le sang.

Leur teneur en minéraux et oligoéléments varie d'une algue à l'autre, mais on y trouve calcium, cuivre, fer, potassium, magnésium, sélénium, fluor, nickel, silicium, zinc, cobalt, phosphore et manganèse. Certaines algues rouges, riches en pigments, fournissent du bêta-carotène, précurseur de la vitamine A.

Une portion de 100 g d'algues fraîches ou réhydratées (environ 15 g d'algues sèches) n'apporte que de 50 à 60 kcal, mais jusqu'à 4 à 6 g de protéines, 120 mg de magnésium (soit 30 % de l'apport nutritionnel conseillé, ou ANC), 200 µg de vitamine B_9 ou acide folique (les deux tiers de l'ANC), ainsi que des quantités intéressantes de fer, de calcium, de bêta-carotène.

Les algues ont l'inconvénient d'avoir une teneur en sodium généralement élevée : elles ne conviennent pas aux régimes hyposodés. Par ailleurs, des valeurs limites ont été fixées pour les métaux lourds (mercure, plomb, etc.) dans les algues mises sur le marché, afin d'éviter les risques de contamination par ces toxiques. La teneur maximale en iode est également prévue par la législation (5 000 mg par kilo d'algue séchée, 6 000 mg pour les laminaires), car un excès peut être nocif. ❖

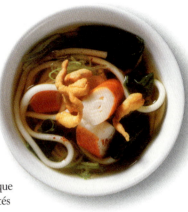

ASSAISONNER AVEC DES ALGUES

Leur haute teneur en sodium confère aux grandes feuilles d'algue séchée qu'on appelle nori un goût salé distinctif. Vendu dans les épiceries asiatiques et les boutiques d'aliments naturels, le nori relève les salades, les soupes et les nouilles. Après l'avoir mis à tremper, on l'enroule aussi autour des gâteaux de riz et des sushis.

MYTHE ET RÉALITÉ

Mythe Les suppléments d'algues, comme les comprimés de varech, la spiruline et la chlorelle, donnent un regain d'énergie. Les adeptes de médecines douces prétendent qu'ils renforcent aussi le système immunitaire.

Réalité Ces allégations n'ont jamais été prouvées. En revanche, certains suppléments d'algues causent des problèmes de santé. Leur haute teneur en iode menace la thyroïde, si elles sont consommées en excès. Elles peuvent aussi déclencher une poussée d'acné.

Aliments biologiques

Voir p. 24

Aliments fonctionnels

Voir p. 26

Allégés (produits)

AVANTAGE
- moins caloriques que les aliments traditionnels

INCONVÉNIENT
- compensation calorique possible

Les aliments allégés (ou « light ») ont la même apparence et le même goût que les aliments traditionnels, mais ils sont moins caloriques car leur teneur en graisses et/ou en sucres à été réduite.

Certains d'entre eux sont devenus la référence, comme le lait demi-écrémé qui a presque totalement remplacé le lait entier, ou les yaourts maigres aux fruits et aux édulcorants, qui sont souvent aussi savoureux que les yaourts aux fruits classiques. On vend aujourd'hui davantage de beurres et margarines à tartiner allégés que de leur version entière, et il en est de même pour les sauces salades. Enfin, les sodas et boissons « light » aux édulcorants sont de plus en plus consommés.

Les produits allégés sont très appréciés par ceux qui surveillent leur ligne ou qui veulent maigrir. Ils y voient une solution pour perdre du poids sans peine. Mais ce n'est pas toujours aussi simple.

LES RÉACTIONS DE L'ORGANISME

Différentes études ont montré que lorsqu'on consomme des produits allégés, l'organisme tend à compenser ce dont on l'a partiellement privé. La compensation est plus ou moins importante selon le type d'allègement et les aliments concernés. Par exemple, quand on propose un plat allégé en graisse au cours d'un repas, la compensation ne se fait pas au cours du même repas, mais lors du repas suivant, et elle n'est pas totale. Ainsi, globalement, on peut diminuer l'apport total en graisses et en calories. La consommation de produits « sucrés » aux édulcorants intenses entraîne aussi une compensation calorique qui varie entre 60 et 90 %, selon les aliments ou les boissons concernés, l'âge des personnes, leur activité physique, etc.

Ces résultats sont obtenus avec des sujets ignorant qu'ils consommaient des aliments allégés. Quand on choisit délibérément des aliments allégés, cela peut inciter à en manger davantage, parce qu'ils donnent bonne conscience. Dans ce cas, bien sûr, le total calorique n'est pas forcément diminué.

Les aliments allégés peuvent être intéressants pour réduire les apports en graisses ou en sucres dans son alimentation. Quand on veut perdre du poids, ils peuvent même aider à accepter les restrictions, en permettant un régime varié et agréable. Mais ils ne font pas maigrir à eux tout seuls ! ❖

Allergies

Voir p. 28

Alzheimer (maladie d')

PRIVILÉGIER
- légumes à feuilles vert foncé, jus d'orange, foie, haricots secs et lentilles, maïs, asperges, petits pois, noix pour l'acide folique
- viande maigre, poisson, volaille et produits laitiers pour la vitamine B_{12}
- viande, poisson, volaille, céréales complètes, haricots secs, lentilles, avocat, noix, pommes de terre, banane pour la vitamine B_6
- poissons gras (saumon, maquereau, hareng et sardine) pour les acides gras oméga-3
- œufs, foie, haricots mungo et produits du soja, céréales complètes, levure de bière et germe de blé, bonnes sources de lécithine et de choline

ÉVITER
- antiacides contenant de l'aluminium
- ustensiles de cuisine en aluminium

La maladie d'Alzheimer est la principale cause de démence chez les personnes de plus de 65 ans. Elle se caractérise par des dépôts anormaux dans le cerveau de bêta-amyloïde, une protéine spécifique, ainsi que par un enchevêtrement de fibres nerveuses dû à des changements dans la protéine tau. Le diagnostic ne peut être établi qu'après avoir éliminé un accident vasculaire cérébral, une tumeur du cerveau et d'autres causes possibles de démence.

Des tests sanguins peuvent révéler des marqueurs génétiques de la maladie. On ne connaît toujours pas les causes de la maladie d'Alzheimer, mais des chercheurs ont avancé des facteurs génétiques dans certains cas. Un marqueur génétique, l'apolipoprotéine E, qui peut être détectée par des tests sanguins, permettrait d'identifier les sujets susceptibles de développer la maladie. Environ 40 % des patients atteints sont porteurs du gène qui produit cette protéine.

On étudie également des facteurs hormonaux. En effet, les femmes sont plus souvent touchées que les hommes. Les problèmes thyroïdiens augmentent aussi l'incidence de la maladie, alors qu'elle est abaissée par la prise à long terme d'anti-inflammatoires non stéroïdiens (AINS).

ALIMENTS CONSEILLÉS

La recherche ayant décelé des liens entre l'alimentation et la démence, certains aliments apparaissent comme de réels alliés dans le combat contre cette maladie.

POISSON. Riches en oméga-3, les poissons gras (saumon, maquereau, hareng, sardine) devraient figurer au moins trois fois par semaine au menu.

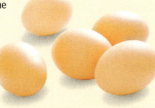

ŒUFS. Ils renferment beaucoup de choline, un élément de la lécithine. Très faciles à digérer, ils sont une excellente source de protéines et une bonne source de fer et de vitamines B, surtout la B_{12}.

GERME DE BLÉ ET CÉRÉALES COMPLÈTES. Ils sont riches en lécithine, choline, glucides, vitamines E et B ainsi que minéraux. Ils représentent des alliés précieux contre la maladie d'Alzheimer. On les trouve dans le pain complet.

SOJA. Il est riche en choline, fournit des protéines, des glucides, du calcium et des fibres. Bonne source d'acide folique, le soja sous toutes ses formes fait indéniablement baisser le taux d'homocystéines dans le sang.

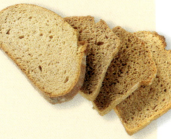

Ces médicaments peuvent diminuer l'inflammation du cerveau qui accompagne la maladie. Néanmoins, il est encore trop tôt pour recommander les anti-inflammatoires dans la prévention de la maladie d'Alzheimer.

D'autres hypothèses ont été examinées, sans que les chercheurs parviennent à identifier des facteurs nutritionnels qui augmenteraient le risque de la maladie ou aideraient à sa prévention.

ALUMINIUM : DANGER ?

Des études poussées ont été menées sur l'aluminium que l'on trouve dans les enchevêtrements anormaux de cellules neurologiques chez certains patients. Mais aucune n'a pu prouver que ce métal provoque la maladie : il serait plus vraisemblablement fixé par le cerveau atteint.

Éviter de prendre des médicaments antiacides pour l'estomac contenant de l'aluminium. Même si la plupart des chercheurs éliminent aujourd'hui le facteur aluminium dans la genèse de la maladie, certains pensent que sa concentration dans un cerveau endommagé aggrave l'état du patient. On conseille donc d'éviter ce type de médicaments qui contiennent beaucoup d'aluminium et de ne pas utiliser d'ustensiles de cuisine en aluminium. Il convient également de se méfier des eaux traitées avec des composés d'aluminium comme agents de floculation.

LE RÔLE DE L'ALIMENTATION SUR LA MALADIE D'ALZHEIMER

Des recherches sont en cours sur le rôle que jouerait l'acide folique pour diminuer les risques d'Alzheimer. Il aide à réguler le taux sanguin d'homocystéine, un acide aminé qui favorise le développement de la maladie quand il se trouve à une concentration élevée. Ces études ont montré que les sujets atteints d'Alzheimer ont un taux élevé d'homocystéine et que ce même taux, chez des adultes sains, peut mener à la maladie. Vitamines B_6 et B_{12} favorisent aussi la régulation des taux d'homocystéine. Les hypercholestérolémiques et les hypertendus présentent des risques accrus d'Alzheimer ; les médicaments qui réduisent le taux de cholestérol, notamment les statines, diminuent l'incidence de la maladie. Ce qui est bon pour le cœur l'est aussi pour le cerveau.

Le cerveau contient du DHA (acide docosahexaénoïque), un acide gras oméga-3 abondant dans le saumon, le maquereau, le flétan, le hareng et la sardine, dont une carence favorise la démence sénile, y compris Alzheimer.

LE POISSON POURRAIT ABAISSER LE RISQUE DE DÉVELOPPER LA MALADIE DE 60 %

Les chercheurs du centre médical St Luke de Chicago ont observé que le poisson a un effet préventif : les personnes de 65 ans et plus qui en consomment une fois par semaine ont 60 % moins de risques de développer la maladie d'Alzheimer que celles qui n'en mangent pas.

Antioxydants en prévention. Ils élimineraient les radicaux libres en excès et pourraient être efficaces dans la prévention de la maladie. Mais les essais avec des suppléments d'antioxydants (vitamines C et E, bêta-carotène) et avec le ginkgo, un autre antioxydant, ne sont guère concluants.

Les sujets atteints de la maladie d'Alzheimer présentent des taux anormalement bas d'une enzyme nécessaire à la production d'acétylcholine, un neuromédiateur utile à l'apprentissage et à la mémoire. La tacrine (Cognex®), qui semble améliorer la mémoire de certains patients, augmente les taux d'acétylcholine. C'est pourquoi des chercheurs pensent que les aliments ou les suppléments qui renferment de la lécithine ou de la choline (composant principal de l'acétylcholine) pourraient ralentir la progression de la maladie en élevant la production d'acétylcholine, mais cela n'a pas été prouvé. Jaune d'œuf, abats, produits à base de soja, cacahouètes, germe de blé et céréales complètes sont riches en ces substances.

Prendre soin de son alimentation. Au cours de l'évolution de cette affection, les personnes atteintes peuvent oublier de se nourrir ou ne manger que des sucreries, par exemple : il leur faut des repas bien équilibrés, qu'ils apprécient. On les aidera à manger si nécessaire : en effet, quand la maladie s'aggrave, il faut rappeler aux patients qu'ils sont en train de manger, les inciter à avaler la nourriture qu'ils ont dans la bouche, etc. Des complexes multivitaminiques sont parfois utiles, mais il ne faut pas administrer de suppléments sans l'avis du médecin.

Même en petite quantité, l'alcool détruit les cellules cérébrales ; cette perte, qui n'est pas grave pour un sujet sain, peut accélérer la progression de la maladie d'Alzheimer. Il entre aussi en interaction avec les antidépresseurs, les sédatifs et d'autres médicaments souvent prescrits aux malades. Il vaut donc mieux l'éliminer dès les premiers signes. En revanche, il est démontré que boire deux verres de vin par jour a un effet préventif chez le sujet sain, sans doute grâce aux polyphénols et aux flavonoïdes qu'il contient.

Le principal souci reste d'éviter la perte de poids chez le patient mal encadré. Il est essentiel, tant que le sujet n'est pas placé en institution, de lui fournir une assistance ménagère pour faire les courses, préparer les repas et l'aider à manger. ❖

Amandes

Voir Noix et autres fruits secs oléagineux

Ananas

AVANTAGES

- bonne source de vitamine C, quantités intéressantes de vitamine B_6, d'acide folique, de thiamine, de fer et de manganèse

INCONVÉNIENT

- renferme de la broméline, une enzyme causant des dermatites chez les sujets sensibles

Originaire d'Amérique centrale et découvert par Christophe Colomb à la fin du XVe siècle, l'ananas est longtemps resté une curiosité pour les Européens. Il est aujourd'hui cultivé presque partout sous les tropiques. En France, on l'importe essentiellement de Côte d'Ivoire. La variété la plus répandue est le Cayenne lisse, qui possède une chair jaune, juteuse et sucrée. On recherche également l'ananas Victoria, un fruit plus petit, à chair jaune doré, très sucrée et parfumée ; il provient de la Réunion et d'Afrique du Sud.

L'ananas avion a été cueilli mûr à point : c'est le plus apprécié. L'ananas bateau, lui, termine sa maturation durant son transport en cargo. On trouve des ananas frais toute l'année.

Sinon, il est bien sûr conditionné en conserve : en tranches et en tronçons (au sirop ou au jus), en purée et sous forme de jus.

Contrairement à d'autres fruits, une fois cueilli, l'ananas ne mûrit plus. À l'achat, il doit dégager un parfum agréable et suffisamment marqué. Des taches brunes sur l'écorce signalent un fruit gâté. Si l'ananas entier est bien frais, ses feuilles sont encore vertes et, en le soupesant, on constate qu'il est lourd.

Sa saveur à la fois douce et acidulée lui confère de l'intérêt dans les salades de fruits et relève avec bonheur fruits de mer grillés, jambon, poulet et viandes.

L'ananas frais renferme de la broméline, une enzyme ayant la propriété de dissoudre les protéines, comme la papaïne de la papaye. Il attendrit ainsi naturellement la viande et constitue donc un ingrédient de choix pour une marinade. Dans un aspic ou un dessert en gelée, il faut utiliser de l'ananas en conserve ou le faire chauffer au préalable pour neutraliser la broméline ; autrement, la gélatine (qui est une protéine) ne prendra pas.

LES VERTUS CURATIVES

La broméline est un anti-inflammatoire. Des travaux ont suggéré qu'elle pourrait empêcher la formation de caillots sanguins, et par conséquent

LE SAVIEZ-VOUS ?

L'ANANAS ET LES BIENFAITS DE LA BROMÉLINE

Beaucoup de gens affirment que la broméline, une enzyme contenue dans l'ananas, combat l'inflammation liée à des maladies comme l'arthrite. Des études préliminaires suggèrent qu'elle pourrait non seulement éviter la formation de caillots sanguins, mais aussi aider à leur désagrégation et donc lutter contre la crise cardiaque et l'accident vasculaire cérébral (AVC).

que l'ananas peut faire maigrir ou qu'il aurait la propriété de faire fondre les graisses. C'est malheureusement une pure invention ! Les gélules d'ananas vendues dans le commerce comme produit amaigrissant n'ont aucun pouvoir réel et la broméline n'est nullement une enzyme qui « mange » les graisses : son action s'exerce sur les protéines et non sur les lipides. ❖

Anémie

PRIVILÉGIER

- abats (foie), boudin noir, bœuf et autres viandes, volaille, poisson et jaune d'œuf pour le fer et la vitamine B_{12}
- haricots et pois secs, dattes, raisins de Corinthe et abricots secs, noix et autres fruits secs oléagineux – bonnes sources de fer non héminique (qui n'est pas d'origine animale)
- agrumes et autres bonnes sources de vitamine C – dont le jus d'orange et les fraises –, qui augmentent l'absorption du fer par l'organisme
- légumes verts, lentilles, pois et asperges pour l'acide folique

RÉDUIRE

- son, épinards, rhubarbe, oseille, bettes, chocolat et thé, qui diminuent l'absorption du fer

ÉVITER

- suppléments de fer, à moins qu'ils n'aient fait l'objet d'une prescription médicale

réduire les risques de maladies cardiaques et d'accident vasculaire cérébral (AVC). Cela est pourtant étonnant, car il s'agit d'une protéine et que les protéines sont généralement décomposées dans le tube digestif. En application cutanée, la broméline aide à calmer le gonflement et l'inflammation associés à l'arthrite, aux entorses et aux foulures, mais peut causer des irritations de la peau chez les personnes sensibles.

Une portion de 100 g d'ananas frais apporte 18 mg de vitamine C et fournit 47 kcal. Elle renferme aussi des quantités utiles d'autres nutriments, comme 0,16 mg de vitamine B_5, 14 µg d'acide folique, 0,10 mg de vitamine B_6, 0,3 mg de fer et 0,4 mg de manganèse. L'ananas contient beaucoup de fibres solubles qui aident à faire baisser le taux de cholestérol sanguin. C'est une bonne source d'acides chlorogéniques (dont l'acide férulique), des composants protecteurs, capables de freiner l'évolution des processus cancérogènes.

Le jus de l'ananas frais concentre l'essentiel de la vitamine C du fruit. L'ananas conservé dans son jus ou dans du sirop léger apporte 50 à 55 kcal pour 100 g, mais 65 à 70 kcal s'il s'agit de sirop classique, plus sucré. Dans les deux cas, il ne renferme plus que 10 mg de vitamine C pour 100 g. À savoir : une tranche d'ananas en boîte pèse environ 40 g. Une idée répandue est

Le terme anémie recouvre différentes affections qui ont pour point commun l'incapacité des globules rouges à transporter suffisamment d'oxygène dans le sang. Elle est due à un taux anormalement bas d'hémoglobine : ce pigment rouge à base de fer et de protéines transporte l'oxygène des poumons vers toutes les cellules. Les symptômes d'anémie reflètent donc un manque important d'oxygène. Dans les cas bénins, on observe une fatigue générale, avec pâleur, faiblesse et ongles cassants. Les cas les plus graves se manifestent par des évanouissements, un essoufflement et une arythmie cardiaque.

LE SAVIEZ-VOUS ?

CUISINER AU FER

Cuire les tomates et autres aliments acides dans des casseroles en fer libère beaucoup de fer dans les aliments. Dans 12 cl de sauce tomate, il y a normalement 0,7 mg de fer, mais la casserole en ajoute 5 mg de plus. Des populations, dont les Français, qui ont abandonné les ustensiles en fer pour passer à l'Inox se sont ainsi trouvées carencées en fer.

L'ANÉMIE FERRIPRIVE

En Europe, la forme d'anémie la plus courante est due à une carence en fer, généralement liée à des pertes de sang. Sont notamment concernés les personnes qui ont subi une intervention chirurgicale, les victimes d'accidents, les patients atteints d'un ulcère hémorragique ou de certains cancers, ceux qui ont des saignements chroniques ou répétés comme l'épistaxis (saignements de nez). Un test sanguin qui montre une carence en fer inexpliquée peut amener le médecin à évaluer la possibilité d'un cancer du côlon. Les femmes qui ont des menstruations importantes, les adolescentes en particulier, présentent ce risque, tout comme les jeunes enfants, les personnes qui suivent continuellement des régimes, les athlètes féminines, les coureurs de fond ou les végétariens stricts (végétaliens). Enfin, les grossesses répétées prédisposent à l'anémie ferriprive en raison des besoins du fœtus et du placenta.

ATTENTION

Ne prenez pas de suppléments de fer sans avoir eu un diagnostic de carence. Trop de fer est dangereux. On estime que 10 % de la population souffre, sans le savoir, d'hémochromatose, un excès de fer. La prise de suppléments peut alors avoir des conséquences graves, voire mortelles. Pour les personnes très âgées, chez qui l'absorption du fer est souvent diminuée en raison d'une gastrite atrophique ou d'un syndrome inflammatoire, les apports conseillés sont de 10 mg par jour.

LES AUTRES TYPES D'ANÉMIE

L'anémie hémolytique se produit lorsque les hématies (cellules sanguines) sont détruites de façon prématurée. Elle peut être héréditaire ou liée à des pathologies (maladies auto-immunes, infections), des médicaments, une intoxication au plomb, une incompatibilité Rhésus chez le nouveau-né.

L'anémie pernicieuse ou mégaloblastique est due à un déficit en vitamine B_{12}, essentielle à la fabrication des globules rouges. L'acide gastrique libère la B_{12} à partir des protéines des aliments. La vitamine B_{12} se lie ensuite à une substance appelée facteur intrinsèque, qui lui permet d'être absorbée dans le flux sanguin. On peut par conséquent avoir une carence en vitamine B_{12} si son estomac ne produit pas assez d'acide gastrique.

Les personnes âgées peuvent avoir besoin de suppléments. Près d'un tiers des personnes âgées ne produisent plus assez d'acide gastrique et ne peuvent donc plus absorber convenablement la vitamine B_{12} des aliments. Aussi, à partir de 50 ans, est-il recommandé de prendre des aliments enrichis en B_{12} ou des suppléments. La vitamine B_{12} ne se trouve que dans les produits d'origine animale et les végétaliens

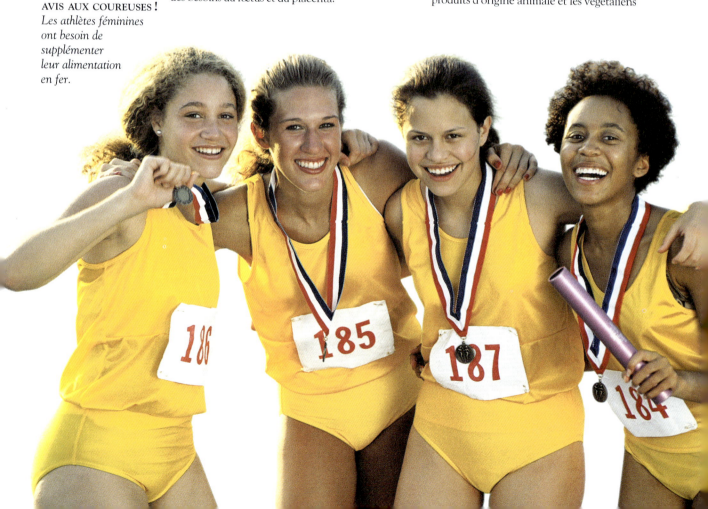

AVIS AUX COUREUSES !
Les athlètes féminines ont besoin de supplémenter leur alimentation en fer.

sont de fait fortement exposés aux carences : ils doivent impérativement faire surveiller leur taux sanguin de vitamine B_{12} et prendre, si nécessaire, des compléments bien adaptés (éventuellement prescrits sous forme médicamenteuse). Une carence en acide folique, une autre vitamine B, peut aussi déboucher sur une anémie chez la femme enceinte – qui a besoin d'une quantité importante d'acide folique pour le développement normal du fœtus –, les alcooliques et les personnes âgées.

Les anémies rares sont la thalassémie (génétique) et l'anémie aplasique (causée par une infection, une exposition à des agents toxiques ou des radiations, une maladie génétique).

NOS BESOINS EN FER

L'organisme recycle le fer pour fabriquer de nouvelles cellules sanguines. En moyenne, il perd quotidiennement 1 mg de fer pour l'homme et 1,5 mg pour la femme de la puberté à la ménopause, en raison des règles. Or l'organisme n'absorbe qu'un petit pourcentage du fer contenu dans les aliments. Il faut donc prendre plus de fer qu'il ne s'en perd ; voici l'apport nutritionnel conseillé (ANC) : 9 mg par jour pour les hommes et les femmes ménopausées, 16 mg pour les femmes non ménopausées, 30 mg pour les femmes enceintes durant le troisième trimestre de grossesse.

En cas d'anémie par carence nutritionnelle, mieux vaut s'adresser à un nutritionniste pour rééquilibrer son alimentation. Les meilleures sources de fer sont animales : foie, boudin noir, viande, poisson, volaille et jaune d'œuf. L'organisme absorbe mieux le fer héminique issu de ces aliments que le fer non héminique, d'origine végétale (légumes verts, fruits séchés tels que figues et abricots, soja et autres légumineuses, noix, graines, céréales enrichies). Les végétaliens doivent augmenter leur consommation de ces aliments. L'ajout d'aliments riches en vitamine C à un repas végétarien peut augmenter l'absorption du fer non héminique. Enfin, il faut savoir que le fer héminique améliore l'assimilation du fer non héminique.

Attention aux composés naturels du thé, appelés tanins. Les tanins peuvent se lier au fer et nuire à son assimilation. Il est donc préférable de boire du thé entre les repas plutôt que pendant. Les oxalates que l'on trouve dans les épinards, la rhubarbe, la bette et le chocolat, de même que les phytates présents dans les noix, certains légumes verts, le son et les céréales entières, peuvent se lier au fer, empêchant ainsi son absorption. ❖

Anorexie mentale

PRIVILÉGIER

- aliments nourrissants variés en petites quantités
- suppléments liquides enrichis en calories et multivitamines, en accord avec le médecin

RÉDUIRE/ÉVITER

- sodas allégés en sucre et aliments très peu caloriques
- coupe-faim, diurétiques et laxatifs

La privation de nourriture qui caractérise l'anorexie – terme médical pour perte de l'appétit – résulte d'un trouble psychique complexe, qui touche 2 à 6 % de la population, principalement des adolescentes et, plus rarement, des jeunes femmes adultes. (Seulement 5 %, environ, des anorexiques sont de sexe masculin : il s'agit surtout d'adolescents préoccupés par leur poids parce qu'ils sont danseurs ou athlètes.)

La cause précise de l'anorexie est inconnue. On privilégie aujourd'hui les hypothèses chimiques (anomalies au niveau des neuromédiateurs cérébraux, dont un déficit en sérotonine) et sociologiques (l'anorexie n'existe quasiment que dans les pays développés). La puberté ne jouerait qu'un rôle accessoire de facteur déclenchant, car c'est une période de changements psychologiques et hormonaux. Convaincue qu'elle est trop grosse, même si elle est mince, l'adolescente commence à surveiller ce qu'elle mange de façon obsessionnelle. Certaines jeunes filles suivent des régimes très stricts. D'autres vont préparer des menus élaborés pour ensuite refuser de manger. Et, si l'anorexique finit par manger, elle risque de se faire vomir ou d'abuser des laxatifs pour éviter de prendre du poids. Beaucoup font de l'exercice physique à outrance.

Noter les signaux d'alarme. Au fur et à mesure que la maladie progresse, les menstruations cessent et des carences alimentaires apparaissent. De nombreuses anorexiques essaient de cacher leur maigreur en portant des vêtements amples. Les signes physiques de l'anorexie incluent fatigue, nervosité ou hyperactivité, peau sèche, chute des cheveux et intolérance au froid. Les conséquences graves sont : arythmies cardiaques, déperdition de la masse osseuse, dysfonctionnement rénal et, dans 7 % des cas, décès.

LES STRATÉGIES DE TRAITEMENT

Il faut un traitement à long terme par une équipe pluridisciplinaire : un médecin pour traiter les troubles dus à la malnutrition, un psychiatre et un nutritionniste.

ATTENTION

Les jeunes filles sont particulièrement vulnérables aux troubles de l'alimentation comme l'anorexie, un état grave, souvent chronique, parfois fatal. Bien que le mot anorexie signifie perte de l'appétit, quiconque est atteint de cette maladie contrôle délibérément son désir de manger.

L'obsession des régimes amaigrissants est une cause fréquente d'anorexie et la victime peut finir par mourir de faim. Si une personne de votre entourage manifeste les signes suivants, consultez sans tarder un spécialiste.

- Pense sans cesse à la nourriture.
- Est mince comme un fil mais se plaint d'être grosse.
- Affiche une crainte maladive de grossir.
- Refuse de manger.
- S'impose volontairement des jeûnes.
- Prétend ne jamais avoir faim.
- Fait de l'exercice à outrance.
- Perd ses cheveux.
- A les cheveux et les ongles cassants.
- Se plaint constamment d'avoir froid (la température du corps est trop basse).
- Est couverte d'un mince duvet sur le corps et sur le visage, comme celui des nouveau-nés.
- Paraît déprimée.
- A des règles irrégulières ou n'en a plus du tout.

Les anorexiques résistent souvent au traitement. La plupart sont traitées en soins ambulatoires, mais l'hospitalisation peut être nécessaire.

Le plus difficile est d'aider l'anorexique à surmonter sa peur de la nourriture et appréhender sa perception de la grosseur. Une psychothérapie permettra de découvrir la source de ses angoisses.

Au début, on offre à la patiente de petites portions d'aliments nourrissants et faciles à digérer : œufs, crèmes desserts, potages et laits frappés. La taille des portions et la variété des aliments augmentent graduellement pour obtenir un gain de poids régulier. On recherche un régime varié et bien équilibré, avec suffisamment de protéines pour réparer les pertes tissulaires, et des glucides complexes et des graisses pour l'énergie. Des suppléments de vitamines et de minéraux sont en général prescrits.

Surveiller l'apport alimentaire. Les anorexiques mentent souvent sur ce qu'elles mangent. Les rechutes sont fréquentes, de même que le basculement vers la boulimie, qui complique l'évolution de la maladie. On évitera cependant de faire une fixation sur la nourriture : une thérapie familiale est plus efficace que le harcèlement des parents. ❖

Antioxydants

Voir p. 40

Appétit (perte de l')

PRIVILÉGIER

- fruits et légumes frais pour la vitamine C
- viande maigre, fruits de mer, noix, céréales et céréales complètes pour le zinc et les vitamines B

ÉVITER

- excès de tabac et d'alcool, qui coupent l'appétit
- boire avant un repas
- son et autres aliments riches en fibres

L'appétit, cette sensation agréable ressentie à l'idée de manger, est contrôlé par deux parties du cerveau : l'hypothalamus, qui stimule la libération d'hormones déclenchant la faim jusqu'à ce que celle-ci soit satisfaite, et le cortex cérébral, siège des fonctions intellectuelles et sensorielles. Un bon appétit reflète à la fois une réponse inconsciente et un comportement appris.

Nombreuses sont les maladies ou les circonstances qui entraînent une perte de l'appétit, le plus souvent temporaire : rhume, indigestion, problèmes dentaires, stress. La persistance de ce symptôme peut être le signe d'une maladie plus grave : dépression, anémie, maladie rénale, sida, cancer, par exemple.

Plus rarement, la perte de l'appétit vient de carences nutritionnelles, généralement en vitamine C, en thiamine, en niacine, en biotine et en zinc. L'alcoolisme et le tabagisme non seulement diminuent l'appétit, mais peuvent aussi induire des carences nutritionnelles.

Manger de grandes quantités de son, de produits céréaliers complets et d'autres aliments riches en fibres fait obstacle à l'assimilation du zinc et d'autres minéraux ; ces aliments diminuent aussi l'appétit parce qu'ils donnent une sensation de satiété. Boire beaucoup avant un repas a le même effet.

Les pertes de l'appétit liées à la maladie prennent habituellement fin à la guérison. Plusieurs stratégies permettent de stimuler l'appétit.

Manger de petites quantités tout au long de la journée plutôt que trois gros repas. Préparer des collations en prévision du moment où l'appétit revient un peu.

Prendre un jus de pamplemousse. Une boisson un peu acidulée et amère possède des vertus apéritives reconnues : prendre, en début de repas, un jus de pamplemousse stimule les sécrétions digestives et met en appétit. Un doigt d'apéritif amer peut jouer le même rôle, si l'alcool n'est pas contre-indiqué pour des raisons médicales.

Créer une ambiance détendue. Mettre des fleurs sur la table, écouter de la musique douce, utiliser un éclairage tamisé – tout ce qui concourt à rendre son intérieur agréable. Les odeurs des aliments qu'on aime bien sont aussi stimulantes.

Essayer de faire un peu d'exercice physique. Marcher avant les repas ; l'activité physique augmente l'appétit chez certains. ❖

Arachide

AVANTAGES
- bonne source de graisses mono-insaturées
- apporte potassium, thiamine, niacine, vitamine E, phosphore, magnésium, cuivre, sélénium et zinc

INCONVÉNIENTS
- peut provoquer une allergie
- contamination possible par les moisissures, qui produisent des aflatoxines cancérogènes

L'arachide (plus communément appelée cacahouète, qui est en fait la graine de son fruit) ne fait pas partie des fruits oléagineux. C'est une légumineuse, comme les lentilles et les haricots. Sans doute originaire des basses terres de la cordillère des Andes, elle est aujourd'hui cultivée partout au monde, dans les régions tropicales et subtropicales. On la retrouve dans la cuisine de plusieurs pays et elle entre dans la confection de nombreux aliments.

L'arachide a des atouts nutritionnels indéniables. Bonne source de protéines végétales, elle est riche en acides gras mono-insaturés, qui aident à faire baisser le « mauvais » cholestérol (LDL). Une portion de 30 g (une petite poignée) renferme 83 µg d'acide folique, soit 10 % de l'apport nutritionnel conseillé (ANC), de même que des quantités utiles de potassium, vitamines B_1, B_3 et E, phosphore, magnésium, cuivre, sélénium et zinc. L'arachide contient aussi des flavonoïdes et des antioxydants, dont le resvératrol, également présent dans le vin rouge. Une portion de 30 g d'arachides fournit néanmoins 170 kcal ; il faut donc en limiter la consommation. Des études récentes montrent que l'arachide est bénéfique non seulement par la composition de ses graisses, mais aussi par ses importants nutriments (on la préférera donc à d'autres grignotages).

LES BIENFAITS POUR LA SANTÉ

Les recherches ont prouvé qu'une consommation régulière d'arachides pouvait réduire le risque de maladies cardiaques. Une étude récente a montré que la consommation régulière d'aliments riches en graisses mono-insaturées, comme les cacahouètes, le beurre de cacahouètes et l'huile d'olive (pourvu que le régime soit par ailleurs pauvre en graisses saturées), abaissait le cholestérol total de 10 %, le cholestérol LDL de 14 % et le risque de maladie cardiaque de 21 %. Des études cliniques menées aux États-Unis sur un large échantillon de la population ont démontré le lien entre la consommation de noix et d'arachides et une protection accrue contre les problèmes cardiaques.

Une autre étude américaine a montré que les noix et les arachides pouvaient diminuer le risque de diabète de type II chez les femmes. Plus la consommation était élevée, plus le risque était abaissé. Chez les femmes qui mangeaient des noix ou des arachides cinq fois ou plus par semaine, on a constaté un risque de 27 % moins élevé que chez celles qui n'en consommaient pas du tout. Chez celles qui mangeaient du beurre d'arachide cinq fois ou plus par semaine, le risque était de 21 % de moins que chez les femmes qui n'en consommaient jamais ou alors très rarement.

Manger des arachides peut même aider, paradoxalement, à réguler son poids. Les arachides et le beurre d'arachide rassasient davantage que les collations à haute teneur en glucides. On a observé lors d'une récente étude que les participants ne ressentaient la faim que 2 heures après une collation d'arachides ou de beurre d'arachide, mais seulement 30 minutes après avoir mangé autre chose, comme des galettes de riz. De ce fait, ces mêmes participants consommaient moins de calories sur l'ensemble de la journée.

Les recherches ont montré qu'en adoptant un régime de type méditerranéen on perd plus facilement et plus durablement du poids qu'en suivant un régime pauvre en graisses. Le régime méditerranéen met l'accent sur la consommation de graisses mono-insaturées, que l'on trouve bien sûr dans les olives et l'huile d'olive, mais aussi dans les arachides et l'huile d'arachide.

L'allergie aux arachides (voir p. 28) se manifeste de diverses façons, depuis les picotements et l'urticaire autour de la bouche jusqu'à des symptômes anaphylactiques mettant la vie en danger. ❖

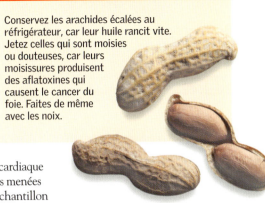

ATTENTION

Conservez les arachides écalées au réfrigérateur, car leur huile rancit vite. Jetez celles qui sont moisies ou douteuses, car leurs moisissures produisent des aflatoxines qui causent le cancer du foie. Faites de même avec les noix.

ANTIOXYDANTS
■ MYTHE ET RÉALITÉ ■

Les récentes recherches sur l'utilisation des suppléments d'antioxydants ont abouti à des résultats contradictoires. Une chose est sûre, en revanche : manger des aliments riches en antioxydants est bon pour la santé. Des centaines d'études confirment le lien entre un régime abondant en fruits et légumes et la diminution des risques de maladies cardio-vasculaires, de cancer et de bien d'autres pathologies. Pourquoi ? Est-ce dû à la présence de composés spécifiques ou à une association particulière de certains nutriments ? Ou serait-ce que les personnes qui consomment beaucoup de fruits et de légumes mangent moins de viande et, de façon générale, absorbent moins de calories ? Quoi qu'il en soit, la question des antioxydants mérite d'être étudiée.

Tout comme il faut de l'oxygène pour attiser le feu, il en faut un apport continu à chaque cellule de l'organisme pour transformer en énergie la nourriture digérée. Cette consommation d'oxygène a un prix : elle dégage des radicaux libres, molécules instables qui menacent les cellules saines. Les radicaux libres sont très réactifs, car ils cherchent à s'unir avec un électron non apparié. Ils se précipitent donc sur les molécules pour leur voler un électron. La molécule victime (on dit qu'elle a été oxydée) se met à son tour en quête d'un électron pour combler le déficit, et il s'ensuit une réaction en chaîne qui engendre de nouveaux radicaux libres.

Une cellule saine produit normalement une petite quantité de radicaux libres. Mais divers autres facteurs peuvent favoriser leur formation, comme les radiations (y compris les rayons X), la fumée de cigarette, l'alcool et les polluants. Or un excès de radicaux libres peut endommager l'ADN et le matériel génétique de l'organisme. Le système immunitaire s'efforce donc de détruire les radicaux libres en excès, de la même façon qu'il s'oppose à l'invasion des bactéries. Mais ce mécanisme ralentit avec l'âge et l'organisme devient plus vulnérable aux dégâts provoqués par les radicaux libres.

Les antioxydants sont des molécules qui interagissent avec les radicaux libres, les stabilisent et limitent leurs dommages. Les chercheurs ont identifié des centaines d'antioxydants dans les aliments, les plus importants étant les vitamines C et E, le sélénium et les caroténoïdes, dont le bêta-carotène et le lycopène. De nombreux autres phytocomposants (tirés des plantes), comme les polyphénols tant vantés que contiennent le vin et le thé, possèdent également des propriétés antioxydantes.

Quand les antioxydants ne font pas leur travail, les dommages causés par les radicaux libres peuvent devenir irréversibles et favoriser un cancer. Les antioxydants préviennent aussi les maladies cardio-vasculaires en freinant l'oxydation du « mauvais » cholestérol (LDL), préjudiciable aux artères. Des études ont ainsi fait le lien entre une alimentation riche en antioxydants et une moindre incidence de cancers, de maladies cardio-vasculaires et d'autres pathologies dégénératives.

Les effets négatifs potentiels

Les résultats d'un apport d'antioxydants sous forme de supplément sont beaucoup moins convaincants. Les études se succèdent, mais

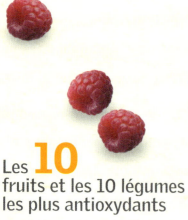

Les 10 fruits et les 10 légumes les plus antioxydants

Ils sont mesurés ici par l'indice ORAC (*Oxygen Radical Absorbance Capacity*). C'est celui qu'on utilise officiellement pour évaluer la capacité antioxydante totale des aliments et d'autres substances chimiques. Plus la valeur est élevée, plus forte est cette capacité. Il s'agit d'une mesure de laboratoire sans rapport direct avec les besoins nutritionnels. Démontrer en éprouvette qu'une substance neutralise les radicaux libres ne prouve pas qu'elle prémunit contre une quelconque maladie.

Valeur ORAC pour 100 g d'aliment frais

FRUITS		LÉGUMES	
Pruneau	5 770	Chou frisé	1 770
Raisins secs	2 830	Épinards	1 260
Myrtilles	2 400	Choux de Bruxelles	980
Mûre	2 036	Germe de luzerne	930
Fraise	1 540	Brocoli	890
Framboise	1 220	Betterave	840
Prune	949	Poivron rouge	710
Orange	750	Oignon	450
Raisin rouge	739	Maïs	400
Cerise	670	Aubergine	390

d'importants essais cliniques faits sur de très larges populations ont livré des conclusions contradictoires. Pour cinq essais cliniques récents portant sur les effets de suppléments d'antioxydants sur le cancer, les résultats allaient d'une diminution du risque dans le cas du cancer de l'estomac à une augmentation possible du risque de cancer du poumon.

Récemment, un groupe de travail en médecine préventive, après avoir recensé les vingt-cinq études les plus récentes sur l'utilisation des antioxydants pour diminuer les risques de cancer et de maladie cardiaque, a conclu que les personnes qui prennent des suppléments d'antioxydants dans le seul but d'éviter ces maladies « n'obtiendront rien de plus que des urines coûteuses » ! La fondation de la Cleveland Clinic (États-Unis), après avoir effectué un recensement semblable concernant le lien entre supplément de vitamines antioxydantes et maladies cardio-vasculaires, a constaté que la vitamine E n'avait aucunement réduire le risque et que le bêta-carotène l'avait même un peu accrû.

La recherche continue

Malgré les résultats décevants, la recherche continue. Les effets bénéfiques des suppléments pourraient peut-être nécessiter plusieurs années pour se faire sentir. La vitamine E n'est d'aucun recours lorsque la maladie cardio-vasculaire est installée, mais peut-être la prévient-elle... Plusieurs essais cliniques sont en cours pour étudier les effets des suppléments sur les maladies dégénératives, mais il faudra attendre encore des années pour avoir des résultats. En revanche, on pourrait obtenir des effets spectaculaires pour d'autres maladies. On pense ainsi qu'un supplément de vitamine C (500 mg), de vitamine E (400 UI), de bêta-carotène (25 000 UI), avec 80 mg de zinc et 2 mg de cuivre par jour, pourrait freiner la dégénérescence maculaire, une grave maladie de l'œil.

L'importance d'une alimentation riche en antioxydants

Toute personne qui prend habituellement des suppléments à fortes doses – supérieures aux apports nutritionnels conseillés (ANC) – devrait en parler à son médecin, surtout si, par ailleurs, elle suit un traitement médicamenteux. À haute dose, la vitamine E peut, par exemple, modifier la coagulation du sang et provoquer des hémorragies et certains antioxydants diminuent l'effet des statines prescrites pour faire baisser le cholestérol.

Les recherches actuelles confirment que les aliments riches en antioxydants restent la source privilégiée de ces nutriments exceptionnellement protecteurs.

LE POUVOIR ANTIOXYDANT DES ALIMENTS

Les chercheurs ont identifié des centaines de phytocomposés antioxydants dans les aliments. Ils vont des vitamines aux pigments. La liste demeure incomplète, mais voici les principaux d'entre eux.

ANTIOXYDANT	EFFET PROTECTEUR	SOURCE
Vitamine C	Maladies cardiaques, cataracte, dégénérescence maculaire, certains types de cancer.	Agrumes, tomate, melon, fraise, kiwi, poivron, brocoli, épinards, choux.
Vitamine E	Maladies cardiaques et cancer de la prostate ; ralentit la maladie d'Alzheimer.	Noix et autres fruits secs oléagineux, huiles, fruits et légumes.
Caroténoïdes Bêta-carotène	Cancer, en particulier le cancer du poumon, et maladies cardiaques.	Légumes orange et vert foncé : carotte, potiron, brocoli, chou frisé, épinards ; fruits : abricot, melon, mangue.
Lutéine, zéaxanthine	Dégénérescence maculaire.	Légumes à feuilles vert foncé (surtout épinards), maïs, poivron, choux, orange.
Lycopène	Cancer de la prostate et du poumon, maladies cardiaques.	Tomate, pamplemousse rose, pastèque.
Flavonoïdes Anthocyanines	Cancer.	Myrtilles, cerise, canneberges, mûres, cassis, prune, raisin rouge.
Hespéridine	Maladies cardiaques et cancer.	Agrumes et jus d'agrumes.
Isoflavones	Maladies cardiaques et cancer.	Légumineuses, soja, arachide.
Quercétine	Maladies cardiaques et cancer.	Oignon, pomme, baies, raisin rouge, chou frisé, brocoli, vin rouge.
Sélénium	Cancer de la prostate, du côlon et du poumon.	Céréales complètes, noix, épinards, oignon, ail, volaille, fruits de mer, viande, poisson.

ATTENTION

Selon les résultats de deux importants essais cliniques, les fumeurs qui prennent des doses élevées de suppléments de bêta-carotène ne font qu'augmenter leur risque de cancer du poumon. Les recherches continuent de montrer que, si on veut faire le plein d'antioxydants, le mieux est de manger des fruits et des légumes – un moyen sûr et naturel.

Arthrite/Arthrose

PRIVILÉGIER
- saumon, sardine et autres poissons gras pour contrer l'inflammation
- aliments riches en fibres et peu caloriques pour aider à se maintenir à son poids de forme

ÉVITER
- tout aliment qui provoque des symptômes

Environ un Européen sur sept souffre d'arthrite, une pathologie qui recouvre une centaine de formes, caractérisées par une inflammation, une raideur, un gonflement et une douleur articulaires. Les types les plus courants sont la goutte, l'arthrite infectieuse, le rhumatisme articulaire aigu, consécutif à une angine mal soignée, et la polyarthrite rhumatoïde, maladie systémique qui peut être très douloureuse et handicapante.

Les médecins ne savent pas pourquoi certains sont plus touchés par les rhumatismes que d'autres ; plusieurs facteurs entrent en cause. Le cartilage des patients qui font de l'arthrose peut être naturellement défectueux, ce qui rend leurs articulations plus vulnérables à l'usure normale. La polyarthrite rhumatoïde se développe lorsque le système immunitaire attaque les tissus conjonctifs des articulations et d'autres organes, provoquant inflammation et douleur : c'est une maladie auto-immune.

ARTHRITE ET POISSON

Jusqu'à tout récemment, les médecins ne considéraient pas que l'alimentation pouvait avoir un effet sur l'arthrite. Les nouvelles recherches prouvent que cette approche peut être très bénéfique à certains. Des études ont montré que l'œdème, la douleur et la rougeur des articulations pouvaient sensiblement diminuer dans les cas de polyarthrite rhumatoïde si le patient ajoutait des acides gras oméga-3 à son alimentation. Ces acides gras sont abondants dans le saumon, le maquereau, la sardine et d'autres poissons gras. Ils ont des propriétés anti-inflammatoires, alors que les acides gras oméga-6, plus communs (huiles de tournesol, de maïs et de soja), favorisent l'inflammation.

Diminuer l'apport d'oméga-6. Les huiles de poisson ont donné de meilleurs résultats quand on a réduit les oméga-6 et augmenté les oméga-3 de façon que leurs niveaux soient équivalents.

L'acide gamma-linolénique (GLA) est un autre acide gras essentiel ayant des propriétés anti-inflammatoires. Les meilleures sources en sont l'huile de bourrache (jusqu'à 24 % de GLA), l'huile d'onagre (8 à 10 %) et l'huile de pépins de cassis (15 à 17 %). Dans la polyarthrite rhumatoïde, les bienfaits se font sentir au dosage de 500 mg de GLA par jour, quoique des études récentes tablent plutôt sur 1 à 1,5 g. Les huiles de poisson et le GLA doivent être pris sur plusieurs mois avant de constater une amélioration. Il semble qu'il n'y ait pas de risque à augmenter la dose de GLA, mais un apport excessif d'huiles de poisson peut augmenter les risques d'hémorragies.

Manger plus d'aliments riches en vitamine C. Comme la vitamine C est importante dans la fabrication du collagène, manger des aliments qui en contiennent peut ralentir la progression de l'arthrose et on privilégiera donc ceux qui en contiennent le plus : agrumes, baies (cassis, cynorhodon), kiwi, melon, brocoli, poivron, pommes de terre nouvelles et choux. Les études ont montré que les antioxydants comme la vitamine C, le bêta-carotène et la vitamine E combattent les effets des radicaux libres, qui léseraient les tissus en cas de polyarthrite rhumatoïde.

ARTHRITE ET ALLERGIES ALIMENTAIRES

Il semble qu'un petit nombre de sujets arthritiques souffrent d'allergies alimentaires qui exacerbent les symptômes articulaires. Les aliments le plus souvent incriminés sont les crustacés, le soja,

---

MYTHE ET RÉALITÉ

Mythe Les solanacées – qui incluent l'aubergine, le poivron, la tomate et la pomme de terre – sont mauvaises pour l'arthrite.

Réalité Rien ne le prouve scientifiquement. Les arthritiques, au contraire, doivent manger des légumes, y compris ceux de cette famille.

ALIMENTS BONS CONTRE L'ARTHRITE

POISSON Saumon, sardine et autres poissons gras riches en oméga-3, à consommer au moins trois fois par semaine.

LÉGUMES ET FRUITS De 5 à 10 portions par jour : légumes vert foncé ou orange vif pour fournir du bêta-carotène ; brocoli, poivron, chou et choux de Bruxelles pour la vitamine C ; avocat pour la vitamine E.

Fruits jaune orangé tous les jours pour le bêta-carotène ; agrumes, baies, melon et kiwi pour la vitamine C.

FRUITS À COQUE (NOIX...) À consommer régulièrement pour la vitamine E, un puissant antioxydant qui combat l'inflammation et les raideurs.

UN FACTEUR SOUS-ESTIMÉ : L'ACIDE URIQUE

L'accumulation d'acide urique est responsable de la forme d'arthrite aiguë la plus douloureuse, la goutte. Mais ce déchet, qui provient surtout de l'acide désoxyribonucléique (ADN) des noyaux cellulaires, est aussi la cause de douleurs articulaires chroniques. Le diagnostic peut être réalisé à l'aide d'une simple prise de sang. Dans ce cas, un régime végétarien, qui peut inclure des laitages et des œufs, apporte souvent un bénéfice notable dès les premiers jours. Les sources d'acide urique sont à éviter : charcuteries, fruits de mer, viandes jeunes, fromages fermentés, asperges.

---

l'avoine, le maïs, l'alcool, le café et certains additifs. Chez ces patients, le fait de bannir les aliments à l'origine de l'allergie diminuerait la douleur. Pour vérifier si un aliment est en cause, évitez d'en manger pendant 2 semaines, puis réessayez. Si les symptômes s'aggravent, écartez l'aliment.

LE FACTEUR POIDS

Dans l'arthrose, l'obésité est un facteur aggravant : même quelques kilos en trop imposent des pressions supplémentaires aux genoux et aux hanches. La perte de poids et l'exercice physique diminuent souvent les symptômes.

C'est souvent l'inverse dans la polyarthrite rhumatoïde : la douleur chronique entraîne manque d'appétit, maigreur et dépression. Le médecin peut recommander des suppléments nutritionnels riches en calories et en nutriments.

UN RÉGIME ADAPTÉ : LE VÉGÉTALISME

Certains chercheurs pensent qu'un jeûne suivi d'un régime végétarien strict (végétalisme) pendant au moins 3 mois peut vraiment soulager les symptômes. Selon eux, les fruits, les légumes et les céréales apportent beaucoup d'antioxydants qui aident à contrecarrer l'inflammation. Le régime contient peu ou pas de graisse animale susceptible de favoriser la production de composés immunitaires inflammatoires. Le suivi d'un nutritionniste est indispensable pour assurer des apports équilibrés.

LES TRAITEMENTS EXPÉRIMENTAUX

Frotter les articulations douloureuses avec une crème à la capsaïcine, dérivée des piments, semble prometteur. La capsaïcine donne une sensation de piqûre ou de brûlure, mais diminuerait aussi l'inflammation.

Les études montrent une amélioration marquée de l'arthrose chez les patients qui prennent du sulfate de glucosamine à raison de 500 mg trois fois par jour ; la glucosamine, qui est fabriquée par l'organisme, est un composant vital pour la réparation du cartilage.

Attention aux thérapies alternatives. L'arthrite ne se guérit pas, ce qui amène les patients à se tourner vers des thérapies alternatives. Si certaines peuvent être utiles, d'autres, coûteuses et parfois dangereuses, n'ont aucun effet. L'injection de venin d'abeille ne sert à rien dans l'arthrite. La chélation, qui permet d'éliminer les métaux toxiques de l'organisme, a été essayée en séries de vingt à trente intraveineuses dans la polyarthrite rhumatoïde, mais son efficacité n'est pas prouvée. ❖

Artichaut

AVANTAGES

- bonne source d'acide folique, de vitamine C et de potassium
- riche en fibres ; peu calorique

INCONVÉNIENT

- peut déclencher des réactions chez les personnes allergiques à l'ambroisie

Servi tiède ou froid, l'artichaut est un mets raffiné en même temps qu'un légume nourrissant et peu calorique. En réalité, l'artichaut est le bouton floral d'une plante apparentée au chardon. De nombreux phytocomposants sont présents dans la tige et les feuilles, mais seuls sont comestibles le cœur et la partie charnue au bas des épaisses feuilles externes.

Pour préparer des artichauts, on peut supprimer, à l'aide d'un couteau ou d'une paire de ciseaux, la portion supérieure des feuilles dont les plus petites se terminent par des piquants. Il est ensuite possible de les faire cuire à l'eau ou à la vapeur. Il y a plusieurs façons de les déguster, mais la plus répandue consiste à détacher les feuilles une à une et à tremper la partie comestible dans une sauce, qui peut être une vinaigrette ou, mieux, un simple jus de citron mélangé à un filet d'huile d'olive.

Un artichaut moyen fournira 28 % de l'apport nutritionnel conseillé (ANC) en acide folique, 16 % de l'ANC en vitamine C, 300 mg de potassium et environ 3 g de fibres. Un acide organique nommé cynarine, qui stimule dans les papilles les récepteurs sensibles au sucre, explique que tout ce que mangent certaines personnes après un artichaut puisse leur sembler sucré.

L'artichaut fait partie de la famille des composées. Les personnes allergiques à l'ambroisie peuvent aussi l'être à l'artichaut en raison d'antigènes qui réagissent à ces deux plantes (réaction croisée). ❖

Asperge

AVANTAGES

- bonne source d'acide folique et de potassium ; peu calorique
- riche en fibres (tige)

INCONVÉNIENT

- les purines qu'elle contient peuvent déclencher un accès de goutte

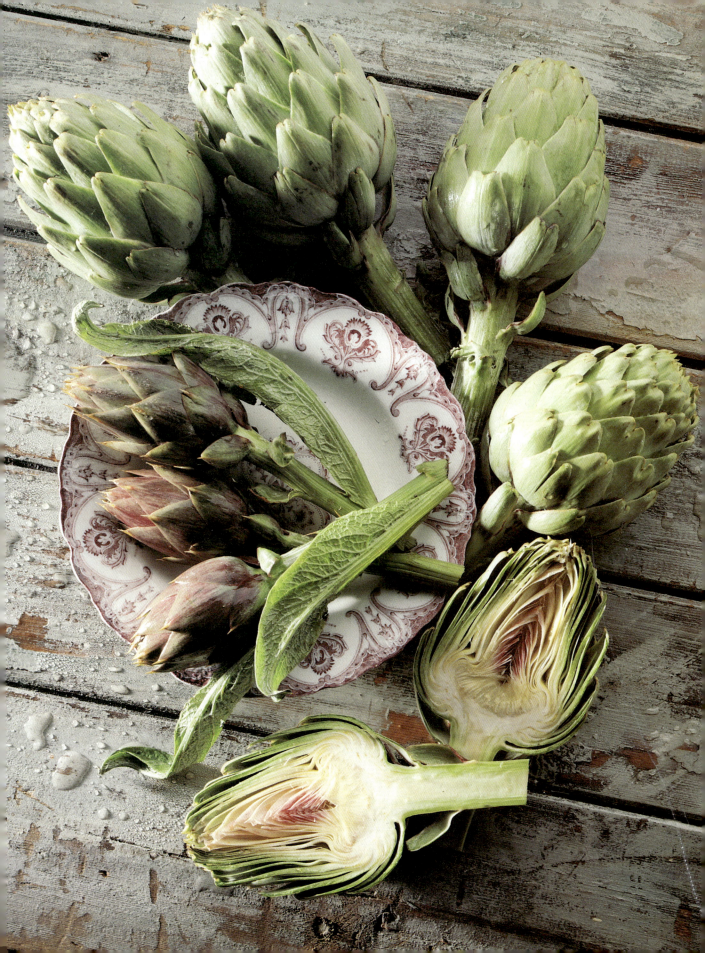

Messager traditionnel du printemps, ce légume de la famille des liliacées est toujours aussi apprécié. Cuite à l'eau ou, mieux, à la vapeur, l'asperge fondante constitue une entrée savoureuse et nutritive, mais peut aussi accompagner le plat principal ou rehausser une salade.

Dans l'Antiquité, on croyait l'asperge capable de guérir toutes sortes de maux, des rhumatismes à la rage de dents. Aucune de ses vertus curatives n'a été prouvée scientifiquement, mais ses qualités nutritionnelles ne font aucun doute : 6 asperges moyennes fournissent 100 µg d'acide folique, soit 33 % de l'apport nutritionnel conseillé (ANC), et 20 mg de vitamine C. L'asperge est pauvre en calories (25 kcal pour 6 tiges), riche en fibres et en antioxydants importants, comme le glutathion. C'est aussi une source appréciable de vitamine B_6 et de potassium.

La fraîcheur est capitale pour l'asperge. Même au réfrigérateur, elle perd la moitié de sa vitamine C et presque toute sa saveur au bout de 2 ou 3 jours. Surgelée, elle conserve l'essentiel de ses nutriments, tandis que la mise en conserve lui ôte beaucoup de sa flaveur, sans compter l'excès de sel qui s'y ajoute.

Les purines que renferme l'asperge sont néfastes pour la goutte. Par ailleurs, l'odeur particulière que prennent les urines quand on en a consommé est due à une substance soufrée issue de la dégradation de certains composés azotés. C'est là un phénomène inoffensif qui affecte 40 % des gens. ❖

LE SAVIEZ-VOUS ?

L'ASPERGE FAVORISE LES ACCÈS DE GOUTTE

L'asperge contient des purines qui entraînent la surproduction d'acide urique. Comme celle-ci peut déclencher un accès de goutte, ce légume est à éviter si l'on souffre de cette maladie.

ASPERGES ET VITAMINES. *Les asperges vertes sont les plus riches en vitamines B1 et B2. Celles à pointes violettes, elles, sont les mieux pourvus en vitamine C.*

Asthme

PRIVILÉGIER

- fruits et légumes (5 à 10 portions par jour)
- soupe de poulet, bouillons et autres liquides qui aident à liquéfier le mucus des bronches
- poissons riches en acides gras oméga-3 (saumon, maquereau, hareng, sardine) pour réduire l'inflammation
- les aliments riches en soufre (œufs, ail, oignon)

ÉVITER

- tout aliment, y compris les additifs, qui semble avoir un effet déclencheur
- champignons, fromage, sauce soja et pain au levain si les moisissures ont un effet déclencheur
- salicylates présents dans l'aspirine, le thé, le vinaigre, les assaisonnements de salade, de nombreux fruits et quelques légumes
- aliments traités aux sulfites (E 220 à E 228)
- aliments contenant de la tartrazine (E 102)

Maladie chronique des voies respiratoires, l'asthme est la cause principale de décès (hors accidents) chez les enfants, en particulier ceux qui vivent en ville. L'augmentation des décès dus à l'asthme interpelle le corps médical. Plusieurs facteurs sont en cause : le coût élevé des médicaments, la mauvaise utilisation de ceux-ci, la pollution, l'accroissement inquiétant du nombre d'enfants allergiques.

Sifflements, sensation d'oppression dans la poitrine, difficultés respiratoires et toux nocturne se produisent lorsqu'il y a rétrécissement des petits muscles qui contrôlent le passage de l'air vers les poumons, causant un bronchospasme. Normalement, les voies aériennes se referment un peu quand elles sont exposées à la fumée, aux polluants, à l'air très froid ou à des substances nocives. Chez les asthmatiques, cette réaction est exagérée et peut être déclenchée par des substances et des activités qui ne sont pas vraiment dangereuses : pollen, acariens et autres allergènes, exercice physique.

Le facteur héréditaire. On ignore la raison pour laquelle certaines personnes ont une réactivité anormale des voies aériennes, mais l'hérédité compte. De nombreux asthmatiques souffrent aussi du rhume des foins et d'autres allergies. Bien que le stress et les émotions puissent déclencher ou aggraver une crise, l'asthme est une maladie des poumons, non un problème psychologique : il doit être pris au sérieux et traité.

Certaines crises d'asthme sont vite soulagées par un bronchodilatateur. Les médicaments de ce type soulagent les symptômes en ouvrant les voies aériennes sous constriction. Mais il arrive qu'une crise se prolonge, entraînant l'inflammation des voies aériennes, leur engorgement par du mucus et des difficultés respiratoires croissantes. C'est dans un tel cas qu'on peut avoir recours à une injection de bronchodilatateur et d'un corticostéroïde.

L'asthme est une maladie chronique ; les changements qui se produisent lors d'une crise sont temporaires et les poumons fonctionnent normalement le reste du temps. Lorsque l'asthme débute au cours de l'enfance, la fréquence et la sévérité des crises tendent à diminuer avec la croissance, et l'asthme peut disparaître à l'âge adulte. Cependant, certains adultes rechutent, souvent à la suite d'une infection virale. L'asthme peut alors se réinstaller et s'aggraver.

ÉLIMINER LES FACTEURS DÉCLENCHANTS

Le meilleur traitement préventif de l'asthme consiste à identifier ce qui provoque les crises et à éliminer ces facteurs. Dans certains cas, ils sont évidents : fumée de cigarette ou autre fumée nocive, air froid, exercice physique, allergie au poil d'un animal de compagnie. L'asthme saisonnier est généralement dû à divers pollens, moisissures et autres facteurs environnementaux. Les allergènes sont identifiés à l'aide de tests sanguins ou cutanés. En outre, la prise de poids pourrait déclencher de l'asthme à l'âge adulte et les obèses asthmatiques qui perdent du poids voient une amélioration de leurs symptômes.

Des aliments peuvent déclencher les crises. Le cas est fréquent ; identifier les coupables peut être long, surtout chez les enfants. Les aliments en cause varient d'une personne à l'autre : on ne peut donc en établir une liste fiable. Parfois, un enfant reliera inconsciemment un aliment à son asthme en le boudant ou en refusant d'en manger. Une remarque comme « J'ai un drôle de goût dans la bouche » peut indiquer un aliment auquel il est allergique. Pour identifier les suspects, tenez un journal des prises alimentaires (boissons incluses), avec les symptômes d'asthme. Au bout de quelques semaines, une liste préliminaire sera établie ; le médecin confirmera ou infirmera avec des tests cutanés ou sanguins.

Facteurs environnementaux. Les personnes allergiques à l'ambroisie, par exemple, peuvent aussi l'être au pyrèthre, un pesticide naturel fait à partir du chrysanthème, ou à d'autres allergènes d'origine végétale. De même, ceux qui sont allergiques aux moisissures peuvent réagir aux aliments qui contiennent des levures : les fromages, les champignons et la charcuterie, ainsi que tout ce qui est fermenté (sauce soja, bière, vin et vinaigre).

Les salicylates, issus de la même famille que le composant actif de l'aspirine et présents à l'état naturel dans de nombreux fruits, peuvent déclencher de l'asthme, tout comme le colorant jaune E 102 (tartrazine), chimiquement proche des salicylates mais moins puissant.

LES ALIMENTS BÉNÉFIQUES

Il n'y a pas d'aliment miracle contre l'asthme, mais plusieurs peuvent en réduire les complications. L'effet anti-inflammatoire des acides gras oméga-3 (saumon, maquereau, hareng, sardine et autres poissons gras) peut améliorer la constriction des bronches. Les fruits et légumes auraient un effet protecteur sur la fonction pulmonaire.

Manger tous les jours de 5 à 10 portions de fruits et de légumes, dont un agrume. Ces aliments fournissent des vitamines, des minéraux et des antioxydants importants pour la santé des poumons. La vitamine C renforce le système immunitaire et peut réduire les sifflements chez l'enfant asthmatique.

LES PROBLÈMES POTENTIELS

Les patients asthmatiques ont eux aussi besoin d'une alimentation saine et équilibrée, ce qui peut être difficile si leurs allergies impliquent

ATTENTION

L'ambroisie *(Ambrosia artemisiifolia)* est une plante sauvage originaire d'Amérique du Nord, où on la dénomme herbe à poux. Très envahissante, elle possède un pollen fortement allergisant. Introduite accidentellement en France au milieu du XIXe siècle, elle est en train de se répandre, en particulier dans la région rhodanienne, et les pouvoirs publics s'efforcent de l'éradiquer.

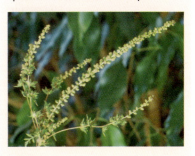

UN PETIT TRUC

UNE OU DEUX TASSES DE CAFÉ

Dans le café comme dans le thé, il y a de la théophylline, une substance qui a un effet relaxant sur la musculature des bronches ; on l'utilise pour traiter l'asthme chez les personnes qui ne réagissent pas aux salicylates. Il faut veiller, toutefois, à ne pas en boire trop pour éviter une surdose.

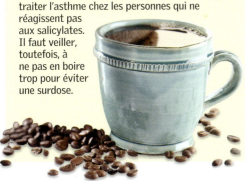

À ÉVITER ABSOLUMENT : LES SULFITES

Utilisés pour conserver la couleur et la texture des aliments et les empêcher de se gâter, les sulfites sont de redoutables déclencheurs d'asthme, infiniment répandus et potentiellement fatals. On les trouve notamment dans les fruits séchés, les potages déshydratés, les flocons de pommes de terre, les pâtes, le vin, la bière et le jus de raisin blanc. Si on est sensible aux sulfites, il faut toujours lire la liste des ingrédients sur l'emballage, écarter les additifs E 220 à E 228 et se méfier de toute substance dont le nom se termine en *-ite*, tel le bisulfite de potassium, ainsi que du dioxyde de soufre. Outre une crise d'asthme, les sulfites peuvent causer un choc anaphylactique (voir p. 30).

PEUT-ON ÉVITER L'ASTHME ?

Quand les parents sont asthmatiques ou même simplement allergiques, il est démontré qu'on peut réduire le risque d'asthme chez l'enfant grâce à quelques mesures simples :
– nourrir l'enfant au lait maternel au moins jusqu'à 3 mois et, si possible, 6 mois ;
– retarder au-delà de 6 mois l'introduction de protéines étrangères au lait (viande, poisson) ;
– ne pas donner de blanc d'œuf avant 8 mois.

l'exclusion d'un groupe complet d'aliments (par exemple, lait et produits laitiers). Un nutritionniste sera à même de recommander des substituts ou des suppléments pour assurer une bonne nutrition.

Les médicaments contre l'asthme peuvent créer des problèmes nutritionnels. Les corticostéroïdes, utilisés à long terme, entraînent une déperdition osseuse ; aussi faut-il songer à prendre des suppléments de vitamine D et de calcium. Une carence en potassium est possible : on l'évitera en mangeant agrumes, bananes, fruits secs, baies, betteraves, tomates et légumes à feuilles vert foncé. La théophylline et d'autres bronchodilatateurs peuvent causer une nervosité, exacerbée par la caféine : il est recommandé de passer au café décaféiné. ❖

Athérosclérose

PRIVILÉGIER

- fruits et légumes frais pour la vitamine C, le bêta-carotène et l'acide folique
- germe de blé, noix, graines et huiles végétales pour la vitamine E
- saumon, sardine et autres poissons gras pour les acides gras oméga-3
- pommes, flocons d'avoine et légumineuses (surtout lentilles) pour les fibres solubles
- protéines de soja (« lait » de soja, tofu, tempeh)

RÉDUIRE

- graisses, en particulier graisses saturées
- biscuits, gâteaux et goûters riches en acides gras « trans » et en graisses saturées
- aliments riches en cholestérol

ÉVITER

- tabac, prise de poids excessive, excès d'alcool, manque d'activité physique

Avec l'âge, nos artères durcissent et perdent ainsi de leur élasticité. Ce processus mène à l'athérosclérose, terme médical désignant le durcissement (sclérose) des artères. Les vaisseaux durcis sont obstrués par des plaques de graisse, ou athéromes (du grec *atheroma*, « loupe graisseuse »), la marque de l'athérosclérose.

UN PETIT TRUC

MANGER PLUS DE SOJA

Les experts suggèrent d'intégrer 25 g de protéines de soja au régime quotidien. Beaucoup d'études ont démontré que cela permet d'abaisser d'environ 9 % le taux de cholestérol chez les personnes qui en font trop et de 15 % celui du « mauvais » cholestérol (LDL).

L'athérosclérose est un processus normal du vieillissement. Elle progresse lentement au cours des ans sans produire de symptômes notables. Les problèmes se posent quand les vaisseaux durcis sont très rétrécis par la plaque. Les complications incluent des troubles circulatoires (afflux de sang réduit vers les jambes et les extrémités), l'angine de poitrine (douleurs thoraciques dues à un apport insuffisant d'oxygène au muscle cardiaque), diverses pathologies cardio-vasculaires, l'infarctus et l'accident vasculaire cérébral (AVC).

Dans les pays occidentaux, la plupart des hommes commencent à faire de l'athérosclérose à l'approche de la cinquantaine. Chez les femmes, les œstrogènes aident à garder un taux de cholestérol LDL assez bas. Cependant, après la ménopause, le processus peut se déclencher très rapidement. Quand elles atteignent 60 ans, leurs artères sont dans le même état que celles des hommes.

LES CAUSES SOUS-JACENTES

On ne sait pas précisément ce qui déclenche l'athérosclérose, mais une prédisposition génétique et un certain nombre de facteurs liés au mode de vie accélèrent le processus : alimentation riche en graisses et en cholestérol, tabagisme, stress et manque d'exercice. Un diabète mal contrôlé et une hypertension augmentent les risques.

Les artères peuvent être rétrécies de 85 % sans qu'il y ait de symptômes. Mais le risque d'infarctus et d'AVC reste élevé, car les caillots ont tendance à se former au niveau des plaques d'athérome (dépôts de lipides). La plupart des infarctus sont causés par un caillot qui bloque une artère coronaire (thrombose coronaire) ; il en va de même pour la thrombose cérébrale (caillot qui bloque le flux sanguin vers le cerveau), forme la plus courante d'AVC.

LES APPROCHES NUTRITIONNELLES

Selon les chercheurs, l'alimentation joue un rôle tant dans le développement que dans le traitement de l'athérosclérose. Le cholestérol est la principale composante de la plaque d'athérome et l'hypercholestérolémie va souvent de pair avec l'athérosclérose. La recherche indique que l'athérosclérose peut être ralentie et même inversée si l'on fait baisser les taux de cholestérol sanguin, surtout les lipoprotéines de faible densité (LDL), ou « mauvais » cholestérol.

Un taux élevé de triglycérides, un autre type de lipides en circulation dans le sang, peut aussi favoriser l'athérosclérose. Les diabétiques ont tendance à avoir des taux de triglycérides et de cholestérol élevés, ce qui peut expliquer pourquoi ils sont si vulnérables aux affections cardiaques.

Limiter l'apport total de graisses. L'approche nutritionnelle du traitement de l'athérosclérose consiste à limiter l'apport des lipides entre 20 et 30 % des calories, les graisses saturées (provenant essentiellement de produits d'origine animale et des huiles de palme, de coprah et de palmiste) ne comptant que pour 10 % du total des calories. En plus de réduire les graisses saturées, les experts suggèrent de limiter les acides gras « trans » et les acides hydrogénés ; ces graisses, qui résultent de l'hydrogénation, élèvent le taux de cholestérol LDL. Les acides gras « trans » se trouvent, entre autres, dans les biscuits et les chips. Certains médecins recommandent une diminution encore plus radicale des lipides. Pour traiter les pathologies cardiaques, les cardiologues ont développé un nouveau style de vie, qui combine une alimentation faible en graisses avec de l'exercice et des méthodes pour combattre le stress. Ce régime pour éliminer l'athérosclérose limite le nombre de calories issues des graisses à 10 % et exclut les graisses saturées.

Les aliments riches en cholestérol ne sont pas aussi mauvais pour la santé que les aliments très gras, mais il faut savoir que le cholestérol alimentaire peut augmenter le taux de lipides sanguin. Les spécialistes recommandent de le limiter à 300 mg par jour, soit, par exemple, l'équivalent d'un jaune d'œuf et demi.

Les acides gras oméga-3 du saumon, de la sardine et autres poissons gras abaissent le taux de triglycérides sanguin ; ils diminuent aussi la formation de caillots. Son et flocons d'avoine, légumineuses (surtout lentilles), fruits à pectine (poire, pomme, agrumes), orge, gomme de guar, psyllium contiennent des fibres solubles qui abaissent le taux de cholestérol sanguin, probablement en modifiant l'absorption intestinale des acides biliaires : cela oblige le foie à utiliser le cholestérol pour fabriquer plus de bile.

Le rôle des antioxydants. Selon différentes études, le bêta-carotène et les vitamines C et E peuvent prémunir contre l'athérosclérose en empêchant le « mauvais » cholestérol (LDL) de se fixer sur la plaque d'athérome. Les protéines de soja peuvent élever le « bon » cholestérol (HDL) tout en assurant une protection antioxydante.

Les études actuelles portent sur l'homocystéine, un acide aminé qui, pour les scientifiques, constituerait un facteur de risque aussi important que le cholestérol sanguin. À taux élevé, il endommage la paroi des artères, favorisant la formation de plaques de graisse. L'acide folique et les vitamines B_6 et B_{12} semblent aider à diminuer le taux d'homocystéine.

POUR RÉDUIRE LES GRAISSES SATURÉES

1. Opter pour les morceaux de viande maigres et supprimer le gras visible.
2. Réduire les portions de viande. Choisir des fromages allégés.
3. Cuisiner avec de l'huile végétale au lieu de beurre ou de margarine.
4. Ne pas hésiter à remplacer la viande par du tofu dans les sautés à la chinoise.
5. Substituer des noix au fromage dans un sandwich.
6. Boire du lait écrémé ou demi-écrémé.
7. Préférer aux frites des pommes de terre vapeur ou au four.
8. Utiliser du fromage blanc allégé dans les salades en guise de mayonnaise.
9. Augmenter la proportion de légumes et de légumineuses par rapport à celle de viande.
10. Proposer un sorbet aux fruits ou un yaourt allégé au dessert plutôt qu'une glace.

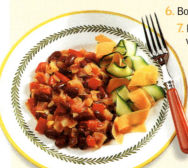

Ne pas abuser du sel. L'hypertension est un puissant accélérateur de la sclérose vasculaire. C'est pour résister à une pression trop élevée que les parois artérielles deviennent plus rigides, perdant une grande part de leur élasticité. Il est donc conseillé de ne pas trop saler la nourriture, non seulement à partir de 40 ans mais aussi dès la petite enfance, car le durcissement artériel commence tôt.

Une bonne alimentation n'est pas le seul facteur positif. Il est également important de maintenir un poids idéal, de ne pas fumer, de faire plus d'exercice, de lutter contre le stress et d'avoir une tension artérielle et un taux de glucose normaux. ❖

Aubergine

AVANTAGES
- peu calorique (sauf si elle est frite)
- sa texture charnue et son goût prononcé enrichissent les mets végétariens

INCONVÉNIENTS
- absorbe beaucoup de gras en cuisant
- contient peu de nutriments

L'aubergine est assez peu nutritive, mais comme elle s'apprête bien, elle fait partie de nombreux plats nationaux, comme le curry en Inde, la moussaka en Grèce, l'*imam bayildi* au Proche-Orient, la ratatouille chez nous. L'aubergine satisfait l'appétit, tout en étant peu calorique (18 kcal pour 100 g) et bien pourvue en fibres. Néanmoins, du fait de sa texture spongieuse, elle absorbe aisément les graisses. Cuite à grande friture, elle retient quatre fois plus de gras que la pomme de terre.

À l'achat, les aubergines doivent avoir une peau lisse et ferme. Les grosses ont tendance à être granuleuses, caoutchouteuses et amères. Leur couleur va du mauve au violet, mais il existe une variété blanche (dourga).

Tout comme la tomate, la pomme de terre et le poivron, l'aubergine fait partie de la famille des solanacées. Le sel lui fait perdre son excès d'eau et son amertume. Après l'avoir découpée en tranches ou en dés, on sale et on laisse dégorger 30 minutes. On la rince alors à l'eau courante et on l'éponge. L'aubergine peut être ensuite farcie et cuite au four ou grillée, rôtie ou braisée. Si on la fait sauter, il faut utiliser une poêle à revêtement antiadhésif et peu d'huile. ❖

Avocat

AVANTAGES
- excellente source d'acide folique, de vitamine A et de potassium
- source intéressante de fer, de magnésium, de vitamines B_6, C et E

INCONVÉNIENT
- forte teneur en calories, dont 85 % de lipides

> **TOUT CE QU'IL FAUT SAVOIR SUR L'AVOCAT**
>
> - Il est, comme l'huile d'olive, riche en graisses mono-insaturées, bonnes pour le cœur, et il renferme plus de fibres solubles que tout autre fruit.
> - Il renferme beaucoup de bêta-sitostérol, un stérol végétal qui contribue à freiner l'absorption du cholestérol dans l'intestin.
> - Un avocat moyen (250 à 300 g) apporte entre 35 et 40 g de lipides (graisses) et 350 à 420 kcal, soit bien plus que tout autre fruit (hormis les olives noires).
> - Il existe de nombreuses variétés d'avocats, notamment à peau lisse et brillante ou à peau grenue, de forme ronde ou piriforme, de couleur vert foncé ou brun violacé.
> - L'avocat a la particularité de ne mûrir qu'une fois cueilli. Il peut rester jusqu'à 6 mois sur la branche sans se gâter. Après cueillette, il faut attendre quelques jours avant de le manger.
> - C'est le fruit qui contient le plus de protéines : environ 2,5 g pour 140 g.

Bien qu'on ait tendance à le considérer comme un légume, l'avocat est un fruit, celui d'un arbre tropical de la famille des lauracées (laurier, cannelier…). Sa riche saveur et sa texture onctueuse en font un excellent accompagnement d'un plat de viande, de légumes et de salades de pâtes. Réduit en purée et bien assaisonné, il se sert en dip (le guacamole mexicain) ou sur des tartines.

Un demi-avocat pèse environ 140 g net et fournit près de 200 kcal, ce qui en fait le fruit le plus calorique, après les olives noires. C'est aussi le plus gras, avec une teneur en lipides de 14 à 15 %. Cependant, une bonne part des lipides qu'il renferme sont des acides gras mono-insaturés, qui n'élèvent pas le taux de cholestérol dans le sang, contrairement aux graisses que renferment les palmiers et autres plantes tropicales.

Intégré à un repas peu calorique et peu gras, l'avocat apporte de précieux nutriments. Un demi-avocat fournit 700 mg de potassium et 25 % de l'apport nutritionnel conseillé (ANC) en acide folique, de même qu'au moins 10 % de l'ANC en fer et en vitamines B_6, C et E. L'avocat renferme en abondance deux phytocomposants naturels originaux : le bêta-sitostérol, précieux

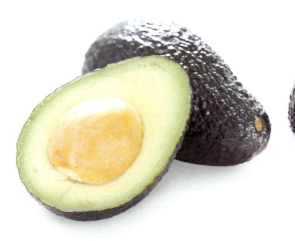

pour abaisser le taux de cholestérol, et le glutathion, un antioxydant censé éviter plusieurs types de cancer.

L'avocat se mange toujours cru, car il devient amer à la cuisson. Cela n'empêche pas de l'ajouter à un plat chaud comme une sauce épicée à verser sur des pâtes. ❖

Avoine

AVANTAGES
- excellente source de fibres solubles
- renferme calcium, fer, manganèse, acide folique, vitamine E, thiamine, niacine, riboflavine et autres vitamines du groupe B

L'avoine sous toutes ses formes, y compris le son d'avoine, constitue une source économique, savoureuse et commode de nutriments et de phytocomposants. Bien que l'avoine soit surtout utilisée comme céréale du petit déjeuner, cuite dans du lait et éventuellement additionnée de raisins secs, elle peut très bien servir à confectionner les pains de viande et les boulettes de poisson, à épaissir des potages et des sauces, comme à garnir des biscuits. En même temps qu'elle rassasie, elle exerce un effet bénéfique sur la tension artérielle, le cholestérol, la glycémie et le transit gastro-intestinal.

À poids égal, l'avoine renferme davantage de protéines, de lipides, de minéraux (calcium, fer, manganèse) et de vitamines (thiamine, acide folique, vitamine E) que toute autre céréale. Elle renferme aussi deux puissants antioxydants, les polyphénols et les saponines, aux effets protecteurs.

LES EFFETS BÉNÉFIQUES POUR LA SANTÉ

Le son d'avoine est riche en bêta-glucane, fibre soluble qui aide à faire baisser le taux de cholestérol et, par conséquent, le risque de crise cardiaque. Pour diminuer de 5 % le taux de cholestérol dans le sang et de 10 % environ le risque de crise cardiaque, il faut 3 g de bêta-glucane par jour – soit une tasse de son d'avoine cuit ou une tasse et demie de gruau d'avoine. Des études ont montré que l'avoine non seulement abaisse le « mauvais » cholestérol (LDL), mais également stimule la production de « bon » cholestérol (HDL).

Il y a d'autres mécanismes par lesquels la consommation régulière d'avoine pourrait réduire le risque de troubles cardio-vasculaires chez les femmes. Les Américains ont réalisé une grande étude auprès d'infirmières : celles qui consommaient de l'avoine cinq fois par semaine ou plus voyaient leur risque cardio-vasculaire baisser de 29 %. Apparemment, les fibres solubles n'en seraient pas l'unique cause. Les antioxydants particuliers que renferme l'avoine empêcheraient le « mauvais » cholestérol d'endommager les artères. Manger un grand bol de flocons d'avoine évite aussi, d'après les chercheurs de l'université de Yale, le ralentissement de la circulation sanguine consécutif à un repas trop riche en graisses.

L'avoine rassasie parce qu'elle est longue à digérer, sans doute à cause de ses protéines et de ses fibres solubles. Selon une étude comparative portant sur des céréales en flocons sucrées, les personnes qui mangent de l'avoine au petit déjeuner consomment un tiers de calories en moins au repas du midi.

Une autre étude américaine a observé les effets de l'avoine sur des patients traités pour hypertension. La moitié d'entre eux ont consommé chaque jour environ 5 g de fibres solubles, soit une tasse et demie de gruau d'avoine et une collation à base d'avoine, tandis que l'autre moitié s'en tenait à un minimum de fibres solubles. Chez les premiers, la baisse de tension a été significative.

L'avoine réduit les taux sanguins de glucose et d'insuline, atout précieux pour les diabétiques. Les études cliniques ont confirmé que la fibre soluble de l'avoine diminue la glycémie et la production d'insuline chez ces malades autant que chez les personnes bien portantes.

L'avoine, céréale des pays froids, a longtemps constitué l'aliment de base des populations d'Écosse, de Scandinavie et du nord de l'Allemagne. Même si elle n'occupe plus aujourd'hui une place centrale dans l'alimentation, elle reste toujours appréciée et consommée sous différentes formes. ❖

DES BIENFAITS RECONNUS OFFICIELLEMENT !

Une des premières recommandations émises pour un aliment par la Drug and Food Administration (DFA), aux États-Unis, a été : « Les fibres solubles de l'avoine, associées à un régime pauvre en graisses saturées et en cholestérol, peuvent réduire le risque de crise cardiaque. »

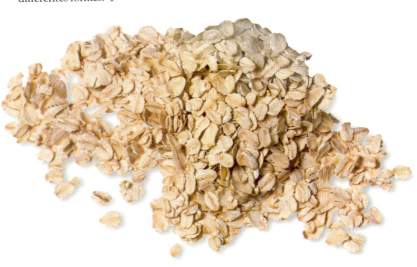

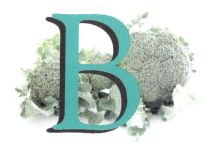

Bacon

Voir Porc

Banane

AVANTAGES
- bonne source de potassium, de vitamine B$_6$ et de fibres ; renferme également de l'acide folique et du magnésium

INCONVÉNIENT
- aliment histamino-libérateur ; peut entraîner dans de très rares cas des manifestations d'allergie

Saine, savoureuse, nourrissante, la banane est l'une des meilleures collations naturelles. Ce fruit, qui pousse dans la plupart des pays tropicaux, est cueilli lorsqu'il est encore vert. À température ambiante, il mûrit en quelques jours. Une façon de hâter le processus est d'enfermer quelques bananes avec une pomme dans un sac en papier ou en plastique.

La banane peut constituer le premier aliment solide pour un bébé qui n'a pas de terrain allergique, car, outre sa saveur neutre, elle se digère facilement. Avec le riz, la compote de pommes et le pain grillé, la banane compose la diète recommandée en cas de diarrhée. Certains prétendent qu'elle atténue les douleurs d'un ulcère, mais il n'y a pas de preuve scientifique. Les cas d'allergie à la banane se retrouvent chez les personnes allergiques au latex.

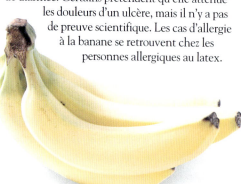

VALEUR NUTRITIONNELLE

Une banane moyenne (environ 100 g poids net) renferme près de 400 mg de potassium, minéral qui aide à abaisser la pression sanguine. Une étude menée auprès de 17 000 adultes a démontré qu'un taux élevé de potassium correspondait généralement à une basse pression sanguine. La banane renferme aussi un acide aminé, le tryptophane, qui stimule la production de sérotonine, neurotransmetteur à l'effet calmant.

Une banane de taille moyenne procure 30 % de l'apport nutritionnel conseillé (ANC) en vitamine B$_6$. Elle contient 2 g de fibres alimentaires, dont des fibres solubles qui contribuent à faire baisser le taux de cholestérol sanguin. Chaque banane fournit environ 90 kcal, calories surtout apportées par les glucides ; une banane mûre peut contenir l'équivalent de 20 g de sucre.

Banane plantain. Semblable à une grosse banane verte, la banane plantain n'est pas aussi sucrée. Elle se consomme uniquement cuite. On peut la cuire au four ou à la poêle et la servir comme féculent d'accompagnement. Elle s'intègre très bien à une soupe et peut compléter un ragoût ou un plat de viande. Sur le plan nutritionnel, la banane plantain est comparable à la banane, mais elle recèle près de 10 fois plus de bêta-carotène. ❖

Barre énergétique

AVANTAGES
- parfois bonne source de fibres, de glucides, de vitamines et de minéraux, éventuellement de protéines
- pratique et facile à transporter

INCONVÉNIENTS
- souvent riche en calories, sucre et graisses
- peut coller aux dents et favoriser les caries

Les barres énergétiques, destinées en premier lieu à des athlètes de haut niveau, sont en réalité consommées par tout le monde et souvent plus pour leurs qualités pratiques que pour leurs caractéristiques nutritionnelles. On les prend volontiers pour calmer un petit creux ou une fringale, voire pour remplacer un repas, et pas forcément pour refaire le plein d'énergie après un effort physique.

Composées majoritairement d'ingrédients sucrés et gras (chocolat, pâte d'amande, noisettes…) et renfermant très peu d'eau, ces barres constituent de véritables concentrés d'énergie – leur destination première.

UN ALIMENT POUR LES SPORTIFS

Pour un athlète ou un sportif qui se livre à un effort d'endurance ou à des exercices prolongés (marathon, ski de fond, randonnée), ce type d'aliment peut rendre des services appréciables. Il doit en effet compenser les dépenses énergétiques au fur et à mesure de l'effort : il évite ainsi le « coup de pompe » dû à la baisse brutale du taux de sucre dans le sang, tout en épargnant les réserves de glycogène (le « carburant » du muscle).

Les barres énergétiques, et particulièrement celles classées parmi les « aliments diététiques de l'effort », sont élaborées pour répondre à ces besoins. Il s'agit soit de barres riches en sucre et en vitamine B_1 (les plus courantes), soit de barres à dominante lipidique (à base de pâte d'amande, par exemple) et enrichies en vitamines B_1 et B_2, très utiles pour des sports comme l'alpinisme ou le ski de fond. Enfin, il existe aussi des « barres équilibrées de l'effort », qui peuvent constituer une bonne partie de la ration journalière en cas d'activité sportive se déroulant dans des conditions extrêmes (raids, spéléologie…).

Alors qu'elles présentent des avantages pour les athlètes faisant de la compétition, les barres énergétiques n'ont pas de réelle utilité pour un sportif occasionnel : elles n'augmentent ni son énergie, ni son endurance, ni sa musculature, et ne lui permettent pas non plus d'obtenir de meilleures performances. Et, comme elles sont souvent consommées en plus de l'alimentation habituelle, elles risquent même de provoquer une prise de poids si leurs calories ne sont pas brûlées tout de suite.

POUR REMPLACER UN REPAS ?

On s'imagine parfois qu'on peut remplacer un repas en mangeant une ou deux barres énergétiques. Certes, côté calories, le compte y sera peut-être : une barre apporte en moyenne 100 à 150 kcal et on peut en avaler deux ou trois dans l'après-midi. Mais leur teneur en protéines est très insuffisante : 1 à 3 g par barre au maximum, alors qu'on préconise au moins 15 à 20 g par repas. Leur apport vitaminique et minéral est en général modeste, sauf s'il s'agit de barres équilibrées de l'effort. De plus, elles sont riches en graisses et en sucres simples, et n'assurent pas une satiété durable. Elles auraient même tendance à donner envie de grignoter à nouveau du sucré… Bref, l'inverse de ce qu'il faut pour bien se nourrir ! ❖

Bébé

Voir p. 61

Bette

AVANTAGES

- peu calorique
- bonne source de fibres et de minéraux
- riche en bêta-carotène

La bette, ou blette, appartient à la même famille que la betterave, mais ses feuilles sont comestibles car elles ne renferment que de très faibles quantités d'acide oxalique. On peut la consommer en totalité. Ses tiges sont riches en fibres, en potassium et en magnésium. Ses feuilles vertes fournissent en quantité élevée du calcium (80 mg pour 100 g) et du bêta-carotène (4 800 µg pour 100 g), un antioxydant naturel qui aide l'organisme à lutter contre les dégâts des radicaux libres en excès. La bette est peu calorique (moins de 40 kcal pour une portion de 200 g de bettes cuites).

Betterave

AVANTAGES

- source d'acide folique, de fibres et de potassium
- riche en potassium, calcium, fer, bêta-carotène et vitamine C
- peu calorique
- excellente source de phytonutriments, telles les anthocyanines et saponines, qui se fixent au cholestérol dans le tube digestif, diminuant ainsi le risque cardiaque

INCONVÉNIENTS

- colore les urines et les selles en rouge, ce qui est sans conséquence mais peut faire croire à une hémorragie interne
- les personnes sujettes aux calculs rénaux et à la goutte doivent éviter d'en consommer à cause de ses oxalates

La betterave est un légume polyvalent. Elle peut être servie râpée crue en salade, ou cuite et proposée en accompagnement, marinée et utilisée comme condiment, ou servir d'ingrédient principal comme dans le bortsch traditionnel d'Europe de l'Est. Il est préférable de ne pas consommer son feuillage, très riche en oxalates, si l'on souffre de calculs rénaux ou de goutte.

On a longtemps cru que la betterave soulageait les migraines et autres douleurs. Encore aujourd'hui, les naturopathes prétendent qu'elle protège du cancer et renforce l'immunité ; selon eux, le jus de betterave cru hâterait la convalescence. Mais aucune preuve scientifique n'a jusqu'ici étayé ces affirmations.

BON À SAVOIR

- Même si c'est l'un des légumes qui ont la plus haute teneur en sucres (glucides), la betterave n'en est pas moins peu calorique : environ 40 kcal aux 100 g.
- Elle contient de la bétanine, un pigment végétal qui pourrait, d'après certaines recherches, contribuer à défendre les cellules contre l'invasion des substances carcinogènes. On étudie aussi son potentiel pour combattre les tumeurs.
- On a coutume aujourd'hui de ne consommer que la racine, alors qu'autrefois seules les tiges étaient mangées ; la racine était considérée comme un remède contre les maux de tête et de dents.
- Son pigment rouge-violet, la bétalaïne, sert de colorant alimentaire et de teinture.

Une portion de 100 g de betteraves fournit 60 µg d'acide folique, soit environ 20 % de l'apport nutritionnel conseillé (ANC), 400 mg de potassium, 5 mg de vitamine C, 22 mg de magnésium, 0,7 mg de fer et près de 2 g de fibres. Cette racine concentre aussi de nombreux oligoéléments : zinc, manganèse, fluor, sélénium, bore, etc.

Les petites betteraves sont les meilleures. L'idéal est de les faire cuire à la vapeur, sans les peler, pour préserver leurs nutriments ainsi que leur belle couleur rouge. Une fois qu'elles ont un peu tiédi, leur peau s'enlève très facilement. On peut alors les trancher, les couper en dés ou les réduire en purée.

URINES ET SELLES COLORÉES

On observe parfois, après avoir consommé des betteraves, que les urines et les selles se colorent en rose ou en rouge. Cela se produit chez ceux dont les intestins ne renferment pas la bactérie qui dégrade le pigment rouge des betteraves. Ce phénomène bénin disparaît après un jour ou deux. ❖

Beurre de cacahouètes

Voir Confitures et pâtes à tartiner

Beurre et margarine

BEURRE OU MARGARINE ?

Le ministère américain de l'Agriculture a mené une étude pendant plusieurs mois auprès de 46 hommes et femmes consommant en quantités diverses, mais contrôlées, du beurre, de la margarine végétale courante et de la margarine végétale exempte d'acides gras « trans ». Les résultats ont confirmé ce que les cardiologues répètent à leurs patients. Les sujets qui s'en sont tenus aux deux types de margarine ont amélioré leur taux de cholestérol, ce qui n'était pas le cas de ceux qui avaient choisi le beurre.

AVANTAGES

- rehaussent la saveur, la texture et le moelleux des aliments cuits
- bonnes sources de vitamines A et D
- la margarine à base d'huile polyinsaturée contient des acides gras et de la vitamine E
- les margarines qui renferment des phytostérols peuvent faire baisser le taux de cholestérol

INCONVÉNIENTS

- riches en lipides qui, en cas d'excès, augmentent le risque d'obésité, de cancer et d'autres maladies
- le beurre renferme des graisses saturées qui augmentent le risque de maladie cardiaque
- les margarines solides à base d'huiles hydrogénées renferment des acides gras « trans », qui élèvent le taux de cholestérol dans le sang

---

LE CAS DES ACIDES GRAS « TRANS »

Les acides gras de type « trans » sont produits par l'hydrogénation de l'huile végétale. Ce procédé de fabrication permet de donner du « corps » aux huiles, de les solidifier. Il prolonge ainsi la durée de conservation et la stabilité des produits de boulangerie, de pâtisserie et des produits industriels en général. Mais l'hydrogénation transforme les acides gras polyinsaturés en acides gras « trans ». Or de nombreuses études ont démontré que ceux-ci élèvent le « mauvais » cholestérol (LDL) et font baisser le « bon » cholestérol (HDL), ce qui accroît le risque de maladies coronariennes. Certains experts considèrent même qu'un excès d'acides gras « trans » est aussi mauvais qu'un excès de graisses saturées.

Les acides gras « trans » se trouvent essentiellement dans les huiles partiellement hydrogénées et les margarines hydrogénées, qui sont utilisées pour la fabrication des confiseries, barres, biscuits, pâtisseries, frites et fritures en tout genre. Leur présence est signalée par les mots « huiles végétales hydrogénées » ou « huiles végétales partiellement hydrogénées » dans la liste des ingrédients figurant sur l'emballage.

Il est pratiquement impossible d'écarter les acides gras « trans » de son alimentation. Mais on peut limiter leur consommation en optant pour une margarine non hydrogénée et des aliments préparés à base de ce type de margarine. Il faut aussi surveiller l'apport chez les enfants, ce qui implique de leur interdire bon nombre de biscuits et barres riches en graisses. Dans ce domaine comme dans bien d'autres, la modération est le principe sanitaire à suivre.

Nos habitudes alimentaires ont beaucoup changé au cours des dernières décennies, une évolution surtout perceptible dans le choix des corps gras. Là où le beurre régnait en maître, on utilise souvent aujourd'hui des margarines classiques ou allégées.

Beaucoup de gens se sont mis à remplacer le beurre par de la margarine en croyant bien faire pour leur santé. Bien que tout le monde s'accorde pour dire que le beurre est plus savoureux, reste qu'il est relativement riche en cholestérol alimentaire et qu'il renferme surtout des graisses saturées. Or celles-ci, plus que toute autre graisse, sont soupçonnées d'augmenter le taux de cholestérol dans le sang.

Mais la margarine, bien qu'elle ne contienne pas de cholestérol, est-elle réellement meilleure que le beurre ? On a commencé à en douter en 1993, lorsque des chercheurs de Harvard démontrèrent que certains types de margarines augmenteraient encore plus le risque de maladie cardiaque que le beurre. Il s'ensuivit une controverse, portant essentiellement sur la notion d'acides gras dits « trans » (voir encadré ci-contre). En règle générale, plus la margarine est solide à température ambiante, plus elle contient d'acides gras « trans ». Les fabricants se sont toutefois attelés à la tâche de repenser leurs formules pour produire des margarines dépourvues d'acides gras « trans ».

CHOISIR SA MARGARINE

La margarine végétale de consistance molle, à base de graisses non hydrogénées, est un choix prudent. En lisant la liste des ingrédients et la fiche nutritionnelle, on peut choisir celle qui contient le plus de graisses mono-insaturées et polyinsaturées ; elle est généralement constituée d'huile de colza, de carthame, de tournesol, d'olive ou de maïs. Si elle renferme des huiles hydrogénées ou partiellement hydrogénées, elle risque de contenir plus d'acides gras « trans » que les autres.

On vend désormais en France des margarines enrichies en phytostérols, des substances bénéfiques qui freinent l'absorption du cholestérol au niveau de l'intestin. Avec 20 à 30 g par jour de margarine contenant ces composés, on obtient des résultats tout à fait probants chez les personnes souffrant d'hypercholestérolémie, puisque le cholestérol total et le « mauvais » cholestérol (LDL) baissent en moyenne de 10 %.

QU'EN EST-IL DES CALORIES ?

Dans notre alimentation, le beurre et la margarine sont d'importantes sources de calories lipidiques. Contrairement à ce que l'on croit, l'un et l'autre renferment la même quantité de lipides (graisses), soit 82 %, et entre 16 et 20 % d'eau. Beurre et margarine apportent en moyenne 750 kcal pour 100 g, soit 30 kcal pour 1 cuillerée à café rase (4 g). Leur teneur calorique peut être abaissée en augmentant la proportion d'eau et/ou d'air : c'est le principe des beurres et margarines allégés.

UNE QUESTION DE GOÛT

Le beurre est sans doute plus savoureux que la margarine, mais la distinction est de plus en plus subtile avec l'avènement des beurres allégés, assez insipides, et des margarines bien aromatisées.

Enfin, quiconque surveille sa consommation de sel doit bien sûr écarter le beurre salé ou demi-sel.

UNE AFFAIRE DE MODÉRATION

En quantités raisonnables, beurre et margarine font partie d'une alimentation saine. Il en faut très peu pour donner du goût aux aliments, surtout si l'on y ajoute des fines herbes ou des épices. On peut très bien manger radis ou pomme de terre au four avec du fromage frais, et confectionner un gâteau avec de la margarine en n'utilisant que la moitié ou les deux tiers du corps gras indiqué, pour se garder le plaisir de tartiner son pain grillé du matin avec un peu de beurre ! ❖

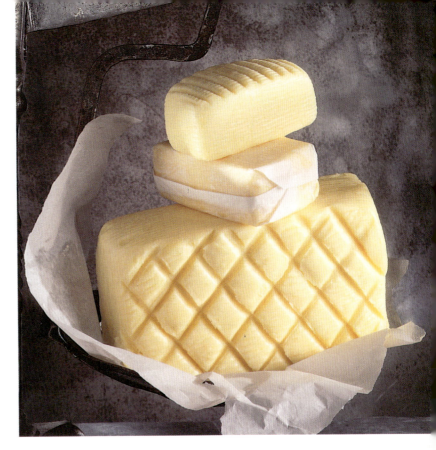

TRADITIONNEL. *Le beurre est généralement apprécié pour sa saveur et son naturel. Son apport calorique est identique à celui de la margarine, de même que sa teneur en lipides.*

Bière

AVANTAGES

- concentration d'alcool moins élevée que dans le vin et les boissons alcooliques
- apporte niacine, acide folique, vitamine B_6 en petites quantités, ainsi qu'un peu de sélénium et de chrome

INCONVÉNIENTS

- une consommation importante peut causer un excès de poids et mener à l'obésité
- une consommation excessive peut causer l'ébriété et entraîner l'alcoolisme

La fabrication de la bière aurait débuté autour de 5 000 ans avant notre ère dans la région actuelle de l'Iraq et de l'Égypte, où l'orge, qui entre encore aujourd'hui dans sa composition, poussait en abondance. Par la suite, à peu près toutes les cultures ont trouvé le moyen de fabriquer de la bière avec des céréales locales. Les Africains

ATTENTION À LA GOUTTE !

Des études récentes menées au Japon et aux États-Unis montrent que la consommation de bière augmente sensiblement le taux d'acide urique dans le sang (proportionnellement à la quantité absorbée) et de ce fait, multiplie par deux le risque de souffrir de la goutte chez des personnes prédisposées.

utilisent le maïs germé, le millet et le sorgho ; les Russes font avec le pain de seigle une bière légère qu'ils nomment *kvass* ; les Chinois et les Japonais emploient du riz ; les Indiens d'Amérique latine ont recours au maïs.

LES MÉTHODES DE BRASSAGE

Bien que les méthodes artisanales subsistent un peu partout dans le monde, le brassage moderne suit un processus parfaitement contrôlé qui commence avec le maltage, opération ayant pour but de convertir l'amidon de la céréale en sucre pour produire la fermentation. À cette fin, on fait germer les grains de céréale de façon à activer les enzymes qui transformeront l'amidon en sucre. Puis on interrompt la germination, on retire les pousses et on prépare les grains pour le brassage. On fait chauffer doucement le malt, de sorte que les enzymes puissent continuer à agir sur l'amidon pour obtenir un liquide sucré, le moût. Les grains de céréale se déposent au fond, le moût est filtré. (Les grains seront ensuite récupérés pour nourrir le bétail.)

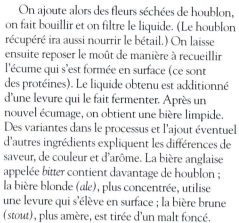

On ajoute alors des fleurs séchées de houblon, on fait bouillir et on filtre le liquide. (Le houblon récupéré ira aussi nourrir le bétail.) On laisse ensuite reposer le moût de manière à recueillir l'écume qui s'est formée en surface (ce sont des protéines). Le liquide obtenu est additionné d'une levure qui le fait fermenter. Après un nouvel écumage, on obtient une bière limpide. Des variantes dans le processus et l'ajout éventuel d'autres ingrédients expliquent les différences de saveur, de couleur et d'arôme. La bière anglaise appelée *bitter* contient davantage de houblon ; la bière blonde (*ale*), plus concentrée, utilise une levure qui s'élève en surface ; la bière brune (*stout*), plus amère, est tirée d'un malt foncé.

La méthode de brassage détermine les propriétés nutritives de la bière. Une bière allemande à l'apparence trouble, la *Weissenbier*, retient une bonne part de vitamines B en conservant la levure qui est supprimée dans les autres bières pour les éclaircir.

Les bières africaines indigènes ne sont pas filtrées et conservent donc la plupart des nutriments provenant des céréales, racines et tiges utilisées comme ingrédients de base.

Il faut noter que la levure renferme deux minéraux qui passent partiellement dans la bière : le chrome, impliqué dans le métabolisme des glucides, et le sélénium, un antioxydant.

VALEUR NUTRITIONNELLE

On a tendance à surestimer les vertus de la bière. En réalité, le brassage lui fait perdre la plupart des qualités nutritives des céréales ayant servi à sa fabrication. Une petite bouteille de bière apporte 150 kcal, dont les deux tiers proviennent de l'alcool et l'autre tiers du sucre, avec à peine quelques traces de protéines. Toutefois, il est vrai qu'elle fournit 5 à 10 % de l'apport nutritionnel conseillé (ANC) en acide folique, niacine, vitamine B_6, phosphore et magnésium, ainsi que du chrome et du sélénium.

À BOIRE AVEC MODÉRATION

Consommée avec modération, la bière procure les mêmes bienfaits reconnus que le vin. Ainsi, de nombreuses études ont permis de vérifier qu'une consommation modérée d'alcool (20 à 30 g par jour), qu'il provienne du vin ou de la bière, pouvait être bonne pour la santé, parce qu'elle permet d'augmenter la teneur du « bon » cholestérol (HDL) dans le sang.

La bière aurait des effets spécifiques liés aux substances dérivées de l'orge qu'elle contient : des chercheurs de l'université Western Ontario ont pu montrer qu'elle stimulerait l'action des

BIÈRE ET SANTÉ

Une étude médicale a porté sur la consommation de bière d'un groupe de personnes ayant subi une crise cardiaque et celle d'un groupe choisi au hasard dans la population tchèque, les Tchèques étant de grands buveurs de bière. Les résultats sont étonnants. Dans les deux groupes, le risque le plus bas apparaissait chez ceux qui consommaient entre 5 et 11 litres de bière par semaine. Il était trois fois moins élevé que celui des hommes ne buvant jamais de bière. Néanmoins, au-delà de cette consommation, l'effet protecteur était perdu et les problèmes surgissaient. La bière brune semble la plus bénéfique. On la croit capable de réduire la toxicité des fameuses amines que l'on trouve parfois dans les aliments cuits à haute température. La bière brune est donc tout indiquée pour accompagner la cuisine au barbecue !

Les bienfaits de la bière seraient dus aux polyphénols, pigments antioxydants également présents dans les fruits, le thé et le vin. La recherche indique qu'en buvant une bière par jour (33 cl), on modifie la structure du fibrinogène, une protéine responsable de la coagulation du sang. Une étude sur des patients ayant subi un pontage a rapporté que ceux qui buvaient une bière par jour étaient moins sujets aux caillots, donc aux crises cardiaques et aux accidents vasculaires cérébraux.

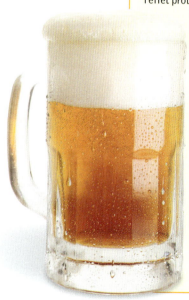

antioxydants dans l'organisme. Mais cela ne vaut que pour une consommation modérée, de l'ordre de un quart à un tiers de litre, soit une canette : la consommation de trois canettes a l'effet inverse, rendant le sang pro-oxydant, ce qui augmente les risques cardio-vasculaires.

On dit souvent que la bière fait grossir : un effet qui n'a pas été retrouvé chez les buveurs de bière « modérés » dans la récente étude SU.VI.MAX menée en France, mais qui apparaît pour une consommation plus importante (à partir d'un litre par jour), surtout en dehors des repas. Cette dernière entraîne aussi, bien entendu, un risque accru d'alcoolisation excessive, avec tous ses méfaits, aussi bien physiques que psychiques. ❖

Bioflavonoïdes

AVANTAGES

- agiraient comme antioxydants et rehausseraient également les effets antioxydants de la vitamine C
- contribueraient à la résistance du système capillaire
- certains bioflavonoïdes seraient des antibiotiques naturels et des agents anticancérogènes

On appelle bioflavonoïdes (ou flavonoïdes) un groupe de phytonutriments dont le rôle est surtout de colorer les végétaux et de leur donner du goût. De nombreux composés font partie de cette famille de par leur structure moléculaire proche. Anthocyanidines, flavanes, flavones, flavonols, flavanones, isoflavones en sont des sous-catégories.

OÙ LES TROUVE-T-ON ?

Les bioflavonoïdes sont présents dans beaucoup d'aliments, surtout les fruits et les légumes. On trouve, par exemple, des flavanones dans les agrumes, des isoflavones dans les dérivés du soja, des anthocyanidines dans le raisin, des flavanes dans la pomme et le thé, de la rutine dans le sarrasin. Les aliments les plus riches en bioflavonoïdes sont notamment : abricot, mûres, raisins secs, brocoli, melon, cerise, pamplemousse, raisin, poivron vert, papaye, prune, tomate, ainsi que café et cacao.

La recherche continue d'approfondir les effets bénéfiques de ces composés sur la santé. En voici quelques exemples.

- Les capillaires sont de fins vaisseaux sanguins, très perméables, qui permettent le passage de l'oxygène, des hormones, des nutriments et des anticorps depuis le sang vers les cellules du corps. Quand les parois des capillaires se fragilisent, le sang suinte dans les tissus, d'où l'apparition d'ecchymoses, de saignements des gencives et un risque accru d'hémorragies au niveau du cerveau et de la rétine. Les bioflavonoïdes, qui renforcent les parois des capillaires, préviennent ces pathologies.
- Des études récentes indiquent que certains bioflavonoïdes permettent d'inhiber la formation de caillots. Ces bioflavonoïdes pourraient donc être utilisés pour traiter les phlébites et autres troubles de la coagulation sanguine.
- Les bioflavonoïdes protégeraient aussi des troubles cardiaques. Le resvératrol et la quercétine, présents dans la peau du raisin, expliqueraient la diminution du risque chez ceux qui consomment du vin en quantité modérée.
- Beaucoup de bioflavonoïdes préviennent les dommages aux cellules causés par les radicaux libres en excès. Certains bioflavonoïdes servent dans l'industrie alimentaire d'agents de conservation pour empêcher l'oxydation des graisses. D'autres renforcent l'action antioxydante des nutriments.
- Les bioflavonoïdes potentialisent l'action de la vitamine C. Comme ils sont présents dans les mêmes aliments et métabolisés de la même façon, certaines fonctions que l'on attribue à la vitamine C pourraient être l'œuvre des bioflavonoïdes ; ou encore peut-être agissent-ils en synergie.
- Des études in vitro ont indiqué que certains bioflavonoïdes bloquent ou ralentissent la croissance de cellules malignes ; on se demande donc s'ils pourraient aussi protéger contre les substances cancérogènes.
- Enfin, il existe des bioflavonoïdes capables de détruire certaines bactéries, retardant ainsi la détérioration des aliments et protégeant contre les infections d'origine alimentaire.

DES SUPPLÉMENTS DE BIOFLAVONOÏDES ?

Pour l'instant, des suppléments de bioflavonoïdes ne se justifient pas. Ils agiraient probablement en synergie avec d'autres phytonutriments, vitamines et minéraux présents dans les aliments. Or on ne connaît ni les doses optimales, ni les effets indésirables à long terme des fortes concentrations, ni les interactions éventuelles avec les médicaments.

Des chercheurs du service médical de l'université de Chicago ont émis l'hypothèse que les suppléments de bioflavonoïdes pour une femme enceinte pourraient induire une leucémie chez l'enfant. Dix des vingt bioflavonoïdes examinés causaient la rupture d'un gène dans l'ADN observé chez de jeunes leucémiques. Une étude précédente avait signalé que ces leucémies rares sont deux fois plus répandues dans les grandes villes d'Asie, où la consommation de soja (riche en bioflavonoïdes) est de 2 à 5 fois plus élevée qu'en Amérique du Nord.

Les bienfaits des bioflavonoïdes ne sont pas remis en question, mais les suppléments sont peu convaincants. Les femmes enceintes, surtout, doivent s'en méfier. La meilleure source de bioflavonoïdes est une alimentation variée, qui met l'accent sur les fruits et les légumes.

LES USAGES THÉRAPEUTIQUES ÉVENTUELS

On étudie actuellement le potentiel thérapeutique des bioflavonoïdes suivants.

- **Hespéridine.** Présente dans la peau de la plupart des agrumes, elle pourrait servir à traiter les problèmes de saignement et la tendance aux hémorragies.
- **Quercétine.** Pomme, oignon, thé, raisin et vin rouge, framboise, cerise et agrumes en contiennent. On étudie son usage pour améliorer la fonction pulmonaire et diminuer l'incidence de maladies respiratoires comme l'emphysème, l'asthme et la bronchite. Elle pourrait aussi aider à traiter, voire à prévenir, le cancer de la prostate en bloquant le passage aux hormones mâles qui stimulent les cellules cancéreuses.
- **Rutine.** Présente dans les feuilles du sarrasin et d'autres plantes, elle pourrait servir à traiter le glaucome et l'hémorragie rétinienne chez les diabétiques, aussi bien qu'à réduire les dommages causés aux tissus par les engelures, l'exposition aux radiations et l'hémophilie.

LES APPORTS RECOMMANDÉS

Aucun apport nutritionnel conseillé (ANC) n'a été fixé pour les bioflavonoïdes, mais la recherche tend à confirmer qu'un régime qui comprend suffisamment de fruits et de légumes (en particulier des agrumes, des tomates et des choux) pour fournir 60 mg de vitamine C renferme assez de bioflavonoïdes. ❖

Bœuf

AVANTAGES
- riche en protéines de qualité
- source majeure de fer bien assimilé
- apporte des vitamines B (notamment B_3 et B_{12}), du zinc et du sélénium

INCONVÉNIENTS
- ses graisses sont constituées, pour moitié, d'acides gras saturés
- manger beaucoup de viande de bœuf, surtout grillée, pourrait favoriser le cancer du côlon

Bien que sa consommation ait diminué de plus de 20 % depuis les années 1980, la viande de bœuf reste très prisée pour sa saveur et ses multiples possibilités de préparation.

VALEUR NUTRITIONNELLE

Ses qualités nutritionnelles ne font aucun doute. La viande de bœuf est une excellente source de protéines de haute valeur biologique, renfermant

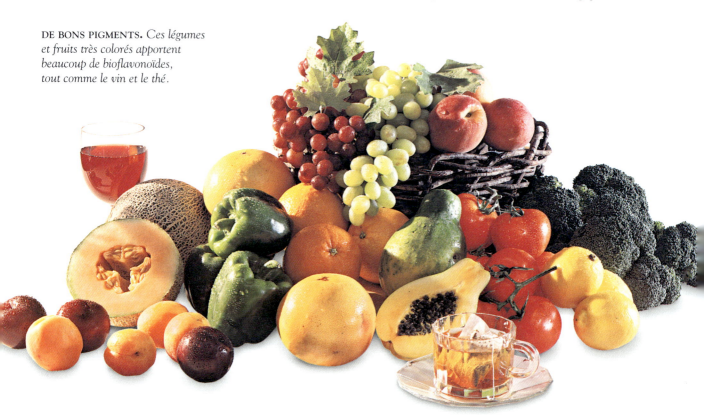

DE BONS PIGMENTS. *Ces légumes et fruits très colorés apportent beaucoup de bioflavonoïdes, tout comme le vin et le thé.*

QUALITÉ ET CATÉGORIES

Les morceaux sont classés en trois catégories, qui n'ont rien à voir avec la qualité de la viande. La qualité dépend avant tout de l'état de la bête, de son âge, de sa race et des conditions d'élevage. La catégorie, en revanche, est définie d'après le degré de tendreté de la viande et dépend de l'emplacement anatomique de chaque morceau. Elle détermine aussi le mode de cuisson : la première catégorie comprend les morceaux à griller ou à braiser, la deuxième catégorie les morceaux à fibres plus fermes, qui nécessitent une cuisson à chaleur humide (braisée ou à l'étouffée), la troisième catégorie les morceaux riches en collagène, qui doivent être attendris par une cuisson longue en pot-au-feu ou à l'autocuiseur.

tous les acides aminés essentiels dans des proportions optimales : une portion de 100 g (poids net) en renferme de 20 à 22 g (selon les morceaux), soit 25 à 35 % de l'apport journalier conseillé (ANC).

La viande de bœuf procure des quantités intéressantes de fer, une substance indispensable à la constitution des globules rouges du sang mais dont le besoin est difficile à satisfaire, car c'est un élément souvent mal assimilé par l'organisme. Le taux d'absorption du fer dépend de la forme sous laquelle il est présent dans les aliments : de 2 à 5 % lorsqu'il est apporté par des végétaux, mais entre 20 et 25 % quand il est sous forme héminique, comme c'est le cas pour la majorité du fer de la viande ou du poisson. La viande de bœuf est la viande la plus riche en fer héminique, avec une teneur de l'ordre de 2,5 à 3,5 mg pour 100 g. Par ailleurs, consommer de la viande en même temps qu'un légume vert améliore l'absorption du fer d'origine végétale. C'est pourquoi manger régulièrement du bœuf permet de donner à l'organisme un meilleur capital en fer. Le zinc et le sélénium, deux oligoéléments qui participent aux mécanismes antioxydants et à la défense contre les radicaux libres, sont également fournis par la viande de bœuf. Elle procure enfin en abondance toutes les vitamines du groupe B, surtout la B_{12} (une portion de 100 g de viande couvre plus de la totalité de l'apport nutritionnel conseillé – ANC – pour la journée) et la B_3 (de 4 à 5 mg pour 100 g, soit environ 40 % de l'ANC).

LIMITER SA CONSOMMATION DE BŒUF

Un des reproches qu'on fait le plus fréquemment à la viande de bœuf est sa richesse en graisses, notamment saturées. Il doit être cependant relativisé. En effet, la sélection des races, l'évolution des techniques d'élevage, le parage des morceaux au moment de la découpe ont contribué à faire sensiblement baisser la teneur en lipides de la viande.

Elle est aujourd'hui en moyenne de 8 %, avec des valeurs de 3 à 4 % pour les morceaux les plus maigres (filet, hampe, onglet, romsteck, gîte à la noix…), de 6 à 8 % pour le collier ou le jarret et de 10 à 12 % pour l'entrecôte ou le flanchet, voire exceptionnellement 16 % pour le morceau le plus gras (plat de côtes). Mais limiter les graisses provenant de la viande de bœuf ne signifie pas se priver de bourguignon ou de pot-au-feu ! On peut toujours retirer une partie de la graisse visible avant la cuisson, ou en laisser sur le bord de l'assiette au moment de la consommation. Il est intéressant aussi d'utiliser des poêles et cocottes antiadhésives, afin de réduire la quantité de corps gras utilisée pour la cuisson.

Si on peut limiter les risques cardio-vasculaires en sélectionnant des morceaux plutôt maigres, la question des relations entre consommation de viande et cancer reste toujours posée. Plusieurs travaux faits sur des groupes de population avaient déjà montré une corrélation entre la quantité de viande consommée et l'incidence des cancers de l'intestin. Une très récente étude, publiée en 2005 dans le *Jama* (*Journal of American Medical Association*), confirme ces observations. Elle porte sur plus de 150 000 adultes d'âge mûr (plus de 60 ans), suivis pendant 10 ans. Il a été constaté que les plus grands mangeurs de viande rouge (qui en consomment 10 fois plus que les plus petits consommateurs, voire 17 fois plus pour les femmes !) présentaient un risque de cancer du côlon deux fois plus élevé que celui des petits consommateurs. Cependant, une consommation faible ou modérée ne semble pas néfaste, surtout si l'on choisit les morceaux les plus maigres et si on les accompagne de légumes. Car il est certain que, quand on mange beaucoup de viande, on réduit d'autant les portions des autres aliments, en particulier les légumes capables de protéger contre ce type de cancer.

LE STEAK HACHÉ

La consommation de viande hachée ne cesse d'augmenter. En effet, hacher la viande permet de consommer sous forme de grillade des morceaux de deuxième ou troisième catégorie, qui devraient normalement être cuits longuement. Le hachage est une opération délicate en ce qui concerne l'hygiène, car elle

BŒUF ET ENVIRONNEMENT

La production de viande de bœuf exige plus de terrain et de ressources naturelles que celle d'une quantité équivalente de protéines végétales. La consommation massive de bœuf est remise en question par ceux qu'inquiète la disparition croissante des grandes forêts dans le monde et de l'équilibre écologique pour faire place à des pâturages. D'autres se demandent s'il y aura toujours moyen d'évacuer les déchets animaux sans polluer les cours d'eau et les autres richesses naturelles.

LE SAVIEZ-VOUS ?

GRAISSES PAS SI MAUVAISES…

N'oublions pas que, si les graisses du bœuf sont à 50 % saturées, l'autre moitié est composée d'acides gras insaturés ! Parmi ceux-ci, on trouve de l'acide linoléique conjugué (ALC), un acide gras dont on étudie les éventuels effets protecteurs contre le diabète, le cancer et certaines maladies cardio-vasculaires : il pourrait inverser le rapport entre le « mauvais » cholestérol (LDL) et le « bon » (HDL), au profit du second.

BŒUF ET HORMONES

L'utilisation d'hormones dans l'élevage est strictement interdite en France, comme d'ailleurs dans tous les pays de l'Union européenne. Une interdiction confortée par le récent avis du Comité scientifique vétérinaire de l'Union européenne, qui estime que « l'utilisation d'hormones pour stimuler la croissance du bétail engendre un risque potentiel (notamment cancérogène) pour la santé des consommateurs ».

favorise la contamination éventuelle de la viande, en introduisant en profondeur les micro-organismes présents à la surface des morceaux. Elle doit donc être réalisée dans des conditions d'hygiène rigoureuses. Les machines utilisées aujourd'hui par les bouchers sont obligatoirement réfrigérées, nettoyées et désinfectées deux fois par jour.

La viande hachée du boucher doit être si possible transportée dans un emballage isotherme et consommée rapidement, de préférence dans l'heure qui suit.

La bactérie qui contamine le plus souvent la viande hachée, *Escherichia coli*, est, en cas de multiplication, responsable de troubles digestifs parfois très graves, voire fatals pour les sujets les plus fragiles – jeunes enfants, personnes âgées ou immunodéprimées. Seule une cuisson poussée permet de détruire ces bactéries.

La viande préemballée doit obligatoirement être stockée à une température comprise entre 0 et 4 °C et consommée le plus tôt possible, toujours avant la date limite indiquée, cela afin de limiter les risques sanitaires. Lors de l'achat d'un steak haché préemballé, il faut aussi vérifier la teneur en matières grasses : les steaks à 5 ou 10 % de MG sont préférables à ceux qui affichent des teneurs de 15 %, voire 20 %. Enfin, en France, la dénomination « hamburger » s'applique à du bœuf haché additionné de soja ou d'autres composants.

Le steak haché surgelé exige beaucoup de précautions : non-rupture de la chaîne du froid, stockage à une température inférieure à – 18 °C et consommation avant la date limite indiquée.

LA MALADIE DE LA VACHE FOLLE

La maladie de la vache folle, ou encéphalopathie spongiforme bovine (ESB), est une affection incurable des bovins, de la même famille que la tremblante des moutons et des chèvres.

Elle entraîne la mort de l'animal après une atteinte dégénérative du système nerveux central (cerveau, moelle épinière). L'agent de l'ESB est le prion, une protéine très résistante, notamment à la chaleur. Les premiers cas d'ESB ont été rapportés officiellement en 1986 au Royaume-Uni. Dans ce pays, ce fut le début d'une importante épizootie (épidémie animale). Au total, plus de 180 000 cas y ont été déclarés, avec un pic en 1992. En France, on a recensé près d'un millier de cas d'ESB depuis 1991, mais leur nombre ne cesse de décroître : on a recensé 91 cas cliniques en 2001, mais seulement 41 en 2002, 13 en 2003 et 8 en 2004. L'origine exacte de l'ESB reste inconnue, mais il est quasiment certain que cette maladie s'est déclarée lorsqu'on a introduit dans l'alimentation des bovins des farines de viande et d'os contaminées par l'agent de l'ESB. En France, l'emploi de telles farines a été interdit dès 1990 dans l'alimentation des bovins. Depuis 2000, cette interdiction a été étendue à tous les animaux d'élevage que l'on consomme, directement ou indirectement. Des mesures de dépistage de l'ESB ont aussi été mises en place. Mais la mesure de sécurité la plus importante est le retrait systématique de la consommation de tous les produits qui pourraient être porteurs de l'agent infectieux (notamment les amygdales, la rate et les intestins des bovins et ovins, ainsi que la cervelle pour les animaux de plus de 12 mois).

En effet, le risque de transmission de l'ESB à l'homme par l'intermédiaire d'aliments contaminés ne peut être entièrement écarté. Des maladies à prions, dont la plus connue est la maladie de Creutzfeldt-Jakob, peuvent affecter les êtres humains. C'est une maladie rare, touchant environ un individu par million d'habitants et par an. On a observé dès 1996 la survenue de cas exceptionnellement nombreux en Grande-Bretagne : plus de 150 à ce jour. Les chercheurs ont pu mettre directement en cause le prion de l'ESB dans cette nouvelle forme d'encéphalopathie humaine, nommée VMCJ (variant de la MCJ), qui n'est autre que la forme humaine de l'encéphalopathie bovine. Mais on ignore comment s'est faite la contamination.

Quoi qu'il en soit, chez le bovin, le prion pathologique n'a jamais été pu être détecté dans les muscles, c'est-à-dire dans la viande proprement dite. De plus, en laboratoire, il n'a jamais été possible de transmettre la maladie à partir de muscle de bovin atteint d'ESB. C'est pourquoi, à ce jour, la consommation de viande de bœuf n'est pas considérée comme potentiellement à risque. ❖

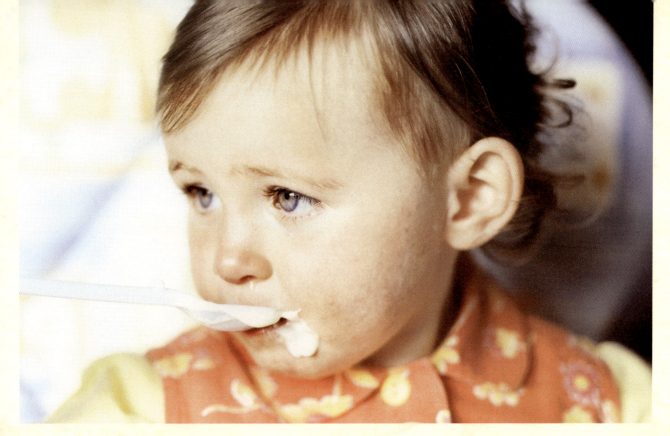

BÉBÉ
■ CHOIX DES BONS ALIMENTS ■

Une bonne alimentation commence au berceau. Les habitudes qu'on inculque au nourrisson influent non seulement sur le rythme de sa croissance, mais également sur son comportement alimentaire à vie.

L'alimentation du bébé est la principale préoccupation des parents. Pourrai-je le nourrir au sein ? Comment savoir s'il boit suffisamment ? Ou trop ? Faut-il lui donner des vitamines ? Est-il prêt pour la nourriture solide ? Les avis de l'entourage – parents, voisins, amis – sont souvent contradictoires et ne font qu'ajouter à la confusion. Commençons donc par établir quelques principes de base.

✔ Chaque bébé est unique. Il y en a que la faim tenaille et qui réclament à manger toutes les heures ou toutes les 2 heures. D'autres préfèrent dormir et il faut même les réveiller pour les faire manger.

✔ Rien de plus naturel qu'un peu de nervosité et d'appréhension chez de nouveaux parents lorsqu'il faut nourrir leur bébé. Mais le celui-ci doit demeurer avant tout une source de joie.

✔ Les parents doivent apprendre à faire confiance à leur intuition. Si leur bébé se développe et s'épanouit, c'est signe qu'il s'alimente bien.

✔ L'alimentation fait partie d'un ensemble. Certes, elle fournit les nutriments et l'énergie nécessaires pour que l'enfant grandisse et se développe. Mais elle ne doit jamais remplacer l'affection, ni être un moyen de chantage ou une récompense pour un bon comportement. L'enfant apprend très jeune à utiliser la nourriture comme outil de manipulation, un comportement qui peut aboutir plus tard à des problèmes d'alimentation.

MYTHE ET RÉALITÉ

Mythe Un verre de bière stimule la lactation.

Réalité Selon les chercheurs, il n'y a aucune preuve scientifique que la bière stimulerait la production ou améliorerait la qualité du lait maternel. Néanmoins, des études ont démontré qu'elle pouvait augmenter le niveau d'une hormone nécessaire à la lactation. À la fin du XIXe siècle, une marque de bière américaine mentionnait sur son étiquette « tonique pour femmes qui allaitent ».

LA DIVERSIFICATION DE L'ALIMENTATION PENDANT LA PREMIÈRE ANNÉE

Durant les trois premiers mois, le lait maternel ou maternisé fournit tous les nutriments dont le nouveau-né a besoin. Le tableau ci-dessous est un exemple de calendrier pour présenter les nouveaux aliments au bébé avant l'âge d'un an. Néanmoins, chaque enfant étant différent, on peut s'attendre à des variantes considérables d'un bébé à l'autre.

PREMIER MOIS

Pour l'enfant nourri au sein, une ration suffisante pour qu'il prenne du poids, produise régulièrement des selles molles et mouille au moins six couches par jour. Pour l'enfant nourri au biberon, de 60 à 120 ml par tétée, toutes les 2 à 4 heures.

DEUXIÈME ET TROISIÈME MOIS

De 120 à 150 ml par tétée, six tétées par jour.

Lait et laitages	Céréales et autres féculents	Légumes et fruits	Viande, poisson, œufs	Autres aliments et aliments à éviter

DE 4 À 6 MOIS

De 900 à 1 200 ml par jour de lait maternel ou maternisé, plus de petites quantités d'aliments solides (commencer avec 1 ou 2 cuillerées à café et augmenter progressivement) pour accompagner deux ou trois tétées.

Lait et laitages	Céréales et autres féculents	Légumes et fruits	Viande, poisson, œufs	Autres aliments et aliments à éviter
De 150 à 180 ml de lait maternel ou maternisé, cinq ou six fois par jour.	Céréales pour bébé, d'abord sans gluten (riz), puis orge, avoine et enfin céréales mixtes.	À 6 mois : légumes au naturel, cuits et écrasés en purée ; fruits au naturel, en compote.		

DE 6 À 9 MOIS

De 700 à 800 ml par jour de lait maternel ou maternisé, plus trois repas comportant chacun entre 60 et 120 g de bouillies aux céréales et/ou d'aliments en purée.

Lait et laitages	Céréales et autres féculents	Légumes et fruits	Viande, poisson, œufs	Autres aliments et aliments à éviter
Bébés sevrés et/ou nourris au lait maternisé : portions de 180 à 240 ml, quatre ou cinq fois par jour. Bébés nourris au lait maternel : cinq ou six tétées par jour. On peut commencer à donner yaourt nature ou petit-suisse.	Farines aux légumes ou aux fruits. Petits morceaux de biscuits pour bébé. Ration journalière : de 3 à 5 cuillerées à soupe, réparties sur trois repas.	Légumes au naturel, cuits et écrasés en purée ; fruits au naturel, en compote. Ration journalière : de 6 à 10 cuillerées à soupe, réparties dans la journée.	Viande, volaille, poisson au naturel, mixés ou finement hachés ; jaune d'œuf cuit dur. Ration journalière : de 2 à 4 cuillerées à café (de 15 à 20 g).	Un peu de jus de fruits non sucré dans une petite tasse. Ne pas donner de blanc d'œuf, susceptible d'entraîner des réactions d'allergie.

DE 9 À 12 MOIS

De 500 à 700 ml par jour de lait maternel ou maternisé, répartis sur trois repas et deux collations.

Lait et laitages	Céréales et autres féculents	Légumes et fruits	Viande, poisson, œufs	Autres aliments et aliments à éviter
Yaourt, fromage blanc, fromage râpé, lait (si possible, de suite*). *Le lait de suite, enrichi en vitamines et en fer, est destiné aux enfants jusqu'à 3 ans. On peut aussi prendre du lait UHT demi-écrémé.	Pain de mie, pâtes et riz bien cuits. Ration journalière : trois ou quatre fois, selon l'appétit.	Légumes en purée ou écrasés à la fourchette ; pommes de terre en purée ; fruits tendres bien mûrs, en dés. Ration journalière : trois ou quatre fois, selon l'appétit.	Viande maigre bien tendre hachée, poisson finement émietté, œuf dur entier écrasé. Ration journalière : 40 g de viande ou équivalent au total.	On peut tartiner le pain avec un peu de beurre ou de confiture, ou ajouter une petite lamelle de beurre dans la purée de légumes.

Bébé commence par profiter de ce que maman mange

L'alimentation du bébé débute dans l'utérus : ce que mange la mère pendant la grossesse détermine la santé du nouveau-né. La femme transmet au fœtus un grand nombre de nutriments qu'il utilise pour se développer ou qu'il garde en réserve. Si elle lésine sur la nourriture pour ne pas trop grossir, son bébé risque d'avoir un petit poids ou des déficiences, voire des problèmes plus sérieux. Une femme anémique aura sans doute un bébé déficient en fer. Celle qui n'absorbe pas assez d'acide folique expose le sien à de graves troubles neurologiques. En revanche, de fortes doses de vitamine A avant et au début de la grossesse peuvent causer des malformations congénitales. Toute femme enceinte doit effectuer un bilan de santé plusieurs fois au cours de la grossesse et s'assurer d'avoir une alimentation équilibrée.

Le lait maternel, aliment de choix

Les médecins s'entendent pour dire qu'aucun aliment n'est plus sain ni plus complet que le lait maternel pour favoriser la santé, la croissance et le développement d'un bébé né à terme. L'Organisation mondiale de la santé va jusqu'à recommander de s'en tenir exclusivement au lait maternel jusqu'à l'âge de 6 mois si le nourrisson est né à terme et en parfaite santé (les bébés prématurés ou de petit poids peuvent avoir besoin d'un supplément de lait maternisé). Les préparations lactées du commerce – ce qu'on appelle le lait pour nourrisson ou « lait maternisé » – constituent, certes, une alternative valable, mais ne peuvent égaler le lait maternel.

Bien qu'allaiter pendant 6 mois ne soit pas possible pour toutes les femmes, il faut savoir que même d'infimes quantités – ne serait-ce que quelques tétées – peuvent être bénéfiques au bébé. Le colostrum, liquide sécrété par la mère au cours des premiers jours qui suivent la naissance, renferme plus de protéines et moins de sucres et de graisses que son lait. Ses propriétés laxatives stimulent les intestins du nourrisson et ses nombreux anticorps le protègent contre les infections. En tétant, le nouveau-né déclenche la sécrétion d'hormones qui augmentent le débit du lait, de sorte que, après quelques jours, la mère en produit suffisamment pour assurer l'alimentation de son enfant. Ce lait est facile à digérer et fournit à peu près tous les nutriments dont le bébé aura besoin durant les 4 à 6 premiers mois. Il se présente en deux phases : lorsque le bébé se met à téter, il est surtout désaltérant, avec une forte proportion d'eau et de sucres ; à mesure que la tétée se poursuit, le lait devient plus riche en graisses et en calories.

Un bébé nourri au sein peut donc se contenter de ce lait jusqu'à ce qu'il aborde la diversification de son alimentation, vers 4 à 6 mois. En France, on recommande en supplément une dose quotidienne de vitamine D (de 400 à 800 UI) jusqu'à ce que l'alimentation du bébé en fournisse une quantité suffisante. Après 6 mois, certains bébés ont besoin d'un supplément de fluor. Ceux dont la mère est végétalienne peuvent avoir besoin de suppléments de vitamine B_{12}.

Bébé prend-il assez ?

Les mères qui allaitent s'inquiètent souvent de savoir si leur bébé mange suffisamment. Voici les questions qu'elles doivent se poser :

1. Combien de couches mon bébé souille-t-il par jour ?
2. Mon bébé se développe-t-il normalement ?
3. Mon bébé semble-t-il avoir faim ?

Une régularité dans les selles et au moins six couches mouillées par jour indiquent que le bébé se nourrit convenablement. Au cours du premier mois,

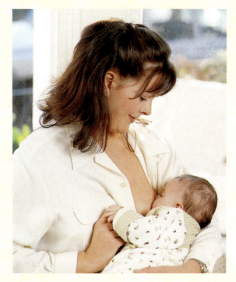

Les avantages de l'allaitement maternel

- L'allaitement stimule les contractions utérines, empêche les saignements et redonne à l'utérus sa taille normale.
- Le lait maternel est pratique et économique, stérile, transportable et toujours à la bonne température.
- L'allaitement rapproche intensément la mère et l'enfant.
- Les bébés nourris au sein sont moins sujets aux infections. Les effets bénéfiques s'étendraient au-delà de l'enfance ; des études ont démontré que ces enfants ont moins de risques d'être frappés d'obésité, de diabète, d'asthme, de troubles cardio-vasculaires et de certains types de cancers.
- Le lait maternel protégerait les enfants des allergies, même en dépit de sérieux antécédents familiaux.
- Les femmes qui allaitent réduisent leur risque de développer un cancer du sein avant la ménopause et une ostéoporose (perte de densité osseuse) par la suite.

UN PETIT TRUC
LE GOÛT CHEZ LE NOURRISSON EST UNE FACULTÉ QUI S'ACQUIERT

Un bébé a tendance à se méfier de tout nouvel aliment, ce qui ne veut pas dire qu'il ne lui plaise pas. Il faut le lui représenter jusqu'à ce qu'il y prenne goût. À force de patience, il finira par avoir une alimentation saine et variée.

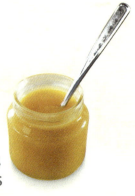

Petits pots pour bébés

La plupart des aliments utilisés pour diversifier l'alimentation chez le nourrisson se trouvent dans le commerce sous forme de fines purées de légumes, de fruits et de viande. Pour l'enfant, il y a plusieurs avantages : ces aliments sont stériles, peu chargés en sel et en sucre. Pour la maman, l'avantage est d'ordre pratique. Quelques précautions s'imposent toutefois quand on les donne au bébé.
- Si on les sert directement du petit pot, il ne faut pas garder les restes ; la salive sur la cuillère peut transmettre des bactéries qui altéreraient les aliments.
- Même si ces aliments sont fades, il faut résister à la tentation de les saler. L'excès de sel risque de créer des problèmes rénaux chez le bébé.

un bébé demande généralement à être nourri toutes les 2 à 4 heures. Les spécialistes recommandent de le nourrir « à la demande », ce qui veut dire chaque fois qu'il le réclame, pendant les 4 à 5 premiers mois. Il y a cependant des bébés que la nourriture n'intéresse pas et qui préfèrent dormir ; il faut par conséquent les réveiller pour faire en sorte qu'ils reçoivent un minimum de six à huit tétées par jour pendant le premier mois.

En suivant la courbe de poids, on se rend compte si le bébé tète suffisamment. Il ne faut toutefois pas perdre de vue que la croissance s'effectue par poussées. Pendant une poussée de croissance, le bébé a besoin de boire plus souvent et plus longtemps et l'organisme de la mère se met à produire davantage de lait. Au bout d'une semaine ou deux, il faut donc s'attendre à ce que le nourrisson ne prenne plus tout ce qu'elle lui offre.

Le bébé qui a faim trouve moyen de le faire savoir. Il est irritable, crie, s'impatiente, serre et desserre les lèvres, met son poing dans sa bouche.

Le bébé nourri au biberon

Plus de la moitié des mamans françaises donnent le sein, ne serait-ce que pendant quelques jours, mais un grand nombre de mères optent d'emblée pour le biberon. Elles peuvent faire confiance aux laits infantiles du commerce à condition de s'en tenir aux directives du fabricant pour reconstituer le lait. Ces préparations contiennent tous les nutriments dont le nourrisson a besoin, en particulier du fer qui a été ajouté. Un bébé ne devrait pas consommer de lait de vache avant l'âge d'un an, parce que celui-ci ne répond pas à ses besoins et cause parfois des réactions allergiques. Dans les laits infantiles, le lait de vache est modifié pour être plus facile à digérer. Malgré ces précautions, certains bébés doivent être nourris avec des préparations à base de soja.

En général, les bébés nourris au biberon consomment plus de lait que ceux qui sont nourris au sein. Si la croissance des premiers peut sembler parfois plus rapide, les seconds ne tarderont pas à les rattraper. En moyenne, un bébé double son poids entre 4 et 5 mois, et l'aura triplé avant d'atteindre un an.

Nourrir un bébé au biberon implique un surcroît de travail : il faut stériliser les bouteilles et les tétines. Certains laits infantiles sont vendus prêts à consommer ; ceux conditionnés sous forme de poudre doivent être dilués avec de l'eau minérale convenant à la préparation des biberons (eau peu minéralisée). Les biberons préparés à l'avance peuvent être conservés au réfrigérateur, mais en aucun cas plus de 24 heures. Il ne faut pas hésiter à jeter tout ce qui n'est pas consommé dans ce laps de temps et tout ce qui reste dans le biberon après la tétée, parce que les micro-organismes se multiplient très rapidement dans le lait.

La diversification de l'alimentation

Il n'y a pas de règle stricte en la matière, mais la plupart des bébés sont prêts pour la nourriture « solide » vers 4 à 6 mois. Avant cet âge, le système digestif est encore fragile et les risques d'intolérance alimentaire sont également plus élevés. Un bébé

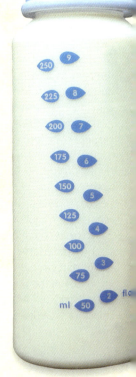

nourri au sein peut attendre d'avoir 5 ou 6 mois avant de passer à la nourriture solide. Par la suite, le lait maternel ne lui donnerait peut-être pas toutes les calories et tous les nutriments dont il a besoin pour grandir.

Le premier aliment devrait être facile à digérer et le moins allergène possible : ce sont généralement des céréales instantanées sans gluten (à base de riz) préparées en bouillie. Commencez par une minuscule quantité. Effleurez les lèvres du bébé avec la cuillère, pour l'encourager à ouvrir la bouche, et déposez un peu de bouillie à l'arrière de la langue. Attendez-vous la première fois à des protestations et à quelques crachats. Le bébé devrait avoir faim, mais non dévorer. D'après certains spécialistes, il faut commencer par interrompre la tétée pour lui faire avaler un peu de bouillie claire – une cuillerée à café ou deux, pas plus, de céréales très diluées. Après quelques essais, il sera prêt à accepter les bouillies comme telles. Augmentez ensuite progressivement la proportion de céréales par rapport au lait.

Procédez lentement et n'introduisez pas plus d'un ou deux nouveaux aliments par semaine. Si vous les faites cuire vous-même, réduisez-les en purée bien lisse. Après les bouillies à base de riz, essayez-en d'autres, d'abord sans gluten, puis variées. Ensuite, ce sera le tour des légumes et des fruits en purée, du poulet et du bœuf mixés. À partir de 5 mois, on peut introduire les jus de fruits, en commençant par le jus de pomme, mais il faut attendre que le bébé ait au moins 6 mois pour les jus d'agrumes, car ils déclenchent parfois des réactions allergiques. On retarde autant que possible, jusqu'à 6 et même 9 mois, l'introduction des aliments potentiellement allergènes (blanc d'œuf, poisson, fruits oléagineux, fruits exotiques...), surtout s'il y a des antécédents d'allergie dans la famille. Au moindre signe d'intolérance, retirez le nouvel aliment.

L'apprentissage pour manger seul

Vers 7 ou 8 mois, le nourrisson a normalement acquis suffisamment de coordination pour s'emparer de la nourriture et la mettre dans sa bouche. Les dents font leur apparition et un biscuit pour bébés ou une croûte de pain peuvent soulager l'inconfort des gencives tout en apprenant au bébé à manger seul. Il s'exercera ensuite à loisir sur des lamelles de pomme ou de poire, de fromage, des carottes cuites, des petits dés de poulet bouilli ou rôti. Les morceaux devraient être assez gros pour tenir entre ses doigts, assez menus pour ne pas causer d'obstruction s'il les avale sans mâcher.

Dès qu'il peut se tenir assis dans sa chaise haute, il devrait partager les repas de la famille et manger les mêmes aliments, quitte à les réduire en purée ou à les couper en petits morceaux. Donnez-lui une cuillère, mais laissez-le manger avec ses doigts. À ce stade, il vaut mieux l'encourager à participer aux activités familiales et à s'alimenter seul qu'à maîtriser les bonnes manières ; celles-ci viendront avec le temps et, surtout, par l'exemple.

Le sevrage

S'affranchir du sein maternel ou de son cher biberon représente un grand pas dans la vie d'un bébé. Il ne faut pas précipiter ce moment. Pour la mère qui allaite, il s'agit aussi d'un choix personnel. Certaines femmes passent du sein au biberon après quelques semaines ou quelques mois ; d'autres continuent même après que le nourrisson a pris l'habitude des solides. Il y a des bébés qui abandonnent d'eux-mêmes le biberon vers 9 ou 10 mois. D'autres continueront de le réclamer à des moments précis, le plus souvent à l'heure de la sieste ou du coucher. Si un bébé boit à la tasse avant l'âge d'un an, mieux vaut lui donner du lait pour enfants (lait de croissance ou lait de suite).

Hygiène dentaire

De nombreux parents croient que les dents de lait de leur bébé ne sont pas importantes parce qu'elles finiront par céder la place aux dents permanentes. Ils ont tort. En fait, non seulement la carie menace les dents sous-jacentes, mais elle peut occasionner de sévères maux de dents. Dès l'apparition de la première dent, les parents doivent pratiquer une hygiène préventive. Ils ne laisseront pas leur bébé s'endormir en tétant et le lait s'accumuler dans sa bouche, car le lactose (sucre) qu'il contient peut entraîner des caries. Ils pourront même lui donner un peu d'eau après la tétée pour rincer les résidus de lait, puis essuieront les gencives et les petites dents avec un doigt entouré d'une gaze.

Le sucre est la cause majeure des caries ; les boissons gazeuses et les collations sucrées sont à éviter. Un morceau de fromage ou de fruit les remplace avantageusement à tous les points de vue.

MYTHE ET RÉALITÉ

Mythe Il faut introduire les légumes avant les fruits, sinon on risque de gâter le goût du bébé.

Réalité Ce n'est pas le cas. Il faut alterner les légumes et les fruits pour que le bébé les découvre en même temps.

Boissons sucrées gazeuses

LES EFFETS NÉFASTES DE L'ASSOCIATION SODAS-REPAS RAPIDE

Une raison pour laquelle les boissons sucrées gazeuses mènent à l'obésité tient à l'habitude que l'on a de les consommer avec des aliments très gras. Le sucre de la boisson incite le pancréas à produire de l'insuline et l'insuline signale à l'organisme de faire des réserves de graisses. Sur les entrefaites surviennent le hamburger et les frites. Comme il y a plus d'insuline qu'il n'en faut pour le repas, le corps stocke les graisses au lieu de les brûler.

AVANTAGES

- la boisson est rafraîchissante, son contenu en sucre fournit un regain d'énergie et sa caféine stimule
- quelques gorgées de soda « bitter » ou de cola aident à calmer les nausées et fournissent de l'énergie

INCONVÉNIENTS

- leur haute teneur en sucre et en acides favorise la prise de poids et la carie dentaire
- le phosphore qu'elles renferment peut inhiber l'absorption du calcium
- la caféine des colas présente un risque pour la santé des adultes comme pour le comportement et la croissance des enfants

OBÉSITÉ ET BOISSONS GAZEUSES

Une étude publiée dans la revue médicale *The Lancet* suggère que, avec une boisson sucrée gazeuse par jour, un enfant court 60 % plus de risques de devenir obèse. L'étude, menée par l'Hôpital des enfants de Boston, a suivi pendant 2 ans 548 enfants d'âge scolaire (11-12 ans). Après chaque boisson sucrée que ces enfants ont bue dans ce laps de temps, leur indice de masse corporelle a augmenté ; par ailleurs, leur risque d'obésité s'accroissait de 60 %. Ces résultats restaient constants quels que soient la masse corporelle initiale, le régime alimentaire, le nombre d'heures passées devant la télévision ou l'activité physique. Une explication à ce phénomène pourrait être que quand on mange beaucoup lors d'un repas ou entre les repas, on a tendance spontanément à moins manger au repas suivant. Mais lorsque l'excès de calories provient de boissons sucrées, tout se passe comme si l'organisme n'en tenait pas compte : l'apport calorique lors du repas suivant n'en est pas diminué pour autant.

L'engouement pour les boissons sucrées gazeuses remonte au XVIIIe siècle et à l'avènement des eaux minérales naturellement effervescentes. Employées à l'origine pour adoucir les lendemains de fêtes trop arrosées, elles ne sont finalement jamais passées de mode. Le Nord-Américain moyen en consomme 182 litres par an, et les Européens s'en approchent dangereusement.

Les termes « boisson sucrée gazeuse » ou « soda » désignent toute boisson non alcoolisée qui renferme de façon générale du gaz carbonique, de l'eau, du sucre (ou un édulcorant artificiel), des arômes naturels ou artificiels qui lui donnent son identité, un ou plusieurs colorants et parfois aussi de la caféine.

À l'exception du sucre et de la caféine, qui sont des stimulants, sodas et boissons gazeuses, dans leur grande majorité, ne contiennent aucun élément nutritif. Une canette (25 cl) de cola fournit environ 100 kcal et, s'il est « light » (avec des édulcorants), moins de 10, mais il risque de renfermer de la caféine.

LES EFFETS SUR LA SANTÉ

Il n'y a pas de mal à s'offrir un soda de temps en temps, mais une consommation régulière entraîne facilement un problème d'obésité. Elle nuit également à la denture, car le sucre des sodas entretient les bactéries, agents des caries. Beaucoup de sodas contiennent en outre des acides (acides phosphorique, citrique…), lesquels attaquent l'émail des dents.

Il faut prendre la peine de lire la liste des ingrédients pour bien comprendre ce que l'on absorbe en buvant son soda favori. Les colas sont très riches en phosphore, qui inhiberaient l'absorption du calcium. Il y a aussi un danger que les boissons gazeuses en viennent à remplacer le lait, surtout chez les jeunes. Or l'enfance et l'adolescence sont des périodes de la vie où les besoins en calcium augmentent pour assurer le développement du squelette et la densité des os. Par ailleurs, il faut savoir que, en buvant deux grands verres (de 35 à 40 cl) de cola, un enfant de 27 kg absorbe 50 mg de caféine, ce qui équivaut à deux bonnes tasses de café pour un homme de 80 kg ! L'effet excitant s'observe souvent chez les enfants agités ou qui n'arrivent pas à s'endormir. Chez les adultes, trop de caféine peut favoriser l'hypertension et l'arythmie. Les personnes qui y sont sujettes ont tout intérêt à choisir un cola « sans caféine ».

Aux malades qui ne peuvent prendre de nourriture solide ou liquide, on recommande souvent de boire une boisson gazeuse sucrée pour en tirer de l'énergie. En cas de nausées, quelques gorgées de cola ou de bitter apportent parfois du soulagement.

Les boissons gazeuses à saveur de jus de fruits ne sont pas meilleures pour la santé. Si on lit bien l'étiquette, on verra qu'elles renferment

LE SAVIEZ-VOUS ?

UNE TENEUR EN SUCRE TRÈS ÉLEVÉE

Les sodas contiennent l'équivalent de 110 à 120 g de sucre par litre, soit 22 à 24 morceaux de sucre !

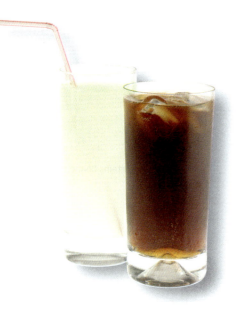

au mieux 10 % de jus de fruits, mais surtout des sucres et des colorants.

Bref, consommées avec modération, les boissons gazeuses ne sont pas nocives. Le vrai danger tient à la quantité. Elles calment l'appétit, sans fournir aucun élément nutritif. Les enfants qui commencent un repas par une boisson sucrée ont souvent moins d'appétit pour les aliments santé.

DES SODAS PLUS SAINS

On peut faire de bonnes boissons gazeuses à la maison en combinant une eau minérale gazeuse naturelle pauvre en sodium et un peu de jus de fruits, de nectar ou de sirop comme il s'en vend un peu partout. ❖

Bonbons

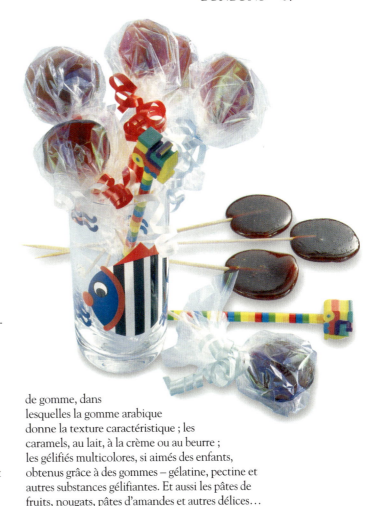

AVANTAGE
- aliment plaisir, source rapide d'énergie

INCONVÉNIENTS
- riche en sucres simples et en calories
- le sucre peut provoquer la carie dentaire
- la réglisse peut faire monter la tension artérielle chez les sujets prédisposés

Les bonbons ont peu d'intérêt nutritif, mais ils sont populaires partout dans le monde. Consommés occasionnellement, ils ne font pas de tort aux personnes en bonne santé et dont le régime alimentaire est par ailleurs équilibré.

La préférence de l'être humain pour les saveurs sucrées se manifeste tôt dans la vie et lui vient de son lointain passé : les baies comestibles et les fruits sont sucrés, alors que de nombreuses plantes vénéneuses sont amères.

On croit que la production commerciale des bonbons est née avec l'introduction en Italie et en Espagne du massepain, pâte épaisse et crémeuse d'amandes et de sucre fabriquée par les Arabes et les Maures au Moyen Âge. Le mot « sucre » est d'ailleurs dérivé de l'italien *zucchero* (qui vient lui-même de l'arabe *sukkar*).

En Europe, les bonbons ne furent d'abord que des épices confites dans du sucre préparées par les apothicaires. Ils restèrent rares et coûteux, jusqu'à l'apparition du sucre de betterave, au XIXe siècle, qui permit leur développement à très grande échelle.

On distingue plusieurs types de bonbons : les bonbons de sucre cuit (acidulés ou à la menthe, berlingots, fourrés, feuilletés, sucettes…), additionnés d'acide citrique ou tartrique ; les boules de gomme, dans lesquelles la gomme arabique donne la texture caractéristique ; les caramels, au lait, à la crème ou au beurre ; les gélifiés multicolores, si aimés des enfants, obtenus grâce à des gommes – gélatine, pectine et autres substances gélifiantes. Et aussi les pâtes de fruits, nougats, pâtes d'amandes et autres délices…

QUAND LE SUCRE SE TRANSFORME EN GRAISSE

Les bonbons renferment une grande quantité de sucres simples (saccharose, fructose, glucose), qui fournissent 400 kcal pour 100 g. Ils sont tous rapidement transformés en glucose et passent dans le sang pour devenir une source d'énergie. Mais cette hausse rapide de la glycémie fait grimper en flèche le taux d'insuline, ce qui amène le foie à convertir tout ce sucre en graisse. Et, lorsque le taux de sucre dans le sang redevient normal, le sujet recommence à avoir faim et se sent fatigué.

ADDITIFS ET ALLERGIES

La plupart des bonbons durs comportent arômes et colorants artificiels, tous autorisés. Certains pouvant provoquer des allergies ou des réactions indésirables, il est important de vérifier les constituants quand on est prédisposé

MYTHE ET RÉALITÉ

Mythe Les bonbons rendent les enfants hyperactifs.

Réalité De nombreuses études ont démontré que le sucre ne cause pas l'hyperactivité, mais que les colorants de certains bonbons l'exacerbent quand elle existe.

à ces effets. Heureusement, comme personne n'est « obligé » d'en manger, la solution est simple : on s'en passe !

Favorisant la rétention de sel et d'eau, la réglisse peut faire monter la tension artérielle des personnes qui y sont hypersensibles. Celles-ci éviteront donc d'en consommer.

SUCRERIES ET CARIE DENTAIRE

Les bonbons et autres aliments sucrés créent un milieu acide qui attaque l'émail des dents et favorise la prolifération des bactéries responsables de la carie dentaire. L'effet est moindre chez les personnes qui se brossent régulièrement les dents. Les bonbons durs à sucer sont aussi nocifs que les bonbons mous, qui collent aux dents.

Si vous ne pouvez pas vous brosser les dents après un repas, utilisez des chewing-gums sans sucre : en activant les glandes salivaires, elle nettoie la bouche des particules qui s'y trouvent. Il en existe deux sortes : l'une renferme des édulcorants artificiels sans calories ; l'autre, un polyol comme le xylitol, qui libère quelques calories – mais celles-ci ne peuvent être converties par les bactéries, dans la bouche et sur les dents, en substances acides attaquant l'émail dentaire. Attention : les polyols en excès provoquent parfois diarrhée et troubles gastriques. ❖

Boulimie

LES INDICES RÉVÉLATEURS DE LA BOULIMIE

Un examen médical complet est la seule façon d'arriver à un diagnostic définitif de boulimie. Il y a toutefois des signes qui peuvent éveiller les soupçons. L'acide gastrique qui reflue lorsque le sujet se force à vomir finit par endommager les dents et les gencives. En outre, il peut y avoir des cicatrices sur un ou plusieurs doigts à force de les enfoncer dans la gorge pour provoquer les vomissements.

PRIVILÉGIER

- fruits et légumes frais, aliments riches en fibres pour avoir un sentiment de satiété
- bananes, fruits secs, légumes et fruits frais variés, riches en potassium

ÉVITER

- grignotages associés aux fringales

Médicalement parlant, la boulimie se définit par des épisodes récurrents de frénésie alimentaire – absorption rapide de quantités anormales de nourriture – à raison de deux fois par semaine sur une période d'au moins 3 mois. Si, au sens littéral, boulimie signifie « faim de bœuf », la majorité des boulimiques n'ont pas un énorme appétit. Leur tendance à manger trop, de façon compulsive, semble être d'ordre psychologique et peut s'expliquer par une chimie cérébrale anormale ou un déséquilibre des neuromédiateurs.

Beaucoup plus de femmes que d'hommes souffrent de boulimie. Malgré leurs excès alimentaires, les femmes boulimiques ont généralement un poids normal, quoique certaines

aient facilement des variations de poids de l'ordre de 3 à 5 kg. Leur capacité à maintenir un poids normal est due à l'autre aspect de la boulimie : elles compensent en effet leurs excès alimentaires en suivant des régimes draconiens, en pratiquant des exercices intenses et en se purgeant – soit en se faisant vomir, soit en prenant des laxatifs ou en se faisant des lavements.

Environ la moitié des anorexiques (voir p. 37) souffrent de boulimie. Les deux situations se caractérisent par une focalisation sur le poids et la peur qu'ont les malades d'être incapables de contrôler leurs comportements alimentaires. Typiquement, dans les deux cas, la personne concernée commence par un régime strict. Affamée, elle peut se gaver, généralement de sucré : gâteaux et glaces. Ensuite, elle se sent coupable et a honte : elle va se purger pour compenser son excès. En peu de temps, elle se retrouve dans un cercle infernal de fringales et de purges, les premières étant souvent suscitées par des sentiments d'anxiété, de stress, de solitude ou d'ennui. Une fringale peut être brève ou durer des heures et les calories ingérées peuvent varier de 1 000 à 50 000 !

LES CARENCES NUTRITIONNELLES

Les purges répétées peuvent avoir des conséquences graves, dont un déséquilibre sodique et potassique générant fatigue, évanouissements et palpitations. L'acidité des vomissements peut endommager l'émail des dents et la muqueuse de l'œsophage. L'abus de laxatifs peut irriter le côlon et entraîner un saignement rectal, provoquer un dysfonctionnement de l'intestin et de la constipation à l'arrêt de leur prise. Parmi les conséquences les plus graves : la dépression et le haut taux de suicides, fréquents chez les boulimiques.

COMBATTRE LA BOULIMIE

Comme tous les troubles du comportement alimentaire, la boulimie est difficile à traiter et nécessite une approche pluridisciplinaire : nutritionnelle, médicamenteuse et psychothérapeutique. Si le patient semble suicidaire ou si le cycle infernal des fringales et purges ne répond pas à une prise en charge en soins ambulatoires, l'hospitalisation peut être envisagée. Il ne faut pas s'attendre à un succès immédiat : le traitement prend souvent 3 ans ou plus et les rechutes sont courantes.

Traiter les carences nutritionnelles. C'est particulièrement important quand les réserves de potassium de l'organisme ont été épuisées par les vomissements ou l'abus de laxatifs. Manger des aliments riches en potassium – fruits secs, légumes et fruits frais (surtout bananes) – rétablit en général l'équilibre potassique ; on donnera du potassium en supplément si ce n'est pas le cas.

Tenir un journal. Le nutritionniste demande toujours au sujet boulimique de tenir un journal pour aider à identifier les circonstances qui déclenchent les fringales. Il peut également établir un programme de repas qui réduit le nombre de décisions que le patient doit prendre au sujet des heures des repas et du contenu de ceux-ci. Ce régime devrait privilégier les aliments riches en protéines et en amidon et exclure les gourmandises jusqu'à ce que la boulimie soit contrôlée : on les réintroduit ensuite en petites quantités. Le sujet boulimique peut alors apprendre à se donner la permission de choisir ses aliments en quantité raisonnable pour diminuer le sentiment de privation et de faim intense qui accompagne la perte du contrôle alimentaire.

Les boulimiques qui abusent des laxatifs peuvent avoir besoin d'une alimentation riche en fibres pour venir à bout de la constipation. Céréales et pain complets, légumes et fruits frais, liquides en bonne quantité devraient régulariser leur transit intestinal.

LE TRAITEMENT MÉDICAMENTEUX

La dépression chronique accompagne souvent la boulimie : c'est pourquoi le traitement peut comprendre des antidépresseurs spécifiques, qui régularisent les taux de sérotonine cérébrale, car celle-ci joue un rôle important dans le contrôle de l'humeur et de l'appétit. Les médicaments les plus couramment prescrits sont les inhibiteurs de la recapture de la sérotonine comme la fluoxétine (Prozac®), qui supprime aussi l'appétit, la paroxétine (Deroxat®) et la sertraline (Zoloft®). Lorsque les patients ont pris le dessus sur la dépression, ils sont plus en mesure de contrôler leur boulimie. Des médicaments pour l'épilepsie semblent très prometteurs dans le traitement des dérèglements alimentaires.

La psychothérapie. Qu'il s'agisse d'une thérapie familiale, de groupe ou axée sur le comportement, l'essentiel est qu'elle amène le patient à ne pas faire de la nourriture le centre de sa vie. Les boulimiques y apprennent à reconnaître les signaux d'une crise, à faire face au stress et aux situations où ils sont vulnérables. Participer à des groupes d'entraide peut aussi être utile. De plus, les thérapies complémentaires – méditation ou relaxation progressive – peuvent aider les patients.

La luxthérapie (ou photothérapie). L'exposition à la lumière solaire ou à une lumière blanche intense, à raison de 20 à 30 minutes par jour, semble également avoir des résultats positifs rapides et sans effet secondaire. ❖

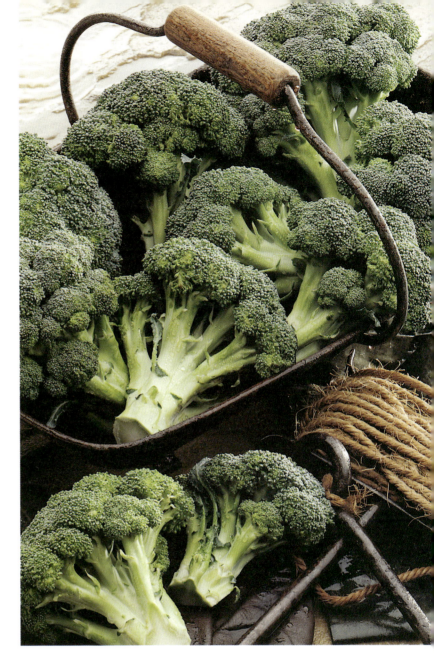

Brocoli

AVANTAGES
- excellente source de vitamine C
- bonne source de bêta-carotène et de folates
- quantités significatives de calcium, fer, potassium et autres minéraux
- riche en glucosinolates, agents anticancérogènes naturels, et en bioflavonoïdes
- pauvre en calories ; riche en fibres

INCONVÉNIENT
- trop cuit, il dégage des composés soufrés à odeur forte et peut causer des flatulences

Le brocoli, sans doute un des légumes les plus étudiés, est aussi l'un des plus intéressants sur le plan nutritionnel, sans parler de ses propriétés anticancérogènes. Au cours des vingt dernières années, de nombreuses études ont démontré que les personnes qui mangent du brocoli en abondance ont un risque beaucoup moins élevé que la moyenne d'avoir un cancer du côlon, du sein, du col de l'utérus, des poumons, de la prostate, de l'œsophage, du larynx et de la vessie.

Bien que tous les crucifères (légumes de la famille des choux, dont la fleur se dresse en forme de croix) soient en mesure de protéger contre le cancer, le brocoli semble être mieux doté que les autres de composants anticancérogènes. Certains d'entre eux bloquent l'action des hormones qui stimulent les tumeurs ; d'autres inhibent la croissance des tumeurs présentes ou renforcent l'action des enzymes protectrices.

Le brocoli renferme des glucosinolates. Une fois ingérés, ceux-ci se métabolisent en composés capables de combattre le cancer : indoles, isothiocyanates et sulforaphane. Ce dernier s'avère particulièrement précieux, car il est prouvé que son action anticancérogène est puissante, autant sur les cellules de l'homme que sur celles du rat. Les jeunes pousses de brocoli sont 50 fois plus riches en sulforaphane que le légume à maturité. Le brocoli est également riche en bioflavonoïdes, dont la quercétine, et en divers autres phytonutriments protégeant les cellules contre la mutation et les dommages causés par les radicaux libres.

Le brocoli regorge de vitamines et de minéraux essentiels. Une portion de 200 g de brocoli cuit, qui apporte seulement 40 kcal, renferme plus de 100 % de l'apport nutritionnel conseillé (ANC) en vitamine C, 45 % de l'ANC en acide folique et une bonne dose de bêta-carotène. On y trouve aussi 150 mg de calcium, 2 mg de fer et 6 g de protéines. Étant donné que cette portion de brocoli procure 5 g de fibres et des composants laxatifs naturels, ce légume est souvent recommandé pour lutter contre la constipation.

Les chercheurs de l'université Johns Hopkins, aux États-Unis, ont récemment découvert que le sulforaphane, un phytocomposant présent dans le brocoli et les choux de Bruxelles, avait la propriété de détruire *Helicobacter pylori*, la bactérie qui cause les ulcères et peut favoriser le cancer de l'estomac.

Le brocoli frais se vend toute l'année mais, surgelé, il est aussi nutritif. Des fleurons jaunis indiquent qu'il commence à perdre ses vertus. Le brocoli peut se manger cru, mais il est généralement cuit à la vapeur ou sauté à la chinoise pour préserver ses précieux nutriments, que la cuisson à l'eau risque de détruire partiellement. ❖

Brûlures

PRIVILÉGIER

- aliments à haute teneur en protéines et en zinc pour la réparation des tissus
- eau, bouillon, jus de fruits et autres boissons non alcooliques, pour pallier la perte de liquide
- fruits et légumes frais, riches en vitamine C, pour favoriser la cicatrisation

Éviter

- thé, café et alcool

Pour favoriser la réparation des tissus, il est essentiel que les victimes de brûlures importantes aient un régime alimentaire très équilibré, qui leur apporte un surplus de calories, de protéines, de vitamines et de minéraux. Les brûlés ont également besoin d'absorber davantage de liquides, de sodium et de potassium pour remplacer ces éléments qui exsudent à travers la peau endommagée. Sinon, il y a risque de déshydratation et de déséquilibre électrolytique. Les brûlures du deuxième et du troisième degré, avec cloques et dommages aux tissus, sont très graves : elles présentent un risque élevé d'infection par les germes qui peuvent pénétrer dans l'organisme à la faveur des lésions.

Les patients hospitalisés avec des brûlures étendues reçoivent généralement des liquides et des antibiotiques par voie intraveineuse. Chez les grands brûlés (plus de 20 % de la surface du corps) incapables de manger, une alimentation continue par sonde gastrique est mise en place. Elle vise à fournir jusqu'à 6 000 kcal par jour, dont 350 g de protéines, pour compenser les pertes de plasma au niveau de la brûlure. Pour ceux qui parviennent à s'alimenter, le régime doit apporter un surplus de calories, de protéines et de zinc afin de réparer les tissus. Le zinc est surtout présent dans le poisson gras et les fruits de mer, la viande maigre, la volaille, les œufs, le lait, les haricots secs, les noix et les céréales complètes ; essentiel pour la guérison des blessures, il stimule aussi les défenses immunitaires contre l'infection.

Il faut inclure de la vitamine C pour garder la peau en bonne santé et prévenir les infections, ainsi que des suppléments de liquides nutritifs pour maintenir un apport élevé de calories.

Il faut éviter le thé, le café et autres boissons contenant de la caféine : leur effet diurétique accélère la perte liquidienne. L'alcool est également à éviter parce que lui aussi déshydrate ; de plus, il affaiblit le système immunitaire. ❖

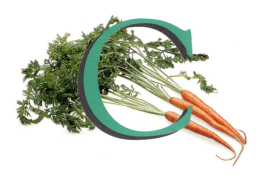

Café

AVANTAGES
- stimule le système nerveux central
- peut aider à rester éveillé et vif d'esprit
- bonne source de vitamine B_3

INCONVÉNIENTS
- peut rendre l'endormissement difficile et perturber ou diminuer le sommeil
- consommé avec excès, peut causer de l'irritabilité et de la fébrilité
- augmente l'excrétion du calcium

Principale source de caféine, le café est une boisson très consommée dans le monde entier. Outre la caféine, il contient près de 400 éléments chimiques, ainsi que des traces de vitamines et minéraux, des tanins et des sucres caramélisés. Il est presque dépourvu de calories : une tasse de 15 cl de café noir n'apporte que 3 kcal, mais il faut évidemment tenir compte du sucre éventuellement ajouté (20 kcal pour un morceau de sucre de 5 g).

Le grand buveur de café a cependant intérêt à réduire par ailleurs ses apports de caféine – par exemple en évitant les boissons gazeuses de type cola, qui sont additionnées de caféine.

À CONSOMMER AVEC MODÉRATION

Il est préférable de boire du café avec modération. Voici quelques-uns des risques liés à une consommation excessive.

- Infertilité. Plusieurs études ont établi qu'une consommation dépassant 300 mg de caféine par jour était associée à une baisse de fertilité chez la femme.
- Problèmes cardiaques. La caféine fait temporairement monter la tension artérielle et peut provoquer de l'arythmie cardiaque.
- Perte osseuse. Le café augmente l'excrétion du calcium dans les urines. Pour compenser ces pertes, les grands buveurs de café devraient consommer plus de laitages et d'aliments riches en calcium.
- Sevrage. Les grands buveurs de café qui arrêtent subitement d'en prendre peuvent souffrir pendant quelques jours de maux de tête et d'irritabilité. Le sevrage devrait être graduel.
- Cholestérol. Le cafestol et le kahweol du café peuvent accélérer la synthèse du cholestérol dans le foie. C'est particulièrement vrai pour les cafés préparés par infusion (« à la chaussette »), à la turque ou les expressos.
- Débit urinaire. Celui-ci augmente, car la caféine est un diurétique.

LE SAVIEZ-VOUS ?

LE CAFÉ AMÉLIORE LA MÉMOIRE ET LA LUCIDITÉ

L'habitude de boire du café pourrait s'avérer bénéfique aux personnes vieillissantes. Une étude a démontré qu'il les aidait à penser plus vite, à conserver la mémoire et à mieux raisonner. Une autre étude a rapporté que des femmes âgées de 80 ans et plus ayant l'habitude de boire du café réussissaient mieux les tests d'aptitude mentale. À long terme, les buveurs de café présentent un risque moins élevé de développer la maladie d'Alzheimer.

LE CAFÉ DÉCAFÉINÉ

On boit parfois du café décaféiné pour échapper à l'insomnie et à la fébrilité que provoque le café pur. Or le café décaféiné renferme jusqu'à 5 mg de caféine par tasse de 15 cl. Les personnes qui ont des problèmes de sommeil devraient s'abstenir d'en boire. ❖

Caféine

AVANTAGES

- accroît temporairement la vivacité d'esprit et la concentration
- peut améliorer les performances athlétiques tout en augmentant temporairement l'endurance
- peut inhiber une crise d'asthme légère en détendant les muscles bronchiaux

INCONVÉNIENTS

- engendre une accoutumance et peut donner lieu à des effets de sevrage
- peut causer de l'insomnie
- prise en excès, peut provoquer tremblements, palpitations et anxiété
- augmente le débit urinaire par son effet diurétique
- diminue l'absorption du calcium tout en augmentant son excrétion dans l'urine et les selles
- peut faire monter la tension artérielle

La caféine, de loin la « drogue » la plus consommée et la moins nuisible, est un stimulant présent dans le café, le thé, le chocolat et les boissons gazeuses de type cola. On en introduit dans les analgésiques, les remèdes contre le rhume et les médicaments favorisant l'attention. Quelques minutes après son ingestion, elle passe de l'intestin grêle dans le sang, puis parvient aux différents organes. Elle accélère le rythme cardiaque, stimule le système nerveux central, augmente le débit urinaire et la production de suc gastrique, détend les muscles lisses, comme ceux des vaisseaux sanguins et des voies respiratoires.

Consommée modérément, la caféine est généralement inoffensive, mais un sevrage soudain peut entraîner des migraines, de l'irritabilité et divers symptômes dont la gravité varie selon les individus. Chez certaines personnes, la caféine peut déclencher une migraine alors que, chez d'autres, elle peut l'enrayer en dilatant les vaisseaux sanguins dont la constriction engendre la douleur pulsatile bien connue des migraineux. Les personnes atteintes d'une maladie des valvules cardiaques doivent éviter d'en consommer, car elle peut provoquer des palpitations et diverses arythmies cardiaques.

LE SAVIEZ-VOUS ?

LES TAUX DE CAFÉINE DIFFÈRENT

Le café robusta vient surtout d'Afrique, et l'arabica d'Amérique du Sud. L'arabica, le plus apprécié en France, renferme deux fois moins de caféine que le robusta. Il est aussi un peu moins amer et plus doux.

LA CAFÉINE : UN OPTIMISEUR DE PERFORMANCES

La caféine favorise le travail intellectuel par son effet stimulant, qui augmente la vivacité d'esprit et la concentration. Pour certains, le café du matin est une mise en train irremplaçable, de même que la pause café ou thé leur permet de retrouver tonus et dynamisme.

Les athlètes savent depuis longtemps que prendre une boisson à la caféine une heure avant la compétition peut améliorer leurs performances, surtout dans les sports d'endurance comme la course de fond. Des études le confirment : 250 mg de caféine – l'équivalent de 2 à 3 tasses de café fort – augmentent l'endurance, probablement en permettant à l'organisme d'utiliser plus de lipides. Mais de telles doses peuvent aussi avoir des effets négatifs : même si la caféine ne figure plus parmi les produits dopants dont l'usage était contrôlé, c'est à l'athlète de connaître son seuil de tolérance pour éviter les excès.

LES EFFETS INDÉSIRABLES POTENTIELS

Prendre de la caféine en fin de journée expose à l'insomnie. En prendre trop peut entraîner un syndrome, le caféisme marqué par l'insomnie, l'anxiété, l'irritabilité, des battements cardiaques plus rapides et un débit urinaire excessif. Mais ces symptômes s'atténuent dès que la consommation diminue. Sinon, la caféine est plutôt inoffensive ; pour être vraiment dangereuse, voire mortelle, il faudrait qu'un adulte absorbe un très grand nombre de tasses de café dans un laps de temps très court.

Comme la caféine, surtout celle du café, augmente la sécrétion des sucs gastriques acides, les personnes souffrant d'ulcère doivent éviter d'en prendre après le repas, même s'il s'agit de décaféiné. Le thé, lui, est souvent mieux toléré.

La caféine peut temporairement augmenter la tension artérielle et accélérer le rythme du cœur. Les cardiaques ne devraient boire du café ou du thé qu'avec modération. En règle générale, les cardiologues recommandent de ne pas dépasser 400 à 450 mg de caféine (soit 4 à 5 tasses de café) par jour. Les personnes âgées souffrant d'hypertension devraient se limiter à 1 tasse par jour.

L'innocuité de la caféine pour les femmes enceintes est controversée. Selon certains chercheurs, prendre 1 à 2 tasses de café par jour peut très légèrement augmenter les risques de faire une fausse couche ou d'avoir un bébé de faible poids à la naissance, mais toutes les études n'aboutissent pas à ces résultats. En revanche, il semble établi qu'une forte consommation

LES SOURCES DE CAFÉINE

Le café est la source par excellence de caféine, mais d'autres aliments en contiennent aussi.
Le tableau ci-dessous vous indique les apports en caféine de différents produits et boissons.

APPORTS MOYENS EN CAFÉINE

CAFÉ (tasse de 6 ou 15 cl)	Milligrammes
Café décaféiné	1-5
Café arabica	70-80
Café robusta	130-150
Expresso pur arabica (6 cl)	50-70
Expresso mélange arabica-robusta (6 cl)	80-100
Café instantané arabica	60-80
Café instantané robusta	140-150

THÉ (tasse de 15 cl)	
Infusé 1 minute	9-33
Infusé 3 minutes	20-46
Infusé 5 minutes	20-50
Déthéiné (« sans caféine »)	1-5
Thé instantané	12-28

BOISSONS GAZEUSES DE TYPE COLA*	
Boisson au cola classique ou « light » (verre de 20 cl)	20-25
Boisson au cola classique ou « light » (canette de 33 cl)	35-40
Boisson au cola « sans caféine »	0

* En France, la teneur en caféine d'une boisson de ce type est limitée à 150 mg par litre, soit au maximum 30 mg de caféine pour un verre de 20 cl ou 50 mg pour une canette de 33 cl.

CHOCOLAT	
Chocolat à plus de 70 % de cacao : 20 g (2 à 3 mini-tablettes pour le café, selon la taille)	12-15 mg
Chocolat noir : 20 g (2 à 3 carrés, selon la taille)	10 mg
Chocolat au lait : 30 g (1 barre pour le goûter)	6 mg
1 tasse de chocolat chaud (20 cl)	5-7 mg
1 rocher au chocolat noir (30 g)	12 mg
1 rocher au chocolat au lait (30 g)	8 mg
1 chocolat fourré (15 g)	2-3 mg

À noter que certains médicaments, en particulier ceux contre le rhume ou les baisses de forme, renferment de la caféine, parfois en quantité notable.

---

de caféine durant la grossesse peut accroître les risques de fausse couche, d'accouchement avant terme et de bébé hypotrophique à la naissance. Certains spécialistes conseillent aux femmes enceintes de s'abstenir de caféine durant la grossesse ou, du moins, de se limiter à 150 mg (soit 1 à 2 tasses de café) par jour. Comme la caféine passe dans le lait maternel, les mères qui allaitent devraient éviter d'en prendre.

La caféine nuisant à l'absorption du calcium, les risques d'ostéoporose augmentent, surtout chez les femmes âgées ; celles qui boivent beaucoup de café devraient consommer plus de lait, de laitages et d'aliments riches en calcium ou prendre des suppléments.

Certaines personnes préfèrent boire du café décaféiné mais se demandent si la décaféination n'introduirait pas des substances nocives dans le café. Le procédé peut réduire la saveur du café, mais il est sans danger pour celui qui le boit. On fait tremper les grains de café vert dans l'eau avant d'éliminer la caféine par des méthodes physiques (vapeur d'eau ou gaz carbonique sous forte pression) ; l'extraction de la caféine par solvants n'est quasiment plus pratiquée aujourd'hui. ❖

UN PETIT TRUC

UN VERRE DE COLA CONTRE LE MAL DE TÊTE

Si vous prenez de l'aspirine contre le mal de tête, avalez-la avec un verre de cola. La caféine qu'il renferme accélère l'action de l'analgésique. Elle peut même combattre directement un mal de tête en dilatant les vaisseaux sanguins qui irriguent le cerveau. Mais n'exagérez pas, car vous pourriez au contraire l'aggraver.

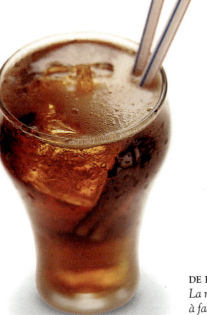

DE PUISSANTS EFFETS.
La noix de kola, qui sert à fabriquer les colas, est une source de caféine.

Calculs biliaires

PRIVILÉGIER

- petits repas à intervalles réguliers
- petit déjeuner consistant

ÉVITER

- prise de poids
- excès d'alcool

La vésicule biliaire stocke et concentre la bile, substance produite par le foie pour assimiler les graisses dans l'intestin grêle. L'ablation de la vésicule semble n'avoir aucun effet sur la digestion. La bile contient du cholestérol et un pigment, la bilirubine, un pigment : tous deux peuvent précipiter sous forme de calculs (pierres ou lithiases) tantôt fins comme du sable, tantôt gros comme du gravier. La plupart des calculs sont faits de cholestérol durci ; les autres sont un amalgame de bilirubine et de calcium.

Les calculs biliaires touchent les deux sexes mais sont plus fréquents chez les femmes d'âge moyen en surpoids. Il existe aussi un facteur héréditaire. Les femmes qui ont eu des enfants sont particulièrement vulnérables, la fin de la grossesse et les semaines qui suivent l'accouchement s'accompagnant de taux élevés de cholestérol sanguin. Les hormones féminines, la progestérone et les œstrogènes, joueraient un rôle dans la formation des calculs, qu'elles soient naturelles ou qu'elles proviennent des pilules contraceptives. Les régimes draconiens, qui font perdre beaucoup de poids rapidement et qui entraînent un effet de yo-yo (perte et gain de poids successifs), comptent parmi les facteurs déclenchants de calculs biliaires.

Souvent, les calculs biliaires ne donnent aucun symptôme. Sinon, ils causent une douleur dans le haut de l'abdomen, à droite (juste sous le foie), quand la vésicule se contracte pour libérer de la bile après un repas. Une inflammation de la vésicule (cholécystite) donne une douleur soudaine et violente, irradiant vers le dos et sous l'omoplate droite, avec fièvre, frissons et vomissements. Si les calculs entravent le flux biliaire, le patient fait une jaunisse. Non traités, les calculs peuvent obstruer un canal biliaire, provoquant une inflammation du foie ou du pancréas.

En cas de crises fréquentes, le traitement habituel est l'ablation de la vésicule (cholécystectomie) ; l'opération se fait par chirurgie conventionnelle ou par laparoscopie. La dissolution des calculs avec des médicaments connaît un succès mitigé, car les concrétions se reforment dès que le patient arrête le traitement. La lithotripsie est une technique qui utilise des ultrasons ou des ondes de choc pour briser les calculs.

NUTRITION ET CALCULS BILIAIRES

Manger fréquemment de petites quantités. Comme beaucoup de calculs sont faits de cholestérol, on a pensé qu'il fallait éliminer celui-ci de l'alimentation. Suivre cet avis ne diminue pas le risque de calculs. Et, par ailleurs, certains médecins pensent que les aliments gras obligent la vésicule à se vider, ce qui peut être bénéfique.

Une alimentation riche en fibres et pauvre en lipides est bonne pour la santé en général, mais rien ne prouve que cela a un effet favorable sur le métabolisme du cholestérol, quand il s'agit de calculs. On sait, cependant, que la bile est plus susceptible de faire des calculs pendant la longue période d'inactivité du sommeil. C'est pourquoi certains médecins recommandent de prendre un petit déjeuner substantiel pour vider la vésicule des petits calculs et de la bile stagnante. On peut aussi conseiller de prendre beaucoup de petits repas pour activer la vésicule.

Privilégier les aliments contenant de l'amidon, les fruits et les légumes. Il faut éviter les aliments à base de sucres rapides et choisir plutôt des féculents, ainsi que des fruits et des légumes. On prendra des portions modérées de protéines et on évitera les graisses et l'alcool, surtout si le foie et le pancréas sont touchés. ❖

Cancer

PRIVILÉGIER

- agrumes et autres fruits, légumes jaunes ou vert foncé pour la vitamine C, le bêta-carotène, les bioflavonoïdes et les phytonutriments qui protègent du cancer
- pain et céréales complets, et autres aliments riches en fibres pour assurer le bon fonctionnement du côlon

RÉDUIRE

- aliments gras, particulièrement ceux riches en graisses saturées
- alcool et boissons alcoolisées
- aliments salés, fumés, fermentés ou cuits au charbon de bois

ÉVITER

- aliments contenant des résidus de pesticides et des polluants de l'environnement

Les recherches récentes ont modifié radicalement notre perception du rôle de l'alimentation dans la prévention aussi bien que dans le traitement du cancer. Il apparaît que certains aliments peuvent favoriser le développement de tumeurs malignes, tandis que d'autres ralentissent ou bloquent la croissance tumorale. Les chercheurs estiment que 35 à 50 % des cancers sont dus en partie à l'alimentation, en particulier quand celle-ci contient beaucoup d'aliments gras et de plats tout prêts ; ils croient aussi qu'un grand nombre de cancers pourraient être évités si on changeait certaines habitudes alimentaires.

LE RÉGIME ANTICANCÉROGÈNE

Manger plus de fruits et de légumes. Manger des fruits et des légumes en abondance réduit le risque de plusieurs cancers parmi les plus graves. Ces aliments sont riches en bioflavonoïdes et autres phytonutriments (voir Antioxydants et Bioflavonoïdes), en fibres alimentaires, en acide folique, ainsi qu'en bêta-carotène et en vitamine C, qui sont des antioxydants. Toutes ces substances peuvent ralentir, arrêter ou inverser le processus qui mène au cancer. Cela par divers mécanismes de protection : en neutralisant ou en détoxifiant des agents cancérogènes (qui causent le cancer) ; en empêchant des modifications précancéreuses dans le matériel génétique des cellules, liées aux cancérogènes, aux radiations ou à d'autres facteurs environnementaux ; en induisant la formation d'enzymes protectrices, ou en réduisant l'action hormonale, qui peut stimuler la croissance tumorale. L'acide folique est essentiel pour la synthèse et la réparation de l'ADN, et il semble que des taux bas d'acide folique dans l'organisme rendent les cellules vulnérables à la cancérogenèse.

Diminuer l'apport de lipides. Il est également important de diminuer les graisses. De nombreuses études montrent un risque accru de cancer du côlon, de l'utérus, de la prostate et de la peau (y compris le mélanome) avec une alimentation riche en graisses et en cas d'obésité. Le lien entre graisses et cancer du sein fait l'objet de controverses. Les lipides ne devraient pas représenter plus de 30 % – 25 % dans l'idéal – de l'apport total de calories. Souvent, il suffit de quelques modifications simples dans l'alimentation pour diminuer les graisses ; par exemple, choisir de la viande maigre, retirer tout le gras visible des plus grasses, cuire les aliments à la vapeur ou au four sans ajouter de corps gras, limiter l'utilisation du beurre, de la margarine, de la mayonnaise et des huiles.

Manger plus de fibres. Augmenter les fibres peut protéger du cancer de plusieurs façons : en accélérant le transit par le côlon (pour diminuer le risque de cancer de l'intestin) ; beaucoup de fibres (voir Son) et peu de calories protègent aussi contre l'obésité et le risque accru de cancers liés à un excès de graisses corporelles.

ROMPRE LES HABITUDES

Limiter l'alcool. Un excès d'alcool va de pair avec un risque accru de cancer de la bouche, du larynx, de l'œsophage et du foie. L'alcool diminue aussi la capacité de l'organisme à utiliser le bêta-carotène, qui semble prémunir contre certains cancers. Il peut, de plus, épuiser les réserves d'acide folique, de sélénium, de thiamine et d'autres vitamines B. Or, on sait que l'acide folique réduit la prolifération des cellules cancéreuses ; l'insuffisance d'acide folique est associée à un risque accru de cancer du col de l'utérus. Les suppléments d'acide folique semblent ralentir la prolifération d'autres cellules précancéreuses.

Arrêter de fumer. Le tabac augmente le risque de cancer plus que toute autre habitude de vie. Il est associé non seulement au cancer des poumons, mais aussi aux cancers de l'œsophage, de la bouche, du larynx, du pancréas et de la vessie ; des études récentes parlent aussi du cancer du sein. Ceux qui sont incapables d'arrêter de fumer peuvent prendre des mesures nutritionnelles pour diminuer un peu le risque de cancer. L'une consiste à manger du brocoli ou d'autres crucifères plusieurs fois par semaine ; les choux contiennent de bonnes quantités de principes actifs contre le cancer : bioflavonoïdes, indoles, monoterpènes, acide phénolique et phytostérols, précurseurs de la vitamine D. Le sulforaphane, un élément abondant dans le brocoli, est un des principes actifs les plus puissants contre le cancer à avoir été identifiés jusqu'ici ; diverses études montrent que manger du brocoli plusieurs fois par semaine diminue l'incidence du cancer du poumon chez les fumeurs quand on les compare à des fumeurs qui n'en mangent pas.

BIENFAITS DES FRUITS ET LÉGUMES

Les pigments et autres phytocomposants qui colorent les légumes et les fruits semblent contribuer aussi à leurs propriétés anticancérogènes. Certains nutritionnistes conseillent d'ailleurs de manger chaque jour au moins trois légumes de couleurs différentes et deux fruits différents. Le meilleur choix englobe la gamme des légumes à feuilles vert foncé ainsi que des fruits et légumes jaune foncé, orange et rouges. Le menu quotidien devrait inclure un agrume et un crucifère. Les crucifères sont les membres de la famille du chou : brocoli, chou, choux de Bruxelles, chou-fleur, chou-rave, chou vert, chou vert frisé, feuilles de moutarde, navet, pak-choï, rutabaga, radis et cresson.

La plupart des fruits et légumes recèlent plusieurs composants anticancérogènes. Le brocoli, par exemple, en plus des phytonutriments propres aux crucifères, contient du bêta-carotène, de la vitamine C et des fibres. C'est pourquoi les experts recommandent les aliments et non les suppléments pour augmenter nos défenses. Voici les plus efficaces.

Pour la vitamine C : agrumes, fraise, kiwi, mangue, melon, brocoli, épinards, choux de Bruxelles, chou-fleur, poivron, pommes de terre nouvelles.

Pour le bêta-carotène : carotte, melon, potiron, patate douce, brocoli, poivron rouge, abricot, mangue, papaye, chou vert frisé, cresson, mâche.

Pour les fibres : maïs, poire, brocoli, choux de Bruxelles, pommes de terre (avec la peau), carotte, pomme, petits fruits rouges, figue, pruneau, petits pois, épinards.

Pour l'acide folique : tous les légumes à feuilles vert foncé (surtout les épinards), jus d'orange, brocoli, avocat, asperges, choux de Bruxelles.

ALIMENTS ANTICANCÉROGÈNES

Pommes, petits fruits rouges, agrumes, brocoli et autres crucifères. Leurs flavonoïdes agissent comme antioxydants et pourraient aussi prévenir les dommages causés à l'ADN dans le noyau de la cellule.

Tomates et dérivés de la tomate. Leur lycopène combattrait le cancer de la prostate.

Oignons et ail. Certains de leurs composés soufrés stimulent les défenses naturelles et pourraient ralentir la croissance des tumeurs. Des études ont montré par exemple que l'ail divisait par 12 l'incidence du cancer de l'estomac.

Thé vert. Il contient une catéchine, l'EGCG, qui peut aider de trois façons : en réduisant la formation des substances cancérogènes dans le corps, en fortifiant les défenses naturelles et en ralentissant la prolifération du cancer. Certains tiennent l'EGCG pour le plus puissant composé anticancérogène connu à ce jour.

Noix, fruits de mer, certaines viandes, certains poissons, pain, son et germe de blé, riz brun. Tous ces aliments sont d'excellentes sources de sélénium, un oligoélément qui s'avère être un puissant anticancérogène. Dans une étude importante, le sélénium a réduit l'incidence des cancers du poumon, de la prostate, du côlon et du rectum chez les participants ayant reçu 200 μg de sélénium pendant 4 ans et demi. Cela a donné lieu à des études de suivi pour déterminer si le sélénium, associé à la vitamine E, pouvait protéger contre le cancer de la prostate. Les aliments d'origine animale fournissent la plus grande part du sélénium. La teneur des végétaux varie largement en fonction de la nature du sol où ils ont poussé.

De faibles taux de vitamine C entraînent un risque accru de plusieurs des cancers du fumeur. Comme le tabagisme épuise les réserves de l'organisme en vitamine C, les fumeurs devraient augmenter leur consommation d'agrumes et autres aliments riches en acide ascorbique. Fumer abaisse aussi les réserves d'acide folique et d'autres vitamines du groupe B : il faut donc augmenter les viandes maigres, les fruits secs oléagineux, les céréales complètes, les légumineuses et les légumes à feuilles vert foncé pour contrecarrer cet effet.

Limiter la consommation des aliments séchés, fumés, salés, marinés, frits et grillés. Les personnes qui mangent beaucoup de viande séchée, fumée, salée, marinée, frite ou cuite au charbon de bois présentent une plus grande incidence de tumeurs de l'estomac et de l'œsophage. Les aliments fumés contiennent des hydrocarbures polyaromatiques que l'on sait être cancérogènes. Le sel des marinades peut léser la paroi de l'estomac et faciliter la formation de tumeurs. Les nitrites du bacon et du jambon cru peuvent former des nitrosamines, carcinogènes reconnus. Mais, si l'on prend en même temps de bonnes sources de vitamines C et E, il se forme moins de nitrosamines.

QUAND LE CANCER FRAPPE

Maladie et traitement exigent un suivi nutritionnel spécifique. La chirurgie, qui est le traitement de première ligne pour le cancer, doit être suivie d'un régime très nourrissant pour favoriser la guérison et la convalescence. Le cancer peut, en soi, causer des problèmes nutritionnels qui demanderont à leur tour d'être traités : par exemple, le cancer du côlon entraîne souvent une anémie ferriprive en raison de saignements intestinaux chroniques. La perte de poids est fréquente chez les cancéreux.

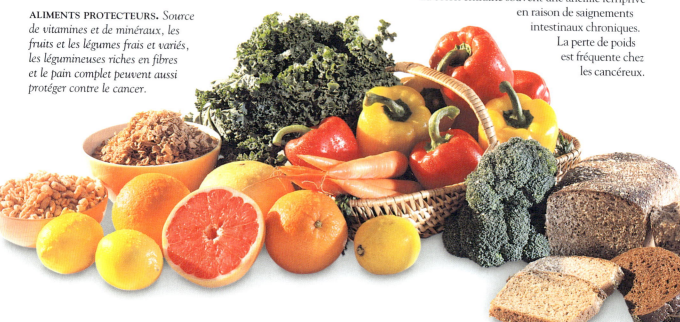

ALIMENTS PROTECTEURS. *Source de vitamines et de minéraux, les fruits et les légumes frais et variés, les légumineuses riches en fibres et le pain complet peuvent aussi protéger contre le cancer.*

La plupart perdent l'appétit à cause de la maladie, de la dépression qui accompagne la révélation du diagnostic et de la douleur. La radiothérapie et la chimiothérapie occasionnent des nausées et d'autres effets secondaires qui affectent l'appétit ; la chirurgie a aussi un effet sur l'appétit quand le système digestif est en cause. Un nutritionniste élaborera un régime ou recommandera des suppléments qui assureront l'apport de calories, de protéines et d'autres nutriments utiles pour le maintien du poids et la guérison.

Les prescriptions diététiques chez les patients atteints doivent tenir compte de la gravité et du type de cancer. En cas de diagnostic précoce ou de cancer localisé, on recommande aux patients de suivre un régime pauvre en graisses, avec beaucoup de légumes et de fruits, ainsi que des produits céréaliers. Il faut éviter les graisses animales, que l'on suspecte de favoriser la croissance tumorale. En revanche, fruits et légumes contiennent des phytonutriments naturels susceptibles de retarder le développement et la dissémination du cancer.

Les protéines sont essentielles parce qu'elles aident l'organisme à réparer les tissus endommagés durant le traitement de la maladie. Elles sont aussi importantes pour la cicatrisation. C'est pourquoi les patients opérés devraient manger quotidiennement 2 portions ou plus de viande maigre, de poisson ou d'œufs, ainsi que des produits laitiers, allégés ou non. Beaucoup de cancéreux répugnent à manger de la viande rouge car, chez certains, elle prend un goût métallique désagréable ; on la remplacera alors par de la viande blanche, de la volaille ou du poisson et, éventuellement, une combinaison de légumineuses et de fruits secs oléagineux, qui fourniront les protéines et le zinc nécessaires. Des suppléments seront peut-être prescrits.

LA SAGESSE DU CORPS

À l'encontre de ce qui s'est longtemps pratiqué, de moins en moins d'oncologues poussent leurs patients à manger quand ils n'en ont pas envie. Dans le passé, on obligeait ces patients à prendre des suppléments nutritionnels enrichis, et à subir une alimentation parentérale (en intraveineuse) ou par un tube gastrique, mais ces approches ne faisaient pas prendre du poids et ne prolongeaient pas la vie. Bien au contraire, ceux qui étaient ainsi contraints mouraient parfois plus rapidement ; certains experts pensent aujourd'hui que se nourrir peut stimuler – alimenter – la croissance tumorale : ainsi, l'anorexie et la cachexie (forme grave de malnutrition) que l'on observe dans les cancers avancés correspondraient à une sorte de sagesse du corps, qui cherche à affamer la tumeur. S'il est difficile pour les proches de voir un être aimé cesser

de manger et fondre progressivement, les médecins informés demandent, dans certains cas, que les patients cachexiques soient laissés tranquilles sur le plan de l'alimentation pendant qu'on procède à une thérapie agressive pour détruire la tumeur. Une fois cela réalisé, l'appétit revient et le patient reprend le poids perdu au cours de la convalescence.

LE LEURRE DES SUPPLÉMENTS

Certaines personnes prennent des vitamines et des minéraux en suppléments à hautes doses et sans consulter le médecin. Les rapports récents sur les effets anticancérogènes des antioxydants ont fait augmenter les ventes de suppléments fortement dosés en bêta-carotène et en vitamines A, C et E. En théorie, il est raisonnable de croire que, si une petite dose de nutriments protège contre le cancer, une forte dose devrait être encore plus protectrice. Malheureusement, ce ne semble pas être le cas. Quand on les absorbe aux quantités où ils sont apportés en synergie par les aliments, ces nutriments ont une action antioxydante et un effet préventif potentiel sur contre le cancer. Mais lorsqu'on les prend sous forme de suppléments fortement dosés, ces substances peuvent avoir l'effet contraire. Des recherches récentes indiquent qu'elles peuvent devenir pro-oxydantes et augmenter les dommages

---

L'ALIMENTATION QUAND ON A UN CANCER

Le plus gros problème des cancéreux est la perte de l'appétit, qui s'accompagne souvent de nausées. Une façon d'y remédier est de bousculer les habitudes. Voici quelques trucs qui ont fait leurs preuves.

- Prenez votre repas principal au moment de la journée où vous êtes le moins en proie aux nausées et aux vomissements. C'est souvent le matin. Le reste du temps, contentez-vous de fréquentes collations.

- Comme les odeurs de cuisson provoquent souvent des nausées, l'idéal est que quelqu'un d'autre prépare vos repas. Servez les plats froids ou à température ambiante : les aliments dégagent ainsi moins d'odeur.

- Si vous souffrez d'ulcérations buccales, contentez-vous de purées et d'aliments doux : flan, gâteau de semoule ou autre à base de lait et d'œufs, bouillie de céréales biscuitée, aux fruits ou aux légumes, soupe mixée. Évitez les mets très salés, épicés ou acides.

- Efforcez-vous de manger en bonne compagnie. À l'hôpital, invitez vos proches à vous apporter un repas maison, après en avoir vérifié le menu avec la diététicienne.

- L'environnement est important : habillez-vous, si possible, avant de manger ; une serviette de couleur, une fleur dans un vase, quelques tranches d'agrume sur l'assiette rendent le repas plus attirant.

- Pour atténuer les nausées, sucez des glaçons, des bonbons à la menthe ou des pastilles acidulées. Quelques gorgées de bitter ou de cola (dégazéifiés ou non) peuvent aider.

- Faites une sieste après les repas, de préférence assis, le dos droit : la position couchée favorise le reflux.

- Soignez votre hygiène buccale. En cas d'ulcérations, si la brosse à dents vous blesse, faites une pâte de bicarbonate de soude, mettez-en sur un linge et servez-vous de votre doigt pour en frotter vos dents. Une solution de bains de bouche du commerce bien diluée vous rafraîchira l'haleine.

- Si vous avalez difficilement parce que vous avez la bouche sèche, passez vos aliments au mixeur et diluez-les avec de la sauce ou du lait écrémé.

- En cas de diarrhée (fréquente avec la chimiothérapie), évitez les aliments gras, crus, à base de céréales complètes ; riz, banane bien mûre, compote de pommes et pain grillé seront vos meilleurs choix.

LE SAVIEZ-VOUS ?

ALIMENTATION ET CANCER DU SEIN EN RÉMISSION

Les témoignages suggèrent qu'une alimentation riche en céréales complètes, poisson, légumes, fruits et pauvre en graisses serait la diète idéale pour une patiente en rémission après une chimiothérapie. D'après certaines données récentes, le taux de récidive est abaissé chez celles qui réduisent de 10 à 15 % leur apport en calories en limitant fortement les graisses. Attention, cette modification de régime ne modifie pas le pronostic d'un cancer en phase active.

générés par les radicaux libres, ces molécules instables qui sont libérées dans l'organisme. De plus, de fortes doses de vitamine A peuvent être toxiques. Il est donc essentiel de consulter son médecin avant de prendre des suppléments, surtout à hautes doses.

La situation peut être très différente pour les patients cancéreux en traitement. Certains recevront des suppléments très dosés, d'autres devront éviter des nutriments spécifiques. Comme certaines thérapies contre le cancer s'appuient sur la production de radicaux libres pour détruire les cellules cancéreuses, les antioxydants peuvent s'avérer totalement contre-indiqués. C'est pourquoi il est important de consulter un nutritionniste ou un oncologue compétent à ce sujet. Aucune preuve scientifique ne vient étayer le bien-fondé de traitements alternatifs tels que le shiitake japonais, les herbes médicinales chinoises ou la spiruline, qui ne doivent en aucun cas se substituer à un traitement conventionnel du cancer.

DES SUSPECTS INNOCENTÉS

Certains aliments suspects ont été innocentés par de longues études statistiques. C'est le cas du café pour le cancer de l'estomac ou de la vessie, des huiles végétales insaturées – type huile d'olive – et de la viande rouge crue pour le cancer du côlon. En revanche, les viandes grillées, surtout au barbecue, et les aliments fumés ont vu leur toxicité confirmée. ❖

Canneberge

AVANTAGES

- bonne source de vitamine C et de fibres
- le jus aide à prévenir ou à atténuer la cystite et d'autres infections des voies urinaires
- renferme des bioflavonoïdes qui favorisent la vision nocturne et prémuniraient contre le cancer

INCONVÉNIENT

- très acidulée, elle doit être additionnée de sucre pour devenir agréable au goût

Les canneberges – les *cranberries* des Anglo-Saxons – sont traditionnellement utilisées dans les plats servis pour le Thanksgiving Day en Amérique du Nord. Elles appartiennent à la famille des airelles et, comme ces fruits, elles sont trop acides pour se manger nature. En France, on les trouve essentiellement surgelées ou sous forme de jus.

UN ALLIÉ CONTRE LA CYSTITE

Le jus de canneberge est utilisé depuis longtemps par les Américains comme remède maison contre la cystite et pour prévenir les calculs biliaires et rénaux. On attribuait cette propriété aux proanthocyanidines, des flavonoïdes, ainsi qu'à l'acide quinique, tous deux présents dans les canneberges. Des études ont révélé que ces fruits renferment aussi un antibiotique naturel qui empêche les bactéries responsables des infections du tractus urinaire de se fixer sur la paroi de la vessie et de se développer. Le jus d'airelle offre la même protection.

Beaucoup d'urologues et de gynécologues, en présence d'infections urinaires chroniques ou répétées, conseillent à leurs patients de boire 2 verres de jus de canneberge par jour à titre préventif. Il faut toutefois consulter un médecin si les symptômes persistent ou s'aggravent, car des antibiotiques sont nécessaires pour traiter une infection urinaire déclarée.

Le jus de canneberge vendu dans le commerce est souvent trop dilué pour traiter ou prévenir efficacement les infections urinaires. Selon l'AFSSA (Agence française de sécurité sanitaire des aliments), la dose quotidienne de jus de

CANNEBERGES. *Le jus de ces baies est précieux pour l'appareil urinaire.*

canneberge devrait apporter au moins 36 mg de proanthocyanidines pour diminuer la fréquence des infections urinaires.

Les canneberges fournissent par ailleurs des fibres et de la vitamine C (environ 20 mg pour 100 g) ; leurs bioflavonoïdes préviennent les méfaits des radicaux libres. ❖

Cardio-vasculaires (maladies)

PRIVILÉGIER

- fruits et légumes frais, aliments riches en vitamine C, bêta-carotène et autres nutriments antioxydants
- poisson
- protéines de soja
- pommes, son d'avoine et autres aliments contenant des fibres solubles
- pain et céréales complets
- noix, amandes, noisettes...

RÉDUIRE

- aliments riches en graisses saturées (viandes grasses, peau du poulet, produits laitiers gras, fromages et lard)
- œufs, lait entier, abats et autres aliments riches en cholestérol
- graisses, surtout graisses saturées
- acides gras « trans » (margarines et graisses hydrogénées, aliments préparés avec des graisses hydrogénées)

ÉVITER

- excès d'alcool
- tabac
- aliments salés (en cas d'hypertension)

Les maladies cardio-vasculaires restent les principales causes de décès dans les pays occidentaux, en dépit d'une réduction marquée de leur incidence depuis les années 1960. On estime actuellement que environ 1 Français sur 5 fera un infarctus. Par ailleurs, 150 000 Français meurent d'un accident vasculaire cérébral (AVC) ou d'un infarctus chaque année. En plus du risque de mort prématurée, les maladies cardio-vasculaires sont un poids financier très lourd pour les systèmes de santé.

Depuis le début des années 1950, de très nombreuses études ont confirmé que l'alimentation joue indéniablement un rôle prépondérant dans l'apparition et la prévention de la maladie

cardiaque. Une des recherches les plus importantes, la *Framingham Heart Study*, a suivi plus de 5 000 personnes des deux sexes pendant 40 ans. Une autre étude à grande échelle, l'étude dite des sept pays (*Seven Countries Study*), a comparé l'incidence de la maladie cardiaque chez des hommes dans sept pays et établi un rapport statistique avec l'alimentation, le tabagisme, l'activité physique et d'autres facteurs liés au mode de vie.

En analysant soigneusement les résultats, les chercheurs ont identifié des facteurs de risque prédisposant à la maladie cardiaque : l'hérédité, le vieillissement ou le sexe (les femmes non ménopausées présentent moins de risque que les hommes et les femmes de plus de 50 ans), contre lesquels on ne peut évidemment rien, mais aussi le tabagisme, qui arrive en tête des facteurs de risque contrôlables.

La mauvaise alimentation influe sur la plupart des autres facteurs : taux élevé de cholestérol sanguin, qui favorise la formation de la plaque d'athérome dans les artères coronaires et mène à l'angine de poitrine et à l'infarctus ; obésité, qui augmente le risque d'infarctus et d'autres facteurs cardio-vasculaires ; hypertension, qui peut entraîner accident vasculaire cérébral et infarctus ; diabète, qui affecte le cœur, les vaisseaux sanguins et d'autres organes vitaux ; alcool, qui nuit au cœur et aux vaisseaux.

ALIMENTATION SAINE POUR LE CŒUR

Si une mauvaise alimentation favorise la maladie cardiaque, une bonne alimentation peut en réduire le risque, voire corriger ceux inhérents au vieillissement et à l'hérédité.

Le choix d'une alimentation saine pour le cœur demande le même bon sens commun que pour le cancer, le diabète chez l'adulte et l'obésité. Les fondements d'une telle alimentation comprennent des aliments riches en glucides complexes, en particulier du pain et des céréales complets, des haricots secs et autres légumineuses, sans oublier les fruits et les légumes en abondance. 10 à 12 % des calories quotidiennes doivent provenir des protéines fournies par : viande maigre, poisson, volaille (sans la peau), blanc d'œuf et combinaison de céréales et de légumineuses (riz et haricots secs donnent ensemble une source complète de protéines). Réduire au maximum graisses saturées, sucre et sel.

Les bonnes habitudes alimentaires doivent débuter dès l'enfance, quand l'athérosclérose – formation de dépôts de graisse sur les artères – commence. Il faut de 20 à 30 ans, voire plus, pour que l'obstruction des vaisseaux génère des symptômes, mais il peut s'agir d'un infarctus fatal.

DU VIN POUR LA SANTÉ ?

Les chercheurs se sont longtemps demandé pourquoi le taux de crises cardiaques était moins élevé en France et dans le bassin méditerranéen qu'en Europe du Nord et aux États-Unis. On pourrait pourtant croire que l'alimentation riche en graisses et le tabagisme, qui induisent les crises cardiaques, feraient des Français des victimes prédisposées. Les hypothèses semblent actuellement se rallier autour du vin, bien qu'on ne sache pas encore comment celui-ci agit pour protéger le cœur. On attribue cet effet bénéfique aux polyphénols et aux flavonoïdes que le vin contient en abondance, au même titre que le jus de raisin. Ces antioxydants limiteraient la formation de la plaque d'athérome sur les parois des artères. Il ne faut pas oublier cependant que les habitudes de vie comptent aussi. Les Français mangent plus de poisson, de volaille, de fruits et de légumes. Autres facteurs positifs, ils consomment également moins de sucre raffiné et d'acides gras « trans » et prennent plus de vacances. Ils sont aussi globalement un peu plus sportifs.

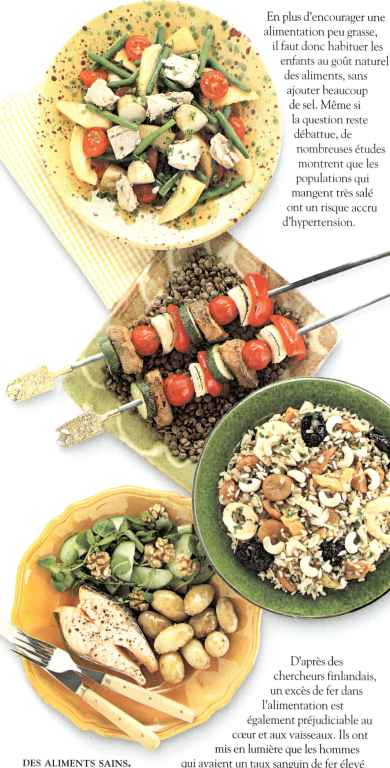

DES ALIMENTS SAINS. *Légumes, haricots, céréales complètes et protéines maigres.*

En plus d'encourager une alimentation peu grasse, il faut donc habituer les enfants au goût naturel des aliments, sans ajouter beaucoup de sel. Même si la question reste débattue, de nombreuses études montrent que les populations qui mangent très salé ont un risque accru d'hypertension.

D'après des chercheurs finlandais, un excès de fer dans l'alimentation est également préjudiciable au cœur et aux vaisseaux. Ils ont mis en lumière que les hommes qui avaient un taux sanguin de fer élevé présentaient aussi une incidence accrue d'infarctus. On savait qu'une surcharge ferrique endommageait le cœur, le foie et d'autres organes vitaux, mais on ignorait que des niveaux de fer élevés, bien que normaux, pouvaient entraîner un risque pour la santé. Ce constat renforce la recommandation de ne jamais prendre de suppléments sans avis médical.

LE FACTEUR CHOLESTÉROL

Un excès de cholestérol sanguin est le facteur déclenchant de l'athérosclérose. Dans de rares cas, il s'agit d'une maladie génétique : l'hypercholestérolémie familiale. Les sujets qui en souffrent risquent de faire un infarctus précoce, parfois même dans l'enfance, à moins de suivre un régime draconien pour éviter les graisses et de prendre des médicaments hypocholestérolémiants. Mais, la plupart du temps, un taux de cholestérol élevé est dû à une alimentation déséquilibrée, au manque d'exercice et à d'autres habitudes de vie inadaptées.

En général, un taux de cholestérol moyennement élevé se corrige en adoptant une alimentation dans laquelle moins de 30 % – mieux, 20 % – des calories proviennent des graisses, en particulier les acides gras mono-insaturés et polyinsaturés apportés par les huiles végétales, le poisson, les noix et les fruits secs oléagineux. Les médecins ont longtemps recommandé de remplacer le beurre par des margarines végétales, mais les acides gras « trans » d'une margarine dure peuvent élever les taux de cholestérol LDL bien plus que le beurre ; il faut donc choisir une margarine végétale molle sans graisses hydrogénées et pauvre en acides gras « trans ».

LES ALIMENTS À PRIVILÉGIER

Fruits et légumes. Selon de nombreuses études, une alimentation riche en fruits et en légumes réduit les risques d'infarctus et d'accident vasculaire cérébral de 25 %. Les chercheurs imputent cette action bénéfique à la vitamine C, au bêta-carotène et aux autres antioxydants abondants dans ces aliments. Les antioxydants protègent les cellules contre les dommages causés par les radicaux libres. On pense que c'est l'oxydation du « mauvais » cholestérol (LDL) – celui qui forme la plaque d'athérome – qui déclenche l'athérosclérose. Fruits et légumes sont également riches en bioflavonoïdes et autres phytonutriments antioxydants aux effets bénéfiques.

Poisson. Saumon, sardine, hareng, maquereau et autres poissons gras des mers froides contiennent beaucoup d'acides gras oméga-3, qui diminuent la formation de caillots sanguins, à condition d'en consommer 2 ou 3 portions par semaine. Les huiles de poisson renferment aussi beaucoup d'acides gras oméga-3, mais il ne faut pas en prendre sans l'accord d'un médecin, car elles peuvent augmenter le risque d'accident vasculaire cérébral. On trouve également des acides gras oméga-3 dans des produits végétaux : huiles de colza, de noix et de soja, margarines végétales molles non hydrogénées, graines de lin moulues et noix.

Fibres solubles. Pectine, son d'avoine et autres fibres solubles font baisser le taux de cholestérol total et améliorent le métabolisme du glucose chez les sujets prédisposés au diabète. Avoine, son d'avoine, psyllium, graines de lin, lentilles et autres légumineuses, pommes, poires, raisin et beaucoup d'autres fruits sont riches en fibres solubles. Une combinaison de légumineuses et de céréales peut se substituer à la viande.

Céréales complètes. Plusieurs études ont montré qu'une alimentation riche en céréales complètes (riz, pain…) réduisait le risque de maladie coronaire. En effet, elles contiennent des vitamines et des minéraux importants, de même que des phytonutriments aux propriétés antioxydantes.

Soja. Beaucoup d'études montrent que l'ajout de protéines de soja à un régime faible en graisses diminue le risque de maladie cardiaque. Le soja contient des isoflavones, phytonutriments qui sont bénéfiques pour le cœur et aident à faire baisser les taux de cholestérol. On trouve des protéines de soja dans les produits fabriqués à partir des grains de cette légumineuse : tofu, « lait » (jus) de soja, et leurs dérivés.

Noix, légumineuses et graines. Les stérols des végétaux font baisser le taux de cholestérol. On trouve ces phytostérols dans les huiles végétales, les noix, les graines de tournesol et de sésame, les légumineuses, ainsi que dans des margarines et produits laitiers enrichis.

Huiles végétales. Les acides gras polyinsaturés oméga-6 que l'on trouve dans les huiles de tournesol, de maïs et de soja diminuent le taux de cholestérol si l'on s'en sert pour remplacer des graisses saturées.

Les acides gras mono-insaturés (huiles d'olive et de colza) ont tendance à faire baisser le cholestérol LDL et le cholestérol total quand ils sont utilisés à la place des graisses saturées.

Acide folique. Légumes à feuilles vert foncé, jus d'orange, lentilles, céréales enrichies et asperges sont de bonnes sources d'acide folique, qui peut diminuer les risques cardiaques en aidant à réguler les taux d'homocystéine. L'homocystéine se forme dans le corps à partir de la méthionine, un acide aminé commun ; un taux élevé d'homocystéine est un facteur de risque aussi dangereux pour la maladie cardiaque qu'un taux élevé de cholestérol. L'acide folique et les vitamines B6 et B12 empêchent l'homocystéine de s'accumuler. On trouve la B6 dans la viande, la volaille, le poisson, les légumineuses, les noix, les céréales, les légumes à feuilles vert foncé, les bananes et les céréales complètes ; la B12 seulement dans les produits d'origine animale (viande, poisson, volaille).

Fruits secs oléagineux. Ce sont de bonnes sources de fibres, de vitamine E, d'acides gras essentiels et de minéraux bons pour la santé du cœur.

ET LES SUPPLÉMENTS ?

Les études d'observation portent à croire que les antioxydants d'origine alimentaire jouent un rôle protecteur contre les maladies cardio-vasculaires, mais les études sur les suppléments ont été décevantes. L'une d'elle a montré qu'il n'y avait pas d'avantage à prendre des suppléments quotidiens de vitamine E, de bêta-carotène et de vitamine C pour les personnes à risque élevé. Il n'est pas certain non plus que les suppléments de vitamine E aident à prévenir les maladies cardiaques. Et certaines recherches ont montré que les suppléments d'antioxydants peuvent réduire l'efficacité des hypocholestérolémiants de type statines.

L'ALIMENTATION FONCTIONNELLE

Une étude publiée en juillet 2003 dans le *Journal of the American Medical Association* (*Jama*) suggère qu'un régime végétarien pauvre en graisses peut être aussi bon qu'une statine pour faire baisser les taux de cholestérol : 46 adultes hypercholestérolémiques ont suivi un régime de ce type, le même régime plus des médicaments ou un régime végétalien très étudié et bien équilibré, comprenant des protéines de soja, des fibres et une margarine aux phytostérols. Les chercheurs ont constaté que, chez les sujets suivant le régime végétalien strict, le taux de cholestérol avait baissé de presque 29 %, contre 30 % chez ceux qui suivaient le régime faible en graisses doublé d'un médicament, alors que dans l'autre groupe, celui du seul régime faible en graisses, le cholestérol n'avait baissé que de 8 %.

Il faut poursuivre les recherches, mais l'alimentation a son importance dans la baisse du taux de cholestérol : en particulier les protéines

LE SAVIEZ-VOUS ?

DE FORTES CONCENTRATIONS D'HOMOCYSTÉINE SONT AUSSI NOCIVES POUR LE CŒUR QUE LE TABAC ET LE CHOLESTÉROL

Environ 25 % des décès par maladie cardio-vasculaire ne sont causés ni par l'hypertension ni par un excès de cholestérol LDL, pas plus que par la cigarette ou l'obésité. Ils seraient dus à la présence d'homocystéine dans le sang. Il s'agit d'un acide aminé qui endommage les parois des artères lorsqu'il atteint de trop fortes concentrations.

de soja, les phytostérols et les fibres solubles que l'on trouve dans les fruits, les légumes et les céréales (avoine, orge). ❖

Carotte

AVANTAGES

- excellent apport de bêta-carotène, précurseur de la vitamine A
- renferme des fibres et du potassium
- aide à prévenir la cécité nocturne
- peut aider à réduire le taux de cholestérol sanguin et à éviter le cancer

INCONVÉNIENT

- une consommation excessive peut donner à la peau un aspect jaunâtre

LES CAROTTES : BONNES POUR LE CŒUR

Des études ont démontré que le bêta-carotène à hautes doses, lorsqu'il est fourni par les aliments, contribuait à réduire le risque de maladies cardio-vasculaires de 45 %. La carotte est l'une des meilleures sources de cet important caroténoïde. D'après ces mêmes études, les suppléments n'ont pas du tout cet effet et peuvent même s'avérer nocifs.

Originaire du Moyen-Orient, la carotte est la meilleure source de bêta-carotène, élément qui peut agir comme antioxydant et être converti dans l'organisme en vitamine A. Plus sa couleur est vive, plus elle contient de caroténoïdes. Une portion de 200 g de carottes cuites apporte 50 kcal, 5,4 g de fibres et environ 18 mg de bêta-carotène. C'est plus que la totalité de l'apport nutritionnel conseillé (ANC) de provitamine A. Cette vitamine est essentielle pour la santé des cheveux, de la peau, des yeux, des os et des muqueuses, tout comme pour la prévention des infections.

Une étude a révélé que des volontaires ayant consommé environ 200 g de carottes par jour avaient vu leur taux de cholestérol sanguin – et donc le risque de souffrir d'une maladie cardiaque – baisser d'environ 11 % en 3 semaines seulement. On attribue cet effet bénéfique à la forte teneur des carottes en fibres solubles, en pectine notamment.

BONNE POUR LA VISION NOCTURNE

Les carottes ne peuvent ni prévenir ni corriger les défauts de la vue, comme la myopie ou l'hypermétropie, mais un déficit en vitamine A provoque la cécité nocturne, défaut d'adaptation de l'œil à l'obscurité ou à une faible lumière. Or la vitamine A s'associe à une protéine, l'opsine, présente dans les bâtonnets rétiniens, pour créer la rhodopsine nécessaire à la vision nocturne. Manger régulièrement des carottes fournit assez de vitamine A pour prévenir – voire guérir – la cécité de nuit induite par un déficit.

CUITES OU CRUES ?

Les carottes consommées crues doivent être râpées très finement pour une meilleure digestibilité. La cuisson, qui attendrit les robustes parois cellulaires de ce légume, permet la libération du bêta-carotène et rend celui-ci plus assimilable. En outre, les caroténoïdes étant solubles dans un corps gras et non dans l'eau, il faut ajouter un peu de beurre ou de margarine aux carottes cuites pour que l'organisme en profite pleinement. En purée, les carottes, naturellement sucrées et très nutritives, sont parfaites comme premier aliment solide des bébés.

La carotte renferme des caroténoïdes autres que le bêta-carotène, ainsi que des bioflavonoïdes. On ne peut remplacer les caroténoïdes de la carotte par des suppléments de bêta-carotène ; des études ont même révélé que ces suppléments peuvaient être nocifs, surtout pour les fumeurs. Si une consommation excessive de carottes ne nuit pas à la santé, inoffensive par ailleurs, elle peut donner à la peau une teinte orangée. Cet effet, appelé caroténémie, disparaît en quelques semaines si l'on réduit sa consommation. Les diverses pilules qui ont pour but de stimuler le bronzage, vendues en parapharmacie, fonctionnent sur ce même principe de réaction cutanée. ❖

Cassis

AVANTAGES

- excellente source de vitamine C, de potassium et de fibres ; peu calorique
- riche en bioflavonoïdes

INCONVÉNIENT

- fruit fragile, à saison courte (juillet)

Les nombreuses variétés de cassis sont toutes apparentées aux groseilles à maquereau. Ce fruit est cultivé dans de nombreuses régions, notamment en Bourgogne, qui en a fait une de ses spécialités.

On ne le trouve sur les étals que durant le mois de juillet. Une portion de 100 g de cassis fournit 200 mg de vitamine C, 370 mg de potassium et jusqu'à 7 g de fibres, mais seulement 70 kcal. Le cassis est aussi une bonne source de minéraux, tels le calcium (60 mg pour 100 g), le fer (1,3 mg) et le magnésium (17 mg).

Comme il est plutôt acide, le cassis est rarement consommé au naturel ; on s'en sert en pâtisserie ou pour faire de la confiture, de la gelée et des sauces. Le jus de cassis dilué et éventuellement sucré est une boisson

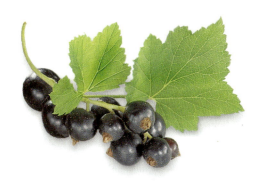

rafraîchissante très riche en vitamine C. Additionné d'alcool et de sucre, il donne des liqueurs toniques et très aromatiques.

LES EMPLOIS MÉDICINAUX

Le cassis est riche en bioflavonoïdes, pigments capables de décupler les effets antioxydants de la vitamine C et d'aider à freiner l'évolution du cancer. Depuis longtemps, on considère ce petit fruit comme un antibactérien et un anti-inflammatoire à cause de sa teneur en anthocyanines, des bioflavonoïdes présents dans la peau des baies. En Scandinavie, une poudre fabriquée avec les peaux séchées du cassis sert à soigner la diarrhée, surtout la diarrhée bactérienne provoquée par *Escherichia coli*. Le sirop de cassis est utilisé pour soulager l'inflammation qui accompagne le mal de gorge. Enfin, sous forme d'extrait, il contribue à améliorer la vision de nuit. ❖

Céleri-branche

AVANTAGES
- bonne source de fibres ; très peu calorique
- bon apport de potassium
- en quantités importantes, pourrait réduire les phénomènes inflammatoires et protéger contre le cancer

INCONVÉNIENT
- peut entraîner des réactions de sensibilisation au soleil chez les personnes sensibles

Les personnes qui suivent un régime amaigrissant peuvent se permettre de manger beaucoup de céleri parce qu'il est très peu calorique. Ainsi, 2 branches de céleri renferment moins de 10 kcal (95 % de leur poids est constitué d'eau) mais sont cependant très rassasiantes de par leur teneur importante en fibres. Le céleri est en outre une bonne source de potassium et fournit en petite quantité de la vitamine C et de l'acide folique. Ce légume peu énergétique donne beaucoup de goût aux plats.

Les feuilles du céleri sont la partie la plus nourrissante de la plante ; elles contiennent plus de calcium, de fer, de potassium, de bêta-carotène et de vitamine C que les branches. Il ne faut pas hésiter à les intégrer aux soupes, aux salades et aux plats cuisinés, qu'elles relèvent de leur saveur.

LES PROPRIÉTÉS MÉDICINALES

Les phytothérapeutes recommandent le céleri frais et la tisane de graines de céleri contre la goutte et d'autres formes d'arthrite inflammatoire, l'hypertension et l'œdème. Des études indiquent que les phtalides du céleri peuvent réduire le taux de certaines hormones qui contractent les vaisseaux sanguins et font monter la tension artérielle. Les polyacétylènes du céleri réduiraient le taux de certaines prostaglandines qui interviennent dans les inflammations. Rien ne prouve néanmoins que le céleri puisse soulager la douleur arthritique, faire baisser la tension artérielle ou augmenter le débit urinaire.

En théorie, le céleri peut aider à réduire les risques de certains cancers. Ses polyacétylènes détruisent le benzopyrène, substance cancérogène présente dans les viandes grillées. Cet avantage pourrait être contrebalancé par la forte teneur du céleri en nitrates végétaux, que l'organisme convertit en nitrosamine, source d'un risque accru de cancer. Pourtant, pour plusieurs chercheurs, ce risque est mineur parce que la plupart des plantes à forte teneur en nitrates et autres substances potentiellement cancérogènes renferment également des antidotes.

Le céleri est capable de synthétiser des substances appelées psoralènes, qui ont la faculté de protéger la plante des attaques de certains champignons. Mais, chez des personnes sensibilisées, elles peuvent provoquer une réaction aux ultraviolets du soleil : il suffit de manger un peu de céleri, ou même d'en manipuler lors de sa préparation, pour voir apparaître sur la peau l'équivalent d'un coup de soleil. ❖

Céleri-rave

AVANTAGES
- peu calorique
- riche en fibres

INCONVÉNIENT
- entraîne parfois des réactions d'allergie

Légume-racine d'hiver, le céleri-rave est une plante ombellifère, comme le persil et la carotte. Ce proche parent du céleri est aussi appelé céleri-navet parce qu'il ressemble à un gros navet rugueux et brunâtre. Avant la cuisson, il faut éliminer au couteau une bonne épaisseur de peau et les tavelures brunes ; sa chair, blanche, a une saveur voisine de celle du céleri-branche.

Le céleri-rave se sert de bien des façons : cru et râpé en salade ; cuit, écrasé et incorporé à des soupes et des ragoûts pour leur donner du corps et de la saveur ; détaillé en petits cubes pour relever les farces de volaille. Tranché et sauté ou en purée, il fait merveille avec les viandes rouges de gibier, le porc épicé, la pintade ou les cailles. Le céleri rémoulade est une entrée appréciée : finement râpé, le céleri-rave citronné est assaisonné avec une mayonnaise bien relevée – pour plus de légèreté, on n'hésitera pas à utiliser moitié fromage blanc maigre, moitié mayonnaise.

Une portion de 100 g de céleri-rave cuit fournit 18 kcal, 4 g de fibres, 4 mg de vitamine C, 285 mg de potassium et un peu de vitamines B.

Il peut entraîner des réactions d'allergie ou, comme le céleri-branche, bien que moins fréquemment, de sensibilisation au soleil. ❖

Céréales

AVANTAGES
- excellente source de glucides complexes et de fibres faciles à digérer
- bons apports de vitamines du groupe B (notamment B_2 et B_3) et de fer
- moins chères que la viande et le poisson, qu'elles peuvent remplacer associées à une légumineuse

INCONVÉNIENTS
- source incomplète de protéines
- le gluten de certains produits céréaliers provoque des symptômes de malabsorption chez les personnes souffrant de la maladie cœliaque

Universelles, les céréales ont longtemps constitué – et souvent constituent encore – la nourriture de base de nombreuses populations : l'alimentation de presque tous les pays repose sur une céréale. Aujourd'hui, grâce aux progrès de l'agriculture et des transports, nous disposons d'une vaste gamme de céréales. Pourtant, nous avons tendance à préférer le blé, céréale qui nous est la plus familière, qu'on moud en farine, base de mille et un produits de boulangerie. Nous consommons aussi maïs, riz, avoine, orge, seigle et d'autres céréales exotiques, mais leur présence sur nos tables est plus discrète.

Les céréales complètes (non raffinées) sont riches en glucides complexes, fibres, vitamines et minéraux, mais pauvres en graisses ; leurs protéines sont déficitaires en certains acides aminés essentiels (lysine notamment), mais quand on

---

LA TRANSFORMATION DES GRAINS

Les méthodes pour transformer les grains entiers varient selon les céréales et les pays. Les suivantes ont cours dans les pays industrialisés.

Aplatissage. Les grains sont passés entre des rouleaux qui les aplatissent sans les fragmenter et en font des flocons, tels ceux d'avoine.

Concassage. Les grains passent entre deux rouleaux qui les réduisent en menus fragments, plus rapides à cuire que le grain entier.

Déchiquetage. Les grains (surtout de blé) sont cuits, séchés puis passés entre des cylindres rainurés pour former de longs filaments.

Étuvage. Les grains (surtout de blé) sont bouillis à l'eau claire avant d'être moulus.

Extraction de l'amidon. Après avoir trempé dans une solution de dioxyde de soufre ou d'hydroxyde de sodium, le grain est broyé pour en retirer le son et passé dans une centrifugeuse pour en extraire l'amidon.

Floconnage. Les grains sont cuits, séchés puis passés à la machine pour produire des lamelles de la taille désirée. On ajoute généralement du sucre et des arômes.

Gonflage. Les grains sont mis dans des cylindres rotatifs brûlants appelés pistolets gonfleurs. Une autre méthode consiste à moudre le grain et à en faire une pâte qu'on met à gonfler au four ou à température très modérée et sous pression réduite.

Mouture. Les grains sont broyés pour en retirer l'enveloppe, le son et le germe ; en même temps, ils peuvent être concassés ou écrasés pour en faire de la semoule ou de la farine.

Polissage et perlage. Une fois leur enveloppe (la balle) ôtée, les grains sont frottés contre une surface abrasive, ce qui façonne l'amande et la rend bien lisse.

Pressage. Le germe du grain est pressé ou chauffé pour en extraire l'huile naturelle.

associe aux céréales des légumineuses (déficitaires, elles, en méthionine), leurs insuffisances se compensent, et elles deviennent une source protéique de très bonne qualité.

Les nutritionnistes conseillent de remplacer les aliments chargés de graisses par des produits céréaliers riches en amidon, comme le pain, les céréales, les pâtes alimentaires et le riz, sans oublier les légumineuses telles que les haricots secs, les lentilles et les petits pois.

POUR SE PROTÉGER DU DIABÈTE, DES MALADIES CARDIAQUES ET DU CANCER

On est de plus en plus conscients de l'importance des céréales dans l'alimentation quotidienne pour réduire le risque de souffrir du diabète de type 2 et de maladies cardio-vasculaires.

Selon la *Physicians' Health Study*, à laquelle ont participé plus de 86 000 patients de sexe masculin, on a constaté une réduction significative des risques de décès provoqué par une maladie cardio-vasculaire, mais aussi, toutes causes confondues, chez les hommes qui mangeaient le plus de céréales complètes, par rapport à ceux qui en consommaient le moins.

L'*Iowa Women's Health Study*, portant sur 35 000 femmes âgées de 55 à 69 ans, a constaté que plus les femmes mangeaient de céréales complètes, moins elles risquaient de mourir d'une maladie cardio-vasculaire. Selon une autre étude, les adultes qui consomment le plus de produits céréaliers courent 35 % moins de risques de souffrir du diabète de type 2. Il est de plus en plus admis que la consommation de céréales complètes peut réduire le risque de cancer.

LES CÉRÉALES COURANTES

Avoine. Céréale consommée en flocons et en produits de boulangerie. Le son est riche en fibres solubles qui abaissent le taux de cholestérol et aident le corps à mieux utiliser l'insuline, atout important pour les diabétiques.

Blé. Une des céréales les plus consommées dans le monde. Si, lors de la mouture, on ôte le son (couche externe périphérique) et le germe (logé à la base du grain), on obtient un produit beaucoup moins nutritif. Le blé complet, appelé aussi blé entier, est un bien meilleur choix, puisqu'il renferme le son et le germe. Ce dernier est une source concentrée de plusieurs nutriments, comme les vitamines B, le fer, le zinc, le phosphore, le potassium et des fibres.

Blé kamut. Ancienne variété de blé, plus riche en fibres et en protéines que bien des céréales. Son goût est apprécié dans les salades.

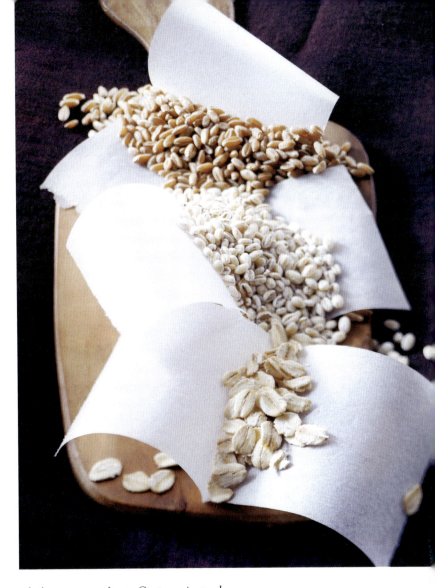

CÉRÉALES COMPLÈTES. *On peut ajouter des grains de blé, d'orge ou d'avoine aux soupes ou pains de viande pour les enrichir en nutriments.*

Boulgour. Grains de blé entier qu'on passe au four avant de les faire éclater. Concassé, il donne le taboulé libanais. La semoule de blé dur constitue la base du couscous, vite cuit et léger, qu'on accompagne à sa guise. Avec son goût de noix, le boulgour fait merveille dans les farces et les pilafs.

Maïs et millet. Céréales dépourvues de gluten : les personnes atteintes de la maladie cœliaque peuvent donc en manger. Le millet est une céréale ancestrale en Asie et en Afrique du Nord. Il entre dans la confection du pain plat, des pilafs et des farces à légumes. Le griller à sec avant cuisson fait ressortir son goût de noix.

Orge. Céréale de base au Moyen-Orient, l'orge sert aussi à préparer les soupes en Amérique du Nord. Son goût légèrement sucré en fait un ingrédient intéressant dans les plats cuisinés,

LES CÉRÉALES : COMPLÈTES OU RAFFINÉES ?

En débarrassant le grain de son enveloppe et de son germe, on enlève une bonne part de ses nutriments. Le grain complet, au contraire, conserve sa valeur nutritive, et sa haute teneur en fibres lui donne plus de texture et de volume. Bien que les céréales, la farine et le pain raffinés soient enrichis en fer, en thiamine, en riboflavine, en acide folique et en niacine, ils contiennent moins de vitamines, de minéraux et de fibres que leurs équivalents complets. Ces derniers sont riches en vitamines B et E et renferment toutes sortes de phytonutriments, comme des lignanes, des saponines et des stérols végétaux.

Lorsque vous achetez du pain complet préemballé ou des céréales complètes, soyez vigilant. La mention « farine de blé entier » doit figurer en tête de la liste des ingrédients. La simple mention « farine de blé » indique qu'il s'agit de farine blanche.

les pilafs et les salades. L'orge fournit une fibre soluble ainsi que des vitamines du groupe B et des minéraux : zinc, fer, magnésium et phosphore.

Quinoa. Il est plus pauvre en glucides et plus riche en protéines que la plupart des céréales. Il se vend sous forme de grains ou de pâtes alimentaires et on peut le préparer en salade. Le quinoa convient aux régimes sans gluten.

Riz. Aliment de base de la moitié de la population mondiale. Le riz brun est préférable au riz blanc : non raffiné, il est riche en vitamines B et en fibres et renferme un peu de calcium et de phosphore. Le riz brun à grains longs se rapproche, par le goût, du riz blanc communément consommé chez nous. Le riz brun à grains courts, plus substantiel, a davantage un goût de noix. Le riz blanc, débarrassé de ses enveloppes, donne beaucoup d'amidon et un peu de protéines. Certains riz sont enrichis en thiamine.

Seigle. Sa teneur assez peu élevée en gluten donne au pain de seigle et au pain pumpernickel (pain noir au seigle complet) une texture lourde et humide. Riche en protéines et en amidon, c'est une excellente source de minéraux. ❖

Céréales pour petit déjeuner

AVANTAGES

- riches en glucides complexes
- parfois riches en fibres
- souvent enrichies en fer et en vitamines B
- les céréales pour bébés sont une bonne introduction aux aliments solides

INCONVÉNIENTS

- souvent avec une trop forte teneur en sel et en sucre
- les céréales enrichies en son peuvent réduire l'absorption du fer, du zinc et d'autres minéraux, ainsi que causer ballonnement et flatulences

LE SAVIEZ-VOUS ?

POUR PERDRE DU POIDS, IL NE FAUT PAS SAUTER LE PETIT DÉJEUNER

Il est important de prendre un petit déjeuner équilibré si l'on suit un régime amaigrissant.

Les céréales pour petit déjeuner constituent, le matin, un mets adapté et bon pour la santé. Elles peuvent aussi être consommées au goûter ou entrer à titre d'ingrédient dans des biscuits. Depuis très longtemps, les céréales cuites, comme le porridge, sont appréciées tant pour leur faible coût et leur commodité que pour leur haute valeur nutritive.

Les premières céréales prêtes à consommer ont été mises au point par le Western Health Reform Institute de Battle Creek (Michigan), fondé par les adventistes du Septième Jour en 1866. Ceux-ci cherchaient à remplacer les œufs et le bacon du petit déjeuner américain traditionnel par un mets végétarien. Il fallut attendre 30 ans avant qu'elles ne deviennent populaires. En 1899, John Harvey Kellogg, directeur médical du Battle Creek Sanitarium (institut spécialisé dans le traitement des maladies du système digestif), et son frère Will mettent au point des céréales à base de flocons de blé pour améliorer la fonction intestinale. Quelques années plus tard, ils récidivent avec une céréale de flocons de maïs. Se fondant sur ces innovations, un des patients du docteur Kellogg, C.W. Post, lance une céréale de blé et d'orge qu'il appelle Grape Nut Flakes. Les sociétés fondées par Kellogg et Post sont toujours des chefs de file dans le secteur des céréales pour petit déjeuner.

Les céréales sont aujourd'hui couramment consommées en France et dans le monde mais demeurent un produit typiquement nord-américain, sauf pour une exception notable, celle des céréales en grains précuits, mélange d'avoine, de flocons de blé, de noix et de fruits secs inventé par le docteur Max Bircher-Benner, pionnier suisse du mouvement en faveur d'une alimentation plus saine en Europe. Des variantes de son muesli, servi chaud ou froid, sont commercialisées en Amérique du Nord et en Europe.

Blé, maïs, riz, avoine et orge sont les céréales les plus employées dans ces produits. La plupart des céréales en flocons sont constituées d'une pâte faite de farine, d'eau, de sucre et de sel, travaillée en une abaisse très mince et grillée. Elles peuvent prendre plusieurs formes : flocons écrasés, anneaux, petits sujets ; dans certains cas, elles sont filamentées, éclatées, ou encore soufflées.

CÉRÉALES POUR PETIT DÉJEUNER

VALEUR NUTRITIONNELLE

Les céréales font partie des aliments amylacés, riches en glucides complexes ou amidonnés. La plupart des céréales du commerce sont enrichies en vitamines et en minéraux : vitamines B, dont acide folique, et fer. Ces adjonctions sont faites en tenant compte de la réglementation sur les produits enrichis, ce qui limite (heureusement) les doses ajoutées. La majorité des céréales pour petit déjeuner sont trop chargées en sucre. Il est utile de lire leur composition et de choisir celles qui en renferment le moins.

Certaines céréales comportent des fruits séchés et des fruits secs oléagineux, mais en quantité insuffisante pour justifier leur prix élevé. Il est moins coûteux et aussi bon pour la santé d'acheter des céréales nature et de leur ajouter, selon son goût, fruits frais, raisins secs, noix, etc. Les céréales en grains précuits sont parfois additionnées d'huile ; d'autres peuvent être trop salées. Mieux vaut préparer vos céréales à muesli vous-même ou choisir un produit allégé en matières grasses.

Riches en fibres solubles, les céréales à base d'avoine contribuent à faire baisser le taux de cholestérol sanguin, réduisant par là les risques de maladies cardiaques. D'autres, surtout celles à base de grains entiers ou additionnées de son, sont riches en fibres insolubles ; tout en ajoutant des fibres au régime alimentaire, elles aident à prévenir la constipation. Les meilleures sont celles qui renferment au moins 3 g de fibres par portion ; on les introduit peu à peu dans son régime pour ne pas souffrir de ballonnements, de troubles intestinaux et de flatulences.

La plupart des céréales pour petit déjeuner sont moyennement caloriques. Mais, si on en consomme de grandes portions ou si on les additionne de lait entier, on augmente le total énergétique ! À savoir : les fabricants qui indiquent sur l'emballage l'apport d'une portion prennent en compte le lait ajouté… ce qui améliore bien sûr les performances nutritionnelles de leurs céréales.

Les céréales pour enfants, appétissantes et ludiques, sont souvent trop sucrées elles aussi : beaucoup renferment moins de 50 % de céréales ! Elles sont presque toujours enrichies en vitamines et en fer. Une pratique rassurante pour les mamans, mais qui en réalité n'est nécessaire qu'en cas de déficience réelle… ce qui n'a pas été vérifié chez leurs jeunes consommateurs. On y trouve fréquemment beaucoup plus d'additifs qu'on l'imagine : graisses ajoutées, arômes, émulsifiants et colorants divers. Choisissez pour les enfants les céréales les moins sucrées, avec le minimum d'additifs. ❖

UN PETIT TRUC

FAITES VOTRE PROPRE MUESLI

Pour un muesli sain et digeste, mélangez des flocons d'avoine avec un assortiment de fruits secs oléagineux (noix, noisettes, amandes…) et fruits séchés, sucrez avec un peu de cassonade et faites griller quelques minutes à four chaud.

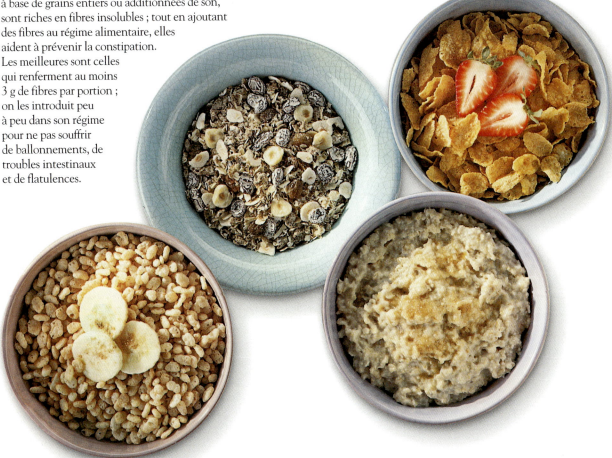

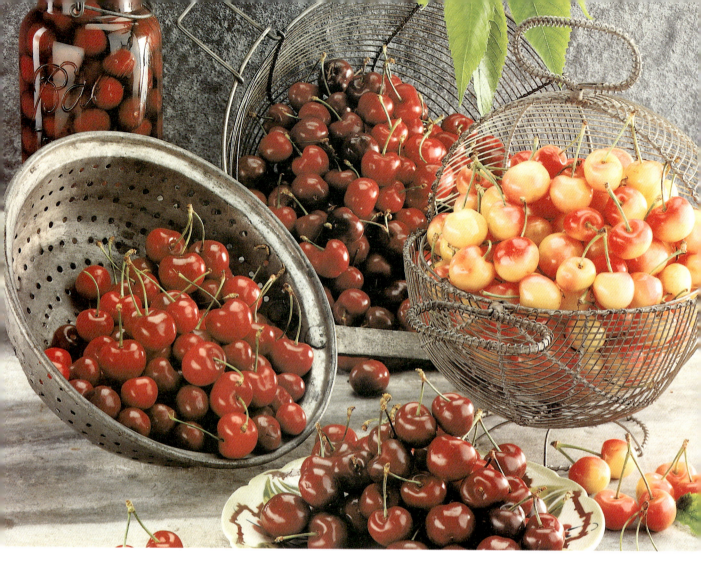

Cerise

AVANTAGES
- modérément calorique
- bon apport de pectine, fibre soluble qui fait baisser le taux de cholestérol

INCONVÉNIENTS
- peut être allergène
- se gâte vite et n'est disponible que durant quelques semaines en été

Issue de la même famille que les prunes, les abricots, les pêches et les nectarines (rosacées), la cerise est moins riche en vitamines et minéraux que ceux-ci, mais mieux pourvue en sucres naturels que la plupart des autres fruits. Elle constitue un dessert apprécié durant sa brève saison. Les cerises dites acides, de type griotte et montmorency, ainsi que les cerises anglaises, plus rares, servent surtout à préparer de la confiture, des conserves et liqueurs,

DES TEINTES APPÉTISSANTES. *Selon les variétés, la cerise peut se parer de couleurs variant du jaune pâle au pourpre foncé. Au premier plan, des burlat, les plus consommées chez nous. À droite, des napoléon, à peau jaune pâle colorée de rouge vif, bien sucrées. Au second plan, des reverchon et des van, à chair rose et juteuse.*

de même que les guignes. Les bigarreaux, cerises douces dont la plus connue est la burlat, se consomment nature ou en dessert, comme les clafoutis.

VALEUR NUTRITIONNELLE

Une portion de 125 g de cerises apporte 75 kcal. Les cerises fournissent du bêta-carotène – surtout les griottes (6 mg pour 100 g) –, un peu de vitamine C et du potassium. Elles sont une bonne source de pectine, fibre soluble qui aide à faire baisser le taux de cholestérol sanguin, et une excellente source de quercétine, flavonoïde doté de propriétés anticancérogènes et antioxydantes.

Certains praticiens de médecine douce recommandent souvent les cerises acides contre la goutte. Il semble que cette thèse soit partiellement fondée, puisque la recherche indique qu'une substance présente dans la cerise, la cyanidine, a des propriétés anti-inflammatoires qui réduiraient le gonflement et la douleur causés par la goutte. Quelques études ont aussi indiqué que ce type de cerises pourrait atténuer les symptômes de l'arthrite.

Les personnes allergiques aux fruits de la famille des prunes, comme l'abricot, peuvent mal réagir aux cerises ; les symptômes les plus fréquents sont l'urticaire et des picotements ou des démangeaisons dans la bouche ou autour des lèvres.

Selon certaines études, la quercétine aurait notamment la propriété de réduire le risque d'insuffisance coronarienne.

PLUS DE MILLE VARIÉTÉS DE CERISES

Il y a plus d'un millier de variétés de cerises dans le monde. Les cerises les plus populaires en France sont les burlat, précoces et assez grosses, et les reverchon, carmin vif, à chair ferme. Les cerises foncées à chair juteuse et bien sucrée, plus tardives, sont aussi très appréciées.

À l'achat, on recherchera des fruits dodus à la queue bien verte, signe de fraîcheur. Douces ou acides, les cerises se gâtent rapidement et leur saison est courte. Il faut les acheter au fur et à mesure de ses besoins. ❖

Champignon

AVANTAGES

- très riche en fibres ; très peu calorique
- très bon apport de minéraux et de vitamines B
- dans certains cas, apporterait des phytonutriments qui stimuleraient l'immunité

INCONVÉNIENTS

- parfois indigeste
- doit être parfaitement identifié, car beaucoup sont toxiques ou mortels

Tous les champignons, y compris les truffes, sont dépourvus de racines, de tiges et de feuilles. Ce sont des végétaux primitifs qui, incapables de photosynthèse, tirent leur nourriture de l'humus, matière organique du sol provenant de la décomposition partielle de matières végétales. Plusieurs champignons vivent en saprophytes sur les arbres ; ils se nourrissent par l'intermédiaire des racines de leurs hôtes et leur fournissent en retour des minéraux, comme le phosphore, qu'ils extraient du sol plus efficacement que ne le fait leur système racinaire. Les champignons ont une autre caractéristique : leurs parois cellulaires sont faites de chitine, matière constitutive du squelette externe des insectes, différente de la cellulose qu'on trouve dans les végétaux supérieurs mais, comme elle, non assimilée par le système digestif et facilitant de ce fait l'évacuation des déchets de la digestion.

Aliment présent à toutes les époques et dans toutes les cultures, le champignon a aussi été utilisé comme médicament, stimulant et hallucinogène. L'amadouvier séché, par exemple, était déjà consommé à l'âge de la pierre, comme l'ont prouvé les analyses faites sur Ötzi, l'homme des glaciers mort il y a 5 000 ans et découvert voici quelques années dans les Alpes tyroliennes.

DE NOMBREUSES ESPÈCES

Le champignon de couche ou champignon de Paris, *Agaricus bisporus* (voir page suivante), est cultivé depuis 300 ans dans des carrières de gypse abandonnées près de la capitale. Aujourd'hui, on le produit sur des couches de substrat nutritif composé d'un mélange de fumier, de paille et de terre, dans des locaux sombres, à température et humidité constantes. Tout récemment, on a réussi à cultiver de nouvelles espèces, maintenant présentes sur les marchés : petits criminis, semblables aux champignons de Paris mais d'un brun plus ou moins foncé, gros portobellos à chapeau aplati, pleurotes en forme d'huître gris-beige, chanterelles orange, shiitakes (ou lentins du chêne), champignons de texture dense à chapeau brun foncé et lamelles blanches, enokis, tout petits champignons blancs, cassants et à long pied filiforme, et craterelles appelées trompettes-de-la-mort à cause de leur impressionnant chapeau noir en forme d'entonnoir. Même cultivées, plusieurs variétés gardent la saveur riche et nuancée des espèces sauvages. Ferme et charnu, le portobello se prête très bien à la cuisson sur le gril. D'autres variétés, comme les cèpes et les oreilles-de-judas, se vendent déshydratées. Pour les reconstituer, on peut les couvrir d'eau et les laisser tremper 2 à 3 heures, ou les porter très doucement à ébullition, avant de laisser reposer 15 minutes. On les utilise en général émincés dans les préparations.

C'est grâce à leur concentration en acide glutamique – forme naturelle du glutamate monosodique – que les champignons, frais ou séchés, relèvent la saveur des plats.

LA TRUFFE, UN CHAMPIGNON DE LUXE

Les truffes poussent sous terre, parmi les racines de certains arbres (chênes, noisetiers, tilleuls), dans quelques régions de France et d'Italie. Leur odeur musquée est due à une hormone, l'androsténol, proche de celle qui est sécrétée dans la salive des cochons mâles. Pour les repérer, on fait donc appel à des truies, qui surpassent les chiens pour dénicher ce merveilleux champignon. La déforestation et les récoltes excessives ont rendu les truffes aussi chères que rares, de sorte qu'il faut se contenter de minces pelures pour aromatiser les plats. Toutes les tentatives pour cultiver les truffes à l'échelle commerciale ont été jusqu'ici infructueuses.

LE SAVIEZ-VOUS ?

POUSSER COMME UN CHAMPIGNON

Si on ne cueille pas un champignon, son chapeau double de volume toutes les 24 heures. Il prend d'abord l'aspect d'une coupe inversée, qui s'évase pour révéler les lamelles brunes (ou des tubes), puis sa surface s'aplatit et les lamelles s'ouvrent : plus le champignon grossit, plus sa saveur s'accentue.

LE SAVIEZ-VOUS ?

CHAMPIGNON ET ALCOOL NE FONT PAS TOUJOURS BON MÉNAGE

Le coprin noir, un champignon sauvage tout à fait inoffensif, peut devenir toxique s'il est consommé avec de l'alcool.

Attention : plusieurs espèces de champignons sauvages renferment des toxines très néfastes, voire mortelles. Comme rien ne permet de les reconnaître à l'œil et qu'ils ressemblent souvent à des variétés comestibles, il faut s'abstenir de cueillir et de manger des champignons sauvages sans les faire identifier par une personne très avertie.

VALEUR NUTRITIONNELLE

Les champignons, associés à des céréales, peuvent entrer dans la composition de plats végétariens. Bien que parfois considérés comme des succédanés de la viande, ils ne peuvent se substituer à elle : même si leur teneur en protéines (3 à 4 %) est supérieure à celle des légumes frais, elle reste très inférieure à celle de la viande, qui est de 18 à 20 %. Appétissants et nutritifs, ils sont très pauvres en calories (10 kcal pour 100 g), à peu près dépourvus de graisses, et constituent une bonne source de fibres diététiques, de potassium, de sélénium, de vitamines B (B_1, B_2, B_3, B_5, B_6 et B_9) et de zinc. Leur teneur en vitamine B_3 et B_5 est l'une des meilleures que puisse offrir un végétal : une portion de 100 g de champignons de Paris fournit 30 % de l'apport nutritionnel conseillé (ANC) en vitamine B_3 et 45 % en vitamine B_5.

Les champignons figurent depuis longtemps dans la cuisine asiatique ; aussi le Japon a-t-il été l'un des premiers pays à étudier leurs bienfaits pour la santé. Selon des études japonaises, certains champignons pourraient stimuler le système immunitaire et aider à combattre le cancer, les infections et des maladies auto-immunes comme la polyarthrite rhumatoïde et le lupus érythémateux. Cet effet découlerait de leur forte teneur en acide glutamique, acide aminé qui semble utile pour combattre l'infection. Les shiitakes renferment un phytocomposé appelé lentinan, qui peut décupler l'activité immunitaire, ainsi qu'un autre élément nommé éritadénine, qui aide à faire baisser le taux de cholestérol dans le sang en favorisant son excrétion. D'autres constituants des shiitakes pourraient agir contre les maladies cardiaques et l'hypertension : la question est à l'étude. Tous les champignons ont une bonne teneur en potassium, qui peut contribuer à faire baisser la tension artérielle. Les oreilles-de-judas, populaires en Chine, ont un effet anticoagulant et hypocholestérolémiant utile dans certaines maladies cardiaques.

Les champignons de Paris sont de bonnes sources de sélénium, oligoélément précieux contre le cancer de la prostate, car il s'allie à la vitamine E pour éliminer les radicaux libres qui endommagent les cellules. Une étude menée à Baltimore sur le vieillissement a révélé que les hommes ayant les plus bas taux sanguins de sélénium étaient quatre à cinq fois plus exposés à ce cancer.

Selon des études préliminaires de l'institut de recherche Beckman, en Californie, il y aurait dans le champignon de Paris des substances qui inhibent une enzyme active dans la production d'œstrogènes, facteur prédisposant au cancer chez les femmes ménopausées. Les résultats de ces recherches ne sont pas encore confirmés par d'autres travaux.

DES TOXINES INOFFENSIVES

Certains champignons, même comestibles, renferment des toxines que la cuisson neutralise. Le champignon de Paris contient des traces d'agaritine cancérogène, mais la cuisson en réduit beaucoup les effets. D'ailleurs, les scientifiques ont établi que ces cancérogènes naturels ne provoquent le cancer que si l'on en donne de très fortes doses à des animaux de laboratoire durant toute leur vie – ils ne présentent pas de danger pour les êtres humains. ❖

TOUT CE QUE VOUS DEVEZ SAVOIR SUR LES CHAMPIGNONS

- À l'achat, recherchez un chapeau ferme, exempt de meurtrissures. Toujours cueillis à la main, les champignons sont fragiles : maniez-les avec précaution.

- Le goût du champignon s'accentue avec sa taille : les plus gros sont les plus savoureux.

- Ne réfrigérez pas les champignons sous une pellicule de plastique. L'idéal est de les enfermer dans un sac en papier ou dans un linge avant de les ranger dans le bac à légumes.

- Les champignons se conservent au maximum 4 à 5 jours au réfrigérateur.

- Rincez-les, si besoin, au dernier moment. Évitez de les peler, car les nutriments sont concentrés sous la peau. Vous pouvez les trancher, les hacher ou les détailler en quartiers.

- Leur cuisson est rapide. Dans un plat mijoté, ajoutez-les quelques minutes avant la fin.

CHAMPIGNONS DE TOUTES FORMES. *Outre les très gros, comme le portobello (au centre et à l'extrême droite), on reconnaît (en haut à droite et dans le sens des aiguilles d'une montre) le shiitake, la morille, le pleurote et le champignon de couche (ou champignon de Paris).*

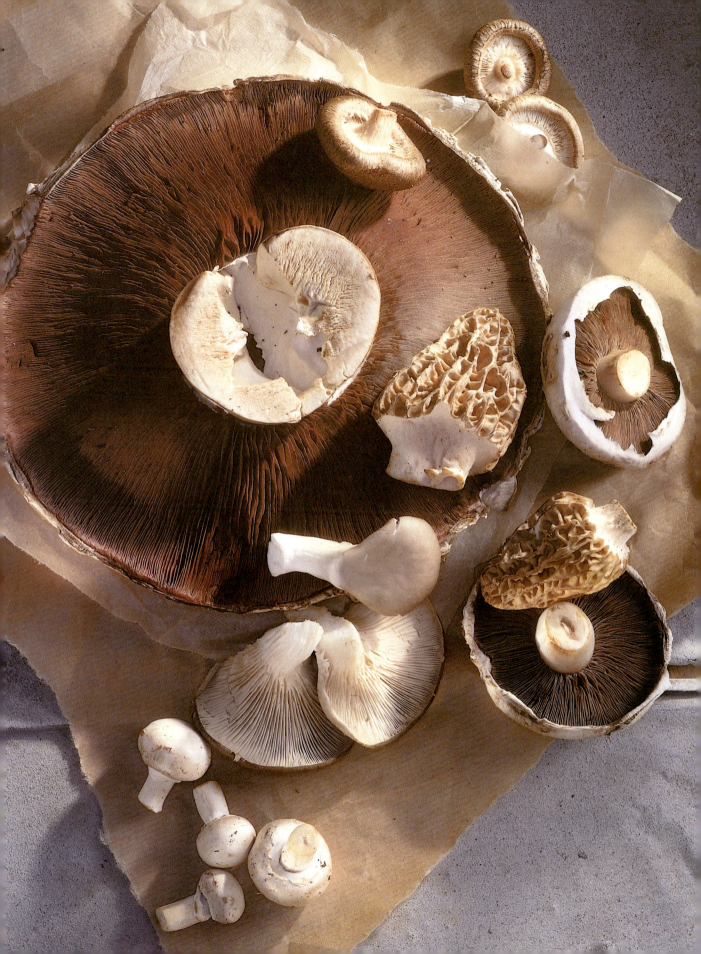

CHOLESTÉROL
■ MYTHE ET RÉALITÉ ■

Le régime méditerranéen

Les médecins savent depuis les années 1950 qu'un régime alimentaire de type méditerranéen réduit les risques de décès prématuré. La première étude de grande envergure a révélé qu'on peut évaluer le risque de maladie cardiaque à partir du taux de cholestérol sanguin, que l'ingestion de lipides saturés l'augmente, tandis que l'ingestion de lipides mono-insaturés, comme l'huile d'olive, diminue ce risque, mais aussi celui de cancer.

La même étude a montré que c'est en Grèce, dans l'île de Crète, que le taux de décès prématurés était le plus bas. Les Crétois consommaient très peu de viande, beaucoup de légumineuses et de fruits, une quantité moyenne de poisson et de vin rouge et, surtout, de l'huile d'olive comme corps gras. Le pain, à base de blé entier, faisait partie de leur régime. La première expérience clinique laissant entrevoir qu'un régime méditerranéen était bénéfique pour les Occidentaux a été réalisée en 1994 sous l'égide du docteur Serge Renaud, un chercheur français qui a soumis des patients ayant eu une crise cardiaque à un régime de type méditerranéen. On les a encouragés à manger plus de fruits, de légumes et de poisson, moins de viande, et à remplacer le beurre par de la margarine enrichie en acide linolénique. En effet, le régime crétois comporte beaucoup de noix, d'huile d'olive, et une salade nommée pourpier, aliments riches en acide gras linolénique. Les résultats ont été vite probants : après 2 ans seulement, le taux de mortalité dans le groupe test avait diminué de 70 % !

Aujourd'hui, il est avéré qu'un taux de cholestérol sanguin élevé peut entraîner une obstruction des artères : si l'artère irrigue le cœur, il y a risque de crise cardiaque ; si elle se rend au cerveau, on redoute un accident vasculaire cérébral (AVC). Pourtant, on connaît encore mal les liens qui existent entre alimentation et cholestérol.

Bien que tenu pour néfaste en diététique, le cholestérol est essentiel à la vie. L'organisme doit en effet synthétiser les hormones sexuelles, la bile, la vitamine D, fabriquer les membranes cellulaires et les gaines des nerfs. Ces activités – et d'autres – incombent au cholestérol, substance lipidique transportée par le sang. Le foie en produit environ 1 g par jour, ce qui couvre les besoins du corps.

Le cholestérol alimentaire, qui n'est nullement nécessaire à l'organisme, ne provient que des aliments d'origine animale. Tout individu – à l'exception du végétalien, qui élimine tous les produits animaux – en consomme. Plusieurs facteurs – exercice, hérédité, sexe et alimentation – régissent l'utilisation que fait le corps du cholestérol alimentaire : certaines personnes en ingèrent beaucoup et gardent un taux de cholestérol normal ; d'autres en ingèrent peu et ont un taux de cholestérol élevé. Il semble que l'alimentation fournisse 20 % du cholestérol sanguin ; le reste est sécrété par le foie.

« Bon » et « mauvais » cholestérol

Le cholestérol est véhiculé dans le sang par des lipo-protéines, ou protéines porteuses de lipides : les deux tiers sur des lipoprotéines de basse densité (low density lipoproteins ou LDL), le reste sur des lipoprotéines de haute densité (high density lipoproteins ou HDL). Les premières déposent le cholestérol sur la paroi des artères, provoquant l'athérosclérose et un risque accru de maladie cardiaque. Les secondes acheminent le cholestérol des artères vers le foie, où il est synthétisé ou éliminé. Voilà pourquoi on dit que le cholestérol de basse densité (LDL) est le « mauvais » cholestérol, tandis que le cholestérol de haute densité (HDL) est qualifié de « bon » cholestérol. On a pu isoler parmi les lipoprotéines LDL un troisième type de lipoprotéines, celles de très basse densité (very low density lipoproteins ou VLDL), qui servent à transporter un peu de cholestérol, mais surtout des triglycérides, vers les cellules.

Le bilan lipidique mesure le cholestérol sanguin. Il s'exprime en grammes de cholestérol par litre ou en millimoles (mmol) par litre. Un multiplicateur de 0,026 convertit les milligrammes en millimoles. Un dosage inférieur à 2 g/l (5,2 mmol/l) est jugé bon. S'il dépasse 2 g/l, il faut mesurer séparément le LDL et le HDL. Le LDL devrait être inférieur à 1,30 g/l (3,5 mmol/l) ; entre 1,30 et 1,59 g/l (3,5-3,9 mmol/l), il est élevé mais acceptable ; au-dessus de 1,60 g/l (4 mmol/l), il peut déclencher une maladie coronarienne ou une crise cardiaque. Le HDL doit être d'au moins 0,45 g/l (1,2 mmol/l) : plus il est haut,

ADAPTER SON ALIMENTATION

Il n'y a pas à en douter : ce qu'on mange agit sur le taux de cholestérol et de graisses dans le sang. De nombreuses études démontrent qu'un régime riche en produits d'origine animale et en graisses saturées tend à faire monter le taux de cholestérol, tandis que ce taux reste bas chez les individus qui mangent beaucoup de fruits, de légumes et de céréales complètes. Les personnes qui ont des antécédents de maladie cardiaque dans leur famille devraient éviter les aliments qui font monter le cholestérol et privilégier ceux qui le font baisser (voir ci-dessous).

ALIMENTS QUI FONT MONTER LE CHOLESTÉROL

- Margarine solide et huiles de friture, riches en graisses saturées et en acides gras « trans ».
- Biscuits, gâteaux et autres produits de pâtisserie faits avec des huiles tropicales saturées (coco ou coprah) ou des huiles partiellement hydrogénées.
- Beurre et produits laitiers comme le fromage, la crème et le lait entier, tous riches en graisses saturées.
- Charcuterie (sauf le jambon maigre), viandes grasses (morceaux gras d'agneau, de bœuf et de porc).

ALIMENTS QUI FONT BAISSER LE CHOLESTÉROL

- Légumes (notamment oignon, ail, choux), haricots secs et autres légumineuses.
- Fruits (oranges, pommes, poires, bananes...) et fruits séchés (abricots, figues, pruneaux).
- Noix, amandes, noisettes, graines de sésame et de tournesol.
- Pain de blé entier, de seigle et aux céréales.
- Céréales pour petit déjeuner enrichies en son ou à base d'avoine.
- Tofu et autres produits à base de soja.
- Margarine molle non hydrogénée, huiles d'olive, de colza, de carthame, de tournesol et de soja.

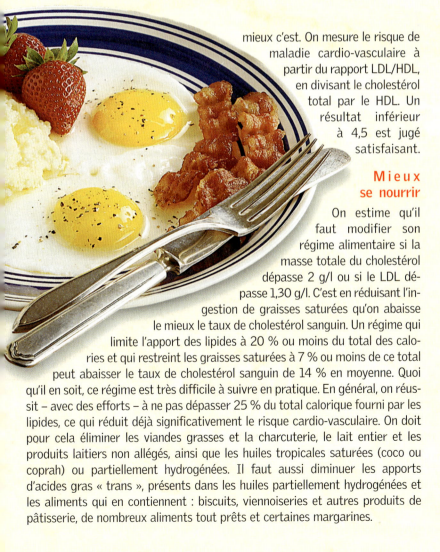

mieux c'est. On mesure le risque de maladie cardio-vasculaire à partir du rapport LDL/HDL, en divisant le cholestérol total par le HDL. Un résultat inférieur à 4,5 est jugé satisfaisant.

Mieux se nourrir

On estime qu'il faut modifier son régime alimentaire si la masse totale du cholestérol dépasse 2 g/l ou si le LDL dépasse 1,30 g/l. C'est en réduisant l'ingestion de graisses saturées qu'on abaisse le mieux le taux de cholestérol sanguin. Un régime qui limite l'apport des lipides à 20 % ou moins du total des calories et qui restreint les graisses saturées à 7 % ou moins de ce total peut abaisser le taux de cholestérol sanguin de 14 % en moyenne. Quoi qu'il en soit, ce régime est très difficile à suivre en pratique. En général, on réussit – avec des efforts – à ne pas dépasser 25 % du total calorique fourni par les lipides, ce qui réduit déjà significativement le risque cardio-vasculaire. On doit pour cela éliminer les viandes grasses et la charcuterie, le lait entier et les produits laitiers non allégés, ainsi que les huiles tropicales saturées (coco ou coprah) ou partiellement hydrogénées. Il faut aussi diminuer les apports d'acides gras « trans », présents dans les huiles partiellement hydrogénées et les aliments qui en contiennent : biscuits, viennoiseries et autres produits de pâtisserie, de nombreux aliments tout prêts et certaines margarines.

UN PETIT TRUC

TARTINER SON PAIN AVEC DE LA MARGARINE RENFERMANT DES STÉROLS VÉGÉTAUX

Plusieurs études et essais indiquent que des adultes de 50 à 59 ans peuvent réduire de 25 % et en deux ans seulement le risque de souffrir d'une maladie cardiaque s'ils adoptent ces margarines. Les stérols végétaux sont aujourd'hui introduits non seulement dans des margarines, mais aussi dans du lait et des yaourts.

Plus le régime est strict, meilleurs sont les résultats

Régime végétarien. Un régime végétarien très pauvre en graisses (moins de 10 % des calories) comme celui du docteur Dean Ornish, qui y associe exercice et méditation, peut faire beaucoup baisser le cholestérol.

Aliments à privilégier. Il ne faut pas seulement éviter certains aliments ; on doit aussi favoriser ceux qui font baisser le taux de cholestérol. Tels sont les aliments riches en flavonoïdes, comme les agrumes et le raisin ; en fibres solubles, comme l'avoine, les légumineuses et les pommes ; et enfin en protéines de soja, comme le tofu, le tempeh et le « lait » de soja. On a également démontré récemment qu'une consommation quotidienne de carottes peut faire baisser le taux de cholestérol sanguin LDL.

Poissons riches en acides gras oméga-3. Saumon, sardine et autres poissons gras, à raison de 2 ou 3 portions par semaine, ont été associés à une réduction des crises cardiaques et des accidents vasculaires cérébraux. On croyait jusqu'à maintenant que les oméga-3 réduisaient le risque d'accidents cardio-vasculaires en abaissant le taux de cholestérol ; on estime aujourd'hui qu'ils empêchent la formation de caillots sanguins et modifient peut-être la façon dont le foie métabolise d'autres lipides.

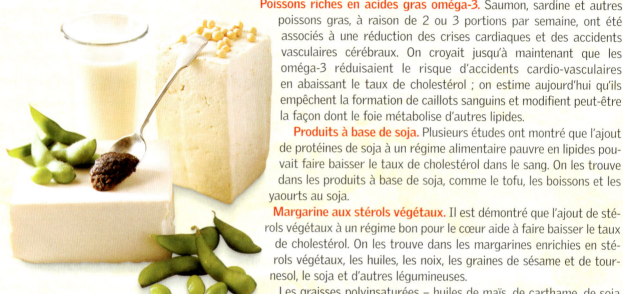

Produits à base de soja. Plusieurs études ont montré que l'ajout de protéines de soja à un régime alimentaire pauvre en lipides pouvait faire baisser le taux de cholestérol dans le sang. On les trouve dans les produits à base de soja, comme le tofu, les boissons et les yaourts au soja.

Margarine aux stérols végétaux. Il est démontré que l'ajout de stérols végétaux à un régime bon pour le cœur aide à faire baisser le taux de cholestérol. On les trouve dans les margarines enrichies en stérols végétaux, les huiles, les noix, les graines de sésame et de tournesol, le soja et d'autres légumineuses.

Les graisses polyinsaturées – huiles de maïs, de carthame, de soja et de tournesol – ont l'inconvénient de faire baisser aussi bien le « bon » que le « mauvais » cholestérol. En revanche, les lipides mono-insaturés présents dans les huiles de colza, de noix et d'olive, dans les noix, amandes et noisettes, ainsi que dans les avocats, s'attaquent aux LDL sans toucher aux HDL.

Le rôle du cholestérol apporté par les aliments n'est pas clair ; selon des études récentes, il contribuerait moins à faire monter le cholestérol sanguin que les lipides saturés. Toutefois, certains spécialistes conseillent de le limiter à 300 mg par jour.

De bonnes habitudes à prendre

Exercice, perte de poids et réduction du stress : autant de facteurs qui peuvent réduire le cholestérol ou améliorer le rapport LDL/HDL. Tant qu'elles sont fertiles, les femmes sont protégées contre la maladie coronarienne par les œstrogènes que leur corps sécrète. Mais, selon de récentes recherches, les suppléments d'œstrogènes postménopausiques n'ont pas cet effet. Ce n'est que si les mesures diététiques ne réussissent pas à faire baisser le taux de cholestérol sanguin que des médicaments doivent être prescrits.

Le tabac est à éviter. La fumée, tant inhalée que respirée, fait chuter les antioxydants bénéfiques comme la vitamine C. La fumée de tabac incite aussi le système immunitaire à augmenter le taux de « mauvais » cholestérol (LDL).

LE SAVIEZ-VOUS ?
RÉGIME DE PRIMATES ET STATINES ONT LES MÊMES EFFETS BÉNÉFIQUES

Un régime incluant les groupes d'aliments que mangent les singes s'est révélé aussi efficace à faire baisser un taux élevé de cholestérol sanguin que la lovastatine, un hypocholestérolémiant du groupe des statines. C'est la conclusion à laquelle est arrivée une étude menée à l'université de Toronto et publiée dans le *Journal of the American Medical Association (Jama)*. Le régime mis au point pour cette étude comprenait quatre groupes d'aliments : des fruits secs oléagineux (surtout des amandes), des protéines de soja, des aliments riches en fibres (comme l'avoine et les fruits) et une margarine additionnée de stérols végétaux.

Charcuterie et viande fumée

AVANTAGES

- bonne source de protéines et de vitamines B ; certaines sont très riches en fer

INCONVÉNIENTS

- sont en général chargées en graisses
- renferment des nitrites, qui peuvent produire des nitrosamines cancérogènes
- ont une forte teneur en sel, ce qui augmente le taux de sodium dans l'alimentation
- peuvent renfermer des taux élevés de tyramine, à l'origine de migraines chez les personnes prédisposées et d'interactions graves avec certains médicaments

Depuis des siècles, la charcuterie occupe une place non négligeable dans l'alimentation humaine. Utilisée en premier lieu pour la conservation des viandes, elle est aussi devenue l'expression des traditions gastronomiques des différentes régions.

Plusieurs procédés de conservation. Avant l'invention de la réfrigération, on avait recours, partout dans le monde, aux mêmes procédés pour conserver les viandes : salaison et saumurage, ajout de graisse, séchage et fumage.

- La salaison, ou adjonction de sel « à sec », a pour but d'extraire l'eau des viandes par osmose et d'inhiber les bactéries. Celles-ci se déshydratent et finissent par mourir, tandis que les viandes restent saines. Cette technique, autrefois très courante, assurait une longue conservation à la viande, mais celle-ci devait être dessalée pour pouvoir être consommée et perdait beaucoup de ses éléments nutritifs durant le trempage. On utilise encore la salaison pour l'obtention de jambons secs ou du bacon.
- Le saumurage consiste à traiter les viandes par trempage dans la saumure, une solution liquide renfermant du sel, du nitrate de potassium (ou salpêtre) et des nitrites, parfois du sucre (pour les jambons). Les nitrites constituent un excellent bactéricide, qui annule tout risque de botulisme et détruit les germes responsables de l'altération des produits. Ils sont aussi à l'origine de la teinte rose appétissante et de l'arôme caractéristique des charcuteries.
- La cuisson prolongée dans la graisse permet d'obtenir un produit quasiment stérile, qui se garde très longtemps à l'abri de l'air. Cette méthode est utilisée pour les rillettes et les confits : on fait cuire lentement du porc, du canard ou de l'oie dans leur graisse. La viande est ensuite effilochée, mélangée à du gras, bien tassée dans des pots et recouverte d'une couche de graisse qui l'isole parfaitement de l'air.
- Le séchage, associé au fumage, qui utilise le pouvoir antiseptique des fumées, est employé pour la fabrication des jambons et de certaines saucisses.

Attention : la tyramine, un dérivé d'un acide aminé, la tyrosine, présent en grande quantité dans la charcuterie, peut déclencher une migraine chez des sujets sensibles. Mais surtout, chez des personnes déprimées traitées avec des inhibiteurs de la monoamine oxydase (IMAO), elle peut provoquer une brusque hausse de la tension artérielle, de violents maux de tête, voire un collapsus mortel.

VALEUR NUTRITIONNELLE

Grâce à l'évolution des techniques, mais aussi sous la pression des consommateurs et du corps médical, les teneurs en matières grasses des charcuteries ont diminué d'environ 20 à 25 % depuis quelques décennies. Beaucoup d'entre elles n'en demeurent pas moins riches en graisses et il importe d'en tenir compte pour l'équilibre alimentaire.

Beaucoup de graisses. Seuls le jambon cuit supérieur dégraissé ou le filet de bacon peuvent être considérés comme des produits maigres, avec moins de 5 % de lipides. Toutes les autres charcuteries affichent des teneurs qui varient entre 10 et 30 % en moyenne et dépassent même parfois 40 ou 45 %. Fromages de tête, jambon non dégraissé et boudin blanc apportent entre 10 et 12 % de graisses. On en trouve 15 à 20 % dans la coppa, le jambon sec, les pâtés de gibier, les andouilles et andouillettes. La plupart des autres charcuteries renferment 25 à 35 % de graisses, avec des exceptions pour la saucisse sèche, le saucisson sec et le chorizo, qui atteignent 35 à 40 %, ainsi que les rillettes et le foie gras, qui culminent avec un taux de graisses de 45 %.

Ces graisses sont constituées pour 10 à 12 % d'acides gras polyinsaturés, environ 50 % de mono-insaturés (acide oléique essentiellement) et 35 à 40 % d'acides gras saturés. Les taux de cholestérol s'échelonnent, quant à eux, entre

LE SAVIEZ-VOUS ?

NITRITES ET CANCER

Les cancers de l'estomac et de l'œsophage sont plus fréquents dans les pays où l'on consomme traditionnellement beaucoup de charcuterie et de viande fumée. Cela s'explique par la formation de nitrosamines cancérogènes à partir des nitrites présents dans la charcuterie et par la présence de composés déclencheurs de tumeurs dans les aliments fumés. À noter que la vitamine C apportée par les fruits et légumes peut inhiber la formation des nitrosamines.

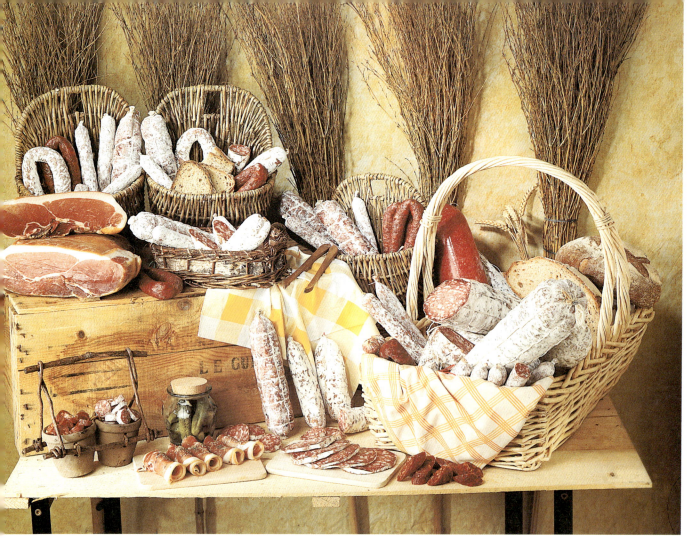

CHARCUTERIE. *Viandes fumées ou traitées, saucissons et jambons de toutes sortes sont de vraies délices mais regorgent de graisses et doivent être consommés avec modération, d'autant qu'ils ont aussi une forte teneur en sel.*

30 et 120 mg pour 100 g, les charcuteries les plus maigres en renfermant le moins.

Protéines et fer. Les charcuteries sont de bonnes sources de protéines d'excellente valeur biologique, renfermant tous les acides aminés essentiels. Elles fournissent toutes les vitamines du groupe B, notamment la B_1, abondante dans le porc, et des quantités appréciables de vitamine A lorsqu'on utilise du foie dans la recette. Certaines d'entre elles sont particulièrement riches en fer très bien assimilable : le boudin noir, en premier lieu, mais aussi le pâté de foie et le saucisson sec.

Toujours du sel. Il ne faut pas oublier que toutes les charcuteries sont salées, même le jambon cuit ou jambon de Paris, parfois surnommé « jambon de régime », qui renferme environ 2 g de sel (soit 800 mg de sodium) pour 100 g. C'est pourquoi la charcuterie doit être écartée d'un régime sans sel.

LA CHARCUTERIE PRÉEMBALLÉE

Elle se présente en sachets, en barquettes ou en petits pots qui sont conservés dans des vitrines ou des rayonnages réfrigérés. Pour une durée de vie plus longue, ces charcuteries ont fait l'objet d'une protection particulière lors de l'emballage. L'oxygène, responsable de l'oxydation et du processus d'altération, a été soit extrait (produit sous vide), soit remplacé par de l'azote et, éventuellement, du gaz carbonique. Ces produits ont sensiblement la même saveur et les mêmes qualités nutritionnelles que ceux vendus à la coupe. Les produits préemballés sont soumis aux mêmes règles d'utilisation des additifs que les charcuteries classiques ; ils ne comportent pas de conservateurs supplémentaires. La présence d'un exsudat plus ou moins important est tout à fait normale : le conditionnement sous vide implique une pression, qui peut amener une partie de l'eau contenue dans l'aliment à s'évacuer. Pour assurer la sécurité sanitaire des charcuteries préemballées, il faut les garder à la température indiquée, généralement entre 0 et 4 °C (c'est-à-dire dans la partie la plus froide du réfrigérateur), et respecter impérativement la date limite de consommation portée sur l'emballage.

Attention ! Une fois l'emballage ouvert, consommez ces produits rapidement – de 24 à 48 heures pour le jambon cuit, de 2 à 3 jours pour les saucisses.

NITRATES ET NITRITES

Le salpêtre – nitrate de potassium – est utilisé dans les charcuteries depuis des siècles. Il est aujourd'hui souvent remplacé par des nitrites, plus stables et plus faciles à doser avec précision, mais qui font l'objet de beaucoup de critiques. En effet, ils se combinent aux acides aminés durant la cuisson et la digestion pour former des nitrosamines cancérogènes. Pis encore, le nitrite a provoqué des tumeurs chez les animaux de laboratoire auxquels on en a administré de très fortes doses. Mais, selon les industriels de la charcuterie, appuyés par les autorités scientifiques et gouvernementales, l'efficacité des nitrites contre *Clostridium botulinum*, responsable du botulisme, est irréfutable ; de plus, dans l'organisme, seulement le cinquième des nitrites qui se transforment en nitrosamines provient de la viande – le reste est dû à la métabolisation de nitrates d'origine végétale.

Le bacille botulique vit sous forme de spores dans le sol : comme il contamine les légumes et le fourrage, il peut se retrouver dans l'intestin du porc et, d'une manière générale, de tous les herbivores. Il survit à l'absence d'oxygène (conserves, bocaux) et ses spores résistent à une longue ébullition. Si les viandes emballées sous vide ou mises en conserve atteignent 10 °C, les spores peuvent se transformer en bactéries et produire des toxines fatales. Une température de 70 °C détruit la botuline, mais on ne fait pas recuire les charcuteries avant de les manger et le jambon, même cuit, n'est pas chauffé assez longtemps pour que le cœur de la pièce atteigne la température voulue.

Les nitrites non seulement suppriment la bactérie active, mais affaiblissent également ses spores ; elles peuvent alors être détruites sans cuisson sous pression et ne se développent pas même si la viande n'est pas conservée dans les meilleures conditions.

Le potentiel cancérogène des nitrites, aux doses autorisées par la réglementation, est beaucoup moins dangereux que le risque de contracter le botulisme à partir de viandes contaminées. Mais ces risques sont encore bien inférieurs à celui de souffrir d'insuffisance coronarienne par suite d'une consommation excessive de graisses saturées, abondantes dans les aliments protégés par des nitrites. La règle d'or concernant ces savoureuses charcuteries est, par conséquent, la modération. ❖

Châtaigne

AVANTAGES
- très riche en glucides complexes
- bonne source d'acide folique et de vitamine B$_6$
- très bonne source de fibres
- dépourvue de gluten

INCONVÉNIENT
- très calorique

Pendant longtemps, la châtaigne – le marron sauvage – a été une denrée de première importance pour les populations du centre de la France et des montagnes corses. Elle constituait l'une des bases de la nourriture dans ces contrées, où on appelait d'ailleurs le châtaignier arbre à pain. On faisait traditionnellement sécher les châtaignes, afin de pouvoir les garder durant de longs mois. Elles étaient ensuite trempées et cuites dans du lait ou dans une soupe, ou écrasées en farine avec laquelle on préparait galettes, bouillie épaisse et crêpes.

RICHE EN GLUCIDES COMPLEXES

Fruit de composition tout à fait originale, la châtaigne est une source d'énergie facilement utilisable par l'organisme, puisqu'elle renferme près de 40 % de sucres naturels, dont la grande majorité est constituée de glucides complexes. Elle est pratiquement dépourvue de graisses et très riche en fibres (plus de 8 g pour 100 g). Riche en minéraux, elle procure en abondance du potassium, utile pour le bon fonctionnement musculaire et la prévention de l'hypertension, ainsi que du magnésium, qui aide à lutter contre le stress. C'est une source inattendue de nombreuses vitamines : une portion de 100 g de

CHÂTAIGNE OU MARRON ?

Châtaigne ou marron, c'est – presque – pareil : dans les deux cas, il s'agit du fruit du châtaignier. Mais la châtaigne, qui pousse sur les châtaigniers sauvages, possède plusieurs petits lobes serrés sous sa bogue piquante, alors que le marron, qui provient de châtaigniers cultivés, n'en possède qu'un seul, gros et bombé, ce qui le rend plus facile à éplucher et à consommer. Attention : il ne faut surtout pas confondre le marron, fruit du châtaignier cultivé, avec le marron d'Inde, fruit du marronnier, qui est très amer et non comestible.

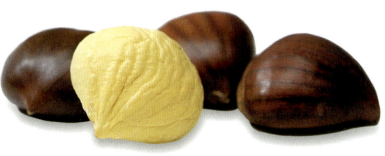

> ### CHÂTAIGNE D'EAU
>
> Ce légume croquant qui fait partie de nombreux plats asiatiques n'appartient pas à la famille des châtaignes proprement dite. En fait, la châtaigne d'eau est un tubercule qui croît à l'état sauvage dans les marais un peu partout en Asie ou qu'on cultive dans les rizières en tant que culture de regain.
>
> La plupart des châtaignes d'eau nous viennent de Chine. Quoiqu'elles renferment une certaine quantité de protéines et de vitamine C, elles ne sont pas aussi nutritives que les pommes de terre et autres légumes de ce type.

châtaignes bouillies ou grillées fournit presque la moitié de l'apport nutritionnel conseillé (ANC) en acide folique ou vitamine B_9, 25 % de l'ANC en vitamine C, 20 % en vitamine B_6 et 10 % en vitamine E. Cette même portion apporte de 170 à 190 kcal, et 3 g de protéines. Caractéristique peu banale : les protéines de la châtaigne fournissent d'importantes quantités de GABA (ou acide gamma-aminobutyrique), un neuromédiateur habituellement sécrété par les cellules cérébrales qui intervient, en synergie avec la vitamine B_6, dans la régulation de l'activité cérébrale.

En raison de sa richesse en amidon, la châtaigne doit impérativement être consommée après cuisson. On peut la cuire à l'eau, une fois épluchée, ou la faire griller. On trouve aussi des marrons entiers au naturel en bocal ou en boîte, ou encore des marrons sous vide ou surgelés, ainsi que de la purée de marrons à utiliser telle quelle, ou comme ingrédient dans des préparations salées et sucrées.

Crème de marrons et marrons glacés. Plus énergétique car additionnée de sucre (290 kcal pour 100 g), la crème de marrons se déguste nature ou dans des desserts. Les marrons glacés, exquises gourmandises inséparables des fêtes de fin d'année, sont obtenus en faisant patiemment confire des marrons préalablement cuits : on les plonge dans un sirop de sucre additionné de vanille, qu'on concentre de plus en plus. Il faut plusieurs jours pour que les marrons soient parfaitement confits. On les recouvre d'une fine couche de sucre glace avant de les faire sécher à four très doux. Ces délicieuses friandises sont très peu chargées en graisses, mais extrêmement caloriques : elles apportent plus de 300 kcal pour 100 g !

La farine de châtaigne. Cette farine au goût très prononcé n'est pas panifiable, parce qu'elle est dépourvue de gluten : on peut, de ce fait, l'utiliser pour diversifier l'alimentation des personnes qui sont atteintes de la maladie cœliaque (voir p. 107). ❖

Cheveux et cuir chevelu

PRIVILÉGIER

- fruits et légumes
- céréales complètes
- viande maigre, poisson, volaille, produits laitiers écrémés

Calvitie et pellicules sont les problèmes les plus fréquents des cheveux et du cuir chevelu. La calvitie est soit le résultat d'une maladie, soit une réponse génétique à la testostérone, l'hormone sexuelle masculine. Les pellicules – résultat de la desquamation excessive du cuir chevelu – touchent plus de la moitié de la population. Elles peuvent être dues au stress ou à une maladie cutanée chronique ou récurrente, telle la dermatite séborrhéique, mais la cause en est très souvent un champignon, *Pityrosporum ovale*, qui se trouve à l'état naturel sur le cuir chevelu : il se nourrit des huiles naturelles qu'il y trouve, cause de l'irritation et fait se détacher les peaux mortes.

Le cheveu se compose d'une protéine, la kératine. Les principaux nutriments qui participent à la santé des cheveux et du cuir chevelu sont le zinc, les vitamines B (surtout B_3 et B_8) et C, et les acides aminés soufrés. Un manque de vitamine A peut être responsable de cheveux ternes et fragiles. On la trouve surtout dans les œufs, les carottes, les légumes verts à feuilles et les haricots secs.

LE SAVIEZ-VOUS ?

CERTAINS ALIMENTS PEUVENT PROVOQUER DES PELLICULES

On observe parfois une diminution des pellicules quand on évite certains aliments, notamment les aliments épicés et l'alcool.

LA CHUTE DES CHEVEUX

Une chevelure en bonne santé compte de 80 000 à 150 000 cheveux, qui connaissent trois phases successives, indépendantes les unes des autres. En règle générale, 90 % des cheveux sont en phase anagène : ils poussent. Cette phase peut durer de 1 à 5 ans. La croissance est suivie d'une phase de repos, dite télogène, qui dure quelques mois, après quoi le cheveu tombe – phase catagène –, afin qu'une nouvelle repousse ait lieu. Il est normal

MYTHE ET RÉALITÉ

Mythe Les cheveux ne révèlent rien sur l'alimentation d'une personne.

Réalité Faux, l'analyse scientifique des cheveux peut confirmer la présence de certains éléments toxiques. C'est ainsi qu'on a pu dire, 150 ans après sa mort, que Napoléon souffrait d'un empoisonnement chronique à l'arsenic.

de perdre de 50 à 200 cheveux par jour pour permettre la repousse.

Si la calvitie est influencée par des facteurs hormonaux, elle tend aussi à être héréditaire : le risque est proportionnel au nombre de chauves du côté maternel comme du côté paternel.

Une chute de cheveux anormale peut être accrue par des troubles du métabolisme (diabète, maladie de la thyroïde, régimes draconiens), l'utilisation de produits capillaires agressifs pour les cheveux, le stress, les changements hormonaux liés à la grossesse, des traitements médicaux comme une chimiothérapie et des maladies du cuir chevelu.

Si l'alimentation est en cause, il peut s'agir de carences en fer, en biotine, en zinc ou en protéines. Mais de telles carences sont très rares chez nous.

La chute des cheveux due au stress ou à un traitement médicamenteux est généralement temporaire. Les cheveux qui tombent pendant un régime draconien repoussent dès que l'alimentation revient à la normale. L'alopécie (plaques de calvitie) se corrige généralement d'elle-même sans traitement mais, dans quelques cas, il peut être nécessaire de pratiquer des injections de corticostéroïdes. Les seuls remèdes contre la calvitie sont le minoxidil en application locale, et le finastéride par voie orale.

LES PELLICULES

Nombreuses sont les personnes qui ont des pellicules l'hiver, quand le cuir chevelu est sec. Il peut aussi y avoir une tendance héréditaire, stimulée par une sensibilité à certains aliments. Mais, les aliments en cause n'étant pas les mêmes d'une personne à l'autre, chacun doit éliminer ceux qui semblent aggraver les pellicules. Les graines de lin peuvent être utiles, comme pour le psoriasis et l'eczéma. Il faut attendre plusieurs semaines ou quelques mois avant de pouvoir en constater les résultats.

Les médecins recommandent un shampooing par jour jusqu'à ce que la desquamation des

pellicules ait diminué, puis un ou deux par semaine. Les shampooings antipelliculaires contiennent du pyrithione de zinc, du goudron ou du sulfure de sélénium, dotés d'une action exfoliante qui accélère l'élimination des cellules mortes. S'ils n'ont pas l'effet escompté, essayez les shampooings qui renferment un antifongique appelé kétoconazole. ❖

Chocolat

AVANTAGES

- a parfois un effet dopant ou euphorisant
- renferme des antioxydants (fèves)
- sa saveur est incomparable

INCONVÉNIENTS

- riche en calories et en matières grasses
- peut déclencher une migraine chez les personnes sensibles

C'est en revenant du Nouveau Monde après son quatrième voyage, qui débuta en 1502, que Christophe Colomb rapporta le chocolat. Les Espagnols y ajoutèrent de la vanille, du sucre et du lait, créant ainsi un produit pour lequel, disait-on, « on vendrait son âme au diable » ! L'empereur aztèque Moctezuma II le décrivait comme « une boisson magique qui augmente la résistance et élimine la fatigue ».

Durant deux siècles, le chocolat ne fut consommé que comme une boisson. Mais, au XVIII⁰ siècle, on le vit apparaître en France sous une forme solide, plus proche de la pâte d'amande que du chocolat d'aujourd'hui. Ses effets stimulants, attribuables à la théobromine (une substance comparable à la caféine) qu'il renferme, en firent un aliment particulièrement utile aux soldats qui faisaient le guet la nuit.

La tablette de chocolat, apparue vers 1910, conquit le public quand elle fut distribuée aux soldats américains à titre d'« aliment de combat » durant la Seconde Guerre mondiale.

D'OÙ VIENT LE CHOCOLAT ?

Le chocolat provient des fèves du cacaoyer, arbre des vallées d'Amérique du Sud. En Amérique centrale et en Amérique du Sud, les autochtones l'appréciaient tellement que le chocolat leur servait de monnaie. Aujourd'hui, les trois quarts de la production mondiale proviennent d'Afrique occidentale, le Brésil n'en produisant qu'un quart.

Après la récolte des fèves commence la phase de fermentation et de séchage, suivie d'une cuisson

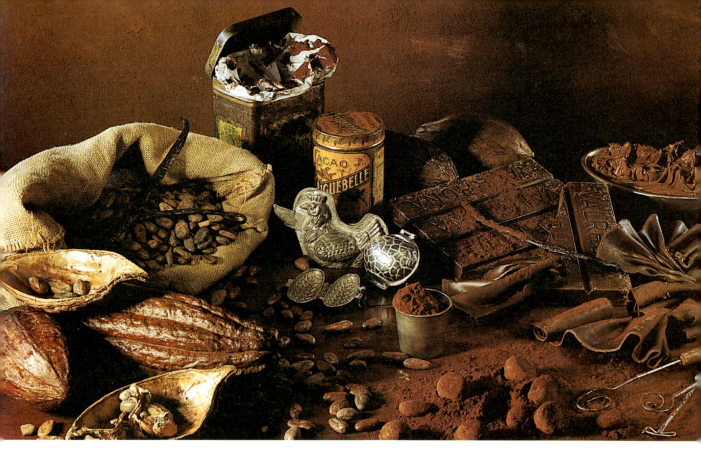

IL FOND DANS LA BOUCHE. *Quelle qu'en soit la présentation, le chocolat est la gourmandise par excellence pour la plupart d'entre nous.*

à basse température, qui fait ressortir la saveur du chocolat. Ensuite, les procédés de fabrication varient selon le produit désiré, solide ou en poudre.

En 1828, la famille Van Houten, à Amsterdam, cherchant à produire une meilleure boisson au chocolat, inventa un pressoir pour extraire des fèves la plus grande partie du beurre de cacao (matière grasse naturelle du cacao). La boisson était meilleure et, de plus, le beurre de cacao, mélangé aux fèves moulues, donnait une pâte plus douce et plus riche, qui absorbait le sucre. C'est ainsi que naquit le chocolat à croquer.

QUE CONTIENT LE CHOCOLAT ?

Le chocolat est un concentré de calories dans la mesure où il est très riche en sucre (de 33 à 55 %) et en graisses (de 33 à 43 %) majoritairement saturées, mais dépourvues de cholestérol (sauf le chocolat au lait, qui en contient moins de 20 mg pour 100 g). Le chocolat fournit de 520 à 550 kcal pour 100 g, soit de 35 à 45 kcal dans une mini-tablette pour le café. La fève du cacaoyer renferme une quantité notable de vitamines B et E, que le processus de transformation fait beaucoup perdre au chocolat.

Chocolat et poudre de cacao contiennent du chrome, du fer, qui prévient l'anémie, du phosphore et du potassium (350 à 500 mg pour 100 g). Le chocolat noir est une source non négligeable de magnésium, avec 150 à 170 mg pour 100 g.

Le beurre de cacao a une composition qui l'empêche de rancir rapidement ; il est aussi utilisé aujourd'hui en cosmétique.

Le chocolat est solide à température ambiante mais, comme son point de fusion se situe juste en dessous de la température corporelle, il commence à fondre et à libérer ses éléments sapides dès qu'il est mis dans la bouche, d'où son attrait gustatif.

Le chocolat blanc, mélange de beurre de cacao, de lait et de sucre, ne contient pas de fèves, lesquelles donnent au chocolat noir sa couleur foncée.

LES EFFETS DU CHOCOLAT

Le chocolat contient deux stimulants alcaloïdes, la théobromine et la caféine, dans un rapport d'environ 10 pour 1. La théobromine stimule moins le système nerveux central que la caféine ; ses effets sont essentiellement diurétiques. Le chocolat noir du commerce ne renferme pas plus de 0,1 % de caféine et est beaucoup moins stimulant, toutes proportions gardées,

---

UN PETIT TRUC

LE MEILLEUR CHOIX : LE CHOCOLAT NOIR

Le chocolat noir est celui qui renferme le plus d'antioxydants et de magnésium.

qu'une tasse de café décaféiné. Le cacao amer qu'on utilise en pâtisserie en renferme davantage. Le chocolat est également riche en phényléthylamine (PEA), composé naturel dont les effets sont semblables à ceux de l'amphétamine et qui peut provoquer des migraines chez les personnes sensibles.

Un récent rapport (février 2003) du *Journal of the American Dietetic Association* (*Jama*) fait valoir des vertus précieuses. Après avoir examiné des études sur les bienfaits du chocolat pour la santé, surtout du chocolat noir et du cacao amer, les chercheurs ont découvert que ses flavonoïdes, à l'instar de ceux qu'on trouve dans le vin rouge et dans certains fruits et légumes, avaient des propriétés antioxydantes puissantes, associées à une diminution des risques de cancer.

Beaucoup de personnes, surtout des femmes, ont tendance à se jeter sur le chocolat dans les moments de stress. Aucune preuve scientifique ne vient appuyer ce comportement ; néanmoins, des psychiatres ont suggéré que, chez les mordus de chocolat, le mécanisme régulant le taux de PEA pouvait accuser une déficience ; d'autres attribuent les frénésies de chocolat à des changements hormonaux, comme ceux de la puberté ou de la période prémenstruelle.

Si, malgré d'innombrables recherches, les fameuses vertus aphrodisiaques du chocolat n'ont pu être démontrées, il n'en reste pas moins que, sous ses multiples formes, le chocolat est une éternelle tentation et une source incomparable de plaisirs gustatifs.

CONSERVATION ET DÉGUSTATION

Ne gardez pas le chocolat au réfrigérateur – le beurre de cacao se séparerait et formerait une pellicule blanche et grasse. Placez-le plutôt dans un endroit restant toujours assez frais, afin qu'il ne soit pas soumis à des variations de température préjudiciables au maintien de ses qualités gustatives.

Croquer un peu de chocolat avec le café est un moment de pur plaisir. Afin de l'apprécier vraiment, évitez de le consommer après un repas copieux. Pour le déguster, gardez-le quelques secondes dans la bouche, pour qu'il dégage ses saveurs et ses arômes primaires, puis mastiquez-le un peu pour découvrir ses saveurs secondaires. Enfin, laissez-le reposer contre la voûte du palais pour goûter pleinement toute sa saveur. ❖

Cholestérol

Voir p. 92

Chou

AVANTAGES
- excellente source de vitamine C, d'acide folique et de bêta-carotène
- riche en fibres ; peu calorique
- renferme des composés soufrés pouvant aider à prévenir le cancer du côlon

INCONVÉNIENTS
- peut causer ballonnements et flatulences
- dégage à la cuisson une odeur de soufre, forte et plutôt désagréable

Comme ses cousins le brocoli, les choux de Bruxelles et le chou-fleur, le chou renferme des phytocomposants soufrés aux effets bénéfiques. Dans certains pays, sa consommation rivalise avec celle de la pomme de terre. Riche en fibres, pauvre en calories (une portion de 200 g de chou vert cuit ne fournit que 28 kcal), le chou est une excellente source de vitamine C (20 mg pour 100 g de chou vert cuit). Le chou rouge en contient presque le

> **CHOUX DE TOUTES SORTES**
>
> Il existe des centaines de sortes de choux, bien différentes les unes des autres. En voici quelques-unes parmi les plus populaires chez nous.
>
> - **Chou blanc.** C'est le plus répandu. Sa saveur douce le rend aussi bon cru que cuit.
> - **Chou rouge.** C'est celui qui renferme le plus de vitamine C.
> - **Chou de Milan.** Chou vert pommé frisé, plus riche en bêta-carotène que tous les autres.
> - **Pak-choï.** Surnommé chou chinois, sa tige est blanche et sa feuille, vert foncé. C'est le plus riche en calcium.

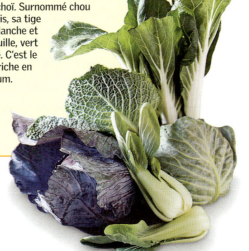

double, mais les choux verts renferment deux fois plus d'acide folique que celui-ci. On trouve du potassium, du calcium et des fibres aussi bien dans le chou rouge que dans le chou vert ; le chou de Milan est une bonne source de bêta-carotène.

UN ALIMENT RICHE EN ÉLÉMENTS ANTICANCÉROGÈNES

Le chou est un membre de la grande famille des crucifères, excellentes pour la santé. On sait depuis longtemps que le taux de cancers du côlon est bas chez les personnes qui en mangent beaucoup. Il renfermerait des éléments chimiques d'origine végétale – bioflavonoïdes, indoles, monoterpènes – qui freinent la croissance des tumeurs et protègent les cellules contre l'action néfaste des radicaux libres, molécules instables que libère l'organisme en consommant de l'oxygène. Certains de ces éléments ont aussi pour effet d'accélérer le métabolisme des œstrogènes ; voilà pourquoi les femmes dont le régime comporte beaucoup de légumes de la famille du chou auraient un risque moins élevé de cancer du sein. Ces mêmes éléments peuvent aussi prévenir les cancers de l'utérus et des ovaires. À cet égard, l'indole-3-carbinol présente un intérêt particulier : des études sur les animaux ont révélé qu'il réduit les risques de cancer. Néanmoins, il serait prématuré d'en prendre en comprimés, comme le recommandent certains fabricants de suppléments.

PRÉPARER LE CHOU

Le chou se déguste souvent dans des plats mijotés traditionnels (potée, soupe…). Cuit à la vapeur ou sauté, il conserve la plupart de ses éléments nutritifs et reste une excellente source de vitamine C, acide folique et bêta-carotène, ainsi que de fibres.

LES CHOUX NON POMMÉS

Il existe deux choux non pommés, tous les deux verts : le chou cabus (à feuilles lisses, vert pâle ou rouges) et le chou frisé. Ce sont des légumes d'automne qui aiment le frais : un petit coup de gel augmente même leur saveur. Les variétés de chou frisé à feuilles rouges, jaunes et pourpres servent surtout à la décoration, tant au jardin que sur la table, mais elles sont toutes comestibles et très nutritives.

Comme tous les choux, le chou frisé est une excellente source de vitamine C et de bêta-carotène, précurseur de la vitamine A : une portion de 200 g de ce chou cuit fournit presque l'apport nutritionnel conseillé (ANC) en provitamine A et près de la moitié de l'ANC en vitamine C. La même quantité procure également 50 µg d'acide folique, 60 mg de calcium, 0,4 mg de fer, 200 mg de potassium, plus de 5 g de fibres, mais seulement 30 kcal, ce qui en fait un légume à la fois très riche sur le plan nutritionnel et idéal pour ceux qui surveillent leur poids.

Le chou frisé contient plus de fer et de calcium que la plupart des légumes et sa forte teneur en vitamine C aide l'organisme à mieux absorber ces minéraux.

La teneur du chou frisé en bioflavonoïdes, caroténoïdes et autres éléments anticancérogènes est très élevée. Il renferme aussi des indoles, composants protecteurs capables de réduire le potentiel cancérogène des œstrogènes.

On recommande de faire cuire rapidement le chou frisé, dans peu d'eau, pour préserver toute sa valeur nutritionnelle ; on peut également le cuire à la vapeur, le faire sauter, haché, avec d'autres légumes ou le laisser mijoter dans un bouillon qui sera servi en soupe. Comme il réduit beaucoup à la cuisson, on compte trois volumes de chou cru pour un volume cuit. Même cuit, il peut donner des flatulences, à cause de ses composés soufrés.

LA CHOUCROUTE

La choucroute est préparée à partir de chou blanc pommé détaillé en fines lanières, puis tassé dans une cuve avec du sel, à l'abri de l'oxygène (il doit baigner dans son jus). Il se produit alors une fermentation lactique, qui permet d'obtenir en 3 ou 4 semaines la choucroute proprement dite, un aliment très différent du chou d'origine mais encore bien pourvu en vitamine C (17 mg pour 100 g). L'acide lactique qui s'est formé au détriment des glucides du chou donne à la choucroute sa saveur acidulée, tout en empêchant le développement de micro-organismes pathogènes. Les fibres « prédigérées » par les enzymes sont mieux tolérées. On relève aussi dans la choucroute la présence de substances antibactériennes et, selon différentes études, sa consommation régulière pourrait réduire le risque d'apparition de certains cancers. ❖

Chou-fleur

AVANTAGES

- excellente source de vitamine C
- bonne source d'acide folique et de potassium
- riche en fibres ; peu calorique
- aliment anticancérogène

Le chou-fleur est riche en vitamine C, en acide folique et en divers autres microcomposants bons pour la santé. Une portion de 200 g de chou-fleur

---

MYTHE ET RÉALITÉ

Mythe Le jus de chou serait un remède miracle contre les ulcères.

Réalité Les preuves anecdotiques abondent, mais les spécialistes se contentent de dire qu'il n'y a aucun mal à boire du jus de chou en petites quantités ni aucune preuve qu'il atténue les ulcères.

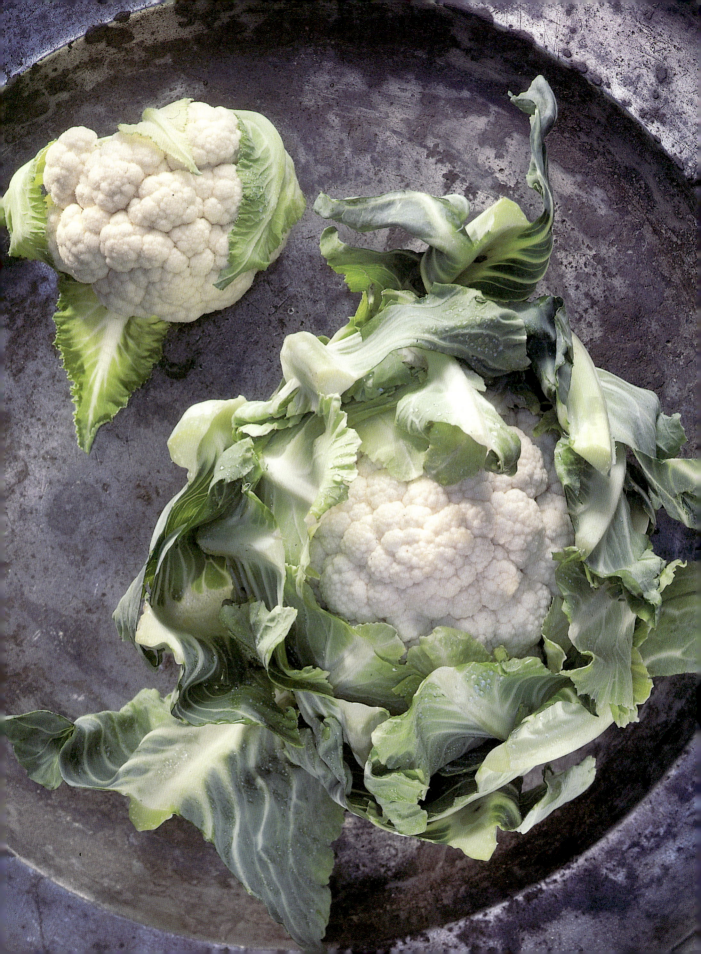

cuit fournit les deux tiers de l'apport nutritionnel conseillé (ANC) de vitamine C, un tiers de l'ANC en acide folique, des quantités intéressantes de potassium et de vitamine B_6, ainsi que des bioflavonoïdes, des indoles et d'autres éléments anticancérogènes.

Nutritif, riche en fibres et peu calorique (17 kcal pour 100 g), le chou-fleur est un aliment idéal pour les sujets soucieux de leur poids. Mais la cuisson détruit 25 % de son acide folique.

Pour améliorer sa digestibilité, faites-le blanchir 2 minutes à l'eau bouillante, avant de le cuire de préférence à la vapeur ou, à la rigueur, dans très peu d'eau. Un excès de cuisson le ramollit et dégage des composés sulfureux qui le rendent amer et malodorant. Pour ne pas dénaturer sa couleur, vous pouvez le citronner légèrement avant de le faire cuire. Bien frais, il peut être dégusté cru, en salade ou à la croque-au-sel avec une sauce légère.

À l'achat, recherchez un chou-fleur ferme, compact et de couleur crème, avec des feuilles bien vertes. Le chou romanesco est cultivé depuis près de 2 000 ans dans le sud de l'Italie et dans la région de Rome. Le chou-fleur pourpre est une variété qui renferme plus de bêta-carotène que le chou-fleur blanc. ❖

Chou-rave

AVANTAGES
- riche en vitamine C, en potassium, ainsi qu'en antioxydants et bioflavonoïdes
- riche en fibres

INCONVÉNIENT
- peut donner des flatulences

Le chou-rave appartient à la famille des crucifères, comme le chou et le navet, mais son bulbe, seule partie comestible de la plante, n'est pas aussi nutritif que les fleurs ou les feuilles de ses cousins ; aussi ne peut-on le comparer au brocoli, aux choux de Bruxelles et au chou frisé. Néanmoins, c'est une bonne source de vitamine C, puisqu'il en renferme 30 mg pour 100 g, soit plus de 25 % de l'apport nutritionnel conseillé (ANC) pour la femme adulte, ainsi que de potassium (220 mg pour 100 g), le tout pour moins de 20 kcal.

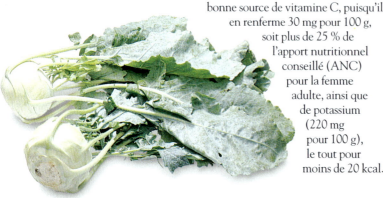

Le chou-rave est riche en bioflavonoïdes, pigments végétaux qui, alliés à la vitamine C et à divers antioxydants, préviennent les dommages cellulaires pouvant mener au cancer. Riche en indoles, éléments chimiques qui réduisent les effets des œstrogènes, il peut diminuer le risque de cancer du sein. Enfin, ses isothiocyanates favorisent l'action des enzymes protectrices contre le cancer du côlon.

Le chou-rave doit être récolté avant complète maturité ; sinon, il est ligneux. On peut le trancher et le manger cru, mais on le fait plutôt cuire à la vapeur pour l'attendrir. Ceux à qui les crucifères donnent des gaz auront sans doute la même réaction avec le chou-rave. ❖

Choux de Bruxelles

AVANTAGES
- excellente source de vitamine C
- bonne source de protéines végétales, d'acide folique, de bêta-carotène, de fer et de potassium
- renferment des bioflavonoïdes et d'autres substances anticancérogènes
- riches en fibres ; peu caloriques

INCONVÉNIENT
- éventuels ballonnements et flatulences

Ces petits choux, comme les gros, apportent de nombreux bienfaits pour la santé. Comme les autres crucifères, ils sont dotés de microcomposants qui paraissent protéger contre le cancer. Ils sont aussi très riches en vitamine C : une portion de 200 g du légume cuit en fournit 200 mg, soit davantage que l'apport nutritionnel conseillé (ANC) ; cette même portion apporte par ailleurs plus de 50 % de l'ANC en acide folique, au moins 10 % de l'ANC en fer et une bonne dose de bêta-carotène, pour seulement 50 kcal, un quart des calories provenant des protéines. Complémenté par les acides aminés du fromage, du riz ou d'une autre céréale, un plat de choux de Bruxelles fournit des protéines de très bonne qualité biologique.

LE FACTEUR ANTICANCÉROGÈNE
Les choux de Bruxelles contiennent en abondance des bioflavonoïdes et des indoles, deux phytocomposants spécifiques qui protègent contre le cancer. L'action antioxydante des bioflavonoïdes aide à prévenir la mutation et les dommages causés aux cellules par les radicaux libres. Les bioflavonoïdes, tout comme les indoles et peut-être d'autres éléments d'origine végétale, freinent l'action des hormones qui stimulent la croissance

CIRCULATOIRES (PROBLÈMES)   105

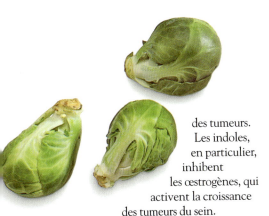

des tumeurs. Les indoles, en particulier, inhibent les œstrogènes, qui activent la croissance des tumeurs du sein.

D'autres études suggèrent que les bioflavonoïdes et les indoles pourraient prévenir les cancers de la prostate et de l'utérus, voire freiner leur évolution.

CHOIX ET CUISSON

À l'achat, les choux doivent être petits, bien verts et très compacts. Récoltés après les premières gelées, ils sont plus digestes. Il faut écarter ceux qui présentent une teinte jaunâtre, signe d'un manque de fraîcheur : ils ont une odeur soufrée et une saveur amère. Quant aux choux surgelés, ils conservent l'essentiel du goût et des nutriments.

On peut les faire bouillir ou les cuire à la vapeur ; pour une cuisson homogène, il est bon de les entailler d'abord légèrement en croix à la base. Les choux de Bruxelles doivent se manger un peu croquants. Trop cuits, ils perdent de la vitamine C et prennent de l'amertume.

La cuisson à l'eau bouillante exige une quantité égale d'eau et de choux. Pour qu'ils restent bien verts, il faut attendre que l'eau bouille pour les y plonger et ne pas les couvrir. La cuisson à la vapeur préserve les minéraux mais atténue la couleur vert vif du légume. ❖

Circulatoires (problèmes)

PRIVILÉGIER
- poissons gras (saumon, sardine) pour les acides gras oméga-3
- fruits et légumes pour la vitamine C (agrumes, fraise, kiwi, poivron, brocoli, choux)
- noix ou autres fruits secs oléagineux, fruits de mer et germe de blé pour la vitamine E

RÉDUIRE
- viandes grasses, fromages, beurre et autres sources de graisses saturées

ÉVITER
- tabac et excès d'alcool

Les problèmes circulatoires ou vasculaires les plus importants sont l'hypertension et l'athérosclérose ; ensuite viennent les anomalies de la coagulation et les maladies marquées par une réduction du flux sanguin, parmi lesquelles les anévrismes, la claudication intermittente, la phlébite et la maladie de Raynaud.

LES ANÉVRISMES

Ces dilatations en forme de ballon apparaissent sur des segments affaiblis des artères, en particulier l'aorte, la plus grosse artère, qui part directement du cœur. De nombreux anévrismes sont dus à une anomalie congénitale, d'autres à l'athérosclérose et à l'hypertension.

Moins de graisses et de sel. La nutrition ne peut traiter un anévrisme, mais un régime pauvre en graisses et en sel peut aider à prévenir les anévrismes dus à l'athérosclérose et à l'hypertension. Il est recommandé de manger beaucoup de fruits et de légumes pour leur teneur en vitamine C et en flavonoïdes, qui renforcent la paroi des vaisseaux sanguins.

LA CLAUDICATION INTERMITTENTE

Elle se caractérise par des crampes à la marche. La douleur est causée par un manque d'oxygène lié à une obstruction des artères de la jambe.

La plupart des cas de claudication intermittente sont dus à l'athérosclérose ; le problème est également fréquent chez les diabétiques. Beaucoup de patients connaissent une amélioration en suivant un régime pauvre en graisses et en sel, ainsi qu'un programme d'exercices. On dit que faire la part belle à l'oignon et à l'ail dans son alimentation améliore la circulation sanguine. Mais, si les vaisseaux sont obstrués, il faut recourir à la chirurgie.

LA PHLÉBITE

L'inflammation d'une veine s'appelle une phlébite. Ce sont les grosses veines superficielles des jambes qui sont le plus souvent touchées. Le phénomène est douloureux mais pas aussi dangereux que quand il se produit au niveau des veines profondes : on parle alors de thrombophlébite ; il se forme des caillots qui peuvent se détacher et migrer vers le cœur ou les poumons.

La phlébite se traite avec de l'aspirine et d'autres anti-inflammatoires, ainsi que des applications

---

UN PETIT TRUC

MIEUX VAUT HACHER MENU OU ÉCRASER L'AIL ET L'OIGNON

Ces deux légumes favorisent la circulation sanguine. Pour permettre à l'allicine et à ses puissants dérivés de développer pleinement leurs propriétés nutritives, hachez-les menu ou écrasez-les.

locales de compresses chaudes. Dans le cas d'une thrombophlébite, on pourra administrer des médicaments anticoagulants pour dissoudre les caillots ; et d'autres mesures seront prises pour empêcher les caillots d'atteindre des organes vitaux.

Manger plus de poisson. Une alimentation comportant plusieurs portions hebdomadaires de poisson gras et d'autres sources d'acides gras oméga-3, plus des aliments riches en vitamine E, aide à diminuer l'inflammation et la formation de caillots. L'acide gamma-linolénique, présent dans les huiles de noix, de colza, d'onagre et de bourrache (ces deux dernières étant vendues sous forme de compléments), a un effet similaire ; mais assurez-vous auprès de votre médecin qu'il n'y a pas d'interaction potentielle avec les médicaments qui vous sont prescrits.

LA MALADIE DE RAYNAUD

Elle se caractérise par des accès d'engourdissement, de picotement et de douleur dans les doigts et les orteils, dus à la constriction des vaisseaux ou à des spasmes dans les petites artères qui apportent le sang aux extrémités.

Elle est déclenchée par l'exposition au froid ou le stress chez certaines personnes. Deux tiers des patients atteints sont des femmes, sans que l'on puisse expliquer cette prédominance. Le tabagisme est parfois mis en cause. Certains sujets souffrent de lupus érythémateux, de polyarthrite rhumatoïde et d'autres maladies auto-immunes inflammatoires.

Faire le plein d'oméga-3. Il faut éviter d'exposer ses mains et ses pieds au froid. Bien sûr, il faut cesser de fumer et éviter la fumée. Il peut être bénéfique de manger des aliments qui contiennent des acides gras oméga-3 et de la vitamine E. ❖

Cirrhose

PRIVILÉGIER

- protéines végétales (noix et autres fruits secs oléagineux, légumineuses)
- glucides pour l'énergie
- céréales, pain, pommes de terre, légumineuses pour les vitamines du groupe B
- fruits et légumes pour la vitamine C

RÉDUIRE

- protéines animales, sel et graisses

ÉVITER

- alcool et aliments tout prêts salés

SIGNAL D'ALERTE

Les symptômes suivants peuvent signaler une cirrhose : perte de poids, nausées, vomissements, impuissance, jaunisse et œdème aux jambes.

La cirrhose est une maladie chronique dans laquelle les cellules du foie sont remplacées par du tissu cicatriciel. Elle est généralement due à une consommation abusive d'alcool. Mais elle peut aussi être la conséquence d'une hépatite virale ou toxique, d'une inflammation ou d'une obstruction des canaux biliaires, d'une maladie génétique ou encore d'une réaction à un médicament ou à une toxine de l'environnement.

Au début, la cirrhose ne s'accompagne pas de symptômes mais, au fur et à mesure que le foie est infiltré de tissu fibreux, la personne ressent de la fatigue, des nausées, et perd l'appétit. Ensuite, il peut se produire un ictère (jaunisse) et de fins vaisseaux en toile d'araignée éclatent sous la peau (couperose). Les lésions occasionnées au foie sont irréversibles, mais on peut empêcher la maladie de progresser et traiter les complications de diverses façons, notamment par un régime étudié.

RÉGIME RÉPARATEUR

Cesser de boire de l'alcool. Que l'alcool soit ou non la cause de la cirrhose, il faut complètement cesser d'en boire pour prévenir d'autres dommages au foie. Le tissu cicatriciel ne peut être remplacé, mais le foie a une faculté remarquable à se réparer. Pour y parvenir et pour reprendre du poids, il faut tabler sur un apport de 2 000 à 3 000 kcal par jour. Mais les cirrhotiques n'ont pas beaucoup d'appétit ; c'est pourquoi il vaut mieux prévoir de fréquentes collations plutôt que trois gros repas.

Manger beaucoup de protéines. L'apport quotidien recommandé en protéines pour les cirrhotiques sans ascite est de 1,2 g par kilogramme de poids corporel. C'est une quantité supérieure à celle que l'on préconise pour les personnes en bonne santé. Le choix du lait ou de protéines végétales – que l'on trouve dans le soja, les pois et d'autres légumineuses – serait, selon certaines recherches, bon pour les patients atteints de confusion mentale, comme dans l'encéphalopathie hépatique. Il faut aussi des glucides. Les graisses polyinsaturées (poisson gras, huile de maïs, huile de tournesol) fournissent des calories sans charger le foie. On veillera à consommer régulièrement fruits et légumes pour la vitamine C.

Renforcer l'apport en vitamines et minéraux. Les carences nutritionnelles sont fréquentes chez les cirrhotiques. Il faut donc manger des céréales complètes et du pain complet, ainsi que des fruits et des légumes. Souvent, le médecin prescrit aussi des suppléments.

LIQUIDES ET SEL

Tout le sang qui irrigue le tube digestif revient vers le foie par la veine porte avant de repartir vers le cœur. Chez le cirrhotique, le sang bloqué au niveau du foie malade crée une pression excessive dans tous les vaisseaux sanguins digestifs : c'est l'hypertension portale. Le plasma est expulsé vers la cavité abdominale, qui se remplit de liquide, un état connu sous le nom d'ascite. Ce plasma fait défaut dans le reste du corps ; quand les reins enregistrent ce déficit, ils envoient un message aux glandes surrénales, qui sécrètent une hormone, l'aldostérone. Sous son influence, la situation empire : le corps retient encore plus de sodium. L'ascite augmente et les œdèmes envahissent tout le corps : c'est l'anasarque. Le blocage de la circulation dans le foie amène d'autres complications, comme la dilatation des veines superficielles de l'abdomen ou des varices de l'œsophage, lesquelles risquent de se rompre à tout moment, entraînant une hémorragie digestive grave.

Les cirrhotiques doivent suivre un régime sans sel strict, surtout s'ils font une ascite, pour freiner l'évolution de leur maladie. Ils doivent boire au moins 1 litre d'eau par jour, malgré leur maladie, et manger des aliments mous ou des repas mixés, moins agressifs, s'ils ont des varices œsophagiennes. ❖

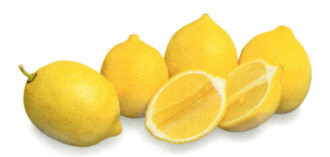

Citron

AVANTAGES
- excellente source de vitamine C et de bioflavonoïdes
- peut servir à aromatiser boissons et plats

INCONVÉNIENTS
- le zeste renferme une huile irritante
- est souvent traité avec des fongicides ou des pesticides

Idéal pour relever la saveur des mets ou aromatiser les boissons, le citron est l'un des agrumes les plus utilisés. C'est aussi une très bonne source de vitamine C : il en renferme environ 55 mg pour 100 g, soit la moitié de l'apport nutritionnel conseillé (ANC). Dans le citron, la vitamine C est protégée par son épaisse écorce. Mais la vitamine C du jus (environ 40 mg pour 100 ml) est rapidement détruite par l'oxygène de l'air, c'est pourquoi le jus doit être consommé sitôt le fruit pressé. Le citron est également riche en bioflavonoïdes, en particulier en rutine, qui fortifie les parois des petits vaisseaux sanguins, les capillaires. Ces substances aux effets antioxydants aident à lutter contre les dégâts causés par les radicaux libres en excès, et pourraient réduire le risque de cancer. Contrairement à ce qu'on croit parfois, le citron n'est pas décalcifiant. Au contraire, il est plutôt bien pourvu en calcium : celui-ci, apporté en même temps que de la vitamine C, est bien assimilé.

Le zeste du citron renferme du limonène, substance irritante pour la peau mais dont on étudie les éventuelles propriétés antitumorales. Les citrons sont souvent traités contre les moisissures avec des fongicides : si on veut en utiliser le zeste, il faut donc choisir des fruits non traités ou, mieux, biologiques.

Le citron vert, ou lime, n'est nullement un citron jaune récolté avant maturité : il s'agit d'une autre variété de citron, sans pépins, très juteux et à peau très fine. Il est un peu moins acidulé que le citron jaune, et son parfum est également différent. Comme lui, il est riche en vitamine C et en bioflavonoïdes. Son écorce est riche en psoralènes, pouvant sensibiliser la peau au soleil. ❖

Citrouille

Voir Potiron

Cœliaque (maladie)

PRIVILÉGIER
- lait écrémé, œufs, poisson, viande, volaille pour les protéines
- légumes et fruits pour les vitamines et les minéraux
- légumineuses, pommes de terre, riz pour les amidons, les minéraux et les protéines

ÉVITER
- pain, pâtes, céréales (notamment celles qui renferment du gluten), gâteaux et produits renfermant du blé, du seigle et de l'orge
- aliments pouvant renfermer des dérivés du blé pour épaissir ou enrober : saucisses, sauces, soupes, confiseries
- boissons contenant du gluten : bière, boissons maltées, lait au chocolat
- nombreux produits du commerce qui peuvent contenir du gluten, même à l'état de traces

DES REMÈDES AU CITRON

Une cuillerée à soupe de jus de citron dans une tasse d'eau chaude sucrée au miel adoucit les maux de gorge. Pour ceux qui ont la bouche sèche, sucer une tranche de citron est un moyen d'activer la salive. Il ne faut toutefois pas en abuser, car l'acidité du citron est dommageable pour l'émail des dents.

La maladie cœliaque, ou sprue, touche 1 Français sur 2 500. Elle se manifeste généralement chez le jeune enfant quand il commence à manger des bouillies à base de blé, de seigle ou d'orge, ainsi que certaines autres céréales. L'intolérance est causée par la gliadine, une protéine couramment nommée gluten, présente dans ces céréales. En se combinant à des anticorps du tube digestif, elle endommage les parois de l'intestin grêle et empêche l'absorption de nombreux nutriments, en particulier les graisses et certains glucides.

Les enfants qui en souffrent présentent les symptômes suivants : maux d'estomac, diarrhée, crampes abdominales, ballonnements, ulcérations buccales et sensibilité accrue aux infections. Leurs selles, pâles et nauséabondes, flottent à la surface des toilettes, ce qui indique un contenu élevé en graisses. La croissance de l'enfant est ralentie. Il peut faire de l'anémie et avoir des problèmes cutanés, une dermatite en particulier. Le diagnostic se fait par endoscopie de l'intestin grêle, avec une biopsie montrant les anomalies caractéristiques de la maladie.

Les personnes qui développent une intolérance au gluten plus tard dans leur vie peuvent avoir eu une forme bénigne ou asymptomatique de la maladie pendant leur enfance. Il arrive, quoique rarement, que des adultes se mettent à en souffrir après une chirurgie du système digestif. Souvent, les femmes qui sont atteintes de la maladie cœliaque n'ont pas de menstruations (aménorrhée) et peuvent même avoir des difficultés à procréer.

Une fois que la maladie est identifiée, le patient doit suivre un régime strict sans gluten. C'est pourquoi les conseils d'un diététicien sont fort utiles pour aider le malade à retrouver un bon équilibre alimentaire. La plupart des médecins prescrivent des suppléments pour lutter contre toute carence nutritionnelle. En cas d'anémie, des suppléments de fer et/ou d'acide folique sont requis.

UN PETIT TRUC

RÉGIME SANS GLUTEN

La personne qui, ayant appris qu'elle souffre de la maladie cœliaque, entreprend d'éliminer le gluten de son alimentation mettra parfois des semaines et même des mois avant de voir disparaître ses symptômes. En effet, toute la paroi du système digestif doit d'abord se renouveler. Le système immunitaire pouvant garder le gluten en mémoire, une tentative de réintroduction, vers l'âge de 3 ans, doit se faire sous contrôle médical.

ÉVITER LE GLUTEN

Des centaines d'aliments courants contiennent du gluten : pains, gâteaux, biscuits, mélanges à gâteaux, pâtes, saucisses, crêpes fourrées, sauces, soupes, potages tout prêts, confiseries, glaces. Beaucoup d'aliments pour bébé renferment du gluten, sauf ceux du premier âge.

Toujours lire la liste des ingrédients. Évitez les ingrédients tels que liants et garnitures à base de farine, amidons modifiés. Méfiez-vous de l'indication « autres farines », car celles-ci peuvent contenir des dérivés du blé. Par prudence, n'achetez que les aliments figurant sur une liste positive (aliments permis), à tenir à jour, que les associations des malades cœliaques peuvent vous communiquer. La bière, faite avec de l'orge, est à éliminer, comme toutes les boissons au malt.

Manger en dehors de chez soi. Poisson ou viande grillés, légumes à la vapeur, pomme de terre au four, toujours sans sauce, sont les seuls plats autorisés. Attention aux hosties : elles peuvent contenir du gluten.

Contrairement à la croyance populaire, les personnes qui souffrent de la maladie cœliaque peuvent manger du pain, des pâtes et des produits de boulangerie, à condition qu'il s'agisse de produits diététiques sans gluten (d'ailleurs partiellement remboursés par la Sécurité sociale). On trouve aussi des nouilles de riz et toutes sortes de produits préparés avec de la farine de riz, de maïs, de pomme de terre ou de soja. Il existe également des farines sans gluten. En général, il vaut mieux préparer la plupart des aliments à la maison pour être sûr d'avoir une alimentation saine, exempte de gluten.

On croyait que l'avoine contenait également la protéine gliadine, ce qu'ont infirmé des analyses. Les patients peuvent donc, avec l'accord de leur médecin, essayer de consommer des produits à base d'avoine ; mais, s'ils ont des symptômes, il faut cesser. On fera bien la différence entre l'avoine pure et les produits à base d'avoine, qui peuvent avoir été contaminés avec du blé, à éviter absolument. ❖

Coing

AVANTAGES
- source de vitamine C, de fer et de potassium
- riche en pectine, une fibre soluble

INCONVÉNIENTS
- souvent cuit avec beaucoup de sucre pour neutraliser son acidité
- les graines renferment un composé cyanuré

Membre de la famille des rosacées, comme les pommes et les poires, le coing est un fruit si acide qu'il ne se mange pas cru. Mais, une fois son acidité neutralisée à la cuisson, il a le goût de la pomme et la texture de la poire.

Le coing cru est riche en vitamine C : un fruit de taille moyenne en fournit plus de 20 mg, soit 25 % de l'apport nutritionnel conseillé (ANC) pour un adulte, mais la cuisson en détruit la plus grande partie. Dans un fruit de même grosseur, il y a aussi 1 mg de fer et 275 mg de potassium.

COLITE ULCÉREUSE 109

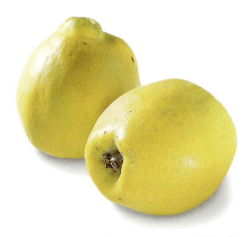

Un coing de taille moyenne apporte 90 kcal. Ce fruit est riche en pectine, fibre soluble qui aide à maîtriser le taux sanguin de cholestérol et facilite la digestion ; en outre, son pouvoir gélifiant est idéal dans les confitures et les gelées.

Le coing a une forme ronde ou piriforme. On préférera les fruits fermes, à peau jaune pâle et duveteuse ; on rejettera les plus petits, ceux de forme irrégulière ou meurtris. Pochage et cuisson au four sont les deux modes de préparation qui préservent au mieux ses qualités nutritives. Il ne faut pas se laisser tromper par l'acidité du fruit à l'état cru ; cuit, il devient plus doux et sa chair, qui était jaune, vire au rose ou au rouge.

Attention : il faut retirer les pépins avant la cuisson. Comme ceux des pommes, ils renferment de l'amygdaline, un composé qui libère de l'acide cyanhydrique. Une forte consommation peut provoquer une intoxication au cyanure. ❖

Colite ulcéreuse

ÉVITER
- graisses
- caféine
- aliments qui provoquent des symptômes
- alcool sous toutes ses formes

La colite ulcéreuse, ou recto-colite hémorragique, est une maladie inflammatoire chronique, qui cause des ulcères saignants dans le côlon et le rectum. Les crises alternent avec des périodes de rémission sans symptômes. Dans les cas légers, les patients peuvent avoir un péristaltisme normal, avec des écoulements muqueux ; mais, le plus souvent, la maladie occasionne des douleurs abdominales et des diarrhées avec du sang dans les selles. Quand la maladie est aiguë, les diarrhées sanglantes, violentes, s'accompagnent de fièvre, de perte d'appétit, d'amaigrissement et d'anémie.

TRAITER PAR L'ALIMENTATION

La modification de l'alimentation est la base du traitement de la colite ulcéreuse ; elle est individuelle.

Tenir un journal. Cela permet au patient de faire un lien entre ses symptômes et des aliments spécifiques. Il est également important de consulter un diététicien pour s'assurer qu'on mange de façon équilibrée. Des suppléments de vitamines et de minéraux sont souvent nécessaires pour compenser un régime strict et d'éventuels problèmes d'absorption.

Éviter les fibres insolubles. Les aliments qui irritent l'intestin contiennent souvent des fibres insolubles : son, céréales complètes, noix et fruits secs oléagineux, fruits séchés, fruits et légumes consommés crus et non pelés (tomates, figues, poires en particulier). Les fibres solubles – pectine notamment – sont moins irritantes : avoine, fruits pochés et pelés, légumes à feuilles vert foncé consommés cuits.

Limiter les graisses. Les aliments gras sont difficiles à digérer. Aussi, on diminuera les corps gras, évitera les fritures, les charcuteries et les fromages, surtout s'ils sont très affinés.

Éviter la caféine. Selon les réactions de ses intestins, on sera prudent avec le café, l'alcool, les aliments épicés, les assaisonnements relevés (raifort, moutarde), les légumes secs, le chou et les légumes qui peuvent causer des flatulences.

Attention au lait. Beaucoup de patients supportent mal le lait pendant les crises ; mais les yaourts, le lait introduit en petite quantité dans les plats, le lait sans lactose sont généralement tolérés.

Protéines et autres nutriments. L'alimentation doit fournir assez de calories, de protéines et d'autres nutriments pour compenser les restrictions. Œufs, poisson, volaille et viande maigre apportent des protéines de haute qualité. La viande rouge, le foie en particulier, est une source importante de fer pour ceux qui souffrent d'hémorragies intestinales occultes. On mangera beaucoup de légumes et de fruits cuits en purée, sans peau ni pépins.

Pendant une crise, choisir une alimentation très douce, contenant peu de fibres, pour éviter de stimuler les intestins : bouillon et thé légers, pain blanc grillé, œufs mollets, entremets selon la tolérance. Lorsque la guérison s'installe, on peut passer à du poisson, de la volaille et des viandes maigres, bien tendres ; on ajoutera des pommes de terre au four ou bouillies, sans la peau, puis des fruits cuits et des légumes à la vapeur. Dans les cas graves, pour prévenir la malnutrition, on donnera une alimentation liquide, en intraveineuse ou par intubation nasogastrique. Les supplémentations liquides fournissent les protéines, vitamines et minéraux utiles pendant les crises.

LA CAUSE DE LA COLITE ULCÉREUSE

Cette maladie peut frapper à tout âge, mais elle débute souvent entre 15 et 30 ans. La cause n'en est toujours pas connue, mais les infections, le système immunitaire, l'hérédité et l'alimentation peuvent jouer un rôle.

LES MÉDICAMENTS

Le médicament de première ligne dans la colite ulcéreuse est la mésalamine (acide-5-aminosalicylique), souvent en association avec la sulfasalazine, pour diminuer l'inflammation. Pour un effet bénéfique maximal, il faut manger des aliments riches en acide folique : foie, légumes à feuilles vert foncé. Les patients qui ne répondent pas à ces médicaments sont traités avec des corticostéroïdes (prednisone ou hydrocortisone généralement), qui peuvent être donnés par voie orale, en lavement ou sous forme de suppositoires. Les risques du traitement à long terme à la cortisone sont : prise de poids, fragilisation des os, hypertension. Comme les corticostéroïdes favorisent la rétention hydrique, les patients doivent réduire le sel ; il leur faut aussi prendre plus de calcium pour prévenir l'ostéoporose. ❖

Collations

AVANTAGES

- aident à compléter les apports nutritionnels
- composées de fruits et de légumes, elles sont riches en vitamines et minéraux
- bien réparties, elles calment l'appétit et évitent de manger avec excès aux repas

INCONVÉNIENT

- confiseries, chips, chocolat, barres et autres en-cas, très riches en graisses et apportant des calories « vides » peuvent aussi renfermer des quantités de sel importantes

L'organisme envoie des signaux d'alarme quand il a besoin de faire le plein d'énergie entre les repas. En effet, les réserves de glucides (glycogène) dans le foie et les muscles, qui aident à maintenir le taux de glucose sanguin, s'épuisent en 4 à 6 heures. Manger permet de les reconstituer et les collations y contribuent.

Bien pensée, la collation remplit donc une fonction utile. En stabilisant le taux de glucose sanguin, elle empêche d'avoir faim et peut même aider à perdre du poids. Le problème est que beaucoup de personnes grignotent sans avoir faim, en regardant la télévision, en lisant ou simplement par désœuvrement. Mais, alors qu'une collation n'a justement pas besoin d'être riche, ces grignotages se composent

---

PRENDRE PLUSIEURS PETITS REPAS PAR JOUR EST BON POUR LA SANTÉ : LA PREUVE EST FAITE

Des études ont montré que manger souvent et légèrement était la meilleure stratégie pour perdre du poids. C'est aussi une bonne façon d'abaisser le cholestérol et de régulariser le taux de glucose sanguin. Une étude en Angleterre a rapporté que les adultes d'âge mûr ou les seniors qui mangeaient souvent dans la journée avaient moins de « mauvais » cholestérol (LDL) que ceux qui avaient tendance à manger moins souvent mais plus copieusement. Bien des experts estiment que faire cinq ou six petits repas par jour est la clé d'une bonne santé. L'idée est de répartir la ration journalière également, de façon à prendre une petite collation nourrissante toutes les 2 ou 3 heures.

---

souvent de chips, de bonbons, de chocolat ou de barres, riches en graisses et en calories qu'on qualifie de « vides ». Des rayons entiers, dans les supermarchés, sont consacrés à ces produits et il est difficile d'y résister.

On peut, entre les repas, s'offrir un petit goûter pas trop riche en calories afin de ne pas arriver à table affamé et de ne pas dévorer comme un ogre. Prise au bon moment, la collation ne nuit pas au repas ; elle ne fait que combler un petit creux, surtout chez les enfants. On peut d'ailleurs manger une pomme ou un yaourt avant un repas qui promet d'être riche et abondant pour résister plus facilement à la gourmandise.

Certaines personnes préfèrent prendre plusieurs petites collations plutôt que trois gros repas. C'est une bonne solution pour les jeunes enfants, dont l'estomac, trop petit, ne leur permet pas de manger suffisamment au repas pour combler leurs besoins énergétiques. Les personnes âgées mangent peu à la fois ; prendre une ou deux collations dans la journée peut les aider à avoir un régime équilibré. Il en va de même des convalescents.

Les adolescents en pleine croissance mangent souvent de façon irrégulière ; les collations leur fournissent un complément énergétique utile. Les athlètes de tout âge ont besoin d'un supplément d'énergie, surtout sous forme de glucides, le principal combustible du corps. Les femmes enceintes peuvent souffrir de nausées durant les premiers mois, de brûlures d'estomac et d'une impression de plénitude gastrique en fin de grossesse : une collation leur convient mieux qu'un vrai repas.

DE BONNES COLLATIONS

Quand on a l'habitude de prendre une collation, il faut en tenir compte dans la répartition de sa ration journalière et bien choisir ses aliments, mais, dans tous les cas, il faut savoir qu'une collation, comme un repas, se prévoit. On ne doit pas la confondre avec des grignotages semi-permanents.

Une collation peut ressembler à un petit repas : sandwich, soupe aux légumes, fromage et gressins, par exemple, ou yaourt garni de fruits. Les personnes qui aiment les aliments croustillants et salés peuvent tremper pain grillé, gressins, pain pita ou maïs soufflé dans du fromage blanc. Autres exemples de collation : un bol de céréales avec du lait demi-écrémé et des fruits frais ou une mini-pizza faite avec

---

UN PETIT TRUC

ÉVITER LES ACIDES GRAS « TRANS »

L'hydrogénation, processus visant à prolonger la durée de vie d'un produit, entraîne la production d'acides gras « trans ».
Or les acides gras « trans » comportent autant de risques pour la santé que les graisses saturées : réduisez votre consommation d'aliments dont la composition signale des matières grasses hydrogénées.

du pain de campagne garni de coulis de tomates et de mozzarella ou de gruyère allégé.

La collation peut servir à compléter l'apport quotidien en féculents ou les 5 portions minimales de fruits et de légumes recommandées. Un petit pain au lait et une pomme, un sandwich au pain complet garni de légumes crus râpés et de mayonnaise allégée : voilà un en-cas nutritif, substantiel et sain. Du yaourt ou du fromage blanc additionnés de morceaux de fruits frais avec du pain grillé constituent une excellente collation après l'école. Et comme boisson : un jus de fruits frais ou tout simplement de l'eau plate ou gazeuse, éventuellement citronnée – c'est parfait !

DE MAUVAISES COLLATIONS

Tout le monde sait qu'une carotte crue est meilleure pour la santé qu'un beignet, mais certains aliments du commerce qui paraissent sains ne le sont pas. Il faut donc lire avec soin la liste des ingrédients pour y découvrir sucres et graisses.

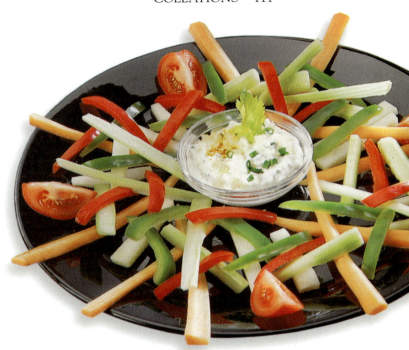

COLLATION SANTÉ.
Grignoter des crudités évite d'être affamé au moment du repas.

20 COLLATIONS À 100 CALORIES

COLLATION	QUANTITÉ
Amandes	16 à 20
Ananas en boîte	4 tranches égouttées
Banane	1
Biscuits type petits-beurre	3
Clémentines	3 petites ou 2 grosses
Fromage blanc à 20 % M. G.	1 ramequin (125 g)
Gruyère allégé	35 g
Kiwi	2
Muesli	3 à 4 cuillerées à soupe
Noix	3
Noix de cajou	6 à 8
Œuf dur + tomate	1 de chaque
Orange	1 grosse
Pain d'épice	2 tranches
Pain + fromage fondu allégé	1 petite tranche (30 g) + 1 portion
Pain complet	1 tranche (40 g)
Pomme	1 grosse
Pruneaux	3 à 4 (50 g)
Raisins secs	3 cuillerées à soupe
Sablés	3

Attention aux barres de céréales, qui peuvent être chargées de sucres et de graisses, aux boissons aux fruits, qui contiennent souvent peu de jus de fruits mais beaucoup de fructose ou d'autres sucres. Les divers mélanges de noix et autres fruits secs sont riches en graisses et très salés en général. Les spécialités aux fruits (roulés, biscuits fourrés) renferment plus de sucre et d'épaississants que de fruits. Meilleurs sont les fruits déshydratés comme les abricots secs, les figues, les pruneaux, mais il faut se brosser les dents après la collation pour déloger les particules sucrées, source de caries.

FAIRE ÉCHEC À LA FRINGALE

Penser à sa collation au moment où l'estomac crie famine, c'est être à la merci du premier distributeur automatique venu. Il faut donc prévoir des collations nutritives, peu caloriques et faciles à préparer qu'on peut emporter au travail.

Pour juguler intelligemment une fringale après l'école ou le travail, on peut faire une salade de fruits minute avec des mandarines (fraîches ou en conserve), une banane en tranches, une pomme râpée, des fruits rouges (frais ou surgelés) et d'autres fruits de son choix. Ou couper une banane dans le sens de la longueur et garnir chaque moitié de yaourt allégé, sur lequel on dépose quelques baies.

Par temps froid, un bol de soupe est une collation revigorante. Mais, attention, les soupes en conserve ou déshydratées, souvent très salées, ne conviennent pas à ceux qui suivent un régime hyposodique. Une demi-pomme de terre au four, garnie de fromage blanc allégé et parsemée de ciboulette, est une alternative intéressante.

Il est sage d'inscrire sur sa liste de commissions de bons aliments pour la collation. Quand on les a sous la main, il est plus simple de se préparer des en-cas à emporter à l'école, au travail ou en voyage. Il faut résister aux friandises du commerce très grasses, comme les chips ou les amuse-gueule pour apéritif. Et, si on a un faible pour les biscuits, on choisira les moins gras ou, mieux, on les confectionnera soi-même.

Attention aussi à l'hygiène dentaire. On doit rappeler aux enfants qu'après la collation il faut se brosser les dents ou se rincer la bouche à l'eau. ❖

Le concombre se mange surtout en salade, coupé en tranches très fines. On peut aussi le faire dégorger avec du sel. Il doit toujours être bien mastiqué, afin d'être digéré plus facilement.

Dans plusieurs pays, comme en Inde ou en Grèce, le concombre est un aliment de base ; il est râpé, mélangé à du yaourt et des fines herbes et servi en hors-d'œuvre – c'est le *tzatziki* grec. Cuit à la vapeur, il est très digeste et accompagne bien les viandes blanches ou le poisson. À savoir : le jus de concombre renferme des alphahydroxyacides qui augmentent l'efficacité de plusieurs produits cosmétiques, dont les masques faciaux. ❖

Concombre

AVANTAGE
- peu calorique ; rafraîchissant

INCONVÉNIENT
- parfois mal toléré

Le concombre appartient à la même famille que le melon, la courge et le potiron, mais il est moins nutritif. Une portion de 100 g de concombre ne fournit que 6 mg environ de vitamine C et moins d'acide folique et de potassium. La peau renferme un peu de bêta-carotène mais, comme on ignore quels traitements il a pu subir, il faut le peler.

La forte teneur en eau du concombre – environ 95 % – explique pourquoi il est si peu calorique : moins de 12 kcal pour 100 g ! Le concombre est un diurétique naturel, souvent prescrit par les naturopathes : l'augmentation des mictions qu'il entraîne serait surtout provoquée par l'eau qu'il contient plutôt que par un composant particulier.

Confitures et pâtes à tartiner

AVANTAGES
- les confitures sont riches en glucides simples, qui libèrent rapidement de l'énergie dans l'organisme
- apport de protéines végétales et de vitamines dans les pâtes à tartiner

INCONVÉNIENTS
- très caloriques
- les pâtes à tartiner sont riches en graisses

La confiture représente un mode de conservation des fruits. Elle est obtenue en cuisant assez longuement des fruits avec du sucre. La gelée est fabriquée de la même façon, à partir du jus tamisé des fruits.

Durant la cuisson, les fruits cuits avec le sucre se gélifient par réaction de leurs acides organiques naturels avec la pectine, fibre soluble également présente dans les fruits. Le cassis, le coing, les groseilles, le raisin et la pomme renferment beaucoup de pectine. D'autres fruits, comme les pêches ou les fraises, en sont moins pourvus ; dans ce cas, on peut utiliser du sucre spécial, additionné de pectine.

Pour confectionner confitures et gelées, on met en œuvre, au départ, le même poids de fruits (ou de jus de fruits) et de sucre. Mais, du fait de l'évaporation de l'eau de végétation des fruits durant la cuisson, on obtient un produit renfermant environ 65 % de glucides (sucres). Ce taux élevé de glucides et cette faible teneur en eau (moins de 30 %) rendent impossible toute prolifération bactérienne dans les confitures. Seules des levures ou des moisissures pourraient se développer en surface : pour éviter leur formation, on couvre les confitures maison de paraffine ou de papier sulfurisé, et on ferme sous vide les confitures du commerce.

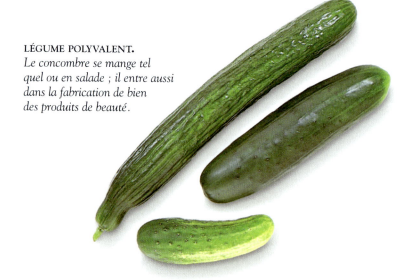

LÉGUME POLYVALENT.
Le concombre se mange tel quel ou en salade ; il entre aussi dans la fabrication de bien des produits de beauté.

CONFITURES ET GELÉES

La valeur énergétique des confitures et des gelées provient surtout des glucides. Une cuillerée à soupe rase (environ 20 g) fournit de 50 à 55 kcal. Il faut donc les consommer avec modération quand on surveille son poids, et les diabétiques doivent les éviter. Il existe des confitures allégées, dans lesquelles une bonne partie du sucre est remplacée par des édulcorants. Elles sont environ deux fois moins caloriques que des confitures classiques, mais aussi plus riches en eau : une fois le conditionnement ouvert, elles sont à garder au réfrigérateur et à consommer rapidement.

Les confitures et gelées apportent un peu de potassium, des traces de vitamines du groupe B, mais plus de vitamine C, détruite lors de la cuisson. Celles à base de fruits rouges renferment des quantités non négligeables de flavonoïdes antioxydants, qui aident l'organisme à lutter contre les radicaux libres.

LES PÂTES À TARTINER

Les pâtes à tartiner chocolatées aux noisettes, si appréciées des enfants et des adolescents, ont pour premiers ingrédients… le sucre et les graisses hydrogénées, les noisettes ne représentant que 12 à 15 % du total. Elles sont à la fois riches en sucres (plus de la moitié des composants) et en graisses (presque le tiers des composants), pour une haute valeur calorique : 1 cuillerée à soupe rase (environ 20 g) apporte plus de 100 kcal.

Le beurre de cacahouètes est une spécialité américaine très consommée aux États-Unis. En général, celui du commerce est additionné de conservateurs et de stabilisants, mais on peut trouver des purées de cacahouètes sans additifs, très naturelles, qui doivent toutefois être gardées au réfrigérateur.

Très riche en graisses, majoritairement mono-insaturées, le beurre de cacahouètes est fortement énergétique : 1 cuillerée à soupe représente de 95 à 100 kcal. Mais il fournit aussi des protéines végétales, des vitamines du groupe B en quantités intéressantes, ainsi que du potassium, du magnésium, du calcium et plus ou moins de sodium selon la recette. ❖

Conservation et cuisson

Voir p. 118

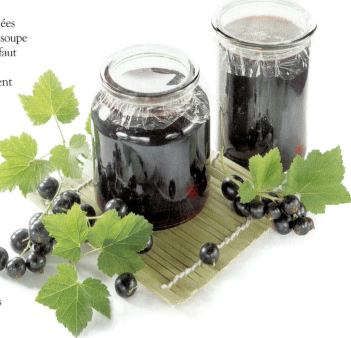

Constipation

PRIVILÉGIER
- fruits et légumes, ainsi que céréales et autres aliments riches en fibres
- liquides (au moins 1,5 litre par jour)

RÉDUIRE
- sucre et féculents

ÉVITER
- alcool sous toutes ses formes
- aliments qui provoquent la constipation

Si un transit régulier est important pour l'hygiène du corps, c'est une erreur de penser que les selles doivent être quotidiennes. En réalité, leur fréquence peut varier de trois fois par jour à une fois tous les 3 ou 4 jours – tout dépend de chacun.

Il y a deux types de constipation : la constipation atonique, qui provient d'une faiblesse et d'un manque de tonus des muscles du côlon, et la constipation spasmodique ou spastique, parfois appelée syndrome de l'intestin irritable, qui se caractérise, elle, par un transit intestinal irrégulier. La constipation atonique, la plus fréquente, est liée à une consommation insuffisante de fibres et d'eau, doublée d'un manque d'exercice physique. La constipation spasmodique peut être causée par le stress, des troubles nerveux, le tabagisme, des aliments irritants, ou une obstruction du côlon.

BOISSONS CHAUDES ET CONSTIPATION

Les boissons chaudes stimulent l'intestin. Le matin, boire une tisane, un café décaféiné ou de l'eau chaude avec du citron soulage souvent la constipation.

FAVORISER UN BON TRANSIT

Boire beaucoup. Un adulte devrait boire si possible 1,5 litre de liquide (non alcoolisé) par jour. Lorsqu'un régime insuffisant en fibres se double d'une faible consommation de liquides, les selles s'assèchent et durcissent, rendant le transit intestinal de plus en plus difficile.

Exercice. Une activité physique régulières stimule le transit, alors que l'inactivité prolongée entraîne la constipation. Certains médicaments (codéine et autres analgésiques opiacés) réduisent le péristaltisme – le mouvement musculaire rythmique qui pousse la nourriture digérée à travers les intestins.

De bonnes habitudes. La sédentarité peut entraîner de la constipation, comme le fait de se retenir pour aller à la selle. Pour l'éviter, il est important aussi de se présenter régulièrement aux toilettes.

Limiter l'emploi de laxatifs. L'abus de laxatifs rend l'intestin paresseux. S'il faut y avoir recours, le meilleur choix est un laxatif à base de psyllium ou un laxatif émollient (ramollisseur de selles).

POUR SOULAGER

Augmenter l'apport de fibres. Les fibres insolubles, qui se gorgent d'eau, sont précieuses contre la constipation. Mangez des légumes et des fruits, de préférence non épluchés : les fibres se concentrent dans la peau. Toute augmentation d'aliments riches en fibres doit être graduelle et s'accompagner d'une plus grande quantité de liquides.

Un peu de fruits secs. Soyez prudent avec le son ajouté aux aliments, qui peut causer ballonnements et flatulences ; de plus, il réduit l'absorption de certains minéraux. Prenez plutôt des pruneaux (leur bonne réputation concernant les intestins paresseux est tout à fait justifiée), des abricots secs réhydratés (ils sont très bien supportés, même par les intestins sensibles), des dattes ou des figues sèches. ❖

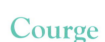

PAIN AUX CÉRÉALES. *Les fibres des céréales complètes aident à prévenir la constipation.*

PROBLÈMES D'HÉMORROÏDES

Grossesse, obésité, constipation chronique et prédisposition héréditaire sont les principales causes des hémorroïdes, varices qui se situent dans la région ano-rectale. Le plus souvent asymptomatiques, elles peuvent causer démangeaisons, douleurs et même hémorragies, surtout en cas de constipation. Forcer pour évacuer des selles dures peut causer la rupture d'une veine distendue et déclencher des saignements ; les selles sont alors striées de sang rouge vif. La perte de sang n'est pas grave en soi, mais il faut toujours en identifier la cause pour éliminer l'hypothèse de polypes ou d'un cancer du côlon.

En évitant la constipation, on élimine généralement ces désagréables symptômes. Chez certains patients, les mets très épicés aggravent l'inconfort à la défécation ; les agrumes, l'alcool, les aliments qui provoquent des gaz (choux, légumineuses) sont souvent très mal supportés.

Dans les cas sévères, l'hémorragie continue peut mener à l'anémie. Le médecin prescrit alors des suppléments de fer et peut prescrire l'ablation des hémorroïdes. Manger des aliments riches en fer peut aussi aider à reconstituer ses réserves.

Courge

AVANTAGES

- les courges d'été fournissent un peu d'acide folique, ainsi que des vitamines A et C
- les courges d'hiver sont très riches en bêta-carotène et constituent un bon apport de potassium et de fibres

Membres de la grande famille des melons et du concombre, les courges sont des fruits-légumes charnus à peau plus ou moins épaisse. On les divise en deux groupes : les courges d'été – chayote, pâtisson, giraumon, courge d'Italie et courge jaune – et les courges d'hiver – courge poivrée, courge musquée, courge delicata, courge spaghetti et courge turban. Les fleurs, les fruits comme les graines des courges sont comestibles.

LA COURGE D'ÉTÉ

On la mange avant maturité. Elle a une peau tendre et une chair fondante. Comme elle renferme beaucoup d'eau, elle est peu calorique (20 kcal pour 100 g). Une portion de 150 g de courge crue fournit environ 10 % de l'apport nutritionnel conseillé (ANC) en vitamine C, 30 µg d'acide folique et un peu de bêta-carotène, que l'organisme convertit en vitamine A ; les courges très colorées ont plus de bêta-carotène que les pâles.

La courge d'été peut se manger crue. Sautée ou cuite à la vapeur, elle conserve mieux ses qualités nutritives et ne devient pas pâteuse. Sa saveur douce la prédestine aux soupes, aux ragoûts et aux macédoines, mais sa forte teneur en eau peut détremper les plats. Pour pallier cet inconvénient, on la coupe en tranches ou en morceaux qu'on sale et fait dégorger sur de l'essuie-tout ; on les rince avant de les cuisiner.

LA COURGE D'HIVER

Cueillie à maturité, la courge d'hiver a une peau dure et de grosses graines ; elle est plus volumineuse, plus foncée et plus riche en éléments nutritifs que la courge d'été. Les variétés poivrée et musquée sont riches en bêta-carotène, mais leur teneur varie selon la couleur de la chair. Une portion de 150 g de courge poivrée fournit presque 100 % de l'ANC en vitamine A ; la courge spaghetti en donne moins. Une portion de courge d'hiver cuite au four n'offre que 15 % de l'ANC en vitamine C, mais 350 mg de potassium, pour 30 kcal seulement. La courge d'hiver fournit aussi plus de fibres que la courge d'été : plus de 2 g par portion. Les filaments et les graines sont riches en fibres insolubles, qui aident à prévenir la constipation, tandis que la chair renferme des fibres solubles, qui font baisser le cholestérol.

La courge d'hiver se garde plusieurs mois dans un endroit frais et sombre. Il faut éviter de la stocker au réfrigérateur car, avec l'humidité ambiante, elle se gâte plus rapidement.

Pour préserver sa richesse minérale et vitaminique, on la cuit de préférence au four ou à la vapeur. On peut lui ajouter des herbes et un peu de beurre ou de margarine, la farcir ou la mettre dans des pains, des soupes et des ragoûts. Elle peut remplacer le potiron dans les tartes.

Les graines, séchées et cuites au four, font une collation riche en fibres, fer, potassium, zinc et autres minéraux ; ainsi que des protéines, du bêta-carotène et des vitamines du groupe B. ❖

Courgette

AVANTAGES

- peu calorique
- riche en vitamines A et C, ainsi qu'en acide folique

Longue, fine et vert foncé, la courgette est parfois confondue avec le concombre. (Il y a aussi une variété jaune, une autre rayée de vert foncé, et aussi une ronde, que l'on peut tenir au creux de la main.) Bien que courgettes et concombres soient tous deux membres de la famille des cucurbitacées, les courgettes sont plus proches du potiron que du concombre. Cueillies et consommées jeunes, elles ont une peau tendre et une chair pâle à texture croquante et saveur fine.

Comme d'autres cucurbitacées, les courgettes sont à 94 % composées d'eau, ce qui en fait l'un des légumes les plus pauvres en calories. Une portion de 100 g de courgette apporte moins de 20 kcal et fournit 24 µg d'acide folique, soit 8 % de l'apport nutritionnel conseillé (ANC), ainsi que 12 mg de vitamine C et 340 mg de potassium. Même si elle n'est pas aussi riche en bêta-carotène que la courge d'hiver, elle n'en demeure pas moins une bonne source, à condition de la consommer avec la peau.

UN LÉGUME POLYVALENT

Grâce à sa saveur discrète, la courgette s'associe à beaucoup d'ingrédients et entre dans plusieurs plats cuisinés, notamment la ratatouille. On peut la farcir, l'apprêter en gratin ou en velouté, comme la détailler en fines lanières, qu'il suffit de pocher.

Native du Mexique, la courgette faisait partie de l'alimentation des autochtones avant l'arrivée des Européens. Naturellement tendre, elle peut se manger crue à l'apéritif ou en salade, tranchée finement, quand elle est jeune et très tendre. Elle est alors plus digeste que le concombre.

Les fleurs jaune orangé des courgettes sont comestibles et renferment une partie des éléments nutritifs du légume. Elles sont plus fines et plus prisées que celles des courges. On peut les servir en beignets ou encore farcies de multiples façons. Elles agrémentent aussi de leur couleur et de leur saveur les salades composées.

BON À SAVOIR

- Comme toutes les variétés de courge, la courgette était cultivée dans le Nouveau Monde bien avant l'arrivée des Européens.
- Un seul plant de courgette peut donner jusqu'à 10 ou 15 kg de légumes.

UN PETIT TRUC

GÂTEAU AUX COURGETTES

Préchauffez le four à 180 °C. Battez 110 g de beurre avec 150 g de sucre jusqu'à consistance mousseuse. Incorporez 2 œufs. Tamisez à part 150 g de farine à gâteaux (avec levure incorporée), 35 g de cacao et ½ cuillerée à café de cannelle. Incorporez la farine au beurre battu, ainsi que 4 cuillerées à soupe de lait, 180 g de courgette râpée et 150 g de noix concassées. Enfournez dans un moule beurré et fariné pour 40 minutes.

Les courgettes peuvent devenir énormes, comme aura pu le constater plus d'un jardinier amateur. Elles sont néanmoins meilleures si on les cueille petites, quand elles font de 15 à 25 cm de longueur. En grossissant, elles perdent de leur saveur, deviennent plus dures et très fibreuses, et leurs graines doivent être retirées. À l'achat, choisissez des courgettes à peau lisse et intacte, ayant encore leur pédoncule, fermes et lourdes pour leur taille. On peut les garder quelques jours dans le bac à légumes du réfrigérateur, mais elles risquent de ramollir et de prendre une saveur amère : mieux vaut les consommer rapidement. ❖

Crampes

PRIVILÉGIER

- produits laitiers écrémés pour le calcium, qui régule les contractions musculaires
- aliments riches en potassium : banane, melon, fruits secs oléagineux, agrumes, jus de tomate, lait, légumes à feuilles vert foncé, pomme de terre, avocat
- glucides complexes : riz, légumineuses, pâtes pour l'énergie
- pain et céréales complets pour les vitamines du groupe B, nécessaires au métabolisme énergétique
- eau pour favoriser l'élimination de l'acide lactique et d'autres déchets accumulés dans les muscles

RÉDUIRE

- caféine (café, thé, colas)

ÉVITER

- aliments très salés, qui favorisent la rétention d'eau
- tabac, qui diminue le flux sanguin vers les muscles

Les crampes sont des spasmes musculaires douloureux, qui se manifestent principalement dans les jambes et les pieds. Une crampe dure quelques minutes avant de se résorber ; massage et étirement peuvent accélérer le processus. L'alimentation peut jouer un rôle préventif.

Le corps humain est formé de 600 groupes de muscles, qui constituent 40 % de son poids total. Chaque muscle est fait de milliers de longues fibres retenues ensemble par du tissu conjonctif. Ces faisceaux de fibres musculaires peuvent se contracter ou se relâcher.

L'ÉNERGIE MUSCULAIRE

L'activité musculaire nécessite en particulier de l'énergie provenant du glucose (issu du métabolisme des glucides), qui est stocké sous forme de glycogène dans le foie et les muscles.

Vitamines. Les vitamines du groupe B sont également essentielles : elles permettent le métabolisme des glucides, mais aussi des protéines et des lipides (graisses). Nos besoins en thiamine, ou vitamine B_1, sont proportionnels à la quantité d'énergie que nous dépensons.

Minéraux. Nous avons besoin du fer pour l'hémoglobine, pigment sanguin qui fournit aux muscles l'oxygène nécessaire à la conversion de l'énergie. Sodium, potassium et chlorures sont appelés électrolytes parce que leurs ions (particules chargées électriquement) relaient les impulsions nerveuses du cerveau vers les muscles, les amenant à se contracter ou à se relâcher. Le calcium est le déclencheur de la contraction musculaire. Enfin, le potassium est emmagasiné dans les muscles avec le glycogène ; comme celui-ci, il s'épuise rapidement quand les muscles travaillent avec vigueur.

Lorsque les muscles brûlent le glycogène pour fabriquer de l'énergie, il se forme de l'acide lactique, un déchet qui reste dans le tissu musculaire jusqu'à ce que le sang l'en ait nettoyé. Durant les périodes d'exercice intense, l'accumulation d'acide lactique peut causer des douleurs musculaires sévères et de la fatigue. La douleur, qui ressemble à celle des crampes musculaires, se dissipe avec le repos ; celui-ci permet au sang de nettoyer l'excès d'acide lactique.

L'équilibre liquidien et la fonction musculaire. Les spasmes des crampes peuvent être dus à un apport insuffisant de sang aux muscles, à trop d'étirements ou à une blessure. Si le volume des liquides est trop bas, l'équilibre électrolytique est perturbé, entraînant une réaction en chaîne : les reins conservent le sodium à un taux élevé et les liquides sont retenus dans les tissus, ce qui entrave l'élimination des déchets et le fonctionnement du mécanisme de contraction musculaire. Il faut assez d'eau pour que les électrolytes soient régulés à la bonne concentration et relaient les impulsions des nerfs aux muscles, mais il n'en faut pas trop, ce qui provoquerait la dilution du sang et la baisse de la concentration électrolytique.

La déplétion électrolytique est rare, parce qu'une alimentation équilibrée fournit la quantité adéquate de minéraux. Les électrolytes sont excrétés par la transpiration, mais les quantités perdues sont infimes, même en cas de sudation importante. Seul le potassium fait exception, car il s'élimine avec le glycogène.

QUE FAIRE EN CAS DE CRAMPES ?

Les crampes dans les jambes affectent au premier chef les athlètes, dont l'entraînement intensif épuise les réserves de glycogène pendant que la transpiration abondante accélère la perte de potassium et de sel ; sont aussi concernés les hypertendus qui prennent des bêtabloquants ou certains diurétiques, car ces médicaments augmentent la quantité de potassium excrétée par l'urine ; les femmes en fin de grossesse, également, perdent de grandes quantités de potassium dans leur urine.

Privilégier les aliments renfermant du potassium. Consommer chaque jour des aliments riches en potassium – une poignée de fruits secs oléagineux, un verre de jus de tomate ou de lait, quelques tranches de melon ou une banane – peut aider à éviter les crampes musculaires dans les jambes. La caféine et la nicotine entraînent la constriction des vaisseaux sanguins, ce qui diminue la circulation dans les muscles et occasionne les crampes. Si vous êtes sujet aux crampes et que vous fumez, arrêtez le tabac ; passez aussi aux boissons décaféinées. Après un effort inhabituel, buvez beaucoup d'eau riche en bicarbonate ; mangez peu de viande et de fruits acides pendant 48 heures ; préférez-leur les pâtes complètes et les soupes de légumes.

Les personnes confinées au lit ou assises pendant de longues périodes souffrent souvent de crampes dans les jambes. À part les mesures nutritionnelles, le meilleur remède est l'exercice régulier pour tonifier les muscles et améliorer la circulation sanguine.

Il n'y a pas lieu de s'inquiéter de crampes occasionnelles, qui cèdent en quelques minutes. Les crampes fréquentes et prolongées, de même que les spasmes qui s'accompagnent d'autres symptômes, particulièrement chez l'adulte âgé, doivent faire l'objet d'une consultation médicale. La quinine peut soulager les crampes musculaires et se trouve, dans certaines boissons toniques, en quantité suffisante pour permettre d'éviter les crampes nocturnes.

LES JAMBES SANS REPOS

Ce syndrome se signale par un sursaut des muscles de la jambe au moment de l'endormissement ou par des sensations désagréables au niveau des jambes. Il peut être induit par des médicaments qui ont un effet sur le système nerveux, mais, le plus souvent, il n'y a pas de cause apparente. En cas de carence en fer, en acide folique ou en magnésium, le médecin donnera des suppléments. Le fait de se lever du lit pour marcher ou de changer souvent de position peut aider. ❖

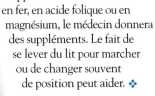

CONTRE LES CRAMPES MUSCULAIRES. *Yaourt, lait et laitages, jus de tomate, bananes, pain et pâtes complètes peuvent aider à réduire la fréquence des crampes.*

CONSERVATION ET CUISSON
■ SÉCURITÉ ALIMENTAIRE ■

À savoir pour ne rien perdre

■ Fruits et légumes qu'on laisse longtemps dans l'eau peuvent perdre vitamines et minéraux. Lavez-les à l'eau courante pour ôter la terre et les souillures extérieures, juste avant de les préparer.

■ Pelez finement fruits et légumes. Leur peau est riche en éléments nutritifs, mais elle peut aussi porter des bactéries et des résidus de pesticides. En les pelant, on se prive d'une partie de leur valeur nutritive mais, tout compte fait, de très peu. Jetez les premières feuilles coriaces des légumes verts pour les mêmes raisons.

■ Les œufs se gardent plus longtemps au frais. Évitez de les soumettre à des changements de température : ne sortez du réfrigérateur que ceux que vous allez utiliser.

■ Lorsqu'on les conserve à une température inférieure à 4 °C, les pommes de terre prennent un goût sucré, leur amidon se convertissant en sucre. Elles sont souvent vendues dans des filets qui les protègent partiellement de la lumière tout en laissant circuler l'air. Gardez-les dans un endroit sombre : la lumière entraîne la formation d'alcaloïdes toxiques comme la solanine et la chaconine.

Les aliments frais sont des denrées très périssables. Il faut donc savoir comment les conserver dans les meilleures conditions possible, pour qu'ils restent sains et comestibles, tout en gardant une valeur nutritionnelle optimale. Quoique moins fragiles, les denrées sèches et l'épicerie finissent par se gâter, de sorte qu'il est important, également, de bien les conserver.

Les aliments frais

Faites vos achats rapidement. Au besoin, placez une glacière dans votre voiture et mettez-y les articles périssables pendant que vous terminez votre marché. À la maison, réfrigérez les aliments fragiles dans les deux heures – dans l'heure s'il fait chaud – suivant leur achat. Viandes, poissons, fruits de mer, volailles, œufs, produits laitiers, charcuteries et denrées en gelée sont les plus menacés.

■ Les produits laitiers frais, tels que lait pasteurisé, yaourts, desserts lactés frais et crème fraîche, doivent être gardés entre 4 et 6 °C. Pour leur consommation, on tient compte, bien sûr, de la date limite indiquée sur l'emballage. Le lait UHT doit être mis au réfrigérateur après ouverture du conditionnement, puis consommé dans les 3 à 4 jours. Les fromages sont à placer dans une boîte fermée (si possible spécialement étudiée, c'est-à-dire aérée mais retenant les odeurs grâce à un filtre à charbon actif) et à ranger dans la partie la moins froide du réfrigérateur. Le beurre peut être mis dans un compartiment spécial, maintenu à environ 8 °C, pour rester tartinable ; il faut veiller à refermer son conditionnement, afin qu'il ne prenne pas les odeurs des autres aliments.

■ La viande, les volailles, le poisson, les produits de la mer et la charcuterie doivent être stockés dans la partie la plus froide du réfrigérateur, entre 0 et 4 °C : il est conseillé de vérifier la température avec un thermomètre. On peut les garder 2 à 3 jours au maximum ou jusqu'à la date indiquée pour les produits préemballés (à consommer dans les 24 heures après ouverture du conditionnement). Les produits du rayon traiteur se gardent à la même température et sont à consommer au maximum 2 jours après leur achat.

■ Les fruits et les légumes crus perdent vite une bonne partie de leurs vitamines s'ils sont gardés à température ambiante. Il est préférable de les conserver à 8 ou 10 °C au maximum. Dans le réfrigérateur, il faut les placer dans le bac à légumes, où l'exiguïté ralentit la perte d'humidité. On évitera de les mettre dans des sacs en plastique, matière qui isole de l'air et favorise le développement de moisissures ; le papier et la Cellophane, perméables, sont préférables.

Carottes, choux et laitue se conservent bien à 0 °C. Pour que l'humidité ne les altère pas, on les lavera juste avant usage. En revanche, les fruits tropicaux se détériorent au froid : vous garderez à température ambiante bananes, mangues, avocats, etc. On laissera aux baies leur pédoncule jusqu'au moment de les utiliser et on réfrigérera petits pois et haricots dans leurs gousses. Le feuillage des légumes-racines – carottes, betteraves, panais, navets, etc. – doit être coupé ; sinon, il se nourrit aux dépens du légume.

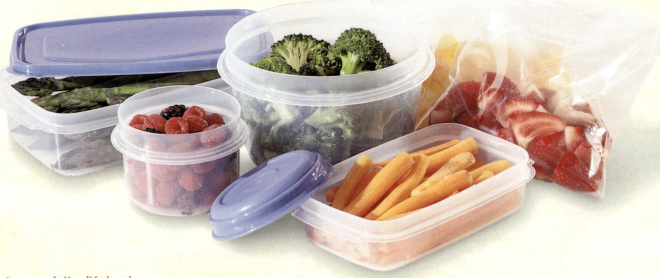

Les produits d'épicerie

Rangez vos produits d'épicerie dans un endroit sec, où la température n'excède pas 20 à 22 °C. Respectez bien les dates de péremption indiquées sur les emballages. La règle d'or est : premier acheté, premier consommé.

Placez farine, pâtes, riz, légumineuses et autres denrées que leur emballage ne protège pas des insectes dans des contenants en plastique, en métal ou en verre, à fermeture hermétique. Les fruits séchés (abricots et raisins secs, etc.) se gardent mieux au réfrigérateur, dans un récipient bien fermé également.

Gardez les bouteilles d'huile au frais, si possible au réfrigérateur (en particulier les huiles de noix, de sésame, de noisette et d'amande) et tenez compte de la date limite indiquée.

Les modes de cuisson

Selon les aliments et la préparation qu'on souhaite réaliser, on peut utiliser différents modes de cuisson, chacun ayant ses avantages et ses inconvénients en termes nutritionnels.

■ **La cuisson à l'eau.** La déperdition vitaminique (vitamines B et C) et minérale est élevée, dépassant 40 % dans certains cas. Plus la cuisson est longue, plus la quantité d'eau est importante et plus les pertes augmentent. En confectionnant un potage ou une sauce avec le liquide de cuisson, on peut profiter des minéraux qui s'y sont diffusés.

■ **La cuisson à la vapeur.** Elle préserve bien les minéraux mais entraîne une perte de vitamine C de 30 à 35 %, due à la fois à la chaleur et à l'oxydation.

■ **La cuisson en autocuiseur.** Malgré les hautes températures atteintes, les pertes vitaminiques sont réduites, grâce à une durée de cuisson plus courte (qu'il faut limiter au strict nécessaire). En utilisant le panier-vapeur, on évite les pertes minérales par dissolution dans l'eau.

■ **La cuisson à l'étouffée.** Excellente pour la saveur, elle entraîne de 30 à 40 % de pertes vitaminiques mais concentre les minéraux. Pour limiter les pertes, on gardera les aliments « al dente ».

■ **La cuisson à la poêle et au wok.** La digestibilité dépend de la quantité de corps gras utilisée, à limiter au maximum (on peut aussi utiliser une poêle antiadhésive). Comme le temps de cuisson est généralement court, les pertes vitaminiques restent modérées, de l'ordre de 25 %, tandis que la déperdition de minéraux est quasiment nulle.

UN PETIT TRUC
LES FARINES DE BLÉ COMPLET

Elles renferment de petites quantités de graisses, qui rancissent en quelques semaines seulement. Respectez bien la date limite de consommation indiquée. Une solution pour pouvoir les garder plus longtemps : les congeler dans des sachets hermétiquement fermés.

■ **La cuisson au four.** Ce mode de cuisson ne nécessite que peu ou pas de corps gras, ce qui est un atout pour la digestibilité. En revanche, les températures peuvent être très élevées, ce qui provoque la quasi-disparition de certaines vitamines B de la viande. Les minéraux, eux, ont tendance à se concentrer.

■ **La cuisson au micro-ondes.** Les pertes vitaminiques sont comparables à celles des cuissons traditionnelles et très variables selon les aliments, mais toujours de l'ordre de 20 à 40 %. Il n'y a pas de pertes minérales si la cuisson se fait à l'étouffée, sans ajout de liquide.

■ **La friture.** Le corps gras pénètre en profondeur dans l'aliment, car celui-ci prend la place de l'eau. L'aliment frit devient très gras et très calorique. Les pertes vitaminiques dues à la chaleur sont modérées.

Les techniques de conservation

Empiriques au départ, les techniques de conservation des aliments se sont beaucoup développées et améliorées au fil des siècles. L'objectif est de réussir à garder les denrées plusieurs semaines, voire plusieurs mois, sans qu'il devienne dangereux de les consommer.

■ **Le séchage.** Il est pratiqué de façon très artisanale, au soleil et en plein air, ou dans des fours tièdes. On l'utilise pour des poissons, de la viande, des fruits et certains légumes. La valeur nutritionnelle du produit est modifiée, car il perd une partie de son eau : alors que beaucoup de nutriments se retrouvent concentrés, le taux des vitamines (B et C, surtout) diminue souvent beaucoup.

■ **La déshydratation.** Méthode dérivée du séchage, la déshydratation a pour but d'éliminer l'eau des aliments en les faisant passer par un cylindre chaud. C'est par ce procédé que sont préparés les flocons de pomme de terre ou le lait en poudre. Une autre méthode de déshydratation plus récente, la lyophilisation, n'est utilisée que pour un nombre limité de produits (café, champignons, certains fruits). Elle consiste à congeler un produit, à le placer dans une enceinte sous vide, puis à le réchauffer progressivement, de sorte que l'eau passe directement de l'état de glace à celui de vapeur. Ce traitement coûteux respecte mieux les valeurs vitaminiques que la déshydratation classique.

■ **La fumaison.** Elle est surtout employée pour les poissons et certaines charcuteries. Certains composés de la fumée empêchent la formation de bactéries, d'autres ralentissent l'oxydation des graisses et évitent qu'elles ne rancissent et donnent aux aliments le parfum du combustible. Les hydrocarbures polycycliques de la fumée sont cancérogènes, mais seule la consommation régulière d'aliments fumés présente un risque.

■ **La salaison.** Ce procédé va souvent de pair avec la fumaison. Il consiste à imprégner les aliments de chlorure de sodium (sel), qui empêche la prolifération bactérienne. Inconvénient majeur : les aliments deviennent très salés. En plus du sel, on peut utiliser des nitrates et des nitrites qui réagissent au contact d'un pigment présent dans la viande, pour lui donner une couleur rose. Ils empêchent aussi la croissance du bacille botulique, à l'origine du botulisme (voir Charcuterie et viande fumée).

■ **La fermentation.** On distingue : la fermentation alcoolique, qui intervient dans la fabrication du vin, de la bière, du cidre, mais aussi du pain ; la fermentation acétique, qui entre dans la fabrication du vinaigre ; et la fermentation lactique, étape essentielle dans l'élaboration des fromages, mais aussi de nombreux produits d'origine végétale (choucroute, olives, cornichons...) et de la charcuterie. La teneur en vitamines des aliments – notamment celles du groupe B – peut augmenter au cours de la fermentation.

■ **L'ionisation.** Elle est encore peu utilisée (voir Ionisation des aliments).

Le traitement UHT

Le traitement UHT (ultra-haute température) est une méthode de stérilisation utilisée pour le lait. Elle consiste à le porter pendant quelques secondes à une température de l'ordre de 130 à 140 °C. Le lait ne prend pas le goût caractéristique du lait stérilisé et ses vitamines et protéines sont mieux préservées.

■ **Les traitements par la chaleur**
La stérilisation ou appertisation. Ce procédé consiste à faire chauffer suffisamment longtemps des aliments dans des récipients hermétiquement clos, à une température élevée, en général quelques minutes à 110 ou 115 °C. Il a pour conséquence la destruction totale des micro-organismes.

Le principal avantage de cette technique est de permettre la conservation des aliments à température ambiante et longtemps. La législation oblige à indiquer la date limite d'utilisation optimale (ou DLUO), mais il n'y a pas de danger pour la santé à consommer l'aliment au-delà. En revanche, après ouverture de la boîte, l'aliment exige les mêmes précautions qu'un produit frais, puisqu'il n'est plus stérile.

Concernant les macronutriments (protides, glucides, lipides), les études ont montré que les modifications sont insignifiantes. Il y a certes des pertes en minéraux par diffusion dans l'eau, mais elles ne sont pas plus importantes que lors de la cuisson ménagère de produits frais. Quant aux destructions vitaminiques (surtout vitamines B_1 et C, très sensibles à la chaleur), elles sont réelles mais modérées : on obtient moins de 50 % de pertes pour la vitamine C et de 25 à 45 % pour la vitamine B_1. Comme les aliments sont traités immédiatement après la récolte, on part de teneurs optimales, de sorte que les conserves ont, dans l'ensemble, des valeurs vitaminiques assez satisfaisantes.

La pasteurisation. Ce traitement thermique, réalisé à des températures inférieures à 100 °C, est destiné à stabiliser temporairement un aliment. Celui-ci n'étant pas stérilisé, il continue à évoluer et ne peut se conserver que durant un temps limité, généralement au froid.

Les pertes vitaminiques sont plus faibles que lors d'une stérilisation, puisque les températures atteintes sont moins élevées.

■ **La conservation par le froid**
La congélation. Elle consiste à appliquer aux aliments un refroidissement progressif jusqu'à obtenir une température entre – 10 et – 20 °C. Elle s'utilise surtout pour le poisson.

La décongélation génère parfois une exsudation, car le froid peut endommager les parois des cellules, d'où une perte en vitamines et en minéraux.

La surgélation. Elle transforme l'eau des aliments en cristaux de glace. Pour éviter l'éclatement des membranes et des parois cellulaires, qui altérerait la texture et détruirait une partie des vitamines, on porte très rapidement les aliments à une température extrêmement basse, de l'ordre de – 30 °C. Les surgelés doivent ensuite être maintenus à au moins – 18 °C.

Pour stopper toute activité enzymatique ultérieure, qui pourrait endommager leur apparence et leur saveur, on les blanchit préalablement en les plongeant quelques secondes dans de l'eau bouillante ou dans de la vapeur d'eau bouillante, afin de neutraliser les enzymes de surface. Les fruits ne se prêtent pas à ce procédé : on les empêche de brunir en les additionnant de sirop de sucre, d'acide ascorbique (vitamine C) ou de jus de citron.

La surgélation des viandes et des poissons n'affecte en rien leur valeur protéique mais, au bout de quelques semaines, on observe une baisse de la teneur en vitamines du groupe B et en acides gras oméga-3 (pour les poissons gras de type saumon).

Pour les fruits et les légumes, les pertes vitaminiques, assez modestes, sont surtout dues au blanchiment. Elles sont de l'ordre de 30 à 40 % par rapport aux produits frais. Toutefois, la surgélation intervenant généralement juste après la cueillette, le taux de vitamines est élevé. On trouve donc souvent dans les surgelés davantage de vitamines que dans les produits frais.

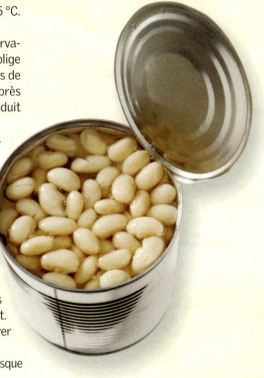

ATTENTION

Anchois, rollmops et foie gras sont souvent présentés en boîte ou en bocal, au rayon frais. Il s'agit alors de semi-conserves, simplement pasteurisées et non stérilisées. Elles doivent donc être conservées au réfrigérateur et consommées avant la date limite indiquée (leur conservation dure de quelques semaines à quelques mois).

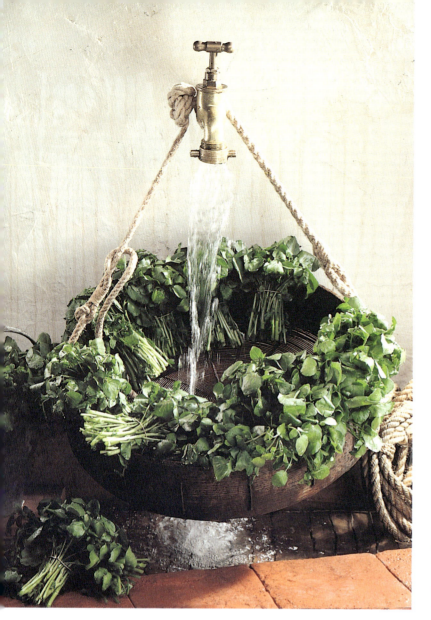

FRAIS ET CROQUANT. *Le meilleur cresson est celui qui pousse au début du printemps. Il faut bien le laver pour éliminer tous les micro-organismes.*

Cresson

AVANTAGES
- riche en antioxydants (bonne source de bêta-carotène et de vitamine C)
- très riche en fer et en vitamine B_9
- bonne source de calcium et de potassium
- riche en bioflavonoïdes

INCONVÉNIENT
- peut être contaminé par des parasites s'il ne provient pas de cressonnières officielles

Qu'il soit mangé cru (garniture, salade ou sandwich) ou introduit dans des soupes, le cresson, aux feuilles vert foncé et poivrées, fait partie des verdures les plus nutritives.

Ce légume crucifère est riche en antioxydants, en bioflavonoïdes et en d'autres éléments qui peuvent prémunir contre certains cancers, en particulier ceux du système digestif. Il renferme également un phytocomposant, l'isothiocyanate, qui détoxique les carcinogènes liés au cancer du poumon. Le cresson est une très bonne source de bêta-carotène, précurseur de la vitamine A, et de vitamine C, deux antioxydants qui protègent les cellules contre les dommages causés par les radicaux libres, molécules instables libérées régulièrement dans les cellules. Une petite portion de 50 g de cresson cru fournit près de 1 500 µg de bêta-carotène et 30 mg de vitamine C, des quantités non négligeables de potassium et de calcium, pour 6 kcal seulement. Sa richesse en fer et en vitamine B_9 (acide folique) le font recommander en cas d'anémie.

On attribue de nombreuses vertus, non prouvées, au cresson. Il pourrait atténuer les troubles gastro-intestinaux et aider à soigner les problèmes respiratoires ainsi que les infections du tractus urinaire. Ce serait aussi un antidépresseur doux, un stimulant de l'appétit et un diurétique. Le jus de cresson, en compresses, serait bénéfique contre l'acné.

ACHAT ET APPRÊT

Le cresson se vend frais, en botte ou en barquette. Ses feuilles doivent être vert vif, ni jaunies ni flétries. On peut trouver dans les ruisseaux sauvages du cresson de fontaine ; il est tout à fait déconseillé de le cueillir. Ces petits cours d'eau véhiculent souvent des parasites et des bactéries qui peuvent causer des infections intestinales et surtout transmettre la dangereuse douve du foie. Même le cresson du commerce, pourtant cultivé dans un milieu contrôlé, doit d'ailleurs être soigneusement lavé lui aussi avant d'être consommé.

On sert volontiers le cresson en salade. Il est délicieux parsemé de quelques cerneaux de noix et assaisonné avec un peu d'huile de noix ou de noisette. Vous pouvez aussi le rehausser d'une sauce acidulée légère comme le garnir de tranches d'orange ou de pamplemousse, pour une fraîche salade estivale. Le cresson fait égalementr des potages rafraîchissants et vitaminés. Mais, pour préserver ses qualités nutritionnelles, il faut le cuire rapidement (le micro-ondes fait merveille ici) et le servir immédiatement. ❖

Crohn (maladie de)

PRIVILÉGIER

- viande maigre, poisson, volaille pour les protéines nécessaires à la cicatrisation
- vitamines, minéraux et autres suppléments, sous contrôle médical

RÉDUIRE

- aliments riches en fibres, surtout si les intestins sont partiellement obstrués

ÉVITER

- tous les alcools
- aliments qui aggravent les symptômes

Aussi connue sous le nom d'iléite, la maladie de Crohn est une maladie inflammatoire qui peut affecter n'importe quelle partie du tractus gastro-intestinal, de la bouche à l'anus. Mais elle touche surtout le côlon et la partie terminale de l'intestin grêle : l'iléon.

La maladie de Crohn est une affection chronique, qui peut réapparaître après de longues périodes de rémission. Elle génère une douleur dans le bas de l'abdomen, à droite, et de la diarrhée. Dans cette maladie, des segments malades de l'intestin côtoient des segments sains ; les fistules (perforations à travers la paroi intestinale) sont fréquentes. Une occlusion dans un segment malade doit être traitée en urgence. Le patient peut perdre du poids, avoir de la fièvre et souffrir d'hémorragies intestinales minimes, mais assez persistantes pour causer de l'anémie. Les enfants atteints peuvent avoir des retards de croissance et de développement sexuel.

Il existe plusieurs hypothèses sur les causes de la maladie de Crohn, mais aucune n'est avérée. Selon des chercheurs, le système immunitaire serait touché par un virus ou une bactérie déclenchant une réaction inflammatoire de la paroi intestinale. Par ailleurs, la maladie de Crohn semble être génétique : environ 20 % des malades ont un parent porteur d'une maladie inflammatoire de l'intestin. Les symptômes peuvent se déclencher à l'occasion d'un stress inhabituel ou prolongé, mais le stress ne semble pas être une cause de la maladie.

LES TRAITEMENTS MÉDICAUX

Il n'existe pas de traitement de la maladie de Crohn, mais des médicaments en soulagent les symptômes. Comme dans la colite ulcéreuse, les agents 5-ASA occupent la première ligne avec la sulfasalazine. Pendant les crises, la prednisone s'utilise couramment. Les médicaments qui inhibent le système immunitaire (6-mercaptopurine, azathioprine) peuvent être efficaces ; tout en supprimant la réaction immune qui contribue à l'inflammation, ces médicaments augmentent, certes, la prédisposition aux infections. Si aucun de ces produits ne soulage, l'infliximab (Remicade®) est donné en intraveineuse. Cette substance neutralise partiellement l'activité d'une protéine, le facteur de nécrose tumorale, que l'on croit responsable de l'inflammation dans la maladie de Crohn. La croissance bactérienne intestinale, parfois excessive chez certains patients, peut nécessiter le recours aux antibiotiques.

La chirurgie s'impose pour les complications : occlusion, perforation et abcès. Il faut parfois enlever le segment touché, ce qui n'empêche pas les récidives ailleurs dans le tractus digestif.

LES APPROCHES NUTRITIONNELLES

Les carences nutritionnelles sont fréquentes dans la maladie de Crohn. Lors d'une crise, les symptômes coupent l'appétit et le malade ne mange pas assez pour maintenir son poids et une nutrition adéquate. La nutrition peut être problématique même pendant les rémissions ; si l'intestin grêle est endommagé par l'inflammation, vitamines et nutriments ne sont pas bien absorbés. L'iléostomie diminue la capacité du corps à absorber les nutriments.

Éliminer les aliments qui provoquent les symptômes. Si certains médecins recommandent d'éviter la friture, les produits laitiers, les épices, les aliments riches en fibres, les graisses cuites, la charcuterie, les viandes grasses, les fruits acides, les boissons gazeuses et les jus de fruits, il n'y a pas de régime spécifique. Il faut avant tout consommer suffisamment de calories, de vitamines et de minéraux sans exacerber les symptômes. Éliminez pendant plusieurs semaines tout aliment qui semble créer des problèmes et tenez un journal de vos symptômes. Supprimez une seule catégorie à la fois, telle que le lait et les autres produits laitiers. Évitez l'alcool : il augmente les hémorragies intestinales, diminue l'immunité et joue un rôle dans la malnutrition.

Éviter les aliments riches en fibres. Les aliments à haute teneur en fibres peuvent être irritants pour les intestins et ils sont également susceptibles d'aggraver les diarrhées. Ces aliments ne sont que partiellement digérés jusqu'à ce qu'ils arrivent dans le côlon pour y subir l'action des bactéries : la croissance bactérienne accrue qui en découle peut exacerber la maladie de Crohn.

Manger moins, plus souvent et mastiquer. Six petits repas par jour provoqueront moins de symptômes que trois gros. Mangez lentement et mastiquez bien : c'est bon pour tout le monde parce que cela améliore la digestion, mais c'est particulièrement important pour les personnes qui souffrent de la maladie de Crohn.

Parler au médecin des suppléments nutritionnels. Même les patients qui se nourrissent normalement peuvent avoir des carences nutritionnelles à cause d'une absorption insuffisante de nutriments ; c'est pourquoi beaucoup doivent prendre des suppléments de vitamines et de minéraux. Mais les vitamines à hautes doses ne se prennent que sous surveillance médicale. Les carences en vitamine B_{12}, par exemple, sont traitées par injections quand le patient manque des substances intestinales pour la métaboliser.

LES SUPPLÉMENTS SPÉCIAUX

Les patients présentant des symptômes graves ou devant subir une chirurgie peuvent avoir besoin de suppléments liquides très caloriques en complément ou en remplacement de l'alimentation. Ces produits ont souvent mauvais goût ; aussi, si le patient est incapable de boire le sien, il peut être administré par voie entérale (sonde). Dans de rares cas, on prescrira un régime élémentaire (peu de graisses, aliments faciles à digérer).

Les cas les plus graves de maladie de Crohn feront l'objet d'une alimentation parentérale (en intraveineuse), pour permettre le repos du système digestif et l'absorption suffisante de nutriments. Cette approche est privilégiée chez les enfants dont la croissance est retardée. ❖

Crustacés et fruits de mer

FRUITS DE MER ET TOXINES

Les moules absorbent plus vite les toxines que tout autre mollusque ou crustacé : elles servent d'indicateurs aux scientifiques chargés de détecter les toxines dans l'eau. Les pétoncles sont moins dangereux, car on ne consomme pas l'animal lui-même, mais le muscle qui le relie à sa coquille.

AVANTAGES

- renferment des protéines de qualité et peu de graisses
- excellente source de minéraux (calcium, iode, fer, zinc et autres)
- bonne source de vitamines du groupe B

INCONVÉNIENTS

- certains renferment beaucoup de cholestérol
- s'altèrent vite et peuvent être contaminés par des germes présents dans l'eau
- peuvent provoquer des réactions allergiques

Les crustacés et les mollusques, également appelés fruits de mer, vivent dans l'eau et présentent la particularité d'avoir leur squelette à l'extérieur

ATTENTION

Beaucoup de gens sont allergiques aux fruits de mer ; une allergie à l'un d'entre eux implique de se méfier de tous. Une réaction extrême, avec crise d'urticaire, œdème et difficulté à respirer, préfigure un choc anaphylactique, potentiellement fatal. L'allergie aux fruits de mer soulève la possibilité d'une allergie à l'iode dans les substances utilisées pour un examen radiologique en contraste. Il faut absolument la signaler au médecin.

de leur corps. Huîtres et moules sont des mollusques menant une vie sédentaire dans leur coquille et se fixant à des rochers ou à des pieux par un faisceau de filaments appelé byssus. Poulpes et calmars sont aussi des mollusques, mais ils nagent en liberté et sont dépourvus de coquilles.

Le corps des crustacés – homards, crevettes, crabes – est recouvert de plaques de chitine formant une carapace qui ne les empêche pas de se déplacer mais les protège contre leurs prédateurs. Crabes et homards à carapace molle sont pêchés durant la mue, avant que leur nouvelle carapace ait durci.

VALEUR NUTRITIONNELLE

Les fruits de mer sont précieux en ce qu'ils fournissent des protéines d'excellente qualité. Contrairement à celles des animaux à sang chaud, elles renferment peu de graisses, même si certains fruits de mer, comme les poulpes et les crevettes, renferment beaucoup de cholestérol. Les mises en garde contre le cholestérol alimentaire ont d'ailleurs été atténuées récemment, car on a constaté qu'il aurait peu d'effet sur le cholestérol sanguin. Les fruits de mer ont très peu de graisses saturées, qui font monter le taux de cholestérol, mais apportent des oméga-3 bénéfiques pour la santé cardio-vasculaire, beaucoup de vitamine B_{12} et moins de calories, à poids égal, que d'autres sources de protéines animales.

Ils sont aussi très riches en minéraux : calcium et phosphore pour la santé des os et des dents ; cuivre pour la production des globules du sang, du tissu conjonctif et des fibres nerveuses ; iode pour le bon fonctionnement de la thyroïde ; fer pour la formation des globules rouges ; magnésium pour le fonctionnement neuro-musculaire, les os et le matériel génétique ; potassium pour les nerfs, les muscles et le métabolisme en général ; sélénium, important antioxydant lié à un moindre risque de cancer ; enfin, zinc pour le système immunitaire et la reproduction.

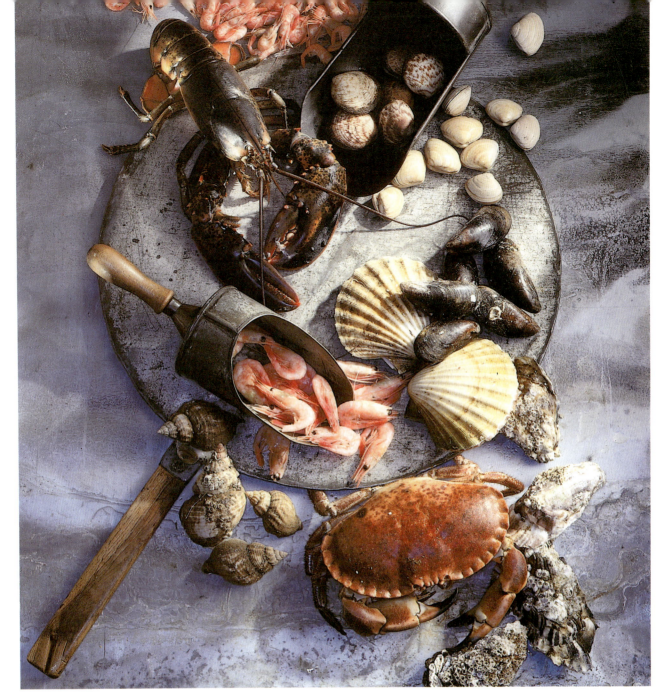

LES RISQUES POTENTIELS

Les fruits de mer sont facilement contaminés par les eaux polluées, surtout les moules et les palourdes, qui vivent en eaux peu profondes. Ils peuvent tout particulièrement transmettre le virus de l'hépatite. On ne doit pas les ramasser aux abords d'une plage, d'un quai ou d'un quartier habité et on a tout intérêt à s'informer auprès des autorités sanitaires pour savoir si on peut les récolter pour les manger. Dans tous les cas, il vaut mieux les acheter à la poissonnerie ou à l'épicerie, recouverts de glace pilée ou, pour les homards, conservés dans des bacs bien alimentés en oxygène. Les fruits de mer frais se gardent quelques heures à 0 °C couverts de glace concassée. On les consommera le jour de l'achat.

On dit souvent qu'on peut consommer des huîtres seulement durant les mois en « r ». De mai à août, c'est la période du frai : leur aspect n'est pas très engageant, mais elles ne sont pas nocives. On rejettera les huîtres qui sentent mauvais ou qui ont un aspect douteux une fois ouvertes. Si une huître a mauvais goût, il faut la recracher sans fausse honte. Les diabétiques, les femmes enceintes et les personnes immunodéprimées doivent demeurer très vigilants.

PLATEAU DE FRUITS DE MER. *Ils sont pauvres en graisses saturées et riches en protéines ainsi qu'en acides gras oméga-3, bons pour le cœur.*

VALEUR NUTRITIONNELLE DES FRUITS DE MER

Pauvres en graisses saturées et riches en protéines, les fruits de mer renferment des vitamines du groupe B et des minéraux. Parce qu'ils peuvent être facilement contaminés, il faut être très prudent tant à l'achat qu'au moment de les préparer et de les faire cuire. Les valeurs ci-dessous sont pour 100 g.

MOLLUSQUES CRUSTACÉS	PROTÉINES (g)	GRAISSES (g)	SODIUM (mg)	VITAMINES	MINÉRAUX
Bigorneau (cuit)	26,1	1,2	1 000	Source utile d'acide folique et d'acide pantothénique. Riche en vitamine B_{12}.	Bonne source de zinc, de fer et de magnésium.
Calmar (cru)	16	1,1	163	Contient de la riboflavine et de la vitamine B_{12}.	Bonne source de fer et de potassium. Contient du zinc.
Coquille Saint-Jacques (cuite)	15,6	0,5	156	Bonne source de thiamine. Contient de la riboflavine et de la niacine.	Bonne source de fer, de magnésium et d'iode. Renferme du sélénium.
Crabe ou tourteau (cuit à l'eau)	20,1	5,2	370	Source utile d'acide pantothénique, de niacine, de vitamines A et B_6.	Bonne source de zinc. Contient du fer, du potassium, du magnésium et du calcium.
Crevette (cuite)	21,8	1,8	1 600	Contient de la niacine, de la vitamine B_6 et de l'acide folique.	Source de fer et de calcium. Contient du zinc et du magnésium.
Homard (cuit à l'eau)	19,5	1,8	560	Bonne source de vitamine B_{12} et d'acide folique.	Bonne source de zinc. Magnésium, potassium et calcium.
Huître (crue)	8,9	1,6	280	Contient de la thiamine, de la riboflavine, des vitamines A, C et D.	Riche en zinc. Excellente source de fer. Contient du magnésium.
Langouste (crue)	17,4	1,3	180	Apporte des vitamines A et B_3.	Très riche en sélénium et en potassium. Fer, iode, calcium et phosphore.
Moule (cuite à l'eau)	20,2	2,8	390	Contient des vitamines A et E, de la riboflavine et de la thiamine.	Bonne source de fer. Contient du zinc et du magnésium.
Palourde (crue)	15,4	1	56	Source utile de riboflavine, ainsi que de vitamines A et C.	Excellente source de fer, de potassium et de zinc. Contient du calcium.
Pétoncle (cuit à la vapeur)	23,2	1,4	160	Bonne source de vitamine B_{12}.	Contient du magnésium et du zinc.

De temps à autre, des bancs de plancton créent ce qu'on appelle une marée rouge dans les eaux côtières. Les fruits de mer s'en nourrissent et se chargent d'une toxine qui survit à la cuisson. L'intoxication apparaît dans les 30 minutes suivant l'ingestion : engourdissement du visage, difficultés respiratoires et faiblesse musculaire. Il ne faut pas consommer de fruits de mer dans les régions où il y a une marée rouge (attention : l'eau n'est pas vraiment rouge). Impossible aussi de détecter au goût les moules porteuses d'acide domoïque, autre toxine dérivée des algues.

À l'achat, il faut être vigilant. On choisira des homards bien vifs, qui donnent de bons coups de queue quand le poissonnier les retire du bac, ainsi que des moules, des palourdes et des huîtres dont les coquilles sont bien fermées ou qui se ferment lorsqu'on tapote le dessus avec un couteau. Si elles ne se referment pas, il faut les jeter. En revanche, à la cuisson, les coquilles doivent s'ouvrir et il faut éliminer celles qui restent fermées.

Les fruits de mer frais, vendus en coquille ou écaillés, doivent avoir une odeur agréable, un peu iodée. Si ce n'est pas le cas, il faut les jeter. Huîtres et palourdes crues réagissent quand on les arrose d'un peu de citron : c'est un signe de fraîcheur.

Crevettes et chair de crabe font exception à la règle des fruits de mer crus. Les crevettes peuvent être parées et surgelées en mer, puis décongelées pour la vente. L'étiquette porte alors la mention « décongelé ». La chair de crabe peut être cuite dans la carapace ou en être extraite et cuite à chaleur contrôlée ; dans les deux cas, elle est surgelée après cuisson. Mais, comme on passe le crabe entre des rouleaux de caoutchouc pour en retirer la chair, il faut veiller à ôter les fragments de carapace qui peuvent rester.

La chair de homard et de crabe se vend aussi surgelée ou en conserve : elle est prête à consommer.

APPRÊT

Tout comme les poissons, les crustacés et les mollusques ont une chair fragile dont il faut arrêter la cuisson dès que les protéines se coagulent. Trop cuite, la chair se dessèche et durcit.

Les préparations aux fruits de mer du commerce, cuisinées en sauce ou présentées en feuilletage, sont souvent inutilement chargées en calories et en graisses. Le pain beurré et la mayonnaise qui accompagnent souvent les plateaux de fruits de mer regorgent de calories et de graisses. Du fromage blanc additionné d'échalote émincée et de fines herbes hachées, puis relevé d'un peu de jus de citron, fait merveille avec la plupart des fruits de mer et permet de bénéficier de leur légèreté. ❖

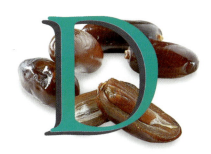

Datte

AVANTAGES
- excellente source de potassium
- bonne source de fer et de vitamines B_3 et B_6
- riche en fibres

INCONVÉNIENT
- sa richesse en sucres et sa texture collante peuvent favoriser la carie dentaire

On cultive les dattiers en Afrique du Nord depuis 8 000 ans. Ces grands palmiers du désert fournissent jusqu'à 200 dattes par régime.

Les dattes peuvent être consommées fraîches mais, le plus souvent, elles sont commercialisées après avoir été légèrement séchées, pour rester encore moelleuses. Les dattes séchées très dures sont uniquement consommées sur place, dans les pays d'origine, où elles constituent un aliment facile à transporter et qui se conserve bien.

Avec une proportion de 60 à 70 % de glucides, la datte compte parmi les fruits les plus sucrés. 100 g de dattes – soit une douzaine – fournissent 278 kcal, chiffre record parmi les fruits après l'olive noire. Avec 677 mg de potassium pour 100 g, la datte surpasse la banane et l'orange, toutes deux particulièrement riches en potassium. Une portion de 100 g de dattes fournit aussi 15 % ou plus de l'apport nutritionnel conseillé (ANC) en fer, en niacine et en vitamine B_6, ainsi que 7 g de fibres, soit près de 20 % du total conseillé pour la journée. Mais elle ne procure que peu ou pas de vitamine C, comme la plupart des fruits séchés.

Les dattes renferment de la tyramine, composé organique également présent dans les fromages affinés, certaines charcuteries et le vin rouge corsé. Les personnes qui prennent des inhibiteurs de la monoamine oxydase (IMAO) pour traiter une dépression doivent éviter les dattes, car la tyramine, combinée à ce type de médicaments, peut causer une hypertension fatale. La tyramine peut aussi déclencher des migraines.

Les dattes possédant une haute teneur en sucres et une texture collante, il faut se brosser les dents chaque fois qu'on en mange, afin de ne pas favoriser l'apparition de caries. ❖

Dents et gencives

PRIVILÉGIER
- aliments riches en calcium : lait écrémé, yaourt et fromage
- fruits et légumes frais pour les vitamines A et C
- thé, pour sa richesse en fluor

RÉDUIRE
- confiseries, fruits séchés et autres aliments collants, qui se logent entre les dents

ÉVITER
- boissons et goûters sucrés
- boissons acidulées, sucrées ou non

Le brossage des dents et l'usage du fil dentaire sont essentiels, mais un régime sain est tout aussi important pour protéger les dents de la carie et maintenir la santé des gencives. Les colonies de bactéries qui recouvrent en permanence les dents d'une pellicule adhérente, dite plaque dentaire, sont responsables des caries et de la gingivite. Si la plaque n'est pas enlevée par le brossage, ces bactéries transforment les sucres et les amidons de la nourriture en acides qui attaquent l'émail des dents. La plaque, en durcissant, devient du tartre qui mène à l'inflammation des gencives, ou gingivite.

Une alimentation équilibrée fournit les minéraux, vitamines et nutriments essentiels pour la santé des dents et des gencives. Ainsi en va-t-il du fluor, présent à l'état naturel dans les aliments et dans l'eau ou pris sous forme de complément : cet oligoélément agit contre la carie, dont il peut diminuer l'occurrence de 60 %.

LES PRINCIPES D'HYGIÈNE

Bien manger durant la grossesse. Les dents du bébé prennent un bon départ si l'on mange bien pendant sa grossesse. L'apport de calcium est particulièrement important pour la dentition et l'ossature, de même que la vitamine D, nécessaire à l'assimilation du calcium.

LE SAVIEZ-VOUS ?

LE FLUOR ALIMENTE TOUJOURS LA CONTROVERSE

Après quelque 140 études menées dans 20 pays pour établir l'innocuité et l'efficacité de la fluoration (traitement de l'eau destinée à la consommation par l'adjonction de fluor), la communauté scientifique a atteint un consensus : à condition d'être exécutée convenablement, la fluoration est sûre et efficace. Cependant, en France, la fluoration de l'eau de distribution publique n'est pas autorisée.

UN PETIT TRUC

CHEWING-GUMS AU XYLITOL : EFFICACES CONTRE LA CARIE

Mâchez-en pendant au moins 5 minutes à la fin des repas. Le xylitol combat dans la bouche les bactéries responsables des caries. De fait, une étude a démontré que les personnes qui mâchaient du chewing-gum au xylitol après les repas avaient moins de bactéries dans la bouche, 5 minutes plus tard, que les personnes qui mâchaient d'autres gommes sucrées ou n'en mâchaient pas du tout.

Beaucoup de calcium pour la santé des dents et des gencives. Les produits laitiers (allégés ou non), le saumon et les sardines en boîte (avec les arêtes), les amandes et les légumes à feuilles vert foncé sont d'excellentes sources de calcium.

La vitamine D est essentielle à l'absorption du calcium. On trouve la vitamine D dans le lait (entier et demi-écrémé), le fromage, le beurre et les poissons gras, comme le saumon. On en fabrique aussi en s'exposant au soleil.

Le fluor est important. On peut prévenir la carie en donnant du fluor aux enfants dans les premières années de leur vie. Le fluor est fourni par certaines eaux minérales, le sel fluoré, les boissons qui contiennent de l'eau fluorée, le thé et certains poissons ; on en trouve dans les dentifrices et les solutions rince-bouche. On peut donner des suppléments de fluor aux enfants, à condition de contrôler l'apport éventuel par l'eau de boisson. Attention : l'excès de fluor peut entraîner la formation de taches sur les dents.

Phosphore, magnésium, vitamine A et bêta-carotène sont indispensables. Si le calcium et le fluor ont un rôle de premier plan dans la formation de l'émail des dents, le phosphore (présent dans la viande, le poisson et les œufs) et le magnésium (céréales complètes, épinards et légumes secs) sont également importants. La vitamine A contribue aussi à une dentition de qualité ; son précurseur, le bêta-carotène, abonde dans les fruits et légumes de couleur orange, ainsi que les légumes à feuilles vert foncé.

Les enfants étant particulièrement vulnérables aux caries, les parents devraient :
- les nourrir sainement pendant leur enfance ;
- leur brosser les dents jusqu'à ce qu'ils soient assez grands pour bien le faire eux-mêmes, soit vers l'âge de 6 ou 7 ans ;
- vérifier qu'ils se brossent les dents après les repas et avant le coucher ;
- ne jamais mettre un bébé ou un tout-petit au lit avec un biberon de lait (qui contient du lactose, le sucre naturel du lait), de jus de fruits ou toute autre boisson sucrée ;
- ne jamais passer les tétines ou les sucettes dans du miel ou du sirop.

LE RÔLE DU SUCRE

Le saccharose, le sucre le plus courant, est la principale cause de caries, mais non la seule. Si les aliments sucrés – biscuits, bonbons et sodas – sont les premiers incriminés, les féculents (pain et céréales) jouent aussi un rôle dans la carie. Quand les amidons des féculents se mélangent à l'amylase, une enzyme de la salive, il se forme un milieu acide qui érode l'émail et expose les dents à la carie. Si on ne se rince pas la bouche, les dommages augmentent.

Attention aux fruits séchés. Les fruits séchés sont mauvais pour les dents parce qu'ils sont à la fois très sucrés et collants. Même les jus de fruits non sucrés sont déconseillés : ils sont acides et contiennent des taux élevés de sucres simples.

Consommer des fruits et notamment des pommes. Les fruits, bien qu'ils soient sucrés et acides, provoquent moins de caries parce que la mastication stimule la production de salive. Or la salive diminue l'acidité de la bouche et la nettoie des particules de nourriture. On dit que les pommes sont bonnes pour les dents, car elles fortifient les gencives, augmentent la sécrétion salivaire et réduisent le nombre des bactéries responsables des caries. Les personnes qui ont la bouche sèche de façon chronique sont davantage exposées aux caries. Certains médicaments, comme les antihypertenseurs, diminuent la production de salive. On en sécrète également moins pendant le sommeil : se brosser les dents avant d'aller au lit est donc primordial.

LES ALIMENTS UTILES

Vous pouvez protéger vos dents en terminant un repas avec des aliments qui ne favorisent pas la carie et même la préviennent. C'est le cas des fromages à pâte dure. Des chewing-gums sans sucre stimulent la production de salive, qui diminue l'acidité et déloge les débris alimentaires. Se rincer la bouche et se laver les dents après avoir mangé est une bonne stratégie contre les caries.

LA GINGIVITE

On perd plus de dents à cause de la gingivite qu'à cause des caries. La gingivite peut toucher quiconque néglige son hygiène buccale ou mange de façon peu équilibrée. Le risque est particulièrement élevé en cas d'alcoolisme, de malnutrition, d'infection au VIH, de traitement aux corticostéroïdes ou de chimiothérapie. Le brossage des gencives avec une brosse souple et douce et le fil dentaire aident à prévenir l'inflammation et la sensibilité des gencives.

Dans la gingivite, une affection très courante, les gencives rougissent, enflent et saignent parce qu'il y a accumulation de plaque dentaire. Le traitement nécessite une bonne hygiène dentaire et l'enlèvement de la plaque par un dentiste. Non traitée, la gingivite peut mener à la parodontite : les dents déchaussées commencent à bouger, risquant de tomber. Plus grave encore, les études ont montré l'existence d'une relation entre une mauvaise hygiène buccale et les maladies cardiaques. Les gencives qui saignent semblent être la porte d'entrée de bactéries ou de virus responsables de problèmes cardiaques. Enfin, les femmes dont la bouche est en mauvais état sont plus susceptibles de donner naissance à des bébés prématurés, à cause du risque infectieux.

Le saignement des gencives peut signifier que vous manquez de vitamine C. Mangez beaucoup de fruits et de légumes frais. Mâcher des bâtons de céleri ou de carotte peut aussi aider à renforcer les gencives et contribue à leur bonne santé. ❖

Dépression

PRIVILÉGIER

- régime équilibré comprenant beaucoup de glucides complexes, de vitamines B_6 et B_{12}, d'acide folique et de poissons gras pour les oméga-3

RÉDUIRE

- alcool, qui peut avoir un effet dépresseur
- caféine, qui peut perturber le sommeil et modifier l'humeur

ÉVITER

- aliments et boissons qui contiennent de la tyramine (si vous prenez des IMAO)

Pour décrire l'angoisse de la dépression clinique, des écrivains ont parlé de leurs efforts pour traverser un épais brouillard, de leur descente au trente-sixième dessous ou de leur crainte de ne pouvoir atteindre la lumière solaire à cause d'un nuage noir, avec la volonté au point mort et le cerveau noyé de brume… La dépression clinique est bien différente du découragement qui peut accompagner une déception. C'est une maladie grave, probablement causée par un dérèglement de la chimie cérébrale. Elle peut arriver soudainement et, pour quelques chanceux, disparaître aussi soudainement. Mais beaucoup de déprimés doivent prendre des médicaments pour modifier et améliorer leur humeur.

Un des signes classiques de la dépression est un changement subit dans les habitudes alimentaires. Certains sujets perdent complètement l'appétit ; d'autres se mettent à avoir un appétit d'ogre, avec des envies de sucre. Le manque d'énergie est typique chez les déprimés. Les autres signes communs sont : sentiment insurmontable de tristesse, incapacité d'éprouver de la joie, réveils matinaux, insomnie ou envie constante de dormir, incapacité à se concentrer, indécision. Des sentiments de culpabilité vont de pair avec des pensées morbides ou suicidaires. Quiconque ressent tout ou partie de ces symptômes, chaque jour pendant plus de 2 semaines, peut souffrir de dépression majeure.

Les personnes de 65 ans et plus sont quatre fois plus susceptibles de souffrir de dépression que les sujets plus jeunes ; cependant, les sujets plus âgés peuvent ne pas présenter les symptômes classiques. Ils auront des signes de démence, des douleurs, sembleront agités, anxieux ou irritables. Les chercheurs estiment que presque un tiers des veufs et des veuves remplissent les critères de dépression dans les quatre premières semaines qui suivent la mort de leur conjoint ; la moitié sont encore en dépression clinique au bout d'un an. Si vous notez des symptômes de dépression chez une personne, essayez de la convaincre de consulter un médecin.

La dépression est fréquente chez les patients atteints de la maladie de Parkinson, d'arthrite, de problèmes thyroïdiens et de cancer ou victimes d'un accident vasculaire cérébral (AVC). Le sujet peut se sentir déprimé parce qu'il a une maladie grave ou parce que sa maladie a déclenché des modifications chimiques dans le cerveau. La dépression peut aussi être un effet secondaire de médicaments pris pour d'autres motifs : c'est le cas des bêtabloquants dans l'hypertension, de la digoxine et d'autres médicaments pour le cœur, de l'indométhacine et d'autres analgésiques, des corticostéroïdes (y compris la prednisone), des antiparkinsoniens, des antihistaminiques, des contraceptifs et d'autres médicaments hormonaux.

LES FACTEURS NUTRITIONNELS

Les déprimés prennent moins soin d'eux, négligeant leur apparence et mangeant de façon irrégulière. Or toute maladie nécessite qu'on absorbe des aliments nutritifs, favorisant la guérison. Dans le cas de la dépression, certains aliments peuvent aider à stabiliser l'humeur.

Manger des glucides. Les aliments riches en glucides semblent avoir un effet calmant

LE SAVIEZ-VOUS ?

LE CHOCOLAT AMÉLIORE L'HUMEUR

Il renferme une substance, la phényléthylamine, qui élève le taux d'endorphines et agit à la manière d'un antidépresseur.

POISSONS GRAS ET DÉPRESSION

Se peut-il que manger plus de poissons gras soit un moyen très simple d'éviter la dépression ? C'est ce que semble indiquer la recherche. On a d'abord remarqué que les taux de dépression étaient inférieurs dans les pays où l'on consomme beaucoup de poisson. Les spécialistes ont noté ensuite que les personnes souffrant de dépression présentaient parfois des concentrations singulièrement faibles d'acides gras oméga-3 dans le cerveau.

Ces acides gras abondent dans les poissons des mers froides : saumon, sardine et maquereau. Une faible consommation de poisson et de sources significatives d'oméga-3 a été associée à des taux plus élevés de dépression post-partum (baby-blues).

Récemment, de nombreuses études ont étayé l'hypothèse selon laquelle la consommation accrue d'acides gras oméga-3 pouvait stabiliser l'humeur. Administrés à des porcelets, des oméga-3 ont produit le même effet que l'antidépresseur Prozac® : l'élévation marquée des concentrations d'un neurotransmetteur en particulier, la sérotonine. Des recherches cliniques ont montré que les acides gras oméga-3 pouvaient améliorer les symptômes de la dépression et ceux de la maladie bipolaire (troubles maniaco-dépressifs).

En attendant les conclusions définitives, on peut toujours manger plus de poisson. On vend aussi des suppléments d'huile de poisson en pharmacie ou dans les magasins de diététique, au rayon des aliments naturels. Comme ceux-ci fluidifient le sang, il vaut mieux en parler d'abord à votre médecin. D'autres sources naturelles d'oméga-3 sont les graines de lin et l'huile de colza.

et relaxant. Ils permettent au tryptophane, un acide aminé, d'entrer dans le cerveau, où il est utilisé pour fabriquer de la sérotonine. Pâtes, pain, graines, céréales, fruits et jus sont de bons choix.

Limiter le sucre. Quand certains sujets mangent de grandes quantités de sucreries, ils peuvent éprouver un regain d'énergie, qui retombe vite et s'accompagne de faiblesse lorsque le sucre est métabolisé.

Plus de vitamines du groupe B. Les vitamines B_6, B_9 (acide folique) et B_{12} peuvent toutes être utiles dans certaines formes de dépression. La vitamine B_6 semble soulager les femmes qui souffrent de dépression avant les règles (syndrome prémenstruel), sans doute en partie parce que cette vitamine joue un rôle dans la conversion du tryptophane en sérotonine dans le cerveau. Viande, poisson, volaille, céréales complètes, banane et pomme de terre sont de bonnes sources de B_6. D'autres recherches ont montré que beaucoup de déprimés ont des carences en B_9 et en B_{12}. Légumes à feuilles vert foncé, jus d'orange, lentilles, maïs, asperges, petits pois, noix et graines contiennent de la B_9. La B_{12} est présente dans les produits d'origine animale (lait et dérivés, viande et poisson, œufs, fruits de mer).

LES FACTEURS BÉNÉFIQUES

Le magnésium. Il intervient dans les mécanismes de régulation de l'excitabilité neuronale, de sorte qu'un déficit peut entraîner une plus grande vulnérabilité au stress et accentuer les sensations de fatigue, d'anxiété, des phénomènes qui augmentent le risque de dépression. Pour assurer un apport suffisant, privilégiez certaines eaux minérales, le chocolat, les céréales complètes, les fruits séchés et oléagineux, les abricots et les bananes, les légumes et légumes secs.

Le millepertuis. Plusieurs études ont démontré que cette plante médicinale a une efficacité équivalente à celle des médicaments sur les états dépressifs légers ou modérés, mais les preuves manquent encore pour les dépressions majeures. On l'utilise sous forme de tisane ou dans de nombreuses préparations vendues en pharmacie ou dans les magasins de diététique. Mais attention, si le millepertuis entraîne peu d'effets secondaires directs, il diminue l'efficacité de médicaments comme les contraceptifs oraux, les anticoagulants, les immunodépresseurs, la digoxine et certains antiviraux utilisés contre le sida. Il est donc prudent de vérifier avec son médecin l'absence de contre-indication.

L'INTERACTION ALIMENTS-MÉDICAMENTS

Les antidépresseurs inhibiteurs de la monoamine oxydase (IMAO), surtout utilisés en milieu psychiatrique, peuvent avoir des effets indésirables marqués avec certains aliments, en particulier ceux qui contiennent de la tyramine et d'autres amines, mais aussi avec l'alcool, qu'il faut absolument éviter. La pression sanguine peut s'élever dangereusement si vous mangez des aliments riches en tyramine ou si vous buvez des boissons alcoolisées alors que ces médicaments vous ont été prescrits.

En règle générale, tous les aliments protéiques séchés, fermentés ou saumurés doivent être éliminés de l'alimentation, car leurs protéines ont été partiellement dégradées et ont donné naissance à des amines. Cela concerne fromages affinés et bleus, saucisses et saucissons, poisson fumé ou salé, viande et volaille traitées en saumure, jambon cru, tofu et produits du soja (sauce soja), fruits et légumes trop mûrs, choucroute, banane, soupes contenant des extraits de viande, jus et extraits de viande, suppléments nutritionnels de protéines, bière et certains vins (chianti, vieux bordeaux).

Café, thé, colas, chocolat, produits au cacao, levure, extraits de levure, ginseng contiennent un peu de tyramine, mais n'ont généralement pas d'incidence si on n'en prend que rarement et en petites quantités.

Les inhibiteurs sélectifs du recaptage de la sérotonine (ISRS), autres antidépresseurs, peuvent diminuer l'appétit et entraîner une perte de poids progressive : ce sont la fluoxétine, la sertraline et la paroxétine. Dans certains cas, ces médicaments peuvent à l'inverse être efficaces sur l'anorexie liée à une dépression.

Les antidépresseurs tricycliques peuvent amener un gain de poids : imipramine, amitriptyline et nortriptyline. Si vous êtes déjà corpulent ou que vous commenciez à grossir, demandez au médecin de vous prescrire un autre médicament. ❖

Diabète

PRIVILÉGIER
- repas et goûters réguliers pour éviter des fluctuations de la glycémie (taux de glucose sanguin)
- repas équilibrés et variés
- aliments riches en fibres et pauvres en graisses pour maintenir un poids normal

RÉDUIRE
- calories « vides » des bonbons, des boissons sucrées et des grignotages, facteur d'obésité
- graisses saturées et aliments élaborés avec des graisses hydrogénées

Plus de 2 millions de Français souffrent de diabète sucré, une maladie définie par un excès de glucose dans le sang. Le diabète apparaît quand le corps ne peut pas ou ne peut plus produire l'insuline, une hormone nécessaire au métabolisme du glucose, ou n'est plus capable de bien l'utiliser. Comme toutes les cellules de l'organisme ont besoin d'un apport constant de glucose, le diabète peut affecter tous les organes et entraîner maladie cardiaque, insuffisance rénale, cécité et problèmes neurologiques.

LES DEUX TYPES DE DIABÈTE

Environ 5 % des cas de diabète diagnostiqués sont de type 1, aussi appelé diabète insulinodépendant ou diabète juvénile, car il se développe chez l'enfant. Dans cette maladie auto-immune, les mécanismes du corps pour se protéger des organismes étrangers se tournent contre ses propres tissus. Comme le diabète se développe souvent après une infection, telle la varicelle, les chercheurs émettent l'hypothèse que le système immunitaire, même s'il a détruit les envahisseurs, continue d'attaquer, mais cette fois contre les tissus du corps. Il en résulte la destruction des cellules qui produisent l'insuline dans le pancréas.

Les patients atteints du diabète de type 1 doivent recevoir des injections quotidiennes d'insuline. Ils doivent aussi faire attention à leur alimentation pour maintenir un taux de glucose sanguin proche de la normale.

EMBONPOINT ET DIABÈTE DE TYPE 2

On a constaté une augmentation du diabète de type 2 depuis que les « baby-boomers », qui ont une tendance à l'embonpoint, font partie du groupe d'âge à risque. L'embonpoint ne mène pas toujours au diabète de type 2, mais 85 % des personnes en souffrant affichent un excès pondéral. Une silhouette « en pomme », due à l'accumulation de graisses sur l'abdomen, signale souvent une résistance à l'insuline. Si on vous a diagnostiqué un diabète de type 2, tout n'est pas perdu : un mode de vie plus sain et quelques kilos en moins peuvent faire disparaître la maladie – il ne vous reste plus qu'à surveiller votre alimentation et à pratiquer de l'exercice très régulièrement.

PERDRE DU POIDS : UNE MÉDECINE PRÉVENTIVE

Une importante étude clinique a été menée sur des personnes présentant un embonpoint et un risque élevé de diabète. Celles qui perdaient quelques kilos seulement voyaient ce risque diminuer de 58 %. L'avantage était plus marqué au-dessus de 60 ans. Ainsi, perdre 5 % de son poids à partir de cet âge suffit à faire la différence.

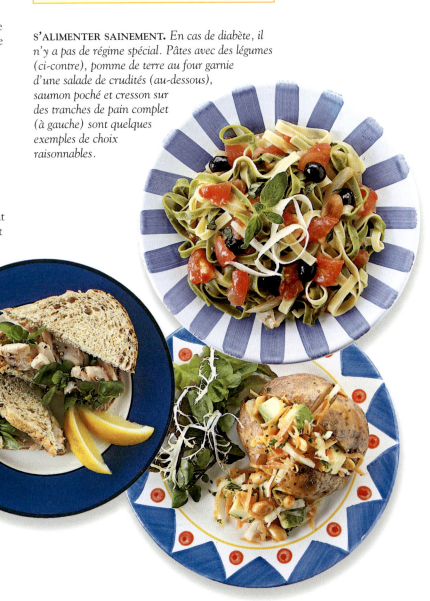

S'ALIMENTER SAINEMENT. *En cas de diabète, il n'y a pas de régime spécial. Pâtes avec des légumes (ci-contre), pomme de terre au four garnie d'une salade de crudités (au-dessous), saumon poché et cresson sur des tranches de pain complet (à gauche) sont quelques exemples de choix raisonnables.*

CAFÉ ET DIABÈTE DE TYPE 2

D'après une étude parue récemment dans *Annals of Internal Medicine*, chez des sujets qui buvaient plus de 6 tasses (24 cl) de café par jour, les hommes abaissaient de 50 % leur risque de diabète de type 2 et les femmes, de presque 30 %. Les chercheurs ont noté que le café renferme du potassium, du magnésium et des antioxydants qui pourraient renforcer la réponse de l'organisme à l'insuline. L'effet protecteur reste toutefois à préciser.

Le diabète le plus courant (95 % des cas) est le diabète de type 2, ou diabète non insulinodépendant ; on l'appelle aussi diabète de l'adulte, car il apparaît plus tard, chez des personnes qui présentent souvent une surcharge pondérale. Les sujets ont en général des taux normaux d'insuline, mais ils ne peuvent utiliser cette hormone correctement. Toutefois, on constate que le diabète de type 2 commence aussi à toucher les adolescents obèses.

Les premiers symptômes du diabète de type 2 n'étant pas toujours identifiés, le diagnostic peut n'être posé que lors d'une complication grave : infarctus ou accident vasculaire cérébral (AVC). On estime que 500 000 à 800 000 Français ignorent qu'ils sont porteurs du diabète de type 2. Même s'ils n'ont pas de symptômes, la maladie peut endommager le cœur, les vaisseaux sanguins, les nerfs, les reins, les yeux et d'autres organes. Un traitement précoce éviterait certaines de ces lésions parfois fatales. Les adultes de plus de 50 ans devraient subir des tests sanguins de glucose tous les 2 ans, ou plus souvent s'ils ont un excès pondéral ou des antécédents familiaux.

La surveillance de l'alimentation et l'exercice sont des mesures efficaces chez les personnes qui ont un diabète de type 2, mais un traitement médicamenteux est généralement nécessaire pour améliorer l'effet de l'insuline.

LA STRATÉGIE ALIMENTAIRE

Une alimentation étudiée. Un régime approprié peut permettre de maintenir un taux de glucose sanguin à un niveau optimal et ainsi prévenir ou retarder les complications à long terme du diabète. Il est conseillé de se faire suivre par un nutritionniste. L'alimentation doit tenir compte du niveau de sucre sanguin, mais aussi de l'âge du sujet, de ses taux de cholestérol et de sa pression artérielle.

Glucides, graisses et protéines. Il faut une alimentation variée, renfermant en proportions équilibrées des glucides, des graisses et des protéines, pour que le taux de glucose sanguin reste dans des limites de variation acceptables. Mais les adultes peuvent avoir à réduire l'ingestion de graisses saturées (beurre, fromages gras) et de cholestérol pour se protéger contre les maladies cardiaques et rénales. Une personne avec embonpoint devra absolument perdre du poids en diminuant les calories et en augmentant significativement l'exercice quotidien.

MYTHE ET RÉALITÉ

Mythe Un diabétique ne doit pas manger de dessert.

Réalité Contrairement à ce qu'on a parfois cru, les diabétiques ne sont pas obligés d'éliminer le sucre de leur alimentation. Un dessert de temps en temps ne nuit pas s'il est consommé à la fin du repas et dans la mesure, bien sûr, où l'on prend en compte son apport glucidique.

DIABÈTE DE GROSSESSE

Le diabète gestationnel expose à la fois la mère et l'enfant à des complications. Les changements hormonaux et le gain de poids qui accompagnent la grossesse augmentent la pression sur le pancréas et peuvent créer une résistance à l'insuline. Le diabète gestationnel peut se déclarer de façon fortuite, mais il est plus fréquent chez les femmes de plus de 30 ans présentant un embonpoint, chez celles qui ont déjà eu un enfant de plus de 4 kg à la naissance ou encore en cas d'antécédents familiaux de diabète gestationnel ou de diabète de type 2.

Toute femme enceinte devrait subir un examen sanguin entre la 24e et la 28e semaine de grossesse. Si un diabète est diagnostiqué, elle devra suivre un régime et surveiller son poids ; des injections d'insuline peuvent être nécessaires jusqu'à l'accouchement. Ce type de diabète disparaît rapidement après l'accouchement, mais le risque de développer un diabète de type 2 à un âge avancé reste élevé.

LES GLUCIDES

La base de l'énergie. Pour la plupart des diabétiques, les glucides tirés du pain, des céréales, des pâtes et des fruits devraient représenter entre 50 et 60 % de l'apport quotidien en calories. Les fibres qu'ils contiennent ralentissent la libération du glucose ; ainsi, les féculents riches en fibres comme l'orge, les céréales, les petits pois, les haricots et les lentilles empêchent la montée trop brutale du sucre sanguin (pic de glycémie) après un repas.

Les recommandations alimentaires actuelles autorisent le sucre, glucide simple, mais avec modération. Contrairement au passé, l'effort est mis aujourd'hui sur le contrôle des glucides totaux à chaque repas ou collation plutôt que sur leur origine. Mais les glucides ne sont pas interchangeables : les glucides complexes (céréales, légumineuses) fournissent vitamines, minéraux et fibres, alors que le sucre pur et les aliments très sucrés apportent essentiellement des calories ; les premiers devraient donc constituer la base de l'alimentation du diabétique, les seconds n'y figurer qu'en toutes petites quantités (moins de 25 g par jour).

Les fibres solubles (avoine) peuvent aider à faire baisser les taux de glucose (et de cholestérol) sanguins. Les fibres insolubles (légumineuses, céréales complètes) procurent une sensation de satiété, avec moins de calories. Un régime riche en fibres permet souvent de mieux stabiliser la glycémie, voire d'obtenir un abaissement significatif du taux de glucose.

LES PROTÉINES

Sources protéiques de qualité. Que l'on augmente ou diminue les protéines ne semble pas avoir d'effet sur le diabète non compliqué. On suivra donc les recommandations pour les adultes sains. Les protéines fournies par les viandes maigres, le poisson, les produits laitiers allégés et les céréales devraient compter pour 10 à 20 % des calories quotidiennes.

LES GRAISSES

Régime pauvre en graisses pour les diabétiques. Les régimes très riches en graisses favorisent l'obésité et l'hypercholestérolémie. Les graisses saturées d'origine animale et les graisses hydrogénées des aliments du commerce doivent être réduites. En revanche, les graisses mono-insaturées et polyinsaturées (huiles végétales, noix, poissons gras et avocat) sont bonnes pour le cœur. Elles aident aussi à stabiliser les taux sanguins de glucose. Elles peuvent enfin diminuer la résistance à l'insuline et sont donc à privilégier. Mais globalement, dans l'alimentation, les lipides ne doivent pas fournir plus de 30 à 35 % des calories totales. ❖

DÉCOUVERTES RÉCENTES

L'INDEX GLYCÉMIQUE

Certains glucides se digèrent et s'absorbent vite, tandis que d'autres mettent plus de temps à se transformer en glucose dans le sang. L'index glycémique (IG) est un moyen de mesurer l'effet que produit un aliment glucidique sur le taux de glucose sanguin. Les recherches ont montré qu'en mangeant des aliments dont l'IG est bas, les diabétiques pouvaient exercer un meilleur contrôle sur leur glycémie (taux de sucre dans le sang). Petits pois, haricots et lentilles, fruits comme la pomme, la poire et l'orange, orge et céréales au son, pâtes, lait et yaourt sont des aliments à IG bas. Pommes de terre en purée, galettes de riz, flocons de céréales, boissons gazeuses, melon d'eau et biscuits ont au contraire un IG très élevé. L'index glycémique varie aussi en fonction du mode de préparation : une pomme de terre cuite au four a un IG plus élevé que si elle est cuite à la vapeur. (Pour plus d'information, voir Index glycémique.)

LE CHROME

Un déficit en chrome a été associé à une tolérance réduite au glucose. Cet oligoélément est présent dans la levure, le foie, le son, les céréales complètes, les champignons et les fruits de mer. Les produits raffinés du commerce en contiennent très peu. Les recherches indiquent que des suppléments journaliers de 25 à 50 µg de chrome pourraient s'avérer utiles aux diabétiques. La dose maximale quotidienne à ne pas dépasser est de 200 µg.

Diarrhée

PRIVILÉGIER

- eau (en particulier eau très minéralisée), infusion, thé, boissons peu sucrées, pour remplacer les liquides perdus, les minéraux et les sels minéraux
- banane, riz, tapioca, compote de pommes, pain grillé pour enrayer la diarrhée
- pommes de terre vapeur pelées, poulet, œufs coque ou pochés, autres aliments légers quand la fonction intestinale revient à la normale

ÉVITER

- jus de fruits (notamment d'agrumes et de pomme)
- salades, fruits et céréales complètes jusqu'à ce que la fonction intestinale soit revenue à la normale
- alcool, qui déshydrate, et caféine, qui stimule le transit, pendant 48 heures à compter de la disparition des symptômes

La diarrhée infectieuse aiguë est une des maladies les plus courantes du globe. On estime l'incidence annuelle à 5 milliards de cas ; c'est la troisième cause d'absentéisme au travail, juste après le rhume et la grippe. La diarrhée peut entraîner la mort par déshydratation, un risque qui, dans les sociétés occidentales, concerne surtout les bébés, les personnes âgées et les invalides, plus vulnérables. Dans les pays en voie de développement, ce risque peut être prévenu chez les nourrissons grâce à une formule de réhydratation très simple, recommandée par l'Organisation mondiale de la santé (OMS).

QU'EST-CE QUE LA DIARRHÉE ?

La diarrhée (émission fréquente de selles liquides) n'est pas une maladie, mais le symptôme d'un problème sous-jacent. Elle vient le plus souvent d'une toxi-infection alimentaire, particulièrement chez les voyageurs. Elle peut aussi être causée par la surconsommation d'aliments laxatifs (pruneaux), le recours fréquent aux chewing-gums ou bonbons sans sucre contenant du sorbitol comme édulcorant et aux médicaments en vente libre indiqués pour la mauvaise digestion et renfermant du magnésium. Le stress à l'origine du syndrome de l'intestin irritable peut perturber le transit en faisant alterner diarrhée et constipation ; le même type de symptômes existe dans la colite et la maladie de Crohn. Très souvent, la diarrhée apparaît sans cause identifiable. Il n'y a pas lieu de s'en inquiéter, à moins que le problème ne persiste plus de 2 jours ou ne soit récurrent.

UNE IDÉE REÇUE À COMBATTRE

Nombreux sont ceux qui croient que les boissons au cola aident à faire passer la diarrhée – une idée reçue qui date du temps où ces sodas étaient les seules boissons hygiéniques sûres dans de nombreux pays touristiques ensoleillés. En réalité, le cola apporte une dose importante de caféine, qui donne à ces boissons leur caractère stimulant. Mais la caféine accélère le transit intestinal et aggrave la diarrhée ! En pratique, toutes les boissons un peu sucrées sont aussi efficaces, les boissons caféinées étant plutôt contre-indiquées.

DIARRHÉE

> **QUAND APPELER LE MÉDECIN ?**
>
> Une légère diarrhée ne porte généralement pas à conséquence. Mais il y a lieu de s'inquiéter en présence des symptômes suivants.
>
> - La diarrhée dure plus de 2 jours (1 jour dans le cas d'un enfant de moins de 2 ans, d'une personne âgée fragile ou d'un diabétique) ou va en s'accentuant.
> - Les selles renferment du sang, des mucosités ou des vers.
> - Il y a d'intenses douleurs abdominales.
> - La diarrhée s'accompagne de vomissements ou de fièvre.

UNE ALIMENTATION ADAPTÉE

La plupart des cas de diarrhée sont mineurs et de courte durée ; on les traitera à la maison, avec des mesures nutritionnelles simples.

Arrêter les aliments solides et se réhydrater. Éliminez tout ce qui est solide et buvez lentement des boissons tièdes pour empêcher la déshydratation : un verre de liquide (eau, infusion, thé léger) toutes les 15 minutes suffit en général. Les bouillons clairs aident à remplacer les sels et les minéraux perdus dans les selles à chaque épisode de diarrhée. Il se vend en pharmacie des solutions de réhydratation. Mais vous pouvez en fabriquer une vous-même en mélangeant ¼ de cuillerée à café de bicarbonate de soude avec 1 pincée de sel et ¼ de cuillerée à café de sirop de sucre ou de miel dans 1 tasse (25 cl) d'eau. Évitez les boissons spéciales pour les sportifs : elles contiennent plus de 10 % de sucre et pourraient aggraver la diarrhée.

Introduire lentement des aliments faciles à digérer et bien tolérés. Si vous avez faim (attendez au moins 24 heures), choisissez des aliments qui contiennent peu de fibres : riz, banane, carottes cuites, pommes de terre vapeur, œufs coque ou pochés, poulet. Chez les enfants, les médecins recommandent : banane, riz, compote de pommes ou gelée de coings. Les pommes sont efficaces contre la diarrhée, car elles contiennent beaucoup de pectine, une fibre soluble. Il en va de même pour les carottes cuites : essayez-les donc en purée ou en soupe. En général, fruits et légumes cuits en purée sont bien tolérés, mais ne mangez pas de fruits crus, de légumes riches en fibres ni de graisses jusqu'à ce que le transit soit redevenu normal. Biscuits salés et soupe avec du riz aident à refaire le plein de sodium et de potassium.

Éviter les produits laitiers jusqu'à la disparition des symptômes. Certains des micro-organismes qui causent la diarrhée peuvent entraver temporairement la capacité à digérer le lait. Néanmoins, le yaourt est en général bien toléré.

LA DIARRHÉE RÉCURRENTE

Une diarrhée récurrente ou chronique peut être due à la malabsorption d'un nutriment particulier. Dans l'intolérance au lactose, par exemple, le sucre du lait passe directement dans le côlon, où il fermente sous l'action de bactéries, produisant

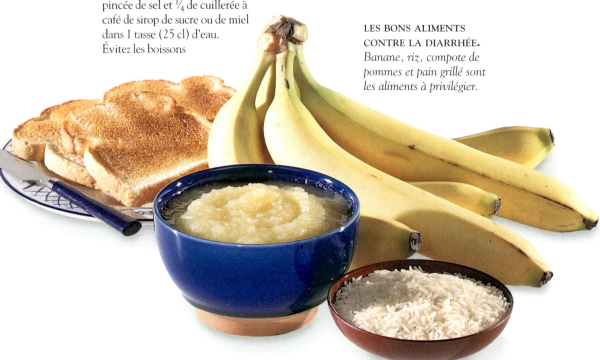

LES BONS ALIMENTS CONTRE LA DIARRHÉE. *Banane, riz, compote de pommes et pain grillé sont les aliments à privilégier.*

ATTENTION

S'il est vrai que manger des pommes ou de la compote est une bonne façon de soigner une diarrhée, boire du jus de pomme peut avoir un effet contraire. Trop de jus de pomme cause même souvent la diarrhée chez le jeune enfant.

des gaz, de la rétention d'eau et de la diarrhée. Dans tous les cas de diarrhée récurrente ou chronique, consultez le médecin sans attendre.

LES MÉDICAMENTS EN VENTE LIBRE

Certains antidiarrhéiques en vente libre peuvent aider à contrôler une situation d'urgence, en voyage, en voiture ou en avion, par exemple. Mais beaucoup de médecins préconisent de laisser faire la nature pour guérir plus vite : la diarrhée contribue à éliminer les germes. N'utilisez jamais d'antidiarrhéiques pendant plus de 2 jours sans avis médical. ❖

Digestion (problèmes de)

PRIVILÉGIER

- fruits et légumes, poisson, blanc de volaille, aliments digestes (ni trop gras ni trop sucrés)
- liquides (au moins 1,5 litre par jour d'eau, de jus et/ou d'autres boissons non alcoolisées)

RÉDUIRE

- café, thé, colas et autres sources de caféine
- sucres raffinés
- fritures, charcuteries et autres aliments gras

ÉVITER

- tout aliment ou toute boisson exacerbant les symptômes

La digestion est le mécanisme par lequel la nourriture est dégradée mécaniquement et chimiquement, puis convertie sous des formes qui peuvent être absorbées dans le flux sanguin et distribuées aux cellules. Seuls l'eau, les minéraux, les glucides simples comme le glucose et quelques autres petites molécules peuvent être assimilés sans être modifiés. Amidons, graisses et protéines doivent être transformés en molécules plus petites pour être utilisés. L'organisme sécrète des substances protéiques spécifiques, les enzymes, qui jouent un rôle important dans ce processus de dégradation des aliments.

Le processus de la digestion débute dans la bouche. Au fur et à mesure que les aliments sont détaillés en morceaux par la mastication, la salive s'y mélange, les lubrifie et fournit des enzymes qui commencent à dégrader les glucides. Une fois que la nourriture a été suffisamment mâchée, elle franchit l'œsophage ; celui-ci est muni à sa base d'un muscle circulaire (le sphincter de l'œsophage) qui s'ouvre pour permettre le passage dans l'estomac. Normalement, le sphincter se referme pour empêcher les aliments et les acides de l'estomac de remonter dans l'œsophage. Quand il ne le fait pas, il y a reflux, ce qui se produit en cas de hernie hiatale. Le reflux œsophagien peut provoquer indigestion et brûlures d'estomac, les problèmes digestifs les plus courants.

Quand le bol alimentaire atteint l'estomac, il est malaxé par les parois musculaires de ce dernier et fragmenté en plus petites particules. Les protéines sont dégradées par la sécrétion d'acide gastrique et d'une enzyme, la pepsine. La production d'un mucus protecteur empêche l'estomac de digérer ses propres tissus avec ses puissants sucs ; si ce mécanisme ne fonctionne pas correctement, un ulcère se forme.

Après son passage dans l'estomac, le bol alimentaire a été transformé en une bouillie semi-liquide, nommée chyme. La digestion se poursuit dans le duodénum (portion initiale de l'intestin grêle), où la bile venue du foie et les enzymes du pancréas dégradent les graisses et les protéines. Les intestins sont des tubes musculaires qui font progresser la nourriture grâce à des contractions rythmiques appelées péristaltisme. Les parois de l'intestin grêle sont tapissées de millions de microvillosités en forme de doigt. Leur surface totale atteint 200 m^2. Les membranes qui forment la surface de ces villosités permettent aux nutriments digérés de passer dans les minuscules vaisseaux sanguins qu'elles renferment. Les acides aminés issus des protéines et le glucose des sucres sont absorbés directement dans le flux sanguin et distribués aux cellules dans tout le corps. Les plus petites molécules de graisses vont aussi directement dans le sang, mais les plus grosses passent par le système lymphatique.

Les fibres et autres résidus entrent dans le gros intestin, ou côlon, dans lequel une grande partie de l'eau qu'ils contiennent est réabsorbée. C'est pourquoi il faut boire au moins 1,5 litre de liquides par jour ; sinon, les matières fécales ne sont pas assez hydratées, entraînant la constipation. Les fibres, principalement les celluloses, absorbent beaucoup d'eau et forment, avec les amidons non digérés des légumes et des fruits, la masse fécale qui stimule les muscles du côlon.

UN PETIT TRUC

PLANTES MÉDICINALES EN CUISINE

Certaines plantes présentent des avantages connus pour la digestion, comme le gingembre, qui sert à calmer les nausées. Beaucoup de condiments courants sont bons pour la digestion : menthe, aneth, carvi, raifort, laurier, cerfeuil, graines de fenouil, estragon, marjolaine, cumin, cannelle et cardamome. La tisane de camomille, la racine de gentiane sont également bénéfiques. Certains extraits de plantes, ou amers, aident la digestion et diminuent les flatulences.

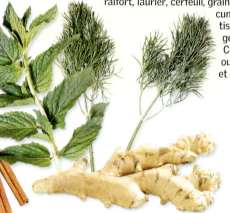

HERBES ET ÉPICES INFLUENT SUR LA DIGESTION. *Cannelle, menthe, aneth et gingembre sont quelques condiments qui favorisent la digestion.*

Selon le contenu du repas et le métabolisme de chacun, il faut entre 2 et 6 heures avant qu'un repas soit complètement digéré et que ses nutriments soient absorbés. Les glucides simples sont dégradés rapidement et peuvent entrer dans le flux sanguin en quelques minutes. Les amidons prennent 1 heure ou plus ; les protéines, de 2 à 3 heures ; les graisses, de 4 à 6 heures. Ce sont en fait les protéines qui rassasient le plus longtemps. Il faut ensuite entre 8 et 24 heures pour que les résidus franchissent le côlon.

L'intestin a la remarquable faculté de se régénérer. Il remplace sa paroi interne toutes les 72 heures et réagit rapidement pour expulser les substances nocives. Cependant, une alimentation à base de produits raffinés et carencée sur le plan nutritif, chose fréquente dans les pays occidentaux, peut entraîner des problèmes digestifs allant de la mauvaise digestion et des flatulences jusqu'à la diverticulite.

LES MALADIES DIGESTIVES

Nausées, vomissements, douleurs (brûlures d'estomac), ballonnements, crampes, diarrhée, constipation et flatulences traduisent un trouble du système digestif. Le déclenchement de ces symptômes peut simplement refléter une réaction normale à un mets inhabituel ou être corrélé au mode de vie (régime inadapté, stress). Excitation, déception, peur, anxiété et autres émotions fortes peuvent également perturber l'appareil digestif. Si le trouble est passager et n'a pas tendance à se répéter, il n'y a pas lieu de s'inquiéter outre mesure.

Comme le nombre des symptômes liés au système digestif est limité, les mêmes troubles peuvent être le signe de maladies plus graves, telles que : gastrite (inflammation de la muqueuse de l'estomac) ; problèmes intestinaux (colite ulcéreuse ou maladie de Crohn, troubles inflammatoires) ; diverticulite (inflammation et infection des petits sacs formés dans la paroi intestinale) ; syndrome de l'intestin irritable (trouble fonctionnel qui affecte le péristaltisme intestinal) ; voire cancer du tractus digestif. De même, les nausées et les vomissements peuvent être déclenchés par la prise de certains médicaments (effet secondaire), une inquiétude d'ordre émotif, une infection virale légère, un trouble de l'audition, une migraine, le mal des transports, aussi bien que par d'autres affections beaucoup plus graves – infarctus du myocarde, occlusion intestinale.

LA MALABSORPTION

Un groupe de symptômes similaires, en particulier la diarrhée et les ballonnements, indique un problème de malabsorption, qui se produit lorsque le système digestif est incapable de bien utiliser un ou plusieurs composants du bol alimentaire. Selon la gravité du problème, il y aura perte de poids, fonte musculaire, signes de carences en vitamines et/ou minéraux. Si certains troubles de malabsorption sont congénitaux, d'autres peuvent être dus à une maladie ou au traitement médicamenteux de celle-ci. Par ailleurs, ils peuvent venir de l'appareil digestif lui-même, de maladies cardio-vasculaires, des glandes endocrines ou du système lymphatique.

Dans certains cas de malabsorption, un seul nutriment est en cause, comme dans la maladie cœliaque, où l'organisme est incapable d'absorber le gluten (une protéine du blé, du seigle et de l'orge), ou, dans l'intolérance au lactose, le sucre du lait. Dans d'autres cas, plusieurs nutriments sont en cause : dans la mucoviscidose, les enzymes qui servent à digérer les protéines, les glucides et les graisses sont absentes ou en quantité réduite.

La malabsorption entraîne souvent une malnutrition. En effet, pour prévenir les symptômes, les malades écartent les aliments auxquels ils sont sensibles, se privant ainsi de leurs nutriments. Ou, dans les cas où ce sont les graisses qui ne sont pas bien absorbées, les lipides sont éliminés sans être métabolisés et emportent avec eux les vitamines liposolubles A, D, E et K.

Un diététicien peut aider les sujets qui ont des problèmes de malabsorption à organiser leurs repas ; un médecin prescrira les suppléments de vitamines et minéraux. ❖

Diverticulite et diverticulose

PRIVILÉGIER
- fruits et légumes cuits et crus
- céréales et pain complets (en prévention)
- liquides (eau, jus, lait, soupe et thé)

RÉDUIRE
- pain blanc, riz blanc, biscuits, gâteaux et autres aliments riches en sucre et en amidons raffinés
- certains fruits et légumes irritants (fraise, tomate)
- céréales complètes (en cas de crise)

Les diverticules sont des petites poches (ou sacs) qui se forment dans la paroi du gros intestin ; la présence de diverticules caractérise la diverticulose. On ignore la cause exacte de cette maladie, qui se manifeste souvent chez les personnes de plus de 60 ans souffrant d'embonpoint. Avec l'âge, l'affaiblissement des parois intestinales favoriserait la formation de poches. Sous la pression de la constipation, par exemple, il y a protrusion des poches.

Les poches ne posent pas de problèmes tant qu'elles ne s'infectent ou ne s'enflamment pas, ce qui peut se produire quand les résidus qui passent à travers l'intestin s'accumulent dans ces cavités. Il en résulte une diverticulite, ou inflammation d'un ou de plusieurs diverticules. Elle engendre les symptômes suivants : crampes et douleurs abdominales, gaz, flatulences, fièvre et hémorragie rectale. La constipation alterne parfois avec la diarrhée. Surtout, la diverticulite peut se compliquer d'abcès, d'une occlusion intestinale ou d'une perforation de la paroi intestinale.

La diverticulite est principalement une maladie des Occidentaux, qui mangent trop de produits gras et pas assez de fibres. La consommation insuffisante de fibres alimentaires peut avoir pour effet des selles dures et compactes, donc de la constipation. Cette dernière entraîne des contractions particulièrement fortes du côlon, menant à la formation de diverticules.

LE RÔLE DES FIBRES ALIMENTAIRES

Un régime riche en légumes et en céréales complètes pour prévenir la diverticulite. La maladie est moins fréquente chez les végétariens que chez les mangeurs de viande. Il y a plus d'aliments à haute teneur en fibres dans un régime végétarien : légumes, fruits, céréales, légumineuses. Mais un excès de fibres, en particulier trop de son, peut créer d'autres problèmes digestifs, irriter le côlon, par exemple, selon des études. Il est important d'augmenter l'apport de fibres graduellement, pour donner au corps la possibilité de s'y accoutumer. Si vous avez des diverticules, ne prenez pas de suppléments de fibres sans en avoir parlé à votre médecin.

Jusqu'ici, le lien entre consommation de fruits secs oléagineux et inflammation des diverticules n'a pas été scientifiquement prouvé. Mais de nombreux médecins recommandent d'éviter les aliments qui contiennent des particules non digestibles, comme les noix et autres fruits secs oléagineux ou les grains de céréales complètes (pain ou biscuits aux céréales, au sésame, etc.). Quant aux autres aliments qui provoquent l'inflammation et la douleur (figues, tomates avec leurs graines, framboises ou autres baies…), mieux vaut les éliminer.

Boire beaucoup d'eau. Manger des fibres et augmenter les liquides (au moins 1,5 litre par jour) donne des selles moulées, souples, qui passent facilement dans les intestins.

En cas de diverticulite ou de diverticulose, il faut éviter la constipation, qui peut exacerber ces deux maladies. ❖

ALIMENTS INTERDITS. *Tout ce qui comporte des graines, des fils, de fines peaux ou des parties fibreuses peut se loger dans les diverticules et entraîner une inflammation.*

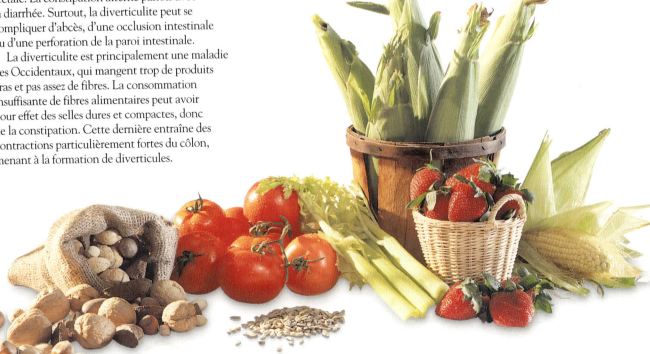

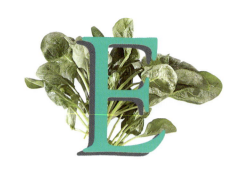

Eau

Voir page ci-contre

Eczéma

ÉVITER
- aliments qui déclenchent ou aggravent l'eczéma
- causes externes : par exemple, porter de la laine à même la peau

L'eczéma est une éruption avec démangeaisons et desquamation, parfois causée par une sensibilité à des aliments, à des produits chimiques ou à des facteurs environnementaux (sécheresse, par exemple). Ce peut être une réaction allergique ou une réaction immunitaire à une substance par ailleurs inoffensive. Les symptômes varient et peuvent apparaître en quelques minutes ou en plusieurs heures. La prédisposition à l'eczéma est héréditaire ; il va souvent de pair avec l'asthme, la rhinite allergique ou l'urticaire.

UN PETIT TRUC

DU THÉ OOLONG POUR CALMER L'ECZÉMA

Une étude a suggéré que boire chaque jour 3 tasses d'oolong calmait les symptômes de l'eczéma. Il semble que les polyphénols de ce thé agissent comme des antioxydants et freinent les réactions allergiques.

LE RÔLE DE L'ALIMENTATION

Les aliments particulièrement susceptibles de déclencher de l'eczéma sont : œufs, lait et produits laitiers, fruits de mer, poisson et arachide. Il faut consulter un allergologue pour éviter de passer par un long régime d'exclusion.

ECZÉMA ET ALLERGIE

Si votre eczéma est d'origine alimentaire, démontrée par un test cutané chez l'allergologue, vous devrez suivre un régime d'éviction qui supprime toute trace de l'aliment concerné. C'est assez facile si vous cuisinez vous-même tous vos repas, mais soyez très prudent avec les plats industriels, les sauces et les condiments, ainsi qu'avec les plats servis au restaurant ou à la cantine. Ne mangez que ce dont vous êtes certain et, dans le doute, abstenez-vous.

Le lait de vache peut causer de l'eczéma chez les bébés et les jeunes enfants ; on essaiera alors le lait de chèvre ou le lait de soja. Beaucoup d'enfants n'en font plus à partir de l'âge de 6 ans, mais d'autres ont des poussées tout au long de leur vie.

Manger plus d'antioxydants. La sécheresse peut provoquer de l'eczéma en favorisant la formation de radicaux libres que l'on pourra contrer avec des antioxydants comme le bêta-carotène. Des études préliminaires indiquent que l'eczéma peut s'améliorer si l'on prend des aliments contenant du bêta-carotène. On privilégiera donc les fruits et les légumes orange : abricots, melon, mangue, carottes, potiron, patates douces.

Consommer des acides gras essentiels. Les huiles végétales, les poissons gras et les graines de lin peuvent diminuer l'œdème en aidant le corps à générer des prostaglandines, substances de type hormonal qui réduisent l'inflammation.

L'huile d'onagre est une autre excellente source d'acides gras essentiels. Dans une étude expérimentale, les patients ont vu une amélioration de leurs symptômes quand ils prenaient des suppléments d'huile d'onagre, qui est riche en acide gamma-linolénique. L'huile de colza en renferme également beaucoup.

Prendre beaucoup de vitamine B_6. Selon des chercheurs, un régime riche en vitamine B_6 protège des éruptions allergiques. Huiles végétales, œufs, poissons gras, légumineuses, riz brun, germe de blé et légumes à feuilles vert foncé en contiennent.

LES FACTEURS ENVIRONNEMENTAUX

Les produits chimiques présents dans notre vie quotidienne favorisent davantage l'eczéma que ne le fait la nourriture. Les plus courants sont le nickel, que l'on trouve dans les bijoux de fantaisie, et le latex, qui sert à la fabrication des gants de caoutchouc ménagers notamment.

Certaines activités comportent un risque élevé d'eczéma. Les adhésifs acryliques sont dangereux pour les prothésistes dentaires, les amateurs de modèles réduits, les manucures et leurs clients. Les athlètes peuvent avoir des éruptions sur les pieds à cause des colles utilisées dans leurs chaussures de sport ; il faut alors essayer une autre marque.

Un vêtement de laine porté directement sur la peau peut être un élément déclencheur. Les personnes sensibles à la laine ne devraient pas utiliser des produits cosmétiques à base de lanoline, l'huile naturelle de la laine.

Évitez les facteurs déclenchants que vous avez identifiés. Si vos éruptions s'aggravent par temps très chaud ou très froid, évitez les températures extrêmes. Achetez des savons et du papier hygiénique sans colorant ni parfum. ❖

EAU
■ SOURCE DE VIE ■

L'eau, qui est la substance la plus importante dans l'organisme, représente jusqu'à 60 % du poids corporel de l'adulte et 75 % de celui du nouveau-né. Bien qu'elle ne renferme ni calories ni nutriments, on ne peut pas s'en priver plus de quelques jours, alors qu'on peut se passer de nourriture pendant 6 à 8 semaines. La perte de 5 à 10 % d'eau entraîne la déshydratation, trouble potentiellement fatal à partir de 15 à 20 % de perte hydrique.

Un élément vital pour l'organisme

L'eau est essentielle à presque toutes les fonctions physiologiques. Elle intervient dans la digestion, l'absorption et la distribution des nutriments, l'élimination des déchets et le maintien de la température corporelle, ainsi que dans bien d'autres processus biochimiques. L'eau agit comme un coussin pour protéger les cellules, comme elle protège le fœtus sous forme de liquide amniotique. L'eau entre dans la composition des tissus, du sang et des sécrétions telles que les larmes, la salive et les sucs gastriques, ainsi que dans celle des fluides qui lubrifient les organes et les articulations. En outre, elle rend la peau douce et lisse.

En vieillissant, le corps se déshydrate. Chez le jeune enfant, il renferme 75 à 80 % d'eau et ce pourcentage est réduit à 50 % à partir de 65 à 70 ans. Voilà qui explique les rides, la gorge sèche et la raideur des articulations qui viennent avec l'âge.

Combien d'eau faut-il boire ?

Quand l'organisme reçoit suffisamment d'eau, les urines sont jaune pâle et non pas orangées ou jaune vif. Un adulte doit absorber au moins 1,5 litre d'eau par jour. Cette eau, il la puise dans les boissons bien sûr – eau, café, thé, jus, boissons alcoolisées ou non –, mais aussi – et cela peut étonner – dans la nourriture. Les fruits et les légumes renferment entre 70 et 95 % d'eau ; les œufs, 75 % ; les viandes, les volailles et les poissons, entre 40 et 60 % ; et le pain, 35 %.

Nos besoins quotidiens varient. La chaleur, l'exercice physique augmentent les besoins en eau, tout comme la fièvre, le rhume ou d'autres maladies. La femme enceinte a besoin de beaucoup d'eau pour constituer le liquide amniotique et un volume sanguin accru, sans oublier les besoins propres de son fœtus. Lorsqu'elle allaite, elle doit ensuite tenir compte du fait que son lait renferme 87 % d'eau.

En principe, il faudrait boire autant d'eau que l'organisme en élimine. Un certain nombre de facteurs externes peuvent modifier cet équilibre. Les diurétiques et les autres médicaments qui accroissent le débit urinaire augmentent les besoins en eau. Boire du thé ou du café en grandes quantités exerce le même effet diurétique et crée davantage de besoins en eau qu'il n'en satisfait. Il en va de même pour l'excès de sel dans l'alimentation. On a moins soif avec l'âge. En vieillissant, il faut donc prendre l'habitude de boire sans avoir soif. Le même phénomène se produit lorsque l'organisme augmente subitement ses demandes en eau, à cause d'un effort physique intense ou de

LE SAVIEZ-VOUS ?

Tout consommateur qui souhaite connaître la qualité de l'eau peut demander en mairie les résultats des analyses de la DDASS (Direction départementale des affaires sanitaires et sociales, service du ministère de la Santé). Il reçoit aussi chaque année, sur sa facture, le bilan des contrôles effectués par l'organisme responsable de la distribution de l'eau.

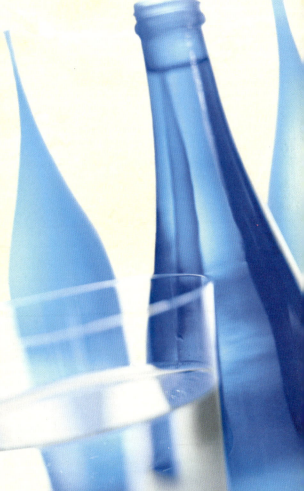

conditions climatiques très chaudes ou très humides. L'organisme a souvent le temps de se déshydrater avant que la soif ne se fasse sentir. Si le corps reçoit plus de liquides qu'il n'en a besoin, les reins excrètent le surplus en augmentant le débit urinaire. Et si les reins ne suffisent pas à la tâche, l'excès d'eau est absorbé par les cellules.

Quelle eau faut-il boire ?

En France, l'eau destinée à la consommation humaine doit répondre à des critères de qualité rigoureux, fixés par le ministère de la Santé. Les nouvelles normes françaises, entrées en vigueur en décembre 2003, prennent en compte les directives européennes (notamment celle du 3 novembre 1998). Ainsi, l'eau doit présenter les caractéristiques suivantes :
– elle doit être dépourvue de tout parasite, virus ou bactérie dangereux pour la santé ;
– elle doit être claire, limpide, sans saveur ou odeur désagréables ;
– sa minéralisation totale ne doit pas dépasser 2 g par litre ;
– et, pour de nombreuses substances indésirables ou toxiques, comme le plomb, les résidus de pesticides ou d'hydrocarbures, elle doit respecter des valeurs maximales à ne pas dépasser.

Des contrôles rigoureux

L'eau de distribution publique, captée dans des nappes profondes ou, plus généralement, prélevée dans des lacs ou des cours d'eau, subit différents traitements de purification avant d'être distribuée. Les éléments visibles et les matières solides plus ou moins fines sont éliminés par tamisage, décantation et filtration. L'eau est ensuite prétraitée par le chlore ou par l'ozone et parfois filtrée sur charbon actif afin d'être débarrassée de certains micropolluants. Elle est enfin désinfectée grâce à un traitement au chlore. Tout au long de ce processus, des contrôles permanents sont exercés et, au total, 54 paramètres sont systématiquement vérifiés.

Le chlore. Le traitement par le chlore est parfaitement fiable pour assurer une grande sécurité bactériologique. Mais il présente l'inconvénient de laisser souvent subsister un arrière-goût de chlore peu agréable. Surtout, il peut se combiner à des composants organiques pour former des composés indésirables, dits haloformes. Certains d'entre eux, les trihalométhanes, ont été associés à un risque accru de cancer (en particulier de la vessie et du côlon) en cas d'exposition prolongée. C'est pourquoi de nouvelles techniques de purification de l'eau, associant au traitement à base d'ozone une ultrafiltration sur membrane, ont été expérimentées. Mais, pour l'instant, seules des installations pilotes de capacité réduite sont opérationnelles.

Les nitrates. L'augmentation du taux des nitrates, liée à l'élevage intensif (en particulier à l'épandage du lisier de porc) ainsi qu'à la surfertilisation des sols, est une préoccupation importante en France, surtout dans des régions agricoles comme la Bretagne ou la Beauce et dans toutes les zones d'élevage ou d'agriculture intensifs. Absorbés en excès, les nitrates sont nocifs, notamment pour les nourrissons, chez lesquels ils peuvent provoquer une affection grave, mais heureusement très rare, la méthémoglobinémie. Les nitrates sont également suspectés de favoriser l'apparition de certains cancers car, dans l'organisme, ils peuvent donner naissance à des nitrosamines, substances à haut potentiel cancérogène. La norme actuelle pour l'eau de distribution publique est de 50 mg par litre.

Les pesticides. La qualité de l'eau peut également être affectée par d'autres polluants, en particulier les résidus de pesticides, souvent très

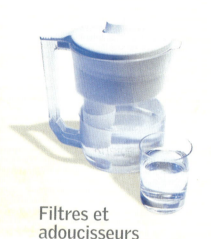

Filtres et adoucisseurs

Les filtres à eau permettent d'obtenir une eau sans goût de chlore et débarrassée de certains résidus pouvant subsister dans l'eau du robinet. Les cartouches au carbone, comme celles des pichets filtrants, sont les plus utilisées. Elles éliminent le carbonate de calcium, le plomb, le cadmium et les substances qui donnent à l'eau une saveur ou une odeur indésirables. Certaines sont capables d'abaisser le taux des nitrates. Quel que soit le système choisi, le filtre doit être utilisé conformément aux instructions du fabricant et changé régulièrement. Sinon, il risque de libérer dans l'eau les polluants qu'il retient, favorisant ainsi le développement de bactéries.

De même, si l'on installe un adoucisseur d'eau chez soi, il est nécessaire de conserver en cuisine un robinet avec une arrivée d'eau non adoucie, pour l'usage alimentaire. Il est en effet déconseillé de consommer l'eau traitée par un adoucisseur, car ce traitement l'enrichit souvent en sodium.

toxiques. Pour ces substances, les limites retenues sont extrêmement basses et correspondent peu ou prou aux seuils de détection des méthodes d'analyse : 0,1 µg par litre pour la plupart des pesticides (sauf pour quelques-uns qui ne doivent pas dépasser 0,03 µg) et 0,5 µg pour l'ensemble de ces substances.

Le plomb. L'eau peut être contaminée si elle circule dans des canalisations en plomb (rares aujourd'hui) ou des tuyaux de cuivre comportant des soudures au plomb. Les risques sont élevés dans les régions où l'eau est douce, car le plomb se dissout plus facilement dans une eau peu calcaire. Ce métal est dangereux, car il s'accumule dans l'organisme et peut, à la longue, provoquer une atteinte définitive du système nerveux et des organes. Pour minimiser le risque, on recommande de faire couler l'eau chaque matin pendant quelques minutes, pour évacuer tout ce qui a stagné dans les tuyaux durant la nuit. Depuis décembre 2003, la teneur limite en plomb de l'eau est fixée à 25 µg par litre (elle était auparavant de 50 µg). À partir de 2013, elle ne sera plus que de 10 µg par litre.

Les eaux en bouteille

On appelle souvent eau minérale l'eau vendue en bouteille. Pourtant, cette dénomination ne concerne que certaines d'entre elles. Il existe en effet trois grandes catégories d'eaux.
– L'eau de source est une eau « d'origine souterraine déterminée, provenant d'une nappe ou d'un gisement souterrains, bactériologiquement saine et protégée des risques de pollution ». Toute adjonction est interdite, sauf éventuellement du gaz carbonique pour la rendre pétillante.
– L'eau minérale est définie comme « dotée de propriétés favorables à la santé ». Sa composition est stable et son taux en certains minéraux peut dépasser les normes d'une eau potable : c'est ce qui lui donne ses propriétés.
– L'eau de table est une eau pouvant avoir été traitée et assainie (comme l'eau du robinet) avant sa mise en bouteille. Cela est encore peu courant en France.

Quelle eau en bouteille choisir ? Pour une consommation journalière, on choisira soit une eau de source, soit une eau minérale faiblement minéralisée (l'étiquetage précise dans ce cas qu'elle est recommandée pour la préparation des biberons). Les autres eaux minérales ont des indications plus spécifiques et elles ne devraient pas être consommées au long cours, sauf lorsque des besoins particuliers ont été mis en évidence (par exemple, une eau riche en calcium quand les apports calciques alimentaires ne peuvent suffire, une eau riche en magnésium en cas de déficit magnésien, etc.).

Des précautions à prendre. Quel que soit le type d'eau choisi, il faut veiller à entreposer les bouteilles au frais, au sec et à l'abri des rayons solaires, comme, bien sûr, ne pas dépasser la date limite de consommation. Une fois la bouteille ouverte, des bactéries peuvent y pénétrer, qui sont susceptibles de se multiplier rapidement dans l'eau à température ambiante. Il faut donc bien reboucher la bouteille, la garder au réfrigérateur et l'utiliser dans les 2 ou 3 jours au maximum.

Il est dangereux de réutiliser des bouteilles en plastique, même pour y mettre de l'eau : au fil du temps, le plastique risque de se décomposer et des particules indésirables peuvent se retrouver dans l'eau.

Quelques eaux minérales et leurs particularités

Eaux minérales plates

– Eaux très faiblement minéralisées, pour nourrissons et tous consommateurs : Évian, Thonon, Valvert, Volvic...
– Eaux peu minéralisées, riches en sulfates et en calcium : Vittel Grande Source...
– Eaux moyennement minéralisées, riches en sulfates, calcium et magnésium : Contrex, Hépar...

Toutes ces eaux plates conviennent en cas de régime sans sel.

Eaux minérales gazeuses

– Eaux faiblement minéralisées : Perrier...
– Eaux moyennement minéralisées, riches en magnésium, fluor, calcium et sodium : Badoit...
– Eaux moyennement minéralisées, riches en sulfates, calcium et sodium : San Pellegrino...
– Eaux fortement minéralisées, riches en bicarbonates et en sodium : Saint-Yorre, Vichy Célestins...

Seules les eaux Perrier et Salvetat conviennent en cas de régime sans sel.

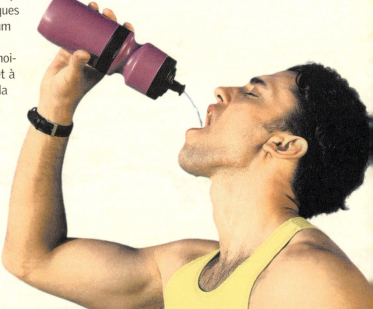

Édulcorants

AVANTAGES

- ont un pouvoir sucrant élevé pour une faible valeur calorique
- peuvent remplacer le sucre pour les diabétiques
- n'entraînent pas de caries

INCONVÉNIENTS

- les femmes enceintes et celles qui allaitent doivent discuter de l'usage des édulcorants avec leur médecin
- l'aspartame est à proscrire chez les personnes atteintes de phénylcétonurie

Les édulcorants sont couramment utilisés pour réduire les calories et la consommation de sucre. En petites quantités, car ils sont beaucoup plus sucrés que le sucre raffiné, ils rehaussent le goût des aliments de la même façon que le sucre ou le miel. Les diabétiques ont recours aux édulcorants parce qu'ils n'apportent pas de glucides. On en trouve sous diverses formes, en comprimés, en poudre et aussi associés à du sucre.

Surveillez votre dose quotidienne (voir tableau ci-dessous). Avant de recevoir l'autorisation de mise sur le marché, les édulcorants doivent avoir prouvé leur innocuité. La dose journalière admissible (DJA) représente la quantité moyenne quotidienne pouvant être consommée pendant toute la vie sans risque. La DJA est calculée en fonction du poids corporel, avec une large marge de sécurité. Bien que les édulcorants soient inoffensifs et leurs avantages reconnus, en particulier pour les diabétiques, il vaut mieux les utiliser prudemment.

DOSE JOURNALIÈRE ADMISSIBLE (DJA) D'ÉDULCORANTS ARTIFICIELS

Voici comment calculer votre DJA. Multipliez votre poids par la DJA de l'édulcorant. Si vous pesez 60 kg, votre DJA d'acésulfame K (15) sera de 900 mg.

Édulcorant	DJA (en milligrammes par kilo de poids corporel)
Acésulfame K	15
Aspartame	40-50
Cyclamate	7
Saccharine	5

La saccharine, à l'origine vendue en pharmacie, est le plus ancien édulcorant sur le marché. Avec aucune calorie, elle a un pouvoir sucrant 300 fois supérieur à celui du sucre, mais un léger arrière-goût amer. Outre son emploi dans les boissons et aliments, elle supporte bien la chaleur et peut donc être utilisée en cuisine et en pâtisserie. Elle a été soupçonnée de toxicité et accusée d'augmenter l'incidence du cancer, mais aucune étude scientifique n'en a apporté la preuve formelle. Les produits contenant de la saccharine portent la mention « à consommer avec modération chez la femme enceinte » du fait du passage de cette substance à travers le placenta.

- **L'aspartame**, commercialisé à l'origine sous la marque Canderel, se compose de deux acides aminés, la phénylalanine et l'acide aspartique. À poids égal, il renferme autant de calories que le sucre mais, parce qu'il est 200 fois plus sucrant, on l'utilise en quantités infimes. Comme l'aspartame perd son pouvoir édulcorant sous l'effet de la chaleur et au contact de certains acides, on ne peut l'utiliser pour la cuisson des aliments ; on le trouve dans les boissons gazeuses, les bonbons et les desserts. Des études ont rapporté qu'il pouvait causer des céphalées et des crises épileptiques, mais la plupart des gens le supportent bien. À cause de la phénylalanine qu'il contient, il ne doit pas être consommé par ceux qui souffrent de phénylcétonurie.

- **L'acésulfame K** (ou acésulfame de potassium), avec un pouvoir sucrant 200 fois plus élevé que celui du sucre, n'est pas décomposé par l'organisme et ne fournit donc aucune calorie. Extrêmement stable à des températures élevées, cet édulcorant est parfait pour la pâtisserie. Il est utilisé dans des yaourts allégés, boissons « light », biscuits, gâteaux, bonbons et chewing-gums, en association avec l'aspartame. À noter que la nouvelle formule de Canderel vendue en France associe de l'acésulfame K à l'aspartame. Les personnes qui suivent un régime à potassium réduit ou qui sont allergiques aux sulfamides et aux antibiotiques devraient consulter leur médecin avant de prendre de l'acésulfame K.

- **Les cyclamates** possèdent un pouvoir sucrant valant 30 fois celui du sucre. Ils sont sans arrière-goût. En France, ils ne sont autorisés que comme édulcorants de table et sont vendus en pharmacie. Leur innocuité fait encore l'objet d'études.

- **Les polyols** forment une catégorie distincte. Ce sont des « sucres alcool » tirés des plantes : emannitol, xylitol, sorbitol, lactitol, sirop de glucose hydrogéné. Leur pouvoir sucrant est plus faible que celui du sucre. Peu fermentés par la flore buccale, ils n'entraînent pas la formation d'acides et ne provoquent pas de caries. C'est pourquoi on les utilise dans les confiseries et les chewing-gums. Ces édulcorants sont classés parmi les glucides mais, étant faiblement absorbés par l'intestin grêle, ils sont moins caloriques que le sucre. Provoquant un appel d'eau dans l'intestin, les polyols peuvent être responsables de diarrhée et, comme ils ne traversent pas tous la barrière intestinale, certains fermentent dans le côlon, entraînant des flatulences. Une consommation excessive peut causer des troubles digestifs, tels des ballonnements et de la diarrhée, et aggraver les symptômes du syndrome de l'intestin irritable. Pour cette raison, l'étiquetage des produits contenant des polyols comporte les recommandations suivantes : « Ne pas donner aux enfants de moins de 3 ans » et « Une consommation journalière excessive peut entraîner des troubles gastro-intestinaux sans gravité ». ❖

Endive

AVANTAGES
- peu énergétique
- bonne source de fibres et d'acide folique

L'endive ou chicorée witloof (du flamand *wit*, blanc, et *loof*, feuille) est tout simplement une salade de la famille des chicorées que l'on fait pousser à l'abri de la lumière, afin d'obtenir un « chicon » sans chlorophylle, donc très pâle. La plupart des endives sont aujourd'hui cultivées en bac et nourries avec une solution minérale. Mais il existe encore des endives de pleine terre, plus savoureuses.

C'est l'un des légumes les moins énergétiques (8 kcal pour 100 g), ce qui ne l'empêche pas d'être une bonne source de fibres (2,5 g pour 100 g), bien tolérées même par les intestins fragiles. Elle apporte aussi une quantité intéressante d'acide folique ou vitamine B_9 : une endive de 100 g en fournit 52 µg, soit plus de 15 % de l'apport nutritionnel conseillé (ANC) pour la journée.

L'amertume de l'endive provient de la cynarine, substance due à la combinaison de deux de ses acides organiques naturels, l'acide quinique et l'acide caféique. Lorsque l'endive est placée à la lumière, son amertume augmente car de la cynarine se forme et se concentre à la base du légume. En creusant la base du chicon avec un couteau pointu, on peut facilement retirer cette partie amère du légume. Les feuilles vont également verdir progressivement sous l'action de la lumière. ❖

Énergie

Voir p. 145

Enfants

Voir p. 149

Épices et aromates

AVANTAGES
- rehaussent la saveur des aliments
- stimulent en général l'appétit

Au Moyen Âge, les épices ont été au centre des grands voyages d'exploration et des premiers échanges commerciaux. Aujourd'hui, on compte sur elles pour varier et ensoleiller les plats.

Si, dans le passé, les épices ont pu servir de remède, de parfum, de teinture et surtout de monnaie d'échange, on se contente de nos jours de les utiliser comme condiments, c'est-à-dire pour relever la saveur des aliments. Définies comme des substances aromatiques végétales (fruit, bourgeon, racine ou encore écorce d'une plante) et bien que très riches en minéraux, les épices contribuent peu à la nutrition, ne figurant qu'à doses infimes dans l'alimentation. On a tendance à oublier qu'elles perdent leur arôme avec le temps. Il faut les conserver au sec, à l'abri de la lumière et de la chaleur, et ne pas hésiter à les renouveler annuellement.

LES USAGES THÉRAPEUTIQUES
À en croire la sagesse populaire, il y aurait des épices (et des aromates) pour tous les maux… Voici une liste non exhaustive des plus courantes et, en l'absence de preuves scientifiques, de leurs usages traditionnellement reconnus.

Anis étoilé (ou badiane). Son goût de réglisse vient de l'anéthol présent dans son huile. Celle-ci est la base de digestifs comme l'ouzo, l'arak et l'anisette et a longtemps été celle des sirops pour la toux. Les tisanes de badiane servant à soulager les coliques sont déconseillées chez les enfants, car on a constaté de nombreux effets indésirables.

Cannelle. Issue de l'écorce séchée du cannelier, cette épice vénérable est utilisée en cuisine de multiples façons. Elle a des vertus carminatives, c'est-à-dire qu'elle soulage le ballonnement et les flatulences. Elle aurait aussi des propriétés antibactériennes et antimicrobiennes, et réduirait les brûlures d'estomac.

VERTUS CURATIVES DES PLANTES MÉDICINALES

Parfumer les aliments d'herbes et d'épices pourrait être bon pour la santé. Des études montrent que ces plantes contiennent beaucoup d'antioxydants précieux contre les maladies cardiaques, certains cancers et certains effets du vieillissement. Sauge, aneth, sarriette, coriandre, thym, romarin et origan ont été identifiés comme des sources majeures, l'origan venant en tête. Non seulement les propriétés antioxydantes de certaines fines herbes sont plus élevées que leurs valeurs attribuées en vitamine E, mais elles se classent dans certains cas au-dessus d'aliments reconnus pour leur haute teneur en antioxydants, comme les petits fruits et certains légumes. Sans aller jusqu'à négliger les légumes, les fruits et les céréales pour se nourrir d'origan et de thym, il est bon de savoir que l'usage de ces plantes dans l'alimentation est bénéfique, tout en apportant aux plats des parfums et des saveurs recherchés.

Cardamome. On l'emploie pour parfumer le café dans les pays arabes, la pâtisserie en Scandinavie, les compotes de fruits ailleurs. Elle s'avérerait salutaire en cas d'indigestion.

Carvi. Les graines de cette ombellifère agrémentent aussi bien le pain et les pâtisseries que le fromage et le chou rouge. Une infusion de carvi stimulerait la lactation. Un flavonoïde présent dans la graine, le limonène, pourrait réduire le risque de cancer.

Coriandre. Les feuilles fraîches sont une bonne source de vitamine C. La graine de coriandre soulagerait les crampes d'estomac et aurait la propriété de détruire les bactéries et les champignons. Elle contient du limonène, présumé être un agent anticancérogène.

Cumin. Son goût piquant lui confère une place de choix dans les mets mexicains, le curry indien et les spécialités culinaires du Proche-Orient, comme le hummos. Le cumin pourrait être anticancérogène et antioxydant.

Curcuma. Ingrédient clé du curry indien, auquel il donne sa couleur jaune, le curcuma est un antibiotique naturel recommandé en médecine ayurvédique pour traiter l'inflammation et les problèmes de digestion.

Fenouil. Dans l'Antiquité, les graines de fenouil étaient supposées prévenir l'obésité. Riches en anéthol, elles sont toujours traditionnellement utilisées en infusion pour faciliter la digestion et apaiser le ballonnement et les éructations.

Genièvre. Les baies de genièvre aromatisent les pâtés et la choucroute, de même qu'elles confèrent au gin son parfum distinctif. À doses massives, elles sont diurétiques et peuvent, paraît-il, déclencher les contractions utérines.

Gingembre. Présent dans les plats asiatiques, les desserts et certaines boissons gazeuses, le gingembre est très utile pour lutter contre le mal des transports et pour soulager les nausées. Certaines substances qu'il renferme – gingérol, shogaol, zingibérène – ont un potentiel antioxydant et pourraient aider dans la prévention des maladies cardiaques et du cancer. Ses vertus anti-inflammatoires seraient utiles contre l'arthrite.

Girofle. L'essence (ou huile) de girofle était indiquée pour soulager les maux de dents. On la déconseille aujourd'hui dans cet usage, car elle peut irriter les gencives. Une forme adoucie, l'eugénol, entre dans la composition de dentifrices et de rince-bouche. L'eugénol protégerait des maladies cardiaques en empêchant la formation de caillots.

Moutarde. Utilisée depuis l'Antiquité romaine dans les cataplasmes et les sels à inhaler, la moutarde servirait traditionnellement à soulager les douleurs et la congestion. Les isothiocyanates d'allyle des graines de moutarde pourraient inhiber la croissance de cellules cancéreuses.

Muscade et macis. Ils sont tous deux issus de la même plante : la muscade est la graine (noix) et le macis, son enveloppe. L'essence de muscade renferme de la myristicine, un puissant hallucinogène, et de l'eugénol, qui pourrait prévenir les maladies cardio-vasculaires en combattant la thrombose (caillots). La muscade aurait aussi des propriétés antibactériennes utiles contre *Escherichia coli*, si dangereux dans la nourriture.

Piment de la Jamaïque. Parce que son parfum et sa saveur évoquent à la fois le clou de girofle, la noix muscade, le poivre et la cannelle, on l'appelle parfois toute-épice ou quatre-épices. Il aiderait à digérer.

Poivre de Cayenne. Aussi nommé piment du Chili, il apporte une touche caractéristique aux plats mexicains et sud-américains. La capsaïcine, huile volatile responsable de son piquant, entre dans la composition de certains analgésiques à usage topique. Comme pour tous les piments forts, on croit qu'il stimule la production d'endorphines, hormones qui déterminent l'humeur ; cela expliquerait l'euphorie qui succède à un repas très épicé. Le poivre de Cayenne pourrait soulager l'inconfort dû au rhume.

Poivre noir. Fruit d'une vigne tropicale dont le poivre blanc est la graine, il représente 25 % du marché mondial des épices. Le respirer préviendrait les évanouissements.

Safran. Cette épice très chère est tirée des étamines d'une variété spécifique de crocus. Elle parfume les soupes de légumes, le riz, le poisson et les pains sucrés. On la considère parfois comme un aphrodisiaque. ❖

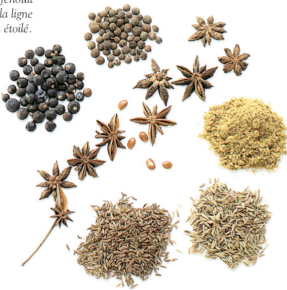

QUELQUES ÉPICES. *De gauche à droite, dans le sens des aiguilles d'une montre : baies de genièvre, poivre noir, poudre de cari, graines de fenouil et cumin. Dans la ligne centrale : anis étoilé.*

ÉNERGIE
■ LA FORME GRÂCE À L'ALIMENTATION ■

Dans le monde stressant d'aujourd'hui, la grande fatigue et même l'épuisement sont monnaie courante. Il suffit souvent de dormir un peu plus pour y remédier, mais l'alimentation peut aussi aider l'organisme à lutter contre les baisses de forme et lui infuser l'énergie nécessaire pour une journée dynamique.

D'où vient notre énergie ?

Les éléments de base de l'alimentation – glucides (hydrates de carbone), protéines et lipides (graisses) – fournissent des calories, donc de l'énergie. Le corps humain transforme les glucides en glucose, sa principale source d'énergie. La consommation de glucides élève la quantité de glucose dans le sang, mesurée par l'indice de glycémie. L'élévation de la glycémie entraîne la production par le pancréas d'une hormone, l'insuline, dont la fonction est de faire pénétrer le glucose dans les cellules. Une fois là, le glucose fournit l'énergie à l'organisme. Une petite quantité de glucose non utilisée est entreposée dans les muscles et le foie sous forme de glycogène. Cette réserve sert quand le glucose sanguin fait défaut ; tout excès se transforme en graisse.

Les protéines se transforment aussi en énergie dans l'organisme, mais de manière moins efficace. Il en va de même pour les graisses, qui, bien que plus concentrées en calories, sont plus lentes à digérer et à métaboliser que les glucides.

Les vitamines ne fournissent pas d'énergie. Leur rôle est surtout d'activer un grand nombre de fonctions métaboliques qui aboutissent à la production d'énergie. Un régime alimentaire bien pourvu en légumes, fruits, légumineuses et céréales répond presque toujours aux besoins de l'organisme en termes de vitamines et de minéraux. Certains fruits fournissent en plus des sucres qui sont rapidement convertis en énergie.

Comment se nourrir pour augmenter son énergie

Voici sept façons d'optimiser son alimentation pour avoir de l'énergie tout au long de la journée.

1. Un bon petit déjeuner. Comme son nom l'indique, il permet de refaire le plein d'énergie après le jeûne de la nuit. C'est le repas qui donne le ton à la journée et met en forme, tant physiquement que mentalement. Manger le matin est indispensable, tant pour les adultes que pour les enfants, sans quoi le corps fonctionne à vide. Des études ont démontré que les enfants qui mangent au déjeuner se concentrent mieux, sont plus créatifs, ont un meilleur comportement ; c'est aussi vrai pour les adultes.

2. Des aliments riches en fer. L'anémie ferriprive est une des carences nutritionnelles les plus courantes chez nous. Le fer est essentiel à la production d'hémoglobine, principale composante des globules rouges. L'hémoglobine transporte l'oxygène jusqu'aux cellules, qui s'en servent pour produire de l'énergie et exécuter des fonctions métaboliques clés. Si l'organisme n'a pas assez de fer, les globules rouges ne peuvent fournir l'oxygène nécessaire aux cellules. Les symptômes d'une carence en fer sont la fatigue chronique, le manque d'énergie et la difficulté à se concentrer. Les aliments riches en fer sont la viande rouge, les abats, le poisson et les fruits de mer,

ATTENTION

Il faut être prudent lorsqu'on décide d'augmenter son apport en fer. Il ne faut pas prendre de suppléments à moins d'avoir reçu un diagnostic d'anémie et d'être incapable de pallier la carence par l'alimentation. Un excès de fer provoque à court terme des troubles intestinaux et peut, à long terme, entraîner une accumulation de fer dans le foie. Une extrême fatigue fait-elle penser à une carence en fer ? Seul un médecin peut le confirmer.

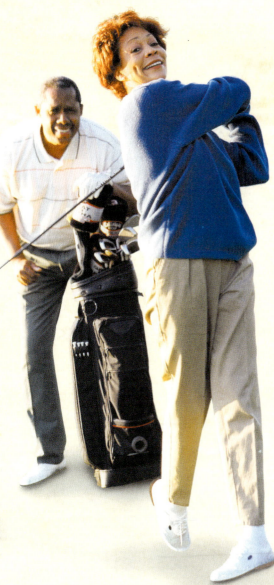

L'index glycémique

Certains aliments riches en glucides se digèrent plus facilement que d'autres et pénètrent plus vite dans la circulation sanguine. L'index glycémique permet de mesurer la façon dont les différents glucides affectent la glycémie, c'est-à-dire le taux de glucose (sucre) dans le sang.

Les aliments dont l'indice est faible – pain de seigle, pumpernickel complet, riz brun, boulgour, flocons d'avoine, lentilles, pâtes cuites al dente, pomme, poire, yaourt – élèvent la glycémie en douceur. Leur digestion étant plus longue, l'énergie qu'ils procurent est disponible plus longtemps. Ces aliments permettent aux diabétiques de mieux contrôler leur taux de glucose et peuvent aider à perdre du poids.

Plus vite digérés, les aliments qui ont un index glycémique élevé – pain blanc, riz très cuit, pommes de terre en purée, corn flakes – libèrent très vite leur énergie, d'où une élévation rapide du taux de sucre dans le sang (pic glycémique).

Ces aliments permettent aux athlètes et aux gens très actifs de faire face à un effort physique de courte durée, tandis que les aliments à index glycémique plus bas conviennent mieux aux épreuves d'endurance. (Voir aussi Index glycémique.)

les œufs, les fruits séchés, les légumes à feuilles vert foncé, les légumineuses, les noix et autres fruits secs oléagineux, les graines, ainsi que les céréales complètes ou enrichies.

Il y a deux types de fer dans l'alimentation : héminique et non héminique. Le premier est celui qu'on trouve dans la viande, le foie, les œufs et le poisson. Il est plus facilement absorbé par l'organisme que le fer non héminique, présent dans les végétaux. Le premier, qui représente seulement le tiers du fer de notre alimentation, a un taux d'absorption de l'ordre de 25 %, alors que l'organisme absorbe moins de 10 % du fer d'origine végétale.

Il faut savoir que la vitamine C favorise l'absorption du fer non héminique. Ainsi, pour assimiler au maximum le fer contenu dans les céréales enrichies, on y ajoutera des fraises ou l'on boira, en même temps, un verre de jus d'orange.

3. Davantage de glucides complexes. Une fois digérés, les glucides apportés par le pain, les céréales, les fruits, les légumes et les produits sucrés se transforment en glucose. Ce sucre simple fournit l'énergie au cerveau, aux muscles et aux tissus de l'organisme. Les glucides complexes du pain et des céréales complets, des lentilles et autres légumineuses sont un carburant de choix. Parce qu'ils se digèrent lentement, ils alimentent l'organisme et le cerveau de façon constante, et ils sont accompagnés de vitamines, minéraux et autres phytonutriments utiles aux cellules.

4. Moins de sucreries. Les friandises et les sucreries peuvent donner un coup de fouet énergétique, mais il est toujours suivi d'une hypoglycémie réactionnelle, qui laisse encore plus épuisé qu'avant.

5. De petits repas, plusieurs fois par jour. En entrecoupant la journée de collations et de repas légers, on s'assure un apport constant de glucose. Autre avantage, on ne ressent pas la faim. Le repas du midi fournit le carburant pour l'après-midi et prévient le « coup de barre ». Le menu peut être le même pour un repas léger que pour une collation : potage et sandwich, fromage et pain grillé, mini-pizza, yaourt et fruit, crudités, fromage blanc et biscuits sont des aliments de qualité sur le plan nutritif. Il faut diminuer les quantités au repas si l'on prévoit de prendre une collation l'après-midi.

6. Rester constamment hydraté. Il faut absorber 1,5 litre de boisson pour rester hydraté pendant la journée, davantage si l'on fait de l'exercice. L'eau maintient constante la température du corps, transporte les nutriments, évacue les déchets. La fatigue peut être tout simplement le signe d'une légère déshydratation, alors que la soif, elle, n'est pas un indice fiable : on peut être déshydraté sans s'en rendre compte. On veillera donc à boire régulièrement – eau, infusion, thé léger, jus de fruits coupé d'eau – ou à consommer des aliments riches en eau : légumes (potages), crudités, fruits.

7. Se méfier du café. Le sommeil est indispensable pour récupérer. La caféine est un stimulant qui fait concurrence à l'adénosine, élément chimique favorisant le sommeil. Plus on absorbe de caféine, moins il reste d'adénosine à l'heure du coucher, de sorte que la nuit risque d'être courte.

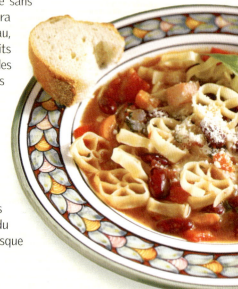

Épilepsie

ÉVITER

- alcool
- aliments qui semblent favoriser les crises ou interagir avec les anticonvulsivants

Plus de 400 000 Français souffrent d'une des formes d'épilepsie, crises convulsives ou absences déclenchées par une activité électrique anormale du cerveau. Certaines convulsions sont si légères et si fulgurantes qu'elles passent quasiment inaperçues ; d'autres durent plusieurs minutes, durant lesquelles le malade tombe et est pris de mouvements convulsifs. La fréquence des convulsions varie aussi d'une personne à une autre ; il y a des épileptiques qui peuvent avoir plusieurs crises par jour tandis que, pour d'autres, il se passe des mois entre les épisodes.

Les neurologues écartent généralement tout lien entre l'alimentation et l'épilepsie, à quelques exceptions. Les épileptiques qui souffrent de migraines favorisées par certains aliments cessent souvent de faire des convulsions quand les aliments en cause ont été éliminés. Certains diabétiques font des convulsions quand leur taux de sucre sanguin chute soudainement. Boire beaucoup d'alcool sur une courte durée peut provoquer des convulsions. Enfin, mais rien n'est sûr, l'aspartame aurait, dans de rares cas, déclenché des convulsions chez des épileptiques.

COMMENT TRAITER L'ÉPILEPSIE

Alimentation grasse. Les dernières avancées médicales font valoir qu'un régime strict pourrait arrêter les convulsions chez les enfants pour lesquels les médicaments ne font pas effet. En réalité, un tel régime remonte au début des années 1900 : les médecins avaient, à l'époque, élaboré un traitement nutritionnel car on avait observé que les convulsions cessaient en période de jeûne prolongé. Le jeûne ne peut être envisagé pour le traitement à long terme de l'épilepsie chronique, mais les chercheurs ont découvert qu'une alimentation très grasse simulait le métabolisme du jeûne sans affamer le patient.

Diète cétogénique. Avec la mise au point de médicaments anticonvulsivants efficaces, le traitement nutritionnel a été abandonné. Mais les neurologues de l'hôpital John Hopkins, à Baltimore aux États-Unis, viennent de mettre au point un traitement de l'épilepsie sévère reposant sur la nutrition. Au bout de 24 heures de jeûne, le corps perd ses réserves de glucose et commence à brûler les graisses stockées pour l'énergie. Mais brûler les graisses en l'absence de glucose donne des produits de déchet appelés corps cétoniques, qui s'accumulent dans le sang et sont excrétés dans l'urine. Des taux sanguins très élevés de cétones peuvent déséquilibrer la chimie du corps, voire mener au coma et à la mort. À des taux moindres, elles peuvent éliminer les convulsions. En limitant l'apport de glucides dans le régime alimentaire, on peut parvenir à un niveau de cétones dans le flux sanguin comparable à celui atteint avec un traitement médicamenteux.

Ce régime, la diète cétogénique, semble efficace chez les jeunes enfants, en particulier parmi les 20 % qui répondent mal aux médicaments. ❖

Épinard

AVANTAGES

- très bonne source de bêta-carotène, de vitamine K, d'acide folique, de potassium et de fibres
- bonne source de vitamines B_2, B_6 et C

INCONVÉNIENT

- l'acide oxalique peut empêcher l'assimilation du calcium et du fer, ainsi que favoriser les calculs urinaires (lithiase)

Contrairement à une croyance très répandue, l'épinard n'est pas un légume particulièrement riche en fer. En revanche, il renferme beaucoup d'autres nutriments en quantités appréciables, notamment des antioxydants et des bioflavonoïdes, qui renforcent les mécanismes anticancérogènes. En outre, l'épinard contient beaucoup de caroténoïdes, pigments qui lui donnent sa couleur vert foncé. Parmi ces caroténoïdes, la lutéine et la zéaxanthine combattent la dégénérescence maculaire, cause majeure de cécité chez les personnes âgées. La cuisson des épinards convertit la lutéine en substances assimilables. Pour favoriser l'absorption des caroténoïdes, il est utile d'associer aux épinards un corps gras en petite quantité.

Une portion de 200 g d'épinards cuits fournit à elle seule la totalité de l'apport nutritionnel conseillé (ANC) en vitamine A et au moins 80 % de l'ANC en acide folique, soit 280 µg. L'acide folique est très important pour les femmes enceintes, car il aide à prévenir certaines malformations congénitales. Une carence en acide folique peut par ailleurs entraîner une grave anémie. La même portion d'épinards procure aussi une quantité appréciable

ATTENTION

Trop de vitamine K annule les effets des anticoagulants, telles l'héparine et la warfarine. Si on vous a prescrit ce type de médicament, modérez votre consommation d'aliments riches en vitamine K, comme les épinards.

L'ARME SECRÈTE DE POPEYE

Popeye, célèbre amateur d'épinards, s'est d'abord fait connaître dans une bande dessinée datant de 1929. Il est passé au grand écran en 1933 et s'y est illustré dans près de 600 dessins animés. C'est dans les épinards que l'indomptable marin puisait ses forces pour triompher de l'adversité.

de vitamine E antioxydante, de l'ordre de 3,6 mg (soit 30 % de l'ANC), environ 20 mg de vitamine C, ainsi que des quantités utiles de vitamines B_2 et B_6. Cette plante potagère est enfin une très bonne source de fibres, solubles et surtout insolubles, bonnes pour lutter contre la paresse intestinale : avec une portion d'épinards, on assure le cinquième de l'apport journalier conseillé.

Le gros inconvénient de l'épinard est sa forte concentration en acide oxalique. La présence de cet acide organique naturel diminue en effet l'assimilation du fer et du calcium. Cet acide est également mauvais pour les personnes sujettes aux calculs urinaires, qui se forment à partir des oxalates.

La phylloquinone est une forme de vitamine K que l'on retrouve souvent dans les légumes à feuilles vert foncé. La vitamine K joue un rôle important pour la coagulation sanguine et pourrait participer au maintien de la masse osseuse et à la solidité du squelette. Certaines recherches suggèrent qu'elle augmenterait la densité osseuse et réduirait par là même le risque de fractures.

COMMENT APPRÊTER LES ÉPINARDS

Les épinards se mangent cuits ou crus pour les jeunes feuilles ou pousses d'épinards. Pour éviter le goût amer qui caractérise une cuisson trop poussée, on peut les cuire à la vapeur ou les faire sauter à la chinoise, ce qui a aussi l'avantage de préserver leur goût et leurs vitamines solubles dans l'eau. Quoiqu'il y ait bel et bien perte de nutriments en cours de cuisson, une portion d'épinards cuits apporte à peu près l'équivalent d'une portion

de 50 g de pousses d'épinards consommées crues en salade. Un peu d'huile (de noix ou de noisette pour plus de saveur) améliore l'assimilation des caroténoïdes. ❖

Équilibre alimentaire

Voir p. 153

Escargot

AVANTAGE

- source de minéraux, de protéines et d'acides gras oméga-3

INCONVÉNIENT

- très gras et très calorique quand il est cuisiné au beurre

Composante originale de la gastronomie française, l'escargot fait également partie intégrante du régime crétois, vanté aujourd'hui pour ses bienfaits sur la santé. Il est vrai que l'escargot, en tant que tel, possède d'indéniables qualités diététiques. Les nutritionnistes se sont aperçus que, du fait de son alimentation à base de plantes sauvages, il représente une source intéressante d'acides gras oméga-3. On en retrouve jusqu'à 300 mg pour 100 g de chair et, comme dans les poissons, ces acides gras sont présents sous forme de DHA et d'EPA, directement utilisables par l'organisme. L'intérêt des oméga-3 est maintenant bien démontré. Protecteurs pour le système cardio-vasculaire, ils abaissent le « mauvais » cholestérol (LDL) tout en préservant le « bon » (HDL), et ils diminuent l'agrégation des plaquettes sanguines, ce qui réduit le risque de formation de caillots.

L'escargot est par ailleurs bien pourvu en protéines (16 g pour 100 g de chair) et en minéraux (fer, zinc, magnésium, calcium). Très maigre (moins de 2 % de lipides), il n'apporte pas plus de 80 kcal pour 100 g.

En France, on déguste l'escargot surtout à la bourguignonne, c'est-à-dire préparé avec du beurre aromatisé à l'ail, ce qui modifie notablement son profil nutritionnel. En effet, pour une douzaine d'escargots, on emploie environ 60 g de beurre... ce qui représente un surplus de 450 kcal et de près de 50 g de lipides, en majorité saturés ! En revanche, les recettes crétoises, où les petits-gris sont juste pochés ou revenus sur le gril, sont beaucoup plus légères et digestes. ❖

ENFANTS
■ ALIMENTATION ET CROISSANCE ■

Les premières années de la vie sont cruciales. Il faut que les besoins nutritionnels de l'enfant soient comblés pour qu'il puisse grandir et se développer harmonieusement. Il faut en même temps qu'il contracte de saines habitudes de vie.

Le repas devrait être agréable et bon pour la santé, deux objectifs que les parents oublient parfois d'inclure au menu. La tendance aujourd'hui fait que, de plus en plus, chacun prend ses repas à des moments différents – avec un résultat souvent désastreux sur le plan nutritif –, alors que ces moments devraient être l'occasion pour tous de se retrouver.

Des repas détendus – on évitera d'abord là les sujets source de conflits... – autour d'une table bien garnie aident à resserrer les liens familiaux et favorisent une bonne digestion. On n'hésitera pas à faire participer les enfants en leur confiant de menues tâches : peler les légumes, mettre la table, préparer la vinaigrette... Si le repas est un événement plaisant, ils garderont plus tard l'habitude de bien s'alimenter.

Les années de croissance

Entre 2 et 20 ans, le corps humain se transforme de manière sensible et constante. Les muscles se renforcent, les os s'allongent, la taille peut plus que doubler, tandis que le poids peut être multiplié par cinq (voire plus chez les plus grands). Le changement le plus impressionnant s'effectue durant l'adolescence, soit entre 10 et 15 ans chez les filles, entre 12 et 19 ans chez les garçons. Les traits sexuels et la maturité s'installent et l'on voit émerger l'adulte.

Les enfants ont besoin de beaucoup d'énergie pour grandir : environ 1 300 calories par jour à 2 ans, 1 700 à 5 ans, 2 200 pour une fille de 16 ans et 2 800 pour un garçon du même âge (voir le tableau « Des nutriments pour la croissance », p. 151).

La quantité de nourriture que mange un enfant varie en fonction de la taille, de la constitution, du sexe et du niveau d'activité. Spontanément, l'enfant mangera en général les quantités qu'il lui faut. En revanche, les parents doivent s'assurer de mettre à sa disposition un choix d'aliments bons pour sa santé. Il faut éviter l'erreur traditionnelle qui consiste à forcer l'enfant au-delà de son appétit. « Ne rien laisser dans son assiette » est un précepte qui a pu, par le passé, mener à la boulimie et à l'obésité, sinon au dégoût définitif pour certains aliments. La meilleure solution est d'offrir à l'enfant de petites portions et de l'encourager à se resservir s'il a encore faim.

Un appétit qui varie

Vers l'âge de 1 an, lorsque le rythme du développement ralentit, la plupart des enfants commencent à avoir moins d'appétit. À partir de ce moment, l'appétit devient fluctuant au gré de la croissance. Il n'y a rien d'anormal à ce

LE SAVIEZ-VOUS ?
EN FRANCE, L'OBÉSITÉ CHEZ L'ENFANT A PRESQUE DOUBLÉ EN 25 ANS

C'est ce que rapportent les instituts de recherche en santé. Cette tendance est encore plus marquée pour l'obésité massive, dont la fréquence a triplé chez les enfants durant cette période. Tous les groupes d'âge sont touchés, pour les garçons comme pour les filles.

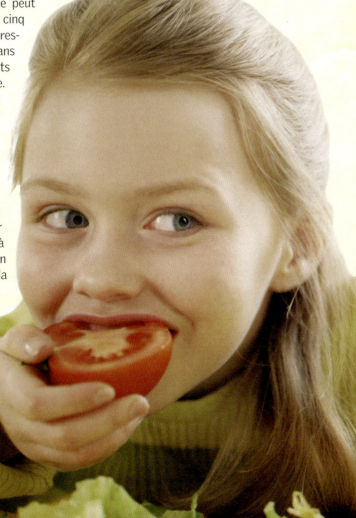

Si votre enfant mange à la cantine à midi...

Pour équilibrer son alimentation, informez-vous des menus servis (ils sont toujours affichés), mais essayez surtout de savoir ce que votre enfant a vraiment mangé !

Veillez à ce qu'il prenne le matin un petit déjeuner assez copieux.

Proposez-lui un goûter sain et reconstituant (voir p. 152).

Et vous ne ferez pas d'erreur en servant au dîner :
– des légumes (éventuellement sous forme de potage) ;
– un légume ou un dessert avec des féculents en complément (pour l'énergie) ;
– un produit laitier (laitage ou fromage) ;
– un fruit ou des crudités.

C'est un peu plus compliqué que de faire réchauffer une pizza ou une quiche, mais c'est important pour les enfants et toute la famille en profite aussi.

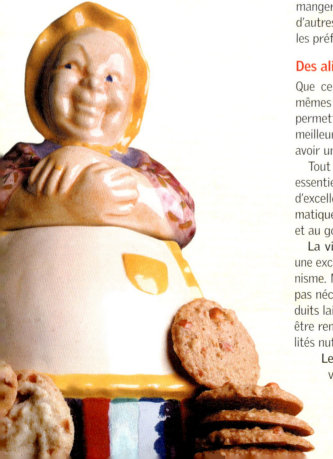

qu'un enfant dévore sa nourriture un jour et se désintéresse complètement de son assiette le lendemain. Les parents n'ont pas toujours non plus une idée très précise de la quantité de nourriture nécessaire à leur enfant. Il existe en fait une grande différence entre les petites portions d'un enfant de 3 ou 4 ans et celles, parfois impressionnantes, d'un préadolescent de 11 ou 12 ans. Les quantités évoluent au fil des années.

Le comportement alimentaire se modifie sensiblement au moment de la puberté. En pleine crise de croissance, l'adolescent manifeste habituellement un appétit vorace qui signale ses besoins accrus d'énergie. En même temps, l'autonomie à laquelle il aspire lui dicte un nouveau mode de vie : il saute le repas du matin, mange à l'école ou au fast-food, ou passe l'essentiel de la journée à grignoter. Bien que ce ne soit pas la façon idéale de s'alimenter, manger sur le pouce n'est pas nécessairement mauvais et ne pose pas de problèmes tant que le jeune trouve son compte de protéines, glucides, acides gras, vitamines et minéraux. Les parents peuvent l'aider à éviter les écueils de la malnutrition en mettant à sa disposition des collations saines, riches en vitamines, minéraux et protéines, mais peu chargées en sucre, en graisses et en sel. Cela implique d'amples provisions de fruits frais et de fruits secs, de jus de fruits, de crudités, de noix, de fromage, éventuellement allégé, et de yaourts pour faire oublier bonbons, biscuits, gâteaux, chips et sodas.

Les habitudes alimentaires du petit enfant

Vers l'âge de 18 mois, l'enfant est en mesure de manger à peu près comme le reste de la famille. Néanmoins, ses besoins énergétiques élevés et son petit estomac impliquent qu'il prenne 5 ou 6 petits repas par jour. Ses collations seront fixées à des heures où elles ne risquent pas de lui couper l'appétit au repas ; un intervalle d'une heure et demie suffit.

L'enfant a parfois des lubies. Par exemple, il refusera subitement de manger tout ce qui est blanc ou vert. On se contentera alors de lui offrir d'autres aliments sans se formaliser outre mesure. Il faut savoir respecter les préférences de l'enfant tout en évitant de céder à ses caprices.

Des aliments pour grandir

Que ce soit à 4, 8 ou 10 ans, les exigences nutritionnelles restent les mêmes ! L'alimentation doit fournir les « matériaux de construction » qui permettront à l'enfant de bien grandir et de se développer dans les meilleures conditions possible. C'est pourquoi certains aliments doivent avoir une place privilégiée dans les repas.

Tout d'abord, **le lait et les produits laitiers** : leur apport de calcium est essentiel pour le squelette, sans compter qu'ils fournissent des protéines d'excellente qualité. Il faut veiller à ce que les produits laitiers soient systématiquement présents à chacun des repas : lait ou laitage au petit déjeuner et au goûter ; yaourt, fromage ou laitage au déjeuner et au dîner.

La viande joue également un rôle important durant la croissance. C'est une excellente source de protéines, ainsi que de fer bien assimilé par l'organisme. Mais on surestime parfois son importance pour les enfants. Il n'est pas nécessaire de leur en servir plus d'une fois par jour (surtout si les produits laitiers sont consommés en quantité suffisante). Et elle peut très bien être remplacée par de la volaille ou du poisson, qui offrent les mêmes qualités nutritionnelles.

Les fruits et les légumes, enfin, font aussi partie des priorités. Leurs vitamines et leurs minéraux sont irremplaçables : ils interviennent dans un grand nombre de processus métaboliques liés à la croissance.

DES NUTRIMENTS POUR LA CROISSANCE

À mesure que l'enfant grandit, ses besoins nutritionnels se modifient. Ils diffèrent aussi selon le sexe. Le tableau ci-dessous donne l'apport nutritionnel conseillé (ANC) de certains nutriments pour les enfants et les adolescents.

ÂGE (ans)		1-3	4-8	9-13	14-18
VITAMINE A (µg)	Garçon	400	450	550	800
	Fille	400	450	550	600
VITAMINE D (µg)		10	5	5	5
VITAMINE E (mg)		6	8	11	12
THIAMINE, B_1 (mg)	Garçon	0,4	0,6-0,8	1-1,3	1,3
	Fille	0,4	0,6-0,8	1-1,1	1,1
RIBOFLAVINE, B_2 (mg)	Garçon	0,8	1-1,3	1,4	1,6
	Fille	0,8	1-1,3	1,3	1,4-1,5
NIACINE, B_3 (mg)	Garçon	6	8-9	10-13	13
	Fille	6	8-9	10-11	14
VITAMINE B_6 (mg)	Garçon	0,6	0,8-1	1,3-1,6	1,5
	Fille	0,6	0,8-1	1,3-1,5	1,8
ACIDE FOLIQUE, B_9 (µg)		100	150-200	200-250	300-350
VITAMINE B_{12} (µg)		0,8	1,1-1,4	1,9-2,3	2,4
VITAMINE C (mg)		60	75	90-100	110
CALCIUM (mg)		500	800	1 200	1 200
FER (mg)	Garçon	7	8-10	10-13	13
	Fille	7	8-10	10-16	16
ZINC (mg)	Garçon	6	8	12	13
	Fille	6	8	12	10

Règles alimentaires à l'usage des parents

✔ Prenez vos repas en famille. L'exemple est la meilleure éducation.

✔ Bannissez les collations grasses et sucrées. Pour compenser, faites ample provision de fruits, légumes et yaourts.

✔ Faites confiance à l'enfant : il sait réguler son appétit et adapter les quantités en fonction de ses besoins. Laissez-le faire.

✔ Inculquez-lui le goût des fruits et des légumes en lui en proposant souvent.

✔ Ne donnez pas de lait demi-écrémé avant l'âge de 5 ans, à moins que le médecin ne le recommande : l'enfant a besoin des calories du lait entier.

✔ Intéressez l'enfant à la préparation des repas. En vous voyant faire et en vous aidant, il apprendra à aimer cuisiner et, par là même, à éviter les aliments préparés.

✔ Ne sucrez pas les boissons et les aliments inutilement.

✔ Ne mettez pas la salière sur la table pour éviter que l'enfant ne prenne l'habitude d'ajouter du sel dans tout.

✔ Ne donnez pas de cacahouètes à un enfant avant l'âge de 5 ans, car il pourrait s'étouffer.

✔ Ne forcez pas l'enfant à manger quand il n'a plus faim.

✔ Ne faites pas de chantage à un enfant avec de la nourriture.

✔ Ne culpabilisez pas un enfant à propos de ce qu'il mange.

✔ Quand l'enfant a soif, servez-lui de l'eau (à volonté).

Les fruits constituent le dessert le plus naturel et le plus sain qui soit. Quant aux légumes, souvent boudés par les enfants, ils seront appréciés si on fait preuve d'imagination... et de patience !

La bataille des légumes

Beaucoup de parents doivent livrer un combat incessant pour que leurs enfants mangent des légumes. Il y a diverses manières de contourner la difficulté. On peut essayer de séduire l'enfant avec un bouquet de crudités attrayantes par leurs couleurs et leurs textures, qu'il trempera dans une coupelle de sauce au fromage blanc, pour le côté ludique ; on peut aussi lui proposer des purées de diverses couleurs, des légumes farcis ou encore cuisinés en gratin. La soupe constitue un moyen commode de faire consommer des légumes aux enfants. On la préparera assez épaisse, pour servir une quantité de légumes significative, et on évitera de trop la saler. Il est facile de varier ses composants au fil des saisons, et on la présentera tantôt mixée, tantôt moulinée, afin de ne pas lasser les petits convives.

Les besoins en fer

Le fer est indispensable à la croissance et au développement. Beaucoup d'enfants ont une ration insuffisante de fer car ils ne mangent pas assez d'aliments qui en contiennent. Il y a deux types de fer : le fer héminique, facilement absorbé par l'organisme, et le fer non héminique, d'absorption plus complexe. Le fer héminique se trouve dans la viande, les œufs, le poisson et les fruits de mer. Le fer non héminique est celui que renferment les céréales enrichies, les légumineuses, les noix et autres fruits secs oléagineux, les légumes à feuilles vert foncé. Les enfants doivent puiser leur fer dans différents types d'aliments, mais c'est en consommant de la viande ou du poisson, au moins cinq fois par semaine, qu'ils se prémunissent au mieux contre un déficit. En outre, manger en même temps des aliments riches en vitamine C les aidera à mieux absorber le fer présent dans leur alimentation.

L'obésité : un mal grandissant

Il y a de plus en plus d'enfants obèses (20 % au-dessus de leur poids souhaitable) ou qui souffrent d'embonpoint dès leur plus jeune âge. Les conséquences à l'âge adulte sont l'hypertension, l'hypercholestérolémie, le diabète de type 2, certains cancers (surtout celui du sein), les calculs biliaires, les troubles du sommeil et les complications rhumatismales. La prévention de l'obésité infantile est devenue en France une des priorités en matière de santé publique. Des programmes comme EPODE (Ensemble prévenons l'obésité des enfants), associant activité physique, alimentation saine et information des familles, sont mis en place dans certaines villes et donnent déjà des résultats encourageants. Les parents jouent un rôle important pour aider leurs enfants à bien se nourrir et à mener une vie active.

Du côté des adolescents

L'adolescence exige un surplus de tous les types d'aliments pour répondre à une poussée de croissance générale : calories et protéines pour grandir et développer les muscles ; protéines, calcium, phosphore et vitamine D pour fortifier les os. À cet âge, le jeune est moins souvent à la maison et assume lui-même le choix de ses aliments. Certains ne font pas des choix éclairés. D'autres utilisent la nourriture pour se forger une personnalité : ils cessent de manger de la viande, par exemple, sans connaître les principes du végétarisme équilibré. L'obésité et les troubles de l'alimentation sont fréquents chez les adolescents. Il ne faut pas hésiter à consulter un spécialiste en cas de besoin.

Une charpente solide

Le calcium aide à former des os sains à l'adolescence et à prévenir l'ostéoporose après 50 ans. Un jeune de 10 à 16 ans a besoin de 3 à 4 portions quotidiennes de produits laitiers, par exemple l'équivalent de 2 verres de lait et 1 portion de 30 à 60 g de fromage, plus un yaourt. Pour ceux qui n'aiment pas le lait nature, il est facile de l'aromatiser ; on peut aussi le remplacer par du yaourt (1 yaourt = 1 verre de lait).

Les collations santé

Les adolescents adorent les collations riches en graisses, en sucre et en sel : chips, frites, hamburgers, hot dogs, pizzas, barres chocolatées. Gras, très salés et parfois très sucrés, ces aliments affichent une piètre valeur nutritionnelle ! Il faut encourager l'adolescent à adopter des produits plus sains : yaourts, fruits, fruits séchés, eau gazeuse ou jus de fruits.

Télévision et obésité

De nombreuses études ont prouvé le lien entre le nombre d'heures passées devant le petit écran et l'obésité. Regarder beaucoup la télévision signifie souvent chez l'enfant beaucoup de calories, de graisses, de collations sucrées et salées, de boissons gazeuses. Cela n'est pas étranger à la publicité diffusée pour faire la promotion de ces produits. Sans compter l'inactivité obligée du petit téléspectateur !

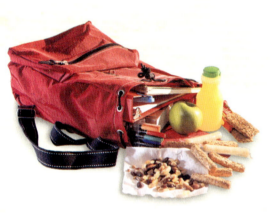

Un goûter sain

Il devrait comprendre :
- du pain ou un équivalent (pain brioché, biscotte, pain croustillant suédois, etc.) pour assurer la recharge en énergie, avec confiture, miel ou chocolat ;
- du lait (chaud ou froid, nature ou aromatisé) ou un autre produit laitier (fromage, yaourt, fromage blanc...), selon les goûts, pour l'apport en calcium nécessaire à la croissance ;
- éventuellement un fruit, surtout si le repas de midi en était dépourvu ;
- et toujours une boisson, indispensable pour la réhydratation de l'organisme, soit de l'eau plate ou gazeuse, du lait, du jus de fruits allongé d'eau ou même du thé très léger – selon les cas.

ÉQUILIBRE ALIMENTAIRE
■ CHOIX ET RYTHME DES REPAS ■

Pour bien se nourrir, il est inutile de calculer systématiquement ses calories ou de peser tout ce qu'on met dans son assiette ! Il n'est pas non plus nécessaire de se priver des bonnes choses. Même lorsqu'on a le souci de soigner son alimentation, il faut savoir préserver les plaisirs de la table : ils jouent un rôle important dans la vie. La gourmandise n'est point incompatible avec un bon équilibre alimentaire.

Pas de standardisation

Il n'existe pas de modèle d'alimentation équilibrée, définitivement fixé. Le régime doit bien sûr s'adapter aux besoins de chacun, lesquels varient beaucoup selon l'âge, le sexe, l'activité, l'état physiologique... Ainsi, les besoins d'un sportif qui s'entraîne plusieurs heures par jour n'ont rien de comparable avec ceux d'un petit enfant, d'une femme enceinte ou d'un paisible retraité. Chacun, cependant, doit trouver dans son alimentation de quoi permettre le bon fonctionnement de son organisme et le maintien d'un état de santé optimal.

Des aliments de tous les groupes

Aucun aliment ne peut offrir, à lui seul, tous les nutriments essentiels, en quantités appropriées : l'aliment complet « idéal » n'existe pas – sauf, peut-être, le lait maternel pour le nourrisson, mais durant les premiers mois de la vie seulement. Pour satisfaire les besoins de l'organisme, il est donc indispensable de faire appel à des aliments très variés. Pour rendre cette diversification vraiment efficace, il faut tenir compte de la composition des aliments et des constituants majeurs qu'ils renferment. C'est la raison pour laquelle les nutritionnistes ont établi une classification des aliments à partir de leurs grandes caractéristiques nutritionnelles.

Celle habituellement retenue en France comprend six groupes distincts : les légumes et les fruits frais ; les féculents ; les produits laitiers ; la viande, le poisson et les œufs ; les matières grasses ; les produits sucrés. Selon les pays, le regroupement des aliments peut être différent. En effet, on prend également en compte les ressources, le niveau de vie, les habitudes de consommation. Mais, quel que soit le regroupement, l'objectif reste le même : favoriser une meilleure connaissance des aliments et faciliter leur bonne utilisation.

En associant des aliments des différents groupes, au cours des repas et durant la journée, on reçoit des apports nutritionnels très diversifiés. Et, si l'on prend soin de varier le choix des aliments, au sein de chaque groupe, on élargit encore l'éventail des nutriments fournis, ce qui réduit d'autant les risques de carence ou de déséquilibre.

Les repas « à la française »

Pour l'équilibre alimentaire, le rythme auquel on prend les repas joue un rôle aussi important que leur composition. L'alimentation « à la française » comporte trois repas par jour, pris à des heures assez régulières, avec 60 % de l'apport d'énergie reçu avant 14 heures. Rien à voir avec ce qui se passe aux États-Unis, par exemple, où l'on observe une multitude de petites collations dans la journée, avec l'essentiel de l'apport énergétique dans l'après-midi. Or la répartition des prises alimentaires influe sur le fonctionnement de l'organisme. Les scientifiques considèrent ainsi que la formule française est plus satisfaisante pour le métabolisme des graisses et des glucides, de même que pour la régulation du poids.

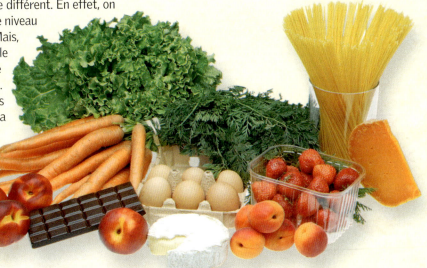

L'art de « bien vivre à table »

✔ Consacrez du temps à vos repas.
✔ Mangez dans le calme.
✔ Privilégiez la convivialité.
✔ Faites preuve d'imagination culinaire.
✔ Variez vos choix d'aliments, au sein de leur groupe.
✔ Aiguisez votre appétit en jouant avec les couleurs, les odeurs, les saveurs...

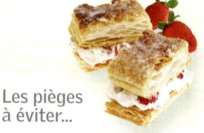

Les pièges à éviter...

Tout ce qu'il ne faut pas faire quand on veut se nourrir de façon saine et équilibrée.

- « Sauter » un repas.
- Grignoter en dehors des repas.
- Cumuler des féculents dans un même repas (purée et entremets de semoule, pâtes et gâteau, etc.).
- Associer au même menu – ou consommer le même jour – des préparations riches en matières grasses (friture, œufs mayonnaise, charcuterie, pâtisserie...).
- Mettre du beurre (ou de la margarine) sur le pain que l'on mange avec le fromage, la charcuterie, les sardines à l'huile...
- Boire plus de 30 cl de vin (ou équivalent) par jour.
- Prendre régulièrement un apéritif ou un digestif.
- Se désaltérer avec des boissons sucrées et oublier de boire de l'eau.
- Rajouter systématiquement du sel à tous les plats, sans les avoir goûtés au préalable.
- Supprimer les aliments de tout un groupe sans raison médicale.

Des recommandations officielles

Le « Guide alimentaire pour tous », établi par les experts dans le cadre du Programme national nutrition-santé (PNNS) lancé en France en 2001, propose de nombreuses solutions personnalisées pour permettre à chacun de mieux se nourrir, en fonction de ses besoins propres, de ses goûts et de son mode de vie. On peut le consulter et le télécharger sur le site www.sante.gouv.fr, ou se le procurer chez les marchands de journaux comme dans les maisons de la presse. Le tableau ci-dessous reprend les « repères de consommation » conseillés par les spécialistes pour un meilleur équilibre nutritionnel dans le but de préserver au mieux la santé.

LES REPÈRES DE CONSOMMATION

Fruits et légumes	Au moins 5 par jour	– À chaque repas et en cas de petit creux. – Crus, cuits, nature ou cuisinés. – Frais, surgelés ou en conserve.
Pains, céréales, pommes de terre et légumes secs	À chaque repas selon l'appétit	– Favoriser les aliments céréaliers complets et le pain bis. – Privilégier la variété.
Lait et produits laitiers (yaourt, fromages)	3 par jour	– Privilégier la variété. – Privilégier les fromages les plus riches en calcium, les moins gras et les moins salés.
Viande et volaille, produits de la pêche et œufs	1 à 2 fois par jour	– En quantité inférieure à celle de l'accompagnement. – Viande : privilégier la variété des espèces et les morceaux les moins gras. – Poisson : au moins 2 fois par semaine.
Matières grasses	À limiter	– Privilégier les matières grasses végétales (huile d'olive, de colza...). – Favoriser la variété. – Limiter les graisses d'origine animale (beurre, crème...).
Produits sucrés	À limiter	– Attention aux boissons sucrées. – Attention aux aliments gras et sucrés à la fois (pâtisseries, crèmes desserts, chocolat, glaces...).
MAIS AUSSI :		
Boissons	De l'eau à volonté	– Au cours et en dehors des repas, limiter les boissons sucrées (privilégier les boissons « light »). – Boissons alcoolisées : ne pas dépasser, par jour, 2 verres de vin (de 10 cl) pour les femmes et 3 pour les hommes ; 2 verres de vin sont équivalents à 2 demis de bière ou 8 cl d'alcool fort.
Sel	À limiter	– Préférer le sel iodé. – Ne pas resaler avant de goûter. – Réduire l'ajout de sel dans les eaux de cuisson. – Limiter les fromages et les charcuteries les plus salés, les produits apéritifs salés.
Activité physique	Au moins l'équivalent de 30 minutes de marche rapide par jour	– À intégrer dans la vie quotidienne (marcher, monter les escaliers, faire du vélo...).

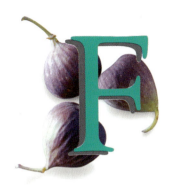

Farine

AVANTAGES
- très riche en amidon
- les farines complètes sont une bonne source de vitamines du groupe B et de fibres

INCONVÉNIENTS
- la mouture et le blutage éliminent beaucoup de vitamines, de minéraux et de fibres
- la plupart des farines contiennent du gluten ; elles sont donc interdites en cas d'intolérance au gluten (maladie cœliaque)

Il y a des milliers d'années que l'homme moud des céréales et des graines pour en faire de la farine. À l'origine, on a dû commencer par les griller puis les broyer entre deux pierres pour pouvoir les manger. Avec le temps, en y ajoutant de l'eau, on a confectionné la pâte d'un pain grossier. À mesure que les sociétés agraires évoluaient, les méthodes pour moudre et bluter les grains de céréales se sont raffinées. Gigantesques et automatisés, les moulins modernes (minoteries) produisent des tonnes de farine qu'on transforme en pain, en pâtes, en gâteaux, en agents épaississants et autres.

LE PROCESSUS DE FABRICATION

Après avoir été triés, nettoyés et parfois lavés, afin de les débarrasser des particules étrangères, les grains de céréales sont soit broyés (à l'aide de meules), soit laminés pour être transformés en farine.

La mouture consiste à faire passer les grains entre des paires de cylindres cannelés, de plus en plus rapprochés. Les derniers cylindres sont lisses, ce qui permet d'obtenir une farine très fine. À ce stade, il s'agit d'une farine intégrale, complète à 100 %. On procède ensuite au blutage, opération qui permet l'extraction de certaines parties du grain, notamment du germe et du son. Le germe, aplati par les passages entre les cylindres, est retiré par simple tamisage. Les particules de son, plus légères que la partie centrale du grain broyé (majoritairement composée d'amidon), sont séparées par tamisage sur des tamis vibrants, puis par aspiration d'air ou par sassage.

VALEUR NUTRITIONNELLE

En général, la farine est une source de calories encore plus concentrée que la céréale (ou la graine) d'origine, parce que celle-ci a été débarrassée du son et des particules inassimilables.

Cependant, moudre et surtout bluter des céréales enlève beaucoup de nutriments. En supprimant le son et le germe, on réduit la quantité de fibres et de nombreux éléments nutritifs (minéraux et vitamines) présents dans le grain entier.

Selon l'usage qu'on lui destine, on ajoute parfois à la farine d'autres ingrédients : du sel et de la levure à la farine autolevante ; un complément de gluten à la farine à pain.

La farine complète, dans laquelle on remet le son et le germe en fin de processus, renferme plus de fibres, de protéines, de vitamine E et de minéraux et oligoéléments (magnésium, phosphore, potassium, calcium, fer, sélénium…) que les farines blanches.

Les farines dites intégrales ont un taux d'extraction de l'ordre de 90 à 95 % (on obtient de 90 à 95 kg de farine à partir de 100 kg de blé) ; celui des farines complètes est de 80 à 85 %. Ce sont les plus intéressantes sur le plan nutritionnel. Pour fabriquer le pain courant, on utilise une farine blanche ayant un taux d'extraction de 75 %, et, pour la pâtisserie ou la viennoiserie, une farine encore plus raffinée, avec un taux de 67 %, qui correspond presque exclusivement à l'amande du grain (ou albumen).

LES TYPES DE FARINES ET FÉCULES

Presque toutes les céréales et les graines peuvent être moulues, après avoir été au besoin dégraissées, grillées ou déshydratées. Lorsque les céréales sont dépourvues de gluten, on leur associe une certaine quantité de farine de blé si on veut les utiliser en panification.

Les farines les plus courantes sont les suivantes.

Amarante. Elle est l'une des mieux pourvues en protéines riches en lysine, un acide aminé essentiel.

Arrow-root. Tirée de la racine du maranta, originaire d'Amérique tropicale, elle est particulièrement facile à digérer.

Avoine. Avec sa haute teneur en fibres solubles, elle sert surtout pour les céréales du petit déjeuner.

Épeautre. La farine de cette céréale, très proche du blé tendre, est utilisée en panification.

Maïs. Elle est utilisée pour confectionner gaudes et bouillies. Son amidon est souvent utilisé en cuisine pour épaissir les préparations.

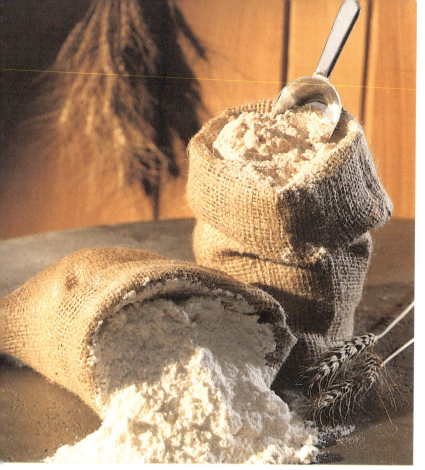

COMBINAISON GAGNANTE. *Un mélange de farine blanche et de farine complète permet de réaliser un pain nourrissant qui reste quand même léger.*

Millet. Dépourvue de gluten (le millet appartient à la même famille que le mil et le sorgho africain), cette farine sert à confectionner des galettes.

Orge. Une farine molle au goût neutre, utilisée pour les pains sans levain.

Pomme de terre. Issue du tubercule cuit à la vapeur puis desséché, cette farine sert surtout en pâtisserie et pour lier les sauces.

Riz. Fabriquée avec les débris de grains polis, elle sert surtout à la confection des nouilles asiatiques, de biscuits et de pains sans levain.

Sarrasin (ou blé noir). Produite à partir des mêmes graines que celles servant à préparer la kacha (bouillie très populaire en Russie), elle est riche en lysine et en magnésium et dépourvue de gluten.

Seigle. Riche en fibres, à condition d'avoir conservé le son, elle est généralement mélangée à la farine de blé pour confectionner le pain de seigle.

Soja. On l'utilise pour augmenter la teneur en protéines de certains pains.

Triticale. On emploie la farine de cet hybride de blé et de seigle, très riche en protéines, pour enrichir la farine de blé. ❖

Fatigue chronique (syndrome de)

PRIVILÉGIER

- pâtes, riz, pain et céréales complets, pour les glucides complexes
- fruits et légumes pour la vitamine C
- aliments riches en acides gras essentiels : poisson, fruits secs oléagineux et graines (graines de lin), huile de colza, germe de blé
- aliments salés (en cas d'hypotension)

RÉDUIRE

- caféine, en particulier au coucher

ÉVITER

- alcool

Le syndrome de fatigue chronique (SFC) fait l'objet de controverses. Il n'a pas de cause apparente, pas de traitement avéré, et ses symptômes, qui ressemblent à ceux de la grippe, sont parfois déroutants : fatigue persistante et débilitante, céphalées, douleurs et faiblesse musculaires, sensibilité des ganglions lymphatiques, mal de gorge, douleurs articulaires, sommeil non réparateur, difficulté à se concentrer, épuisement après l'effort pouvant durer 24 heures, problèmes de mémoire à court terme. Le tout peut s'accompagner d'un peu de fièvre, de façon chronique ou récurrente.

Aucun test de laboratoire ne peut permettre de diagnostiquer le SFC : le médecin doit donc éliminer toutes les autres causes médicales ayant les mêmes symptômes. Pour établir le diagnostic de SFC, la fatigue chronique doit persister pendant au moins 6 mois et s'accompagner d'au moins huit symptômes.

Certaines personnes considèrent que le SFC est une nouvelle maladie. Pourtant, depuis le début du XIXe siècle, les médecins ont fait état de troubles similaires, qui ont porté différents noms : virus d'Epstein-Barr, encéphalomyélite myalgique, neuromyasthénie postinfectieuse. On a élaboré diverses hypothèses sur les causes possibles, mais aucune n'a été validée. Dans de nombreux cas, le SFC se développe à la suite d'une maladie virale, mononucléose ou grippe, par exemple, mais on n'a pas pu identifier de cause virale constante. Parmi les autres facteurs qui entrent en ligne de compte, il y a le stress prolongé, les déséquilibres hormonaux, l'hypotension, les allergies, les troubles du système immunitaire et les problèmes psychologiques. Certains experts se demandent si le SFC ne serait pas un groupe de maladies qui

LUTTER CONTRE LA FATIGUE

UN PROGRAMME EN CINQ ÉTAPES

1. Obtenez d'abord un diagnostic formel, de préférence de la part d'un médecin spécialisé dans le syndrome de fatigue chronique.

2. Établissez un journal détaillé de vos symptômes en regard des aliments que vous consommez et de vos activités physiques.

3. Adoptez un programme raisonnable, avec un bon régime alimentaire et des exercices réalistes.

4. Ne dormez pas pendant la journée. Visez plutôt des nuits de 7 à 9 heures.

5. Adhérez à un groupe de soutien.

auraient les mêmes symptômes. On estime à plus de 150 000 le nombre de Français qui en souffrent. Les deux tiers sont des femmes blanches de classe moyenne. La plupart des patients atteints récupèrent, mais cela peut prendre un an ou plus.

SOULAGER LES SYMPTÔMES

Les médicaments prescrits ne traitent pas la maladie elle-même mais soulagent les symptômes du SFC. L'aspirine et autres analgésiques peuvent soulager les céphalées, les douleurs articulaires et musculaires ; les antidépresseurs sont utiles chez quelques patients. Certains médecins recommandent des médicaments antiviraux, comme l'aciclovir, ou des injections de gammaglobulines, mais aucune étude n'a pu valider ces approches.

LE RÔLE DE L'ALIMENTATION

Il n'y a pas de traitement connu du SFC, mais certains nutriments alimentaires peuvent être utiles. Les médecins pensent qu'il est très important de suivre un régime équilibré.

Privilégier les féculents, ainsi que les fruits et légumes. Les premiers fournissent beaucoup de glucides complexes, tandis que les fruits et légumes apportent les glucides et les vitamines indispensables pour l'énergie et pour la résistance aux infections.

Zinc et vitamine C pour renforcer le système immunitaire. Pour que le système immunitaire fonctionne bien, mangez des aliments riches en zinc – fruits de mer (surtout les huîtres), viande, volaille, œufs, lait, haricots, noix, céréales complètes – et en vitamine C – agrumes, baies, melon, kiwi, brocoli, chou-fleur.

Davantage d'acides gras essentiels. Parmi les symptômes du SFC, les ganglions et l'inflammation des articulations seront soulagés,

du moins temporairement, par la consommation d'aliments riches en acides gras essentiels : poisson, noix et noisettes, huile de colza, germe de blé et légumes à feuilles vert foncé.

Une étude a mis en évidence que l'hypotension favorise la fatigue chez les patients sujets au SFC. En général, la pression artérielle monte un peu durant les périodes de stress ou d'activité physique, mais, chez certaines personnes, elle reste constante ou descend, ce qui occasionne de la fatigue. Il pourrait s'agir d'une résistance au sel ; dans ce cas, les sujets devraient prendre plus de sel pour faire monter leur pression sanguine. Les chercheurs ont noté que beaucoup de patients sujets au SFC ont une alimentation hyposodée, ce qui pourrait expliquer leur hypotension et leur fatigue. Les symptômes ont diminué quand ils ont augmenté leur consommation de nourriture salée.

Des praticiens de médecines alternatives recommandent, pour traiter le SFC, des injections de vitamine B_{12}, accompagnées de suppléments de vitamine A, de vitamine C, de fer et de zinc ; mais de toute façon, un régime équilibré est préférable à des suppléments. Une autre approche prometteuse serait de donner aux patients de l'huile d'onagre en même temps que de l'huile de poisson : dans une étude, 85 % des sujets ont fait état d'une amélioration au bout de 15 semaines. Il faut être prudent avant de prendre des remèdes à base de plantes médicinales : ils peuvent contenir des stimulants nocifs.

Plus de magnésium. Un surplus de cet oligoélément, participant à la contraction et au relâchement des muscles, pourrait soulager les douleurs musculaires liées au SFC. On en trouve dans les graines de tournesol, l'avocat, le chocolat, les amandes. ❖

Fenouil

AVANTAGES

- bonne source de bêta-carotène, d'acide folique et de vitamine C (feuilles)
- bonne source de potassium et de fibres
- peu calorique

INCONVÉNIENT

- l'huile des graines peut irriter la peau

Le fenouil, qui rassasie en apportant peu de calories, est recommandé pour ceux qui cherchent à perdre du poids. Bien que son goût soit particulier, on pourrait à première vue prendre ses branches pour celles du céleri. Fenouil et céleri appartiennent à la famille du persil. L'un et l'autre

SUPPRIMER L'ALCOOL ET RÉDUIRE LA CAFÉINE

L'alcool accroît la fatigue musculaire et, comme la caféine, il cause des troubles du sommeil.

RÉÉDUQUER LE CORPS À L'EFFORT

Les personnes atteintes du syndrome de fatigue chronique se plaignent souvent de ne plus pouvoir rien faire à cause de la fatigue. Mais cet état déshabitue le corps à l'effort, comme le sportif qui cesse son entraînement. L'un des aspects les plus importants du traitement est donc de maintenir une activité physique minimale pendant la phase la plus intense de la maladie, puis de rééduquer progressivement le corps à un effort supportable d'intensité modérée mais croissante, de type marche de plus en plus rapide, et par séances de plus en plus longues : de quelques minutes au début jusqu'à une heure ou plus au bout de quelques mois.

> **UN COUSIN DU CÉLERI.** *Le fenouil peut être pris pour un céleri à gros bulbe, mais son goût anisé l'en différencie nettement et en fait un légume de choix pour agrémenter vos plats.*

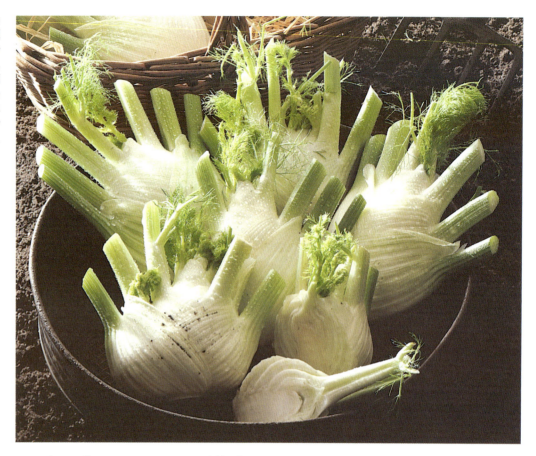

sont riches en fibres et peu énergétiques : 16 kcal pour 100 g. Le fenouil est plus nutritif que le céleri car, non seulement il est une bonne source de fibres, mais il renferme aussi du potassium, de la vitamine C, de l'acide folique, du fer et du calcium ; son feuillage contient du bêta-carotène et de la vitamine C.

Le fenouil a une saveur délicatement anisée. Le poisson cuit au four sur un lit de branches de fenouil est délicieux. Ce légume s'apprête de diverses façons : cru en salade, braisé ou sauté en accompagnement. Toutes ses parties sont comestibles : les bulbes farcis font une entrée très appréciée des végétariens ; le feuillage haché compose un décor nourrissant et coloré ; les graines servent de condiment.

Le fenouil a de nombreuses indications en phytothérapie : il stimule la lactation, favorise la digestion et purifie l'haleine, soigne les calculs rénaux, la goutte et les troubles digestifs. L'obésité se traitait jadis avec ses graines ; aujourd'hui, on a recours à la tisane de sa racine, considérée comme un dépuratif facilitant l'élimination urinaire et intestinale des déchets de l'organisme. Les graines en décoction soulagent aussi les flatulences et les maux intestinaux. ❖

Fer (excès de)

RÉDUIRE
- abats et aliments enrichis en fer

ÉVITER
- suppléments de fer
- alcool, dans les cas de lésions hépatiques
- hautes doses de vitamine C

L'organisme a besoin d'un apport constant en fer, mais en toutes petites quantités – de 10 à 15 mg par jour pour les adultes en bonne santé. L'hémochromatose, la forme la plus courante d'accumulation excessive de fer, peut causer des dommages irréversibles au cœur et au foie.

L'organisme peut utiliser deux types de fer : le fer héminique, de source animale, et le fer non héminique, de source végétale. Le corps assimile de 20 à 30 % de fer sous forme héminique et de 5 à 10 % sous forme non héminique. Quand les réserves de fer sont basses, l'absorption de fer non héminique augmente. Manger des aliments végétaux riches en fer avec de la viande ou avec

ATTENTION

Si vous avez une tendance héréditaire à retenir le fer, éliminez les aliments suivants :

- Huîtres
- Foie
- Boudin noir
- Viande rouge maigre, surtout le bœuf
- Céréales enrichies en fer
- Légumineuses
- Œufs (le jaune)
- Fruits secs oléagineux et fruits séchés
- Légumes à feuilles vert foncé

de bonnes sources de vitamine C augmente l'absorption de fer non héminique. Par ailleurs, certaines substances – thé, son, oxalates dans les épinards ou l'oseille – diminuent l'assimilation du fer par l'organisme.

Génétique et assimilation du fer. Environ 10 % des personnes de race blanche et jusqu'à 30 % de celles d'origine africaine sont porteuses d'un gène qui les prédispose à emmagasiner plus de fer. La présence d'un gène ne pose pas de problèmes, mais, si le sujet hérite de celui de ses deux parents, il est susceptible d'accumuler trop de fer. Les hommes, ainsi que les femmes ménopausées, ont plus de risques d'être victimes d'hémochromatose.

Une surcharge de fer ne produit de symptômes que quand s'est accumulée une quantité dommageable pour les tissus musculaires (dont le cœur), le foie, la moelle et la rate ; cela se produit généralement à l'âge adulte. L'un des premiers signes est un teint hâlé ; la personne peut aussi souffrir de fatigue, de douleurs articulaires et intestinales et d'arythmie cardiaque. Une jaunisse peut se déclencher si le foie est atteint.

Un test sanguin aide à diagnostiquer une surcharge ferrique ; dans quelques cas, on fera une biopsie du foie. La maladie est traitée par saignées : 50 cl de sang à la fois, ce qui diminue les concentrations de fer en obligeant le corps à utiliser ses réserves pour fabriquer des globules.

Taux de fer modérément élevé et maladie cardiaque. Une étude fait état d'un risque plus élevé de maladie coronarienne chez les hommes dont le taux de fer sanguin se situe dans le haut de la norme par rapport à ceux dont le taux se trouve dans le bas de la norme. Ces résultats appuient la théorie selon laquelle trop de fer peut endommager les parois artérielles et favoriser la formation de dépôts de graisses. La cause en serait la faculté qu'a le fer de catalyser les processus

d'oxydation. Mais ces conclusions sont encore controversées, car certaines études montrent que seul le fer héminique est mis en cause dans la maladie cardiaque, alors que d'autres ne trouvent aucun lien. On pense aussi que le fer peut favoriser les douleurs et les lésions articulaires chez les femmes ménopausées. Il reste qu'on ne doit prendre de supplémentation ferrique que pour pallier une carence avérée.

Les sujets prédisposés à l'accumulation de fer ne doivent pas consommer d'aliments riches en vitamine C, qui potentialise l'absorption du fer, en même temps que de la viande ou qu'un autre aliment riche en fer héminique. Il ne faut pas prendre de suppléments de fer sans recommandation médicale. Toute personne voulant prendre des apports supplémentaires de vitamine C devrait d'abord passer un test sanguin pour mesurer son taux ferrique. ❖

Fibres

AVANTAGES

- aident à prévenir la constipation
- soulagent les symptômes de la diverticulose et des hémorroïdes
- les fibres solubles contribuent à faire baisser un taux de cholestérol sanguin trop élevé
- s'avèrent utiles pour gérer le poids corporel

INCONVÉNIENTS

- un excès de fibres peut causer des troubles digestifs tels que ballonnements et flatulences
- les aliments riches en fibres causent des gaz
- trop de fibres peut nuire à l'absorption des minéraux, notamment du fer et du zinc

L'appellation « fibres alimentaires » désigne les constituants végétaux qui ne sont pas dégradés par les enzymes digestives de l'homme. On connaît leur existence depuis toujours, mais on n'a pris conscience de l'importance de leur rôle préventif sur la santé que récemment. Bien que les fibres ne soient pas une panacée pour tous les maux, les recherches incitent à penser que le régime alimentaire des pays occidentaux industrialisés, qui se caractérise par un manque de fibres, pourrait être l'un des facteurs de maladies courantes telles que diabète, maladies coronariennes, maladies du côlon et cancer.

En France, on estime que l'alimentation quotidienne fournit de 15 à 22 g de fibres. Or les spécialistes recommandent d'en prendre entre 25 et 30 g par jour, dont 10 à 15 g de fibres solubles.

LE SAVIEZ-VOUS ?

POUR ABAISSER LE TAUX DE CHOLESTÉROL, UN RÉGIME RICHE EN FIBRES ÉGALE UN RÉGIME PAUVRE EN GRAISSES

Une étude a démontré qu'ajouter chaque jour 10 g de fibres solubles à son régime alimentaire s'avérait tout aussi efficace, pour abaisser le taux de cholestérol sanguin, que réduire les apports de graisses en limitant celles-ci à 30 % des calories. En outre, le taux d'abandon des patients a été de moins de 13 % sur 6 mois, ce qui prouve qu'augmenter sa consommation de fibres est plus facile que de diminuer les graisses.

LES FIBRES SOLUBLES FONT BAISSER LE CHOLESTÉROL

L'analyse de 67 études a permis d'établir que, pour chaque gramme de fibres solubles que vous ajoutez à votre régime, vous pouvez espérer une baisse de 0,22 mg par litre de « mauvais » cholestérol (LDL) dans le sang.

LES PRINCIPALES SOURCES DE FIBRES

Il y a deux types de fibres : solubles et insolubles. La plupart des plantes contiennent les deux, mais en proportions variables.

Fruits, légumes, légumineuses telles que haricots et légumes secs, céréales, noix et autres fruits secs oléagineux fournissent la quasi-totalité des fibres alimentaires. Dans le cas des céréales, les fibres se trouvent dans l'enveloppe qu'on élimine au moment du raffinage. C'est pourquoi il est conseillé de privilégier le riz, les céréales, les farines et le pain complets.

Les fibres solubles se dissolvent dans l'eau et forment un gel à la cuisson. Elles prédominent dans les lentilles et autres légumineuses, l'avoine, le psyllium, l'orge, et dans les fruits et légumes riches en pectine : pomme, coing, fraise, agrumes, carotte. Les fibres insolubles restent quasiment intactes pendant leur parcours dans le tube digestif. Le son des céréales, le riz brun, la peau des fruits et, parmi les légumes, le brocoli et les petits pois renferment ce type de fibres.

AUGMENTER SA CONSOMMATION DE FIBRES

- Mangez chaque jour de 5 à 10 portions de fruits et légumes, avec la peau si possible.
- Au petit déjeuner, un fruit ou un fruit séché, des céréales complètes ou du muesli, du pain complet apportent entre 5 et 10 g de fibres.
- Pour une collation, choisissez un fruit riche en fibres : pomme, poire, petites baies ou fruits séchés tels que pruneaux ou abricots secs.
- Crus ou cuits à la vapeur, les légumes qui fournissent le plus de fibres sont : maïs, petits pois, pomme de terre (en robe des champs), brocoli, choux de Bruxelles, navet, carotte.
- Privilégiez les céréales, le pain, les pâtes et le riz complets.
- Pensez à d'autres céréales riches en fibres, le boulgour complet et l'orge, par exemple.
- Ajoutez, à l'occasion, quelques pincées de son dans la pâte à crêpes ou à biscuits, la chapelure.
- Pensez plus souvent à consommer des légumineuses, tels une salade ou un potage de lentilles, une potée aux haricots.
- Mangez davantage de salades et agrémentez-les de noix, noisettes ou amandes.
- Pour la pâtisserie, utilisez de la farine complète, que vous mélangerez à de la blanche.
- Ajoutez des raisins secs, des amandes et des noisettes dans vos salades de fruits.

LE RÔLE DES FIBRES

Les fibres diminuent le risque de constipation. En parcourant le tube digestif, elles absorbent, à la manière d'une éponge, plusieurs fois leur volume de liquide. Cela donne des selles molles et volumineuses, qui traversent aisément l'intestin et sont plus faciles à expulser. En outre, la rapidité du transit empêche l'apparition de troubles intestinaux comme la diverticulose et les hémorroïdes, résultant souvent de selles trop dures. On a avancé l'hypothèse que la rapidité du transit protégerait aussi du cancer du côlon en réduisant le contact avec des substances cancérogènes. La quantité de liquide plus élevée dans des selles fibreuses contribuerait, par ailleurs, à diluer ces mêmes substances cancérogènes. En outre, les aliments contenant beaucoup de fibres recéleraient des substances anticancérogènes. Quoi qu'il en soit, deux études importantes publiées en 2003 ont associé un régime riche en fibres à un risque diminué de cancer colorectal (voir Son).

Les fibres, en soi, pourraient avoir une action anticancérogène. Ainsi, le son de blé lie les nitrites et les empêche de former les redoutables nitrosamines. Les fibres pourraient aussi bloquer l'entrée des substances cancérogènes dans les cellules.

La pectine, le son d'avoine et d'autres fibres solubles, en contribuant à faire baisser le taux de cholestérol sanguin, diminuent le risque de maladies coronariennes et de crise cardiaque dues à l'obstruction des artères.

Certaines fibres solubles améliorent le métabolisme des glucides chez les diabétiques. On ne guérit pas du diabète en mangeant plus de fibres, mais une alimentation riche en glucides complexes et en fibres est un précieux atout.

Pour ceux qui cherchent à perdre du poids, les fibres, qui rassasient en n'apportant que peu ou pas de calories, sont un bon choix. Elles donnent l'impression d'avoir beaucoup mangé, mais l'effet est de courte durée. La meilleure façon de profiter des fibres dans un régime amincissant est d'équilibrer le menu de manière que chaque repas renferme aussi des protéines et un peu de lipides. Du fait que l'organisme mettra alors davantage de temps à les métaboliser, la faim tardera à se faire sentir.

MAÎTRISER QUANTITÉ ET QUALITÉ

On augmentera progressivement les fibres dans l'alimentation. Passer de 10 à 30 g du jour au lendemain risque d'occasionner maux de ventre et flatulences. Trop de fibres peut causer des crampes abdominales et des occlusions intestinales, surtout chez les personnes âgées ou sédentaires, dont les intestins sont paresseux.

Les suppléments de fibres ne sont pas à conseiller. On ne retrouve pas, dans les capsules et les comprimés, l'ensemble des nutriments bénéfiques présents dans les aliments riches en fibres.

Un excès de fibres insolubles comme le son peut empêcher le système digestif de bien absorber certains minéraux comme le fer et le zinc. Le cas est rare cependant et ne survient, en général, que si l'on dépasse 35 g par jour. ❖

Fièvre

PRIVILÉGIER

- boissons
- petits repas fréquents

La température normale du corps est de 37 °C, mais elle peut varier de 36,4 °C le matin à 37,5 °C en fin d'après-midi, à un demi-degré près selon les individus. Une élévation légère de la température peut être causée simplement par un temps chaud ou le port de trop de vêtements. Mais on commence à parler de fièvre quand la température dépasse 38 °C.

La température n'est pas une maladie, mais la manifestation d'un trouble sous-jacent, une infection la plupart du temps. Selon la cause, elle pourra s'accompagner d'autres symptômes : transpiration, frissons, soif, éruptions cutanées ou rougeurs, nausées, vomissements et diarrhée.

La température, sans autre symptôme, ne nécessite pas de traitement : c'est la façon qu'a le corps de combattre naturellement la maladie. Généralement, il ne faut pas tenter de la faire baisser, à moins qu'elle ne soit très élevée ou ne s'accompagne d'autres symptômes. L'aspirine, le paracétamol ou l'ibuprofène suffiront à la faire baisser au besoin. Mais il ne faut jamais donner de l'aspirine à un patient de moins de 15 ans sans l'approbation du médecin : lors d'une infection virale, l'aspirine augmente le risque de présenter le syndrome de Reye, une maladie qui affecte le cerveau et le foie, et qui peut être mortelle. On se souviendra que la température d'un enfant peut s'élever très rapidement et qu'une température de plus de 39 °C ne reflète pas nécessairement la gravité d'une maladie.

LES BESOINS NUTRITIONNELS

Boire beaucoup. La sudation, qui est la réponse de l'organisme à une température élevée, entraîne une déperdition liquidienne, qui s'aggrave en cas de diarrhée et de vomissements. Il est donc important de boire au moins 1,5 litre d'eau ou de bouillon par jour pour empêcher la déshydratation. Si un patient fiévreux n'a pas soif, mieux vaut lui proposer une petite quantité de jus de fruits coupé d'eau de temps en temps plutôt que de lui offrir un plein verre. À un enfant, on pourra donner un peu de sorbet à sucer.

Les nourrissons fiévreux se déshydratent très vite, parce qu'ils ont une grande surface corporelle comparativement à leur poids : ils peuvent perdre rapidement beaucoup d'eau. Quand un bébé a de la fièvre, il faut lui donner souvent des biberons d'eau ou de solution de réhydratation. On trouve ce genre de solutions, en poudre ou prêtes à l'emploi, en pharmacie. À défaut, on peut également la préparer soi-même en faisant dissoudre 1 cuillerée à soupe de sucre et 1 cuillerée à café de sel dans 20 cl (1 grand verre) d'eau. Le mélange sera épais mais buvable.

Ne pas affamer la fièvre. Le dicton « Nourrir un rhume et affamer une fièvre » n'a aucune valeur scientifique. Il faudrait au contraire absorber plus de calories que d'habitude, car le métabolisme s'accélère au fur et à mesure que la température monte. Si vous avez faim, mangez, mais il est préférable de se nourrir d'aliments digestes, pour ne pas surcharger le système digestif.

En cas de diarrhée. Si la température s'accompagne de diarrhée, il faut éviter les aliments solides jusqu'à ce que le transit intestinal se stabilise. Prenez de petites quantités de nourriture facile à digérer : banane bien mûre, compote de pommes, pain blanc grillé trempé dans du bouillon de poulet ou de bœuf, soupe, riz, semoule fine cuite dans du bouillon de légumes, œuf dur ou poché. ❖

Figue

AVANTAGES

- riche en potassium, en calcium et en fer
- haute teneur en fibres

INCONVÉNIENTS

- la figue fraîche se gâte rapidement
- peut causer de la diarrhée ou des crises de diverticulose
- la figue sèche est très calorique et peut favoriser la carie

Cultivée déjà en Égypte et dans la Grèce antique, la figue appartient à toutes les grandes civilisations méditerranéennes. Alors que Pline, au Iᵉʳ siècle de notre ère, en cite près de 30 variétés différentes, on en cultive moins d'une dizaine aujourd'hui,

APPELEZ LE MÉDECIN SI LA FIÈVRE DÉPASSE...

- 38 °C chez un nourrisson de moins de 3 mois.
- 39,5 °C chez un enfant ou un adulte.
- 39 °C chez une personne âgée.
- 38,5 °C pendant plus de 3 jours.
- 38,5 °C, qu'il s'agisse d'un adulte ou d'un enfant, si la fièvre s'accompagne des signes suivants : intenses maux de tête, nausées et vomissements, raideur dans la nuque, réflexes diminués, sensibilité à la lumière.

LES FIGUES : UN DÉLICE !

Les figues fraîches sont très riches en sucres ; les figues sèches, plus courantes, le sont encore plus.

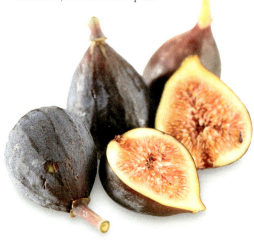

dont la plus réputée est la figue violette de Solliès, qui représente à elle seule le tiers de la production en France. Sa peau violette tire sur le noir, et sa chair sucrée et tendre est de couleur pourpre. Les figues blanches, très appréciées, sont rares sur le marché, car elles sont très fragiles.

Chez soi, on peut procéder à deux récoltes par an : en juin, on récolte les « figues fleurs » (figues nées l'été précédent mais qui ne se développent qu'au bout d'une année) ; en automne, on recueille les fruits nés au printemps et qui mûrissent à la fin de l'été de la même année. Les figues ne mûrissent plus après leur récolte et leur maturité est indépendante de leur couleur. Elles doivent être moelleuses sans être molles et surtout exemptes de meurtrissures comme de moisissures.

La figue fraîche est plus riche en sucres que les autres fruits, avec une teneur en glucides supérieure à 15 % et un apport énergétique d'environ 65 kcal pour 100 g.

Elle est également fragile et délicate ; c'est la raison pour laquelle on la consomme surtout sous forme séchée. Les figues sèches viennent essentiellement de Turquie, et leur déshydratation s'effectue au soleil.

L'évaporation de l'eau concentre ses composants nutritifs, d'où une richesse accrue en sucres et en fibres (qui atteignent respectivement 55 g et 11 g pour 100 g de figues sèches), ainsi qu'en minéraux.

Une portion de 100 g de figues sèches, soit 4 ou 5 fruits, selon leur grosseur, constitue une collation saine, énergétique (environ 240 kcal) et très nutritive : elle fournit au moins 15 % de l'apport nutritionnel conseillé (ANC) en magnésium, en calcium et en fer, et plus de 750 mg de potassium. Mais il faut se brosser les dents après avoir mangé des figues séchées, car elles collent aux dents, d'où un risque de caries.

Fraîche ou séchée, la figue renferme beaucoup de pectine, fibre soluble qui aide à faire baisser le taux de cholestérol sanguin. Elle a un effet laxatif marqué, ce qui est intéressant en cas de tendance à la paresse intestinale. Mais ses akènes, les petits grains qui parsèment l'intérieur de sa chair, peuvent avoir un effet irritant sur une muqueuse digestive fragile. ❖

ATTENTION

Il faut éviter d'ingérer le latex, plus abondant vers le pédoncule de la figue fraîche, car il peut être irritant pour les muqueuses. Par ailleurs, les personnes souffrant d'intolérance au latex doivent éviter ce fruit, souvent responsable d'une allergie croisée.

Flatulences

PRIVILÉGIER
- yaourt pour ses ferments actifs
- infusions à la menthe et au fenouil

RÉDUIRE
- aliments gras
- haricots secs et autres légumineuses, oignon, brocoli et choux – en général, tout aliment exacerbant les symptômes
- fruits, en particulier les prunes
- édulcorants tels que le sorbitol, le fructose et autres polyols

ÉVITER
- lait, en cas d'intolérance au lactose
- boissons gazeuses, chewing-gums, utilisation d'une paille pour boire, qui font avaler de l'air
- son et laxatifs riches en fibres

Les flatulences, ou excès de gaz, causent gêne et ballonnements abdominaux, qui ne sont soulagés que par l'expulsion des gaz de l'estomac (éructation ou rot) ou de l'intestin (pet). Si la situation est embarrassante dans ce dernier cas, il reste qu'il s'agit du processus complètement naturel par lequel les bactéries intestinales agissent sur les glucides et les protéines non digérés. Une personne expulse des gaz en moyenne 13 fois par jour, souvent même sans s'en rendre compte. C'est seulement quand ils sont malodorants qu'elle en a conscience.

Les flatulences semblent augmenter avec l'âge, sans compter que certains individus y sont plus sujets que d'autres. On peut parvenir à les diminuer en mangeant de plus petites bouchées à la fois, en mâchant longuement les aliments et en avalant posément les liquides. Certains spécialistes croient aussi que la réduction de la quantité d'air dans le système digestif peut aider à prévenir ce désagrément : ils recommandent donc d'éliminer les boissons gazeuses et chewing-gums, et de ne pas boire avec une paille.

Certains aliments entraînent une plus grande formation de gaz que d'autres, en particulier ceux qui produisent du méthane en fermentant sous l'action des bactéries intestinales : choux, salsifis, artichauts, haricots, lentilles et pois secs peuvent donner des émissions de gaz très malodorantes.

Faire tremper les légumineuses. Avant cuisson, le trempage des légumineuses, à l'exception des lentilles et pois cassés, pendant au moins 4 heures (ou, mieux encore, 8 heures ou plus) permet de réduire les sucres indigestes et d'attendrir les celluloses dures, qui causent les gaz.

Éviter les légumes de la famille du chou. Beaucoup de personnes souffrent de flatulences après avoir mangé de l'oignon, des choux de Bruxelles, du brocoli, du chou-fleur et d'autres membres de la famille du chou. L'ajout d'épices et aromates comme l'anis, le gingembre, le romarin, le laurier et les graines de fenouil pendant la cuisson peut diminuer la production de gaz. On peut aussi ajouter du kombu – une algue – à l'eau de cuisson.

Écarter certains fruits. Il faut limiter les fruits, surtout les prunes et les pruneaux, ainsi que les cerises, très riches en sorbitol, un sucre naturel pouvant donner des gaz.

Augmenter les fibres très graduellement. Les fibres sont certes très bonnes pour la santé, mais elles causent parfois des flatulences. Les nutritionnistes suggèrent d'augmenter les fibres graduellement et recommandent d'éviter le son et les laxatifs riches en fibres. Par ailleurs, sorbitol et autres polyols utilisés comme édulcorants peuvent occasionner des flatulences.

Lutter contre les flatulences. Une infusion à la menthe ou au fenouil après le repas peut améliorer la digestion et réduire les flatulences. Il en est de même pour le yaourt, qui contient des ferments actifs. On dit que le yoga, et particulièrement la position du genou sur la poitrine, soulage. Des médicaments à base de charbon, de levures intestinales naturelles ou d'argile sont disponibles en pharmacie et souvent très efficaces.

Demander l'avis d'un médecin. Parfois, les flatulences sont le symptôme d'une maladie ; si elles sont graves ou persistantes, elles peuvent être le signe d'une allergie alimentaire, de la maladie de Crohn, de l'intolérance au lait ou du syndrome de l'intestin irritable. Associées à une constipation récente, elles peuvent évoquer une tumeur du côlon. ❖

Foie (maladies du)

PRIVILÉGIER

- poissons gras, fruits secs oléagineux, huiles de colza et de noix, pour les acides gras oméga-3
- fruits et légumes pour les vitamines, minéraux et phytonutriments
- repas légers et collations à la place des trois repas traditionnels, si ceux-ci ne font pas envie

ÉVITER

- alcool sous toutes ses formes

Le foie occupe la partie supérieure droite de la cavité abdominale et est protégé par la cage thoracique. Cet organe assure des milliers de fonctions chimiques et métaboliques vitales – dont le stockage des vitamines, du fer et d'autres minéraux liposolubles, ainsi qu'une réserve de glycogène en prévision des besoins. C'est lui qui fabrique le cholestérol, les acides aminés et d'autres composés essentiels, qui nettoie le sang des déchets, qui détoxique l'alcool et les produits chimiques environnementaux, et qui métabolise la plupart des médicaments.

À l'inverse de la plupart des autres organes, et même après de sérieuses lésions, le foie est capable de se régénérer de façon remarquable en fabriquant de nouvelles cellules. Cette étonnante capacité permet au corps de fonctionner alors que seulement le quart du foie est sain. Mais, s'il est touché par une maladie destructrice ou soumis à des abus, notamment l'excès d'alcool, cet organe cesse de fonctionner, ce qui entraîne souvent la mort.

Les maladies du foie sont courantes, mais, selon les spécialistes, beaucoup pourraient être prévenues par une bonne hygiène de vie. Les plus fréquentes sont l'hépatite (virale ou toxique), la cirrhose et le cancer. Le risque de cancer du foie est plus grand chez les cirrhotiques et dans certaines hépatites virales ; mais, la plupart du temps, le foie est le site de métastases (cancers secondaires) venues d'autres organes. Les symptômes n'apparaissent souvent que lorsque la maladie est à un stade avancé. Le symptôme typique de la maladie hépatique est la jaunisse : la peau et le blanc des yeux deviennent jaunes à cause d'une accumulation de pigments biliaires (bilirubine).

UN MAL FRANÇAIS

La « crise de foie » est un mal typiquement français... ignoré partout ailleurs que dans notre pays ! Elle se manifeste par des symptômes tels que digestion lente et sensation d'estomac barbouillé, accompagnés de maux de tête et parfois de vomissements. Ces troubles surviennent en général après un abus d'alcool ou des excès répétés d'aliments riches en graisses. Le premier remède est une diète de 24 à 48 heures, avec des boissons (eau, tisanes...) abondantes.

Les patients atteints d'une maladie du foie manquent souvent de vitamines hydrosolubles du groupe B (acide folique, niacine et thiamine) et de vitamines liposolubles (vitamines A et D). Les carences en vitamines sont plus fréquentes chez les alcooliques, qui ont tendance à remplacer les aliments par l'alcool. Même s'ils continuent de s'alimenter, leurs besoins en vitamines du groupe B ne sont pas toujours couverts, car l'alcool nécessite un surplus de ces vitamines pour pouvoir être métabolisé, ne serait-ce que partiellement. L'hépatite peut aussi être liée à une intoxication : médicaments, champignons.

UNE ALIMENTATION ADAPTÉE

Faire de petits repas fréquents. Lors d'une convalescence de maladie hépatique, il faut fatiguer le foie le moins possible. Le patient ne doit pas manger d'aliments gras, difficiles à digérer. Et, comme il manque souvent d'appétit, mieux vaut remplacer les trois repas principaux par des collations nutritives réparties dans la journée.

Manger des aliments riches en oméga-3. Les acides gras oméga-3 semblent faciliter le métabolisme des graisses dans le foie. Une alimentation qui en contient beaucoup fait baisser le taux de triglycérides fabriqués par le foie, ce qui est utile aussi chez les patients ayant des problèmes cardio-vasculaires. On trouve ces acides gras dans le saumon et d'autres poissons gras, les fruits secs oléagineux, les huiles de colza et de noix.

Beaucoup de protéines. Des études montrent que les personnes qui ont une maladie hépatique ont besoin d'au moins 0,8 g de protéines par kilo de poids par jour et, mieux encore, de 1,2 à 1,5 g par kilo. Les résultats indiquent qu'il est bon de consommer des protéines végétales comme celles du soja et d'autres légumineuses. Ces quantités ne seront limitées qu'en cas d'encéphalopathie hépatique avec excès d'azote dans le sang (voir Cirrhose).

Beaucoup de vitamine D. La maladie hépatique peut entraîner de l'ostéoporose par manque de vitamine D, qui aide l'organisme à absorber le calcium ; il faudra alors donner des suppléments de calcium et de vitamine D. Les autres vitamines et les minéraux devraient provenir de l'alimentation, car les suppléments peuvent perturber l'équilibre nutritionnel et, dans le cas d'excès de fer, causer de sévères lésions au foie.

Supprimer l'alcool. Il ne faut pas boire d'alcool jusqu'à la guérison complète et, dans certains cas, le supprimer à vie. ❖

Forme physique
Voir p. 166

Fraise

AVANTAGES
- excellente source de vitamine C
- bonne source d'acide folique et de potassium
- riche en fibres, peu calorique
- riche en bioflavonoïdes antioxydants

INCONVÉNIENTS
- cause parfois de l'allergie
- renferme de l'acide oxalique

Délicieuse au goût, peu énergétique (35 kcal pour 100 g), la fraise renferme, à poids égal, plus de vitamine C qu'une orange, soit 60 mg pour 100 g de fruits, plus de 50 % de l'apport nutritionnel conseillé (ANC) pour un adulte. Cette même portion de fraises renferme aussi 60 µg d'acide folique, soit 20 % de l'ANC, de même que 150 mg de potassium, 2,2 g de fibres et des quantités intéressantes de riboflavine et de fer.

Les petites graines de la fraise, ou akènes, constituent un apport de fibres insolubles qui prévient la constipation. Elles peuvent néanmoins s'avérer irritantes chez les personnes atteintes d'une affection intestinale inflammatoire ou de diverticules (petites hernies saillant hors de la paroi intestinale). La fraise est par ailleurs une bonne source de pectine et d'autres fibres solubles, qui peuvent aider à abaisser un taux de cholestérol sanguin trop élevé.

La fraise contient aussi de précieux bioflavonoïdes, comme l'anthocyanine, pigment de couleur rouge, et l'acide ellagique, qui pourraient contribuer

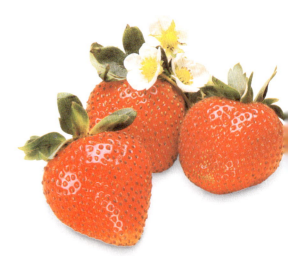

LE SAVIEZ-VOUS ?

DES REMÈDES DE BONNE FEMME FAISANT APPEL AUX FRAISES

Dans beaucoup de cultures, on considère que la fraise possède des vertus particulières. Les Chinois prétendent qu'en manger une poignée soulage les lendemains de fêtes trop arrosées. Pour d'autres, les fraises blanchiraient les dents ou rafraîchiraient l'haleine lorsqu'on a mangé de l'ail.

à prévenir le cancer. L'acide ellagique n'étant pas éliminé à la cuisson, les vertus anticancérogènes de la fraise sont conservées dans les confitures et les coulis, qui sont, en revanche, chargés en sucre.

Les fraises se gardent quelques jours au réfrigérateur mais perdent de leur parfum – mieux vaut également les déguster à température ambiante pour profiter de toute leur saveur. Il faut bien les laver, car elles retiennent les résidus de pesticides. Mais on le fera au dernier moment, sans retirer le pédoncule, pour qu'elles ne se gorgent pas d'eau.

Beaucoup de personnes sont allergiques aux fraises – qui, outre un allergène courant, contiennent du salicylate, composé naturel semblable à l'aspirine. Elles renferment également de l'acide oxalique ; aussi les personnes qui sont sujettes aux calculs urinaires ou rénaux devraient-elles les éviter. ❖

Framboise

AVANTAGES
- très bonne source de vitamine C
- bonne source d'acide folique, de fer et de potassium
- riche en bioflavonoïdes qui pourraient aider à prévenir le cancer
- riche en fibres

INCONVÉNIENTS
- renferme un salicylate naturel pouvant déclencher une réaction allergique chez les sujets sensibles à l'aspirine
- renferme de l'acide oxalique pouvant favoriser la formation de calculs urinaires ou rénaux chez les personnes prédisposées

L'un des plus beaux moments de l'été est la période à laquelle on peut se régaler de framboises chauffées au soleil que l'on détache de l'arbuste. Qu'elle soit cultivée ou sauvage, la framboise est peu calorique mais regorge de vitamine C.

Une portion de 100 g de framboises fournit 35 kcal et 25 mg de vitamine C, soit plus de 20 % de l'apport nutritionnel conseillé (ANC) pour l'adulte. Elle procure également 40 µg d'acide folique, 220 mg de potassium et un peu de fer. La vitamine C qu'elle contient favorise l'assimilation du fer, mais l'acide oxalique, qui a tendance à se lier à ce minéral, pourrait empêcher cette réaction.

Il y a près de 7 g de fibres dans 100 g de framboises fraîches. Les petites graines à l'intérieur du fruit fournissent des fibres insolubles qui préviennent la constipation. La pectine est un autre type de fibre, soluble celle-là, qui aide à équilibrer le taux de cholestérol dans le sang.

La framboise contient en outre des anthocyanines, pigments rouges aux vertus antioxydantes que l'on trouve dans diverses plantes et dont on a tout lieu de croire qu'elles aident à prévenir le cancer et les maladies cardio-vasculaires. L'acide ellagique, aussi présent dans la framboise, serait doté des mêmes vertus ; il a l'avantage de ne pas être éliminé à la cuisson.

À cause de sa structure délicate et de sa forme creuse, la framboise s'abîme rapidement. Il faut la manger aussitôt que possible après la cueillette. Congelée, elle se conserve néanmoins pendant plusieurs mois.

La framboise cultivée se vend tout au long de l'année. Avant d'en acheter une barquette, il faut bien l'examiner, car des fruits appétissants, sur le dessus, peuvent cacher des traces de moisissures.

Les baies causent souvent de l'urticaire et la framboise ne fait pas exception. Toute personne allergique à l'aspirine doit éviter ces fruits, parce qu'ils contiennent un salicylate naturel. L'acide oxalique constitue également un risque pour toute personne souffrant de calculs urinaires : cependant, il faut en manger beaucoup avant que le problème ne se pose. ❖

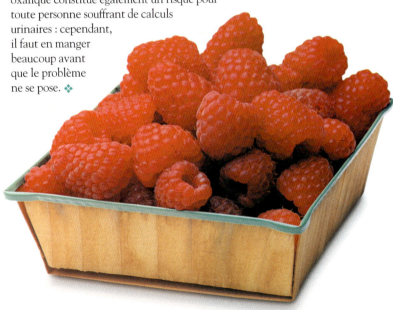

FORME PHYSIQUE
◼ ALIMENTATION ET ENDURANCE ◼

Pour être bien portant, en forme et de bonne humeur, il n'y a rien de mieux que de faire régulièrement de l'exercice, quels que soient son âge, son état de santé et son aptitude physique.

L'exercice brûle les calories. Il garde aussi les os en bonne santé, améliore la performance cardio-vasculaire, favorise la digestion, tonifie les muscles et la peau, et on lui doit souvent un sommeil réparateur. En outre, il stimule le cerveau pour qu'il produise des endorphines, analgésiques naturels capables de calmer la douleur et de communiquer un sentiment de bien-être. Ce sont les endorphines qui causent l'euphorie chez les athlètes. Ce sont sans doute elles, également, qui expliquent l'effet positif de l'activité physique sur son humeur et sa capacité à gérer le stress.

L'exercice est stimulant

Le paradoxe de l'exercice est qu'on augmente son énergie en dépensant de l'énergie. En stimulant le cœur pour qu'il pompe mieux le sang, les exercices aérobiques diminuent la consommation d'oxygène requise pour accomplir les activités quotidiennes. C'est un peu comme si l'on mettait au point un moteur d'automobile pour diminuer la consommation d'essence au kilomètre. Par manque d'habitude, l'activité physique peut d'abord causer la fatigue et la raideur ou la douleur musculaire. Il est recommandé de procéder progressivement, en commençant par trois séances par semaine, puis en augmentant la durée et l'intensité des mouvements par paliers de 10 minutes. Au bout de quelques semaines, on constate générale-ment un accroissement d'énergie.

L'exercice brûle les calories

Quand on a un mode de vie sédentaire, il faut faire régu-lièrement de l'exercice pour garder la ligne et rester en bonne santé. Lorsqu'on consomme plus de calories que l'organisme n'en a besoin, le surplus se transforme en graisses. La seule façon de perdre un excès de poids et de ne pas le reprendre est d'associer un régime hypo-calorique à la pratique régulière d'un exercice sou-tenu – marche, jogging, cyclisme, natation, danse ou gymnastique. En accélérant la respiration et le pouls, l'activité intensive aide à brûler les graisses. Cela ne veut pas dire qu'en s'inscrivant à un programme d'entraînement physique, on peut manger tout ce dont on a envie. Au contraire, un régime équilibré est essen-tiel si l'on veut avoir assez d'énergie pour maintenir un programme d'exercice physique régulier.

Bouger pour brûler les graisses

Avec un exercice aérobique, le corps commence par brûler le glucose en circulation. Il s'attaque ensuite au glycogène entreposé dans les muscles et le foie, puis à certains acides gras. C'est ainsi qu'une activité physique qui dure plus de 20 minutes brûle suffisamment de graisses pour faire

À QUOI RESSEMBLE UN RÉGIME RICHE EN GLUCIDES ?

Un athlète pesant 60 kg qui s'entraîne de 2 à 4 heures quotidiennement a besoin de 360 à 600 g de glucides chaque jour. Les chiffres ci-dessous le guideront dans ses choix alimentaires.

ALIMENT	GLUCIDES (en grammes)
1 assiette de riz cuit (200 g)	52
1 assiette de pâtes cuites (200 g)	45
2 grosses pommes de terre (250 g)	45
2 tranches de pain d'épice	28
50 g de pain (1/5 de baguette)	28
1 pain au chocolat	20
1 pain au lait	20
1 brioche individuelle (65 g)	18

ALIMENT	GLUCIDES (en grammes)
3 cuillerées à soupe de raisins secs (50 g)	32
4 cuillerées à soupe de céréales pour petit déjeuner (30 g)	25
4 gros pruneaux (50 g net)	24
1 grand verre (20 cl) de jus de pomme	22
1 banane	21
1 belle pomme (180 g net)	21
1 biscuit-goûter fourré au chocolat	15
1 cuillerée à soupe de confiture ou de miel	15

perdre du poids de façon définitive, à condition de la pratiquer régulièrement. Les exercices d'endurance augmentent la quantité d'acides gras qu'on brûle. La meilleure façon de se débarrasser des graisses est de fournir un effort soutenu pendant un certain laps de temps (au moins une trentaine de minutes par séance), au cours duquel on fournit de 30 à 40 % de sa capacité maximale.

Améliorer ses performances sportives

La nourriture sert de carburant pour la performance. En sachant associer les bons aliments aux bons exercices, on se donne un maximum d'atouts. Voici quelques conseils.

1. Carburant idéal pour l'activité physique, les glucides font partie intégrante d'un programme d'entraînement. Pain, céréales complètes, pâtes, fruits et légumes sont l'équivalent d'un carburant à indice d'octane élevé pour l'activité des muscles et la recharge énergétique rapide par la suite. Quand la ration de glucides est insuffisante, la fatigue survient plus vite. La quantité idéale est fonction de l'individu et du type d'entraînement. L'apport quotidien de glucides pour un athlète de bon niveau peut aller de 6 à 10 g par kilo de poids corporel. Un athlète pesant 60 kg qui s'entraîne de 2 à 4 heures par jour doit donc consommer entre 360 et 600 g de glucides.

2. Les liquides sont indispensables à la performance. La déshydratation, pendant une activité intense, explique en partie les crampes, l'épuisement par la chaleur et même les coups de chaleur. Il faut boire avant, pendant et après l'épreuve, même les jours où l'on ne s'entraîne pas. L'eau (particulièrement les eaux très minéralisées), les boissons spéciales pour les sportifs, les jus de fruits et de légumes sont de bonnes sources de liquides. Les deux premières sont recommandées pour les séances d'exercice, séances d'entraînement et compétitions. Quant à l'alcool et au café, ils déshydratent. Absorbez de 40 à 60 cl de liquides 2 heures avant l'exercice et de 15 à 35 cl toutes les 15 à 20 minutes pendant l'exercice.

3. Manger à heures régulières. Il est conseillé de faire un repas pauvre en graisses et riche en glucides 2 à 3 heures

Les boissons pour sportifs

Les boissons pour athlètes servent, pendant les exercices, à hydrater et nourrir l'organisme, et à remplacer ensuite les liquides perdus. Outre de l'eau, elles renferment des glucides, qui apportent de l'énergie aux muscles, et des électrolytes, comme du sodium et du potassium, pour remplacer ce qui est éliminé avec la sueur. Le sodium aide aussi à mieux absorber et à retenir l'eau ; il incite à boire davantage. Ces boissons renferment également des vitamines du groupe B, nécessaires au métabolisme glucidique. Du fait qu'elles contiennent de 6 à 8 % de glucides et qu'elles sont facilement absorbées par l'organisme lors d'exercices intenses ou qui durent plus de 45 ou 50 minutes, elles peuvent fournir aux muscles l'énergie que ne leur procurerait pas l'eau pure. Les boissons pour sportifs ont été conçues pour les exercices d'endurance, mais bien des personnes les préfèrent à l'eau en raison de leur goût. Certaines études ont démontré qu'elles remplacent les liquides perdus au cours d'exercices plus vite que ne le fait l'eau pure.

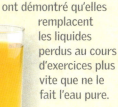

avant de prendre part à une course ou à une compétition. Ce n'est pas le moment d'essayer de nouveaux aliments ; fruits, yaourt, pain grillé, bol de céréales et boisson fraîche (mais non glacée) sont des choix raisonnables. S'il reste quelque chose dans l'estomac pendant l'exercice, le sang étant détourné du tube digestif pour alimenter les muscles en action, il en résulte des crampes et un sentiment de lourdeur. Pour une épreuve le matin, on a assez d'énergie provenant du jour précédent pour soutenir une heure à une heure et demie d'exercice. Ceux qui éprouvent de la difficulté à manger au lever peuvent prendre un repas très riche en glucides la veille (comme la « pasta party » bien connue des sportifs). Si l'exercice s'effectue tard dans la journée ou s'il s'est écoulé plus de 4 heures depuis le dernier repas, il est recommandé de prendre une collation digeste de 45 à 60 minutes avant de commencer. Le choix des aliments dépend des goûts, de l'heure et de l'intensité du sport pratiqué. On apprend vite les choix les mieux adaptés à chacun.

4. Renforcer l'apport en glucides pour l'endurance. Marathons, triathlons, courses cyclistes sur longues distances exigent une abondante réserve de glucides. Pendant les 3 ou 4 jours d'entraînement sévère qui précèdent une compétition, les glucides doivent représenter entre 70 et 80 % des calories. Pour un effort intense de une heure et demie, une alimentation normale riche en glucides suffira.

5. Refaire les réserves. Après la séance d'exercice, il faut reconstituer les réserves de glycogène dans les muscles. La meilleure façon est de manger un repas ou une collation riche en glucides dans les 30 minutes qui suivent, au moment où les muscles sont les plus réceptifs. Quoi qu'il en soit, il est important de consommer des aliments riches en glucides dans les 4 heures qui suivent un exercice vigoureux, surtout si l'on s'apprête à refaire de l'exercice. Un petit pain, un fruit ou un bol de céréales feront l'affaire, ou, faute d'appétit, un jus de fruits resucré ou une boisson pour athlètes, qui ont en outre l'avantage de réhydrater.

6. Remplacer le potassium et le sodium. Banane, orange, abricot sec et tomate sont les aliments les mieux indiqués pour la recharge en potassium. Il est bon de saler suffisamment les aliments après avoir beaucoup transpiré.

7. L'activité physique augmente parfois les besoins en vitamines et en minéraux. Avec un apport adéquat de calories pour faire face à l'activité, et à condition qu'elles proviennent d'aliments sains, les suppléments sont superflus. Ils ne sont utiles que si vous avez des carences.

8. Pas de protéines en excès. Les protéines servent à former et à réparer les tissus. Beaucoup d'athlètes croient que, parce que les cellules musculaires sont constituées de protéines, manger beaucoup de protéines fera grossir leurs muscles. Il n'en est rien. C'est l'entraînement qui stimule le développement musculaire. Cela dit, les athlètes ont davantage besoin de protéines que la moyenne, mais ils trouveront tout ce qu'il faut dans une alimentation équilibrée, où les protéines fournissent de 12 à 13 % des calories. L'apport quotidien recommandé en protéines pour les sports d'endurance est de 1,2 à 1,4 g par kilo de poids corporel, et jusqu'à 1,6 à 1,7 g pour les sportifs.

LES BESOINS EN PROTÉINES DU SPORTIF

Un athlète d'endurance a besoin, chaque jour, de 1,2 à 1,4 g de protéines par kilo de poids corporel. S'il pèse 70 kg, il doit donc consommer quotidiennement de 84 à 98 g de protéines.
Ce tableau donne la valeur approximative en protéines de certains aliments, ce qui pourra l'aider à établir ses menus.

ALIMENT	PROTÉINES (en grammes)
100 g de viande ou de volaille	21
100 g de poisson maigre poché	18-20
60 g de thon en boîte au naturel	18
1 portion de 150 g de lentilles cuites	13
40 g de camembert	9
50 g d'amandes ou de noix	7-9
30 g de gruyère ou de cantal	7-8
20 cl de lait	6,5
1 œuf	6,5
1 yaourt	5,4
50 g de pain ($1/5$ de baguette)	4
1 assiette de 200 g de pâtes cuites	3
1 portion de 200 g de légumes	2-4

Quand on s'entraîne, il faut manger beaucoup de...

■ féculents comme les pâtes, les légumineuses, le riz brun, les pommes de terre et le pain complet : leurs glucides complexes fournissent une source d'énergie prolongée ;
■ fruits et légumes pour les vitamines et les minéraux, surtout le potassium ;
■ légumes et légumineuses pour les vitamines et les minéraux ;
■ viande maigre, poisson et volaille, lait et laitages écrémés et autres aliments riches en protéines pour entretenir les muscles.

Enfin, il faut rappeler que boire beaucoup avant, pendant et après l'effort est primordial.

Le bon programme d'exercices

✔ N'inscrivez pas votre programme d'activité physique dans un emploi du temps surchargé. Substituez-le plutôt à des occupations sédentaires, comme regarder la télévision, ou contentez-vous de marcher une partie du trajet pour vous rendre au travail ou d'avoir une activité physique à l'occasion de la pause déjeuner.
✔ Variez les exercices. Alternez la marche rapide, les poids et haltères au gymnase, le yoga pour vous étirer, la natation pour mieux respirer...
✔ Quel que soit le type d'exercice, procédez en douceur. Après 40 ans, si vous souffrez d'embonpoint, d'hypertension, de diabète, d'un problème cardiaque, osseux ou articulaire, ou si vous fumez, consultez d'abord un médecin.
✔ Ceux qui préfèrent faire de l'exercice seuls peuvent s'équiper chez eux d'un vélo d'appartement ou d'une table de musculation, par exemple.

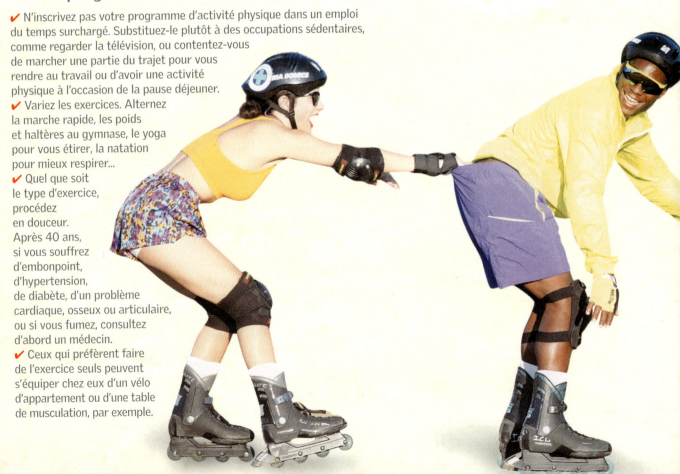

Fringales

PRIVILÉGIER

- féculents pour satisfaire les envies de glucides
- aliments riches en fibres pour la satiété

RÉDUIRE

- aliments qui provoquent les fringales : bonbons, chocolats, confiseries, biscuits sucrés ou salés

ÉVITER

- le fait d'espacer les repas, pour ne pas avoir trop faim, et de se restreindre, ce qui peut donner des envies irrépressibles de manger

LA FRINGALE DU SPORTIF

Chez le sportif qui pratique une discipline d'endurance, la fringale est une faim brutale s'accompagnant d'une perte de puissance musculaire. Cette fringale traduit en fait une hypoglycémie grave, qui conduirait au coma chez un sujet normal, mais est bien tolérée par l'organisme du sportif entraîné parce qu'elle est très progressive. On peut aussi l'observer chez le sportif amateur, pour un effort bien moindre à celui du professionnel. La principale cause est une erreur d'alimentation soit avant l'effort (absence de repas glucidique dans les 2 heures qui précèdent), soit pendant l'effort (apport énergétique insuffisant ou nul de glucides, indispensables pour reconstituer les réserves consommées peu à peu). Tout effort physique impose une alimentation et une hydratation régulières, toutes les 20 minutes au moins.

Il nous arrive tous d'avoir une envie irrésistible d'une boisson ou d'un aliment : ce n'est pas ce qu'on appelle vraiment une fringale, même si l'aliment en question est du chocolat ou de la glace. Une fringale (celle que les Anglo-Saxons nomment *sugar craving*), en tant que problème de santé, est beaucoup plus grave : c'est un désir incontrôlable qui, même satisfait, peut entraîner des dommages considérables, voire mettre la santé en danger.

Une envie occasionnelle peut être la conséquence de stress, de changements hormonaux ou de faim excessive. Les fringales obsessionnelles peuvent être causées par une maladie spécifique, la dépendance ou des problèmes psychologiques profonds.

Selon des recherches récentes, les changements hormonaux seraient responsables de nombreuses fringales, en particulier celles qui se développent pendant les phases de stress, le cycle menstruel ou la grossesse. D'après cette théorie, les fluctuations des taux hormonaux peuvent avoir un effet sur la production cérébrale de sérotonine et d'autres composés chimiques, ce qui peut déclencher un désir intense pour des aliments spécifiques. Dans ces circonstances, la personne se jette sur du chocolat ou d'autres sucreries. Les chercheurs pensent que c'est parce que les sucres sont une source qui fournit rapidement du glucose, dont le cerveau a besoin pour produire de l'énergie. Manger des féculents, qui renferment de l'amidon, des fibres et un peu de protéines, peut prévenir les envies de sucre parce que les glucides complexes (comme l'amidon) et les protéines sont métabolisés plus lentement que les glucides simples (de saveur sucrée), tout en fournissant un apport régulier de glucose.

LE SAVIEZ-VOUS ?

LE PICA PORTE À MANGER DES SUBSTANCES NON COMESTIBLES

Pour des raisons encore inexpliquées, les enfants, surtout, peuvent avoir des fringales pour des choses aussi étranges que de la terre, des éclats de peinture, de l'argile ou de l'empois. Ce phénomène porte le nom de pica, du mot latin désignant la pie, un oiseau qui mange à peu près n'importe quoi. Le pica a parfois des conséquences désastreuses : intoxication au plomb, occlusion intestinale, infestation par des vers, voire décès par empoisonnement.

LES ENVIES PENDANT LA GROSSESSE

Les femmes enceintes ont souvent d'étranges envies – des cornichons ou du saucisson, par exemple. L'envie peut être l'expression d'un besoin physiologique. En effet, durant la grossesse, le volume sanguin de la femme double : il lui faut plus de sodium pour maintenir un équilibre liquidien approprié. Même si, normalement, le fait de saler la nourriture fournit le sodium nécessaire, il n'y a pas d'inconvénient, en règle générale, à satisfaire ces envies, sous réserve de respecter ses besoins nutritionnels. Mais, si l'envie porte sur des produits non comestibles – terre, glaçons –, on l'appelle pica, et ce peut être le reflet d'un grave problème médical ou psychologique. Il faut alors consulter.

Un désir de manger de la terre est un signe courant de carence en fer. Inversement, la carence peut être causée par le fait de manger de la terre ou de l'argile, qui se lient au fer et empêchent son absorption. Des suppléments de fer pour contrer la carence viennent à bout de l'envie.

Les inclinations peuvent être influencées par la tradition, comme dans certaines zones rurales d'Afrique, chez les immigrants récents. Par exemple, certains guérisseurs recommandent aux femmes de manger de l'argile pour faciliter la délivrance ; d'autres prétendent que manger de la terre fournit du fer. C'est dangereux pour la mère et pour le fœtus.

ACCEPTATION OU DÉNI ?

Certains spécialistes croient que les fringales reflètent la sagesse du corps : nous aurions besoin de manger un aliment particulier pour combler un besoin nutritionnel. Mais les fringales portent généralement sur les aliments qui ne sont pas nutritifs ; dans de tels cas, les facteurs psychologiques l'emportent sur les besoins physiques. Certaines peuvent remplir un vide émotionnel, pendant des périodes de stress ou de tristesse. La suggestion est un autre facteur déclencheur : l'odeur de l'aliment en stimule alors le désir immédiat.

On fait souvent l'erreur de vouloir ignorer l'envie. Certains y parviennent, mais, très souvent, le déni déclenche un désir encore plus fort de l'aliment. À moins que l'objet de la fringale ne présente un risque sérieux pour la santé (par exemple, la personne hypertendue qui a envie de sel), il semble préférable de satisfaire l'envie, mais avec modération. L'approche la plus saine consiste à anticiper la fringale et à la satisfaire avant qu'elle se manifeste. Ainsi, si une femme a toujours des fringales pour des sucreries pendant sa phase prémenstruelle, elle peut les diminuer un peu en augmentant les féculents, qui font monter les taux de glucose sanguin. Manger davantage de fruits, qui contiennent des sucres naturels, peut satisfaire le besoin de sucreries de façon plus saine.

Certains médicaments, en particulier les corticoïdes et d'autres hormones, peuvent favoriser les fringales. Elles sont dues au médicament, et non spécifiques : le patient a simplement très faim, il n'a pas envie d'un aliment donné.

Une fringale de sucreries ou de graisses peut disparaître si l'on ne laisse pas la faim s'installer. La faim est un réflexe de l'organisme qui indique que celui-ci manque de combustible ; c'est un instinct puissant, qu'on ne peut pratiquement pas ignorer. C'est la raison pour laquelle ceux qui doivent suivre un régime trouvent très difficile de respecter à la lettre des recommandations très restrictives. Même si leur résolution est forte, il est presque impossible de nier au corps son instinct de préservation. Manger fréquemment de petits repas est la façon la plus judicieuse d'éviter la faim et les fringales irrésistibles qui peuvent mener à l'abus de nourriture. ❖

Fromage

AVANTAGES
- excellente source de protéines et de calcium
- très bon apport de vitamines du groupe B, en particulier pour les fromages à pâte persillée
- peut aider à lutter contre la carie

INCONVÉNIENTS
- généralement riche en graisses saturées et en sodium
- susceptible de provoquer des migraines ou des réactions allergiques

Les fromages font partie intégrante de notre patrimoine gastronomique et tiennent une place importante dans notre alimentation. Divers par leurs formes, leurs saveurs (il existe en France plusieurs centaines de fromages différents), ils ont en commun une origine unique, le lait.

UNE LONGUE HISTOIRE

Dans l'histoire de l'humanité, le fromage est apparu en même temps que l'élevage, à l'époque néolithique. La zone où il fut produit à l'origine se confond avec celle de l'élevage du mouton et de la chèvre, dans le pourtour méditerranéen, et s'est ensuite progressivement étendue jusque dans les zones de civilisations pastorales et montagnardes du centre de l'Europe. Durant toute l'Antiquité, le fromage va contribuer à nourrir les populations du monde grec, puis romain. Au moment des grandes invasions, les Vikings, en introduisant dans les pâturages normands leur bétail roux au lait plus gras, favorisent le développement des fabrications fromagères dans l'ouest de l'Europe. Au Moyen Âge, les moines inventent de nouveaux fromages aux saveurs adoucies, qui seront bientôt très recherchés. Dans le Jura et les Alpes, certains groupes de paysans montagnards s'affranchissent et se regroupent en « fruitières », ce qui leur permet de confectionner de gros fromages à pâte cuite, comme le comté, le beaufort ou le gruyère. Dès le XVIe siècle, les fromages sont largement consommés en France, chaque région privilégiant d'abord ses propres productions, mais faisant aussi commerce d'autres variétés. Transports et nouvelles technologies révolutionneront

LES 42 AOC FRANÇAISES

Actuellement, 42 fromages bénéficient d'une AOC (appellation d'origine contrôlée).

Ces fromages sont issus d'un terroir spécifique et fabriqués selon un savoir-faire reconnu.

Les exigences d'une AOC sont stipulées par décret et précisent, pour chaque fromage, sa zone de production, ses conditions de fabrication et d'affinage « respectueuses des usages locaux, loyaux et constants », et ses caractéristiques (format, aspect de la croûte et de la pâte, teneurs minimales en matière sèche et en matières grasses, etc.).

Les AOC distinguent ainsi :

28 FROMAGES AU LAIT DE VACHE
Abondance, beaufort, bleu d'Auvergne, bleu de Gex, bleu des Causses, bleu du Vercors (Sassenage), brie de Meaux, brie de Melun, camembert de Normandie, cantal, chaource, comté, époisses, fourme d'Ambert, fourme de Montbrison, laguiole, langres, livarot, maroilles, mont-d'or (ou vacherin du haut Doubs), morbier, munster-géromé, neufchâtel, pont-l'évêque, reblochon, saint-nectaire, salers, tomme des Bauges.

11 FROMAGES AU LAIT DE CHÈVRE
Banon, chevrotin, chabichou du Poitou, crottin de Chavignol, pélardon, picodon de l'Ardèche (ou picodon de la Drôme), pouligny-saint-pierre, rocamadour, sainte-maure de Touraine, selles-sur-cher, valençay.

2 FROMAGES AU LAIT DE BREBIS
Ossau-iraty (ou brebis des Pyrénées), roquefort.

1 FROMAGE AU LACTOSÉRUM (CHÈVRE OU BREBIS)
Brocciu.

LE SAVIEZ-VOUS ?

LE FROMAGE EST UNE ARME CONTRE LA CARIE

Des études ont confirmé que finir un repas par du fromage offre une bonne protection contre les caries. La graisse du fromage recouvre les dents et fait écran contre les bactéries. Un autre élément qu'il renferme, la caséine, remplit la même fonction. Enfin, calcium et phosphore aident à reminéraliser la couche d'émail.

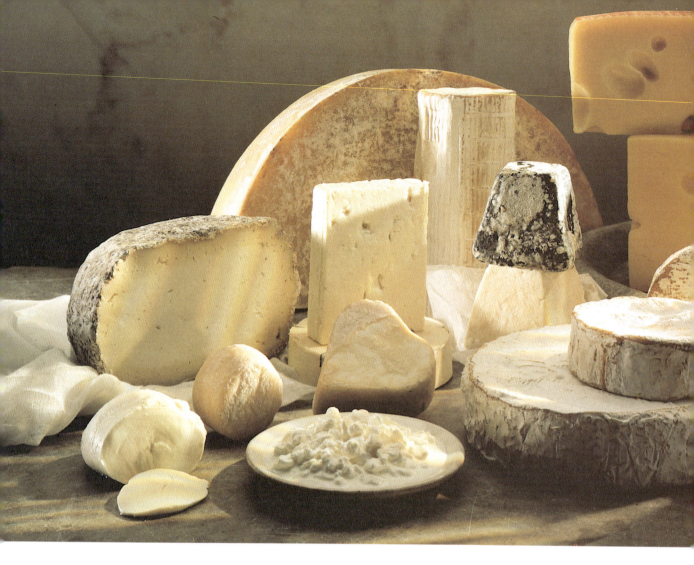

FROMAGES DU MONDE ENTIER. *Cheddar (1), emmental (2), jarlsberg (3), camembert (4), ricotta (5), coulommiers (6), cottage cheese (7), mozzarella (8), crottin de Chavignol (9), ticklemore (10), cœur de chèvre (11), pyramide (12), pyramide cendrée (13), chèvre (14), feta (15), little rydings (16), pecorino (17).*

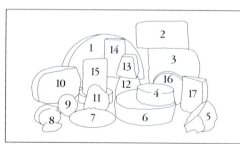

bientôt la production et la consommation de ces productions laitières, souvent industrialisées aujourd'hui.

LA FABRICATION

On utilise le plus souvent du lait de vache, parfois aussi de chèvre ou de brebis. Le lait peut être pasteurisé (cas le plus fréquent) ou cru : il subit dans tous les cas des contrôles préalables systématiques. Les étapes de fabrication sont au nombre de cinq.

• **Le caillage.** On fait coaguler le lait par ajout soit de présure (extrait de la caillette, l'estomac du veau nourri au lait, ou obtenue industriellement), soit de ferments lactiques. On obtient ainsi un caillé plus ou moins homogène ou grumeleux, selon que le caillage est à dominante de présure ou de ferments lactiques.

• **L'égouttage.** Il permet de séparer le caillé du lactosérum (ou petit-lait). Il peut se faire spontanément ou, pour certains fromages, être accéléré par tranchage, brassage ou chauffage du caillé.

• **Le moulage.** Le caillé est mis dans un moule, afin que le fromage prenne la forme souhaitée. Pour les fromages à pâte molle, on verse le caillé dans des moules perforés, qui permettent au lactosérum de s'écouler progressivement. Les fromages dits à pâte pressée sont moulés dans des formes à fond de bois. On y applique une pression qui permet au lactosérum résiduel de s'éliminer, et aux grains de caillé de la pâte de se souder de façon homogène.

• **Le salage.** Il s'effectue ensuite soit en surface (au sel fin à la volée, ou en frottant la surface avec de

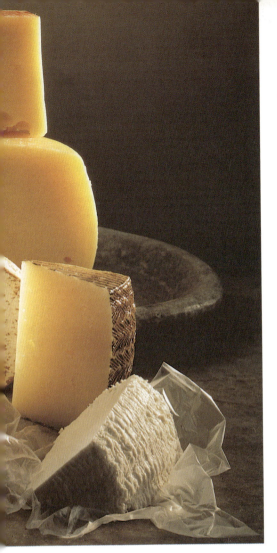

Sa valeur nutritionnelle dépend également du mode de fabrication employé.

L'atout calcium. Le fromage représente l'une des meilleures sources de calcium dans l'alimentation. Rien de plus normal, puisqu'il concentre les éléments nutritifs du lait, lui-même très bon fournisseur de calcium. Les fromages les plus riches en calcium sont ceux à pâte pressée (type gruyère ou cantal), avec en moyenne 900 mg de calcium pour 100 g. Ainsi, une portion de 30 à 35 g d'emmental ou de beaufort apporte environ 300 mg de calcium, soit le tiers de l'apport nutritionnel conseillé (ANC). La teneur en calcium des fromages du type saint-nectaire, reblochon ou tomme est de l'ordre de 600 à 700 mg, celle de ceux à pâte molle (camembert, chaource…) aux alentours de 400 mg. Le calcium du fromage est très bien assimilé par l'organisme, en raison notamment d'un rapport avec le phosphore favorable (supérieur à 1). C'est pourquoi le calcium des produits laitiers devrait représenter au moins 60 % de l'apport calcique dans l'alimentation.

Des protéines de qualité. Les protéines laitières apportées par le fromage ont une excellente valeur biologique, comparable à celle des protéines de la viande (tous les acides aminés indispensables sont présents, dans des proportions optimales) et leur assimilation est excellente. En effet, durant l'affinage, les protéines sont en quelque sorte « prédigérées » : elles sont scindées en peptides et acides aminés facilement assimilables. La proportion de protéines du fromage dépend essentiellement de la teneur en matière sèche de la pâte. Les fromages à pâte pressée renferment de 22 à 30 % de protéines, ceux à pâte molle ou à pâte persillée de 18 à 21 % et les fromages frais de 7 à 15 % (à comparer avec la teneur en protéines de la viande : de 18 à 20 %).

Toutes les vitamines du groupe B. Ces vitamines, nécessaires au bon fonctionnement neuromusculaire et à la formation des globules rouges du sang (vitamine B_{12}), sont présentes dans tous les fromages. La vitamine B_2 est particulièrement abondante dans les fromages

la saumure), soit directement par immersion dans un bain de saumure saturée. Le sel joue un rôle important dans la saveur définitive du fromage. Il exerce, par ailleurs, une action antiseptique : il est nécessaire à la conservation du fromage.

● **L'affinage.** Cette étape correspond à la période de maturation biologique de la pâte. La fraction protéique du fromage (la caséine) se transforme sous l'action des enzymes naturelles et microbiennes. La consistance de la pâte évolue, le goût et l'odeur caractéristiques de chaque fromage se développent. Selon les cas, les fromages peuvent être retournés, brossés, lavés en surface… Cette phase, qui se déroule dans des locaux à température contrôlée et généralement fraîche (parfois encore en cave), peut durer de quelques jours à plusieurs mois.

VALEUR NUTRITIONNELLE

La composition du fromage diffère selon la composition du lait d'origine (et notamment sa teneur en matières grasses).

PARFOIS INDÉSIRABLE

En cas de régime hyposodé (sans sel), les fromages doivent être écartés de l'alimentation, car ils sont systématiquement additionnés de sel durant leur fabrication. Mais il est alors possible de consommer du fromage frais non salé (type fromage blanc ou petit-suisse), ou encore un fromage à teneur limitée en sodium (produit diététique).

Des fromages tels que le camembert, le brie, les bleus ou les gruyères, qui sont riches en tyramine (substance provenant de la tyrosine, un acide aminé qui se transforme lors de l'affinage), peuvent provoquer chez des personnes sensibilisées des réactions d'allergie. De même, les personnes allergiques à la pénicilline peuvent ne pas supporter les bleus et autres fromages à moisissures de type *Penicillium*.

Les fromages affinés, et en règle générale tous les fromages fermentés, doivent aussi être impérativement évités en cas de traitement par inhibiteur de la mono-amine oxydase (IMAO), parfois prescrit contre la dépression : la tyramine et l'histamine qu'ils renferment peuvent interagir avec le médicament, et élever la pression artérielle à un niveau dangereux.

LE TAUX RÉEL DES MATIÈRES GRASSES

Longtemps, l'indication du taux de matières grasses des fromages a été donnée par rapport à l'extrait sec, c'est-à-dire au produit totalement déshydraté, la teneur réelle en graisses (lipides) dans le fromage étant évidemment beaucoup moins élevée. Une nouvelle réglementation s'applique depuis peu, et le taux de matières grasses est à présent donné pour 100 g de fromage. La composition des fromages n'a pas changé, mais seulement la façon d'indiquer leur teneur en matières grasses : les consommateurs peuvent ainsi savoir quelle quantité de matières grasses contiennent réellement les fromages, sans devoir faire des calculs compliqués.

à pâte persillée – les moisissures des fromages bleus synthétisent cette vitamine durant leur développement –, ainsi que dans les fromages à pâte molle de type camembert, dont la croûte fleurie est un concentré vitaminique. On y trouve aussi les vitamines liposolubles A et D, apportées par les matières grasses lactiques.

Toutes ces substances indispensables à la croissance (calcium, protéines, vitamines) font du fromage un aliment de choix dans l'alimentation des enfants et des adolescents.

Plus ou moins de graisses. C'est la richesse en matières grasses du fromage qui peut aujourd'hui constituer un frein à sa consommation. Il s'agit de matières grasses lactiques (comme celles du beurre), constituées pour les deux tiers par des acides gras saturés. Une portion de 35 g de camembert ou de chèvre apporte de 7 à 8 g de graisses, et une portion de 30 g de roquefort ou de gruyère presque 10 g. Le fromage est aussi une source de cholestérol : il en renferme entre 70 et 100 mg pour 100 g, soit environ 30 mg par portion.

Il est certainement judicieux d'alterner fromages classiques et fromages « allégés », fabriqués avec un lait partiellement écrémé. Il s'agit soit de fabrications traditionnelles (les tommes maigres ne sont pas des nouveautés !), soit de créations récentes (pour les fromages allégés de type camembert ou gruyère, par exemple). Ils apportent moins de graisses et de calories que les fromages classiques équivalents, mais autant de protéines, de calcium et de vitamines du groupe B. Ils sont bons pour les personnes qui suivent un régime ou pour celles qui veulent limiter l'apport en graisses et en cholestérol dans leur alimentation.

LES GRANDES FAMILLES DE FROMAGES

- **Les fromages frais** sont peu égouttés et ne subissent pas d'affinage. Riches en eau, ils ont une durée de conservation limitée et doivent être gardés au réfrigérateur. Ils peuvent être commercialisés « nature », ou salés et aromatisés (poivre, ail, fines herbes…), ou encore sucrés et aromatisés (aux fruits notamment). Dans cette famille : petits-suisses, demi-sel, fromage blanc et caillé en faisselle, gournay, neufchâtel frais, fontainebleau…
- **Les fromages à pâte molle** sont divisés en deux groupes, selon le processus de fabrication :
  – à croûte fleurie : après le caillage, on les laisse égoutter, et ils sont ensemencés en surface avec une culture de *Penicillium candidum*. L'affinage dure entre 2 et 6 semaines. Les moisissures de surface, en se développant, forment un duvet appelé fleur. Un fromage à point possède une croûte blanche et feutrée, à peine teintée de jaune, et une pâte souple et onctueuse.

Dans cette famille : camembert, chaource, brie, coulommiers, saint-marcellin, carré de l'Est…
– à croûte lavée : leur égouttage est légèrement accéléré par le « rompage » (division du caillé en particules plus ou moins fines). La surface est ensemencée, puis régulièrement lavée à l'eau salée durant l'affinage. La croûte devient brun clair ou rouge orangé et la pâte acquiert une saveur souvent puissante. Dans cette famille : époisses, pont-l'évêque, munster, livarot, reblochon, vacherin…

- **Les fromages à pâte pressée** se distinguent aussi selon le processus de fabrication :
  – à pâte pressée non cuite (ou à pâte pressée) : on les appelle parfois « fromages à pâte ferme ». La pâte est pressée mécaniquement et l'affinage dure en général plus de 2 mois, ce qui leur donne leur goût prononcé. La croûte peut être lavée ou non, selon les cas, durant cette période. Dans cette famille : cantal, tomme, saint-nectaire, morbier, saint-paulin, édam, gouda…
  – à pâte pressée cuite (ou à pâte cuite) : ce sont les fromages à pâte dure, de type gruyère. Durant le caillage, on chauffe le lait à plus de 50 °C, puis on le presse pour en extraire un maximum de petit-lait. L'affinage dure plusieurs mois, en caves fraîches. La pâte est régulièrement salée en surface. Les trous se forment par dégagement de gaz carbonique durant la période d'affinage (plus la température de la cave est basse, moins ils sont gros). Dans cette famille : beaufort, comté, emmental, appenzell (Suisse), parmesan (Italie)…

- **Les fromages à pâte persillée.** On les appelle aussi « fromages bleus », ou « fromages à moisissures internes ». Au moment de la mise en moule du caillé, on ensemence le caillé en profondeur avec des souches spéciales (*Penicillium glaucum, P. candidum*…), à l'aide de longues aiguilles. Durant l'affinage, qui se fait de l'intérieur vers les bords, apparaissent des marbrures bleues caractéristiques, qui doivent être bien réparties dans la pâte. Dans cette famille : roquefort (au lait de brebis), bleus d'Auvergne, de Bresse, des Causses, de Corse et de Gex, fourme d'Ambert, gorgonzola (Italie), stilton (Angleterre)…

- Les fromages de chèvre sont obtenus, comme leur nom l'indique, à partir du lait de chèvre. Leur caillé s'égoutte spontanément. Selon la durée de leur affinage, qui peut être très variable, on obtient des fromages de chèvre frais, à pâte molle, ou des chèvres secs ou demi-secs. Leur croûte peut être cendrée, saupoudrée d'aromates, entourée d'une feuille de vigne, et leurs formes sont caractéristiques (pyramide, bûche, pavé…).

Dans cette famille : chabichou, crottin de Chavignol, picodon, pouligny-saint-pierre, selles-sur-cher, sainte-maure, valençay…

- Les fromages fondus sont obtenus à partir d'un ou de plusieurs fromages (le plus souvent à pâte pressée cuite). Ils sont pétris et recuits avec de la crème et des sels de fonte (citrates ou phosphates de sodium) qui assurent une bonne émulsion des graisses. La pâte est moulée encore fluide et conditionnée en portions. ❖

Fruits

AVANTAGES

- excellentes sources de vitamine C, de bêta-carotène et de potassium ; autres vitamines et minéraux en moindres quantités
- renferment divers polyphénols, qui pourraient prévenir le cancer et d'autres maladies
- riches en fibres, peu caloriques
- renferment des sucres naturels énergétiques

INCONVÉNIENT

- certains fruits déclenchent des allergies chez les sujets sensibles

Les fruits sont savoureux, faciles à digérer, donnent un regain d'énergie et sont riches en vitamines et minéraux.

Les anthropologues supposent que, à l'instar des primates, les premiers humanoïdes privilégiaient les fruits mûrs, car les fruits sucrés étaient moins toxiques que les fruits amers. Les chasseurs-cueilleurs ramassaient des fruits et des baies sauvages, et dès que l'homme s'organisa en société, il se mit à cultiver des arbres et des arbustes à fruits. Il ne tarda pas non plus à sécher les fruits pour en avoir à longueur d'année.

VALEUR NUTRITIONNELLE

La science nous a enseigné à apprécier les fruits pour d'autres raisons que pour leur saveur.

Ils regorgent d'antioxydants. De nombreuses études ont démontré que les personnes qui en consomment beaucoup et régulièrement ont une incidence moins élevée de cancers, de pathologies cardio-vasculaires et d'accidents vasculaires cérébraux (AVC) que la moyenne. Une étude à grande échelle a rapporté que les hommes et les femmes qui mangent 5 ou 6 portions de fruits et légumes chaque jour diminuent le risque d'accident ischémique transitoire (AIT), l'AVC le plus courant. D'après une autre grande étude menée par Harvard, les personnes qui mangent au moins 8 portions par jour de fruits et légumes

ont un risque de maladie cardiaque moins élevé que ceux qui n'en consomment que 3 portions ou moins. Les chercheurs croient que cela est lié à la quantité d'antioxydants, surtout la vitamine C et la vitamine A (sous forme du bêta-carotène, son précurseur). Les antioxydants préviennent les dommages causés aux cellules par les radicaux libres, molécules instables que l'organisme produit en permanence. Les fruits sont également riches en polyphénols, phytonutriments dotés de propriétés antioxydantes, qui pourraient prévenir ou ralentir la croissance des tumeurs.

Les agrumes font partie des meilleures sources de vitamine C. Les spécialistes recommandent au moins une portion (un fruit moyen ou un grand verre de pur jus) par jour de pamplemousse, orange ou mandarine, ou autres fruits riches en vitamine C : cassis, kiwi, fraise, framboise, mangue, papaye, melon.

Les fruits bien colorés sont généralement riches en caroténoïdes. Les fruits dont la pulpe est jaune foncé ou orangée – abricot, melon cantaloup,

LE SAVIEZ-VOUS ?

LA POMME ET LA POIRE AIDENT À PERDRE DU POIDS

Lors d'une étude récente, les chercheurs ont examiné, chez des femmes soumises à un régime hypocalorique pour combattre un excès pondéral, l'effet que pouvait avoir l'addition au menu de 300 g par jour de pomme ou de poire. Les conclusions ont démontré que celles qui mangeaient ces fruits perdaient plus de poids que les autres.

MANGER PLUS DE FRUITS

1. Le matin, buvez un verre de jus de fruits et garnissez vos céréales de tranches de banane, de mangue ou de kiwi, de fruits rouges ou de fruits séchés.
2. Gardez au réfrigérateur des portions individuelles de compote au naturel.
3. Choisissez des mini-conserves de fruits non sucrés pour vos collations.
4. Prévoyez, en guise d'en-cas, des fruits frais faciles à transporter (pomme, banane, clémentine), ou de petits sachets de fruits séchés (raisins secs, dattes, abricots secs…).
5. Mixez des fruits (frais ou congelés) dans du yaourt ou du lait bien froid.
6. Garnissez de fruits votre yaourt ou votre fromage blanc nature.
7. Ajoutez des fruits rouges (frais ou congelés) sur vos crêpes, et remplacez le sucre par de la compote (pomme, rhubarbe).
8. Au restaurant, choisissez, dans la mesure du possible, des fruits en entrée ou en dessert.
9. Congelez des fruits durant leur pleine saison, pour en disposer plus tard.
10. Mettez des dés de pomme ou de poire citronnés dans vos salades vertes.

mangue – tiennent leur couleur du pigment jaune-orange du bêta-carotène, que l'organisme convertit en vitamine A. D'autres pigments de la famille des caroténoïdes, comme le lycopène des fruits rouges, de même que les flavonoïdes comme la quercétine du raisin, aident à prévenir les maladies cardio-vasculaires. De récentes études ont indiqué que la quercétine ou le resvératrol du raisin, présent aussi dans le vin, pourraient expliquer pourquoi les buveurs modérés ont moins de risques d'avoir une crise cardiaque ou un AVC.

Beaucoup de fruits sont riches en potassium, électrolyte essentiel à l'équilibre hydrique de l'organisme. Un taux suffisamment élevé de potassium dans l'alimentation semble aussi réduire le risque d'hypertension. Parce que les diurétiques augmentent l'excrétion du potassium dans les urines, ceux qui en prennent doivent compenser avec des portions supplémentaires de fruits riches en potassium : banane, melon, abricot, fruits séchés.

La plupart des fruits sont pauvres en calories et riches en fibres. La pomme, la poire et d'autres fruits comme le coing ou le cassis contiennent de la pectine, fibre soluble qui aide à réguler le taux de cholestérol. Les baies, les agrumes et les fruits séchés renferment de grandes quantités de fibres, tant solubles qu'insolubles, qui agissent sur le transit intestinal et participent aussi à la prévention des maladies cardio-vasculaires.

LES RÉSIDUS DE PESTICIDES

Les fruits étant particulièrement vulnérables aux parasites et aux ravageurs, les producteurs les traitent avec des pesticides. Beaucoup de personnes s'inquiètent des effets que ceux-ci peuvent avoir sur la santé. Mais les spécialistes affirment que les pesticides utilisés sur les arbres fruitiers respectent des normes de sécurité très strictes et que les effets bénéfiques des fruits pour la santé dépassent de beaucoup les risques potentiels des résidus de traitement qu'ils renferment encore. Par précaution, passez toujours les fruits sous l'eau courante avant de les manger et pelez les pommes ou les poires, sauf si vous avez la garantie qu'elles n'ont pas été traitées (fruits issus de l'agriculture biologique ou de sa propre production).

Les agrumes sont souvent traités après récolte avec des fongicides et d'autres produits qui les protègent des moisissures et des insectes. Cela ne présente pas trop de risques, puisqu'on supprime la peau pour les consommer. Mais il faut les laver soigneusement si l'on compte utiliser le zeste. Il est souhaitable, également, de laver un fruit avant de le presser.

Les fruits importés n'offrent pas nécessairement le même degré de sécurité quant aux pesticides, mais il arrive aussi, au contraire, qu'ils ne soient pas traités du tout.

Les consommateurs que les pesticides inquiètent peuvent se procurer des fruits biologiques. Il faut toutefois savoir qu'ils sont souvent plus chers et n'ont pas une aussi belle apparence que les autres. En outre, il faut les examiner attentivement, car ils sont vulnérables aux moisissures, qui renferment des cancérogènes naturels. ❖

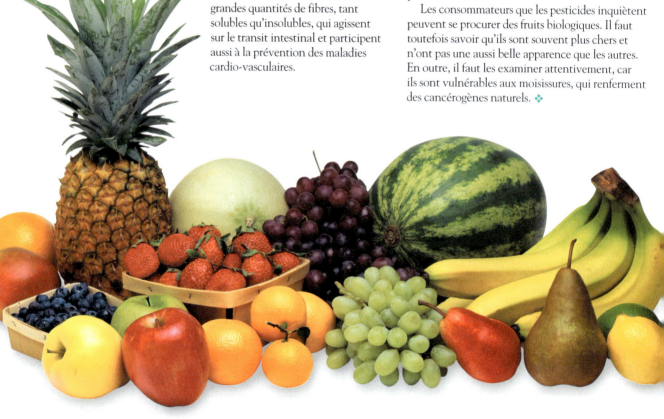

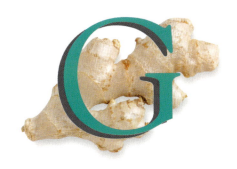

Gastrite

PRIVILÉGIER
- repas à heures régulières et alimentation équilibrée, incluant féculents, fruits, légumes, protéines et très peu de graisses

ÉVITER
- graisses (surtout cuites), tomate, agrumes, chocolat, caféine, alcool, qui sont irritants
- épices, susceptibles d'irriter l'estomac
- usage fréquent d'aspirine ou d'anti-inflammatoires

La gastrite est une inflammation de la paroi de l'estomac qui se manifeste par des troubles de la digestion, avec ou sans saignements internes. En principe, la gastrite aiguë résulte du stress engendré par une blessure, une maladie ou des brûlures graves. Elle peut aussi se produire à la suite d'une intervention chirurgicale et entraîner des ulcères de stress et de graves saignements de l'estomac.

La gastrite chronique est généralement le résultat soit d'un usage répété de certains médicaments (aspirine ou anti-inflammatoires), soit d'une maladie gastro-intestinale (comme la maladie de Crohn), ou encore de l'alcoolisme ou d'une infection virale. On a découvert récemment que, dans de nombreux cas, la gastrite était causée par la bactérie *Helicobacter pylori*, celle-là même qui est associée à l'ulcère gastroduodénal. Ce serait apparemment le seul germe capable de survivre dans le milieu acide d'un estomac humain.

La gastrite est plus fréquente avec l'âge et se manifeste par une digestion laborieuse, des brûlures d'estomac, des nausées et des éructations. Même sans symptômes, une gastrite, surtout causée par l'usage prolongé d'un médicament, peut éroder la paroi stomacale et susciter des hémorragies internes.

La gastrite aiguë, parce qu'elle accompagne une maladie ou une blessure grave nécessitant des soins hospitaliers, est généralement traitée en même temps que la cause.

Éliminez les aliments acides ou épicés. Bien qu'ils ne soient pas les causes directes d'une gastrite, ils sont d'importants irritants une fois que les symptômes se sont déclarés. Il vaut mieux aussi supprimer les aliments gras ou acides (agrumes) et ceux qui renferment de la tomate, les sodas, le thé et le café même décaféinés, l'alcool, le chocolat. Tous ces aliments, parce qu'ils affaiblissent le sphincter entre l'œsophage et l'estomac, favorisent le reflux du contenu de l'estomac et aggravent ainsi l'irritation.

Si la personne atteinte de gastrite a besoin d'un analgésique, le médicament ne devrait être ni de l'aspirine ni un anti-inflammatoire non stéroïdien (AINS). Une gastrite causée par *Helicobacter pylori* sera traitée par des antibiotiques. Pour soulager l'irritation, le mieux est de prendre un antiacide jusqu'à ce que l'inflammation se résorbe. ❖

Gastro-entérite

PRIVILÉGIER
- liquides qui réhydratent, comme les infusions ou le bouillon de légumes
- banane, riz, gelée de coing, compote de pommes, pain grillé, yaourt et crèmes desserts gélifiées
- réintroduction progressive des aliments solides

ÉVITER
- alcool et caféine, qui stimulent l'intestin
- fibres, susceptibles d'irriter davantage l'intestin
- usage fréquent d'aspirine ou d'anti-inflammatoires
- en voyage à l'étranger, les fruits et légumes non pelés, tous les aliments crus, l'eau du robinet et les glaçons

La gastro-entérite, inflammation de la portion inférieure du tube digestif, peut avoir plusieurs causes : une infection virale, bactérienne ou parasitaire ; l'ingestion d'une substance toxique ; une allergie ou une intolérance alimentaire ; un médicament, notamment un antibiotique, qui altère la flore bactérienne du tube digestif inférieur. Chez les anorexiques et les boulimiques, la gastro-entérite est souvent causée par un abus de laxatifs.

Grâce aux progrès réalisés en matière d'eau potable, les gastro-entérites dues au choléra et à la fièvre typhoïde sont rares dans les pays industrialisés. En revanche, celles qui sont causées par les parasites, comme les giardias et les amibes, peuvent se contracter dans n'importe quel pays.

LE VIRUS DE NORWALK

Ce virus fait parler de lui depuis 1968. Il se manifeste par une gastro-entérite virale, généralement causée par de la nourriture ou de l'eau contaminées. L'eau des bateaux de croisière, des piscines, des lacs, des puits, voire de certains aqueducs municipaux, sont ses véhicules favoris. Méfiez-vous des fruits de mer et des salades, car ce virus ne se multiplie pas dans la nourriture et ne supporte pas la cuisson. Pour y échapper, en voyage surtout, contentez-vous d'aliments cuits et de boissons en bouteille ou capsulées, sans glaçons.

Les parasites se transmettent par différents moyens : manque d'hygiène dans la manipulation des aliments, contamination de l'eau potable ou contact physique rapproché avec une personne infectée.

Lorsqu'elle est causée par une bactérie ou un virus courants, la gastro-entérite est synonyme de grippe intestinale et les symptômes sont ceux d'une diarrhée ou d'une intoxication alimentaire. À moins que l'infection ne soit causée par un parasite, les symptômes disparaissent d'eux-mêmes au bout de quelques jours. Nausées et vomissements, qui ne sont qu'ennuis passagers chez un adulte ou un enfant en bonne santé, peuvent, dans le cas d'un bébé, d'une personne âgée ou d'un malade immunodéprimé, affaiblir énormément et exiger un traitement médical.

Si les symptômes persistent au-delà de 48 heures, le médecin prescrira un médicament pour calmer les nausées et un antibiotique, au besoin. Il recommandera des examens pour déterminer la cause s'il soupçonne une intolérance alimentaire ou une intoxication. Si les selles sont sanguinolentes, il envisagera la possibilité d'une infection parasitaire ou d'une dysenterie bacillaire.

En cas de grippe intestinale, il vaut mieux laisser reposer le système digestif, mais boire en abondance. Un soda de type bitter calme parfois la nausée. Un bouillon au riz est un excellent remède : le bouillon, tout en réhydratant, compense la perte de sodium et de potassium et rééquilibre les électrolytes, tandis que le riz forme une masse solide dans l'intestin. Il faut éviter l'alcool et les boissons contenant de la caféine, car ce sont des stimulants de l'intestin qui peuvent aggraver la diarrhée.

Réintroduisez les aliments solides progressivement. Pour que l'intestin recouvre son équilibre, mangez de petites portions de banane bien mûre, du riz très cuit, de la compote de pommes ou de la gelée de coing, du pain grillé ou rassis, des yaourts aux ferments actifs, des crèmes desserts gélifiées au chocolat. Gardez l'eau de cuisson du riz pour la boire en bouillon. Vous bénéficierez ainsi de sources d'énergie sans résidus irritants pour l'intestin et d'antidiarrhéiques naturels (pectines, gommes végétales) qui protégeront votre muqueuse intestinale de l'agression microbienne.

Votre capacité à digérer le lactose pourrait être temporairement affectée. Au bout de 48 heures, vous pourrez passer à des aliments simples : une pomme de terre bouillie ou cuite à la vapeur, des légumes cuits et un œuf à la coque ou poché. Les produits laitiers seront réintroduits en dernier, sauf le yaourt. Les graisses des fromages sont difficiles à digérer et séjournent plus longtemps dans l'estomac que les autres aliments. En effet, certaines infections entravent momentanément la capacité à digérer le lactose, le sucre propre au lait et aux produits laitiers. De plus, continuez à boire beaucoup d'eau et de jus de fruits non acides, et reprenez votre régime normal dès que cela sera possible.

Certains médicaments, notamment les antibiotiques, peuvent causer de sérieuses gastro-entérites ; consultez alors votre médecin, qui modifiera son ordonnance ou changera le traitement. ❖

Gâteaux et biscuits

AVANTAGES
- en petite quantité, source rapide d'énergie
- constituent, à l'occasion, des goûters et des desserts délicieux

INCONVÉNIENTS
- souvent riches en graisses et très caloriques
- assez pauvres en vitamines et en minéraux
- renferment souvent des acides gras « trans »

La plupart d'entre nous en raffolent. Pourtant, gâteaux, biscuits et pâtisseries en général arrivent en dernière position dans l'échelle des aliments utiles. Riches en sucre, en graisses et en calories, ils sont relativement pauvres en vitamines, minéraux et protéines. Pis encore, la plupart renferment beaucoup d'acides gras « trans », fabriqués par l'homme et responsables de nombreuses maladies cardiaques (voir Athérosclérose). Si le mot « hydrogéné » apparaît dans la liste des ingrédients, l'aliment contient des graisses « trans ». Toute personne qui souhaite ne pas prendre de poids devrait éviter ces aliments. Hélas ! on en consomme volontiers, parfois avec excès et souvent même au détriment d'une nourriture plus saine.

Farine blanche, sucre, matière grasse, œufs et lait ou crème sont les ingrédients de base en pâtisserie. Les graisses solides et très saturées – saindoux, beurre et huiles de palme ou de coprah – donnent

MYTHE ET RÉALITÉ

Mythe Les biscuits allégés en graisses sont meilleurs pour la santé.

Réalité Il n'y a aucun avantage à remplacer les graisses par du sucre, mais c'est pourtant ce que font les industriels : les biscuits qu'on dit allégés sont en fait aussi caloriques que les autres.

DIX TRUCS POUR CONFECTIONNER UNE PÂTISSERIE SAINE

La mode étant aux produits allégés en graisses et en sucre, les fabricants de gâteaux et de biscuits ont mis au point de nouveaux produits. Ceux-ci sont souvent fades et peu appétissants, à de rares exceptions près. Cependant, rien ne vous empêche de confectionner vous-même vos recettes préférées. En général, vous pourrez sans problème réduire les matières grasses et le sucre de 15 à 20 %. Voici quelques conseils.

1. Dans vos recettes de gâteaux et de biscuits, remplacez une partie des graisses par une compote de pommes, une purée de pruneaux ou des bananes écrasées. Ceux-ci ajoutent de l'onctuosité et de la texture, mais pas de graisses, et contribuent en même temps à parfumer et à sucrer.

2. Diminuez ou supprimez le sucre dans les tartes aux fruits ; parfumez-les avec de la cannelle ou de la vanille.

3. Remplacez la matière grasse par du beurre allégé ou une margarine végétale allégée à 40 % : vous apporterez ainsi deux fois moins de graisses dans une pâte à tarte.

4. Confectionnez des tartes avec une pâte très fine ou, mieux encore, une croûte de chapelure additionnée d'un œuf et d'un peu de miel. C'est un substitut intéressant pour un fond de tarte aux fruits.

5. Dans un gâteau ou des biscuits, remplacez la moitié des jaunes d'œufs par des blancs. Vous aurez ainsi autant de protéines, mais moins de graisses et de cholestérol.

6. Pour vos garnitures de tartes, utilisez du lait écrémé ou du fromage blanc à la place de la crème, selon le cas. Pour garnir un dessert, bannissez les crèmes en tout genre et employez des fruits en purée.

7. Les biscuits les moins riches en graisses sont les biscuits à la cuillère, les meringues et les boudoirs. Vous pouvez les consommer avec de la compote de pommes ou une purée de fruits peu sucrée, éventuellement additionnée de raisins secs ou d'autres fruits séchés.

8. Pour un menu de fête, préparez un biscuit de Savoie, dans la composition duquel n'entre aucune matière grasse, et garnissez-le de morceaux d'ananas et d'un coulis de fruits rouges.

9. Confectionnez un gâteau au citron léger et délicieux avec un mélange de fromage frais et de ricotta écrémés, du lait écrémé concentré, du zeste de citron et des blancs d'œufs. Et nappez-le, non pas de crème, mais de yaourt battu.

10. Choisissez de la chantilly allégée en bombe, qui ne renferme que de 11 à 15 % de lipides, au lieu de 30 %.

---

assurément de meilleurs résultats que les huiles végétales ou les margarines allégées, mais elles sont aussi les plus susceptibles de faire augmenter le taux des lipoprotéines de basse densité dans le sang, soit le « mauvais » cholestérol (LDL).

La forte teneur en sucre de la pâtisserie peut causer des problèmes aux diabétiques, bien que des études récentes aient démontré que la plupart d'entre eux peuvent tolérer un peu d'aliments sucrés en fin de repas.

Des gâteaux aux fruits séchés (figues) ou aux fruits secs oléagineux (amandes, noisettes) sont aussi proposés au rayon diététique des supermarchés. En fait, ils contiennent souvent relativement peu de ces fruits, mais autant de graisses et de sucre que les autres biscuits. On peut toutefois limiter les inconvénients des gâteaux et biscuits en les confectionnant soi-même avec des ingrédients de qualité. ❖

Germe de blé

AVANTAGES

- excellente source de vitamine E, de zinc et de magnésium
- renferme des vitamines du groupe B (notamment B_9, ou acide folique) et des fibres

Le germe de blé est la partie nutritive qui se trouve à l'intérieur du grain de blé. On l'enlève lors de la mouture pour obtenir la farine blanche qui, de ce fait, perd une grande partie de sa valeur nutritive. Bien que le germe du blé soit très petit, il regorge d'éléments nutritifs. Ainsi, 2 cuillerées à soupe de germe de blé (15 g) fournissent plus de 15 % de l'apport nutritionnel conseillé (ANC) en vitamine E, 10 % de l'ANC en vitamine B_9 (acide folique), des quantités intéressantes d'autres vitamines B, de thiamine, de zinc, de phosphore, de fer, de cuivre, de potassium et de manganèse, ainsi que 4 g de protéines et près de 2 g de fibres, tout cela pour seulement 55 kcal.

LES EFFETS BÉNÉFIQUES

Le germe de blé est bon pour le cœur. La vitamine E, qu'il contient en grande quantité, est un anti-oxydant puissant, bénéfique pour

---

LE GERME DE BLÉ PRÉVIENT LE DIABÈTE DE TYPE 2 CHEZ LES FEMMES

Le germe de blé est un glucide à index glycémique faible. C'est pourquoi il a un effet bénéfique sur la glycémie (taux de sucre dans le sang). Une étude récente menée par la faculté de médecine de Harvard a démontré que manger davantage de céréales complètes (renfermant le germe) réduisait, chez les femmes, le risque de diabète de type 2.

UN PETIT TRUC

ENRICHISSEZ VOS PLATS

Le germe de blé est une source particulièrement concentrée de vitamine E, un antioxydant qui semble protéger contre le cancer, les maladies cardiaques et la cécité. Saisissez toutes les occasions qui se présentent pour l'inclure dans les plats que vous confectionnez : gâteaux maison, cakes, pâtes à tarte, purées de pommes de terre ou de légumes, potages, etc.

le cœur et le système immunitaire. Il contient des lipides (1,5 g dans 2 cuillerées à soupe) surtout polyinsaturés ; ceux-ci peuvent aider à diminuer le « mauvais » cholestérol (LDL) quand ils sont substitués aux graisses saturées dans l'alimentation. Enfin, il fournit des stérols végétaux, qui font aussi baisser le taux du cholestérol LDL.

Le germe de blé se vend sous forme déshydratée, en paillettes. On le sèche à basse température et sous vide partiel, pour préserver ses qualités nutritionnelles. On l'introduira dans divers aliments pour augmenter leur valeur nutritive : biscuits, gâteaux, muffins, pains et crêpes ; on en saupoudrera les céréales ou les salades et on l'incorporera dans les potages et les sauces, voire dans les plats de viande ou de légumes. Une fois ouvert, le germe de blé en paillettes doit si possible être conservé au réfrigérateur, dans un récipient hermétique, car il craint l'humidité. Sa durée de conservation est limitée en raison du risque de rancissement de leurs graisses. ❖

Germe de soja, germe de luzerne, germe de haricots

Voir Légumineuses germées

Gibier

AVANTAGES

- pauvre en graisses
- excellente source de protéines
- riche en fer

INCONVÉNIENT

- parfois lourd à digérer lorsqu'il a faisandé

Les bêtes sauvages autrefois recherchées par les chasseurs font aujourd'hui l'objet d'élevages, en particulier les faisans et les perdrix, lâchés dans la nature quelques jours avant l'ouverture de la chasse. Qu'il soit à plume ou à poil, le gibier a une chair plus colorée que l'animal domestique. Mais elle est également plus ferme, ce qui explique la coutume

du faisandage, qui consiste à laisser l'animal subir une maturation de 24 à 48 heures environ après l'abattage pour attendrir la viande. Des amines (tyramine et histamine notamment) dégradant les protéines se forment alors, qui rendent sa digestion difficile. La marinade, utilisée en général pour les grosses pièces de viande, permet d'attendrir les chairs avec moins d'inconvénients pour la digestion.

VALEUR NUTRITIONNELLE

Comme toutes les autres viandes, le gibier est riche en protéines de bonne qualité biologique. Il fournit aussi des quantités intéressantes de fer héminique, bien utilisé par l'organisme.

Enfin, les pièces de gibier sont moins grasses que les viandes de boucherie, car il s'agit d'animaux beaucoup plus actifs. Pour tirer tout le bénéfice de cet avantage, on les cuisinera avec peu de matières grasses. ❖

Gingembre

AVANTAGES

- peut prévenir le mal des transports
- peut aider à calmer les nausées

INCONVÉNIENT

- frais ou confit, il peut irriter les tissus de la bouche et d'autres muqueuses

L'utilisation du gingembre pour parfumer les aliments remonte aux plus anciennes civilisations. Les Chinois s'en servaient déjà au VIe siècle av. J.-C. ; les marchands arabes l'ont introduit dans les pays méditerranéens avant le Ier siècle de notre ère et il passa du Moyen-Orient à l'Europe au temps des croisades.

Il appartient à la famille des zingibéracées, tout comme deux autres épices populaires, la cardamome et le curcuma. On utilise sa racine, un rhizome noueux riche en composés actifs, notamment dotés de propriétés antioxydantes.

UN REMÈDE TRADITIONNEL

Le gingembre joue depuis longtemps un rôle éminent en médecine populaire, et ce pour de bonnes raisons si l'on en croit les études actuelles.

Contre le cancer. La bêta-ionone, terpénoïde du gingembre, serait anticancérogène, selon des études récentes. Des tumeurs induites chez des animaux de laboratoire se développent moins vite chez les sujets prétraités à la bêta-ionone.

Contre les nausées et le mal des transports. Le gingembre sous diverses formes – soda ou bière sans alcool au gingembre, pilules et racines de gingembre confites – calme les nausées et les vomissements provoqués par le mal des transports. Selon une étude récente, ce rhizome est aussi efficace contre ce mal qu'un médicament, mais il ne crée pas de somnolence comme celui-ci.

Sucer du gingembre confit, dont la saveur est très concentrée, peut calmer les nausées dues à la grossesse, une intoxication alimentaire, une gastro-entérite ou la chimiothérapie. Ceux qui jugent cela trop fort ou irritant pour la bouche peuvent s'en procurer en gélules.

Comme le gingembre bloque les prostaglandines (substances chimiques semblables aux hormones) proinflammatoires, il peut aider les personnes qui souffrent de migraine. On pense en effet que celle-ci est causée par l'inflammation des vaisseaux sanguins du cerveau. En prenant du gingembre au premier signe de migraine, on peut réduire son intensité.

Des études indiquent aussi que, chez les personnes souffrant d'arthrose ou de polyarthrite rhumatoïde, une dose quotidienne de gingembre en poudre réduit la douleur et l'inflammation. ❖

Ginseng

AVANTAGE
- aurait des vertus toniques

INCONVÉNIENT
- en excès, provoque excitation et hypertension

Originaire de Chine, le ginseng possède une racine dont la forme rappelle celle du corps humain : ginseng signifie d'ailleurs « homme-racine » en chinois. Cette racine, séchée et réduite en poudre, renferme les composés actifs de la plante.

On lui prête de nombreuses vertus, allant d'une action sur la fonction rénale, les os et le cœur, jusqu'au traitement du vieillissement et de l'impuissance. Les recherches les plus récentes ont permis de mettre en évidence des propriétés anabolisantes (il stimule la synthèse des protéines), ainsi qu'une action sur le taux de sucre dans le sang (il peut aider à le faire baisser) et des effets bénéfiques sur les performances mentales.

Il est traditionnellement utilisé contre la fatigue et l'asthénie, et on considère qu'il peut favoriser les mécanismes d'adaptation de l'organisme en cas de stress. On recommande de ne pas dépasser 2 g de poudre par jour et de limiter le traitement à 3 mois. En excès (plus de 5 g par jour), il entraîne nervosité, insomnie, voire confusion mentale et hyperactivité. ❖

Glaces et sorbets

AVANTAGES
- certaines glaces fournissent du calcium, des protéines et des vitamines du groupe B
- certains sorbets sont une bonne source de vitamines et d'antioxydants

INCONVÉNIENTS
- teneur élevée en sucre (surtout les sorbets)
- les glaces sont riches en graisses saturées

Petits et grands se régalent de glaces et sorbets, qui constituent aujourd'hui aussi bien des desserts délicieux que des collations rafraîchissantes et gourmandes.

La « crème glacée aux œufs » (celle des glaciers artisanaux) est la plus riche : elle renferme au moins l'équivalent d'un jaune d'œuf et de 8 à 10 g de crème fraîche pour 100 g de produit. La « crème glacée » doit contenir au moins 7 % de matières grasses laitières. Pour les « glaces » (sans autre précision), on n'impose pas un minimum de graisses laitières. Ce sont ces corps gras qui confèrent à la glace son onctuosité, mais on ajoute presque toujours épaississants, liants ou autres gélifiants (pectine, gélatine, carraghénane, gomme de guar, cellulose…) pour lui donner plus de tenue. On peut aussi l'additionner d'acidifiants, d'arômes et de colorants autorisés. Il suffit ensuite de foisonner le produit, c'est-à-dire de lui incorporer de l'air avant sa prise au froid. On obtient ainsi une glace à la fois aérée et moelleuse, pas trop dure quand on la sort du congélateur, mais qui se tient encore à température ambiante. Bref, tout ce que recherche le consommateur… sauf le côté naturel ! On peut en effet trouver jusqu'à 17 composants (dont 8 additifs) dans la liste des ingrédients

ATOUT CACHÉ. *1 à 2 tranches de gingembre cru dans un plat de légumineuses éviterait, semble-t-il, le désagrément des flatulences.*

d'une simple glace à la vanille du commerce ! À la maison, on la confectionnerait à partir d'une crème anglaise, avec lait, œufs, sucre, crème fraîche et vanille… ce qui fait une grande différence.

Les sorbets sont fabriqués avec du coulis ou du jus de fruits très sucré, et éventuellement du blanc d'œuf. Ceux du commerce doivent contenir au moins 35 % de fruits (un taux ramené à 15 % pour les fruits les plus acides). L'adjonction d'épaississants, de gélifiants, d'arômes ou de colorants est également autorisée.

VALEUR NUTRITIONNELLE

Selon leur composition et leur définition, ces délices gourmandes ont des apports caloriques et nutritifs très différents.

La glace apporte en moyenne de 75 à 100 mg de calcium pour 2 boules (soit 12,5 cl), avec quasiment 6 à 7 g de graisses et 20 g de sucre ! Une gourmandise qui avoisine 140 kcal. Et davantage, bien sûr, si on ne s'en tient pas à une portion raisonnable, ou si on l'agrémente de chocolat, noisettes, amandes, fruits confits ou chantilly : l'apport calorique monte alors rapidement.

Le sorbet n'apporte pas de graisses, ce qui est intéressant quand on le consomme à la fin d'un repas assez riche. S'il est à base de fruits tels que cassis, myrtilles, baies rouges, il peut fournir des polyphénols antioxydants utiles. Mais il ne faut pas oublier qu'il est très sucré et donc calorique lui aussi, avec environ 95 à 100 kcal pour 2 boules. ❖

PETITS FRUITS ROUGES. *Frais ou congelés, ils apportent un « plus » nutritionnel à une glace, sans calories excessives.*

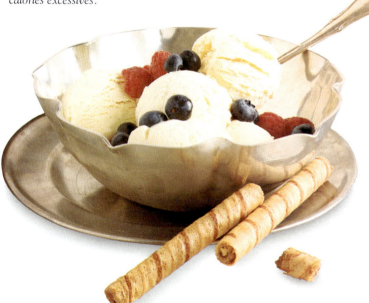

Glucides

Voir p. 189 et p. 192

Goutte

PRIVILÉGIER

- liquides pour diluer l'urine et prévenir la formation de calculs rénaux
- fruits et légumes (sauf s'ils sont riches en purines) pour les vitamines, les minéraux et les fibres alimentaires

RÉDUIRE

- céréales complètes, avoine, chou-fleur, asperges, petits pois, épinards, champignons (riches en purines)

ÉVITER

- abats, gibier, anchois, sardine, hareng, jus et extraits de viandes, fruits de mer et autres aliments riches en purines
- alcool, surtout vin rouge et bière
- diurétiques et médicaments contenant de l'aspirine
- le fait de sauter des repas, les régimes drastiques pour maigrir

L'œdème, l'inflammation et l'extrême sensibilité des articulations sont les symptômes de la goutte. Celle-ci affecte surtout le gros orteil, mais aussi les articulations du pied, du genou, du poignet et des doigts. En période de crise, la moindre pression déclenche des douleurs insupportables.

En Europe, 2 à 3 hommes adultes sur 100 souffrent de la goutte, et environ la moitié d'entre eux sont obèses. La goutte est à peu près inexistante chez la femme, du moins avant la ménopause.

On dit souvent que la goutte est le prix à payer pour les excès de table. En réalité, c'est une forme d'arthrite causée par une incapacité héréditaire des reins à excréter l'acide urique. Celle-ci, un sous-produit du métabolisme des purines, provient des aliments et du processus de renouvellement des cellules.

Lorsque l'acide urique forme des cristaux dans le liquide synovial autour des articulations, le système immunitaire essaie de les éliminer. Cela s'accompagne de fortes douleurs qui peuvent durer des jours – voire des semaines – si on ne les traite pas. À la longue, les cristaux forment des bosses sous-cutanées, aux oreilles, aux coudes et autour des articulations affectées.

Un accès de goutte survient de manière imprévisible. Fort heureusement, il existe aujourd'hui plusieurs médicaments capables d'enrayer la douleur et de prévenir des récidives. La colchicine, extraite de la fleur du colchique d'automne, est l'un des plus rapides et des plus efficaces parmi ces médicaments. Elle peut néanmoins causer de fortes nausées et de la diarrhée, auquel cas il faut tout de suite cesser d'en prendre. Toutefois, ces effets indésirables mettent un certain temps à se manifester, et la crise de goutte est alors quasi enrayée.

D'autres médicaments moins toxiques, qu'on prescrit de façon régulière, empêchent les récidives. Cependant, on peut s'attendre à une crise dès qu'on cesse de les prendre. Pour renforcer les effets bénéfiques d'un traitement, il faut aussi modifier son alimentation, de manière à ralentir la production d'acide urique.

LES MESURES PRÉVENTIVES

Une perte de poids progressive. Les cas de goutte sont très nombreux chez les personnes obèses. Éliminer la graisse, surtout sur l'abdomen, prévient souvent les accès de goutte. La perte de poids doit néanmoins être progressive, sinon elle risque d'augmenter la concentration d'acide urique dans le sang et d'aggraver la situation. Le même phénomène se produit lorsqu'on jeûne ou quand on saute un repas : il faut bannir ces pratiques. Les régimes amaigrissants qui favorisent les protéines au détriment des glucides sont également déconseillés, car ils entraînent l'apparition de cétones, sous-produits du métabolisme qui s'opposent à l'excrétion de l'acide urique par les reins.

L'interruption d'un traitement. Il arrive que la goutte soit causée par l'aspirine ou un diurétique qui a été prescrit contre l'hypertension. Certains de ces médicaments empêchent les reins de fonctionner normalement et d'éliminer l'acide urique. Avec ce genre de traitement, il faut donc signaler au médecin l'apparition éventuelle de douleurs aux articulations.

L'élimination des purines. Les purines sont les bases azotées de l'ADN et de l'ARN. Les aliments riches en purines favorisent la production d'acide urique chez les personnes prédisposées à la goutte : foie, rognons, cervelle, jus et extraits de viandes, anchois, sardine, hareng, maquereau, huîtres et autres coquillages, gibier, bière et vin rouge (bordeaux en particulier) sont à proscrire. D'autres aliments, qui en contiennent moins, doivent être consommés avec modération : céréales complètes, germe et son de blé, avoine,

---

L'ANANAS ET LA GOUTTE

L'ananas, à cause de sa teneur en broméline, une enzyme anti-inflammatoire, a la réputation de contrer les accès de goutte. Toutefois, il n'a pas encore été prouvé scientifiquement que la broméline était absorbée intacte dans le sang et pouvait agir dans l'organisme.

---

fruits secs oléagineux, asperges, chou-fleur, champignons, petits pois et légumineuses.

Des liquides en quantité. Il faut boire au moins 2 litres de liquides par jour pour diluer les urines et prévenir la formation de calculs rénaux. La bière et le vin sont à proscrire, mais n'importe quelle autre boisson alcoolisée est susceptible d'entraver l'élimination de l'acide urique. Les boissons renfermant de la caféine sont également à éviter.

On peut aider le travail des reins en alcalinisant les urines grâce à des eaux bicarbonatées de type eau de Seltz ou eau minérale : Vichy Saint-Yorre, Vals ou Badoit.

Du poisson riche en oméga-3. On a constaté que les acides gras oméga-3 réduisent la douleur et l'inflammation chez les arthritiques. Les poissons gras pourraient donc s'avérer précieux dans le cas de la goutte, à condition de choisir les moins riches en purines (saumon, thon). ❖

Goyave

AVANTAGES

- excellente source de vitamine C
- riche en pectine et autres fibres solubles
- bon apport de potassium et de fer

INCONVÉNIENT

- frais, le fruit coûte relativement cher et il ne se trouve pas partout

Originaire d'Amérique du Sud, la goyave est maintenant cultivée dans de nombreuses régions tropicales. Selon les variétés – on en compte plus d'une centaine –, elle prend la forme d'une pomme ou d'une petite poire, et son diamètre varie de 2,5 à 10 cm. Sa peau mince, jaune pâle ou jaune-vert, a un goût un peu amer qui incite à servir le fruit pelé. Sa pulpe, juteuse et moelleuse, est rose foncé chez la plupart des variétés, parfois jaune, rouge ou blanche ; elle a une saveur douce qui rappelle un peu celle de l'ananas ou de la banane. La goyave mûre dégage une agréable odeur musquée.

À poids égal, ce fruit renferme 4 à 5 fois plus de vitamine C que l'orange : il en contient de 240 à 270 mg pour 100 g, alors qu'on en trouve seulement

53 mg dans l'orange. La même quantité fournit en outre 275 mg de potassium et plus de 5 g de fibres, la plus grande partie sous forme de pectine, fibre soluble qui fait baisser le taux de cholestérol sanguin. Elle apporte aussi de l'acide folique et plus ou moins de carotène selon sa couleur (jusqu'à 700 mg pour 100 g quand la chair est très rouge).

La moitié environ du fruit est remplie de petites graines dures comestibles, qu'on a coutume d'éliminer. Pourtant, elles fournissent des fibres supplémentaires et, quoique en moindre quantité, les mêmes éléments nutritifs que le fruit.

UN FRUIT POLYVALENT

Avec seulement 34 kcal pour 100 g, la goyave fraîche constitue un dessert facile à servir et très léger. On la coupe en deux, on ôte les graines, puis on prélève la pulpe. Du jus de citron (jaune ou vert) rehaussera sa saveur. On peut aussi l'ajouter en tranches dans une salade de fruits. La goyave contient peu de sucre : sa teneur moyenne en glucides est de 5,5 g pour 100 g.

On trouve des goyaves fraîches à la fin de l'automne et au début de l'hiver. Le fruit est mûr quand la peau cède un peu sous le doigt. La goyave est meilleure quand elle a mûri sur l'arbre, mais elle peut mûrir à température ambiante. Pour hâter sa maturation, on la mettra dans un sac en papier avec une banane ou une pomme.

En boîte, conservée au sirop léger, elle reste modérément calorique (60 kcal pour 100 g) et une très bonne source de vitamine C (de 150 à 180 mg pour 100 g). ❖

FRUIT EXOTIQUE. *À la fois acide et douce, la goyave au parfum âcre est indéniablement tropicale. Bien qu'elle soit entièrement comestible à maturité, on dédaigne souvent ses graines et sa peau.*

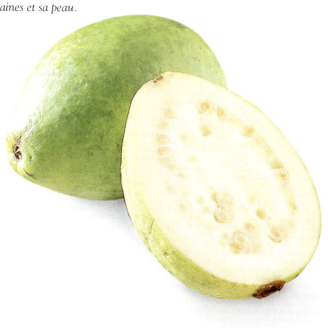

Grenade

AVANTAGES
- bon apport de fibres, vitamine C et niacine
- riche en polyphénols antioxydants

Grenade vient d'un mot français du XII siècle, *pume* (pomme) *grenate*, ce dernier mot étant issu du latin *granatum* – « (fruit) à grains ». Ce fruit de la grosseur d'une pomme renferme en effet beaucoup de graines rouges. Il y a plusieurs variétés de grenades. On peut en extraire le jus, qui est commercialisé soit pasteurisé, soit stérilisé.

La grenade a une peau coriace, d'un rouge pourpre foncé. Sa pulpe est constituée de petites graines comestibles réunies dans des arilles séparés par des membranes amères, de couleur crème. Pour la consommer nature, on l'entaille verticalement et on l'ouvre ; on peut alors détacher les arilles pleins de suc et les manger.

C'est surtout le jus du fruit que l'on boit. Pour l'obtenir, on écrase les graines dans un tamis. On peut aussi couper le fruit en deux et en extraire le jus avec un presse-agrumes ou couper le bout de la queue et déposer le fruit sur un verre pour que le jus s'écoule, en le pressant de temps à autre. Une grenade donne environ 10 cl de jus, avec lequel on peut faire des gelées, du sorbet ou de la compote ; on peut aussi en aromatiser des gâteaux ou des pommes au four.

La grenade est une bonne source de potassium. Un fruit en renferme environ 400 mg, soit plus que ce qu'offrent la plupart des fruits. Elle fournit aussi de la vitamine C (20 mg pour 100 g de fruit) et des fibres. Pulpe et jus sont riches en polyphénols, notamment en anthocyanines et en acide ellagique, qui possèdent une puissante action antioxydante. Les recherches ont révélé que le jus de grenade, grâce aux anthocyanines qu'il renferme, a 2 ou 3 fois la capacité antioxydante d'une quantité égale de vin rouge ou de thé vert. Selon des études récentes, la consommation régulière de ce jus peut aider à prévenir l'athérosclérose, en réduisant l'oxydation du « mauvais » cholestérol (LDL), et aurait aussi un effet antihypertenseur. Les recherches dans ces domaines se poursuivent. ❖

Grillades

Voir p. 194

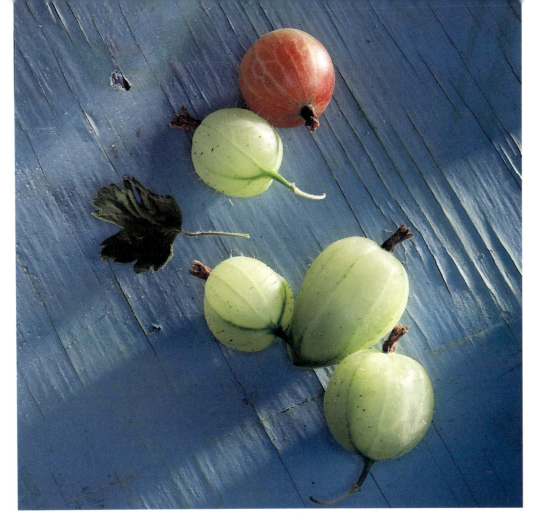

LA GROSEILLE À MAQUEREAU. *Ses bienfaits sont nombreux : elle est riche en fibres, peu calorique et représente une source appréciable de vitamine C.*

Grippe

Voir Rhume et grippe

Groseille

AVANTAGES

- bonne source de vitamine C, de potassium et de bioflavonoïdes
- source de fer et de vitamine A
- riche en fibres, peu caloriques

INCONVÉNIENT

- ses graines peuvent irriter les intestins sensibles

Le groseillier à grappes et le groseillier épineux (qui donne les groseilles à maquereau) appartiennent tous deux à la même famille botanique. Leurs fruits parmi les moins riches en sucre, donc en calories (moins de 30 kcal pour 100 g). Les groseilles sont bien pourvues en nutriments utiles, comme les fibres (3 à 4 g pour 100 g), la vitamine C (de 35 à 40 mg), le potassium et le fer (1 mg). Elles apportent aussi beaucoup de flavonoïdes, qui aident à prévenir le cancer et d'autres maladies.

Les groseilles constituent une bonne source de quercétine, le plus actif des flavonoïdes : on lui prête des propriétés antioxydantes, anti-inflammatoires et antihistaminiques (antiallergiques) ; elle a aussi des effets positifs sur les capillaires et le système cardio-vasculaire. Dans les fruits, la quercétine est souvent liée à la vitamine C : on a remarqué qu'elle en améliorait l'absorption par l'organisme. Une portion de 100 g de groseilles (rouges ou blanches) apporte 1,3 mg de quercétine.

Les groseilles ont aussi la particularité de renfermer des quantités importantes d'acide salicylique, le composé actif de l'aspirine. C'est peut-être la raison pour laquelle les pharmacopées traditionnelles les recommandaient contre la fièvre et les troubles inflammatoires. ❖

> **DE NOMBREUSES ESPÈCES ET VARIÉTÉS**
>
> Il existe quelque 50 espèces différentes et plus de 700 variétés de groseilles. Bien que ce petit fruit soit originaire d'Europe et d'Asie occidentale, c'est en Amérique que les espèces sont aujourd'hui les plus nombreuses.

Précieux calcium. *Une femme enceinte doit consommer quotidiennement du lait ou des produits laitiers, principale source de calcium dans l'alimentation, pendant toute la durée de sa grossesse.*

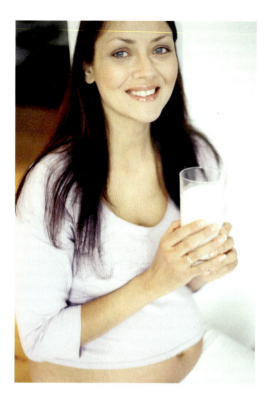

Grossesse

PRIVILÉGIER
- viande maigre, volaille, poisson et œufs pour les protéines et le fer
- lait et laitages, sardines en conserve (avec les arêtes) pour leur richesse en calcium
- agrumes, légumes à feuilles vert foncé, légumineuses, céréales complètes pour l'acide folique

RÉDUIRE
- aliments très gras ou peu digestes
- café et boissons contenant de la caféine

ÉVITER
- alcool et cigarette
- médicaments, sauf prescription médicale

La grossesse est un moment de la vie où une femme doit se nourrir mieux que jamais. Elle doit apprendre à planifier son alimentation : bien que ses besoins en calories n'augmenteront que de 15 %, ils pourront doubler dans le cas de certains nutriments. Elle trouvera auprès de son médecin toutes les informations nécessaires pour obtenir la meilleure nutrition possible pour elle-même et son enfant. Mais avant même de devenir enceinte, elle devrait évaluer ses habitudes alimentaires et les améliorer, au besoin, en vue d'être au mieux de sa forme. Une femme trop maigre risque d'avoir un bébé trop petit, tandis qu'une femme trop forte s'expose à un diabète gestationnel et à un accouchement difficile. Un bébé trop petit ou trop gros à la naissance est souvent sujet à des problèmes de santé, notamment d'ordre respiratoire.

L'alcool est dangereux pour le fœtus, surtout en début de grossesse. Pour mettre toutes les chances de son côté, une future maman devrait cesser d'en boire. Les études montrent qu'il suffit d'un verre ou deux de vin par jour pour diminuer le poids du nouveau-né. Une femme alcoolique fait face au risque d'un syndrome d'alcoolisation fœtale, les premières semaines de grossesse étant particulièrement cruciales. Ce syndrome englobe diverses malformations congénitales, dont la déficience mentale, une malformation faciale ou cardiaque et une croissance ralentie.

Les suppléments nutritionnels doivent être soigneusement évalués. En particulier, il faut cesser de prendre de la vitamine A à fortes doses plusieurs mois avant la grossesse pour éviter de graves malformations à la naissance. En revanche, il est conseillé à la femme enceinte de prendre chaque jour 400 µg d'acide folique, soit dans les aliments, soit dans des suppléments.

SURVEILLER SA PRISE DE POIDS

Une femme de taille moyenne devrait prendre entre 11 et 16 kg durant sa grossesse. Une femme trop maigre peut aller jusqu'à 18 kg ; pour une femme déjà en surpoids, une augmentation de 7 à 10 kg est jugée suffisante. La grossesse n'est cependant pas le moment propice à un régime, car le fœtus pourrait en souffrir.

La façon de prendre du poids a autant d'importance que le gain pondéral en soi. Le poids devrait rester stable au cours des trois premiers mois. Après quoi, le gain devrait être d'environ 450 g par semaine, un peu plus pour une femme maigre, un peu moins pour une femme forte.

En moyenne, la future maman doit ajouter 300 kcal à son alimentation quotidienne pour assurer la croissance de son bébé, surtout au cours des six derniers mois. On est loin du dicton « Il faut manger pour deux », recette infaillible pour un excès de poids. De bons choix pour trouver ces 300 kcal supplémentaires sont, par exemple, le lait demi-écrémé et les yaourts (33 cl + 1 yaourt), un sandwich au poulet (85 g de blanc sans la peau) ou 1 œuf avec 2 tranches de pain grillé.

Les protéines. En période de grossesse, une femme doit consommer 25 g de protéines de plus que la dose journalière recommandée (1 g par kilo

> **PETITS TRUCS CONTRE LA NAUSÉE**
>
> Fréquente surtout au lever, la nausée cesse de manière générale au 4ᵉ mois de la grossesse. Pour minimiser ce désagrément de taille, voici quelques conseils.
>
> - Avant même de vous lever, mangez quelque chose : céréales, biscuits, biscottes ou pain grillé avec un peu de beurre.
> - Évitez les aliments gras, frits ou épicés.
> - Faites plusieurs petits repas par jour plutôt que trois importants.
> - Pour calmer les haut-le-cœur, essayez l'eau gazeuse, ou sucez du gingembre confit.
> - Tentez de porter un bracelet qui fait appel à l'acupression pour soulager le mal des transports.
> - Évitez de cuisiner si l'odeur vous incommode.

Les lipides. Les acides gras sont indispensables à la fabrication des neurones et des nerfs du bébé. Une partie d'entre eux ne peut être formée que par les graisses alimentaires, surtout celles d'origine végétale (huiles de tournesol, de colza, d'olive).

Les suppléments. Les nutritionnistes sont unanimes sur l'importance des suppléments d'acide folique et de fer en période de grossesse. Pour les autres vitamines et minéraux, certains médecins estiment qu'un régime équilibré et varié répond aux besoins, tandis que d'autres recommandent un supplément nutritionnel comme garantie supplémentaire.

Le calcium. Une femme enceinte a besoin de 1 000 mg de calcium par jour pendant le 3ᵉ trimestre, soit 100 mg de plus qu'habituellement. Comme bien des femmes ne reçoivent pas toujours le calcium qu'il leur faut, il serait bon, avant de devenir enceintes, qu'elles commencent à consommer davantage d'aliments qui en apportent. Cela est particulièrement important pour les femmes de moins de 30 ans, quand les os n'ont pas encore atteint leur pleine densité. Le lait et les laitages, même allégés, sont les principales sources de calcium. S'y ajoutent les eaux minérales riches en calcium, les sardines et le saumon en conserve avec respectivement les arêtes et le cartilage, les noix et autres fruits secs oléagineux, ainsi que les

de poids) par jour, soit l'équivalent de 33 cl de lait (12 g de protéines) et de 60 g de viande cuite (13 g de protéines). Toutefois, notre alimentation étant souvent très riche, voire trop, en protéines, il n'y a pas lieu, en général, de faire des efforts particuliers. Au contraire, d'après certaines études, il y a plus à craindre d'un excès de protéines qui pourrait favoriser, pense-t-on, une naissance prématurée.

Les meilleures sources de protéines sont la viande maigre, la volaille et le poisson, qui apportent en outre des vitamines du groupe B, du fer et d'autres oligoéléments. Il y a aussi des protéines de bonne valeur biologique dans les œufs, le fromage et la combinaison céréales et légumineuses. Les végétariennes peuvent miser sur le lait et les œufs, tandis que les végétaliennes auront intérêt à consulter un nutritionniste ou un diététicien pour planifier un régime adéquat en protéines.

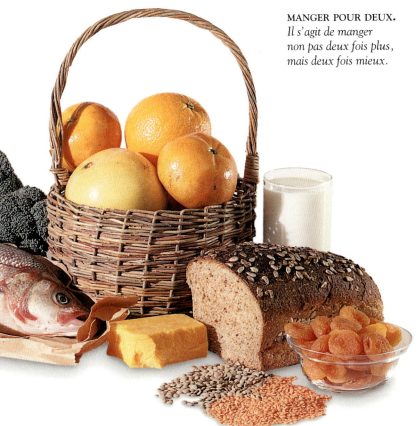

MANGER POUR DEUX.
Il s'agit de manger non pas deux fois plus, mais deux fois mieux.

ATTENTION

L'hygiène alimentaire est capitale durant la grossesse. Des aliments contaminés par une bactérie aussi commune que *Listeria monocytogenes* peuvent causer une listériose extrêmement dangereuse pour la femme enceinte, entraînant parfois la perte du bébé. Pour écarter toute menace de listériose, on recommande d'éviter les aliments suivants : la charcuterie à la coupe, les hot dogs, la viande hachée, sauf si on la cuit à cœur ; les fromages au lait cru, notamment ceux à pâte molle comme le brie et le camembert, les chèvres, ainsi que les bleus (les fromages à pâte pressée ne présentent aucun danger, ni le fromage fondu) ; le poisson fumé et, enfin, le lait cru et les produits laitiers non pasteurisés. Il vaut mieux s'abstenir aussi de manger de la viande crue, du poisson cru (comme dans les sushis), ainsi que toute préparation utilisant des œufs crus ou peu cuits. Enfin, il est important de bien laver les légumes que l'on consomme crus.

légumes à feuilles vert foncé et les agrumes. Dans 25 cl de lait, on trouve environ 300 mg de calcium, soit 30 % de la dose journalière recommandée. Il y en a presque autant dans 30 g de gruyère ou d'édam, 40 g de saint-paulin ou autre fromage à pâte pressée non cuite (allégé ou non), ou dans 2 yaourts ou encore 200 g de fromage blanc maigre. On peut aussi trouver un peu de calcium dans d'autres aliments : 3 à 4 sardines (40 g) en apportent 160 mg, comme 2 poignées d'amandes (60 g) ou une portion de brocoli. Il y en a également dans les autres choux et les légumes à feuilles vert foncé, ainsi que dans les agrumes, bien qu'en quantités moindres. Si le médecin prescrit des suppléments de calcium, il faut les prendre au moment des repas pour en optimiser l'assimilation.

Le fer. Les besoins quotidiens en fer passent de 16 à 30 mg pendant la grossesse, soit presque du simple au double. Cela provient du fait que le sang double en volume chez la femme enceinte et que le fœtus doit faire des provisions de fer pour ses premiers mois de vie. Viande rouge, poisson, volaille, boudin noir, pain et céréales complets, légumineuses, œufs, fruits séchés et légumes à feuilles vert foncé contiennent du fer. Toutefois, celui de la viande, le fer héminique, est plus facile à absorber que le fer non héminique des végétaux et des œufs. Même le régime le plus équilibré ne fournit guère plus de 12 à 15 mg de fer par jour, et, si ses réserves ferriques sont faibles, la future mère risque une anémie ferriprive. C'est pourquoi on lui prescrit en général des suppléments de fer.

L'acide folique. Un apport suffisant d'acide folique peut prévenir les malformations congénitales du cerveau et de la moelle épinière, tel le spina-bifida. L'apport nutritionnel conseillé (ANC), normalement de 300 µg pour la femme, passe à 400 µg lorsqu'elle est enceinte et lorsqu'elle allaite.

Chez beaucoup de femmes, surtout celles qui prennent des contraceptifs oraux, les taux d'acide folique sont faibles. Les besoins sont particulièrement élevés pendant les quatre à six premières semaines de la grossesse, quand se forme le système nerveux central du fœtus. C'est pourquoi il est recommandé aux futures mamans de prendre des suppléments. Les sources alimentaires d'acide folique sont les légumes à feuilles vert foncé, les lentilles, les petits pois, les haricots, les asperges, le foie, ce dernier étant toutefois à éviter dès le début de la grossesse en raison de sa grande richesse en vitamine A.

Le sodium. On a coutume de conseiller de diminuer les apports en sel dès le début de la grossesse pour réduire les risques d'une toxémie potentiellement fatale. Il n'y a cependant aucune preuve scientifique qu'on puisse prévenir ou réduire la toxémie en se passant de sel.

Les édulcorants artificiels. Le sujet fait couler beaucoup d'encre. Des études approfondies ont montré que l'aspartame était sans danger pour la femme enceinte, à moins qu'elle ne souffre de phénylcétonurie (PCU). La saccharine traverse effectivement le placenta, mais rien ne prouve qu'elle est nuisible au fœtus. L'acésulfame-K parcourt le tube digestif et en ressort intact ; aucun effet toxique n'a pu être démontré en ce qui le concerne. Par conséquent, la plupart des spécialistes estiment que les édulcorants artificiels sont sans danger dans ce cadre. (Voir Édulcorants.)

La caféine. Une étude récente a démontré qu'il y avait un risque accru d'avortement spontané ou de poids insuffisant pour le bébé chez les femmes qui consomment plus de 150 mg de caféine par jour. Cet alcaloïde pourrait, en outre, retarder la conception. Comme dans tous les cas la caféine accélère le cœur du fœtus, la plupart des nutritionnistes recommandent aux femmes enceintes de limiter leur consommation quotidienne à moins de 300 mg. Une tasse de café arabica renferme environ 75 mg de caféine, comme une grande tasse de thé. Une tasse de café robusta en contient 150 mg et un grand verre de soda de 25 à 30 mg. ❖

LES ENVIES DE LA FEMME ENCEINTE

On rapporte toutes sortes d'anecdotes amusantes concernant les envies de la femme enceinte. Si ces envies existent bien, elles n'ont souvent rien à voir, en revanche, avec les besoins nutritionnels réels. La seule exception pourrait être celle de croquer de la glace, indice possible d'une anémie ferriprive (anémie par carence en fer). Mais, pour des raisons obscures, certaines femmes développent, pendant la grossesse, une fringale (le pica) pour des éléments aussi étranges que la terre, les éclats de peinture ou l'argile. Des études ont démontré qu'il existe un lien entre ces envies et une carence en fer.

GLUCIDES
■ MISE AU POINT ■

À l'heure actuelle, dans les sociétés occidentales, une des préoccupations des nutritionnistes concerne l'évolution de la consommation des glucides (nommés parfois hydrates de carbone, ou sucres). Alors que nous mangeons de plus en plus de sucre et d'aliments sucrés, les féculents riches en amidon – des glucides eux aussi – sont en perte de vitesse : on préfère des aliments plus attirants, plus savoureux et plus faciles à consommer. Un changement qui ne va pas sans conséquences pour l'équilibre nutritionnel et la santé.

Sous forme de sucres et d'amidon, les glucides sont la principale source d'énergie de l'organisme. Presque tous sont d'origine végétale, la grande exception étant le lactose du lait. Telles des usines, les plantes utilisent l'eau du sol, le gaz carbonique de l'air et l'énergie du soleil pour fabriquer du glucose, un sucre simple qui se convertira plus tard en amidon. En se développant, les plantes fabriquent aussi des vitamines, des minéraux, des phytonutriments, des graisses et des protéines. Nous pouvons donc, pour nos glucides et la plupart de nos nutriments, choisir parmi toute une variété de fruits, de légumes, de céréales et de graines.

Les glucides sont dits simples ou complexes, selon leur structure chimique et leur capacité d'absorption. Les glucides simples, c'est-à-dire de saveur sucrée, forment généralement des cristaux qui se dissolvent dans l'eau, et ils se digèrent facilement. Le sucre existe au naturel dans la plupart des fruits et des légumes et dans le miel. Le sucre de table, la cassonade et la vergeoise sont des sucres raffinés.

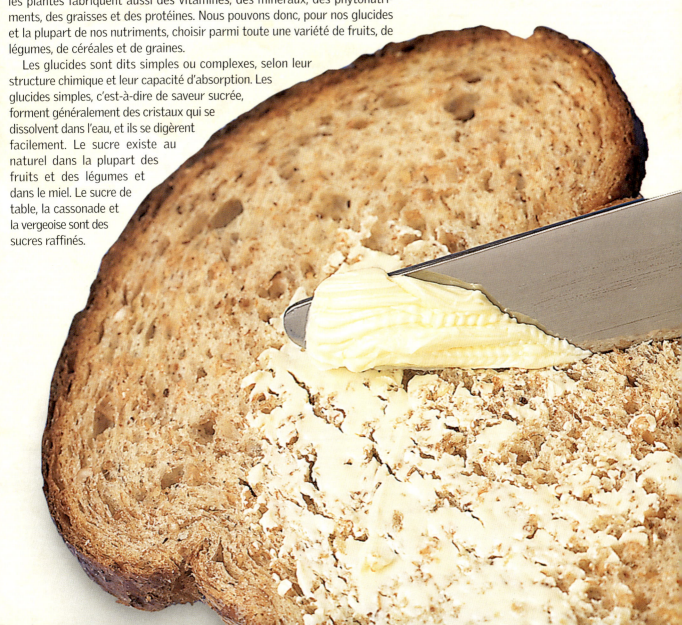

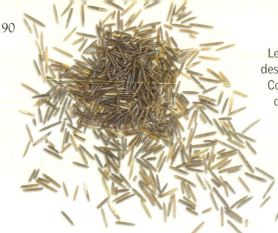

Les glucides complexes ont des textures, des saveurs, des couleurs et des structures moléculaires variées. Constitués d'une chaîne complexe de glucose, ils se divisent à leur tour en deux classes : amidons et fibres. En général, notre système digestif peut décomposer et métaboliser les amidons des céréales, des légumes et de certains fruits. Il ne dispose cependant pas des enzymes nécessaires pour décomposer les fibres, comme la cellulose et d'autres parties fibreuses de la plante, pas plus que la pectine et d'autres gommes qui la constituent. Mais les fibres ont quand même leur rôle à jouer car, en contribuant au bon fonctionnement intestinal, elles peuvent aider à prévenir certains types de cancer, les crises cardiaques et d'autres maladies.

Les aliments énergétiques

Avec les sucres simples et l'amidon, l'organisme fabrique du glucose, sa principale source de carburant. Puis il en tire de l'énergie à peu près sans effort, ce qui fait des glucides un carburant bien supérieur à celui que fournissent les protéines et les graisses.

Le glucose, seule forme de glucide immédiatement utilisable par l'organisme, est indispensable pour faire fonctionner le cerveau, le système nerveux, les muscles ainsi que les différents organes. Dans la circulation, le sang dispose d'environ une heure de réserve en glucose. Tout excédent est converti en glycogène (grosse molécule composée de plusieurs unités de glucose en chaîne) puis entreposé dans le foie et les muscles. Quand le foie a besoin de glucose, il puise dans les réserves de glycogène, habituellement prévues pour quelques heures d'activité modérée. Quand le glycogène s'épuise, l'organisme se tourne d'abord vers les protéines, puis vers les graisses pour en faire du glucose. Or brûler des protéines est dommageable aux muscles. De même, si le corps est obligé de brûler des graisses en l'absence de glucides, il dégage un sous-produit toxique, les cétones, avec le risque d'un déséquilibre biochimique. Il est par conséquent important de lui fournir régulièrement des glucides par l'alimentation, afin qu'il dispose d'un combustible adapté à son fonctionnement physiologique normal.

Le rythme auquel les glucides sont digérés puis absorbés par le sang a aussi son importance. L'index glycémique (voir p. 211) mesure et quantifie la vitesse à laquelle un aliment élève le taux de sucre dans le sang. Les aliments à faible index glycémique – pain de seigle, riz brun, boulgour, gruau d'avoine, lentilles, pâtes al dente, pomme, poire, yaourt… – sont plus longs à digérer. Ils élèvent plus lentement le taux de sucre dans le sang ; l'énergie est donc fournie progressivement à l'organisme. Ce type d'aliment permet aux diabétiques de mieux réguler la glycémie, facilite la perte de poids lorsqu'on suit un régime amaigrissant et convient aux sportifs ayant une activité d'endurance. Parce qu'ils sont absorbés plus vite, les glucides qui ont un index glycémique élevé – pain blanc grillé, riz blanc, pommes de terre en purée, céréales en flocons, jus de fruits – sont une source d'énergie plus immédiate. Ces aliments sont tout indiqués pour les athlètes qui doivent faire face à de courtes périodes d'activité intense.

Opter pour les bons glucides

Beaucoup de personnes ont l'impression que, moins elles mangent de glucides, mieux elles se portent. La recherche tend à démontrer le contraire. Il faut cependant choisir les meilleurs glucides, surtout ceux des céréales complètes. On a toujours su qu'elles étaient d'importantes sources de fibres, mais on vient de découvrir que leurs bénéfices résident aussi dans leurs vitamines, minéraux, antioxydants et autres phytonutriments. D'importantes études ont conclu que manger des céréales complètes protège contre le diabète, le cancer et les maladies cardiaques. Une étude à long terme auprès de 90 000 femmes et une autre auprès de 44 000 hommes ont rapporté que les personnes qui mangeaient le plus de fibres céréalières avaient 30 % moins de risques de contracter un diabète de type 2. L'importante enquête actuellement en cours à Harvard, la Nurses' Health Study, semble indiquer que les adeptes de produits céréaliers complets sont aussi moins exposés à une maladie cardiaque ou un accident vasculaire cérébral (AVC).

Priorité aux glucides complexes

Partout dans le monde, les glucides complexes constituent la base de l'alimentation traditionnelle. Les peuples qui en consomment beaucoup, en même temps que relativement peu de graisses, sont en bonne santé. Les régimes méditerranéen, asiatique et végétarien puisent la plupart de leurs calories dans les glucides des céréales complètes, des légumineuses, des fruits et des légumes. Dans les pays industrialisés, où les aliments sont raffinés et transformés, la proportion de sucres simples dans l'alimentation est beaucoup trop élevée. La vogue des aliments allégés en graisses y est aussi pour quelque chose. Dans bien des cas, les graisses sont remplacées par des glucides et le total des calories reste inchangé. Biscuits, desserts et autres produits allégés sont d'importants facteurs d'embonpoint.

Combien en faut-il ?

En 2000, le Plan national nutrition-santé (PNNS), lancé par les pouvoirs publics avec l'aval des spécialistes en nutrition, a indiqué parmi les objectifs prioritaires d'augmenter la consommation de glucides afin qu'ils contribuent à plus de 50 % des apports énergétiques journaliers. En moyenne, cela représente de 250 à 300 g de glucides par jour pour un régime de 2 000 à 2 400 calories. L'apport minimum devrait être de 130 g par jour, tant pour les adultes que pour les enfants, soit la quantité requise pour produire suffisamment de glucose afin de faire fonctionner le cerveau. Il est facile d'atteindre ce quota. Le problème est qu'on le fait souvent avec des glucides trop raffinés. C'est pourquoi le PNNS précise qu'il faut favoriser les aliments sources d'amidon, en réduisant de 25 % la consommation actuelle de sucres simples et en augmentant de 50 % celle des fibres.

Bien que la farine blanche et le riz blanc soient d'aussi bonnes sources de glucides complexes que la farine complète et le riz brun, le raffinage élimine beaucoup de nutriments essentiels, comme les vitamines du groupe B, le fer et d'autres minéraux, et les fibres. Il vaut mieux choisir des aliments peu ou pas transformés comme les céréales complètes ou les légumineuses.

Le régime athlétique

L'exercice pratiqué au long cours augmente la capacité de l'organisme à utiliser le glucose efficacement et à stocker le glycogène dans les cellules musculaires. Les athlètes ont donc intérêt à se constituer, en consommant beaucoup de glucides, des réserves de glycogène qui leur viendront en aide lors d'un marathon ou d'une course de ski de fond, par exemple. C'est le rôle dévolu à la « pasta party » que font les sportifs la veille au soir d'une compétition.

Les régimes spéciaux

Les glucides conviennent à peu près à tout le monde, mais certaines maladies exigent de la vigilance. Le sucre ne cause pas le diabète et les diabétiques ne doivent pas l'éliminer complètement. Il leur faut néanmoins contrôler la quantité totale et le type de glucides pris à chaque repas.

Les sujets cardiaques doivent, pour leur part, intégrer beaucoup de fibres dans leur alimentation. Les fibres solubles présentes dans le son d'avoine et la pectine des fruits facilitent la baisse du taux de cholestérol sanguin et la prévention de l'athérome.

Les personnes atteintes de cancer, surtout du sein, du côlon, de l'utérus, de la prostate et de la peau, ont intérêt à augmenter les glucides et à réduire les graisses, certains acides gras étant soupçonnés de stimuler la croissance des tumeurs.

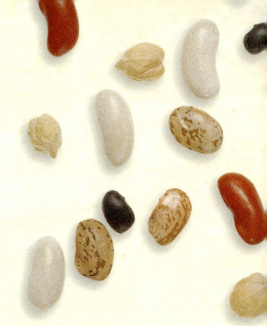

Notions de base

- Les légumineuses – fèves, haricots, lentilles, pois – sont les aliments qui offrent le meilleur rapport qualité-prix.
- Si le mot « sucre » ne figure pas sur la liste des ingrédients, cela ne signifie pas qu'il n'y en a pas. Tous les mots en -ose (saccharose, lactose, maltose, fructose, glucose, dextrose), tous les sirops (de maïs, de malt ou autres), de même que la cassonade, sont des formes de sucre.
- Les glucides et les protéines fournissent 4 kcal par gramme, les graisses 9 kcal. Sucres et amidon ne font grossir que si l'on en mange plus qu'on n'en a besoin : l'organisme les convertit alors en graisses.

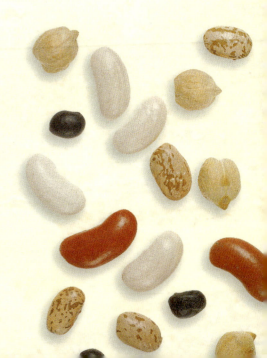

GLUCIDES
■ RÉGIMES PAUVRES EN GLUCIDES ■

LE SAVIEZ-VOUS ?

LE RÉSULTAT OBTENU AVEC LES RÉGIMES PAUVRES EN GLUCIDES INCITE À PENSER QUE LES CALORIES NE SONT PAS TOUTES ÉQUIVALENTES

D'après les observations, il semblerait qu'avec un régime pauvre en glucides et riche en protéines on puisse maigrir tout en consommant davantage de calories qu'avec un régime hypocalorique et pauvre en lipides. Il y a là de quoi ébranler les certitudes scientifiques concernant les calories, pour lesquelles une calorie est une calorie, quelle que soit sa provenance. Et ce n'est pas l'unique question que soulève ce type de régime très controversé.

Venus des États-Unis, les régimes pauvres en glucides jouissent d'une certaine popularité. On connaît surtout celui – *Low-carb diet* – du docteur Atkins, mais d'autres portent les noms de régime Miami ou *Protein Power*. En France, le régime Montignac leur ressemble. Deux questions se posent : ces régimes amaigrissants ont-ils l'effet escompté ? Quelles sont leurs conséquences à long terme sur la santé ?

Le principe de base

On sait que les glucides, ou hydrates de carbone, stimulent la production d'insuline. Cette hormone transporte le glucose jusqu'aux cellules où il est transformé en énergie, tandis que l'excès de glucose est mis en réserve sous forme de graisses. Comme les aliments riches en protéines ne font pas augmenter le taux d'insuline, l'organisme privé de glucides doit aller chercher son énergie dans les réserves de graisses, d'où la perte de poids. (Voir aussi Glucides, Mise au point, p. 189).

Les régimes basés sur ce principe varient en intensité. Les plus extrêmes, comme les régimes Atkins et Miami, préconisent au départ un apport maximal de 20 à 30 g de glucides par jour. Or l'apport nutritionnel conseillé (ANC) est d'au moins 130 g et dépasse en général les 200 g. Plus modérés, d'autres régimes suggèrent de prendre 40 % de l'apport total de calories dans les glucides (la référence est aujourd'hui de 45 à 55 %) et de les associer à des protéines et à des graisses.

De nombreux régimes amaigrissants de ce type encouragent la consommation illimitée de viande, volaille, poisson et œufs, légumes non féculents,

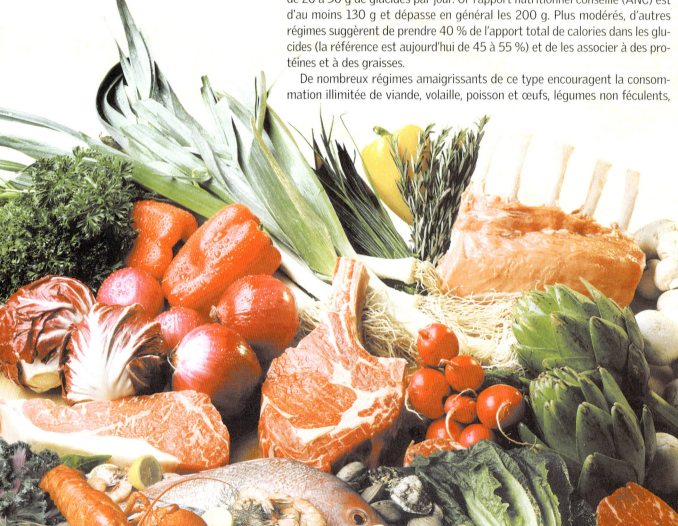

fruits secs oléagineux, graines, huiles et autres graisses. Ils concèdent parfois des petites quantités de fruits, de laitages et de céréales complètes. Les glucides raffinés, comme ceux provenant du pain, des pâtes, des céréales et des aliments sucrés, sont strictement interdits.

En attendant de connaître les implications à long terme de ce type de régime, il convient de dresser la liste des avantages et inconvénients.

Les avantages

Il semblerait que les régimes pauvres en glucides fassent perdre plus de poids, au cours des six premiers mois, que n'importe quel autre régime amaigrissant traditionnel. Certaines études ont fait état d'une perte de poids deux fois plus importante. En outre, au départ, ils sont plus faciles à suivre que d'autres car, grâce aux protéines et aux graisses, qui constituent l'essentiel de l'alimentation, ils calment l'appétit et procurent un sentiment de bien-être.

Comparés aux régimes conventionnels, ils pourraient s'avérer plus bénéfiques, à court terme, sur les taux de « bon » cholestérol (HDL) et de triglycérides, deux facteurs importants pour la santé cardio-vasculaire. Une étude menée sur 6 mois a rapporté, chez les participants soumis à un régime pauvre en glucides, une baisse de 10 % du « mauvais » cholestérol (LDL) et une augmentation de 10 % du « bon » cholestérol (HDL). Chez les participants soumis à un régime basses calories conventionnel, la réduction du cholestérol total était la même, mais elle s'observait surtout dans le cholestérol HDL.

Les inconvénients

Les résultats spectaculaires des six premiers mois s'estompent peu à peu. Au bout d'un an, la différence est imperceptible entre les résultats d'un régime pauvre en glucides et les autres, hypocaloriques et pauvres en graisses.

Les régimes pauvres en glucides ont tendance à entraîner une cétose résultant de l'accumulation dans l'organisme de sous-produits du métabolisme des graisses. Nausées, déshydratation, étourdissements, fatigue et mauvaise haleine en sont les symptômes typiques. On ignore encore les effets à long terme de la cétose sur la santé en général. Autre désagrément : la constipation qui résulte d'une carence en fibres alimentaires. Enfin, le choix réduit d'aliments permis, surtout en début de régime, conduit fréquemment à des déficits en vitamines et minéraux essentiels à la santé.

Il n'y a pas eu d'étude sur les effets à long terme de ces régimes. Les résultats d'une consommation élevée de protéines et de graisses sur la fonction rénale, la santé des os, le système cardio-vasculaire et l'incidence du cancer ne sont donc pas encore connus.

Ces régimes restent bien en dessous des 5 à 10 portions quotidiennes de fruits et légumes associées au maintien d'une bonne santé. Par ailleurs, la recherche a confirmé des liens entre une consommation excessive de viande et les cancers du côlon et de la prostate, de même qu'entre un excès de protéines et la décalcification.

Faut-il suivre ou non de tels régimes ?

Les résultats à court terme sont indéniables. Mais, à long terme, ce type de régime ne se révèle pas supérieur aux autres, tandis que les menaces qu'il fait peser sur la santé sont réelles. Quelle que soit l'urgence de perdre du poids, il faut se rappeler que la santé prime avant tout. Et c'est avec un régime hypocalorique bien équilibré que l'incidence des maladies peut le mieux diminuer.

Ce qu'il faut savoir

■ D'après de nombreuses études, les régimes pauvres en glucides font perdre plus de poids que les autres au cours des six premiers mois. L'écart diminue peu à peu et les résultats sont comparables au bout d'un an.

■ Il n'y a pas eu d'études évaluant les conséquences à long terme sur la santé (en particulier celle des reins, des os et du système cardio-vasculaire) d'une alimentation riche en protéines et en graisses.

■ À court terme, les régimes pauvres en glucides l'emportent sur les autres pour leurs impacts positifs sur les taux de « bon » cholestérol (HDL) et de triglycérides. À l'égard des taux de cholestérol total et de « mauvais » cholestérol (LDL), les résultats sont équivalents, qu'il s'agisse de régimes pauvres en glucides ou classiques.

■ Beaucoup de ces régimes restreignent aussi les calories, volontairement ou parce que les personnes qui les suivent sont portées à moins manger. On pourrait donc attribuer les résultats positifs des régimes pauvres en glucides à une diminution de l'apport calorique.

■ Les études portant sur les régimes pauvres en glucides sont souvent incomplètes à cause du taux élevé d'abandons, ce qui explique que l'on connaisse surtout les résultats à court terme.

■ Une étude, restreinte mais rigoureuse, menée en 2003 par l'*American Association for the Study of Obesity*, a mis en évidence un fait troublant : une personne qui suit un régime pauvre en glucides et riche en graisses peut manger davantage que celle qui suit un régime pauvre en graisses, et néanmoins perdre davantage de poids.

GRILLADES
■ LES RISQUES ■

La grillade est incontestablement le mode de cuisson le plus ancien du monde. Les aliments grillés conservent toute leur saveur et ne requièrent aucun ajout de graisse. Parce qu'ils cuisent rapidement sur le gril, les légumes perdent très peu de leur eau et de leurs vitamines.

Le principe de la cuisson au gril

La cuisson sur le gril à l'extérieur, ou sous le gril du four, consiste à exposer les aliments à une source directe de chaleur, comme le faisait, somme toute, l'homme des cavernes. La saveur intense que dégagent les aliments grillés est le résultat d'une série de réactions chimiques qui s'enchaînent lorsqu'on soumet les aliments à de très hautes températures. Le gril – qu'il soit activé par la flamme du gaz, une résistance électrique ou des charbons ardents – développe des températures de 4 à 6 fois plus élevées que celles d'un four. Un grilloir électrique peut atteindre 1 090 °C, un grilloir au gaz 1 650 °C, alors que la cuisson au four ne dépasse pas 260 °C. Le danger est que les aliments, au lieu de se caraméliser doucement, se carbonisent avant même que l'intérieur ne soit cuit. C'est pourquoi il faut réserver ce mode de cuisson aux aliments à cuisson rapide, comme le poisson et de minces lamelles de viande et de volaille. Les légumes tels que l'aubergine, la courgette, le poivron ou le champignon se prêtent à cette cuisson. C'est aussi le cas de certains fruits, comme la pomme et la pêche. La seule préparation requise consiste à enduire les aliments d'huile à l'aide d'un pinceau pour les empêcher de coller à la grille et de se dessécher, puis de les saupoudrer d'aromates. Il s'agit donc d'une méthode de cuisson qui peut sembler très simple, mais il ne faut pas se fier aux apparences.

Les dangers potentiels

Exposée à de très hautes températures, la surface de la viande se calcine. Une fumée âcre se dégage alors et on risque un embrasement. Mais ce n'est pas tout : au contact des charbons ardents, la graisse qui s'écoule de la viande forme des hydrocarbures aromatiques polycycliques, substances cancérogènes qui se mêlent à la fumée et se déposent sur la nourriture. Pour

ATTENTION

Il vaut mieux faire patienter des invités affamés que d'abréger la cuisson des hamburgers sur le gril. Le steak haché peut fréquemment avoir été en contact avec la bactérie *Escherichia coli*, qui vit dans l'intestin des ruminants et risque toujours d'infecter la viande à l'abattage. Cette bactérie potentiellement toxique est détruite à la cuisson, mais survit tant que la viande reste rouge. Il faut donc cuire les hamburgers jusqu'à ce que le jus qui s'en écoule soit clair, et veiller aussi à ne pas les remettre, une fois cuits, sur l'assiette où se trouvait la viande crue.

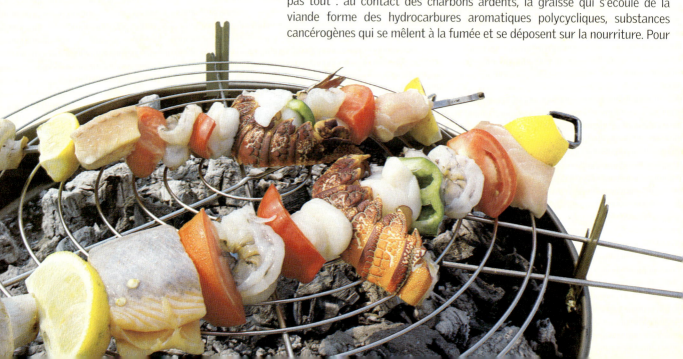

minimiser la fumée, on peut faire subir aux aliments une cuisson ou un blanchiment préalables, puis se contenter de les déposer quelques minutes sur le gril pour former une croûte agréable qui retient les sucs. On peut aussi choisir des morceaux de viande maigres et supprimer la graisse visible. Au four comme sur le gril extérieur, les graisses peuvent être recueillies en plaçant sous la viande un récipient muni d'un pare-éclaboussures.

Soumettre la viande, la volaille ou le poisson à des températures extrêmes entraîne, en outre, l'apparition d'amines hétérocycliques. Celles-ci, dont l'absorption favorise l'apparition de cancers, du moins en expérimentation animale, se forment surtout dans la viande rouge poêlée ou grillée. Ce pourrait être la raison pour laquelle la consommation de viande rouge a été associée, du moins dans certaines études, à l'élévation du risque de certains cancers comme celui du côlon.

La cuisson à haute température dégage d'autres substances potentiellement toxiques. Les nitrosamines, par exemple, résultent de la cuisson d'un aliment renfermant des nitrites (comme les saucisses, le jambon et les viandes traitées en saumure).

Il n'y a aucune preuve directe que les substances cancérogènes pour les animaux le soient également pour l'homme, mais de nombreux indices épidémiologiques indiquent que les aliments cuits à très haute température devraient être consommés avec modération.

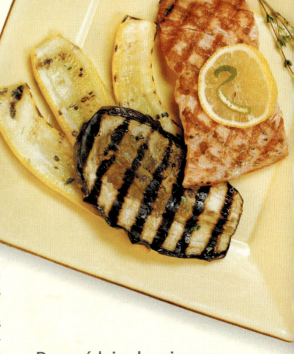

Des associations protectrices

On peut minimiser les risques posés par les grillades en les associant à des nutriments protecteurs. Les vitamines C et E, par exemple, bloquent les réactions chimiques qui libèrent les nitrosamines. Les propriétés antioxydantes de ces deux vitamines, de même que celle du bêta-carotène, neutralisent certaines substances cancérogènes. Le son du blé, en se liant aux nitrites, empêche ceux-ci de libérer des nitrosamines. Si on mange une entrecôte grillée au déjeuner, on peut se protéger en la faisant précéder d'une grande assiette de crudités arrosées d'huile végétale et de jus de citron, pour les vitamines C et E, et en l'accompagnant de pain complet, qui renforce l'apport de fibres des végétaux.

Certaines composantes des légumes se lient directement aux hydrocarbures polycycliques et autres carcinogènes, et les empêchent d'entrer en contact avec l'ADN. Il semblerait que les bioflavonoïdes, pigments de bon nombre de légumes et de fruits, bloquent bien l'action des carcinogènes. Les fibres aussi peuvent se lier aux carcinogènes ou les bloquer et hâter leur évacuation du tube digestif. Il faut donc, lorsqu'on cuisine au barbecue, servir en même temps beaucoup de légumes à feuilles vert foncé et de céréales complètes. Un barbecue végétarien pourra être complété avec les protéines d'un fromage allégé. Les fruits grillés apportent des vitamines et des fibres, sans compter le goût et la couleur, incomparables.

Le danger des marinades

Les marinades donnent du caractère à la viande. Une note sucrée dans la marinade accélère la caramélisation parce que les sucres brunissent à températures plus basses que les protéines et les féculents. Le danger est qu'ils donnent l'impression que la viande est cuite alors qu'elle ne l'est pas.

Bien que certaines recettes recommandent une longue macération, celle-ci est inutile, car la marinade ne pénétrera jamais la viande à cœur.

Pour réduire les risques de la cuisson au gril

La cuisson au charbon de bois, surtout celle des viandes grasses, dégage des composés chimiques potentiellement cancérogènes. Les facteurs du danger sont la calcination et la fumée qui se dégage quand la graisse coule sur les charbons. Voici quelques façons simples de réduire les risques.

1. Évitez les flammes, car elles entraînent des fumées nocives. Si la graisse, en s'écoulant, provoque trop de fumée, déplacez les aliments sur la grille, faites pivoter la grille ou réduisez la chaleur.

2. Ne faites pas cuire trop longtemps la viande et ne mangez pas les morceaux calcinés.

3. En plaçant les charbons un peu sur le côté, vous éviterez que la graisse ne coule dessus. Gardez une bouteille d'eau à portée de la main pour arroser les charbons s'ils deviennent trop chauds ou s'enflamment.

4. Couvrez la grille d'une feuille d'aluminium percée en quelques endroits. Elle protégera les aliments de la fumée et des flammes.

5. Cuisez la viande par petites portions pour écourter le passage sur le gril.

6. Faites toujours bien décongeler la viande surgelée avant de la griller, sinon la surface brûlera avant que l'intérieur ne soit cuit.

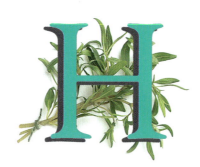

Haricot vert

AVANTAGES
- peu énergétique
- bonne source de vitamines A et C, d'acide folique et de fibres

Le haricot vert, connu au Pérou et au Mexique depuis des millénaires, n'a été longtemps cultivé en Europe que pour ses grains, qui étaient consommés frais ou séchés. Ce sont les Italiens qui, au milieu du XVIIIe siècle, commencèrent à consommer les jeunes gousses encore immatures. Depuis, les variétés de haricots verts se sont diversifiées. On distingue :
– **les haricots filets** : allongés, parfois mouchetés de brun, ils doivent être cueillis à la main, jeunes, avant la formation des « filets » (ou fils), bordures cellulosiques très fibreuses, et ont tendance à se raréfier sur le marché ;
– **les haricots mange-tout** : plus gros et plus charnus, sans fils, vert pâle ou jaunes, d'où leur surnom de haricots beurre.

Il faut les choisir très frais, encore gonflés de sève et cassants quand on brise la gousse. On les cuit à l'eau ou, mieux, à la vapeur, ce qui préserve davantage leurs minéraux et vitamines.

VALEUR NUTRITIONNELLE

Très peu énergétique – moins de 25 kcal pour 100 g, soit à peine 50 kcal pour une portion de 200 g –, le haricot vert est une bonne source de bêta-carotène (ou provitamine A) et d'acide folique, puisqu'une portion couvre 30 % de l'apport nutritionnel conseillé (ANC). Il fournit aussi de la vitamine C (15 % de l'ANC pour une portion de 200 g) et des quantités non négligeables de potassium, magnésium, fer et calcium. Il est constitué à parts égales de fibres solubles et insolubles, abondantes (une portion de 200 g fournit 25 % de l'ANC) et efficaces pour stimuler le transit intestinal.

Les haricots verts, surtout quand ils sont très jeunes et très fins, font partie des légumes les mieux supportés : avec les carottes, ils sont d'ailleurs les premiers légumes que l'on propose aux bébés, sous forme de purée fine. ❖

Hémorragie

PRIVILÉGIER
- épinards, brocoli, légumes à feuilles vert foncé, abats
- viande maigre, volaille, fruits de mer et aliments riches en fer et en vitamine B$_{12}$
- agrumes, fruits et légumes pour la vitamine C

ÉVITER
- alcool, aspirine et autres médicaments qui diminuent la coagulation sanguine
- suppléments d'acides gras oméga-3

Si l'hémophilie est héréditaire, d'autres troubles hémorragiques sont le résultat de carences nutritionnelles, de médicaments qui réduisent la coagulation sanguine, comme l'aspirine, et de certains cancers. On parle alors de thrombocytopénie, terme médical pour signaler une diminution du nombre des plaquettes, essentielles à la coagulation. Les symptômes incluent les ecchymoses (« bleus »), saignements du nez et saignements excessifs, même sur une petite coupure. Parfois, les gencives saignent aussi. Les femmes auront des pertes menstruelles importantes.

Attention aux médicaments. Le traitement varie selon la cause. Souvent, arrêter l'aspirine et les médicaments qui diminuent la production et la fonction des plaquettes suffit à résoudre le problème. Dans d'autres cas, il faut procéder à des transfusions.

LES EFFETS DE LA NUTRITION

La vitamine K – nécessaire à la coagulation du sang – est fabriquée par les bactéries intestinales ; on en trouve aussi dans les petits pois, le brocoli, les épinards, les légumes à feuilles vert foncé, les choux de Bruxelles et les abats. Parfois, la prise prolongée d'antibiotiques détruit les bactéries qui fabriquent la vitamine K. On pourra y suppléer en prenant des suppléments de cette vitamine.

Limiter les aliments qui contiennent de la vitamine K si l'on prend des anticoagulants. La vitamine K peut entrer en interaction avec la coumarine, par exemple. Les acides gras oméga-3 des poissons gras diminuent l'activité des plaquettes. Il y a risque d'hémorragie si l'on prend beaucoup d'huiles de poisson, pis encore si l'on prend aussi de l'aspirine.

Le saignement des gencives peut être dû à une carence en vitamine C. Des saignements chroniques mènent à l'anémie, qu'on corrigera avec fer, acide folique et vitamines. ❖

Hépatite

RÉDUIRE
- aliments gras et aliments sucrés

ÉVITER
- coquillages exposés à l'eau polluée
- fruits et légumes non pelés et mal lavés
- aliments vendus ou préparés dans des conditions non hygiéniques
- alcool sous toutes ses formes

Le jaunissement de la peau et du blanc de l'œil (jaunisse ou ictère) est le premier signe visible d'une hépatite : c'est le fait de l'accumulation dans le sang de bilirubine, un pigment de la bile, sous-produit que le foie fabrique en dégradant les globules rouges pour recycler le fer qu'ils contiennent. Elle se retrouve dans la bile, un suc digestif fabriqué par le foie, et est excrétée dans les selles et l'urine. La jaunisse se développe lorsque la bilirubine s'accumule dans le sang.

Il existe trois types de jaunisse : le plus courant est dû à une hépatite ou à une maladie du foie ; l'ictère d'origine obstructive est dû à un calcul ou à une atteinte de la vésicule biliaire ; le dernier type, plus rare, est induit par des anomalies du métabolisme de la bilirubine.

Plus de 1 500 000 Français sont atteints tous les ans de maladies du foie et de la vésicule biliaire, mais tous ne font pas une jaunisse. Parmi ceux qui en sont affectés, l'hépatite est la première cause. On a identifié jusqu'à ce jour cinq formes d'hépatite virale. L'inflammation du foie peut aussi être due à l'alcool ou à la drogue, à une réaction à un médicament, à des infections bactériennes, parasitaires ou fongiques. Certaines souches d'hépatite virale sont très contagieuses : elles peuvent se propager par de l'eau ou des coquillages contaminés (hépatite A). L'hépatite peut aussi se transmettre par transfusion sanguine, au cours de relations sexuelles ou par l'usage de seringues contaminées (hépatite B).

Outre l'ictère, les symptômes de l'hépatite incluent : fièvre, fatigue, nausées, vomissements, diarrhée et perte d'appétit. L'urine devient ambrée et les selles sont décolorées parce que la bilirubine n'est pas excrétée. Les hépatites graves peuvent entraîner la mort.

L'ictère accompagne parfois la maladie de Gilbert (un trouble bénin du métabolisme de la bilirubine), qui touche de 3 à 5 % de la population. Dans ce cas, la jaunisse n'est pas une maladie du foie. Il existe plusieurs autres formes rares de jaunisse d'origine génétique.

L'ICTÈRE DU NOUVEAU-NÉ

Il est fréquent chez les bébés dans les premiers jours de la naissance, en particulier chez les prématurés. Il est dû à l'immaturité des cellules hépatiques. Il n'y a généralement pas d'autres symptômes et il disparaît spontanément en une semaine. Exposer le bébé aux ultraviolets accélère la guérison, car ces rayons modifient la bilirubine sous une forme plus facile à excréter.

Nourrir le bébé rapidement après la naissance et de façon répétée réduit le risque de jaunisse en stimulant l'intestin à faire des selles, qui augmentent l'excrétion de bilirubine. Il arrive que la jaunisse soit une réaction du nouveau-né au lait maternel ; il faut alors passer pendant un jour ou deux à une formule lactée, puis reprendre l'allaitement.

APPROCHES NUTRITIONNELLES

Une hépatite virale guérira d'elle-même, en plusieurs semaines, avec du repos et une alimentation nutritive et équilibrée. Malheureusement, beaucoup de patients manquent d'appétit au moment même où il leur faudrait absorber des calories supplémentaires pour aider le foie à récupérer et à régénérer ses cellules endommagées. On a constaté que leur appétit régresse et que la nausée augmente au fur et à mesure que la journée s'écoule : le petit déjeuner est donc le repas qui est le mieux toléré.

Manger beaucoup de protéines. En convalescence d'une hépatite, une alimentation saine, avec des protéines d'origine animale et végétale, est indispensable. Les meilleures sources de protéines sont : viande maigre, volaille, poisson, produits laitiers, légumineuses et céréales. Si l'on manque d'appétit, répartir plusieurs petits repas incluant des goûters (lait frappé ou boisson enrichie) au cours de la journée est une bonne solution. Les aliments frits et très gras, difficiles à assimiler, doivent être évités ; mais un petit peu de corps gras est bon, car ils apportent des calories. En général, les lipides des produits laitiers et des œufs sont plus faciles à digérer que ceux des aliments frits et de la viande grasse.

Éviter l'alcool. On évitera toute boisson alcoolisée pendant la phase évolutive de la maladie, car l'alcool est encore plus toxique sur des cellules hépatiques fragilisées. Après la guérison, on pourra en boire à nouveau, bien que certaines maladies du foie demandent une abstinence totale pour le reste de la vie. Il semble que les préparations médicinales à base de chardon-Marie peuvent être utiles dans les dysfonctions hépatiques. ❖

Herbes qui soignent

Voir p. 202

Hernie hiatale

PRIVILÉGIER

- petits repas fréquents
- aliments riches en fibres bien tolérées : pain bis ou complet, légumes cuits à la vapeur, compotes de fruits

RÉDUIRE

- café et vin, en particulier avant le coucher

ÉVITER

- surpoids
- repas copieux et boissons gazeuses
- aliments gras et chocolat
- alcool et tabac
- tout aliment qui produit ou aggrave les symptômes

Le hiatus est la petite ouverture dans le diaphragme qui se trouve à la jonction de l'œsophage et de l'estomac. On parle de hernie hiatale lorsque cette ouverture s'élargit, permettant au haut de l'estomac de faire protrusion dans l'œsophage. Certaines hernies hiatales sont présentes à la naissance. La plupart, cependant, se développent plus tard, à l'occasion d'une grossesse ou d'un gain de poids excessif, deux situations qui entraînent une pression sur l'estomac. Toux, vomissements, effort à la défécation ou effort physique excessif peuvent entraîner un agrandissement du hiatus.

La hernie hiatale est très courante : presque la moitié des adultes sont concernés, mais la plupart l'ignorent parce qu'ils n'éprouvent aucun symptôme. On établit le diagnostic à l'occasion de douleurs épigastriques et de brûlures d'estomac dues à un reflux acide dans l'œsophage. Ce n'est généralement pas une maladie grave. Mais il y a des exceptions, en particulier lorsque les acides de l'estomac causent des lésions à l'œsophage ; on peut alors avoir recours à la chirurgie.

LES APPROCHES NUTRITIONNELLES ET LES TRAITEMENTS

Éviter les repas copieux qui distendent l'estomac. Mangez 4 ou 5 petits repas dans la journée. Efforcez-vous de ne pas boire de boissons gazeuses, qui peuvent aggraver les symptômes. Après avoir mangé, ne vous étendez pas, ne vous baissez pas et ne vous penchez pas en avant, ces positions pouvant favoriser le reflux. Abstenez-vous de manger et de boire quoi que ce soit dans les 2 heures qui précèdent le coucher. C'est le moment le plus critique pour les crises.

Ne pas boire d'alcool le soir. L'alcool, y compris le vin, est un myorelaxant (relaxant musculaire) ; n'en prenez pas dans la soirée.

Éviter les aliments épicés et acides. Éliminez les aliments qui tendent à irriter votre estomac et à provoquer des malaises digestifs. Ils varient d'une personne à l'autre, mais il faut éviter les suivants : épices, agrumes, tomates, oignon, ail, cornichons, vinaigre. Le café, sous toutes ses formes, augmente l'acidité de l'estomac, de même que le tabac. Le chocolat et la menthe ont tendance à relâcher le sphincter hiatal ; les aliments gras séjournent plus longtemps dans l'estomac que les autres et peuvent provoquer des malaises digestifs. Il est conseillé de boire de l'eau à petites gorgées ou de prendre une infusion chaude quand vous sentez une régurgitation imminente, mais évitez les antiacides qui contiennent de la menthe.

Manger des fibres et boire beaucoup en dehors des repas. La constipation peut aggraver une hernie hiatale, car l'effort à la défécation distend l'abdomen. Mangez beaucoup d'aliments riches en fibres bien supportées : pain bis ou complet, fruits et légumes. Il est important de faire de l'exercice tous les jours et de boire beaucoup en dehors des repas.

Les personnes qui ont souvent des symptômes la nuit peuvent essayer de surélever la tête de leur lit de 8 à 15 cm.

Si les modifications apportées au mode de vie et les médicaments antireflux ne soulagent pas les symptômes, on prescrira des médicaments plus appropriés ou la chirurgie, pour repositionner l'estomac sous le diaphragme et réduire l'ouverture hiatale. ❖

SI VOUS SOUFFREZ D'UNE HERNIE HIATALE

● Ne vous étendez pas après les repas. Tâchez d'attendre au moins 2 heures avant de vous coucher.

● Ne faites pas d'exercice après les repas. Marcher ne nuit pas, mais attendez 2 ou 3 heures pour les exercices vigoureux.

● Ne portez pas de vêtements ajustés, qui exercent une pression sur l'estomac.

● Détendez-vous. Le stress ralentit la digestion, ce qui favorise le reflux acide. Les exercices respiratoires, le yoga et la méditation sont d'excellents moyens de se relaxer.

Herpès

PRIVILÉGIER

- alimentation nutritive et équilibrée, avec beaucoup de céréales complètes, de fruits et de légumes, ainsi que des protéines de qualité pour renforcer le système immunitaire

RÉDUIRE

- alcool et caféine

ÉVITER

- tabac
- exposition excessive au soleil

Infection très contagieuse, l'herpès est causé par des souches du virus *Herpes simplex* ; il s'accompagne de vésicules qui démangent. L'herpès de type 1, ou herpès labial, cause les boutons de fièvre autour de la bouche. Il peut, dans certains cas, infecter les yeux, causant la cécité ou, pis, atteindre le cerveau dans le cas de la très grave encéphalopathie herpétique. L'herpès de type 2, ou herpès génital, se transmet sexuellement ; les vésicules apparaissent dans la région anogénitale. Des pratiques orales avec une personne infectée peuvent cependant causer des vésicules sur la bouche et dans la gorge, difficiles à différencier de l'herpès de type 1.

Quelle que soit la localisation de l'herpès, les vésicules éclatent, suintent, forment des croûtes et guérissent en quelques jours ou semaines. Certaines personnes peuvent avoir un peu de fièvre, des ganglions et être fatiguées. Le virus reste dormant ; certains sujets n'ont jamais d'autre accès, d'autres ont des éruptions sporadiquement tout au long de leur vie.

Les récidives peuvent être favorisées par la fatigue, les changements hormonaux, le stress physique ou émotif, la fièvre, l'exposition au soleil et d'autres facteurs environnementaux. Certains aliments et médicaments précipitent les récurrences chez les sujets vulnérables. Si vous avez des accès fréquents, analysez votre mode de vie et essayez d'identifier les causes déclenchantes.

Le virus de l'herpès, enfoui au fond des cellules, est inaccessible aux médicaments en dehors des poussées. Chaque éruption est donc l'occasion pour le médecin de prescrire un antiviral tel le valaciclovir en comprimés ou l'aciclovir, en comprimés et en pommade, pour raccourcir la crise et espacer les récidives. Il est inutile de se traiter entre les poussées.

Les suppléments alimentaires comme la L-lysine, un acide aminé, n'ont pas démontré de réelle efficacité. Aucun aliment n'a de réel effet protecteur, mais l'ail, la mélisse et le millepertuis peuvent apaiser les sensations de brûlure qui accompagnent les crises d'herpès.

Précautions. Une femme enceinte qui a fait de l'herpès doit en informer son obstétricien. Si l'infection est active, elle peut être transmise au bébé lors de l'accouchement et entraîner une cécité, un retard mental, voire la mort. On procédera à une césarienne pour en prévenir la transmission.

L'AUTOMÉDICATION

Si vous avez des signes avant-coureurs d'un accès d'herpès labial, de l'aspirine et de la glace en empêchent parfois l'installation. À l'apparition des lésions, des compresses d'eau froide ou de lait peuvent soulager. Pour ne pas transmettre l'infection, n'embrassez pas les autres et n'utilisez pas leurs assiettes, verres et couverts.

Lors des accès d'herpès génital, des bains tièdes ou des compresses d'eau salée peuvent soulager l'inflammation. Gardez la partie infectée propre et sèche. Lavez-vous les mains après avoir touché les vésicules pour ne pas propager l'infection à d'autres parties de votre corps. L'herpès de type 2 est très contagieux ; les personnes infectées ne devraient avoir aucun contact sexuel avec des sujets sains durant un accès. Prévenez tout partenaire que vous êtes porteur de l'herpès. Les préservatifs peuvent diminuer le risque de transmission sexuelle mais ne l'éliminent pas.

Bien manger. Pour aider à prévenir les récidives, renforcez votre système immunitaire en mangeant de façon équilibrée et en privilégiant : céréales complètes, fruits et légumes et, surtout, protéines. Ne fumez pas ; pas d'excès d'alcool ni de caféine. Faites de l'exercice physique et prenez du repos pour atténuer le stress. Évitez les expositions prolongées au soleil et appliquez toujours une protection solaire. Ne prenez pas de la vitamine C à fortes doses, car elle pourrait favoriser les récidives. ❖

YAOURT EN PRÉVENTION ?

On a remarqué que, dans quelques cas, la bactérie *Lactobacillus acidophilus*, présente dans certains yaourts à base de ferments actifs, pourrait prévenir la récurrence des boutons de fièvre. Pour une dose thérapeutique, on suggère les suppléments de ferments lactiques.

UN PETIT TRUC

CONTRE L'HERPÈS, L'AIL

L'application, deux fois par jour, d'une gousse d'ail fraîche sur les lésions pourrait réduire la durée de la poussée d'herpès.

Homard

Voir Crustacés et fruits de mer

Huiles

AVANTAGES
- fournissent des acides gras essentiels, nécessaires à la production des hormones
- permettent l'absorption des vitamines A, D, E et K, liposolubles
- améliorent le goût et la texture des aliments

INCONVÉNIENTS
- très caloriques
- les huiles saturées (solides) peuvent faire monter le taux de cholestérol sanguin

De tout temps, les huiles végétales ont été des sources importantes d'énergie et d'éléments nutritifs en cas de besoin. Avant la réfrigération, la conservation des aliments dans l'huile était de première nécessité. Aujourd'hui, l'huile règne en cuisine, où elle donne de la saveur, de l'arôme et une texture agréable aux aliments. Et, comme elle prend du temps à être digérée, elle est un bon coupe-faim.

Huiles et graisses sont des corps gras qui se distinguent uniquement par leur point de fusion.

À température ambiante, l'huile est liquide et la graisse, solide. Mais toutes deux sont constituées de 100 % de lipides, des nutriments à grande valeur énergétique. Huiles et graisses apportent 9 kcal par gramme, soit 900 kcal pour 100 g : un record ! Elles fournissent aussi des acides gras essentiels à l'entretien des parois cellulaires et qui jouent un rôle important dans la croissance, l'entretien des hormones sexuelles et des prostaglandines (substances hormonales exerçant des fonctions biologiques multiples) et l'absorption des vitamines A, D, E et K, liposolubles (solubles dans les corps gras). Les huiles végétales ne contiennent pas de cholestérol ; il n'y en a que dans les graisses animales.

Parmi les huiles les plus anciennes figurent l'huile d'olive – les olives ont été cultivées pour leur fruit et l'huile qu'on en extrait dans toute la région méditerranéenne depuis au moins 6 000 ans – et l'huile de sésame, venue d'Afrique et d'Inde. Le cocotier et le palmier à huile poussent sous les tropiques ; on extrait l'huile de leur noix. Avec l'amélioration des méthodes d'extraction et de conservation, de nouvelles plantes ont pu être utilisées à cette fin. Aujourd'hui, les huiles les plus répandues sont celles de tournesol, de colza, d'olive, d'arachide, de maïs et de soja, ainsi que celles de coprah (noix de coco) et de palme, très employées dans les fritures et produits du commerce (biscuits, viennoiseries, plats préparés, etc.).

Les huiles végétales sont extraites de graines ou de fruits par broyage et pressage. L'huile vierge provient de la pression à froid d'olives de première qualité. Les autres huiles sont soumises à divers procédés : lessivage à la soude, centrifugation et filtration pour ôter les particules indésirables, traitement à la chaleur avec des solvants pour enlever les derniers résidus, enfin désodorisation à la vapeur. Certaines subissent un raffinage pour retirer les composants qui figent au froid et qui les rendraient troubles.

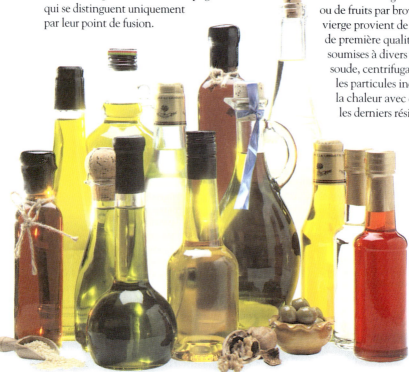

HUILES VARIÉES.
Les huiles de sésame, d'olive (vierge, vierge extra ou pure), d'arachide, de noisette, de noix, de sésame, de carthame, parfumées à l'ail et au piment sont quelques-unes des nombreuses huiles végétales.

LEURS EFFETS SUR LA SANTÉ

Les huiles renferment des acides gras saturés, mono-insaturés et polyinsaturés en proportions variables. Les acides gras saturés ont tendance à augmenter le taux de « mauvais » cholestérol (LDL) ; les acides gras mono-insaturés et polyinsaturés, à le faire baisser, surtout quand ils remplacent des acides gras saturés dans l'alimentation. C'est pourquoi on conseille aux personnes que préoccupe leur taux de cholestérol d'éviter les acides gras saturés et de les remplacer par des acides gras mono-insaturés et polyinsaturés. Les acides gras saturés les plus dangereux sont les acides laurique, myristique et palmitique. Les huiles de coprah (coco), de palme et de palmiste en renferment beaucoup ; ces huiles, comme les graisses animales, sont solides à température ambiante et très saturées. Mieux vaut choisir les huiles de colza, de maïs, d'olive, d'arachide, de carthame, de noix, de soja et de tournesol, toutes riches en acides gras mono-insaturés ou polyinsaturés et pauvres en acides gras saturés. (Voir aussi Lipides p. 228)

Les huiles utilisées pour fabriquer les margarines et les graisses employées dans les produits du commerce sont souvent hydrogénées, procédé qui les solidifie et augmente leur durée de conservation, mais crée des acides gras « trans » qui, comme les acides gras saturés, élèvent le « mauvais » cholestérol (LDL) et diminuent le « bon » cholestérol (HDL). Aujourd'hui, cependant, certaines margarines ne renferment plus de graisses hydrogénées. Environ 20 % des lipides des margarines solides et 13 % de ceux des margarines molles sont saturés. Elles contiennent toutefois beaucoup moins d'acides gras saturés que le beurre, qui en compte 67 % et qui, de plus, apporte du cholestérol.

LA CONSOMMATION DES HUILES

Il est conseillé de consommer des huiles variées (huile de colza, de tournesol et d'olive) ou encore une huile mélangée à vocation nutritionnelle, dont les différents composants (tournesol, colza, etc.) permettent de recevoir des apports en acides gras conformes aux recommandations des nutritionnistes. Il faut aussi lire les étiquettes des produits de biscuiterie pour connaître la nature

UN PETIT TRUC

AU LIEU DE LE BEURRER, HUILEZ LE PAIN

Imbibez légèrement votre pain d'huile, plutôt que de le tartiner de beurre. Vous absorberez en général moins de calories et toujours très peu de graisses saturées.

des graisses. Cependant, même l'indication « huiles végétales » reste trop vague : il faut rechercher les produits pour lesquels il est précisé « huiles végétales non hydrogénées ». La formulation « graisses végétales » est en général synonyme de graines de coprah, de palme ou de palmiste, riches en acides gras saturés. On les évitera.

Les huiles ajoutent leur saveur et leur texture aux salades et aux sauces. Tout comme les margarines, elles peuvent remplacer le beurre ou la crème dans plusieurs recettes. L'huile est presque indispensable à la préparation des aliments qu'on fait cuire sur le gril ou dans le four. En ce qui concerne la friture, on amène le bain d'huile à la température voulue – le thermomètre à huile est vivement recommandé – avant d'y plonger les aliments crus puis, avant de les servir, on les éponge sur du papier absorbant. Il est important de ne pas laisser fumer l'huile quand on la chauffe : cela signifie qu'elle commence à se décomposer en produisant des composés toxiques. Ne faites jamais chauffer une huile pour assaisonnement : elle se dégrade très vite.

LES ACIDES GRAS OMÉGA-3

Les huiles de poisson renferment des acides gras oméga-3 qui offrent une certaine protection contre les maladies cardiaques et peuvent être utiles aux personnes atteintes de maladies inflammatoires, comme la polyarthrite rhumatoïde. Pour en tirer profit, il faut manger du poisson 2 ou 3 fois par semaine. On trouve aussi des oméga-3 dans les huiles de colza et de noix. Ces oméga-3 d'origine végétale sont présents sous forme d'acide alpha-linolénique, qui nécessite d'être transformé par l'organisme pour être assimilé, mais ils ne risquent pas de provoquer des effets indésirables en cas de consommation importante. En revanche, les oméga-3 des huiles de poisson, pris en suppléments, ont des propriétés anticoagulantes. Ils sont déconseillés à ceux qui suivent un traitement anticoagulant (héparine, warfarine).

LES HUILES MINÉRALES

Les huiles non digestibles extraites d'hydrocarbures non digestibles comme le pétrole, telle l'huile de paraffine, sont utilisées comme laxatif, souvent par les personnes qui se purgent pour maigrir. C'est une pratique dangereuse qui nuit à l'absorption d'éléments nutritifs, comme les vitamines liposolubles, et pourrait provoquer des incontinences intestinales gênantes. ❖

ATTENTION

En ajoutant à votre huile de l'ail ou des fines herbes, vous favorisez la prolifération de la bactérie qui cause le botulisme, potentiellement mortel. Cette huile ne se conserve pas plus de 2 jours au réfrigérateur. Les huiles parfumées vendues dans le commerce renferment des additifs qui éliminent ce danger.

HERBES QUI SOIGNENT
■ DES ACTIONS TRÈS DIVERSES ■

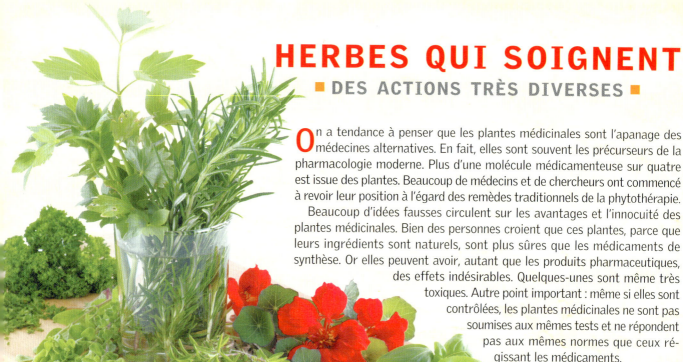

On a tendance à penser que les plantes médicinales sont l'apanage des médecines alternatives. En fait, elles sont souvent les précurseurs de la pharmacologie moderne. Plus d'une molécule médicamenteuse sur quatre est issue des plantes. Beaucoup de médecins et de chercheurs ont commencé à revoir leur position à l'égard des remèdes traditionnels de la phytothérapie. Beaucoup d'idées fausses circulent sur les avantages et l'innocuité des plantes médicinales. Bien des personnes croient que ces plantes, parce que leurs ingrédients sont naturels, sont plus sûres que les médicaments de synthèse. Or elles peuvent avoir, autant que les produits pharmaceutiques, des effets indésirables. Quelques-unes sont même très toxiques. Autre point important : même si elles sont contrôlées, les plantes médicinales ne sont pas soumises aux mêmes tests et ne répondent pas aux mêmes normes que ceux régissant les médicaments.

Une longue histoire

Toutes les sociétés humaines ont leur pharmacopée traditionnelle et, dans beaucoup de cultures, on continue de soigner avec les plantes. Les médecines chinoise ou ayurvédique n'hésitent pas à combiner les plantes médicinales et la médecine moderne. En Occident, la plupart des médicaments sont issus de la synthèse, y compris ceux que, pendant longtemps, on a extraits des plantes. Il reste encore quelques exceptions : par exemple, la digitaline, utilisée pour soigner le cœur, est encore tirée de la digitale pourprée ; la vincristine, qui traite la leucémie, de la pervenche de Madagascar, tandis que morphine et codéine proviennent toujours du pavot officinal...

Comment s'y retrouver ?

Les plantes médicinales reviennent à la mode. Les consommateurs disposent aujourd'hui d'un large éventail de suppléments à base de plantes pour soulager les petits maux au quotidien (rhume, mal de gorge, troubles du sommeil, etc.) et améliorer le bien-être. Cependant, l'abondance engendre la confusion. On ne sait pas toujours à qui ni à quoi se référer pour opérer une sélection judicieuse. Les conseils donnés ci-contre (« Comment choisir les plantes médicinales ») pourront vous servir de guide.

Les plantes médicinales courantes

Parmi un assortiment qui ne cesse de croître, quelques plantes sont plus utilisées que d'autres.

Aloès. Les feuilles charnues de cette plante exsudent un gel qui apaise les brûlures légères et les coups de soleil, les écorchures, les morsures et les piqûres d'insectes. Certains herboristes recommandent l'ingestion du jus d'aloès comme tonique ou pour traiter les inflammations du tube digestif, mais il y a peu de recherches sur son usage interne.

Comment choisir les plantes médicinales

✔ Faites preuve de prudence. Naturel ne signifie pas inoffensif.
✔ La forme est importante. Il y en a cinq :
1. Les plantes séchées sont économiques, mais perdent assez vite de leur efficacité.
2. Les teintures, la forme la plus chère, se conservent plus longtemps et sont mieux absorbées par l'organisme.
3. Les gélules sont pratiques, mais peu durables. Vérifiez les dates de péremption.
4. Les comprimés masquent le goût de la plante, mais les agents liants en diluent parfois l'intensité.
5. Les plantes que l'on trouve sous diverses formes (ampoules, extraits, liquides...) sont plus chères, mais plus fiables.
✔ Commencez par prendre de petites doses.
✔ Tisanes et teintures s'absorbent mieux si on est à jeun. Comprimés et gélules sont en général à prendre aux repas.
✔ En cas de doute, consultez votre médecin ou le pharmacien.

Aubépine. Utilisée dans le passé comme diurétique et pour traiter les calculs urinaires, l'aubépine est aujourd'hui l'un des remèdes les plus prescrits en Europe pour les problèmes de nervosité cardiaque, mais aussi comme calmant et somnifère léger.

Camomille matricaire. En infusion, elle diminue les spasmes digestifs, les douleurs musculaires ou celles dues aux règles, les symptômes du rhume des foins et de l'asthme. On l'applique en compresses pour calmer les démangeaisons et l'eczéma.

Chardon-Marie. Remède par excellence pour les troubles hépatiques, cette plante protège le foie contre les effets secondaires des médicaments, des toxines et d'autres produits nocifs. Elle limite les dommages de l'alcool en favorisant la production de nouvelles cellules dans le foie et pourrait s'avérer efficace pour traiter la cirrhose et l'hépatite.

Échinacée. Certaines préparations à base de cette plante pourraient stimuler les défenses immunitaires et réduire les agressions virales comme le rhume. Les opinions diffèrent quant à son efficacité et la raison en est simple : il existe plusieurs espèces d'échinacées et la composition chimique de la préparation varie selon qu'on a utilisé les feuilles, les tiges ou la racine, sans compter la nature du solvant. Parce qu'elle stimule la fonction immunitaire, les personnes atteintes de maladies auto-immunes comme l'arthrite, la sclérose en plaques et le lupus peuvent réagir négativement à l'échinacée.

Ginkgo biloba. On prétend qu'il prévient les problèmes de mémoire dus au vieillissement. De récentes études ont démontré qu'il avait, en fait, la capacité d'augmenter l'irrigation sanguine non seulement du cerveau, mais aussi des bras et des jambes, en régularisant le tonus et l'élasticité des vaisseaux. On se demande aujourd'hui si sa capacité à prévenir les caillots ne pourrait pas aider à éviter les crises cardiaques et les accidents vasculaires cérébraux (AVC). Il ne faut jamais prendre du ginkgo en même temps que des anticoagulants.

Ginseng. Les Chinois l'utilisent depuis toujours pour fortifier le système immunitaire, soulager la fièvre et la douleur, favoriser la cicatrisation, chasser la fatigue, soigner la dépression ou traiter l'impuissance. Il y a peu de preuves scientifiques à l'appui de ces indications.

Millepertuis. Il sert à soigner la dépression légère, car il augmente la sérotonine qui affecte l'humeur et les émotions. Il pourrait aussi aider à traiter des troubles comme l'anxiété, le stress, le syndrome prémenstruel, la fibromyalgie et l'insomnie. Le millepertuis est contre-indiqué en présence de nombreux médicaments prescrits sur ordonnance, dont il réduit l'efficacité. Il n'est autorisé qu'en infusion ou sous forme homéopathique.

Myrtille. L'extrait de myrtille est le remède par excellence pour conserver une vision saine et traiter divers troubles oculaires comme la dégénérescence maculaire, la cécité nocturne et les troubles de vision diurne causés par l'éblouissement. Ses propriétés médicinales sont attribuables à sa concentration en anthocyanines, de puissants antioxydants.

Ortie. L'ortie est surtout appréciée pour son rôle apaisant sur les symptômes du rhume des foins, tels la congestion nasale et le larmoiement. Elle est une bonne source de quercétine, flavonoïde inhibant, semble-t-il, la production d'histamines. Cette plante est également diurétique.

Réglisse. Cette plante bien étudiée stimule les surrénales, réduit l'inflammation et peut augmenter l'interféron, un antiviral que fabrique le système immunitaire. La réglisse est indiquée pour les problèmes respiratoires, la toux et les maux de gorge, parfois aussi pour traiter la fibromyalgie et d'autres affections liées au débit de cortisol, importante hormone sécrétée par la corticosurrénale. De fortes doses risquent d'abaisser les réserves de potassium et d'augmenter la tension artérielle.

MYTHE ET RÉALITÉ

Mythe Le basilic cause le cancer.

Réalité Le basilic renferme de l'estragole. Quand les animaux ingèrent d'énormes quantités d'estragole, ils contractent un cancer, et on considère à juste titre ce composé comme cancérogène. Cependant, la dose d'estragole que l'on absorbe, même si l'on mange de grandes quantités de basilic, est trop infime pour causer le moindre risque.

Herbes aromatiques

Moins puissantes que les plantes médicinales, les fines herbes que l'on consomme en cuisine sont néanmoins bénéfiques. Leurs éléments variés sont bons pour la santé et peuvent soulager des petits maux.

Aneth. Il relève les cornichons, les vinaigrettes et le poisson, et prévient aussi les flatulences. On l'utilisait autrefois en tisane pour calmer la colique du nourrisson.

Basilic. Il s'utilise à forte dose comme tonique et remède contre le rhume.

Ciboulette. Cette parente de l'oignon renferme des composés soufrés qui, en grandes quantités, font baisser la tension.

Coriandre. Mâcher les feuilles ou les graines de cette plante favorise la digestion.

Menthe. Les feuilles que l'on mâche donnent une bonne haleine ; en infusion, elles aident à digérer.

Origan. En décoction, il aide à digérer et soulage la congestion.

Persil. Il fournit vitamine C, calcium, fer et potassium. Il est riche en bioflavonoïdes, monoterpènes et autres anticancérogènes. Prévoyez des portions d'au moins 30 g.

Romarin. Ses feuilles, en tisane, calment la migraine. L'huile qu'elles renferment est employée comme liniment pour soulager les douleurs musculaires.

Sauge. La tisane aide à la digestion et, en gargarisme, apaise les ulcères, les maux de gorge et de gencives. Selon les recherches, l'huile de sauge favoriserait la mémoire en augmentant le taux d'acétylcholine dans le cerveau.

Thym. En tisane, il apaise le syndrome de l'intestin irritable ; en gargarisme, les maux de gorge ; en sirop, la toux et la congestion.

Humeur (troubles de l')

CHOCOLAT ET HUMEUR

Le cacao contient de la phényléthylamine, une substance euphorisante également fabriquée par le cerveau. De nombreuses personnes se sentent de meilleure humeur après avoir mangé du chocolat.

PRIVILÉGIER
- petits repas et collations, bien répartis dans la journée
- chocolat

RÉDUIRE
- caféine et alcool, qui peuvent causer insomnie et sentiments d'anxiété

ÉVITER
- le fait de sauter des repas

Les centres de nos pensées, de nos émotions, de notre humeur, comme ceux des fonctions nerveuses et musculaires, sont situés dans le cerveau. L'alimentation influe sur la bonne marche des différents systèmes de l'organisme, mais les liens que l'on peut faire entre les aliments et l'état psychique relèvent le plus souvent d'un manque. Les carences en certaines vitamines du groupe B, par exemple, peuvent entraîner des troubles de la mémoire et des modifications mentales et émotionnelles. Grâce à la diversité des aliments dans les pays industrialisés, ces symptômes ne se rencontrent plus, aujourd'hui, que chez ceux qui ont des problèmes nutritionnels particuliers, tels les alcooliques.

Les liens positifs (aliments améliorant l'humeur) sont plus difficiles à établir. Les neurones communiquent entre eux au moyen des neurotransmetteurs. Ces éléments chimiques sont synthétisés à partir des acides aminés et d'autres composants de l'alimentation, au fur et à mesure des besoins.

Plus de tryptophane. C'est un acide aminé abondant dans les protéines animales – viande, lait et œufs – et que le cerveau utilise pour produire la sérotonine, un neurotransmetteur régulant le sommeil, la sécrétion de l'hormone hypophysaire et la perception de la douleur. Les taux cérébraux de sérotonine dépendent en partie de l'alimentation. Après un repas très protéique, peu de tryptophane parvient au cerveau à cause de la compétition d'autres acides aminés. En revanche, après un repas riche en glucides, l'insuline facilite l'absorption des acides aminés dans les muscles, ce qui entraîne le tryptophane au cerveau, où il est converti en sérotonine. La somnolence qui suit l'ingestion de sucre ou de glucides est un effet de la sérotonine.

LES INFLUENCES DE L'ALIMENTATION SUR L'HUMEUR

Il n'est pas prouvé que les additifs alimentaires ou la malbouffe (« junk food ») aient un impact sur l'humeur ou le comportement. De nombreux parents trouvent que leurs enfants deviennent hyperactifs après avoir mangé des confiseries ou des mets très sucrés. Plusieurs études scientifiques ont montré que le sucre, au contraire, augmente la formation de sérotonine et tend donc à calmer les enfants actifs.

Parmi les aliments qui modifient l'humeur, le plus connu est la caféine, un stimulant que l'on trouve dans le café, le thé, les colas et le chocolat. Si le café tient en éveil, trop de caféine cause palpitations, somnolence et anxiété.

Éviter l'alcool. L'alcool, autre substance très consommée qui agit sur l'humeur, est un dépresseur qui ralentit certains processus physiologiques, dont la respiration, diminuant ainsi l'apport d'oxygène au système nerveux central. L'alcool peut causer une dépression. Les personnes qui se réveillent déprimées ou de mauvaise humeur devraient en chercher l'origine dans d'éventuelles libations de la veille. De plus, l'alcool trouble le sommeil, provoquant irritabilité, anxiété et baisse du tonus général.

Ne pas sauter de repas. En plus du type d'aliment ingéré, votre humeur peut dépendre du moment où vous prenez vos repas et de la quantité d'aliments que vous mangez. Consommer de petites quantités plusieurs fois pendant la journée peut maintenir votre niveau d'énergie et votre humeur constants, alors que sauter des repas conduit à un effet négatif sur l'un et sur l'autre. ❖

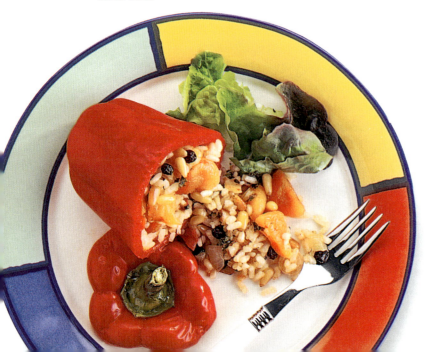

REPAS APAISANT. *Un poivron farci de riz et de haricots contient des acides aminés et des glucides qui fournissent un « calmant » au cerveau.*

Hyperactivité

PRIVILÉGIER
- variété des aliments

RÉDUIRE
- boissons caféinées
- confiseries et aliments qui contiennent de grandes quantités d'additifs et d'agents de conservation

ÉVITER
- automédication avec vitamines et minéraux à fortes doses
- régimes qui excluent un groupe alimentaire

De 2 à 4 % environ des enfants souffrent d'hyperactivité (ou déficit d'attention), dont cinq fois plus de garçons que de filles. Les parents ont l'impression que l'enfant est continuellement en mouvement, impulsif, perturbateur et incapable de se concentrer. De nombreux chercheurs émettent l'hypothèse d'un déséquilibre de la chimie cérébrale, mais aucune cause précise n'a encore été identifiée.

Ces dernières années, on a suggéré que l'alimentation pouvait être une cause possible de l'hyperactivité – une idée que de nombreux spécialistes écartent. Il est certain que des carences nutritionnelles peuvent avoir un impact sur le comportement, mais la malnutrition est rarement un problème dans les pays industrialisés. Par ailleurs, les dizaines d'études qui ont été menées sur ce sujet n'ont pas pu prouver que l'alimentation intervient dans l'hyperactivité. Cependant, des parents et quelques médecins croient qu'il peut y avoir un lien chez certains enfants. L'hypothèse de l'alimentation a été émise en 1973 par Benjamin Feingold, un allergologue de Californie. D'après lui, l'hyperactivité serait due à une sensibilité à des additifs alimentaires et à des salicylates que l'on trouve dans les fruits, certains légumes et l'aspirine. Ce spécialiste recommandait donc d'éliminer tous les aliments contenant des agents de conservation, des colorants et des exhausteurs de saveur, de même que les sources naturelles de salicylates, notamment les fraises et la plupart des baies rouges. La moitié de ses patients hyperactifs ayant vu leur état s'améliorer, des médecins et des parents commencèrent à suivre ses conseils.

Il semble qu'une alimentation sans agents de conservation aide certains enfants, mais les résultats de B. Feingold n'ont jamais été répercutés dans des études scientifiques. Quelques pédiatres recommandent aux parents d'éviter les aliments traités (chips, charcuterie, plats préparés), riches en agents de conservation, colorants et autres additifs, et de noter les améliorations s'il y en a. Mais l'élimination de tous les aliments contenant des salicylates naturels est problématique ; les preuves manquent concernant les effets bénéfiques d'une telle mesure, qui peut par ailleurs mener à des carences en vitamine C, en bêta-carotène et en d'autres nutriments.

On a aussi relié la caféine à l'hyperactivité. Les spécialistes ne croient pas qu'elle peut en être la cause, mais elle peut accentuer l'agitation d'un enfant hyperactif. C'est en tout cas une bonne idée de l'éliminer de l'alimentation d'un enfant. Elle est apportée par le café, mais aussi par le thé et les boissons gazeuses de type colas.

La thérapie orthomoléculaire – utilisation de très hautes doses de vitamines et de minéraux pour traiter les problèmes de comportement – est recommandée dans l'hyperactivité par les praticiens de cette approche. Rien ne prouve que ce soit efficace et l'on sait que de très fortes doses de vitamines et de minéraux peuvent être toxiques, sans compter que cela entraîne des déséquilibres nutritionnels.

LE SUCRE A UN EFFET CALMANT

Une étude de l'Institut national de la santé mentale aux États-Unis a montré que les enfants à qui l'on faisait boire des boissons sucrées étaient moins actifs que le groupe de contrôle qui ne prenait que des boissons sans sucre. Selon les chercheurs, cela serait dû au fait que le sucre incite le cerveau à augmenter sa production de sérotonine, élément chimique qui sert à réduire l'activité électrique du cerveau. Cependant, ce n'est pas une raison pour gaver un enfant de sucreries – qui n'apportent que des calories « vides » et favorisent les caries. ❖

Hypertension artérielle

PRIVILÉGIER
- fruits et légumes, fruits séchés, légumineuses, produits laitiers pour le potassium
- aliments du régime DASH (voir p. 207)

RÉDUIRE
- plats préparés et aliments avec du sel ajouté
- aliments gras

ÉVITER
- condiments et aliments très salés
- excès d'alcool et de caféine

VÉRIFICATION ANNUELLE

Tout adulte de 40 ans et plus devrait faire vérifier chaque année sa pression artérielle. Toutefois, certaines personnes souffrent d'hypertension ponctuelle : le seul fait d'aller chez le médecin augmente leur pression, habituellement normale. Avant d'en arriver à un diagnostic, il est préférable de faire lire sa pression à plusieurs reprises, dans des endroits différents et à intervalles réguliers.

En circulant dans le corps, le sang pousse sur les parois des artères : c'est la pression artérielle. Plus de 15 % des adultes, en Europe, font de l'hypertension (pression artérielle trop élevée). Au début, il n'y a pas de symptômes ; aussi, le sujet ne sait pas qu'il est porteur d'une maladie dangereuse, car l'hypertension endommage le cœur et les vaisseaux sanguins, et peut mener à un accident vasculaire cérébral (AVC), à un infarctus ou avoir d'autres conséquences graves.

Dans moins de 5 % des cas, il y a une cause sous-jacente à l'hypertension : rétrécissement de l'artère rénale, grossesse, troubles de la surrénale, effet secondaire d'un médicament. Très souvent, on ne peut en identifier la cause : on parle, dans ce cas, d'hypertension essentielle.

La pression artérielle s'élève quand les artérioles rétrécissent, ce qui oblige le cœur à battre plus fort pour y envoyer le sang. Quand le volume sanguin augmente, souvent à cause de la tendance du corps à retenir le sel et les liquides, la pression monte ; c'est le cas, aussi, lorsque des niveaux élevés d'adrénaline et d'autres hormones entraînent la constriction des vaisseaux.

Gestion des facteurs sous-jacents. La pression artérielle croît quand on vieillit, notamment parce que les artères durcissent et perdent leur élasticité. Plusieurs facteurs entrent en cause : l'hérédité d'abord ; le diabète et l'obésité multiplient les risques ; le stress fait monter le niveau

LE SAVIEZ-VOUS ?

NOIX DE SOJA ET HYPERTENSION

Une collation de noix de soja rôties n'a pas qu'un mince effet sur l'hypertension. À en croire une étude présentée à l'Association américaine du cœur en novembre 2003, 1/2 tasse de noix de soja par jour pourrait diminuer votre tension autant que certains médicaments.

des hormones surrénales et la pression artérielle – à long terme, il peut entraîner une hypertension ; parmi les autres facteurs, notons le tabac, l'abus d'alcool et un mode de vie sédentaire.

Garder sa pression artérielle dans des valeurs normales prolonge la qualité et la durée de vie. Les taux de mortalité due à des maladies cardio-vasculaires ont augmenté récemment.

ALIMENTATION ET HYPERTENSION

Les scientifiques s'entendent sur le fait que l'alimentation est utile dans la prévention et dans le traitement de l'hypertension.

Limiter l'apport de sel. Pour ceux qui ont une tendance héréditaire à retenir le sodium, diminuer le sel tôt dans la vie réduit les risques d'hypertension. Une partie de la population – personnes âgées, diabétiques – tirera bénéfice d'une alimentation peu salée. Cependant, les spécialistes ne s'accordent pas sur la quantité de sel ; on dit qu'il ne faut pas dépasser 2 400 mg de sodium par jour chez une personne en bonne santé. Pour réduire le sodium, ne rajoutez pas de sel à table et évitez les aliments préparés, qui en sont chargés. Cherchez la mention « sodium » sur les étiquettes. Éliminez condiments, charcuteries, fromages et salaisons. Relevez vos plats de fines herbes et d'épices.

Ne pas prendre de poids. Même un peu trop d'embonpoint contribue à l'hypertension ; perdre tout le poids en trop est souvent suffisant pour ramener la pression artérielle à la normale, et en perdre une partie fait déjà baisser la tension.

Manger moins de graisses. Une alimentation grasse entraîne une surcharge pondérale et contribue à la hausse de la pression artérielle. Limitez l'apport des graisses à 30 % ou moins du total journalier de calories, avec pas plus de 10 % de graisses saturées. Diminuez le beurre, adoptez le lait écrémé et les produits laitiers allégés, choisissez de la viande maigre et cuisez les aliments au four au lieu de les faire frire.

Diminuer alcool et caféine. Si 1 verre de vin rouge par jour semble diminuer les risques d'infarctus, en boire plus annule cet effet et peut augmenter les risques d'hypertension.

COMMENT INTERPRÉTER LA PRESSION ARTÉRIELLE

Le sang circule dans le corps par saccades. C'est pourquoi une lecture de la pression s'exprime toujours par deux chiffres, comme 120/80 (« 120 sur 80 »). Le chiffre le plus élevé indique la pression systolique, soit la force maximale exercée lorsque le cœur se contracte pour relâcher une petite quantité de sang dans la circulation. Le chiffre le plus bas, la diastole, indique la pression exercée sur le cœur au repos, entre les battements. Ces chiffres correspondent à des millimètres de mercure ; ils mesurent le niveau qu'atteint, sous l'effet de la pression sanguine, une colonne de mercure dans un tube sous vide.

Pour mesurer la pression, le médecin utilise un stéthoscope et un sphygmomanomètre. Il commence par bloquer la circulation avec un brassard pneumatique et, tout en relâchant la pression, il écoute pour distinguer la systole de la diastole. La pression normale pour un adulte se situe à moins de 120/80. Si vous obtenez de façon systématique un chiffre supérieur à 140/90, vous faites de l'hypertension. Celle-ci se définit de la manière suivante :

	Systole*	Diastole *
● Tension normale	Moins de 140	Moins de 90
● Hypertension légère	Entre 140 et 159	Entre 90 et 99
● Hypertension modérée	Entre 160 et 179	Entre 100 et 109
● Hypertension sévère	Plus de 180	Plus de 110

* Les mesures données ci-dessus (normes internationales reprises en France par l'ANAE) sont exprimées en millimètres de mercure. Pour des valeurs en centimètres, il faut les diviser par 10.

N. B. : On peut avoir une pression systolique normale avec une pression diastolique élevée et vice versa ; il s'agit encore d'hypertension.

LE RÉGIME DASH POUR LUTTER CONTRE L'HYPERTENSION

La preuve la plus déterminante à l'appui de la thèse que l'alimentation peut aider à contrôler la pression sanguine est venue de deux études cliniques commanditées par les Instituts nationaux de la santé des États-Unis. Il en est ressorti ce qu'on appelle le régime DASH (*Dietary Approaches to Stop Hypertension*).

Une première étude, en 1997, a démontré que la pression artérielle diminuait de manière significative avec un régime alimentaire pauvre en matières grasses, en graisses saturées et en cholestérol, mais riche en fruits, en légumes et en produits laitiers peu gras. Grâce à ce régime, on pouvait prévenir et, dans certains cas, réduire l'hypertension aussi efficacement qu'avec les médicaments hypotenseurs. Les résultats s'observaient après 2 semaines, et les avantages continuaient de se faire sentir 8 semaines plus tard, quels que soient le sexe de la personne, son origine ethnique ou sa pression sanguine de départ.

Le régime DASH préconise des aliments riches en fibres, en calcium, en magnésium et en potassium, nutriments tous associés à une diminution de la pression artérielle. En même temps, ce mode alimentaire est pauvre en graisses saturées. Voici son contenu :

- Céréales et produits céréaliers : 7 à 8 portions par jour.
- Fruits et légumes : 4 à 5 portions de chaque groupe par jour.
- Produits laitiers allégés ou écrémés : 2 à 3 portions par jour.
- Viande, volaille et poisson : 2 portions de 85 g par jour au maximum.
- Matières grasses : 2 à 3 portions par jour ; pas de graisses saturées.
- Fruits secs oléagineux, graines, légumineuses : 4 à 5 portions par semaine.
- Sucreries : 5 portions par semaine.

ÉTUDE DASH SUR LE SODIUM

Avec l'étude complémentaire, en 2000, on a voulu savoir s'il était possible d'améliorer les résultats en diminuant les apports de sel. Le sodium, dans les aliments et dans le sel, force en effet l'organisme à retenir l'eau et augmente par ce fait même le volume de sang, donc la pression sanguine. Le sodium contracte aussi les menus vaisseaux sanguins. L'étude a démontré que les résultats obtenus avec le régime DASH associé à une diminution de sel dépassaient les résultats de l'une ou l'autre stratégie.

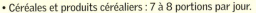

Trop de caféine peut faire monter la pression artérielle. Les hypertendus âgés sont encore plus sensibles aux effets de la caféine.

Chercher les minéraux. Certains nutriments protègent contre l'hypertension. Le potassium, électrolyte qui aide à maintenir l'équilibre du sel et des liquides, normalise la pression artérielle ; on le trouve dans les fruits, les légumes, les produits laitiers et les légumineuses. Selon des études, l'hypertension pourrait être liée à des carences en calcium ; mangez 2 ou 3 portions de produits laitiers allégés chaque jour.

Manger plus d'ail. Selon d'autres recherches, l'ail peut faire baisser la pression artérielle. Mais la quantité nécessaire donne mauvaise haleine et modifie l'odeur de la peau. On trouve de l'ail sous forme de pilules, sans odeur, mais on ignore si elles ont les mêmes effets que la plante.

MODIFIER SON MODE DE VIE

Outre l'alimentation, il est très important d'apporter d'autres changements dans son mode de vie : exercice aérobique régulier (il abaisse la pression artérielle en obligeant le cœur à fonctionner de façon plus efficace) ; arrêt du tabac (la nicotine fait monter la pression artérielle).

Attention aux médicaments. Les médicaments en vente libre contre le rhume et les allergies peuvent augmenter la pression artérielle. Il en va de même pour les contraceptifs ou l'hormonothérapie de substitution chez les femmes ménopausées.

Réduire le stress. Il ne fait aucun doute, selon les scientifiques, que le stress fait monter temporairement la pression artérielle et peut avoir un effet néfaste à long terme. Méditation, yoga, biofeedback, autohypnose et autres techniques de relaxation sont utiles. Les personnes qui ont des animaux de compagnie ont moins de pression artérielle que les autres.

LES MÉDICAMENTS

Les médecins recommandent de changer son mode de vie pendant 6 mois pour voir si une hypertension modérée revient à des valeurs normales. Si ce n'est pas le cas, ils prescrivent des médicaments. Il y a des dizaines d'antihypertenseurs efficaces. Les plus utilisés sont les diurétiques, qui diminuent le volume de sel et de liquides en augmentant l'excrétion urinaire. D'autres diminuent le travail du cœur en dilatant les artérioles. Certains régulent les influx nerveux pour ralentir le pouls. Il est également important de traiter

---

LE SAVIEZ-VOUS ?

CALCIUM ET HYPERTENSION

De récentes études indiquent qu'une personne dont le taux de calcium est bas est plus exposée à l'hypertension. Produits laitiers et choux comme le brocoli sont d'excellentes sources de calcium, de même que certaines eaux minérales calciques.

les maladies qui contribuent à l'hypertension : diabète, hypercholestérolémie. Les changements d'habitudes (alimentation, mode de vie) qui favorisent l'abaissement de la pression artérielle réduisent aussi le diabète et les taux de cholestérol. ❖

Hypoglycémie

PRIVILÉGIER

● petits repas variés et équilibrés, contenant à la fois protéines, glucides et graisses

RÉDUIRE

● boissons sucrées et sucreries (prises en dehors des repas)

ÉVITER

● alcool

Le glucose, ou sucre sanguin, est la principale source d'énergie du corps et la seule forme d'énergie que le cerveau peut utiliser. Durant la digestion et le métabolisme, le foie convertit tous les glucides et la moitié des protéines en glucose, qui est libéré dans le flux sanguin. En réponse à la hausse du taux de glucose sanguin, le pancréas sécrète plus d'insuline, l'hormone qui permet aux cellules d'utiliser le sucre pour produire de l'énergie.

L'hypoglycémie se produit quand le sang ne fournit plus assez de glucose au cerveau. C'est le cas chez le diabétique qui a pris trop d'insuline ou de sulfamides, qui a sauté un repas ou oublié de prendre des glucides. C'est aussi vrai chez toute personne après un effort prolongé, un stress intense, un abus d'alcool ou d'aspirine, et surtout au moindre effort lors d'un jeûne de longue durée.

Les symptômes sont les suivants : faim ou fringale, sueurs froides, fatigue intense, vertiges, équilibre instable, faiblesse musculaire ou troubles de l'attention, puis de la conscience.

UN PETIT TRUC

ALIMENTS SECOURS EN CAS DE CRISE D'HYPOGLYCÉMIE

● $1/2$ verre de jus de fruits ou de boisson gazeuse sucrée.
● 1 verre de lait.
● 5 ou 6 bonbons durs.
● 1 ou 2 cuillerées à café de sucre ou de miel.

HYPOGLYCÉMIE POSTPRANDIALE

On l'appelle aussi hypoglycémie réactionnelle. Elle apparaît lorsque le taux de sucre monte 1 ou 2 heures après un repas, puis redescend rapidement. Les symptômes incluent vertiges, céphalées, faim, tremblements, palpitations et irritabilité. Mais l'hypoglycémie postprandiale n'est pas courante, car la sécrétion de l'insuline est très précise. On ne peut en faire le diagnostic qu'à la suite

LE SAVIEZ-VOUS ?

L'ALCOOLISME PÉRIODIQUE PEUT CAUSER UNE HYPOGLYCÉMIE FATALE

Une consommation excessive d'alcool, en particulier lors de soirées très arrosées, favorise l'hypoglycémie : tandis que l'organisme s'affaire à catalyser l'alcool, le foie n'arrive pas à fournir du glucose au sang. Ce type d'hypoglycémie est grave et parfois mortel.

de l'épreuve dite d'hyperglycémie provoquée, qui consiste à mesurer les taux de glucose sanguin après ingestion d'une dose connue de glucose. **Faire de petits repas fréquents contenant à la fois des glucides complexes, des graisses et des protéines.** Une alimentation qui contient surtout des glucides simples (sucres rapides) peut engendrer des symptômes légers d'hypoglycémie alors que le taux de glucose sanguin est dans la fourchette normale. Voici ce qui se passe si on ne prend que du jus d'orange au petit déjeuner : le pancréas va sécréter une bonne dose d'insuline pour traiter le glucose, mais, comme il n'y a ni protéines ni graisses qui seraient métabolisées plus lentement, le corps va brûler le glucose en 2 heures à peine. Le cerveau envoie alors des signaux de faim. Un goûter sucré va satisfaire la faim et donner un bref regain d'énergie ; le pancréas émettra à nouveau assez d'insuline pour métaboliser rapidement le glucose. Puis le cycle recommence.

Il est nécessaire de manger à intervalles réguliers des petites quantités de protéines et de graisses, ainsi que des amidons. Ils prennent plus de temps que les sucres à se transformer en glucose et libèrent l'énergie à vitesse constante. Au lieu de déjeuner d'une viennoiserie, prenez un sandwich au fromage ou au jambon, si possible au pain complet. Évitez les sucreries. Choisissez un fruit plutôt qu'un jus de fruits. Pensez à des aliments qui ont une charge glycémique faible (voir le tableau p. 213).

LA SURDOSE D'INSULINE

L'hypoglycémie qui résulte d'une injection d'une trop forte dose d'insuline par un diabétique est beaucoup plus grave. On peut stopper les symptômes (faim, fourmillements, sueur, vision brouillée, étourdissement, changements d'humeur, palpitations, sensation de froid) en avalant aussitôt 1 cuillerée à soupe de miel ou de sucre, en suçant un bonbon dur ou en buvant du jus d'orange ou toute autre boisson sucrée. En cas de perte de conscience, il faut en urgence administrer du sucre par voie intraveineuse. ❖

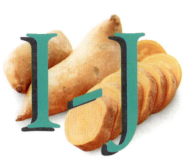

Igname et patate douce

AVANTAGES
- riches en glucides
- bonnes sources de vitamines B$_6$ et C, d'acide folique et de potassium
- très riches en fibres
- bon apport de bêta-carotène (patate douce)

L'IGNAME

Son nom vient du sénégalais *ñam*, qui signifie « manger ». L'igname est souvent confondue avec la patate douce, bien que ces deux tubercules ne soient pas de la même famille, mais la véritable igname est originaire d'Afrique et vendue aujourd'hui dans des magasins de produits exotiques. Pouvant peser jusqu'à 45 kg, elle est beaucoup plus grosse que la patate douce, mais moins riche en vitamines. Elle est bien pourvue en potassium et, de par sa teneur appréciable en amidon, c'est un aliment essentiel en Afrique et en Asie.

LA PATATE DOUCE

La patate douce n'est apparentée ni à la pomme de terre ni à l'igname. Cependant, elle est très nutritive et sa riche saveur sucrée explique pourquoi cet humble légume du Nouveau Monde, révélé aux Européens par Christophe Colomb, a été apprécié par eux. Elle tire sa saveur d'une enzyme qui, dans le tubercule, convertit l'amidon en sucre. Cueillie à maturité et cuite, la patate douce est encore plus sucrée. Après la récolte, elle est tout de suite entreposée à 30 °C pendant 4 à 6 jours ; après ce traitement, sa teneur en sucre augmente encore, tout comme sa durée de conservation.

DES LÉGUMES TRÈS NOURRISSANTS

L'igname comme la patate douce procurent des glucides en abondance : 24 % environ,

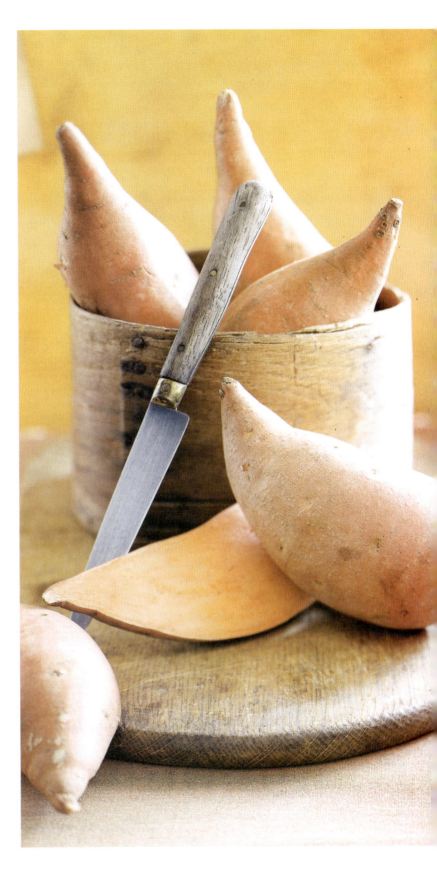

soit nettement plus que la pomme de terre (15 % en moyenne). Ces deux légumes sont donc de bonnes sources d'énergie.

La patate douce contient beaucoup de bêta-carotène, antioxydant précurseur de la vitamine A. Un tubercule de taille moyenne fournit la totalité de l'apport nutritionnel conseillé (ANC) de vitamine A, 25 % de l'ANC de vitamine C, 10 % de celui de la vitamine B$_6$, 400 mg de potassium, ainsi que de l'acide folique. L'igname apporte un peu de vitamine C (10 mg pour 100 g) et autant de potassium, mais seulement des traces de bêta-carotène.

Igname et patate douce renferment des phytostérols, susceptibles de faire baisser le taux de cholestérol. Ce sont d'excellentes sources de fibres insolubles, qui peuvent prévenir la constipation et la diverticulose. On y trouve en outre de la pectine, fibre soluble, qui peut aider à diminuer le cholestérol. Igname et patate douce se gâtent rapidement ; il faut jeter les tubercules qui ont des points de moisissure ou qui sont ratatinés. Il ne suffit pas toujours de couper les parties endommagées, parce qu'une saveur désagréable peut avoir envahi tout le légume. On les gardera au froid, mais hors du réfrigérateur : à moins de 10 °C, elles durcissent et deviennent fades.

La patate douce se substitue à la pomme de terre et à la citrouille dans bien des recettes ; réduite en purée et additionnée de bouillon dégraissé et de zeste d'orange râpé, elle est exquise et nutritive. ❖

Impuissance

ALCOOL ET IMPUISSANCE

S'il n'est pas consommé avec modération, l'alcool empêche la transmission des messages dans le système nerveux. En outre, si les excès s'étendent sur une longue période, l'alcool modifie le mode de production des hormones, ce qui peut retentir sur la fonction sexuelle.

PRIVILÉGIER

- aliments riches en zinc : fruits de mer (huîtres), viande, volaille, œufs, lait, légumineuses, fruits secs oléagineux, céréales complètes

RÉDUIRE

- alcool et graisses saturées

ÉVITER

- nicotine et tous les médicaments, sauf sur prescription médicale

Il est certain que les facteurs psychologiques ont un effet sur la sexualité des hommes, mais des études récentes montrent que la plupart des cas d'impuissance sont dus à une maladie sous-jacente ou sont liés au mode de vie. Diabète, athérosclérose, paralysie ou, moins couramment, déséquilibre hormonal sont parmi les causes organiques de l'impuissance. Certaines drogues – alcool, nicotine, drogues illicites

et différents médicaments délivrés sur ordonnance – peuvent aussi y conduire. La nicotine entrave la circulation sanguine en entraînant la constriction des artérioles, y compris celles qui irriguent le pénis. Antihypertenseurs, antiacides, antidépresseurs et somnifères peuvent avoir des effets secondaires qui se manifestent par de l'impuissance. Dans certains cas, le médecin pourra prescrire un autre médicament pour éviter ce désagrément.

Si l'alimentation en tant que telle a peu d'effet sur l'impuissance, en revanche, des médicaments peuvent être efficaces. On trouve en pharmacie : le Viagra®, le Cialis® et le Lévitra®. Il existe aussi des produits à injecter dans la verge ou à introduire par l'orifice urinaire.

LES FACTEURS NUTRITIONNELS

Le zinc est indispensable. De tous les oligoéléments, le zinc serait le plus précieux au système reproducteur masculin. L'apport de zinc n'a pas d'effet direct sur la virilité, mais il peut être important pour la santé sexuelle des hommes, parce qu'on en trouve une concentration élevée dans le liquide séminal. Les bonnes sources alimentaires de zinc sont les fruits de mer (huîtres en particulier), la viande, la volaille, les œufs, le lait et ses dérivés (laitages, fromages), les légumineuses, les fruits secs oléagineux et les céréales complètes. Il n'est pas recommandé de prendre des suppléments de cet oligoélément : à hautes doses, ils peuvent entraver l'absorption du calcium et du cuivre.

Surveiller son poids. Il est important de maintenir un poids normal ; l'obésité prédispose au diabète, une des causes principales de l'impuissance. Les études ont montré que l'obésité augmente les risques de dysfonctionnement érectile. Par ailleurs, une alimentation pauvre en graisses saturées aide à prévenir l'athérosclérose – l'accumulation de plaques qui encrassent aussi les artères péniennes. ❖

Index glycémique

Voir page ci-contre

Interactions aliments-médicaments

Voir p. 214

INDEX GLYCÉMIQUE
■ UNE HISTOIRE À SUIVRE ■

En dépit de son utilisation de plus en plus fréquente comme critère de qualité nutritionnelle pour améliorer l'alimentation, l'index ou indice glycémique (IG) est encore mal compris et parfois controversé. Il s'agit d'une méthode pour classer les glucides en fonction de l'effet qu'ils exercent sur le taux de sucre dans le sang (ou glycémie). Régulariser ce taux est la condition indispensable pour prévenir ou contrôler certaines maladies, en particulier le diabète.

Il y a plus de 20 ans, des chercheurs de l'université de Toronto, au Canada, choisirent une cinquantaine d'aliments riches en glucides pour étudier leur effet sur la glycémie. Ils adoptèrent l'index glycémique pour mesurer la glycémie d'une personne, 2 ou 3 heures après l'ingestion d'un aliment riche en glucides, par rapport à la glycémie engendrée par un aliment de référence – tantôt le pain blanc, tantôt le glucose pur – fournissant la même quantité de glucides.

Un aliment vite digéré et absorbé par l'organisme a un index glycémique élevé parce qu'il augmente rapidement la glycémie. À l'inverse, un aliment qui est assimilé lentement par l'organisme a un IG bas. Les aliments peuvent avoir un IG bas (moins de 55), moyen (de 55 à 70) ou élevé (plus de 70). Plus de 750 valeurs d'IG pour divers aliments ont été publiées.

L'index glycémique et son effet sur la santé

On a longtemps pensé que les aliments très sucrés – fruits, pâtisseries ou chocolat – étaient mauvais pour les diabétiques parce qu'ils se digèrent vite et font monter le taux de glycémie en flèche. On croyait aussi que les glucides complexes – pommes de terre, riz, pâtes – causaient une glycémie plus progressive du fait qu'ils se décomposent plus lentement. Cependant, certains sucres ont un IG plus bas que beaucoup de féculents. Par conséquent, des aliments très sucrés, en quantités modérées, n'ont pas plus d'effet sur la glycémie que de nombreux féculents et peuvent faire partie du menu d'un diabétique. Les recherches montrent également qu'un régime à IG bas

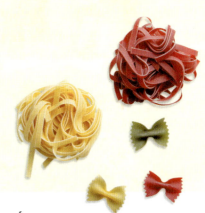

FACTEURS QUI AFFECTENT L'INDEX GLYCÉMIQUE
Le mode de transformation et la présence de certains nutriments affectent l'IG des aliments.

FACTEUR	MÉCANISME	EXEMPLE
Cuisson ou raffinage	Modifie la structure de l'amidon : les granules gonflent (gélification). Moins il est gélatinisé, plus l'IG d'un amidon est bas.	Cuites « al dente », les pâtes ont un IG plus bas que si elles sont bien cuites.
Sucre	Empêche la gélification des amidons.	Les céréales caramélisées ont un IG plus bas.
Fibres	Ralentissent l'interaction entre amidons et enzymes.	Pomme, lentilles, pois cassés ont un IG bas.
Protéines et graisses	Ralentissent la digestion des glucides.	La présence de protéines et de graisses dans le lait et les légumineuses abaisse leur IG.
Acides	Ralentissent la digestion et l'absorption des aliments.	Vinaigre, jus de citron et fruits acides réduisent l'IG.

pourrait diminuer, chez les personnes en bonne santé, le risque de contracter un diabète ou une maladie cardiaque.

En médecine sportive, on utilise les aliments à IG élevé comme source d'énergie rapide avant et après les performances de courte durée, et ceux à IG bas pour les sports d'endurance. Dans un tout autre domaine, on pense que les aliments à IG bas pourraient aider à perdre du poids en aidant à contrôler le taux d'insuline, hormone qui, lorsqu'elle n'est plus sécrétée par le pancréas et ne régule plus le taux de glucose dans le sang, favorise le stockage des graisses et les empêche d'être métabolisées pour servir d'énergie.

Index glycémique et charge glycémique

De nombreux organismes de santé, notamment l'Organisation mondiale de la santé (OMS), encouragent l'utilisation de l'index glycémique chez les diabétiques, mais son utilité ne fait pas consensus. La controverse vient de l'application pratique de cette notion.

Le problème est que beaucoup d'aliments, bien que très bons pour la santé, ont un IG plus élevé que d'autres qui le sont moins. Par exemple, la pomme de terre en purée a un IG plus élevé que le sucre et, pis encore, le pain complet a plus ou moins le même IG que le pain blanc.

C'est ici qu'intervient la notion de charge glycémique (CG). Elle permet d'évaluer l'effet des aliments sur la glycémie en ne tenant pas compte uniquement de leur IG. L'IG indique en effet la vitesse à laquelle un glucide va se transformer en sucre, mais non la quantité de glucides qui entre dans la composition de l'aliment, ce qui a également son importance. Les glucides du melon d'eau, par exemple, ont un IG très élevé, mais, comme ce fruit en contient peu, sa charge glycémique demeure acceptable. Le cas du melon d'eau n'est cependant pas fréquent. Lorsque l'IG est bas, la charge glycémique l'est généralement aussi, mais, lorsqu'il est moyen ou élevé, elle peut varier de faible à élevée. Une charge glycémique de 20 ou plus est considérée comme élevée, entre 11 et 19, moyenne et, au-dessous de 10, faible (voir le tableau comparatif page ci-contre).

Autres considérations

L'index glycémique attribué à certains aliments varie d'une étude à une autre. Il y a plusieurs raisons à cela. On évalue l'IG en mesurant la glycémie, mais celle-ci diffère selon les individus, voire d'un jour à l'autre pour le même individu. L'état de l'aliment peut aussi modifier son IG. Une légère variation de la maturité d'une banane, par exemple, fait passer son IG du simple au double, tandis que celui de la pomme de terre augmente de 25 % quand elle est en purée.

Les associations alimentaires jouent aussi un rôle important. Si l'on ajoute du beurre ou de la crème à une pomme de terre cuite au four, ou si on la mange avec de la viande, on obtient un IG bien plus bas que celui de la pomme de terre seule. L'explication en est simple : les protéines et les graisses ralentissent le processus d'évacuation dans l'estomac.

Il ne faut jamais perdre de vue que l'IG n'est qu'une des nombreuses caractéristiques d'un aliment à prendre en compte pour la santé. Certes, beaucoup d'aliments à IG bas – fruits et légumes, céréales complètes et légumineuses – sont bons pour

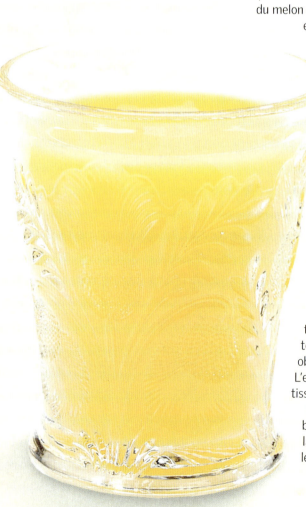

la santé. Ils renferment peu de graisses, beaucoup de fibres, de vitamines, de minéraux et d'antioxydants. Mais certains aliments à IG élevé, comme la pomme de terre, contiennent eux aussi des nutriments essentiels et sont de bonnes sources d'énergie.

À mesure que la recherche avance, l'index glycémique pourrait devenir plus facile à utiliser. En attendant, les principes généraux d'une bonne alimentation – variété, équilibre et modération – restent de mise.

INDEX GLYCÉMIQUE (IG)* ET CHARGE GLYCÉMIQUE (CG) D'ALIMENTS COURANTS

ALIMENT	IG	PORTION	CG
Farines et céréales			
Céréales All-Bran	50	30 g	15
Céréales, flocons de maïs	80	30 g	24
Céréales muesli	66	30 g	19
Maïs	60	150 g	12
Orge mondé	25	150 g	12
Pain au levain	80	30 g	16
Pain baguette	78	30 g	17
Pain baguette « de tradition »	57	30 g	17
Pain blanc	71	30 g	17
Pain complet	85	30 g	13
Riz blanc à longs grains	60	150 g	40
Riz blanc à longs grains précuit	68	150 g	40
Spaghettis (farine blanche)	42	180 g	40
Produits laitiers			
Lait écrémé	32	25 cl	8
Yaourt	36	12,5 cl	5
Légumineuses			
Haricots rouges	42	150 g	21
Lentilles	22	150 g	19
Pois chiches	33	150 g	28
Fruits			
Banane	46	100 g	21
Pomme	39	120 g	14
Raisin	43	120 g	19
Légumes			
Carotte	92	200 g	10
Patate douce	48	150 g	35
Pomme de terre au four	60	150 g	34
Pomme de terre en purée	74	150 g	20
Boissons			
Boisson pour sportifs	78	25 cl	21
Coca-Cola	53	25 cl	26
Jus de pomme	41	25 cl	27

* Base 100 = glucose.

ATTENTION

Si l'on s'en tenait uniquement à l'index glycémique pour rester en bonne santé ou réduire son diabète, on ne mangerait jamais plus de carottes, par exemple : leur IG, en effet, est à peu près égal à celui du sucre. Il faut donc prendre aussi en considération la charge glycémique : une carotte contient seulement 5 g de glucides. Si on calcule la charge glycémique de ce légume, il n'y a aucune raison de le bannir de son alimentation.

INTERACTIONS
■ ALIMENTS-MÉDICAMENTS ■

Pour être absorbés par l'organisme, les médicaments empruntent la même voie que les nutriments, d'où des interactions possibles.

Certains aliments modifient l'action des médicaments

Les aliments influent de diverses façons sur l'action d'un médicament. La plus courante est la réduction de l'efficacité de celui-ci en entravant son absorption. C'est ce que fait le calcium du lait, par exemple, en se liant à la tétracycline, un antibiotique. Dans certains cas, ce sont des composantes de l'aliment (acides aminés, minéraux...) qui empêchent l'organisme de métaboliser le médicament. Enfin, certains aliments peuvent modifier son élimination par l'organisme.

S'il y a des remèdes qu'on prend en mangeant pour empêcher l'irritation de l'estomac, il y en a d'autres qu'il ne faut pas absorber pendant les repas.

Des médicaments détruisent les nutriments

Certains médicaments entravent l'assimilation des nutriments. C'est en général le cas de ceux qui font baisser le taux de cholestérol ; ils réduisent en même temps l'absorption des vitamines liposolubles. D'autres modifient l'utilisation des nutriments ou leur élimination par l'organisme : les diurétiques, par exemple, peuvent entraîner une carence en potassium.

Interactions dangereuses

Il y a des aliments qu'il ne faut pas consommer lorsqu'on prend certains médicaments (voir tableau page ci-contre).

Aliments contenant de la tyramine : fromage affiné, foies de volaille, certains vins rouges, extrait de levure, extraits de viande, poisson séché ou mariné, légumineuses, sauce soja, bière. Chez les personnes qui soignent une dépression avec un inhibiteur de la monoamine-oxydase (IMAO), ces denrées, qui contiennent beaucoup de tyramine, produisent l'une des plus dangereuses interactions connues : hypertension soudaine, violents maux de tête, collapsus en sont les symptômes caractéristiques, débouchant parfois sur la mort.

Pamplemousse. Le jus de pamplemousse renferme un élément qui potentialise l'absorption de certains médicaments et rend la dose plus active que prévu. Les autres jus d'agrumes n'ont pas cet effet. Les médicaments pour traiter le sida, les statines pour diminuer le cholestérol, les inhibiteurs calciques, les antihypertenseurs et un immunosuppresseur, la cyclosporine, interagissent tous avec le jus de pamplemousse. Pour plus de prudence, il vaut mieux éviter ce jus quand on prend des médicaments, quels qu'ils soient. Parce que l'élément en cause reste jusqu'à 24 heures dans le sang, les effets peuvent se faire sentir même si le médicament n'a pas été pris en même temps que cette boisson.

Aliments riches en vitamine K. La vitamine K joue un rôle central dans le processus de la coagulation. Les aliments riches en cette vitamine – épinards, choux de Bruxelles, brocoli, bettes, chou frisé et autres légumes à feuilles vert foncé – peuvent entraver l'action des médicaments anticoagulants.

Alcool. Alcool et médicaments ne font pas bon ménage. L'alcool ralentit le métabolisme, ce qui fait que le médicament reste plus longtemps actif ; il arrive que le mélange soit fatal. Le mieux est de cesser de boire de l'alcool quand on prend des médicaments (sur ordonnance ou en vente libre).

LE SAVIEZ-VOUS ?
LES ANTIHYPERTENSEURS VIDENT L'ORGANISME DE SON POTASSIUM

Un grand nombre d'antihypertenseurs épuisent les réserves de potassium, un électrolyte essentiel à l'équilibre liquidien dans l'organisme et au fonctionnement des nerfs et des muscles. Avec ce type de médicament, il faut manger en abondance des aliments qui renferment du potassium : légumes et fruits, en particulier banane, agrumes, pomme et jus de pomme, fruits secs oléagineux et fruits séchés.

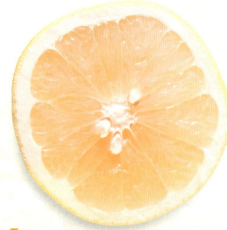

6 conseils de prudence avec les médicaments

1. Ayez toujours sur vous la liste de vos médicaments, avec leur posologie.
2. Avant qu'il ne vous prescrive un nouveau médicament, signalez à votre médecin les suppléments et médicaments en vente libre que vous prenez.
3. Dès que vous ressentez des effets indésirables, signalez-les au médecin ou au pharmacien.
4. Avalez vos médicaments avec un grand verre d'eau (sauf avis contraire) pour favoriser leur absorption et empêcher l'irritation de l'estomac. Évitez les boissons gazeuses et le jus de pamplemousse.
5. Ne prenez pas les médicaments en mangeant ou en buvant, sauf indications contraires du médecin ou du pharmacien.
6. Lisez la notice et suivez-la à la lettre.

ALIMENTS ET MÉDICAMENTS : LES MAUVAIS MÉLANGES

Avant de prendre un médicament, il faut lire attentivement la notice et s'informer auprès du médecin ou du pharmacien des éventuelles restrictions alimentaires. Parfois, le médicament modifie les besoins nutritionnels. D'autres fois, c'est l'aliment qui a un effet sur l'action du médicament. Le tableau ci-dessous décrit en détail l'interaction entre les médicaments les plus répandus et les aliments courants.

MÉDICAMENTS	EFFETS ET PRÉCAUTIONS À PRENDRE
ANALGÉSIQUES	
Aspirine et anti-inflammatoires non stéroïdiens	À prendre avec de la nourriture pour diminuer le risque d'irritation gastro-intestinale. L'alcool augmente les risques d'hémorragie. L'usage fréquent de ces médicaments réduit l'absorption de l'acide folique et de la vitamine C.
Codéine	Augmentez votre ration de fibres et d'eau pour prévenir la constipation.
ANTIASTHMATIQUES	
Théophylline	Les aliments cuits au gril et les régimes riches en protéines réduisent son absorption. La caféine amplifie le risque de toxicité.
ANTIBIOTIQUES	
Céphalosporines, pénicilline	Prenez-les à jeun pour accélérer leur absorption.
Ciprofloxacine	Évitez, 2 heures avant et 2 heures après, les produits laitiers, la caféine et les suppléments qui renferment du calcium, du fer ou du zinc.
Érythromycine	À ne pas prendre avec des jus de fruits ou du vin, qui réduisent son efficacité.
Sulfamides	Risque accru de carence en vitamine B_{12}.
Tétracycline	Les produits laitiers diminuent son efficacité. Elle ralentit de son côté l'absorption de la vitamine C.
ANTICOAGULANTS	
Warfarine	Les aliments riches en vitamine K peuvent réduire son efficacité. Il ne faut ni augmenter ni diminuer la ration habituelle de brocoli, épinards, chou frisé, bettes, choux de Bruxelles et chou.
ANTICONVULSIVANTS	
Phénytoïne, phénobarbital	Élèvent les risques d'anémie et troubles nerveux en diminuant acide folique et autres vitamines B.
ANTIDÉPRESSEURS	
Fluoxétine et équivalents	En réduisant l'appétit, peuvent faire maigrir de façon inopportune.
IMAO	Les aliments riches en tyramine (fromage affiné, extraits de viande, légumineuses, vin rouge, bière...) peuvent déclencher une hypertension aiguë.
Lithium	Associé à un régime hyposodé, risque accru de toxicité. Mais trop de sel réduit son efficacité.
Tricycliques	Beaucoup d'aliments, dont légumineuses, viande, poisson et aliments riches en vitamine C, réduisent l'absorption de ces médicaments.

MÉDICAMENTS	EFFETS ET PRÉCAUTIONS À PRENDRE
ANTIHYPERTENSEURS ET MÉDICAMENTS POUR LE CŒUR	
Alphabloquants	Prenez-les en mangeant, pour prévenir une chute de tension.
Antiarythmiques	Évitez la caféine, qui augmente les risques d'arythmie.
Bêtabloquants	À prendre à jeun. Toute nourriture, surtout la viande, augmente leur action, ce qui provoque étourdissements et chutes de tension.
Digitaliques	Évitez le lait et les aliments riches en fibres, car ils réduisent leur absorption. Les digitaliques augmentent les pertes urinaires de potassium.
Diurétiques	Peuvent provoquer un déficit en potassium.
Diurétiques d'épargne potassique	Afin d'éviter une surcharge, ne pas prendre de suppléments de potassium ou de substituts du sel, sauf avis contraire du médecin.
Diurétiques thiazidiques	Ils augmentent les réactions indésirables au glutamate de sodium.
Inhibiteurs de l'ECA	Prenez-les à jeun pour accélérer leur absorption.
HYPOLIPIDÉMIANTS (POUR ABAISSER LE CHOLESTÉROL)	
Cholestyramine	Accélère l'évacuation de l'acide folique et des vitamines A, D, E et K.
Gemfibrozil	Évitez les aliments gras, qui diminuent son action sur le cholestérol.
LAXATIFS	
Huiles minérales	Un abus peut conduire à des carences en vitamines A, D, E et K.
MÉDICAMENTS POUR L'ESTOMAC	
Antiacides	Bloquent l'absorption de beaucoup de minéraux. Pour de meilleurs résultats, prenez-les une heure après avoir mangé.
Cimétidine, famotidine, sucralfate	Évitez les aliments riches en protéines, la caféine et tout ce qui augmente l'acidité dans l'estomac.
PRÉPARATIONS HORMONALES	
Contraceptifs oraux	Le sel favorise la rétention hydrique. Les contraceptifs réduisant l'absorption de l'acide folique , de la vitamine B_6 et d'autres nutriments, il faut réajuster l'alimentation.
Stéroïdes	Pour éviter les carences, mangez des aliments riches en calcium, vitamine K, potassium et protéines, mais réduisez le sel, qui retient l'eau.
Pour la thyroïde	Les aliments iodés abaissent leur efficacité.
SOMNIFÈRES ET TRANQUILLISANTS	
Benzodiazépines	Ne les prenez jamais avec de l'alcool. La caféine augmente l'anxiété et réduit leur efficacité.

Intestin irritable (syndrome de l')

APPRENDRE À SE DÉTENDRE QUAND ON SOUFFRE DU SYNDROME DE L'INTESTIN IRRITABLE

Comme on sait que le stress aggrave le syndrome de l'intestin irritable, il est important de recourir à des techniques de relaxation comme la méditation, le yoga ou le biofeedback. Un psychologue ou un psychothérapeute vous aidera à identifier les causes de votre stress et à trouver des moyens pour les gérer. L'exercice est une bonne thérapie car, en même temps qu'il détend, il peut normaliser la fonction intestinale en cas de constipation.

PRIVILÉGIER

- boissons non alcoolisées, sans caféine
- plusieurs petits repas au lieu de deux très importants
- aliments bien tolérés et non irritants (riz, carottes cuites, compote de pommes…)

RÉDUIRE

- boissons alcoolisées

ÉVITER

- aliments frits ou très gras
- caféine sous toutes ses formes
- aliments qui donnent des flatulences

Le syndrome de l'intestin irritable touche jusqu'à 20 % des adultes. Il se caractérise par des contractions anormales des muscles intestinaux, entraînant la présence de trop ou pas assez de liquides dans les intestins.

Les symptômes varient beaucoup d'une personne à l'autre. Certaines ont de la diarrhée. Pour d'autres, on parle de côlon spastique avec épisodes de diarrhée et de constipation, crampes abdominales, ballonnements, gaz, nausées. Mucus dans les selles, impression d'évacuation incomplète, fatigue, anxiété, céphalées, dépression sont d'autres signes.

Il n'existe pas de test de dépistage du syndrome de l'intestin irritable ; on en établit le diagnostic après avoir éliminé la colite et le cancer. Allergies alimentaires et stress peuvent aggraver la maladie. Des facteurs alimentaires exacerbent ou calment le syndrome de l'intestin irritable. Le médecin prescrira des médicaments pour apaiser les contractions anormales et diminuer la diarrhée. Cependant, il est important de réduire son stress et de modifier son alimentation. Selon des recherches récentes, il y aurait un développement bactérien excessif dans l'intestin grêle : dans une étude, 78 % des patients sujets au syndrome de l'intestin irritable présentaient cette caractéristique ; les antibiotiques ont éliminé la maladie chez la moitié d'entre eux.

L'AUTO-ÉVALUATION

Une étape importante consiste à reconnaître les facteurs qui déclenchent les symptômes. Tenir un journal où l'on inscrit tous les aliments, les boissons, ainsi que les événements stressants peut aider à identifier les facteurs déclenchants. Une femme devrait aussi noter les moments de son cycle menstruel. Consignez également la nature de la douleur et le point exact où elle se manifeste, la fréquence et la consistance des selles, les céphalées, les médicaments et les suppléments que vous prenez. Toutes ces indications seront précieuses pour le médecin.

ADOPTER UN RÉGIME SPÉCIFIQUE

En raison de la variété des symptômes, il faut traquer les aliments indésirables. Commencez par éviter les aliments à risque que vous avez repérés grâce à votre journal alimentaire.

Faire de petits repas plusieurs fois par jour plutôt que des gros. Cela peut diminuer les contractions intestinales et la diarrhée que déclenchent les repas trop copieux.

Manger lentement et bien mâcher. En mangeant trop vite, on avale de l'air, ce qui provoque des gaz irritants. Les aliments insuffisamment mâchés peuvent être plus difficiles à digérer.

Boire beaucoup d'eau. Buvez au moins 8 verres de liquides par jour, de préférence en dehors des repas. Évitez l'eau gazeuse et les irritants potentiels que sont l'alcool et la caféine.

Éviter les graisses. Écartez les aliments frits ou très gras, parce que la graisse est le nutriment le plus difficile à digérer. Évitez aussi certains féculents qui donnent des flatulences (haricots…).

Attention aux fibres. Céréales complètes et aliments qui renferment des fibres peuvent être problématiques dans le cas du syndrome de l'intestin irritable accompagné de diarrhée chronique. Mais, si le symptôme principal est la constipation, on recommande une alimentation à base de fruits et légumes bien tolérés, de pain bis plutôt que complet. Les fibres insolubles (voir Fibres) augmentent le volume des selles et facilitent l'élimination, soulageant la constipation. Les aliments qui contiennent des fibres solubles absorbent l'eau et ont des effets bénéfiques sur la diarrhée. Si la constipation persiste, demandez au médecin du psyllium ou un autre laxatif, mais sachez que l'usage chronique de laxatifs peut mener à des problèmes de carences vitaminiques et nutritionnelles.

Pas de polyols. Les succédanés du sucre (sorbitol, lactitol, mannitol, maltitol) peuvent déclencher les symptômes de la maladie chez certaines personnes. Pour d'autres, ce seront le lactose des produits laitiers et le fructose présent naturellement dans les fruits, ou encore l'inuline de l'artichaut ou des salsifis. ❖

UN PETIT TRUC

DE L'ESSENCE DE MENTHE POIVRÉE EN GÉLULES

L'essence de menthe poivrée a toujours servi à calmer la digestion. Pour le syndrome de l'intestin irritable, les praticiens de médecine naturelle recommandent d'en prendre une ou deux gélules entre les repas. Mais cette essence est contre-indiquée en cas de reflux gastrique.

Intoxication alimentaire

PRIVILÉGIER

- boissons sucrées pour éviter la déshydratation et apporter de l'énergie
- banane, riz, pomme cuite, pain grillé pendant 24 à 48 heures après la disparition des symptômes

ÉVITER

- œufs crus ou peu cuits (mayonnaise, sauces, mousses, desserts froids ou pâtes à gâteaux non cuites)
- restes de nourriture ou aliments périmés
- le fait de trop manipuler la nourriture
- le fait de mélanger des aliments cuits et crus sur les surfaces de préparation

L'intoxication alimentaire est le trouble le plus fréquent après le rhume : elle frappe environ 1 Français sur 3 tous les ans.

On peut contracter plus de 250 affections à partir d'une nourriture contaminée. L'expression « intoxication alimentaire » englobe toutes les affections (le plus souvent des gastro-entérites, mais parfois des complications du système nerveux) qui résultent de la contamination virale ou bactérienne de la nourriture. Les bactéries, y compris celles qui peuvent causer des maladies à partir des aliments, se trouvent à l'état naturel dans notre environnement. On ne peut malheureusement pas les détecter à la vue, ni au goût. Les bactéries peuvent causer des maladies soit en se multipliant très rapidement dans le corps (infection bactérienne), soit à partir des toxines qu'elles émettent (intoxication bactérienne). La chaleur détruit les bactéries des aliments, mais les toxines que produisent les staphylocoques, par exemple, ne sont pas éliminées par la chaleur. L'infestation par des parasites de la viande et du poisson crus ou insuffisamment cuits entraîne un autre type d'intoxication alimentaire. La préparation commerciale des aliments fait aujourd'hui l'objet de réglementations sévères.

Mais il y a de nombreuses occasions de contamination entre la récolte, la manutention, le transport et la distribution. La plupart des intoxications alimentaires sont causées par des contaminations bactériennes, au moment de la préparation des aliments chez soi, dans les restaurants ou lors de leur transport. Les micro-organismes le plus souvent en cause sont *Clostridium botulinum*, *C. perfringens*, *Escherichia coli*, *Listeria monocytogenes*, *Staphylococcus aureus* et les souches de *Salmonella*.

SYMPTÔMES ET TRAITEMENT

Nausées et vomissements, diarrhée et crampes abdominales, céphalées, parfois fièvre et prostration sont les symptômes des intoxications. Leurs conséquences peuvent être graves chez les nouveau-nés et les jeunes enfants, les sujets immunodéprimés (sida et autres maladies du système immunitaire) et les personnes âgées fragilisées. Dans tous ces cas, il est indispensable de voir un médecin. Sinon, l'intoxication guérit presque toujours spontanément, sans aide médicale.

Le botulisme est une forme d'intoxication rare mais grave, causée par une toxine de la bactérie *Clostridium botulinum*, qui attaque le système nerveux. Les symptômes d'atteinte musculaire et nerveuse sont : vision double, difficulté à parler, à mâcher, à avaler et à respirer. Il faut immédiatement appeler le médecin.

Le corps se libère des micro-organismes responsables par les vomissements et la diarrhée. Il vaut donc mieux laisser faire la nature. Ne chargez pas votre système digestif de nourriture tant qu'il n'est pas capable de la supporter. Prévenez la déshydratation en buvant du jus de pomme additionné d'eau ou du thé léger. Lorsque vous commencerez à aller mieux, réintroduisez les aliments suivants : banane, riz, compote de pommes, pain grillé (voir aussi Diarrhée). Passez ensuite à des aliments non irritants : poulet cuit et purée de pommes de terre. Ne mangez pas de fruits frais pendant plusieurs jours.

DE SIMPLES PRÉCAUTIONS

Les aliments d'origine animale sont ceux qui se contaminent le plus facilement. Les muscles des animaux en bonne santé sont sains, mais ils constituent un terrain favorable au développement des bactéries lors de la manutention et de la préparation. La peau empêche la pénétration des bactéries dans la chair d'un animal vivant, mais, sur une carcasse, les micro-organismes peuvent passer de la peau aux muscles. Les viandes avec la peau, telle la volaille, s'abîment plus facilement parce que les bactéries restent en surface, en dépit du lavage qu'on lui fait subir.

Se laver les mains quand on prépare viande, poisson, coquillages et, surtout, volaille. Lavez bien vos mains à l'eau chaude et au savon avant de commencer à préparer tout aliment, et ce aussi souvent que nécessaire. Enlevez vos bagues et assurez-vous que vos ongles sont propres avant et après.

LE SAVIEZ-VOUS ?

LES ANTIBIOTIQUES PEUVENT ENTRETENIR LES SYMPTÔMES

En cas d'intoxication alimentaire, le médecin prescrit rarement un antibiotique. Celui-ci, en favorisant la diarrhée, peut en effet entretenir la présence du micro-organisme.

TROUVER LE COUPABLE

Si vous avez les symptômes d'une intoxication alimentaire, tâchez de vous rappeler l'aliment suspect, afin d'identifier la bactérie en cause. Si la fièvre ou les symptômes persistent plus de 2 jours, consultez un médecin.

SOURCES	SYMPTÔMES
CAMPYLOBACTER JEJUNI	
L'infection provient en général du contact avec des animaux infectés ou des aliments contaminés (souvent volaille crue ou mal cuite).	Fièvre, nausées, douleurs abdominales et diarrhées, parfois sanguinolentes. Les symptômes sont intermittents ; le foie et la rate peuvent enfler.
CLOSTRIDIUM BOTULINUM (BOTULISME)	
Conserves maison mal scellées ou mal stérilisées ou faites à base d'aliments contaminés (légumes, fruits, poissons ou condiments). Plus rarement, le bœuf, le porc, la volaille, les laitages, le miel non pasteurisé et l'ail conservé dans l'huile.	Dans les 18 à 36 heures suivant l'ingestion, vision trouble, problèmes de coordination impliquant la mastication, la déglutition, la respiration et la parole. Faiblesse musculaire croissante et paralysie pouvant mener à l'insuffisance respiratoire et à la mort.
CLOSTRIDIUM PERFRINGENS	
Les épidémies ont été associées à la viande contaminée.	Diarrhées sévères, crampes abdominales, ballonnements et flatulences se produisent dans les 8 à 24 heures suivant l'ingestion.
ESCHERICHIA COLI	
Viande mal cuite ou fromages au lait cru. La plupart des cas sont imputables à la viande hachée contaminée, souvent à une hygiène insuffisante en cuisine collective.	Vomissements, diarrhées sanguinolentes. Dans les cas graves, crise épileptique, paralysie, voire mort. Les symptômes apparaissent dans les 24 à 48 heures. L'hospitalisation est parfois nécessaire.
LISTERIA MONOCYTOGENES	
Présent dans le sol et dans l'intestin des humains, mammifères, oiseaux et insectes. L'infection fait généralement suite à l'ingestion de crudités ou de laitages contaminés, même gardés au réfrigérateur.	Chez l'adulte, maux de tête, nuque raide, nausées et vomissements signalant une méningite. Parfois, inflammation des yeux et enflure des ganglions. Dans de rares cas, malaise cardiaque. Les symptômes surviennent dans les 8 à 24 heures.
SALMONELLA	
Viande provenant d'animaux infectés, volaille mal cuite, œufs crus, fromages au lait cru.	Dans les 12 à 48 heures, nausées, douleurs abdominales, diarrhées, vomissements et fièvre, qui durent de 1 à 4 jours.
STAPHYLOCOCCUS AUREUS	
Une infection de peau à staphylocoques contamine un aliment comme la crème pâtissière, le lait, la charcuterie ou les sauces. L'empoisonnement provient souvent plus de la toxine sécrétée que de la bactérie.	Après 2 à 8 heures, fortes nausées et vomissements. Il peut aussi y avoir diarrhées, crampes abdominales, maux de tête et fièvre ; dans les cas extrêmes, état de choc ou prostration nécessitant une réanimation en milieu hospitalier.
TRICHINELLA	
Porc cru ou mal cuit ayant été contaminé et non éliminé lors de l'abattage ; viande de cheval et certains gibiers (sanglier).	Dans les 24 à 48 heures, fièvre et diarrhée avec douleurs musculaires, œdèmes et problèmes respiratoires.

Laver soigneusement à l'eau chaude savonneuse les surfaces de préparation, y compris les planches de découpe. Ne mettez pas de la nourriture cuite en contact avec une surface non lavée où il y a des restes d'aliments crus. Lavez les plats et les ustensiles utilisés pour la viande crue avant de vous en servir pour la viande cuite ou d'autres aliments. Lavez et stérilisez votre thermomètre à viande après chaque usage.

Garder la viande crue à part et séparer les féculents des produits laitiers pour prévenir la contamination croisée. Ne laissez pas les aliments crus contaminer les aliments cuits par contact direct ou indirect (jus des viandes crues entrant en contact avec d'autres aliments). Placez les aliments crus dans des récipients hermétiques.

Laver linges et éponges à l'eau chaude savonneuse après chaque usage. Cela pour empêcher une possible contamination croisée et la dispersion des bactéries.

Garder les aliments au réfrigérateur. Après leur préparation, si vous ne les mangez pas tout de suite, réfrigérez-les ou congelez-les. Ne laissez pas les aliments plus de 2 heures à des températures entre 7 et 60 °C, idéales pour la croissance des bactéries.

Jeter tout aliment qui sent mauvais ou qui a changé de couleur. Éliminez les boîtes de conserve ou les contenants endommagés. Ne goûtez pas à des aliments dont l'aspect est suspect. Jetez toute boîte de conserve dont le couvercle ou le fond sont bombés : il peut s'agir de la pression des gaz dégagés par des bactéries, ce qui indique un défaut de stérilisation.

On ne peut ni voir ni sentir les bactéries qui nous rendraient malades : goûter un aliment douteux est toujours risqué.

BONS ET MAUVAIS GERMES

Il peut sembler contradictoire que les bactéries et les levures utilisées pour la fermentation donnent des aliments parfaitement sains, tandis que d'autres rendent malade. C'est que les bonnes bactéries (comme *Lactobacillus acidophilus* et *L. bifidus* dans des yaourts) inhibent la croissance de micro-organismes indésirables, dont les membres très nocifs des familles de *Clostridium*, *Bacillus* et *Streptococcus*. Beaucoup de bactéries sont dangereuses, mais quelques-unes sont utiles. ❖

Ionisation des aliments

Voir page ci-contre

IONISATION DES ALIMENTS
■ POUR LA CONSERVATION ■

On ne peut pas rendre sains tous les aliments d'un coup de baguette magique ! Mais on peut faire presque aussi bien. En exposant un aliment aux rayons X ou à d'autres rayons ionisants, on tue les champignons, les bactéries et les insectes qui causent sa détérioration. En ralentissant la maturation des fruits et des baies, on prolonge leur durée de conservation. On empêche la germination des bulbes comme les oignons, qui restent frais plus longtemps. Jusqu'à présent, on connaissait deux méthodes de stérilisation : la chaleur extrême et l'utilisation de produits comme le formaldéhyde ou l'alcool. La stérilisation par la chaleur oblige cependant à cuire les aliments, ce qui empêche de les manger crus ; les produits ajoutés, quant à eux, rendent souvent la nourriture impropre à la consommation. Bien qu'elle paraisse être la solution idéale, l'ionisation suscite encore des craintes.

Des aliments radioactifs ?

Le consommateur demeure inquiet en dépit de nombreux avis confirmant que l'action des rayonnements ionisants ou des rayons X ne rend pas la nourriture radioactive. On craint que l'ionisation ne donne naissance à de dangereuses substances : les produits radiolytiques spécifiques. Des études ont démontré que ces substances peuvent altérer la chaîne de l'ADN ; en théorie, elles favoriseraient les cancers. La plupart des chercheurs considèrent que ce risque est négligeable. L'ionisation bien menée présente, comme la cuisson, des avantages bien supérieurs aux risques.

La réglementation précise quels types d'ionisation conviennent aux aliments pour qu'ils n'absorbent aucun élément radioactif. Le rayonnement par rayons X, qui passent à travers la matière sans laisser de traces, et l'exposition à des rayonnements gamma sont des méthodes reconnues. Cette stérilisation à froid permet à la plupart des aliments de conserver leur fraîcheur et leur goût. Dans le cas de la viande, du poisson et des fruits de mer, les fortes doses de rayonnements requises pour détruire les parasites et les micro-organismes comme *Salmonella* peuvent noircir la viande et amollir le poisson et les fruits de mer, c'est pourquoi ce traitement n'est que peu employé pour ces aliments. L'ionisation peut aussi oxyder les glucides des céréales et leur conférer un goût rance. En France, le recours à cette méthode n'est autorisé que pour quelques catégories d'aliments, soit pour stopper leur évolution (germination de l'ail, de l'oignon ou des échalotes, par exemple), soit pour les décontaminer (crevettes, cuisses de grenouille, épices et aromates, herbes aromatiques surgelées, volailles), soit encore pour détruire les insectes éventuellement présents (fruits séchés, légumes secs). Mais son coût élevé en limite l'utilisation.

Les effets bénéfiques

Dans l'ensemble, l'ionisation préserve les nutriments, surtout les vitamines du groupe B – niacine, riboflavine, thiamine – mieux que tout autre mode de stérilisation. Mais les doses élevées requises pour la viande détruisent une partie des vitamines liposolubles A et E. L'effet de l'ionisation sur la vitamine C est encore mal connu ; certaines études montrent des pertes majeures, d'autres n'en observent aucune.

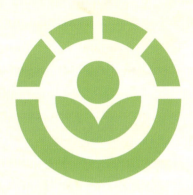

Ce symbole international signale les aliments ionisés

L'ionisation a ses défenseurs. Grâce à cette technique, affirment-ils, on peut envisager d'approvisionner le tiers-monde, surtout les régions tropicales, où les récoltes sont si facilement menacées. L'ionisation pourrait être la réponse au problème chronique de la famine. L'emballage des aliments ionisés doit obligatoirement comporter la mention « traité par ionisation » ou « traité par rayonnements ionisants ».

LE SAVIEZ-VOUS ?

L'IONISATION EST LA MEILLEURE PROTECTION POUR LES PERSONNES IMMUNODÉFICIENTES

Pour les personnes souffrant d'une déficience immunitaire (sida, par exemple), les fruits et les légumes crus sont potentiellement dangereux. En outre, la viande, le poisson, les œufs et tous les aliments susceptibles de receler des bactéries ou des parasites doivent être bien cuits. En dépit de toutes les précautions, les aliments continuent de présenter des risques pour cette catégorie de consommateurs. Dans leur cas, l'ionisation pourrait être la solution, de loin, la plus sûre.

Jus de fruits et de légumes

AVANTAGE
- permettent de consommer des fruits et des légumes sous une forme liquide

INCONVÉNIENTS
- pulpe et fibres sont perdues
- peuvent être très caloriques

Tout le monde sait aujourd'hui que les fruits et les légumes sont riches en vitamines, en minéraux et en nombreux nutriments qui aident à prévenir le cancer et d'autres maladies. Médecins et nutritionnistes conseillent vivement à leurs patients de manger plus de fruits et de légumes, de préférence crus, pour bénéficier de tous les éléments nutritifs. On recommande de consommer de 5 à 10 portions de fruits et de légumes chaque jour, mais très peu d'entre nous y parviennent.

Les jus de fruits et de légumes sont une bonne façon d'atteindre cet objectif tout en hydratant l'organisme. Ils fournissent de l'eau, mais aussi la majorité des éléments nutritifs des fruits et des légumes. En revanche, ils ne sont pas la solution idéale pour ceux qui surveillent leurs apports caloriques. En effet, il est aisé de boire de grands volumes de jus, car ceux-ci ne renferment plus les fibres, qui calment l'appétit. Par exemple, une orange fraîche contient environ 60 kcal et 3 g de fibres, alors que 1 grand verre de jus d'orange fournit environ 110 kcal et moins de 1 g de fibres.

À l'achat, il faut choisir des jus portant la mention « pur jus », auxquels on n'a pas ajouté de sucre. Attention aux boissons aux fruits : elles n'ont pas les mêmes valeurs nutritives que le fruit et renferment surtout de l'eau et du sucre, ainsi que divers additifs, mais très peu de vrai jus de fruits.

Les jus de légumes sont généralement moins sucrés que les jus de fruits. Mais, en conserve ou en bouteille, ils sont fortement additionnés de sel. On doit donc lire les étiquettes avec soin et choisir les jus les moins salés. ❖

ATTENTION

Selon un rapport de l'organisme *American Academy of Pediatrics*, il ne faut pas donner de biberons de jus de fruits aux bébés avant l'âge de 6 mois, car cela peut l'empêcher de boire suffisamment de lait. Le nourrisson manque alors des éléments indispensables à sa croissance et à son développement. En outre, trop de jus peut causer de la diarrhée et favoriser les caries ; il empêche, par ailleurs, de prendre du poids. Cela reste vrai quand l'enfant grandit. D'un autre côté, il peut trouver agréable le goût sucré du jus, mais il ne profite pas des effets bénéfiques du fruit entier.

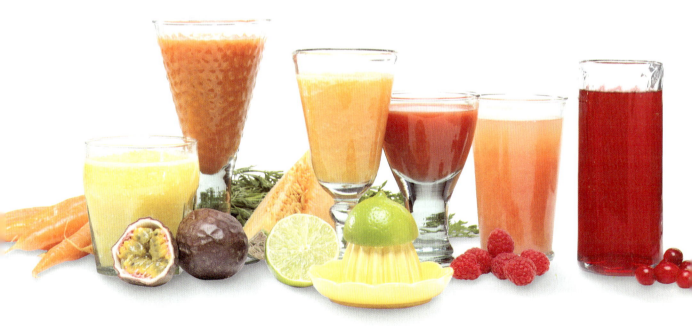

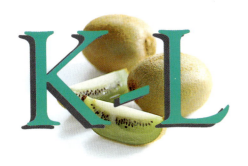

K-L

Kiwi

AVANTAGES
- excellente source de vitamine C
- bonne source de potassium et de fibres

INCONVÉNIENT
- peut entraîner des phénomènes d'allergie

L'aspect extérieur du kiwi le fait ressembler à un œuf brun velu. Ce fruit renferme une pulpe très verte, parsemée de petites graines noires. Sa saveur, très acidulée, a des accents qui rappellent les baies sauvages.

Originaire de Chine, le kiwi s'est appelé groseille de Chine jusqu'à ce que des cultivateurs-exportateurs de Nouvelle-Zélande lui donnent le nom de leur emblème national, le kiwi, un oiseau qui ne vole pas. Autrefois fruit exotique, il est aujourd'hui couramment cultivé dans le sud de la France et vendu partout. Les kiwis sont récoltés avant maturité et gardés de 6 à 10 mois dans des entrepôts froids : c'est ainsi qu'on en a toute l'année. Le kiwi mûr se mange nature, soit épluché et détaillé en lamelles ou en tronçons, soit coupé en deux et directement creusé à la petite cuillère.

Un beau kiwi (environ 100 g net) n'apporte pas plus de 70 kcal, mais peut fournir jusqu'à 80 mg de vitamine C, soit près des trois quarts de l'apport nutritionnel conseillé (ANC) pour la journée, et plus de 3 mg de vitamine E, soit 25 % de l'ANC. Il procure aussi de nombreux phytonutriments utiles, en particulier de la lutéine et de la cryptoxanthine, des pigments jaunes ayant des propriétés antioxydantes bénéfiques pour la santé des yeux, comme pour lutter contre les dégâts causés par les radicaux libres en excès. Le kiwi est aussi une bonne source de potassium et de pectine, fibre soluble qui aide à réguler le taux de cholestérol.

Le kiwi renferme une enzyme, l'actinidine, qui a la propriété d'attendrir la viande. On peut donc frotter la viande avec un quartier de kiwi puis attendre de 30 minutes à 1 heure avant de la faire cuire : elle sera plus tendre et n'aura aucun goût de kiwi. Cette enzyme a aussi des effets négatifs : elle empêche la gélatine de prendre et fait cailler le lait et la crème. Pour la neutraliser, il suffit de pocher rapidement le fruit.

Comme beaucoup de fruits d'origine exotique, le kiwi peut provoquer des allergies. On évitera d'en donner aux enfants de moins de 10 mois. ❖

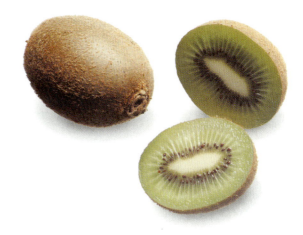

Lactose (intolérance au)

PRIVILÉGIER
- lait « sans lactose », gouttes ou comprimés de lactase (enzyme) si vous ne digérez pas le lait
- fromages à pâte ferme et yaourts, qui contiennent peu de lactose

ÉVITER
- les aliments qui renferment du lait, s'ils créent une gêne abdominale
- les médicaments ayant du lactose comme excipient

UNE INTOLÉRANCE MÉTABOLIQUE

L'intolérance au lactose (incapacité à digérer le sucre du lait) est une des intolérances les plus courantes. Le lactose est le sucre naturel que l'on trouve dans le lait et les produits laitiers. Il est dégradé en glucose et en galactose par la lactase, une enzyme, ce qui lui permet d'être métabolisé par l'organisme. Flatulences, ballonnements, diarrhée et crampes intestinales sont les symptômes qu'éprouvent ceux qui n'ont pas cette enzyme pour métaboliser le lactose des aliments. Ils se manifestent après l'ingestion d'aliments qui contiennent du lactose parce que celui-ci passe, sans être transformé, dans le côlon, où il subit l'action des bactéries. Ce sont les sous-produits de cette activité bactérienne, à savoir des gaz comme l'hydrogène et le méthane, qui créent la gêne abdominale. On peut faire le diagnostic de cette intolérance en mesurant la quantité d'hydrogène exhalée avant et après l'ingestion de lactose. Un excès d'hydrogène confirmera l'intolérance au lactose.

Après avoir été sevrés, les hommes préhistoriques n'absorbaient plus jamais d'aliments renfermant du lactose ; ils n'avaient donc plus besoin de lactase, l'enzyme qui dégrade le sucre du lait dans le système digestif. Ils étaient programmés pour que la lactase disparaisse au moment où ils quittaient le sein.

Les adultes capables de digérer le lait sont en minorité dans la population mondiale : 70 % des descendants des Africains et des Asiatiques sont partiellement ou entièrement intolérants au lactose à l'âge de 4 ans. En revanche, 90 % des descendants des Européens du Nord continuent à produire de la lactase. Ce trait génétique a sans doute permis à leurs ancêtres d'absorber plus de calcium dans un habitat où la lumière solaire était insuffisante pour permettre à leur peau d'absorber la vitamine D.

On peut avoir une intolérance au lactose transitoire ou permanente après une maladie qui affecte la membrane intestinale – maladie gastro-intestinale, maladie cœliaque. Cela arrive aussi après un traitement aux antibiotiques ou aux anti-inflammatoires. Dans certains cas, l'intolérance, temporaire, disparaît quand l'état de l'intestin revient à la normale. Dans d'autres cas, il faut établir le « niveau de tolérance » au lactose : savoir, en procédant graduellement, à partir de quelle quantité on devient intolérant.

On trouve le lactose dans les produits laitiers : lait, laitages, fromages frais. On peut aussi en trouver sous forme d'ingrédients dans divers produits : biscuits, pains, saucisses, desserts, médicaments. Recherchez sur les étiquettes les mentions : lait, matières sèches ou solides du lait, crème, petit-lait, poudre de lait, lactosérum.

Manger les produits laitiers en petites quantités. La plupart des personnes qui présentent une intolérance au lactose peuvent consommer un peu de lait et des yaourts (les bactéries de la fermentation utilisent presque tout le lactose). Ceux chez qui l'intolérance est forte choisiront du lait « sans lactose », ou achèteront

en pharmacie des gouttes d'enzyme à mettre dans le lait ou des comprimés d'enzyme à prendre avant un repas qui contient des produits laitiers.

Précaution : on ne confondra pas intolérance au lactose et allergie au lait (hypersensibilité aux protéines des produits laitiers). Prendre du lait sans lactose, si l'on est allergique, ne préviendra pas l'allergie. ❖

Lait

AVANTAGES
- excellente source de calcium
- apporte des protéines de très bonne qualité
- fournit des vitamines A et D lorsqu'il est entier
- bonne source de vitamines B_2 et B_{12}

INCONVÉNIENTS
- le lactose du lait peut être mal toléré
- certaines personnes présentent une intolérance aux protéines du lait de vache
- renferme des graisses saturées et du cholestérol lorsqu'il est entier ou demi-écrémé

Le lait est une excellente source de calcium alimentaire, minéral nécessaire à la santé des os et des dents comme au maintien de plusieurs fonctions essentielles de l'organisme. Le calcium aide à prévenir l'ostéoporose et, selon des études récentes, l'hypertension et le cancer du côlon. Le lait fournit aussi des protéines, des vitamines et divers autres minéraux. On recommande de consommer de 3 à 4 portions de lait ou d'autres produits laitiers par jour. Une portion équivaut à 1 tasse (de 15 à 20 cl) de lait, ou 1 portion (de 30 à 40 g) de fromage, ou encore 1 yaourt. Considéré depuis des millénaires comme l'un des aliments les plus complets, le lait de vache se présente aujourd'hui sous de multiples formes, liées aux procédés de conservation. En effet, le lait est un produit fragile, facilement contaminé par des micro-organismes. Les traitements de conservation, exclusivement physiques, ne comprennent aucun procédé chimique et font appel à l'action de la température.

Ces traitements interviennent après standardisation de la matière grasse. La législation définit le taux de matières grasses que doit contenir le lait : 3,6 % pour le lait entier (emballage rouge), 1,5 % pour le lait demi-écrémé (emballage bleu) et moins de 0,3 % pour le lait écrémé (emballage vert).

La plupart des laits subissent également une homogénéisation avant traitement par la chaleur. Ce procédé consiste à faire éclater les globules de matière grasse en très fines particules.

POUR RENOUER AVEC LE LAIT

Même si vous souffrez d'intolérance au lactose, vous pouvez continuer à consommer des produits laitiers. Il suffit de procéder méthodiquement.

- Commencez par de petites doses, un quart de tasse de lait par exemple. Avec le temps, vous développerez une tolérance. En effet, moins on boit de lait, moins on arrive à le digérer.
- Buvez du lait aux repas, jamais l'estomac vide.
- Le yaourt, grâce à ses ferments actifs, est très facile à digérer.
- Les fromages à pâte dure comme le gruyère, l'édam et le gouda contiennent très peu de lactose.
- Essayez le lait « sans lactose ».

LAIT 223

> **CONTROVERSE : QUELLE QUANTITÉ DE LAIT FAUT-IL BOIRE ?**
>
> Les professionnels de la santé sont loin d'être tous d'accord sur les quantités optimales de ce qui constitue la principale source de calcium : le lait et les produits laitiers. Pour certains, la recommandation actuelle de 3 à 4 portions par jour est efficace contre l'ostéoporose. D'autres pensent qu'elle dépasse de beaucoup nos besoins et qu'un excès peut s'avérer nocif. Une chose est sûre : un régime alimentaire doit fournir assez de calcium pour contrer l'ostéoporose et le lait en est une bonne source. Le lait fournit aussi des protéines. En outre, le calcium des produits laitiers fait plus que combattre l'ostéoporose : il diminue aussi les risques d'hypertension et de cancer du côlon. Cela dit, un grand bol de lait par jour comble déjà une bonne partie des besoins.

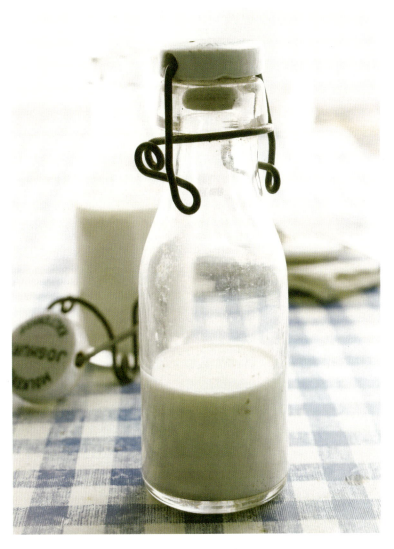

LE LAIT.
De par sa richesse en protéines, calcium et vitamines, le lait est un aliment santé de premier choix.

La matière se trouve alors répartie de façon homogène, ne remonte pas à la surface, ce qui évite la formation de dépôts.

Le lait cru. C'est le seul qui ne subisse aucun traitement. Seulement réfrigéré à la ferme, il doit être porté à ébullition avant sa consommation, conservé au réfrigérateur et consommé dans les 48 heures.

Le lait frais pasteurisé. Le but de la pasteurisation est de détruire uniquement les germes susceptibles d'être dangereux pour la santé : le lait est chauffé jusqu'à 85 °C pendant 15 à 20 secondes, puis refroidi très rapidement. Le lait frais pasteurisé doit être conservé au réfrigérateur et consommé dans les 7 jours qui suivent la date de conditionnement. C'est un produit vivant et fragile, car il comporte encore des germes. Il est inutile de le faire bouillir.

Le lait stérilisé. La stérilisation, qui détruit la totalité des germes présents dans le lait, utilise deux procédés.
– La stérilisation simple consiste à porter le lait, préconditionné dans des récipients étanches hermétiques, à une température de 115 °C et de l'y maintenir pendant 15 à 20 minutes ; ce procédé, aujourd'hui moins utilisé, permet de conserver le lait 150 jours à température ambiante tant que l'emballage n'a pas été ouvert.
– La stérilisation UHT (ultra-haute température) porte le lait à une température de 140 °C durant quelques secondes ; ce procédé présente l'avantage de mieux préserver les qualités gustatives et nutritives du lait, le temps de chauffage étant très court. On obtient une moindre dégradation des composants du lait, notamment des vitamines, tout en assurant une qualité hygiénique optimale. La durée de conservation est de 3 mois. Une fois l'emballage ouvert, tout lait stérilisé devient fragile. Il doit être gardé au réfrigérateur et consommé rapidement, comme un lait frais.

Les laits concentrés. Le lait concentré non sucré est stérilisé après conditionnement, contrairement au lait concentré sucré, dans lequel le sucre s'oppose à la prolifération bactérienne. L'un comme l'autre ont une durée de conservation de plus d'un an à température ambiante, emballage intact ; une fois entamé, ce lait se conserve au réfrigérateur 2 à 3 jours s'il est non sucré, une semaine lorsqu'il est sucré.

Les laits en poudre. La déshydratation, presque totale, leur assure une longue conservation – jusqu'à un an en emballage hermétique dans un endroit frais et sec. Après ouverture, la durée de conservation varie selon la teneur en matières grasses (plus celle-ci est élevée, plus le produit a tendance à rancir). Une fois reconstitué, le lait en poudre devient un produit très altérable. Il est donc préférable d'effectuer la reconstitution au fur et à mesure de l'utilisation.

VALEUR NUTRITIONNELLE

Elle est très appréciable et fait du lait un aliment conseillé à tous les âges.

Beaucoup de calcium. Il est présent en quantités importantes – 1 250 mg pour 1 litre – et bénéficie d'une très bonne assimilation grâce à plusieurs facteurs qui en améliorent l'efficacité : bon équilibre avec le phosphore, protéines favorables à l'absorption intestinale, présence de lactose et de vitamine D. La consommation journalière de 700 ml de lait permet de couvrir l'apport nutritionnel conseillé (ANC) en calcium d'un adulte (900 mg par jour).

Consommer du lait et des produits laitiers assure ainsi à l'organisme une couverture optimale des besoins, variables selon l'âge et le sexe. Ils sont le plus élevés au moment de l'enfance et de l'adolescence, périodes clés de l'édification du squelette. Diverses études ont montré que les réserves calciques osseuses doivent être constituées avant 30 ans ; sinon, le risque d'ostéoporose, notamment à partir de la ménopause, est plus important.

Des protéines de qualité. Le lait en contient de 30 à 32 g par litre – une teneur constante quels que soient les procédés thermiques ou d'écrémage employés. Leur valeur nutritionnelle est équivalente à celle des protéines de la viande.

Ces protéines sont composées de deux éléments : les caséines, qui représentent 80 % du total, et les protéines solubles, à savoir la bêta-lactoglobuline et l'alpha-lactalbumine. Ces dernières coagulent facilement à la chaleur : ce sont elles qui créent la peau du lait quand on le fait chauffer ; nos grands-mères l'intégraient à leurs pâtisseries. C'est aux caséines que l'on doit le caillé des fromages et des yaourts par précipitation de ces protéines en milieu acide. Ces deux éléments se complètent

---

DES LAITS PAS COMME LES AUTRES

- Les laits à teneur garantie en vitamines : ce sont des laits dans lesquels on a remplacé les vitamines perdues au cours de la pasteurisation ou de la stérilisation. Un procédé appréciable, puisqu'il permet de se rapprocher de la composition originelle du lait de vache.

- Les laits enrichis : plus récents, ils sont censés être adaptés à certaines périodes de la vie. Ainsi, il existe des laits pour jeunes enfants (à donner après le lait de suite), des laits pour femmes enceintes ou encore pour seniors, adolescents et sportifs. Ces laits sont supplémentés en fibres ainsi qu'en plusieurs vitamines et minéraux qui n'existent pas naturellement dans le lait : fer, zinc, magnésium. Une alimentation équilibrée et variée permettant de couvrir l'ensemble des besoins de l'organisme, l'intérêt de tels produits est plus contestable.

---

parfaitement, car la caséine est pauvre en acides aminés soufrés indispensables, alors que lactoglobuline et lactalbumine en sont riches. Ainsi le lait renferme-t-il tous les acides aminés essentiels, en proportions optimales.

La question des graisses. La teneur en lipides du lait dépend de l'écrémage. À la traite, le lait renferme naturellement entre 38 et 43 g de graisses par litre, soit 3,8 à 4,3 g pour 100 g. Un lait commercialisé comme lait entier a une teneur en graisses standardisée à 3,6 g pour 100 g, le demi-écrémé (le plus consommé) à 1,5 g pour 100 g, alors que le lait écrémé en contient moins de 0,3 g. Les lipides du lait sont constitués, pour les deux tiers, par des graisses saturées et, pour un tiers, par des graisses insaturées. Le taux de cholestérol ne dépasse pas 14 mg aux 100 g pour le lait entier et 7 mg pour le demi-écrémé (le lait écrémé en est totalement dépourvu).

Le lactose. Les glucides abondent dans le lait, puisqu'on en trouve presque 50 g par litre. Ils sont essentiellement présents sous forme de lactose, diholoside composé de glucose et de galactose, au pouvoir sucrant très faible. Le lactose tient un rôle important dans l'intestin, car il agit comme facteur de croissance et d'entretien de la flore digestive. Il a un effet très positif sur l'absorption du calcium. Cependant, il peut être à l'origine d'une intolérance quand la lactase, enzyme permettant son assimilation, fait défaut. Bien que, avec l'âge, l'activité lactasique du corps humain ait tendance à diminuer, elle reste suffisamment active pour supporter un peu de lait sans trouble digestif. En France, près de 1 Français sur 2 a une activité

LE SAVIEZ-VOUS ?

Le lait de chèvre a un goût plus marqué que le lait de vache, mais sa composition est semblable, notamment en ce qui concerne les protéines, le calcium et les vitamines du groupe B. Ses matières grasses, un peu plus riches en acides gras saturés, sont faciles à digérer. Sa couleur est plus blanche, ce qui est dû à une structure des protéines un peu différente. Mais attention : en cas d'intolérance au lactose ou d'allergie au lait, il n'est pas mieux toléré que le lait de vache.

lactasique limitée, mais suffisante pour supporter de petites quantités de lait. Seule une partie restreinte de la population souffre d'une réelle intolérance.

Les vitamines. Le lait en renferme beaucoup, surtout de la vitamine B_2, qui joue un rôle dans l'utilisation des glucides, des protéines et des lipides par l'organisme, mais aussi des vitamines A et D. En ce qui concerne ces dernières, les teneurs varient selon la quantité de matières grasses. Si le lait est totalement écrémé, ces vitamines ne figurent qu'à l'état de traces. Le lait entier, en revanche, renferme des teneurs intéressantes en vitamine A, qui agit sur la croissance, la protection de la peau et des muqueuses, ainsi que sur le mécanisme de la vision. La vitamine D, qui permet à l'organisme de bien utiliser le calcium, se trouve en quantité plus importante dans le lait d'été. ❖

Laitue et autres salades

AVANTAGES
- peu caloriques
- certaines sont riches en bêta-carotène, acide folique, vitamine C, calcium et potassium

INCONVÉNIENT
- souvent servies avec des sauces crémeuses ou contenant beaucoup d'huile

Il est maintenant d'usage de servir une petite salade verte au cours du repas. Bien que plusieurs verdures soient utilisées à cette fin, la palme revient à la laitue. C'est la salade la plus vendue, car elle est désormais disponible toute l'année grâce aux méthodes modernes de production sous serre, de conservation et de transport.

Les salades sont idéales pour qui surveille sa ligne : elles sont peu caloriques et donnent une impression de satiété parce qu'elles renferment beaucoup de fibres. Mais la plantureuse portion de salade verte qui apporte moins de 30 kcal peut devenir beaucoup plus calorique si on l'assaisonne sans prendre garde à la composition de la sauce. Il faut donc choisir un assaisonnement qui soit, lui aussi, pauvre en calories – très peu d'huile d'olive additionnée de vinaigre et de fines herbes ou une sauce à base de yaourt maigre, relevé d'ail, de persil haché et de jus de citron.

BIEN MANGER
Certaines laitues et autres salades renferment beaucoup de bêta-carotène, d'acide folique,

de vitamine C, de calcium, de fer et de potassium, mais dans des quantités qui diffèrent d'une variété à l'autre.

En général, les salades qui possèdent des feuilles vert foncé ou très colorées sont les plus riches en bêta-carotène et en vitamine C. La romaine, par exemple, renferme cinq fois plus de vitamine C et aussi plus de bêta-carotène et d'acide folique que la laitue iceberg très pâle.

La roquette, la chicorée, la scarole, la mâche et le cresson sont des salades riches en phytonutriments. Leur goût est plus marqué que celui de la laitue. La chicorée, la scarole et le cresson ont une légère amertume, mais sont aussi très appréciées, et leur texture comme leur saveur s'associent bien à une salade de laitue ou à une salade mixte.

La roquette fait partie de la famille des crucifères, tels le brocoli et le chou. Elle affiche un goût poivré quand elle est cueillie durant les mois frais du printemps et de l'automne, mais une saveur un peu moutardée lorsqu'elle est récoltée l'été. C'est l'une des salades les plus nutritives : elle renferme plus de calcium que la plupart des autres variétés, du bêta-carotène, du fer et de l'acide folique, et une portion fournit 12 kcal seulement. Le cresson, autre crucifère, est lui aussi très nutritif : une portion apporte à peine 10 kcal, mais 15 mg de vitamine C et 45 mg de calcium.

Les salades très colorées sont riches en bioflavonoïdes, pigments végétaux qui, avec la vitamine C et d'autres antioxydants, préviennent les dommages cellulaires pouvant provoquer le cancer. Elles renferment aussi des quantités non négligeables de vitamine E, antioxydante, et des traces plus ou moins importantes d'acides gras oméga-3, bénéfiques pour le cœur.

Laitue et autres salades s'associent à toutes sortes de légumes crus ou cuits, des pâtes ou du riz froids, ou encore à des morceaux de poulet ou de thon pour composer des salades-repas nutritives et légères. On peut consommer les épinards crus en salade, essentiellement les jeunes pousses ; même si la cuisson facilite l'absorption de certains de leurs nutriments, les épinards crus demeurent riches en bêta-carotène, en acide folique, en vitamine C et en calcium.

LES PRINCIPALES SALADES
Il existe de nombreuses salades : on trouvera ici les plus courantes. Les mélanges de salades

LA MEILLEURE FAÇON DE LAVER LA SALADE
Après avoir arrosé de la salade avec des bactéries et l'avoir laissée reposer une demi-journée à 40 °C, on a expérimenté trois méthodes pour la laver :
1. Lui retirer son cœur, la laver dans un bac et la laisser sécher à l'air libre.
2. Lui retirer son cœur, la laver sous l'eau courante du robinet et la laisser sécher à l'air libre.
3. Séparer les feuilles une à une, les laver dans un bac rempli d'eau du robinet, et les assécher à l'essoreuse. La troisième méthode a été la plus efficace. Toutes les salades doivent être lavées, même si elles sont étiquetées bio. Aux États-Unis, l'une des plus importantes épidémies d'*Escherichia coli* a été reliée à un lot de mesclun biologique importé de Californie. Il faut toujours laver les salades sous emballage et respecter leur date de péremption, au risque de voir les bactéries proliférer de manière dangereuse.

UN PETIT TRUC

HUILE ET BÊTA-CAROTÈNE : UN DUO GAGNANT

Préparez une salade de cresson, chicorée et scarole, riches en bêta-carotène, et arrosez-la d'un peu d'huile d'olive vierge (ou d'huile de noix) et de quelques gouttes de vinaigre (ou de jus de citron). L'huile favorise l'absorption du bêta-carotène, qui protège contre le cancer et la dégénérescence maculaire.

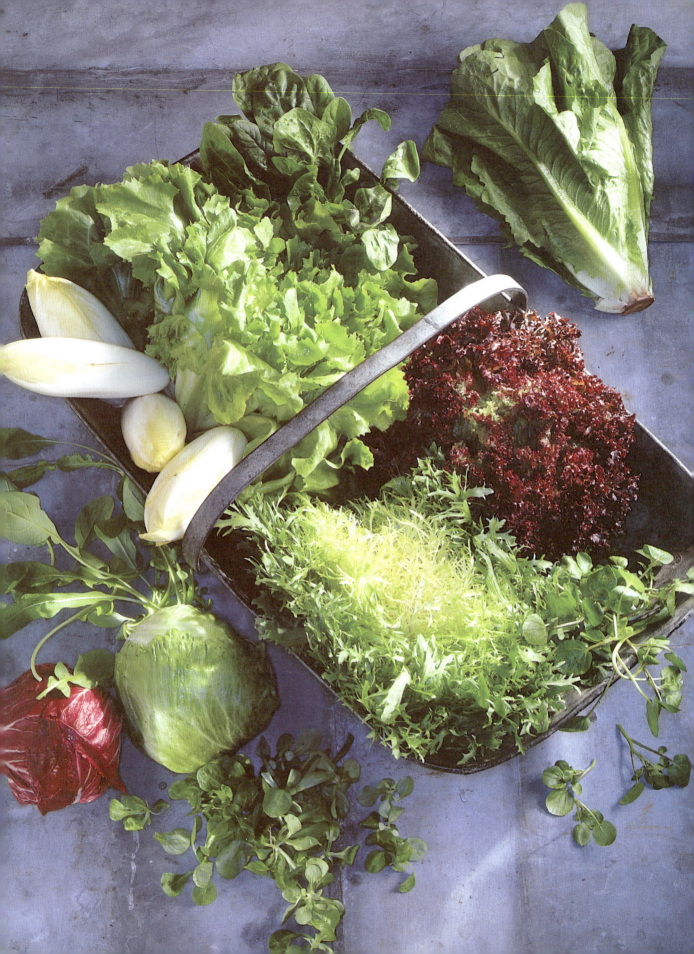

(de type mesclun) sont souvent plus riches en fibres et en éléments antioxydants.

La laitue. C'est « la » salade par excellence. Il en existe de nombreuses variétés : la laitue blonde pommée, la plus connue ; la laitue d'été, un peu plus croquante ; la laitue iceberg, aux feuilles pâles bien serrées ; la laitue feuille de chêne, très douce, au feuillage vert-roux ; la batavia verte ou rouge, bien pommée et savoureuse, dont les feuilles cloquées sont bordées de rouge sombre ; la romaine, assez ferme, de forme allongée… On attribuait à la laitue un effet calmant et sédatif, lié à la présence d'un principe amer, la lactucine. Mais les variétés actuelles n'en renferment que de faibles quantités.

Les chicorées. Une famille pleine de diversité qui comprend la cornette (ou chicorée pain de sucre), pointue et pâle, la frisée (reconnaissable à ses fines feuilles très découpées), la scarole (au cœur jaune pâle et assez ferme), les chicorées rouges (dont la célèbre trévise) et, bien sûr, l'irremplaçable endive ou chicon, dont la vraie dénomination est chicorée witloof. Toutes les chicorées contiennent une substance amère, l'intybine, concentrée dans les nervures ou le trognon, qui leur confère des propriétés cholagogues (facilitant l'évacuation de la bile).

Le cresson. Ses petites feuilles lisses vert foncé sont très tendres et il possède une saveur typique, légèrement poivrée. Il ne doit jamais être ramassé sauvage, en raison des risques de contamination par des parasites. Ses dérivés soufrés, spécifiques des crucifères, ont des effets protecteurs vis-à-vis de certains cancers.

L'épinard. On mange en salade ses pousses et ses plus jeunes feuilles. Ses taux de vitamine C et de bêta-carotène sont très élevés.

La mâche. Parfois appelée doucette, elle est parfumée et tendre. Fragile, elle doit être consommée rapidement. Elle est remarquablement bien pourvue en vitamines et en fer.

Le mesclun. C'est un mélange de jeunes feuilles de salades et d'herbes. On y trouve traditionnellement laitue, frisée, trévise, mais aussi pourpier, roquette, pissenlit ou épinard, cerfeuil et persil… Cette salade délicate exige une extrême fraîcheur et ne doit être assaisonnée qu'au dernier moment.

SALADES VARIÉES. *En haut à droite, puis dans le sens des aiguilles d'une montre : romaine, lolo rossa, cresson, chicorée frisée, mâche, iceberg, trévise (chicorée rouge), roquette, endives, scarole, épinards.*

Le pissenlit. Ses feuilles longues et dentelées peuvent être consommées bien vertes ou, au contraire, blanches (c'est-à-dire étiolées par quelques jours de pousse à l'obscurité). Ses composés amers en font un bon dépuratif.

Le pourpier. Ses feuilles charnues et épaisses doivent être consommées jeunes. Il se distingue par une saveur légèrement acidulée et est réputé diurétique.

La roquette. Elle a un peu l'apparence du pissenlit, mais possède un goût marqué, âcre et puissant. Elle fait partie de la famille de la moutarde et ne s'utilise qu'en petite quantité. ❖

Lapin

AVANTAGES

- apporte des protéines de bonne qualité
- riche en vitamines B_3 et B_{12}
- pauvre en graisses saturées
- contient du fer
- tendre et digeste

Le lapin est souvent classé parmi les volailles. Sa production et sa consommation en France restent stables. C'est une viande relativement chère, car elle ne peut pas être produite en élevage intensif.

La viande de lapin est particulièrement riche en vitamine B_3, ou niacine, essentielle au métabolisme cellulaire : une portion de 100 g permet de couvrir plus de la moitié de l'apport nutritionnel conseillé (ANC). Sa teneur en vitamine B_{12} est également très importante, puisqu'une portion fournit 3 fois l'ANC.

Comme toutes les viandes, le lapin renferme un taux de protéines élevé (de 20 à 22 % en moyenne). La composition en acides aminés essentiels est équilibrée, ce qui contribue efficacement à la synthèse des protéines dont l'organisme a besoin. Le lapin contient aussi du fer, dont la teneur se concentre à la cuisson. Sa chair tendre est idéale pour les jeunes enfants, les convalescents et les personnes qui ont des difficultés de mastication.

Enfin, le lapin est réellement une viande maigre, qui peut être consommée en cas de régime amaigrissant, à condition de le cuisiner avec peu ou pas de matières grasses (grillé, en papillote ou à la vapeur). De plus, le peu de graisses qu'il renferme a la particularité d'être composé pour moitié d'acides gras polyinsaturés, bénéfiques pour la santé cardio-vasculaire. Plus encore que la viande de volaille, le lapin est une excellente source d'acides gras oméga-3 et oméga-6. ❖

LIPIDES
■ TOUS NE SONT PAS ÉGAUX ■

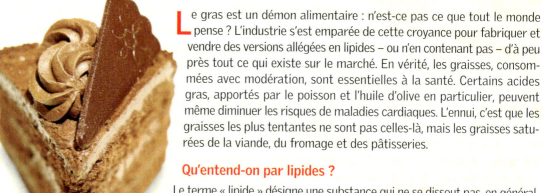

Le gras est un démon alimentaire : n'est-ce pas ce que tout le monde pense ? L'industrie s'est emparée de cette croyance pour fabriquer et vendre des versions allégées en lipides – ou n'en contenant pas – d'à peu près tout ce qui existe sur le marché. En vérité, les graisses, consommées avec modération, sont essentielles à la santé. Certains acides gras, apportés par le poisson et l'huile d'olive en particulier, peuvent même diminuer les risques de maladies cardiaques. L'ennui, c'est que les graisses les plus tentantes ne sont pas celles-là, mais les graisses saturées de la viande, du fromage et des pâtisseries.

Qu'entend-on par lipides ?

Le terme « lipide » désigne une substance qui ne se dissout pas, en général, dans l'eau, mais dans un solvant organique. Les graisses, les huiles, les cires, certains stérols et certains esters sont des lipides. Le terme « triglycéride » désigne plus particulièrement les graisses et les huiles. La différence entre les deux réside dans le point de fusion : à température ambiante, les graisses sont solides, les huiles liquides. Cela dit, ils constituent une classe unique qu'on appelle tout simplement les corps gras.

Les graisses naturelles, qu'elles soient de source végétale ou animale, se composent de trois molécules d'acide gras (d'où le terme « triglycéride »), liées à une molécule de glycérol (sorte d'alcool). Pour connaître la nature des graisses, il faut déterminer, parmi 25 types différents d'acides gras, lesquels se trouvent liés au glycérol.

Toutes les graisses apportent le même nombre de calories, soit 9 kcal par gramme. C'est par le volume qu'elles diffèrent. Une tasse d'huile pèse beaucoup plus – et donc contient plus de calories – qu'une tasse de crème fouettée. L'air qui sert à donner du volume à la crème fouettée ne renferme aucune calorie. Si, de surcroît, la crème est allégée, une bonne part de son poids vient de l'eau ajoutée.

Un régime riche en graisses fait prendre plus de poids qu'un régime basé sur les glucides avec une part de protéines. Non seulement le groupe des corps gras et des aliments riches en graisses représente la source de calories la plus concentrée, mais des études ont démontré que l'organisme a plus de facilité à en constituer des réserves que pour les glucides et les protéines.

Comment se comportent les lipides ?

Il est important de distinguer les lipides présents dans les aliments – les graisses alimentaires – et ceux qui circulent dans le sang ou sont emmagasinés dans les tissus adipeux de l'organisme. Même si l'alimentation ne comporte aucune graisse, l'organisme va convertir en graisses tout excès de calories provenant des protéines et des glucides et les stocker comme telles. Quand le poids d'une personne reste stable, c'est qu'elle brûle les graisses au même rythme qu'elle les stocke. Si son alimentation dépasse ses besoins en énergie, peu importe ce qu'elle mange, cette personne va métaboliser et stocker plus de graisses qu'elle n'en utilise et, par ce fait même, prendre du poids.

Le corps d'une femme contient de 20 à 25 % de graisses, celui d'un homme seulement 15 %. Le supplément de graisses chez la femme lui permet de répondre à une demande accrue lorsqu'elle est enceinte ou qu'elle allaite.

LE SAVIEZ-VOUS ?

LES ACIDES GRAS ESSENTIELS, COMME L'ACIDE ALPHA-LINOLÉNIQUE, PRÉVIENNENT LES MALADIES CARDIAQUES

L'acide alpha-linolénique ou oméga-3, un acide gras essentiel présent dans les huiles de noix, de colza et de soja, a fait la preuve de toutes sortes de bienfaits pour la santé. Il aiderait notamment au maintien d'un pouls fort et régulier. Une étude a trouvé qu'en privilégiant cet acide gras, les hommes protégeaient encore mieux leur cœur qu'en réduisant les graisses saturées. Une autre étude a montré que les femmes qui consommaient le plus d'acide alpha-linolénique étaient celles dont le risque de mourir d'une crise cardiaque était, de loin, le plus bas.

La plupart des cellules absorbent assez peu de graisses, mais celles des tissus adipeux, les adipocytes, font exception : elles ont la capacité de grossir à mesure que les graisses s'y accumulent. Chez une personne obèse, les adipocytes peuvent être de 50 à 100 fois plus gros que chez une personne mince. En outre, l'enfant obèse en développe plus qu'un autre. Ces adipocytes ne disparaîtront pas avec le temps, même s'ils rétrécissent lorsque le gras qu'ils renferment est utilisé pour fournir de l'énergie. Une théorie consiste à dire que ces tissus adipeux rétrécis lancent un appel biochimique pour être ravitaillés, ce qui expliquerait pourquoi certaines personnes passent leur vie à combattre l'obésité.

À quoi servent les lipides ?

Les lipides confèrent aux aliments du goût et du moelleux. Ceux-ci étant plus longs à digérer, ils laissent une impression de satiété bien après que les protéines et les glucides ont quitté l'estomac. Ils stimulent également dans l'intestin la production d'une hormone, la cholécystokinine, dont l'effet est de couper l'appétit à la fin d'un repas.

Voilà pourquoi un régime amaigrissant prévoyant une certaine quantité de « bonnes » graisses offre de meilleures chances de réussite à court et à long termes.

Les graisses fournissent aussi des acides gras essentiels à de nombreux processus chimiques, comme la croissance et le développement chez l'enfant, la production des hormones sexuelles et des prostaglandines (sortes d'hormones exerçant des actions biochimiques diverses), la formation et le fonctionnement des membranes cellulaires, ainsi que les échanges dans les cellules. Fait étonnant, les graisses ne procurent pas d'énergie au cerveau et au système nerveux, qui s'en remettent tous deux au glucose pour leur fonctionnement.

À l'instar de la plupart des vitamines et de certains acides aminés, différents acides gras doivent être puisés dans l'alimentation, car l'organisme est incapable de les synthétiser. C'est le cas de l'acide linoléique ou oméga-6 (fourni surtout par les huiles de maïs, de tournesol et de soja), que l'organisme peut ensuite transformer en acide arachidonique, autre acide essentiel, et de l'acide alpha-linolénique ou oméga-3 (présent dans les poissons gras, les fruits secs oléagineux et l'huile de colza). Enfin, les graisses servent au transport et à l'absorption des vitamines A, D, E et K, qui sont liposolubles. Une cuillerée à soupe d'huile végétale apporte des quantités appréciables d'acide linoléique et suffisamment de lipides pour assurer le transport de toutes les vitamines liposolubles nécessaires au cours d'une journée.

Les apports quotidiens

Dans les pays en voie de développement, les lipides constituent 10 % de l'apport quotidien en calories. Des 20 à 30 % qu'ils représentaient dans les pays occidentaux il y a 100 ans, ils sont passés à 35, voire 40 % de cet apport. C'est l'équivalent de 90 grammes de « pur gras » par jour, de six à huit fois la quantité minimale nécessaire. La plupart des spécialistes recommandent aux adultes de s'en tenir à 30 % de calories lipidiques dans l'alimentation, tandis que d'autres, peut-être moins réalistes, sont persuadés que ce pourcentage devrait être de 20 % seulement.

La saturation des graisses

La recommandation des nutritionnistes de manger des graisses insaturées ne date pas d'aujourd'hui. Les graisses saturées, exception faite des huiles de palme, de palmiste et de coprah (coco), sont solides à température ambiante, comme c'est presque toujours le cas pour les graisses animales – gras de bœuf ou de porc, beurre. Les graisses mono-insaturées, comme les huiles d'olive, de colza et d'arachide, sont fluides à température ambiante, et semi-solides lorsqu'elles sont réfrigérées. Les graisses polyinsaturées, telles les huiles de maïs, de tournesol ou de noix, sont liquides, à moins d'avoir été hydrogénées, comme c'est le cas dans certaines margarines.

Les graisses saturées élèvent le taux de cholestérol dans le sang, car elles empêchent l'évacuation du cholestérol. Les acides gras mono-insaturés et polyinsaturés, au contraire, abaissent le taux de cholestérol sanguin ou n'exercent aucune action sur lui. Lorsque les acides gras polyinsaturés ont été hydrogénés, leur action ressemble à celle des graisses saturées.

Les différents corps gras

Les graisses et les huiles renferment divers acides gras qui exercent sur l'organisme des effets variés. On distingue deux catégories d'acides gras : saturés et insaturés. Les corps gras, qui contiennent presque toujours les deux à la fois, sont qualifiés de saturés, mono-insaturés ou polyinsaturés selon leur dominante. Les études démontrent que le type de graisses que l'on consomme pourrait avoir autant d'importance que leur quantité.

■ Les graisses saturées sont, en général, d'origine animale – viande, volaille, œufs, laitages –, sauf les huiles de coprah, de palme et de palmiste, d'origine végétale. Un régime riche en graisses saturées a tendance à élever le taux de cholestérol sanguin.

■ En remplaçant les graisses saturées par des graisses insaturées, on aide à faire baisser le taux de « mauvais » cholestérol (LDL). Les graisses insaturées sont de deux types : mono-insaturées et polyinsaturées.

■ On a constaté que les graisses mono-insaturées font baisser le taux de cholestérol LDL. Fluides à température ambiante, on les trouve dans les huiles d'olive, de colza et d'arachide, l'avocat, les graines et certains fruits secs oléagineux.

■ Deux acides gras polyinsaturés, oméga-3 et oméga-6, font beaucoup parler d'eux. Les oméga-3 fournissent de l'acide alpha-linolénique et les oméga-6, de l'acide

Conseils pour réduire les lipides dans l'alimentation

✔ Réduisez les portions de viande à 80-120 g. Achetez des morceaux maigres et supprimez tout le gras avant la cuisson. Choisissez la viande hachée à 5 % MG ou, mieux, une pièce maigre que vous demanderez au boucher de hacher.

✔ Retirez la peau du poulet avant de le manger ou, si c'est possible, avant de le faire cuire.

✔ N'achetez pas de *nuggets* et autres petits morceaux de volaille cuits en friture.

✔ Braisez, ou cuisez au four ou sur le gril, la viande, le poisson et la volaille. Utilisez une lèchefrite pour recueillir le gras qui s'en écoule, et jetez-le.

✔ Préparez les ragoûts et le pot-au-feu à l'avance et réfrigérez-les. Ainsi, la graisse se figera à la surface et sera plus facile à enlever.

✔ Évitez les fritures. Utilisez une poêle non adhésive et huilez-la au pinceau ou avec de l'huile à vaporiser. Mieux, faites revenir les aliments à sec avant de les faire mijoter dans très peu de liquide.

✔ Choisissez du lait demi-écrémé et des versions allégées pour le fromage, la crème et les yaourts.

✔ Achetez une vinaigrette allégée ou faites-la vous-même ; utilisez jus de citron ou vinaigre, moutarde, fines herbes, épices et un mélange d'huile et d'eau.

✔ Achetez de la mayonnaise allégée ; sinon, ajoutez-lui un blanc d'œuf battu en neige.

✔ Cuisez le riz sans corps gras et aromatisez-le avec des fines herbes ou de l'échalote.

✔ Faites la purée de pommes de terre avec du lait écrémé et relevez-la avec un peu de crème allégée (beaucoup moins grasse que le beurre).

✔ Ne mettez pas de corps gras dans les soupes et potages.

✔ Tartinez les sandwichs avec de la moutarde douce ou du fromage fondu allégé plutôt qu'avec de la mayonnaise ou du beurre.

✔ Choisissez de la crème en bombe allégée pour une chantilly plus légère et moins grasse.

✔ Remplacez croissants et brioches par de la baguette viennoise ou du pain brioché, moins gras.

✔ Au lieu de glace, optez pour un dessert moins calorique : une salade de fruits frais avec une boule de sorbet, par exemple.

✔ Rappelez-vous que 2 cuillerées à soupe d'huile représentent 25 g de lipides et environ 225 kcal. Limitez les quantités d'huile dans la salade ou pour la cuisson.

✔ Plutôt que la crème classique dans les gâteaux et les plats, utilisez la crème à 15 % ou à 8 % MG seulement. Dans les desserts, le lait concentré écrémé non sucré donne autant de moelleux que la crème.

✔ Pour garnir les gâteaux, remplacez la crème au beurre par de la compote de pommes, de la banane écrasée ou une purée de fruits.

La teneur des graisses en acides gras

Tous les corps gras sont des mélanges d'acides gras saturés, mono-insaturés et polyinsaturés, bien qu'il y ait toujours un type dominant. Recherchez les graisses les moins saturées (rouge), avec un bon équilibre pour le reste. Les polyinsaturées (beige et vert) font baisser le taux de cholestérol sanguin, alors que les mono-insaturées (bleu) ne le diminuent que s'ils prennent la place des graisses saturées. L'acide alpha-linolénique (vert), présent entre autres dans les huiles de colza, de soja et de noix, est un acide oméga-3 polyinsaturé qui protégerait le cœur. L'acide linoléique (beige) est un acide gras oméga-6 polyinsaturé. Beaucoup de chercheurs recommandent un mélange des deux. Pour vous simplifier la vie, adoptez une huile associant plusieurs huiles végétales, avec une proportion équilibrée entre acide alpha-linolénique et acide linoléique.

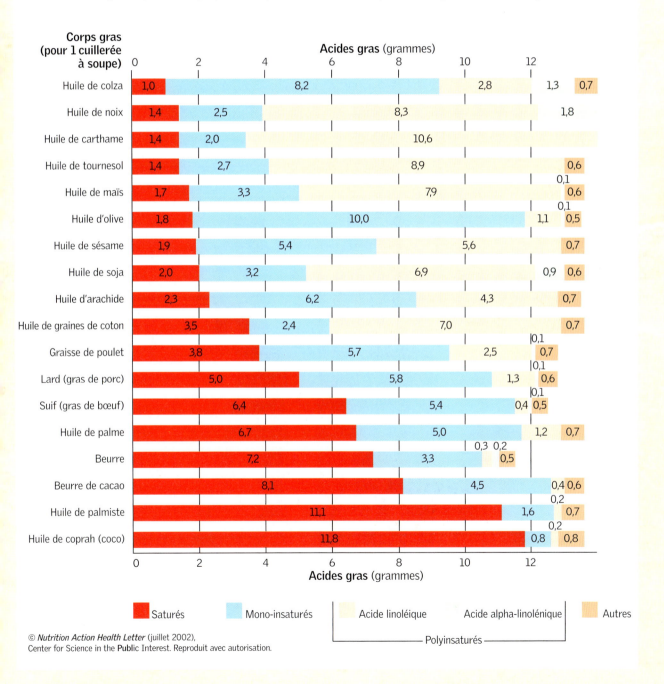

© *Nutrition Action Health Letter* (juillet 2002), Center for Science in the **Public** Interest. Reproduit avec autorisation.

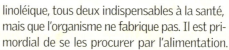

7 bonnes sources d'acides gras utiles

- Huile d'olive
- Huile de colza
- Huile de noix
- Fruits secs oléagineux, surtout amandes et noix
- Graines de tournesol et de sésame
- Poissons gras
- Avocat

linoléique, tous deux indispensables à la santé, mais que l'organisme ne fabrique pas. Il est primordial de se les procurer par l'alimentation.

■ Les oméga-3 sont présents dans le saumon, le maquereau, le hareng, la sardine, les huiles de noix et de colza, ainsi que dans les œufs enrichis en oméga-3. Ces acides gras empêchent la formation de caillots sanguins, à l'origine des crises cardiaques et des accidents vasculaires cérébraux (AVC). Ils aident aussi à diminuer les triglycérides et donc les risques coronariens.

■ Les acides gras oméga-6 sont tous d'origine végétale. Huiles de carthame, de tournesol et de maïs, amandes, pacanes, noix du Brésil, graines de tournesol et de sésame en fournissent en abondance.

■ Les spécialistes estiment que la proportion d'acides gras oméga-6 dans notre alimentation actuelle est trop élevée par rapport à celle des oméga-3. On en consomme effectivement de 10 à 20 fois plus, alors que la proportion ne devrait pas dépasser 5 pour 1 (soit environ 10 g d'acide linoléique et 2 g d'acide alpha-linolénique chaque jour). Les oméga-6, s'ils n'augmentent pas le taux du cholestérol LDL, peuvent néanmoins faire baisser celui du cholestérol HDL. Il semblerait aussi qu'ils contribuent à produire des radicaux libres et à augmenter les phénomènes inflammatoires. On peut corriger les proportions en mangeant davantage de poisson gras et en utilisant plus d'huile de colza ou de noix en alternance avec les autres huiles.

■ Les graisses dites « trans » sont le résultat de l'hydrogénation d'une huile végétale. Ce processus sert à solidifier les huiles fluides. Comme les graisses saturées, les graisses « trans » élèvent le taux de cholestérol LDL. On les trouve dans quelques margarines, mais surtout dans beaucoup d'aliments transformés : biscuits, pâtisseries du commerce et fritures. (Voir l'encadré « Le cas des acides gras "trans" », p. 54)

■ Les recherches sur un type d'acide gras polyinsaturé – l'acide linoléique conjugué (ALC) – sont prometteuses, mais doivent être confirmées. Présent en petites quantités dans les produits laitiers et la viande, l'ALC existe aussi sous forme de suppléments, dont l'efficacité n'est pas prouvée. L'ALC pourrait réduire la graisse corporelle, augmenter la masse musculaire et peut-être même inhiber certains cancers. Mais cela reste une hypothèse.

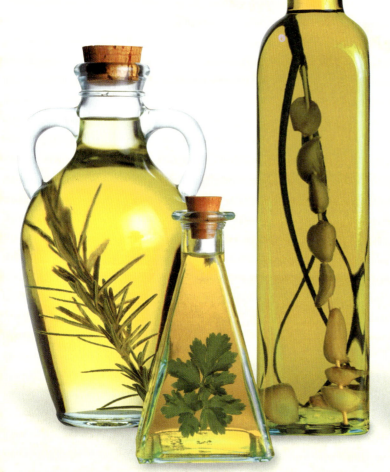
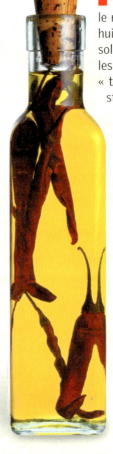

Légumes

AVANTAGES

- beaucoup sont riches en vitamines A, C et E, en acide folique et autres vitamines du groupe B, en potassium et autres sels minéraux
- forte teneur en fibres favorisant la régularité du transit
- riches en bioflavonoïdes et autres éléments protecteurs

INCONVÉNIENT

- certains sont allergènes

Les légumes synthétisent tout ce qui est nécessaire à la vie animale, l'eau, le dioxyde de carbone fourni par l'air et les éléments nutritifs tirés du sol. L'homme vit donc grâce à eux, en les consommant soit directement, soit à travers la chair animale.

Les légumes-racines (betteraves, carottes, panais, navets) sont des réserves d'éléments nutritifs et de bonnes sources de glucides (hydrates de carbone). Les légumes à tiges (céleri-branche, fenouil) acheminent les éléments nutritifs des racines vers les feuilles. Certains légumes-tubercules, comme la pomme de terre, ont des tiges souterraines qui constituent de véritables réserves d'amidon. Les légumes à feuilles vert foncé (bettes, épinards) et les divers choux sont riches en antioxydants, en bioflavonoïdes et en vitamines du groupe B.

Grâce à la photosynthèse, les feuilles de tous les légumes sont de petites usines à sucre, pourvoyeuses d'énergie ; comme ce sont les parties les plus fragiles des plantes, elles perdent beaucoup de volume à la cuisson.

Les feuilles des légumes de la famille de l'oignon se transforment en un bulbe charnu qui emmagasine des glucides et de l'eau pour nourrir la plante durant une année entière. Enfin, certains légumes portent des fleurs comestibles : on mange les tiges de brocoli avec leurs boutons floraux et les fleurs de courgette sont exquises.

COMBIEN DOIT-ON EN MANGER ?

On recommande de consommer entre 5 et 10 portions de fruits et légumes par jour. Par portion, il faut entendre un plat de légumes crus ou cuits ou 1 verre de jus. Les nutritionnistes suggèrent de diversifier les légumes, de les manger aussi bien crus que cuits : les légumes orange, rouges, vert foncé et jaunes, les crucifères et les liliacées comme l'oignon et l'ail sont riches en antioxydants, en vitamines et en minéraux, mais aussi en phytonutriments protecteurs, qui aident à lutter contre les maladies.

VALEUR NUTRITIONNELLE

La plupart des légumes sont d'excellentes sources de vitamines, de fibres, d'acide folique, de potassium et de nombreux autres minéraux. Ils renferment aussi divers phytonutriments qui protègent des maladies. Enfin, ils sont pauvres en graisses et en calories et peuvent de ce fait être très efficaces pour rééquilibrer l'alimentation.

Les légumes verts doivent leur couleur à la chlorophylle, pigment qui capte l'énergie solaire pour ensuite la transformer en sucres à partir de l'eau et du dioxyde de carbone. Bien que la chlorophylle ne soit soluble que dans les graisses, la cuisson des légumes dans l'eau libère de la chlorophyllase, enzyme qui fragmente la chlorophylle en éléments hydrosolubles et transforme la couleur du légume. Certaines vitamines hydrosolubles se perdent aussi dans l'eau de cuisson. C'est la raison pour laquelle les nutritionnistes recommandent d'utiliser cette eau pour préparer des bouillons ou, mieux, de cuire les aliments à la vapeur.

La couleur du légume renseigne sur sa teneur en vitamines. Les plantes produisent de la vitamine C à partir des sucres formés par la photosynthèse dans leurs feuilles. Plus celles-ci sont grandes et foncées, plus elles contiennent de la vitamine C et du bêta-carotène ; les feuilles intérieures, plus pâles, de la laitue et du chou renferment de 20 à 30 fois moins de carotène et d'acide ascorbique que les feuilles extérieures, plus sombres. Mais il faut souvent jeter les feuilles extérieures parce qu'elles sont flétries ou ont été exposées aux polluants et aux pesticides.

Les légumes jaune foncé, orange et vert foncé tirent leur couleur de pigments caroténoïdes et notamment du bêta-carotène, antioxydant qui se convertit en vitamine A dans la paroi intestinale. Comme ces pigments sont stables à la cuisson et solubles dans les graisses, leur valeur nutritive est bien protégée quand les légumes sont cuits au four ou à l'eau.

En régularisant le transit intestinal, les fibres solubles et insolubles des légumes protègent le côlon contre une exposition prolongée aux sous-produits potentiellement toxiques de la digestion ; en revanche, elles peuvent provoquer des flatulences et un ballonnement.

MYTHE ET RÉALITÉ

Mythe 1 pincée de bicarbonate de soude dans l'eau de cuisson avive la couleur des légumes verts.

Réalité L'effet est certes atteint, mais le bicarbonate de soude s'attaque aussi aux fibres, ce qui rend la texture des légumes plus molle, et à la vitamine B_1, dont l'apport est alors moins important.

LE SAVIEZ-VOUS ?

LES LÉGUMES AUX COULEURS VIVES SONT ANTIOXYDANTS

Les pigments qui colorent les légumes de façon appétissante sont aussi de puissantes sources d'antioxydants. Ceux-ci combattent le cancer et les maladies de cœur (athérosclérose) en protégeant les cellules contre les agressions des radicaux libres.

PRÉCIEUX CONTRE LE CANCER

Le cancer se développe lorsque des cellules mutantes échappent au système immunitaire du corps. Les végétaux aussi peuvent connaître des déviances cellulaires, mais ont leurs propres mécanismes de protection. Le bêta-carotène ainsi que les vitamines C et E sont des antioxydants naturels qui neutralisent les radicaux libres, molécules instables libérées en permanence dans l'organisme.

Certains microcomposants des légumes freinent la croissance des vaisseaux sanguins qui alimentent les tumeurs, neutralisent les enzymes qui favorisent la dissémination des cellules cancéreuses et détruisent les hormones qui font croître le cancer.

Les indoles, qui se trouvent dans les crucifères (brocoli, chou-fleur, navet, chou), semblent stimuler les enzymes qui offrent une certaine protection contre le cancer. La lutéine, antioxydant présent dans le maïs, les légumes vert foncé et les poivrons, aide à prévenir la dégénérescence maculaire, maladie de l'œil liée au vieillissement. Le lycopène, présent dans la tomate, la pastèque et le pomelo (pamplemousse à chair rose), diminue les risques de cancer de la prostate et du sein, ainsi que de maladies cardio-vasculaires. Oignon et ail renferment des composés dont plusieurs protègent du cancer. Des chercheurs américains ont constaté que la petite ville de Vidalia, en Géorgie, présentait un taux de mortalité par cancer de l'estomac très bas ; or on y consomme beaucoup d'oignon.

Des études ont démontré que les individus qui mangent légumes et fruits en grande quantité sont moins vulnérables au cancer. À l'inverse, l'incidence du cancer du côlon est plus élevée chez ceux qui consomment peu de légumes.

Les légumes ont un effet préventif qui dépasse, de loin, celui que peuvent offrir des comprimés vitaminiques, parce qu'ils renferment de nombreux éléments susceptibles d'agir en synergie. Le brocoli, par exemple, contient à la fois du bêta-carotène, de la vitamine C, des fibres, de l'acide folique et un phytonutriment protecteur, le sulforaphane. C'est ce cocktail d'éléments nutritifs et phytochimiques (et peut-être d'autres non encore identifiés) qui s'oppose au cancer.

LA PRÉSERVATION DES NUTRIMENTS

Les légumes fournissent des amidons, des sucres et des protéines, mais leur principale contribution à la santé est leur apport en vitamines, minéraux, fibres et phytonutriments protecteurs. Or leur valeur nutritionnelle est modifiée par le mode et le temps de cuisson, ainsi que par la quantité d'eau employée, de même que leur couleur et leur texture se transforment.

Les pigments jaunes du carotène ne sont pas solubles dans l'eau et résistent à la cuisson, contrairement aux vitamines B et C. La vitamine C est aussi détruite par l'oxygène. En outre, on peut perdre jusqu'à 20 % de la vitamine C d'un légume à chaque minute que l'eau froide met à bouillir, parce qu'une enzyme qui détruit la vitamine C devient de plus en plus active à mesure que la température augmente ; néanmoins, son action destructrice s'arrête au point d'ébullition. C'est la raison pour laquelle il faut jeter les légumes dans l'eau bouillante. En revanche, la cuisson à la vapeur ou dans très peu d'eau bouillante permet de conserver deux fois plus de vitamine C.

Les pigments caroténoïdes jaunes et orange ne sont attaqués que par les hautes températures de la cuisson sous pression (en autocuiseur). Toutefois, le vert brillant des tissus végétaux se ternit lorsque la chaleur altère la chlorophylle, qui produit ce beau coloris. Ces altérations n'ont cependant aucun retentissement sur la santé, puisque la chlorophylle est inassimilable.

Pour préserver la couleur de certains légumes comme les haricots et le brocoli, on conseille parfois de les blanchir 1 à 2 minutes dans l'eau bouillante, puis de les plonger dans de l'eau froide. Cela vaut pour les légumes qu'on sert froids mais, s'il faut les réchauffer, on aggrave la perte en éléments nutritifs.

Pour conserver la bétanine (ou bétacyanine) des betteraves, on les fera cuire non pas à l'eau, mais au micro-ondes, au four ou sur le gril et

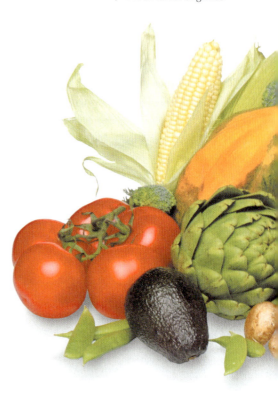

surtout entières, avec la peau. Pelées ou coupées en morceaux, elles perdent une partie de leur pigment rouge, mais aussi de leur acide folique, qui est soluble dans l'eau.

LA CONSERVATION

Comme le goût et la texture des légumes se dégradent après la récolte parce qu'ils se nourrissent de leurs propres réserves, il faut les consommer le plus vite possible. Maïs et petits pois peuvent perdre jusqu'à 40 % de leur sucre s'ils passent seulement 6 heures à température ambiante après la cueillette, tandis que les haricots, le brocoli et les asperges durcissent.

Les légumes des climats tempérés (haricots, aubergines, poivrons, courgettes et tomates) se gardent à 10 °C. Les pommes de terre convertissent leur amidon en sucre au-dessous de 4 °C ; il faut les mettre dans un endroit frais et obscur pour éviter la formation d'alcaloïdes toxiques. La plupart des autres légumes se gardent entre 0 et 4 °C. Les sels minéraux et les sucres que renferme leur sève leur permettent même de supporter des températures inférieures. On ne met pas les tomates au réfrigérateur : le froid altère leur saveur. On peut les garder plusieurs jours à température ambiante. Pommes de terre et courgettes se conservent dans un endroit frais et sombre, mais non au réfrigérateur. On lave, égoutte et enveloppe les salades dans du papier absorbant, et on les garde dans un récipient bien fermé, dans la partie la plus froide du réfrigérateur.

HUIT FAÇONS DE MANGER DAVANTAGE DE LÉGUMES

1. Dans un sandwich, ajoutez toutes les crudités possibles : tomate tranchée, chou râpé, poivron, concombre, oignon, mâche et autres salades.

2. Garnissez votre pizza maison de courgettes en tranches, d'épinards frais, de champignons, d'oignons, de poivrons, de brocoli en bouquets, de carotte râpée, de tomates fraîches en rondelles.

3. Ajoutez à une sauce tomate, un risotto, des lasagnes ou un ragoût une bonne quantité de légumes frais ou congelés.

4. Faites des soupes de légumes : l'hiver un minestrone ou un potage de légumes variés mixés, l'été un gaspacho ou une soupe froide de concombre.

5. Enrichissez de légumes un plat tout préparé. Au restaurant, commandez en entrée une salade ou des légumes grillés, ou un accompagnement de légumes en supplément.

6. Détaillez en petites portions vos crudités préférées. Préparez des radis, lavez des tomates cerises. Rangez-les dans une boîte transparente de telle sorte qu'elles soient la première chose que vous apercevrez en ouvrant le réfrigérateur.

7. Si la préparation vous rebute, achetez des légumes déjà lavés et prêts à consommer.

8. Recherchez toujours les légumes en saison. Demandez conseil auprès du marchand pour savoir reconnaître un légume au meilleur de sa saveur.

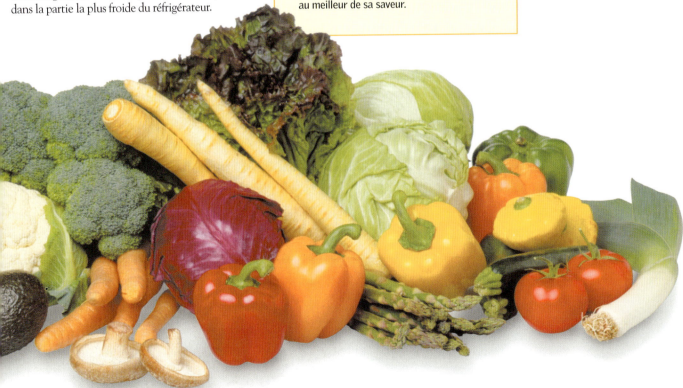

QUELQUES RISQUES

On peut manger crus ou cuits la plupart des légumes, à l'exception des légumineuses (haricots de Lima et haricots communs), qui renferment des substances toxiques que la cuisson neutralise. Le brocoli, le chou frisé et d'autres crucifères contiennent des éléments goitrogènes susceptibles de nuire à la métabolisation de l'iode ; la cuisson les neutralise, mais ceux qui souffrent d'une maladie thyroïdienne peuvent aggraver celle-ci s'ils en mangent beaucoup, crus.

La plupart des légumes ne sont pas allergènes, mais certaines personnes réagissent aux solanacées comme les aubergines et les tomates. Le maïs est aussi un allergène connu. ❖

Légumineuses

AVANTAGES

- renferment plus de protéines que tout autre aliment d'origine végétale
- bonnes sources d'amidon, de vitamines du groupe B, de fer, de potassium, de magnésium et d'autres minéraux essentiels
- riches en fibres, solubles pour la plupart

INCONVÉNIENTS

- peuvent provoquer flatulences et ballonnements
- peuvent déclencher des réactions allergiques
- doivent être cuites pour que soient détruites différentes substances toxiques

Les 13 000 variétés de légumineuses cultivées dans le monde ont en commun deux caractéristiques : elles produisent des gousses et portent sur leurs racines des nodules où vivent des bactéries capables de convertir l'azote de l'atmosphère en nitrate, forme d'azote dont se nourrissent les plantes. Pour le reste, les légumineuses diffèrent beaucoup entre elles ; certaines sont des herbacées (haricots nains, lentilles et soja), d'autres sont arborescentes (caroube). Les cacahouètes ou arachides, souvent

CONTRE LES FLATULENCES

Si les légumineuses occasionnent des flatulences, c'est en raison de glucides spécifiques, des oligosaccharides complexes. On atténue leur effet en les faisant tremper avant cuisson.

LE SAVIEZ-VOUS ?

LES LÉGUMINEUSES AIDENT À PERDRE DU POIDS

Si vous cherchez à maigrir, une portion de légumineuses est un plat très satisfaisant. Son riche contenu en fibres emplit l'estomac et ralentit la glycémie. La faim est plus longue à revenir et l'énergie que fournissent les légumineuses dure plus longtemps.

classées parmi les fruits secs oléagineux, sont en réalité des légumineuses, tout comme le trèfle ou la luzerne, plantes fourragères, et le fenugrec. On cultive aujourd'hui, pour l'alimentation humaine, des légumineuses à graines (fèves, féveroles, pois, haricots, lentilles, soja, arachides).

Les archéologues ont découvert que les haricots et les pois secs étaient déjà cultivés dans l'Asie du Sud-Est il y a environ 11 000 ans, ce qui laisserait supposer qu'ils ont précédé les céréales. Pois chiches, féveroles à gros grains et lentilles étaient cultivés au Moyen-Orient vers 8000 av. J.-C., tandis que la culture des haricots était pratiquée dans le Nouveau Monde aux alentours de 4000 av. J.-C. Les colons européens avaient remarqué que les indigènes plaçaient un rang de haricots entre deux rangs de maïs pour, pensaient-ils, freiner la croissance des mauvaises herbes ; nous savons maintenant que les légumineuses reconstituent les réserves du sol en azote, élément qu'utilisent les céréales.

Comme les légumineuses sont déficientes en certains acides aminés essentiels, indispensables à l'organisme, le fait de les associer à des céréales qui sont riches en ces acides aminés permet d'obtenir des protéines équilibrées. Par exemple, le succotash, un plat indien qui mêle haricots et maïs, fournit des protéines complètes, de même que toutes les autres combinaisons de légumineuses et de céréales, tels le couscous (blé et pois chiches) ou les plats de lentilles et riz, courants au Moyen-Orient. On parle alors de protéines complémentaires. Néanmoins, on sait désormais que, si l'on consomme ces acides aminés le même jour, on n'a pas besoin d'absorber des protéines complémentaires au même repas. Le soja renferme tous les acides aminés essentiels dans de bonnes proportions. C'est pourquoi il tient une grande place dans l'alimentation végétarienne, de même que ses dérivés (tofu, etc.).

DES CHAMPIONS DE LA NUTRITION

Les légumineuses comptent parmi les végétaux les plus nutritifs ; elles sont riches en protéines, en vitamines du groupe B, en fer, potassium, magnésium et autres minéraux, ainsi qu'en fibres, notamment en fibres solubles, qui régularisent le taux de cholestérol sanguin. Des études ont montré que les personnes dont l'alimentation est riche en légumineuses sont moins sujettes aux maladies cardio-vasculaires.

Les légumineuses renferment plusieurs phytonutriments importants, dotés de propriétés protectrices à l'égard de certaines maladies : des isoflavones, qui protègent des maladies cardiaques et du cancer ; des saponines, qui aident à faire baisser le cholestérol ; des phytostérols, qui prémunissent contre le cancer et contribuent à faire baisser le taux de « mauvais » cholestérol (LDL).

Elles conviennent aux diabétiques, car leur teneur équilibrée en glucides complexes et en protéines constitue une source progressive et régulière de glucose, contrairement aux glucides simples, qui entraînent des pics d'hyperglycémie.

Les légumineuses sont pauvres en graisses, à l'exception du soja et des cacahouètes, riches en huiles, surtout insaturées.

LEURS INCONVÉNIENTS

Les légumineuses abritent quelques substances ou composés toxiques, qui inhibent l'action ou l'absorption des vitamines. L'assimilation du bêta-carotène et des vitamines B_{12} et D est entravée par le soja, tandis que haricots et pois secs renferment une antivitamine E. La cuisson neutralise la plupart de ces éléments. On corrige la perte de bêta-carotène en mangeant beaucoup de fruits et de légumes jaunes ou vert foncé, celle de vitamine B_{12} avec de la viande maigre ou d'autres produits d'origine animale, et celle de vitamine E avec des légumes verts cuits, du germe de blé, des fruits secs oléagineux et des huiles végétales.

On conseille aux personnes qui souffrent de la goutte d'éviter les pois et les haricots secs, les lentilles et les légumineuses en général, à cause de leur forte teneur en purines, substances qui augmentent le taux d'acide urique chez les personnes prédisposées et peuvent déclencher une crise de goutte.

Certaines personnes d'origine méditerranéenne ou asiatique ont un gène qui les expose au favisme, ou crise grave d'anémie consécutive à l'ingestion de fèves. Elles doivent s'abstenir d'en manger.

Certaines légumineuses, surtout les cacahouètes, peuvent provoquer une réaction allergique ou des migraines chez les sujets sensibilisés. Dans ce cas, il faut les écarter de l'alimentation.

Haricots secs, lentilles et pois secs donnent des flatulences. Cela est dû à la présence d'oligosaccharides complexes spécifiques, comme le verbascose ou le stachyose, qui sont incomplètement métabolisés dans l'intestin. Le mode de préparation peut diminuer ces désagréments : on renouvellera par exemple plusieurs fois l'eau de trempage ou de cuisson. Les lentilles, elles, ne nécessitent pas de trempage, on les rincera éventuellement après cuisson si on veut les servir en salade. On passera toujours à l'eau claire les légumineuses en conserve. Enfin, certaines herbes comme la mélisse, ou citronnelle, le fenouil et le carvi ont la réputation de prévenir les flatulences. ❖

> ### LES PRINCIPALES LÉGUMINEUSES
>
> **Cocos.** Haricots blancs petits et ronds, à peau assez fine, de bonne digestibilité.
>
> **Dolics (ou dolics mongettes).** On les appelle parfois banettes ou cornilles dans le Midi.
>
> **Fèves.** Il est préférable d'utiliser des fèves sèches décortiquées. Sinon, il faut les laisser tremper 12 heures et les faire cuire dans deux eaux.
>
> **Flageolets verts (ou chevriers).** Cueillis avant maturité (d'où leur couleur), ils possèdent une peau très fine.
>
> **Haricots.** Il en existe de très nombreuses variétés. Ce sont les légumes secs les plus riches en potassium et en calcium. Ils doivent impérativement être trempés avant cuisson. On trouve :
> – les lingots, gros haricots blancs charnus, courants en France. Ceux de Vendée, dits mojettes, sont très tendres ;
> – les haricots colorés (rouges, noirs, bruns) ou marbrés, originaires d'Amérique latine, de formes diverses selon les variétés ;
> – les haricots d'Espagne, à grandes graines mouchetées ;
> – le gros haricot blanc « rognon », répandu aux États-Unis ;
> – le haricot mungo, cultivé en Inde et en Asie, à petites graines rondes. Il est surtout connu pour ses germes, abusivement appelés germes de soja.
>
> **Lentilles.** Leur digestibilité est excellente et elles sont très riches en fer. Elles cuisent rapidement, sans trempage préalable. La plus cultivée en France est la lentille verte à peau fine. Celle du Puy bénéficie d'une AOC. La lentille rose ou corail vient d'Afrique du Nord ou du Moyen-Orient et cuit en un temps record.
>
> **Pois cassés.** Ce sont des pois secs décortiqués (donc moins riches en fibres) ; digestes, ils se préparent en purée ou en potage (trempage inutile).
>
> **Pois chiches.** Ils sont particulièrement riches en protéines et en fibres. Il faut les laisser tremper au moins 12 heures, et éviter ceux qui ont été récoltés depuis plus d'un an.

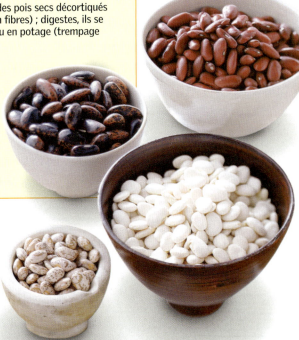

BEAUCOUP DE PROTÉINES ET DE FIBRES, PEU DE GRAISSES. *Les légumineuses aident aussi à faire baisser le taux de cholestérol LDL.*

Légumineuses germées

AVANTAGE

- certaines renferment beaucoup d'acide folique, d'autres des protéines, des vitamines du groupe B et du fer

INCONVÉNIENT

- les germes de luzerne peuvent déclencher les symptômes du lupus érythémateux

Il se cultive aujourd'hui toute une variété de graines et de haricots germés mais, contrairement à ce que l'on pourrait croire, peu de ces jeunes pousses correspondent à la définition d'aliment santé. Certaines sont très nutritives, comme les pousses de haricot mungo, dites pousses de soja : une portion de 100 g fournit 10 % de l'apport nutritionnel conseillé (ANC) en acide folique et 18 % de l'ANC en vitamine C. Il faut 500 g de pousses de luzerne pour obtenir les mêmes apports vitaminiques ! Les jeunes pousses de brocoli intéressent les chercheurs à cause de leur haute teneur en sulforaphane. C'est à ce jour le plus puissant anticancérogène naturel connu. Le germe de brocoli en contient 50 fois plus que le légume lui-même.

Attention ! En général, les jeunes pousses, quand elles sont exemptes de bactéries, se mangent crues, avec une exception importante : les germes de soja vrai (à ne pas confondre avec les « pousses de soja », qui sont en réalité des germes de haricot mungo). Les graines de soja et leurs germes renferment en effet une toxine potentiellement nocive, qui est détruite à la cuisson. Par ailleurs, les personnes atteintes de lupus érythémateux doivent éviter la luzerne, qui déclenche les symptômes de la maladie. ❖

ATTENTION

Très populaires chez ceux qui cherchent à bien se nourrir, les petites pousses vertes de toutes sortes, notamment la luzerne, sont néanmoins sensibles aux bactéries comme *Escherichia coli* et les salmonelles. Les personnes qui ont une santé fragile doivent donc les éviter. Sinon, on peut se prémunir contre tout danger en prenant les précautions suivantes : les choisir croquantes, bien attachées à leur germe ; les jeter dès qu'elles noircissent ou sentent le moisi ; respecter la date de péremption ; les réfrigérer dès l'achat. Pour plus de prudence, on peut les cuire légèrement.

Levure de bière

AVANTAGES

- très riche en vitamines du groupe B
- les levures actives ont une activité probiotique

INCONVÉNIENTS

- certaines personnes sont allergiques aux levures
- contre-indiquée en cas de traitement par IMAO

La levure de bière est un complément alimentaire intéressant et peu coûteux. Elle se compose de champignons microscopiques (*Saccharomyces cerevisiae*) et est obtenue en brasserie à partir de la fermentation du malt. À l'état frais, elle ressemble à une pâte jaune pâle, d'odeur agréable et de saveur un peu amère. Comme sa durée de conservation est limitée, on la propose généralement séchée, sous forme de poudre ou de paillettes, ou en comprimés.

C'est une source exceptionnelle de vitamines du groupe B, essentielles au métabolisme des glucides et des lipides, et en particulier de vitamine B_1 (ou thiamine). Elle renferme aussi des protéines de bonne qualité. Grâce à sa richesse vitaminique, la levure de bière est préconisée pour améliorer l'état de la peau, des cheveux et des ongles, et pour renforcer la qualité vitaminique de l'alimentation.

Certaines levures sont cultivées spécialement à des fins thérapeutiques. C'est le cas de la levure dite active ou vivante, obtenue par lyophilisation, procédé qui préserve son activité probiotique. Elle agit favorablement sur la flore intestinale et est prescrite en cas de diarrhée consécutive à un traitement par antibiotiques. On la trouve en pharmacie sous le nom d'ultralevure (il s'agit de souches de *Saccharomyces boulardii*) et elle continue à faire l'objet de nombreuses études.

D'autres levures sont élevées sur un milieu riche en certains minéraux, qui s'incorporent aux protéines de la levure et deviennent ainsi plus assimilables par l'organisme. La levure enrichie en chrome est préconisée chez les diabétiques (le chrome intervient dans le métabolisme de l'insuline) ; la levure enrichie en sélénium est utilisée pour lutter contre les carences.

Attention ! Certaines personnes, notamment les allergiques aux moisissures, ne supportent pas la levure. Le traitement par IMAO est une contre-indication à la prise de levure, en raison de sa richesse en acides aminés libres (tyrosine surtout).

Libido et sexualité

PRIVILÉGIER

- fruits et légumes pour la vitamine C
- huiles, fruits secs oléagineux, graines, légumes verts, germe de blé pour la vitamine E
- viande, poisson, légumineuses, fruits secs oléagineux, graines, céréales enrichies pour le fer
- huîtres, viande, volaille, œufs, lait, haricots secs, fruits secs oléagineux, céréales complètes pour le zinc

RÉDUIRE

- graisses saturées et alcool

ÉVITER

- tabac et obésité androïde (abdominale) chez l'homme

Certaines personnes ne jurent que par l'effet des aliments sur leur libido, mais aucune étude scientifique ne vient appuyer ces croyances assez extravagantes. S'il est vrai que la performance sexuelle peut être notre réponse physiologique à une activité hormonale complexe, la libido et la sexualité relèvent pour beaucoup de l'adage « un esprit sain dans un corps sain ».

Une sexualité saine implique une bonne nutrition. La performance sexuelle dépend du bon fonctionnement du système nerveux, d'un bon équilibre hormonal et d'une parfaite irrigation sanguine de la région pelvienne. Pour optimiser cette synergie, l'alimentation devrait comprendre, pour fournir les vitamines et minéraux nécessaires : des légumineuses et des céréales, sources de glucides complexes, beaucoup de fruits et de légumes, et des protéines – sans excès toutefois. Il faut savoir que la vitamine C des agrumes et les anthocyanes des petits fruits rouges (myrtilles, cassis, mûres…) renforcent la paroi des vaisseaux sanguins ; la vitamine B_2, elle, contribue à entretenir les muqueuses qui tapissent les organes reproducteurs de la femme : on la trouve dans les produits laitiers partiellement écrémés, les céréales complètes, les fruits secs oléagineux et les légumes verts.

Vitamine E et fécondité. Bien que les études cliniques ne l'aient pas directement confirmé, il semble qu'un apport inadéquat de vitamine E (huile de tournesol, noix, amandes, légumes verts, germe de blé) puisse affecter la fécondité.

Fatigue et dépression affectent la libido. Elles vont souvent de pair ; aussi, est-il important de pratiquer un exercice physique régulier, qui favorise la production d'endorphines (éléments chimiques du cerveau qui stimulent l'humeur). Dans certains cas, la fatigue peut être due à une anémie ferriprive ; l'alimentation devrait comporter : viande, poisson, fruits de mer, fruits secs oléagineux, légumineuses, céréales complètes, légumes à feuilles vert foncé, fruits séchés, pour aider à reconstituer les réserves de fer.

Consommer plus de zinc. On sait que le zinc joue un rôle dans la fonction sexuelle, mais on ignore encore son influence sur la libido. En effet, une carence en zinc retarde le développement sexuel chez l'adolescent et diminue la production de spermatozoïdes chez l'homme. Cet oligoélément abonde dans les produits d'origine animale – fruits de mer (huîtres surtout), viande, volaille, foie, œufs, lait. En cas de régime végétarien, il faut consommer légumineuses, fruits secs oléagineux et céréales complètes, tout en sachant que leur zinc (d'origine végétale) est moins bien assimilé.

Alimentation pauvre en graisses saturées. On fait volontiers le lien entre une alimentation riche en graisses saturées et des taux de cholestérol sanguin élevés ainsi que la formation de plaque d'athérome (athérosclérose) sur les parois des vaisseaux sanguins qui entourent le cœur. Mais on ne pense pas toujours que la même plaque se développe sur la myriade de petits vaisseaux qui irriguent le pénis. Si le sang ne circule pas librement, le pénis ne peut pas répondre physiologiquement aux messages et aux demandes de la libido.

Diminuer la consommation d'alcool. L'effet de l'alcool sur la fonction sexuelle a été très bien décrit par William Shakespeare : « [Le vin] attise le désir mais diminue la performance. » Si une petite quantité de boisson alcoolisée peut parfois aider, en levant les inhibitions de comportement, une consommation excessive a généralement un effet dévastateur, en raison de l'action dépressive de l'alcool. Par ailleurs, l'alcool a aussi une action similaire à celle des œstrogènes, les hormones féminines, générant une impuissance et une hypertrophie des testicules chez les gros buveurs.

Arrêter de fumer. La nicotine est l'ennemi des artères : elle favorise la formation de plaque

LA VÉRITÉ SUR LES APHRODISIAQUES

- Les herboristes suggèrent que le safran stimule la libido, mais il n'y a pas de preuve scientifique. Il en va de même pour la sarriette d'été, qui serait un stimulant et un tonique sexuel, alors que la sarriette d'hiver calmerait, elle, les pulsions.

- Les scientifiques reconnaissent l'innocuité du ginseng, mais non ses vertus aphrodisiaques ou médicinales. Des études ont démontré que cette racine ravive l'énergie et l'instinct de reproduction chez les souris et les rats. Mais cela ne prouve rien pour l'homme…

- L'écorce du yohimbehe, un arbuste tropical, est considérée comme un aphrodisiaque dans certains pays. Sans influencer le psychisme, il semble qu'elle dilate les vaisseaux, ce qui est une façon de combattre le dysfonctionnement érectile. Mais toutes les études ne sont pas concluantes.

- L'extrait de cantharide, ou mouche d'Espagne, produit une irritation dans le tractus urinaire et les organes génitaux qui peut passer pour une stimulation sexuelle. En réalité, son élément actif, la cantharidine, est une drogue potentiellement mortelle.

athéromateuse dans les vaisseaux sanguins péniens, mais elle entraîne aussi la constriction de ceux-ci.

Soigner le diabète et l'obésité. Ces deux maladies affectent souvent la libido et la virilité. On peut améliorer la situation en équilibrant son diabète et en perdant du poids. À l'inverse, certaines femmes qui maigrissent trop ne ressentent plus autant de désir. ❖

Lin (graines de)

AVANTAGES

- source de fibres et d'acide alpha-linolénique
- renferment des lignanes

INCONVÉNIENTS

- les femmes enceintes ou qui allaitent devraient en consommer peu
- les personnes traitées au tamoxifène devraient consulter leur médecin avant de les consommer

Les graines de lin comportent une grande variété d'éléments qui peuvent jouer un rôle important dans le régime alimentaire.

Le lin est une bonne source de fibres solubles, qui contribuent à réduire le taux de « mauvais » cholestérol (LDL) et à diminuer le risque coronarien. Selon des études de l'université de Toronto, au Canada, avec 25 à 50 g de lin par jour, on peut faire baisser le cholestérol sanguin, tandis que les fibres insolubles préviennent la constipation.

Le lin est riche en acide alpha-linolénique (ALA), acide gras essentiel de la famille des oméga-3, jugé bon pour le cœur. Comme l'organisme n'en produit pas, il doit être apporté par l'alimentation. Les acides gras oméga-3 aident à fluidifier le sang, de sorte que le cœur a moins d'efforts à fournir pour le faire circuler dans les vaisseaux sanguins. Ils diminuent aussi l'agrégation des plaquettes, à l'origine de caillots.

Le lin peut prévenir certains cancers. Il renferme des lignanes qui se convertissent en éléments semblables aux œstrogènes, mais dotés d'une activité réduite. En occupant les récepteurs d'œstrogènes, ils diminuent les effets des vrais œstrogènes, plus puissants. Les chercheurs se sont donc penchés sur le rôle que pourrait jouer le lin dans la prévention des cancers hormonodépendants comme ceux du sein ou du côlon. Des études sur les animaux ont ainsi révélé que le lin peut réduire la taille

ATTENTION

Les graines de lin ne conviennent pas à tout le monde.

● **Vous prenez du tamoxifène ?**
Sachez que les lignanes présents dans le lin freinent, comme lui, l'action des œstrogènes. Comme il n'y a pas eu de recherche sur l'interaction des deux substances, il faut consulter le médecin avant d'introduire des graines de lin dans votre régime.

● **Vous êtes enceinte ou vous allaitez ?**
Évitez de consommer des graines de lin en quantité, car on ignore encore leur effet sur le fœtus et sur le nourrisson.

des tumeurs et même modifier leur incidence. Les études sur les humains sont limitées, mais l'une d'entre elles a montré que la croissance des tumeurs chez les patientes souffrant d'un cancer du sein a été freinée par l'ingestion quotidienne de muffins contenant 25 g de lin moulu. **Attention !** Les patients traités au tamoxifène ne doivent pas manger de lin.

Le lin ne renferme pas de gluten, est peu coûteux et a un agréable goût de noix. Plusieurs études recommandent de prendre 1 à 2 cuillerées à soupe de graines de lin moulues par jour.

On peut manger les graines de lin entières. Mais, pour mieux les assimiler, il est préférable de les consommer moulues. Conservez la poudre dans un bocal opaque hermétique placé au froid.

Utilisation des graines de lin :
- dans les céréales et les pâtes à gâteaux, à pain, à crêpes et à biscuits ;
- moulues, dans les yaourts, les compotes et les potages ;
- saupoudrées sur les salades ;
- dans les ragoûts et la viande hachée ;
- moulues, mélangées à du basilic frais, de l'ail et du parmesan râpé pour confectionner le pistou.

L'huile de lin rancit vite et est alors dangereuse : sa vente est donc interdite en France. ❖

Lipides

Voir p. 228

Lupus érythémateux

PRIVILÉGIER

- fruits et légumes tels que pamplemousse, brocoli, chou pommé et chou frisé pour les antioxydants et les bioflavonoïdes
- produits laitiers pour le calcium, ainsi que la vitamine D (dans les produits entiers)
- aliments riches en acides gras essentiels : poissons gras, fruits secs oléagineux, graines de lin, huiles de colza et de noix

RÉDUIRE

- graisses, surtout celles d'origine animale

ÉVITER

- luzerne sous toutes ses formes
- céleri, navet, persil, citron (jaune et vert) en cas de sensibilité au soleil

LUPUS ÉRYTHÉMATEUX

Le lupus érythémateux est une maladie auto-immune chronique. Les symptômes les plus courants sont : douleur articulaire arthritique, éruptions cutanées, grande fatigue, sécheresse de la bouche. Mais le lupus érythémateux peut aussi entraîner des lésions sur tous les organes internes, notamment les reins ; il s'agit alors de la forme la plus grave, le lupus érythémateux disséminé (LED).

Lupus érythémateux signifie « loup rouge », en référence à cette éruption caractéristique qui peut affecter les deux joues et la racine du nez, comme un masque de carnaval, ou loup.

Le lupus érythémateux touche 10 fois plus les femmes que les hommes. Les atteintes peuvent être bénignes comme sévères, jusqu'à mettre la vie en danger.

Le lupus érythémateux serait causé par une prédisposition génétique et déclenché par des facteurs environnementaux, tel un virus. Il peut être aggravé par d'autres facteurs : exposition au soleil, infection, stress, certains aliments ou médicaments.

Le lupus érythémateux prenant des formes variables d'une personne à l'autre, il n'y a pas de traitement unique, applicable à tous. Le patient et le médecin doivent collaborer étroitement pour trouver l'approche la mieux adaptée. On prescrit souvent un anti-inflammatoire non stéroïdien (AINS), pour enrayer l'inflammation, et de l'hydroxychloroquine (un médicament utilisé depuis longtemps pour le traitement du paludisme), qui peut augmenter la résistance à l'exposition solaire et aider à prévenir les poussées d'érythème comme les douleurs articulaires. Les cas les plus graves sont traités par des corticostéroïdes ou d'autres immunosuppresseurs.

LES ALIMENTS DANGER

Luzerne sous toutes ses formes. Même les suppléments de plantes médicinales contenant de la luzerne peuvent aggraver les symptômes. D'autres légumineuses ont parfois le même effet.

Champignons et aliments fumés. Pour des raisons inconnues, ces aliments peuvent aussi causer des problèmes chez les personnes atteintes de lupus.

Aliments contenant des psoralènes. Si vous faites partie de ceux dont le lupus est aggravé par l'exposition au soleil ou à la lumière fluorescente, évitez les aliments qui renferment des psoralènes : céleri, panais, persil, citron (jaune et vert) – ils augmentent la photosensibilité.

Évitez les aliments très riches en protéines et très gras. Beaucoup de patients constatent une amélioration de leur état quand ils réduisent leur consommation d'aliments protéiques gras, surtout ceux d'origine animale, comme les viandes grasses, les charcuteries et les fromages très affinés. Certains spécialistes recommandent un régime végétarien qui inclut œufs, lait écrémé et autres produits laitiers allégés.

LES ALIMENTS SANTÉ

Céréales, fruits et légumes. Ils contiennent des vitamines et des minéraux antioxydants – bêta-carotène, vitamine C, zinc et sélénium. Ces éléments sont bénéfiques dans cette maladie et ils protègent aussi des pathologies cardio-vasculaires. Les sujets qui font du lupus érythémateux ont tendance à avoir un taux élevé de cholestérol sanguin, phénomène aggravé par les corticostéroïdes. Des études ont montré que le lupus érythémateux s'accompagne d'une augmentation du niveau des lipides sanguins oxydés et d'une baisse de la vitamine E circulant dans le sang. Or, d'après des études préliminaires chez l'animal, la vitamine E peut ralentir la progression du lupus érythémateux. Les meilleures sources en sont : noix, amandes, huile de tournesol, germe de blé.

Crucifères, bioflavonoïdes, poissons gras. Le brocoli et les autres crucifères contiennent des indoles qui modifient le métabolisme des œstrogènes de manière favorable dans le lupus érythémateux. Les agrumes – pamplemousse notamment – renferment beaucoup de bioflavonoïdes, qui semblent aider les malades. Comme l'exposition au soleil est proscrite dans la plupart des cas, l'alimentation doit fournir la vitamine D nécessaire : on la trouve dans le lait entier ou le lait demi-écrémé enrichi en vitamine D, le saumon et les autres poissons gras. Les lipides des poissons gras ont des effets anti-inflammatoires qui peuvent soulager la douleur, la sensibilité et la raideur articulaires caractérisant le lupus.

MÉDICAMENTS ET ALIMENTATION

Si vous prenez de l'aspirine ou d'autres AINS, faites-le lors des repas. Si vous prenez des corticostéroïdes, diminuez le sel ; il augmente en effet la rétention hydrique et peut entraîner une hypertension induite par les médicaments. Les corticostéroïdes augmentent aussi les risques d'ostéoporose : prenez beaucoup de produits laitiers allégés, qui sont riches en calcium, du poisson (avec les arêtes), des légumes à feuilles vert foncé et, éventuellement, des suppléments. ❖

ATTENTION

La cyclosporine est un puissant inhibiteur du système immunitaire. Si vous en prenez, écartez le pamplemousse et son jus. Quoique excellent pour le lupus, le pamplemousse contrecarre l'absorption de la cyclosporine et peut causer un grave empoisonnement.

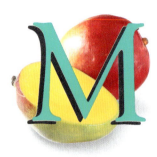

Maigrir

Voir Régime amaigrissant

Maïs

AVANTAGES

- le maïs céréale est une source relativement économique de protéines, ainsi qu'une bonne source d'acide folique et de thiamine
- le maïs céréale est dépourvu de gluten
- le maïs soufflé et le maïs doux sont bien pourvus en fibres

INCONVÉNIENTS

- la niacine du maïs n'est pas directement assimilable
- ses protéines sont déficitaires en lysine et en tryptophane, deux acides aminés essentiels

Le maïs serait originaire d'Amérique centrale, bien qu'il n'y ait plus trace de maïs sauvage pour en témoigner avec certitude. Connu des civilisations les plus anciennes de l'Amérique (aztèque, inca, maya), il est probablement la plus vieille céréale de ce continent. Le maïs a été introduit en Europe après la découverte du Nouveau Monde par les conquistadors, à la fin du XVe siècle. Sa culture était déjà pratiquée en Béarn à la fin du XVIe siècle, pour ensuite se développer dans tout le Languedoc, dans la vallée du Rhône et jusqu'en Bresse et en Alsace. Le maïs est toujours utilisé pour l'alimentation humaine, mais aussi pour l'alimentation animale, sous forme de plante fourragère consommée en vert ou en ensilage et de grains pour les volailles.

Le maïs destiné à l'alimentation humaine appartient à deux grands types : le maïs céréale et le maïs doux, ce dernier ayant la particularité de transformer très lentement les sucres naturels de ses grains en amidon.

LE MAÏS CÉRÉALE

Le maïs est la troisième céréale cultivée dans le monde, après le riz et le blé. Certaines variétés sont sélectionnées pour donner, par broyage de leurs grains très durs, des semoules plus ou moins fines, qui servent à la préparation de la polenta en Italie. Les variétés à grains plus tendres sont plus faciles à moudre et permettent d'obtenir de la farine, autrefois utilisée chez nous pour la fabrication des gaudes et des milliasses ; les Mexicains en font toujours grand usage pour leurs tortillas et différents plats.

On peut aussi obtenir de l'amidon pur en sélectionnant la partie centrale du grain de maïs, ou albumen : cet amidon de maïs, très utilisé en pâtisserie (c'est la fameuse Maïzena), est aussi employé dans les aliments pour enfants et en biscuiterie. Enfin, du germe du grain (retiré avant la mouture), on extrait l'huile de maïs, très riche en acides gras polyinsaturés.

VALEUR NUTRITIONNELLE

Comme les autres céréales, le maïs est riche en glucides, présents essentiellement sous forme d'amidon : c'est une source efficace d'énergie progressivement disponible.

Il fournit également des protéines (environ 12 g pour 100 g), totalement dépourvues de gluten, et donc autorisées en cas de maladie cœliaque. Mais ces protéines ne renferment pas de lysine ni de tryptophane, deux acides aminés essentiels. Un déficit heureusement facile à corriger avec les légumineuses : leurs protéines, elles, sont bien pourvues en ces deux acides aminés. Ainsi, dans l'alimentation traditionnelle mexicaine, qui associe des tortillas au maïs à des haricots rouges, la qualité globale des protéines reste satisfaisante.

Le maïs céréale procure du potassium et du phosphore en abondance, ainsi qu'un peu de magnésium, de fer et de calcium. Le grain est riche

---

DU NOUVEAU AU SUJET DU MAÏS

Lors de sa cuisson, le maïs doux libère des nutriments bénéfiques, pouvant réduire considérablement les risques de maladie cardiaque et de cancer : c'est ce qu'affirme une étude américaine publiée dans le Journal of Agricultural and Food Chemistry. *Apparemment, plus le maïs cuit longtemps, plus le niveau d'antioxydants s'élève. Il procure en outre un composé phénolique, l'acide férulique, susceptible d'inhiber certains carcinogènes.*

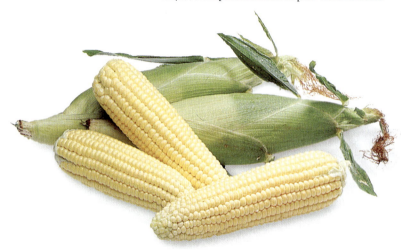

en bêta-carotène, mais la semoule en renferme nettement moins. On y trouve aussi des vitamines du groupe B, notamment B_1 et B_9 (acide folique). La vitamine B_3 (niacine ou PP) est présente sous forme de niacytine, inutilisable par l'organisme. Cela a longtemps intrigué les chercheurs en nutrition, qui se demandaient pourquoi certaines populations nourries majoritairement avec du maïs – comme les Mexicains et les Sud-Américains – ne souffraient pas de pellagre, la maladie que provoque la carence en vitamine B_3. Ils se sont rendu compte que, par hydrolyse alcaline, la niacytine se décomposait et donnait naissance à de la niacine biologiquement active. Ainsi, quand les Mexicains délaient la semoule de maïs avec de l'eau de chaux (très alcaline), avant de cuire leurs tortillas, ou quand les Indiens d'Amérique du Sud ajoutent de la potasse alcaline au maïs pour décoller le son, ils libèrent la niacine et se protègent ainsi de la pellagre.

LE MAÏS DOUX

Ce sont d'autres variétés qui donnent le maïs doux, ou maïs sucré, récolté avant complète maturité (les grains doivent être encore laiteux, tendres sous le doigt). Il est proposé surtout en conserve, en grains, et parfois en épis frais sur le marché. Il est plus riche en glucides que la plupart des autres légumes frais, et donc plus énergétique aussi (97 kcal pour 100 g). On apprécie ses apports intéressants en fibres et en magnésium. ❖

Mandarine et clémentine

AVANTAGES
- bonnes sources de vitamine C, de bêta-carotène et de potassium
- renferment de la pectine, fibre soluble qui aide à régulariser le cholestérol sanguin

INCONVÉNIENT
- les huiles essentielles contenues dans l'écorce peuvent irriter la peau

On utilise souvent sans distinction les termes « clémentine » et « mandarine ». En fait, la clémentine est un dérivé de la mandarine. Originaire de Chine, cet agrume à chair douce est aujourd'hui cultivé un peu partout dans le monde. En pénétrant dans des régions tropicales ou subtropicales, les mandarines ont été croisées avec d'autres agrumes pour créer des hybrides dont font partie les clémentines et les tangerines, de petits fruits très colorés.

Ces agrumes se distinguent par leur richesse en vitamine C : 2 clémentines moyennes (100 g net) en fournissent environ 40 mg, soit plus du tiers de l'apport nutritionnel conseillé (ANC). Elles fournissent également un peu de vitamines du groupe B, de bêta-carotène, ainsi que 145 mg de potassium et 35 mg de calcium, le tout pour seulement 45 kcal. Il faut aussi noter leur richesse en pectine, fibre soluble qui aide à faire baisser le cholestérol sanguin, et leur apport de flavonoïdes antioxydants, qui, au vu d'études expérimentales, contribueraient à freiner la croissance des cellules tumorales.

LES PRINCIPALES VARIÉTÉS

Bien que ces petits agrumes soient, pour la plupart, vendus de novembre à mars, mandarines et clémentines sont d'abord recherchées pendant la période de Noël. Voici les variétés les plus courantes :

Clémentine. Fruit sans pépins, la clémentine est un hybride de mandarine et d'orange amère, né en Algérie au début du XXe siècle. Elle a quasiment supplanté la mandarine. Sa saveur sucrée est due à une forte proportion de saccharose naturel parmi ses glucides. La clémentine corse, très parfumée et commercialisée avec deux feuilles, est réputée. On apprécie également la marisol espagnole, un peu aplatie et précoce, la nules, ronde à peau rugueuse et orange vif, qui vient aussi d'Espagne, et la nour, à peau très fine, bien acidulée, une clémentine tardive cultivée au Maroc.

Satsuma. Un peu plus grosse que la clémentine et presque sans pépins, la satsuma possède une fine écorce. Le Maroc en est un grand producteur, de même que l'Espagne.

Tangelo. Croisement de tangerine et de pamplemousse, la tangelo ressemble à une orange, mais elle est plus acide que la tangerine et plus douce que le pamplemousse.

Tangor. Hybride de tangerine et d'orange, elle a l'aspect d'une tangerine mais le goût de l'orange. Sa chair, sucrée et juteuse, est malheureusement truffée de pépins. ❖

> ### LE SAVIEZ-VOUS ?
> **L'ÉCORCE DES AGRUMES PEUT IRRITER LA PEAU**
>
> L'écorce des agrumes renferme des huiles essentielles qui peuvent provoquer des démangeaisons ou des éruptions cutanées. Mais, comme ces fruits se pèlent facilement, le risque est réduit.

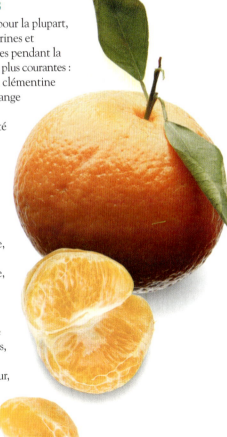

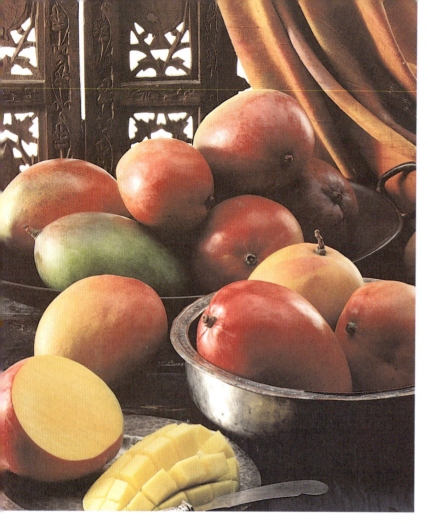

Mangue

AVANTAGES

- excellente source de bêta-carotène et de vitamine C
- riche en fibres ; modérément calorique

PARTOUT DANS LE MONDE, UN FRUIT ROYAL.
Avec son goût unique, la mangue est très prisée en Inde et un peu partout sous les tropiques, mais aussi, de plus en plus, chez nous.

Les mangues sont bien sûr des fruits exotiques ; néanmoins, comme on les trouve de plus en plus sur les étals, en provenance d'Afrique de l'Ouest, du Mexique et du Brésil, elles gagnent en popularité. Leur chair est tendre et juteuse quand elles sont bien mûres. C'est un fruit difficile à peler et à manger, mais cela en vaut la peine (voir l'encadré « Comment préparer une mangue », ci-dessus).

La mangue a la particularité de renfermer une enzyme dont les propriétés digestives sont semblables à celles de la papaïne des papayes. Cette enzyme en fait un excellent « attendrisseur » pour la viande ou le poisson.

VALEUR NUTRITIONNELLE

Comme tous les fruits orange ou jaune foncé, les mangues sont exceptionnellement riches en bêta-carotène, que l'organisme transforme en vitamine A. C'est l'un des fruits qui en renferment le plus : en moyenne, de 3 000 à 3 500 µg pour 100 g, quand elle est bien mûre, soit largement l'apport nutritionnel conseillé (ANC). C'est un fruit modérément calorique et très bien pourvu en vitamine C. Une demi-mangue, soit environ 120 g net, fournit 70 kcal et 53 mg de vitamine C, ce qui équivaut à la moitié de l'ANC ; elle procure aussi 3 g de fibres et une bonne quantité de potassium. Les mangues sont également riches en pectine, fibre soluble fort utile pour abaisser le taux de cholestérol sanguin.

Il existe des centaines de variétés de mangues, dont le poids va de 100 g à plus de 1,8 kg ; celles qui sont vendues chez nous pèsent entre 230 et 340 g. Les mangues sont en général cueillies et expédiées encore un peu vertes, mais leur peau vire au jaune et devient de plus en plus orange ou rouge au fur et à mesure que le fruit mûrit.

À l'achat, on recherchera un fruit dont la chair est souple au toucher et dont la peau est orange ou rouge. De grandes taches foncées indiquent que le fruit a été meurtri lors de son transport. Si la peau est toute verte, le fruit risque de ne jamais mûrir ; trop mûr, il a une peau ridée. Mûre, la mangue a une odeur florale.

On garde les mangues non mûres au frais, dans un sac de papier brun : elles mûrissent en 2 à 3 jours. On évite de les placer dans un endroit ensoleillé, pour ne pas gâter leur arôme. Les mangues mûres se mangent le plus tôt possible, de préférence à température ambiante, ce qui permet d'apprécier toute leur saveur. ❖

COMMENT PRÉPARER UNE MANGUE

À l'aide d'un couteau, incisez la mangue à la verticale en longeant le noyau. Vous pouvez alors découper la pulpe en tranches et détacher la peau de chaque tranche, ou bien quadriller la chair sans entamer la peau et retourner le tout (voir photo). Procédez de même pour l'autre côté, puis dégagez la pulpe qui reste attachée au noyau.

Margarine

Voir Beurre et margarine

Marron

Voir Châtaigne

Mayonnaise

AVANTAGE
- bonne source d'acides gras insaturés et de vitamine E (selon l'huile employée)

INCONVÉNIENT
- très riche en graisses et en calories

La saveur et la texture moelleuse de la mayonnaise sont très appréciées dans les assaisonnements et comptent pour beaucoup dans le succès de cette sauce typique de la cuisine française.

La mayonnaise est tout simplement une émulsion d'huile et de jaune d'œuf, relevée d'un peu de vinaigre ou de moutarde. Cette émulsion est rendue stable grâce à la présence de lécithine, un composant des graisses du jaune d'œuf qui est un puissant émulsifiant naturel. Pour favoriser l'émulsion, on recommande d'utiliser des ingrédients ayant la même température et de fouetter vivement l'huile, qu'on verse en filet sur le mélange jaune d'œuf-vinaigre (ou jaune d'œuf-moutarde).

La mayonnaise renferme près de 80 % de lipides (graisses) : c'est donc un concentré d'énergie, d'autant plus redoutable qu'on en consomme facilement une bonne quantité. Or 1 cuillerée à soupe représente déjà 100 kcal environ. Sa teneur en vitamine E est plus ou moins élevée selon la

QUELQUES IDÉES

POUR PRÉPARER UNE MAYONNAISE PLUS DIÉTÉTIQUE

1. MOINS RICHE
Écrasez en pommade 2 jaunes d'œufs durs, encore tièdes, avec 2 cuillerées à soupe de moutarde. Incorporez-y peu à peu 200 g de fromage blanc maigre, en fouettant jusqu'à la consistance désirée. Salez, poivrez et ajoutez un peu de ketchup ou de vinaigre et, éventuellement, des fines herbes hachées.

2. SANS ŒUF
Mélangez 2 cuillerées à soupe de lait concentré (non sucré) bien froid avec 1 petit-suisse et 2 cuillerées à soupe de moutarde. Versez l'huile tout doucement en fouettant, salez, poivrez et relevez avec un peu de jus de citron ou de vinaigre.

3. PLUS LÉGÈRE
Battez le blanc d'œuf en neige ferme et incorporez-le à la mayonnaise, avec précaution et en soulevant délicatement le mélange : vous obtiendrez une mayonnaise légère et aérée.

Ou « coupez » votre mayonnaise avec du fromage blanc à 0 % de MG, fouetté en mousse.

nature de l'huile employée : elle peut atteindre de 8 à 10 % de l'apport nutritionnel conseillé (ANC) dans 1 cuillerée à soupe de mayonnaise à base d'huile de tournesol ou d'une huile mélangée. Si l'on utilise de l'huile de colza, on reçoit environ 1,2 g d'acides gras essentiels oméga-3 pour 1 cuillerée à soupe de mayonnaise, soit plus de la moitié de l'ANC. Enfin, en cas de régime hypocholestérolémiant, il faut aussi tenir compte du cholestérol apporté par le jaune d'œuf, soit de 15 à 20 mg pour 1 cuillerée à soupe de mayonnaise.

Pour confectionner une mayonnaise, on peut choisir l'huile d'olive, riche en acides gras mono-insaturés. Cependant, elle a une saveur typée qui ne plaît pas à tous les convives. C'est pourquoi on la prépare en général avec une huile au goût neutre, comme celle de tournesol ou de colza. Il est important d'utiliser un œuf très frais, puisque le jaune est consommé cru. La mayonnaise maison doit être gardée au réfrigérateur et consommée dans les 24 heures. Pour celle du commerce, suivez les indications portées sur le conditionnement. Il faut être très vigilant avec les plats en mayonnaise du rayon traiteur : il s'agit de produits fragiles, qui doivent être préparés et manipulés avec soin, maintenus au frais et consommés aussitôt.

LA MAYONNAISE ALLÉGÉE

Il existe des mayonnaises allégées en lipides, dans lesquelles une partie de l'huile est remplacée par de l'eau, de l'amidon et d'autres épaississants. Elles renferment en moyenne deux fois moins de graisses que la mayonnaise classique, soit environ 35 à 40 g pour 100 g, et apportent de 45 à 55 kcal par cuillerée à soupe. ❖

Melon et pastèque

AVANTAGES
- savoureux et désaltérants
- melon : excellente source de bêta-carotène quand sa chair est orangée
- riches en potassium et en fibres

Il existe plusieurs variétés de melons, dont la plus cultivée en France – et la plus réputée – est le melon cantaloup ou charentais lisse, parfois surnommé melon de Cavaillon. On produit aujourd'hui le cantaloup ou charentais brodé, un melon de la même famille, dont l'écorce est recouverte de dessins ligneux en relief et la chair moins fragile. On trouve aussi sur le marché, surtout en provenance d'Espagne et d'Israël, le gros melon jaune canari, ovale, à écorce jaune et à chair blanc rosé ou jaune pâle, le melon galia, à chair

ALERTE À L'ALLERGIE

Les personnes qui souffrent de maladie cœliaque doivent éviter la plupart des mayonnaises et sauces pour salade du commerce, car elles contiennent souvent des épaississants renfermant du gluten.

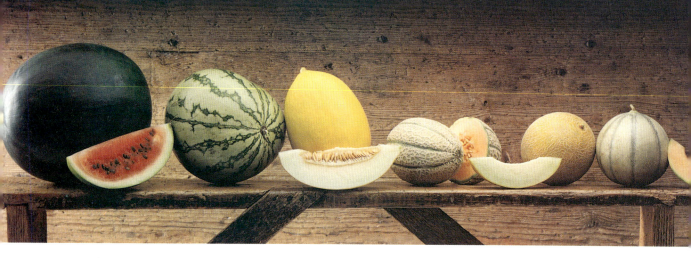

RAFRAÎCHISSANTS ET RICHES EN NUTRIMENTS. *De gauche à droite : pastèque ou melon d'eau (deux variétés), melon d'hiver, charentais brodé, galia et charentais lisse.*

vert pâle, ainsi que le melon d'hiver.

Le melon charentais et ceux dont la chair est d'un bel orange vif sont riches en bêta-carotène, que l'organisme convertit en vitamine A : 1 tranche de melon – environ 150 g – fournit jusqu'à 2 500 µg de provitamine A, soit la totalité de l'apport nutritionnel conseillé (ANC) pour la journée, et 37 mg de vitamine C, ce qui correspond au tiers de l'ANC. La plupart des melons à chair orange sont également bien pourvus en bioflavonoïdes et autres pigments végétaux qui aident à prévenir les maladies cardio-vasculaires et différents cancers. Les melons à chair pâle, eux, sont moins bien pourvus en ces vitamines et substances protectrices. Mais tous apportent des quantités intéressantes de potassium, précieux pour lutter contre l'hypertension, ainsi que des fibres efficaces pour le bon fonctionnement des intestins. **Attention !** Servi glacé, le melon peut provoquer des dérangements intestinaux chez les sujets au système digestif sensible.

Quelle que soit la variété, le melon est riche en eau. Mais, lorsqu'il est mûr à point, sa teneur en sucres peut atteindre – voire dépasser – 11 à 12 % (une teneur d'ailleurs garantie pour certains melons sous label). Contrairement à ce qui est souvent affirmé, il est à peu près aussi calorique que les autres fruits, avec 50 à 55 kcal pour 100 g.

LA PASTÈQUE

La pastèque, parfois surnommée melon d'eau, appartient également à la grande famille des cucurbitacées. Elle est largement cultivée dans tout le bassin méditerranéen.

Ce gros fruit rond, recouvert d'une écorce vert uni ou strié, possède une chair tendre et juteuse, d'un rouge plus ou moins soutenu, avec de nombreux pépins.

Son attrait principal réside dans sa richesse en eau et sa teneur modérée en sucres naturels : la pastèque est très désaltérante et pas trop calorique (37 kcal pour 100 g). Mais, comme on a tendance à en manger beaucoup, il ne faut pas négliger son apport énergétique !

Sa croissance étant rapide, sa concentration en minéraux reste modeste. La pastèque est moins riche que le melon en vitamine C (seulement 6 mg pour 100 g), mais fournit comme lui des quantités appréciables de bêta-carotène, ainsi que du lycopène, un autre pigment doté d'effets antioxydants et protecteurs.

BIEN LES CHOISIR

Les melons, comme tous les fruits dépourvus d'amidon, cessent de mûrir après la récolte : s'ils sont cueillis avant maturité, ils ne l'atteignent jamais. Pour bien choisir un melon, il faut le soupeser : il doit être dense dans la main, avec une écorce sans la moindre tache. Une petite craquelure circulaire à la base du pédoncule, d'où perle une goutte de jus, est un indice assez fiable de sa bonne qualité gustative, de même que son parfum. S'il est mûr à point, dégustez-le sans attendre, car il ne s'améliore plus dans le temps.

Une bonne pastèque est lourde et sa chair doit être bien rouge. Comptez au moins 400 g par personne (soit 200 g de pulpe). ❖

LE SAVIEZ-VOUS ?

LA PASTÈQUE PRÉVIENDRAIT LE CANCER DE LA PROSTATE

La pastèque est une bonne source de lycopène. Cet antioxydant aurait un effet protecteur vis-à-vis du cancer de la prostate.

Mémoire (perte de)

PRIVILÉGIER

- petit déjeuner équilibré
- fruits et légumes en abondance pour la vitamine C, le bêta-carotène et les flavonoïdes
- un peu d'huile végétale, d'amandes et autres fruits secs oléagineux, ainsi que de germe de blé pour la vitamine E

Il est courant, en prenant de l'âge, d'avoir de petites pertes de mémoire : ne plus se souvenir d'un nom ou égarer un objet n'est pas grave. Les pertes importantes de mémoire sont le fait de la démence sénile ou de la maladie d'Alzheimer. Les premières peuvent être causées par la pertes de neurones cérébraux, la production amoindrie de substances chimiques dans le cerveau ou la diminution du flux sanguin vers les tissus cérébraux ; les secondes peuvent être induites par des facteurs génétiques, des traumatismes crâniens, des virus et des maladies cardio-vasculaires.

L'exercice physique et une bonne alimentation favorisent la longévité du cerveau et la mémoire. Les nutriments protecteurs comprennent les glucides complexes et les vitamines du groupe B, qui assurent la production de quantités suffisantes de neurotransmetteurs.

Prendre un bon petit déjeuner. Selon des chercheurs de l'université de Toronto, au Canada, le petit déjeuner est un élément clé pour la mémoire. Leur étude, qui a porté sur des sujets des deux sexes, de 61 à 79 ans, a montré que l'apport de calories (protéines, lipides et glucides) améliorerait leurs performances dans les tests de mémoire. On savait déjà que les glucides rendent la mémoire plus efficace : la hausse du taux sanguin de sucre augmente en effet l'apport de glucose au cerveau. L'étude de Toronto a montré que toute nourriture est bénéfique. Mais il semble que les glucides aident la mémoire à plus long terme que les autres sources alimentaires.

Rechercher le bêta-carotène et la vitamine C. Il semble que des taux élevés de bêta-carotène et de vitamine C entraînent une meilleure performance de la mémoire chez les personnes de 65 ans et plus. Ces antioxydants retarderaient le vieillissement cérébral et augmenteraient la longévité et les capacités mentales en contrant les radicaux libres dans le cerveau. La recherche expérimentale amène à penser que les flavonoïdes des myrtilles et autres baies pourraient ralentir le déclin des fonctions mentales dû à la vieillesse.

Absorber beaucoup de vitamine E. D'autres recherches portent sur le rapport entre le taux sanguin de vitamine E et la mémoire chez les personnes âgées. Dans une étude où plus de 4 000 sujets ont passé des tests pour évaluer leur faculté de se souvenir, ceux qui n'avaient pas une bonne mémoire avaient généralement un taux sanguin de vitamine E plus bas que les autres. Une autre étude a établi un lien entre la vitamine E prise tout au long de la vie et l'acuité mentale pendant la vieillesse. La vitamine E ralentirait également la progression de la maladie d'Alzheimer.

Le fer peut être important pour la mémoire. Un taux bas de fer pourrait nuire à la mémoire. Les études montrent que les enfants qui ont des carences en fer réussissent moins bien les tests de mémoire.

Essayer le ginkgo biloba. Les recherches actuelles indiquent que les extraits de ginkgo ont des effets limités sur la mémoire. Toutefois, l'évaluation des résultats est compliquée par le fait que les produits mis sur le marché ne sont pas standardisés.

Essayer l'huile de sauge. Dans des études récentes menées aux universités de Northumbria et de Newcastle, en Angleterre, on a fait prendre de l'huile de sauge à un groupe de 44 adultes. Dans cette étude contrôlée par placebo, les sujets qui avaient pris de l'huile de sauge ont eu de meilleurs résultats à leurs tests de mémoire.

Et un supplément. La phosphatidylsérine, un composant lipidique essentiel des membranes cellulaires du cerveau, existe sous forme de supplément. Elle pourrait avoir une action positive sur la fonction cognitive. ❖

Ménopause

PRIVILÉGIER

- aliments riches en calcium et en vitamine D, tels que les produits laitiers non écrémés
- fruits et légumes frais pour les vitamines, les minéraux et les bioflavonoïdes
- produits du soja : tofu et « lait » de soja

RÉDUIRE

- alcool et caféine

La ménopause se caractérise par la fin des menstruations chez la femme. Le processus commence habituellement entre 45 et 50 ans, avec la diminution des sécrétions d'œstrogènes (hormones), et s'achève vers 55 ans. On parle de périménopause pour la période qui précède l'arrêt définitif des règles et de postménopause pour la période qui y fait suite.

La ménopause était autrefois le début de la vieillesse. Aujourd'hui, dans nos pays développés, une majorité de femmes peuvent espérer vivre et s'épanouir encore 30 ans durant.

Durant la ménopause, les fluctuations du taux d'œstrogènes peuvent générer un certain nombre de symptômes : bouffées de chaleur, sueurs nocturnes, insomnie, sécheresse vaginale, difficulté à se concentrer, gain pondéral. Ils peuvent être peu marqués ou très dérangeants.

La ménopause peut aussi avoir une incidence sur l'espérance et la qualité de vie de la femme. Avant la ménopause, ses hormones la protègent des maladies cardiaques, protection qui disparaît après la ménopause. À partir de l'âge de 55 ans, le taux de mortalité due aux maladies cardio-vasculaires

LE CAFÉ STIMULERAIT LA MÉMOIRE

La pause-café de l'après-midi aurait ses vertus, surtout quand on vieillit. Des chercheurs américains (université de l'Arizona) ont constaté que, avec l'âge, la mémoire était meilleure le matin et déclinait dans la journée. La moitié des participants de l'étude, tous d'âge mûr, ont bu 35 cl de café décaféiné le matin et l'après-midi, tandis que l'autre moitié a consommé du café ordinaire. Pour le premier groupe, la mémoire accusait une baisse l'après-midi, alors que le second groupe conservait la même acuité pendant toute la journée.

NUTRIMENTS POUR LA MÉNOPAUSE

1. **Vitamine E.** Bien qu'on la préconise souvent pour soulager les bouffées de chaleur et protéger le cœur, une étude récente indique que 2 doses quotidiennes de 400 UI donneraient des résultats à peine supérieurs à ceux obtenus avec un placebo... Huiles végétales, fruits secs oléagineux, graines, jaune d'œuf et germe de blé contiennent de la vitamine E.

2. **Calcium.** Il aide à prévenir l'ostéoporose. Lait, produits laitiers, brocolis et épinards en sont de bonnes sources. Pour l'absorber, l'organisme a besoin de la vitamine D, que la peau fabrique sous l'action du soleil ou qu'on peut puiser dans le lait entier, les fromages et les œufs.

3. **Magnésium.** Il s'associe au calcium pour entretenir la densité osseuse. Céréales complètes, fruits secs oléagineux, légumineuses en sont de bonnes sources.

4. **Phyto-œstrogènes.** Ils pourraient calmer les bouffées de chaleur et protéger le cœur. On les trouve dans les dérivés du soja, les graines de lin et les légumineuses.

est à peu près le même chez les hommes et chez les femmes. De plus, la déperdition osseuse qui commence, chez les femmes, dès l'âge de 30 ans s'accélère à la ménopause ; ce phénomène est en grande partie le résultat de la baisse d'œstrogènes et de l'absorption moins efficace du calcium. La femme peut perdre de 10 à 20 % de sa masse osseuse dans les 10 ans qui suivent sa ménopause et continuer à en perdre ensuite, mais plus lentement : c'est l'ostéoporose. Cette maladie augmente le risque de fractures mais peut aussi entraîner tassements vertébraux et invalidité.

L'HORMONOTHÉRAPIE SUBSTITUTIVE

Jusqu'à récemment, de nombreuses femmes suivaient un traitement hormonal substitutif (THS) pour compenser la diminution des œstrogènes : elles prenaient un cocktail d'œstrogènes et de progestatif prescrit par leur médecin, qui servait non seulement à traiter les symptômes de la ménopause mais qui était également censé avoir un effet protecteur contre des maladies chroniques. Or plusieurs publications récentes ont montré que les risques du THS l'emportaient sur les bienfaits escomptés, remettant en cause cette approche préventive médicamenteuse.

L'étude *Women's Health Initiative*, qui a porté sur plus de 16 000 femmes, en est venue à la conclusion que, si le THS était efficace pour soulager les symptômes de la ménopause, son utilisation à long terme augmentait légèrement les risques de cancer du sein, de maladie cardiaque, d'accident vasculaire cérébral (AVC) et d'embolie (formation de caillots sanguins) chez la femme ménopausée. La combinaison d'œstrogènes et

de progestatif semble par ailleurs élever les risques de démence après l'âge de 65 ans. Devant ces résultats, les chercheurs recommandent de n'utiliser le THS qu'à la dose efficace la plus faible possible sur le plus court laps de temps possible, chez les patientes dont les symptômes de ménopause altèrent sévèrement la qualité de vie et ne peuvent être atténués par d'autres traitements.

Pour soulager les symptômes plus légers, de même que pour empêcher le développement de maladies chroniques, on encourage les femmes à adopter un mode de vie sain et à essayer d'autres approches : changement des habitudes nutritionnelles, exercice physique, phytothérapie.

L'ALIMENTATION

Manger sainement n'est pas toujours aussi simple que prendre une pilule. Mais cela peut aider à soulager les symptômes de la ménopause tout en réduisant les risques de maladie chronique.

Manger des aliments qui diminuent les symptômes de la ménopause. Suivez un régime riche en céréales complètes, en fruits et en légumes, avec très peu de graisses saturées. Il vous apportera en abondance fibres, vitamines, minéraux, phyto-œstrogènes et bioflavonoïdes, importants autant pour votre santé à long terme que pour atténuer les symptômes de la ménopause.

Surveiller les aliments déclencheurs. Ces aliments peuvent aggraver les bouffées de chaleur, l'insomnie et les sautes d'humeur : café, thé, chocolat, colas, alcool et épices.

Adopter le soja. Les études montrent que les produits à base de soja (tofu, protéines et « lait » de soja), pris en quantité suffisante, protègent contre les maladies cardiaques et soulagent les bouffées de chaleur. Ils contiennent des isoflavones, qui ont un effet œstrogénique faible sur l'organisme. Si les aliments à base de soja sont sans risque, l'innocuité et l'efficacité des suppléments d'isoflavone restent à démontrer.

L'EXERCICE RÉGULIER

Il peut diminuer les bouffées de chaleur et les sautes d'humeur. Il est recommandé de faire 30 minutes d'exercice physique quatre ou cinq fois par semaine.

LES PRODUITS PHYTOTHÉRAPEUTIQUES

Bien avant la conception du THS, les femmes avaient recours aux plantes médicinales. En voici quelques-unes dont l'efficacité a été démontrée. Cependant, leurs résultats ne sont pas toujours pleinement convaincants, d'autant plus que les produits mis sur le marché ne sont pas standardisés, ce qui complique l'évaluation des résultats.

UN PETIT TRUC

GRAINES DE LIN : UTILES CONTRE LES BOUFFÉES DE CHALEUR

Mangez 1 à 2 cuillerées à café de graines de lin par jour. D'un goût agréable, elles fournissent des acides gras oméga-3, précieux pour le cœur, et des œstrogènes d'origine végétale (phyto-œstrogènes), les lignanes, qui semblent réduire les bouffées de chaleur. Ces graines moulues s'intègrent bien aux céréales, aux yaourts et aux potages.

Actée à grappes noires *(Cimicifuga racemosa)*. Plusieurs études montrent qu'elle atténuerait l'irritabilité, la baisse de concentration, l'insomnie et la dépression.

Gattilier *(Vitex agnus-catus)*. On l'utilise avec succès pour diminuer la rétention hydrique, les bouffées de chaleur, l'anxiété et la dépression dont souffrent les femmes en période de ménopause.

Millepertuis *(Hypericum perforatum)*. Le millepertuis est connu pour son efficacité dans les cas de dépression légère à modérée. On l'emploie depuis longtemps dans le traitement des états mélancoliques qui accompagnent la ménopause.

Sauge *(Salvia officinalis)*. On lui reconnaît une réelle efficacité contre l'hypersudation nocturne dont souffrent souvent les femmes en période de ménopause. Elle améliore aussi le fonctionnement digestif.

Trèfle rouge *(Trifolium pratense)*. On a récemment mis sur le marché des extraits de trèfle rouge pour soulager les symptômes de la ménopause. L'analyse chimique fait état de composés œstrogènes, mais deux études en double aveugle (faites sur 12 semaines par un fabricant) n'ont pas mis en évidence de différence entre le trèfle rouge et un placebo pour les bouffées de chaleur et la sécheresse vaginale. Beaucoup de femmes affirment pourtant que le trèfle rouge diminue leurs symptômes. ❖

GRAINES DE LIN.
Elles sont riches en acides gras oméga-3.

Menstruations (problèmes de)

RÉDUIRE

- alcool et boissons contenant de la caféine

ÉVITER

- aliments très salés, qui favorisent la rétention d'eau et l'œdème
- les déficits en protéines

La plupart des femmes éprouvent des crampes légères ou de petits élancements dans le bas du dos au moment de leurs menstruations. Ce sont des effets normaux qui n'entravent pas les activités quotidiennes. Cependant, avant leurs règles et parfois pendant plusieurs jours, beaucoup de femmes ont des crampes et des nausées assez importantes pour les empêcher temporairement de vaquer à leurs occupations. Certaines font face à d'autres problèmes : menstruations irrégulières, flux menstruel faible ou trop abondant.

LE SYNDROME PRÉMENSTRUEL

De nombreux symptômes – œdème, irritabilité, seins douloureux, fringales, céphalées et constipation – peuvent accompagner le syndrome prémenstruel (SPM), qui semble causé par les changements hormonaux de la seconde moitié du cycle menstruel. Chez 10 % des femmes qui souffrent du SPM, les symptômes peuvent être suffisamment marqués pour perturber la vie sociale, familiale et professionnelle.

Manger des aliments à faible index glycémique. Aucun aliment ne peut prévenir le SPM, mais certains renferment des substances qui peuvent avoir un effet bénéfique. Pour limiter les symptômes, les médecins recommandent de suivre un régime équilibré et de pratiquer de l'exercice. Les femmes devraient en particulier veiller à consommer suffisamment d'aliments protéiques (viande, poisson, œufs) : en effet, un déficit en protéines peut accentuer la rétention hydrique. Fruits et légumes doivent aussi figurer dans les menus. Les glucides complexes peuvent être utiles en augmentant la production de sérotonine, une substance chimique cérébrale qui régularise l'humeur. Les aliments à index glycémique bas (voir Index glycémique) sont à privilégier parce qu'ils élèvent plus lentement le taux sanguin de sucre que ceux à index élevé, ce qui permet de contrôler l'appétit et les fringales. Il faut éviter les graisses en excès, les boissons caféinées, et réduire la consommation de sel et d'aliments salés. L'alcool, qui peut déclencher des symptômes ou les aggraver, doit être évité dans les jours qui précèdent les règles.

Calcium et magnésium. Le calcium peut aider à diminuer les troubles de l'humeur, les crampes et l'œdème. Certains chercheurs mettent en relation le SPM avec un taux bas de calcium, car les symptômes s'apparentent à ceux d'une carence calcique. Les meilleures sources de calcium sont les produits laitiers (lait, laitages, fromages), entiers ou allégés. On constate également que les femmes souffrant du SPM ont souvent un taux bas de magnésium, ce qui les prédispose aux céphalées et aux troubles de l'humeur provoqués par le syndrome. Les aliments riches en magnésium comprennent : les noix et autres fruits secs oléagineux, les lentilles et autres légumineuses, les fruits séchés et les légumes verts.

Plus de vitamine B_6. Les résultats de certaines recherches font recommander les aliments riches en vitamine B_6, pour stimuler la production de sérotonine et ainsi réduire l'anxiété et les troubles de l'humeur causés par le SPM. On la trouve en abondance dans les viandes (bœuf, porc, poulet), le poisson, les céréales complètes, les bananes, l'avocat et les pommes de terre. Des suppléments vitaminiques sont parfois prescrits par le médecin.

Attention aux fringales. Souvent, ce sont des sucreries – en particulier le chocolat – qui attirent les femmes dans les jours qui précèdent les menstruations. Un petit morceau de chocolat ne fait pas de mal, mais une grande quantité de sucreries ajoute des calories « vides » et peut augmenter les fringales de sucre en modifiant le taux sanguin de glucose. En cas de fringale, il vaut mieux absorber des glucides complexes, comme du pain complet ou des céréales complètes, qui sont métabolisés plus lentement que les sucres ; ils contiennent en outre des fibres, précieuses pour combattre la constipation – fréquente dans le SPM.

Ne pas négliger l'exercice. Les femmes qui font régulièrement de l'exercice souffrent moins du SPM, sans doute parce que celui-ci favorise la libération d'endorphines (neurotransmetteurs) qui peuvent augmenter le sentiment de bien-être et aider le corps à lutter contre le stress.

Essayer l'huile d'onagre. Conditionnée sous forme de gélules, cette huile contient un acide gras essentiel, l'acide gamma-linolénique. Il bloque l'effet inflammatoire des prostaglandines à l'origine des crampes et d'une plus grande sensibilité des seins.

LES MENSTRUATIONS DOULOUREUSES

La dysménorrhée (crampes menstruelles) est courante chez les jeunes femmes qui n'ont pas eu d'enfant. Dans la plupart des cas, il n'y a pas de problème sous-jacent et les symptômes disparaissent après la grossesse ou avec la prise de contraceptifs oraux.

Penser aux infusions de plantes. Les feuilles du framboisier sauvage renferment une substance qui contribuerait à décontracter l'utérus et soulagerait les crampes. La camomille a aussi une action antispasmodique qui peut être utile. Buvez l'infusion en vous relaxant dans un bain chaud ou en vous étendant avec une bouillotte sur l'abdomen pour relâcher la tension musculaire.

Prendre un anti-inflammatoire. Selon les recherches, les prostaglandines (substances semblables aux hormones, qui provoquent les contractions de l'utérus) jouent un rôle dans les crampes menstruelles, mais on n'en connaît pas le mécanisme précis. L'aspirine, l'ibuprofène et autres anti-inflammatoires non stéroïdiens (AINS) peuvent entraver la production des prostaglandines et soulager les crampes menstruelles. Utilisez ces médicaments avec précaution, car ils comportent des risques d'irritation gastrique et d'hémorragie.

Dans certains cas, les douleurs peuvent être liées à la présence de fibromes (excroissances utérines bénignes) ou d'une endométriose (croissance de tissu utérin à l'extérieur de l'utérus). Il est donc toujours utile de consulter un gynécologue.

LES MENSTRUATIONS ABONDANTES

Ce phénomène, qui s'accompagne souvent de cycles irréguliers, est fréquent lors des premières menstruations et à l'approche de la ménopause. Il est dû aux fluctuations hormonales et signe souvent des cycles sans ovulation à la suite des toutes premières règles et dans les deux ans qui précèdent la ménopause.

Manger des aliments riches en fer. Un flux menstruel abondant n'est généralement pas grave, mais il peut entraîner une anémie par perte de fer. Il faut 16 mg de fer par jour à une femme adulte. Les bonnes sources en sont la viande, le poisson, les céréales enrichies, les légumineuses, les légumes à feuilles vert foncé et les fruits secs. Pour aider l'organisme à mieux absorber le fer, prenez au même repas un aliment riche en vitamine C.

Si les menstruations importantes ou irrégulières persistent, il faut consulter un gynécologue pour déterminer s'il y a lieu de prévoir un traitement médicamenteux.

L'ABSENCE DE MENSTRUATIONS

La grossesse est le premier motif à invoquer pour une absence de règles. Mais le cycle menstruel peut être interrompu par des déséquilibres hormonaux imputables à diverses causes : obésité, diabète, maladie de la thyroïde, changement de pilule contraceptive ou encore anorexie mentale, par exemple. Les athlètes qui s'entraînent beaucoup ont souvent des irrégularités menstruelles, car elles n'ont pas assez de gras dans leurs tissus pour maintenir un niveau adéquat d'œstrogènes. Pour maintenir les performances sportives tout en rééquilibrant la composition de leur masse corporelle, il leur faut réétudier la composition de leurs repas. Toute femme dont les menstruations sont irrégulières devrait demander un bilan médical et nutritionnel. ❖

Métaboliques (maladies)

Il existe plusieurs centaines de maladies métaboliques, déclenchées par des déficits et dysfonctionnements enzymatiques. Heureusement, elles sont pour la plupart extrêmement rares, ne touchant pas plus d'un nourrisson sur plusieurs dizaines, voire centaines, de milliers de nouveau-nés. Cependant, à défaut d'un diagnostic et d'un traitement précoces, ces maladies héréditaires peuvent entraîner des malformations physiques ou des troubles mentaux. De telles affections relèvent exclusivement de services médicaux spécialisés. Le régime doit être suivi durant toute la vie, ce qui crée de lourdes contraintes pour la famille et le patient.

La phénylcétonurie est la maladie métabolique la plus fréquente (environ 1 cas sur 10 000 naissances). On la détecte à l'aide du test de Guthrie, pratiqué sur les nourrissons entre le quatrième et le quatorzième jour après la naissance. Depuis plus de 30 ans, on soigne cette affection avec succès lorsqu'elle est diagnostiquée à temps. Comme pour beaucoup de maladies métaboliques héréditaires, on peut réduire, voire prévenir, ses graves effets – sévère arriération mentale, tremblements, convulsions, déficit de pigmentation de la peau et des cheveux –, même si le trouble sous-jacent persiste. Le traitement comporte un régime réduisant l'apport de phénylalanine, un acide aminé qui se trouve dans la plupart des aliments protéiques, ainsi que dans l'aspartame, un édulcorant très employé aujourd'hui. Le lait maternel et le lait de vache en apportant également, les bébés atteints doivent être alimentés avec un lait infantile spécial.

La maladie de Wilson, due à la mutation d'un gène, entraîne une accumulation de cuivre dans le foie et différents tissus, y compris l'iris de l'œil. Non traitée, elle provoque de nombreuses complications, dont une cirrhose, des troubles génitaux et des calculs rénaux. Outre le traitement par la D-pénicillamine, il est recommandé d'éviter les aliments riches en cuivre : champignons, foie, crustacés, noix, chocolat, brocolis.

La galactosémie, qui touche environ 1 enfant sur 65 000, résulte d'un déficit enzymatique empêchant la transformation des sucres du lait (lactose et galactose) en glucose utilisable par l'organisme. Elle peut entraîner une cataracte et une éventuelle cécité, une cirrhose, des troubles du psychisme et de la croissance. Le régime fait appel à des laits spécialement modifiés. ❖

Miel

AVANTAGES
- source rapide d'énergie
- donne du goût aux aliments et aux boissons

INCONVÉNIENT
- à volume égal, le miel apporte plus de calories que le sucre

Le goût inné des humains pour le sucré a amené les hommes à s'intéresser au miel dès l'âge de la pierre. Bien que la domestication des abeilles se soit faite en Égypte et en Asie il y a 4 500 ans, c'est seulement vers l'an 1000 de notre ère que les hommes ont commencé à comprendre les rôles interactifs des abeilles et des fleurs dans la production du miel pour maîtriser peu à peu l'apiculture.

MYTHE ET RÉALITÉ

Mythe La propolis est un puissant antioxydant qui stimule le système immunitaire et combat les virus et les bactéries.

Réalité Cette substance résineuse est récoltée par les abeilles sur certaines plantes en vue de solidifier les rayons de miel et donc d'empêcher les intrus de pénétrer dans la ruche. C'est la seule fonction qu'on lui connaisse. La propolis renferme une bonne douzaine de composés, notamment des acides gras et des flavonoïdes, dotés de vertus antifongiques et antibactériennes. Mais cela ne justifie pas qu'on la considère comme un antibiotique ou qu'on y ait recours pour stimuler le système immunitaire. Certains la recommandent pour soigner les ulcérations et les problèmes de peau causés par des champignons, mais il n'y a aucune preuve scientifique que la propolis soit efficace pour traiter les êtres humains.

AUTRES MALADIES GÉNÉTIQUES DU MÉTABOLISME

Elles concernent principalement :
– les acides aminés : tyrosinose, leucinose, hisidinémie, cystinose, homocystinurie, intolérance au gluten ou aux protéines du lait de vache ;
– les glucides : intolérance au lactose, au fructose, au maltose, au saccharose ;
– les lipides : adrénoleucodystrophie, mucoviscidose, abêtalipoprotéinémie ;
– les minéraux : hypercalcémie et hypercalciurie idiopathiques.

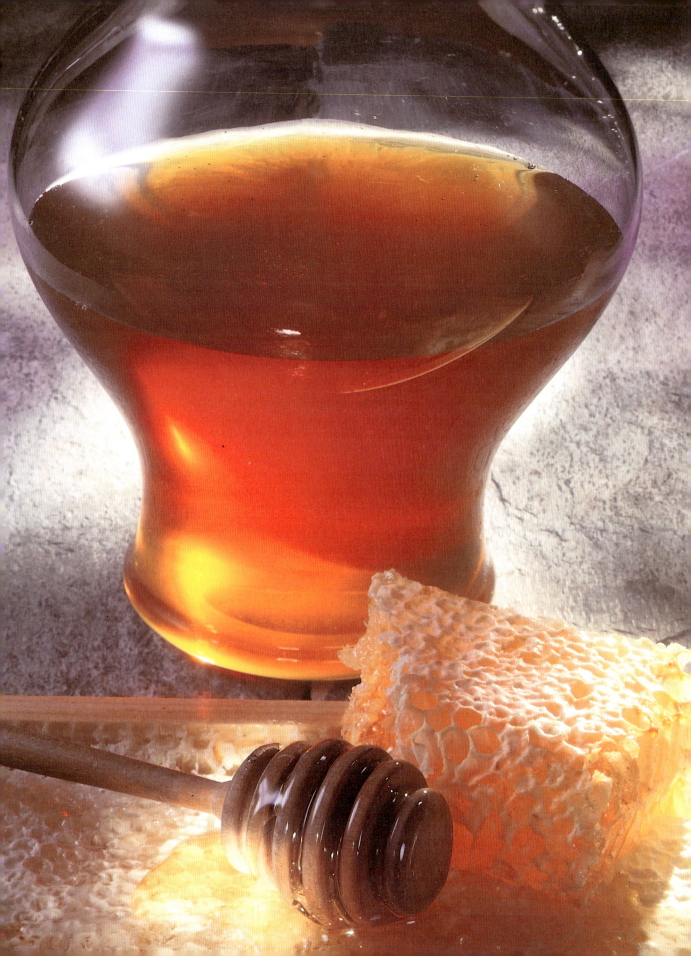

MIEL

Le miel est une substance sucrée très appréciée des hommes dans le monde entier depuis les temps anciens.

Le miel est resté l'édulcorant de base en Europe jusqu'au XVIe siècle, quand le sucre en pains et en granules, plus facile à stocker et à transporter, est apparu sur le marché. Mais le sucre demeurait un produit de luxe, de sorte que le miel a longtemps continué à être populaire. Aujourd'hui, on apprécie le miel pour ses saveurs multiples, dues à la diversité de ses origines.

DES FLEURS À LA RUCHE

Plantes et abeilles vivent en parfaite symbiose. En butinant, les abeilles transportent le pollen d'une fleur à l'autre, ce qui assure une pollinisation croisée. Elles transforment le nectar floral en miel, qui est conservé dans la ruche. Elles récoltent et conservent aussi le pollen : les jeunes ouvrières y trouvent les protéines et les vitamines nécessaires à leur développement. Ce pollen n'apporte que de très faibles fractions protéiques et des quantités infinitésimales de vitamines, minéraux et oligo-éléments ; en outre, il peut déclencher des allergies fatales chez les sujets vulnérables.

Dans le jabot des abeilles, des enzymes permettent l'affinage et la filtration de ces substances. Quand les abeilles retournent à la ruche, des ouvrières viennent travailler cette matière et la transforment en un miel assez concentré pour résister aux bactéries et aux moisissures. Il est alors placé dans les alvéoles des rayons, où il sert de provision pour les abeilles durant la mauvaise saison. C'est ce miel qui est récolté pour la consommation humaine. L'apiculteur veille à en laisser suffisamment dans la ruche pour que l'essaim puisse survivre.

Les ruches sont placées dans des zones spécifiques. On recherche par exemple le miel que les abeilles fabriquent avec les fleurs de tilleul, de sauge et de thym, ainsi que dans les forêts de conifères.

ATTENTION

En cas de terrain allergique, méfiez-vous des suppléments de gelée royale. Chez les abeilles, les ouvrières produisent cette substance pour nourrir les larves appelées à devenir reines – d'où son nom. Bien qu'on ait vanté ses vertus pour la santé des humains, aucune étude scientifique n'a pu le prouver. Bien au contraire, des publications ont fait état de crises d'asthme, parfois fatales, chez des adultes et des enfants qui avaient consommé de la gelée royale.

Le miel est retiré des rayons à l'état liquide au moyen d'une centrifugeuse, puis il est filtré et mis en bocal. Selon son origine, il va cristalliser plus ou moins rapidement. Certains miels, comme celui d'acacia, restent liquides.

VALEUR NUTRITIONNELLE

Le miel passe volontiers pour un aliment miracle, alors que sa valeur nutritive tient surtout à sa richesse en glucides. Il renferme en majorité des sucres – fructose, glucose et un peu de saccharose ; il peut contenir de petites quantités de vitamines du groupe B et de la vitamine C. Il est vrai que le miel recèle un peu d'antioxydants, essentiellement des polyphénols, mais les fruits et les légumes en sont de bien meilleures sources. Aujourd'hui, ce sont ses propriétés antimicrobiennes et cicatrisantes qui intéressent le plus les chercheurs.

À poids égal, le miel est moins riche en calories que le sucre, car il renferme environ 80 % d'eau. Mais il est très dense et 1 cuillerée à soupe apporte au moins 80 kcal, contre 60 kcal seulement pour la même quantité de sucre. Toutefois, comme il possède un pouvoir sucrant supérieur à celui du sucre (saccharose), on peut en utiliser moins pour sucrer boissons ou desserts : on peut remplacer le sucre par du miel à raison de 1 mesure de miel pour $1\frac{1}{4}$ ou $1\frac{1}{2}$ mesure de sucre. En pâtisserie, il faut éventuellement diminuer le liquide prévu dans la recette à cause de l'eau présente dans le miel. Les gâteaux faits avec du miel sont plus parfumés, mais demeurent plus humides que s'ils étaient faits avec du sucre en raison des propriétés hygroscopiques (capacité à absorber l'eau) du miel. ❖

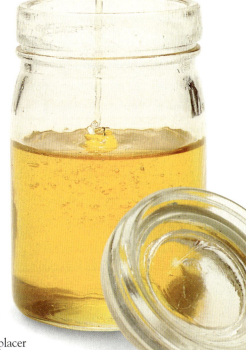

MINÉRAUX ET OLIGOÉLÉMENTS
■ CE QU'IL FAUT SAVOIR ■

Les minéraux ne constituent au total que 3 à 4 % du poids du corps, mais leur rôle dans l'organisme est tout à fait essentiel. Certains d'entre eux sont des éléments constitutifs des os, du sang ou des sécrétions digestives, d'autres des hormones ou des enzymes. Et la plupart interviennent dans de très nombreux processus vitaux. Pour être en bonne santé, il faut veiller à les consommer en juste quantité.

On les classe généralement en deux grands groupes : les macroéléments (phosphore, calcium, magnésium, sodium, potassium, chlore), dont les besoins journaliers sont voisins du gramme, et les oligoéléments ou éléments-traces (fer, zinc, cuivre, manganèse, iode, sélénium, molybdène, fluor, cobalt, chrome...), dont les besoins sont de quelques milligrammes, voire de quelques dizaines de microgrammes, par jour. Certains oligoéléments, comme l'aluminium, le cadmium, l'étain ou le bore, sont détectables dans l'organisme à l'état de traces infimes ; leur caractère essentiel n'est pas démontré et il en est même qu'on juge indésirables.

Tous les éléments minéraux indispensables doivent être fournis par l'alimentation. Le contenu minéral des aliments dépend pour beaucoup de la concentration des minéraux dans le sol où poussent les plantes et où paissent les animaux. Mais l'apport d'un minéral comme le sodium est surtout lié à l'adjonction de sel dans les aliments.

La capacité de l'organisme à absorber les minéraux dépend, elle, de nombreux facteurs. Ainsi, la vitamine D est nécessaire à l'assimilation du calcium ; les aliments qui apportent de la vitamine C aident l'organisme à absorber le fer, en particulier celui des végétaux. À l'inverse, des composants tels que le son ou les tanins peuvent inhiber l'absorption du calcium, du fer et du zinc.

L'organisme ne peut en général maintenir son propre équilibre en minéraux que pendant une courte période. Si les apports alimentaires en minéraux sont trop faibles, il doit en prélever sur ses réserves, dans les muscles, le foie ou même les os. Si le déficit se prolonge, des troubles apparaissent. Lorsque l'apport en minéraux est trop élevé, l'excédent est habituellement excrété, de sorte que l'organisme ne risque guère d'en souffrir, sauf en cas d'excès par abus de suppléments.

Macroéléments

Calcium. Dans l'organisme, l'essentiel du calcium (99 % du total, qui avoisine le kilogramme) se trouve dans les os et les dents, auxquels il assure rigidité et solidité. Le 1 % restant joue un rôle tout aussi important, puisqu'il intervient dans la conduction de l'influx nerveux, la contraction musculaire, la coagulation du sang et la libération d'hormones. Le taux de calcium dans le sang ne varie que dans des limites très étroites. Si l'organisme a besoin de plus de calcium que n'en fournit l'alimentation, il le prélève sur les os. Un excès de calcium dans le sang est rare et ne se produit qu'en cas de maladie ou d'abus de suppléments de vitamine D.

Un apport suffisant de calcium contribue à prévenir l'ostéoporose et à faire baisser la tension artérielle. Il pourrait aussi diminuer le risque de cancer du côlon. En revanche, une carence calcique peut provoquer le rachitisme

---

LE SAVIEZ-VOUS ?

IL FAUT AUSSI DES OLIGOÉLÉMENTS POUR RESTER EN BONNE SANTÉ

Des études sur les animaux ont révélé que certains minéraux, comme le nickel, le silicium, le bore, le vanadium et l'arsenic, entre autres, jouent un rôle utile dans divers processus physiologiques. Toutefois, leurs effets sur l'organisme ont été analysés de façon moins suivie que pour d'autres minéraux ; aussi n'a-t-on établi aucun apport nutritionnel conseillé (ANC) les concernant.

chez les enfants et l'ostéoporose chez les adultes. Elle est parfois imputable à un apport insuffisant de vitamine D, indispensable pour assimiler le calcium. Selon différentes enquêtes réalisées en France, plus de la moitié de la population adulte – et près des trois quarts des femmes – est en dessous de l'apport nutritionnel conseillé (ANC).

Dans l'alimentation, les produits laitiers (lait, laitages, fromages) en fournissent la plus grande part. Les légumes à feuilles vert foncé et les autres légumes frais, les fruits (notamment les agrumes), les poissons en conserve (en particulier les arêtes) et certaines eaux de boisson complètent cet apport. Le calcium des produits laitiers est celui que l'organisme absorbe le mieux, grâce à la présence conjointe de lactose et de vitamine D.

Magnésium. Le corps renferme environ 25 à 28 g de magnésium, dont 60 % dans les os, le reste se trouvant dans le sang et les muscles. Il est nécessaire pour la solidité des os, la synthèse protéique et l'assimilation des graisses. Il participe aussi à la transmission neuromusculaire de l'influx nerveux, à la formation du matériel génétique et aux processus immunitaires.

Un bilan négatif en magnésium peut s'observer à la suite de diarrhées sévères ou au décours d'une maladie. Il peut en résulter apathie, fatigue, crampes, voire tétanie ou même convulsions. Mais, le plus souvent, il s'agit de déficits chroniques plus ou moins marqués et liés à un défaut d'apport alimentaire. Un tel déficit peut être aggravé par le stress, qui augmente le besoin de magnésium. En France, on estime que 15 à 20 % de la population se trouve dans cet état de subcarence.

On trouve du magnésium dans une grande variété d'aliments et une nourriture suffisamment variée et équilibrée fournit normalement la quantité souhaitable. Les meilleures sources en sont les légumes à feuilles vert foncé, les céréales complètes, les fruits secs oléagineux, les légumes secs, le chocolat et certaines eaux minérales (Hépar, Badoit, Contrex).

Phosphore. Deuxième élément minéral en importance, il constitue 1 % du poids du corps. Les quatre cinquièmes du phosphore de l'organisme se trouvent dans les os et les dents. Le phosphore, sous forme d'esters phosphoriques, est indispensable à la libération de l'énergie dans les cellules. Il est aussi un constituant de nombreux composés essentiels (acides nucléiques, phospholipides) et intervient dans beaucoup de systèmes enzymatiques. Enfin, il contribue au maintien de l'équilibre acido-basique de l'organisme.

Le phosphore est apporté par de multiples aliments et les déficits sont rares : on n'en rencontre guère qu'à la suite d'un usage prolongé de médicaments antiacides. En revanche, si un apport excessif n'est pas toxique pour l'organisme, il peut inhiber l'absorption du magnésium et réduire l'assimilation du calcium, avec un risque accru d'ostéoporose.

Oligoéléments

Chrome. Il accroît l'efficacité de l'insuline en favorisant le passage du glucose dans les cellules. Une carence en chrome peut entraîner une diminution de la tolérance au glucose et une élévation du taux de cholestérol dans le sang. Les meilleures sources alimentaires de chrome sont la levure de bière, le germe de blé, le pain et les céréales complets, le foie, le gruyère ainsi que les champignons.

(suite p. 258)

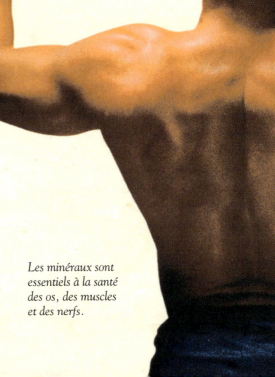

Les minéraux sont essentiels à la santé des os, des muscles et des nerfs.

TOUT SUR LES MINÉRAUX ET LES OLIGOÉLÉMENTS

MINÉRAUX	LES ALIMENTS OÙ LES TROUVER	LEUR RÔLE POUR LA SANTÉ
MACROÉLÉMENTS		
Calcium	Lait, fromages, laitages et, dans une moindre mesure, légumes à feuilles vert foncé, agrumes, sardines en boîte (avec les arêtes).	Essentiel à la formation et à la solidité des os et des dents, à la fonction musculaire et nerveuse, à la coagulation du sang et à la contraction musculaire. Aide à réguler la tension artérielle.
Magnésium	Légumes à feuilles vert foncé ; légumineuses ; céréales et pain complets ; noix et autres fruits secs oléagineux ; viande, volaille, poisson et œufs ; chocolat ; certaines eaux minérales.	Stimule la croissance des os. Nécessaire à la fonction musculaire et aux métabolismes. Favorise les processus immunitaires.
Phosphore	Viande, volaille, poisson, jaune d'œuf, légumineuses, produits laitiers, céréales.	Essentiel à la formation et à la solidité des os et des dents. Indispensable à la libération de l'énergie dans les cellules. Participe au maintien de l'équilibre acido-basique de l'organisme.
OLIGOÉLÉMENTS		
Chrome	Levure de bière, germe de blé, produits céréaliers complets, foie, fromage, poulet, champignons.	S'allie à l'insuline pour métaboliser le glucose. Participe à la régulation du cholestérol sanguin.
Cuivre	Foie, fruits de mer, légumineuses, noix et autres fruits secs oléagineux, cacao et chocolat.	Facilite l'assimilation du fer. Essentiel aux globules rouges, aux tissus conjonctifs, aux fibres nerveuses et aux pigments de la peau. Composant d'enzymes.
Fer	Foie, boudin noir, viande, fruits de mer, poisson, œufs, légumineuses, fruits secs, céréales complètes, légumes à feuilles vert foncé, noix et fruits séchés.	Composant essentiel de l'hémoglobine, qui distribue l'oxygène dans tout le corps, et de nombreuses enzymes.
Fluor	Sel fluoré, thé, légumes frais, certaines eaux minérales.	Aide à avoir des dents et des os sains. Protège contre la carie dentaire.
Iode	Sel iodé, fruits de mer, algues comestibles.	Composant essentiel des hormones thyroïdiennes.
Manganèse	Thé, noix, légumineuses, céréales complètes.	Composant d'enzymes ; essentiel à la formation des os et des tendons.
Molybdène	Foie et autres abats ; légumes à feuilles vert foncé ; produits céréaliers complets, légumineuses, noix.	Composant de nombreuses enzymes (cofacteur du molybdène).
Sélénium	Noix du Brésil, viande, poisson, fruits de mer, céréales complètes, oignon, ail, champignons.	Antioxydant qui s'allie à la vitamine E pour protéger les membranes cellulaires contre l'oxydation.
Zinc	Huîtres, viande, œufs, germe de blé, céréales complètes, noix et noisettes.	Rôle déterminant dans l'action des enzymes sur le métabolisme. Indispensable à la croissance, à la reproduction et au système immunitaire.
ÉLECTROLYTES		
Chlore	Sel de table, tous les aliments additionnés de sel, fruits de mer.	Nécessaire à l'équilibre acido-basique de l'organisme. Constituant du suc gastrique.
Potassium	Avocat, banane, agrumes, fruits secs, légumineuses, légumes frais, céréales complètes.	Avec le sodium, aide à maintenir la pression osmotique. Intervient dans la fonction musculaire. Régule le rythme cardiaque et la pression artérielle.
Sodium	Sel de table, condiments (moutarde, cornichons...), chips, biscuits à apéritif, aliments du commerce.	Avec le potassium, aide à maintenir la pression osmotique et l'équilibre acido-basique. Nécessaire à la fonction musculaire.

APPORT NUTRITIONNEL CONSEILLÉ (ANC) PAR JOUR ADULTES DE PLUS DE 19 ANS		APPORT MAXIMAL TOLÉRABLE (AMT) PAR JOUR* ADULTES DE PLUS DE 19 ANS
HOMMES	FEMMES	
900 mg de 19 à 65 ans, 1 200 mg après 65 ans	900 mg de 19 à 55 ans, 1 200 mg après 55 ans	2 000 mg
420 mg	360 mg	700 mg
750 mg	750 mg de 19 à 55 ans, 800 mg après 55 ans	2 500 mg
65 µg de 19 à 65 ans, 70 µg après 65 ans	55 µg de 19 à 55 ans, 60 µg après 55 ans	Inconnu
2 mg de 19 à 65 ans, 1,5 mg après 65 ans	1,5 mg	Inconnu
9 mg	16 mg de 19 à 55 ans, 9 mg après 55 ans	28 mg
2,5 mg	2 mg	4 mg
150 µg	150 µg	Inconnu
1-2,5 mg	1-2,5 mg	10 mg
45 µg	45 µg	350 µg
60 µg de 19 à 65 ans, 70 µg après 65 ans	50 µg de 19 à 55 ans, 60 µg après 55 ans	150 µg
12 mg de 19 à 65 ans, 11 mg après 65 ans	10 mg de 19 à 55 ans, 11 mg après 55 ans	15 mg
Inconnu	Inconnu	Inconnu
Inconnu	Inconnu	Inconnu
Inconnu	Inconnu	Inconnu

Ce tableau donne les apports nutritionnels conseillés (ANC) quotidiens. L'ANC répond aux besoins des personnes en bonne santé.

* D'après CNERNA - CNRS, 2001.

Source : *Apports nutritionnels conseillés pour la population française,* CNERNA - CNRS, 2001.

Électrolytes

Trois minéraux sont classés comme électrolytes. Ils jouent un rôle important dans la conduction nerveuse, dans le bon fonctionnement neuromusculaire et l'équilibre acido-basique de l'organisme.

■ **Chlore.** Il agit, en liaison avec le potassium et le sodium, pour maintenir l'équilibre osmotique dans l'organisme. La principale source alimentaire de chlore est le sel de table (ou chlorure de sodium). Les carences sont rares et s'observent en cas de sudation intense, de diarrhée ou de vomissements prolongés.

■ **Potassium.** Il agit (en exerçant une action inverse de celle du sodium) pour maintenir l'équilibre des liquides et des électrolytes dans les cellules, ainsi que pour régler la tension artérielle. Il est également indispensable à la transmission de l'influx nerveux pour la contraction musculaire et à la régulation du rythme cardiaque. On trouve du potassium dans la plupart des aliments végétaux, surtout les fruits, les légumes et les légumineuses, ainsi que les fruits séchés. Les déficits sont rares, mais l'usage excessif de laxatifs ou de diurétiques peut conduire à un état de carence entraînant une irrégularité du rythme cardiaque, de l'apathie et une faiblesse musculaire. La surcharge est rare, tout apport excédentaire étant éliminé par les urines.

■ **Sodium.** Il intervient, avec le potassium, pour le maintien de la pression osmotique et la rétention d'eau dans l'organisme. Il participe à l'équilibre acido-basique et contribue également au bon fonctionnement musculaire. On le trouve surtout dans le sel de table (chlorure de sodium) et les aliments où on en ajoute (pain, plats cuisinés du commerce, condiments, biscuits, fromages, charcuteries, etc.). L'apport habituel est très largement supérieur aux besoins. Normalement, l'excès de sodium est excrété par les reins. Mais, chez les personnes prédisposées, il peut favoriser l'apparition d'une hypertension artérielle. C'est pourquoi on conseille de ne pas trop saler la nourriture.

Cuivre. Présent dans de nombreuses enzymes comme la superoxyde dismutase, qui contribue à la protection contre les radicaux libres, il est indispensable à la bonne qualité des os, à la synthèse de la mélanine, pigment qui colore la peau et les cheveux. Le cuivre intervient aussi dans le métabolisme du fer et la formation des globules rouges. Les carences sont rares et affectent en général les bébés prématurés, les jeunes enfants qui souffrent de malnutrition ou de diarrhée chronique, ou encore les personnes qui ont des problèmes d'assimilation. Un excès de cuivre, provoqué par une supplémentation mal adaptée ou une pathologie comme la maladie de Wilson, peut entraîner de graves troubles du foie et du système nerveux.

Le foie, les huîtres, les crustacés, le chocolat, les fruits secs oléagineux et les légumineuses sont de bonnes sources de cuivre.

Fer. L'organisme humain d'un adulte contient entre 2,5 et 4 g de fer, les trois quarts se trouvant dans l'hémoglobine, le pigment des globules rouges qui transporte l'oxygène. Les besoins varient en fonction de l'âge. Chez le jeune enfant et l'adolescent, ils sont relativement élevés, du fait de la rapidité de la croissance. À l'âge adulte, les besoins en fer des hommes sont moins élevés que ceux des femmes. Chez les hommes, le métabolisme du fer s'effectue quasiment en circuit fermé et les besoins sont relativement bas. Chez les femmes, jusqu'à la ménopause, les besoins sont plus importants, car il faut compenser les pertes sanguines menstruelles. Pendant la grossesse, la femme enceinte reçoit en général une supplémentation médicamenteuse.

Une insuffisance d'apport en fer alimentaire provoque une anémie ferriprive, qui se manifeste par une fatigue excessive, une pâleur du teint et une moindre résistance aux infections. Les végétariens stricts sont souvent exposés à ce type d'anémie.

L'organisme absorbe environ 25 % du fer provenant de la viande et du poisson (fer héminique), mais un pourcentage bien moindre du fer non héminique, issu de sources végétales, comme les légumes, les fruits séchés, les céréales ou le pain complets. Toutefois, le fer d'origine végétale est mieux assimilé s'il est consommé avec des aliments renfermant du fer héminique (viande, poisson) ou beaucoup de vitamine C. À l'inverse, les tanins du thé, les phytates des céréales complètes et les oxalates de certains végétaux entravent son absorption.

Les abats, surtout le foie et les rognons, ainsi que le boudin noir sont nos meilleures sources de fer. On trouve aussi du fer en quantité intéressante dans les autres viandes (y compris celles dites blanches et les volailles), le poisson, le jaune d'œuf, les légumes à feuilles vert foncé, certains fruits séchés (abricots notamment).

Fluor. Dans l'organisme, le fluor est surtout localisé dans le squelette et les dents : combiné au calcium, il renforce leur résistance. Un apport correct pendant l'enfance aide à prévenir la carie. Pour l'eau potable, on considère que la valeur optimale est de 1 mg par litre environ, mais cette valeur n'est atteinte que dans peu de régions en France.

Les principales sources alimentaires de fluor sont le sel fluoré (à raison de 250 mg par kilo), le thé, les

Fluor : gare à l'excès

Un manque de fluor peut provoquer des caries chez les enfants. Mais un excès peut être aussi pernicieux : il entraîne une fluorose avec des symptômes disgracieux (taches sur les dents) ou même des malformations osseuses et des troubles rénaux. Cette affection rare peut avoir pour origine une prise excessive de fluor médicamenteux ou la consommation d'aliments et d'eau trop riches en fluor (dans quelques rares régions du monde).

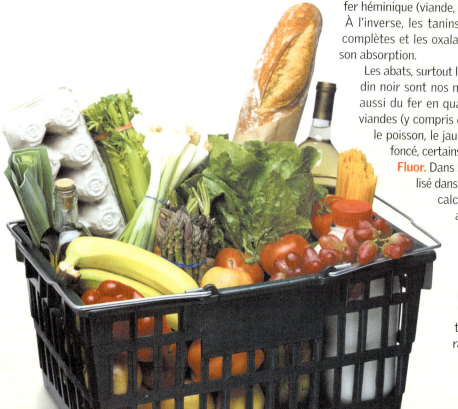

fruits de mer, les légumes frais et les céréales (dont la teneur varie selon la concentration en fluor du sol), ainsi que certaines eaux minérales (Badoit, Vichy).

Iode. Il n'a qu'une fonction connue dans l'organisme : l'élaboration des hormones thyroïdiennes, dont dépendent le métabolisme énergétique des aliments, mais aussi le développement physique et mental. Une carence en iode peut provoquer une hypertrophie de la glande thyroïde (ou goitre) et, dans les cas graves, une hypothyroïdie ; chez le nourrisson et le jeune enfant, on constate des anomalies de croissance et un retard mental.

En France, on conseille de consommer régulièrement du poisson de mer ou des coquillages et d'utiliser du sel de table enrichi en iode (à raison de 15 mg par kilo), faute de quoi nous ne couvrons en moyenne que 50 à 60 % de nos besoins.

Manganèse. Il est indispensable à l'activation de nombreux systèmes enzymatiques, en particulier pour la synthèse du cartilage et la protection des cellules contre les radicaux libres, et nécessaire à la production des hormones thyroïdiennes et sexuelles. Sa carence est inconnue chez l'homme, sans doute parce que la plupart des aliments végétaux en renferment.

Les fruits secs oléagineux, le riz brun, le pain complet, les légumineuses et les céréales en sont des sources intéressantes.

Molybdène. Présent dans différentes enzymes, il participe aux processus de détoxication, ainsi qu'au métabolisme du cuivre et du fer. Il favorise aussi la rétention du fluor. Les carences sont rarissimes et dues à une dénutrition globale ou à des malabsorptions digestives graves.

Outre le foie, excellente source, on en trouve dans de nombreux aliments végétaux (céréales, légumes secs).

Sélénium. Cet antioxydant intervient, avec la vitamine E, pour lutter contre les dégâts dus à l'excès de radicaux libres. Il régule aussi la production des prostaglandines et a un effet stimulant sur l'immunité. Les études épidémiologiques montrent qu'un déficit d'apport en sélénium est corrélé avec une mortalité cardio-vasculaire plus élevée et avec une plus grande fréquence des cancers digestifs, du poumon et de la prostate.

On trouve du sélénium en quantité appréciable dans les champignons, l'ail et les légumineuses, ainsi que dans le poisson, les coquillages et les crustacés, mais aussi la viande et les abats (en particulier le foie et les rognons). La teneur en sélénium des aliments dépend de sa concentration dans le sol, variable d'une région à l'autre. Il n'est pas toujours facile d'atteindre un apport optimal. En France, comme dans beaucoup de pays occidentaux, la consommation moyenne est inférieure à l'apport nutritionnel conseillé (ANC).

Zinc. Cet oligoélément existe dans tous les tissus du corps et il active un grand nombre d'enzymes. Il est nécessaire à la préservation du matériel génétique et vital pour tous les processus de croissance. Le zinc joue également un rôle important dans la maturation sexuelle, le bon fonctionnement du système immunitaire et la cicatrisation des plaies.

Une alimentation variée permet en général de satisfaire les besoins quotidiens de l'organisme. Les fruits de mer, et en particulier les huîtres, représentent la meilleure source de zinc, suivis par la viande, la volaille, les œufs et les produits laitiers. On en trouve aussi dans les fruits secs oléagineux et les céréales complètes, mais ces dernières contiennent des phytates qui inhibent l'assimilation du zinc. Les végétariens et les végétaliens ont donc un risque de déficit. La supplémentation éventuelle doit être bien conduite, car un excès de zinc entraîne une baisse de l'immunité, nuit à l'absorption du cuivre et réduit le taux du « bon » cholestérol (HDL) dans le sang.

ATTENTION

SURVEILLEZ VOS APPORTS DE FER

Depuis des années, les chercheurs analysent l'effet d'un excès de fer sur les maladies cardiaques. Plusieurs études ont montré que les personnes possédant un taux sanguin très élevé de fer présentent des risques accrus de maladies cardiaques. Dans une étude en particulier, on a donné des doses importantes de fer à des hommes en bonne santé avant de mesurer la circulation du sang. On a alors constaté que la dilatation normale des vaisseaux sanguins était réduite du tiers. Les médecins recommandent donc à leurs patients de surveiller leur consommation de suppléments de fer. Les femmes post-ménopausées, dont les réserves de fer ne sont plus entamées par la menstruation, devraient consulter le médecin avant de prendre des suppléments multivitaminiques enrichis en fer.

Migraine et céphalées

RÉDUIRE

- café, thé, colas et autres boissons contenant de la caféine

ÉVITER

- alcool, en particulier le vin rouge, le vermouth, le champagne et la bière
- tout aliment susceptible de déclencher une crise

Environ 70 % des adultes souffrent occasionnellement de céphalées (maux de tête). Des millions de Français consultent le médecin chaque année à cet effet. La plupart des céphalées sont passagères : elles sont dues à la tension ou à un rhume. Plusieurs, cependant, signent un grave problème sous-jacent. Les céphalées récurrentes demandent un suivi médical qui permette d'en diagnostiquer le type et d'en déterminer le meilleur traitement.

Quand vous allez voir votre médecin, apportez une description écrite de vos céphalées : leur gravité (de moyenne à handicapante), leur fréquence, leur durée, la région touchée par la douleur et tout symptôme qui les accompagne, comme la nausée.

LA MIGRAINE

Plus de 21 % des Français adultes souffrent de migraine, maux de tête sévères localisés dans une moitié du crâne ou du visage et accompagnés d'une sensation de battement ou de pulsation, ainsi que d'une sensibilité à la lumière ou au bruit, de nausées et de vomissements. On dit aussi des migraines que ce sont des céphalées vasculaires, car elles s'accompagnent d'un spasme des artères de la tête, donnant une douleur pulsatile. La migraine peut durer de quelques heures à quelques jours.

Quelque 10 % des migraineux ont une aura avant le début de la migraine ; ce symptôme avertisseur est le plus souvent un trouble visuel : cécité partielle ou temporaire, flash lumineux. L'aura peut entraîner des fourmillements sur un côté du visage ou du corps, ou une distorsion de l'odorat. Même ceux qui n'ont pas d'aura peuvent avoir des signes avertisseurs dans les heures qui précèdent une migraine : sensations de froid, fringale alimentaire spécifique, changements d'humeur, accès d'énergie, bâillements.

La migraine touche trois fois plus de femmes que d'hommes. La première crise se manifeste généralement entre 18 et 44 ans. Des facteurs

UN PETIT TRUC

UNE HERBE POUR SOIGNER LA MIGRAINE

Essayez d'atténuer vos crises de migraine avec 1 ou 2 gélules par jour de chrysanthème-matricaire lyophilisé. Des recherches récentes indiquent qu'une prise régulière diminue la fréquence et l'intensité des crises et des nausées qui les accompagnent. Commencez en douceur, car cette plante peut causer des réactions allergiques. Si vous la tolérez bien, adoptez-la à vie. Néanmoins, elle ne vous aidera pas à traiter une crise déjà commencée.

déclenchants – aliments, hormones, environnement, stress et autres – amènent une constriction des vaisseaux sanguins du cerveau, suivie d'une vasodilatation. Les vaisseaux ainsi malmenés suscitent l'envoi de signaux de douleur par les terminaisons nerveuses.

Essayer la relaxation et le biofeedback. En plus des techniques de relaxation, certains médecins préconisent l'initiation au biofeedback, qui permet de faire monter la température des mains, détournant ainsi une partie du flux sanguin de la tête vers une autre partie du corps. C'est une technique à utiliser au début d'une crise de migraine.

Médicaments. Il existe deux grandes catégories de produits contre la migraine : ceux qui traitent les crises et ceux qui les préviennent. Les produits recommandés contre les crises sont soit non spécifiques, comme les anti-inflammatoires (ibuprofène, kétoprofène, diclofénac) ou l'aspirine associée avec un antinauséeux (métoclopramide), soit spécifiques, comme les triptans (Imigrane®, Zomig®, Naramig®, Relpax®, Almogran®), le tartrate d'ergotamine ou la dihydroergotamine par voie nasale (la voie orale est déconseillée).

Le paracétamol est peu efficace ; son association avec de la caféine n'améliore pas son efficacité. En France, huit molécules sont autorisées comme traitement préventif des crises : la flunarizine, la dihydroergoamine, l'indoramine, le pizatifène, le méthysergide, le métoprolol et le propanolol, ainsi que l'oxétorone. D'autres molécules, comme celles commercialisées pour l'épilepsie ou les névralgies, sont également efficaces. Ces médicaments réduisent d'au moins 50 % la fréquence et la sévérité des crises.

LES DÉCLENCHEURS CONNUS

Les déclencheurs de migraine varient d'une personne à l'autre. En voici des exemples. Certains sont à éviter, d'autres à réduire.

Facteurs environnementaux. Lumière vive, réverbération de la lumière, bruits forts, odeurs prononcées, fumée de cigarette, changements de température ou de pression atmosphérique, altitude comptent parmi les facteurs les plus courants.

Facteurs hormonaux. Ils affectent surtout les femmes et sont reliés au cycle menstruel. Mais la migraine peut aussi être déclenchée par l'utilisation de suppléments d'œstrogènes ou de contraceptifs oraux concentrés en œstrogènes.

Activité. Exercice irrégulier, nul ou, au contraire, intense, sommeil inadéquat ou excessif, tension oculaire, mal des transports peuvent déclencher des migraines.

Émotions. Les déclencheurs sont liés aux émotions négatives : colère, ressentiment, dépression, fatigue, anxiété et stress.

Alimentation. Les facteurs nutritionnels sont les plus faciles à contrôler. Tenez un journal de vos repas, notez les aliments qui semblent être déclencheurs (voir encadré « Migraine : la filière alimentaire », ci-contre) et éliminez-les. Mangez à heures régulières, car la faim ou l'hypoglycémie peuvent déclencher les maux de tête.

La caféine, présente dans le café, dans d'autres boissons et dans certains analgésiques en vente libre, peut jouer un double rôle dans les migraines. En prendre trop ou de façon régulière peut augmenter la fréquence des migraines. Par ailleurs, si vous ne prenez pas de caféine, en absorber peut faire avorter une crise imminente, celle-ci ayant un effet constricteur sur les vaisseaux dilatés. Au premier signe d'aura ou de douleur, buvez 1 tasse de café fort ou de cola, prenez 2 aspirines et étendez-vous dans une pièce calme et sombre. La crise peut passer en une heure.

LES CÉPHALÉES DE HORTON

Ce sont les céphalées vasculaires les plus fortes ; leur durée varie de 15 minutes à 3 heures – elles vont et viennent pendant plusieurs jours ou plusieurs semaines et disparaissent pendant des mois ou des années. Elles commencent souvent pendant le sommeil et causent une douleur faisant penser à un coup de couteau sur un côté de la tête, habituellement derrière un œil ou autour de celui-ci.

Les céphalées de Horton touchent davantage les hommes que les femmes ; on les rencontre en particulier chez les gros fumeurs et chez les personnes qui boivent fréquemment de l'alcool.

Éliminer ces habitudes peut supprimer les céphalées. Les facteurs déclenchants sont généralement les mêmes que pour la migraine : tenir un journal sur son alimentation et son mode de vie peut aider à les écarter.

LES CÉPHALÉES DE TENSION

Les céphalées de tension sont les maux de tête les plus courants ; elles sont causées par des contractions musculaires ou par un déséquilibre dans la chimie cérébrale. La douleur donne l'impression qu'un cercle comprime la tête ; elle peut s'accompagner de tension dans les muscles du cou et des épaules. Les céphalées débutent souvent dans l'après-midi ou la soirée et la douleur est constante. La prévention est à privilégier : techniques de relaxation, biofeedback, massage, méditation et visualisation sont efficaces chez beaucoup de gens. On recommande aussi d'éliminer la caféine de l'alimentation et d'éviter les médicaments qui en contiennent, car elle peut augmenter la tension et l'anxiété, favorisant les maux de tête.

MIGRAINE : LA FILIÈRE ALIMENTAIRE

Beaucoup d'aliments et d'additifs sont susceptibles de déclencher une migraine : ils varient d'un individu à l'autre. Citons les plus fréquents :

- Fromages affinés, bleus et fromages de type camembert.
- Levure fraîche, levain et pains au levain.
- Aliments fermentés, notamment cornichons, sauce soja et miso.
- Certaines légumineuses, surtout haricots secs, lentilles et soja.
- Noix et autres fruits secs oléagineux, arachides.
- Chocolat et cacao.
- Abats, viandes salées ou fumées et charcuteries.
- Sardines, anchois et harengs marinés.
- Nombreux fruits, dont agrumes, ananas, avocat, banane, figue, framboise, fruit de la Passion, papaye, prune rouge, raisin et raisins secs, abricots secs.
- Alcool, en particulier vin rouge tanique et vins blancs doux.
- Condiments et épices (moutarde, gingembre, curry, curcuma).
- Sulfites utilisés comme agents de conservation dans le vin blanc et les fruits séchés.
- Glutamate de sodium.

L'ENFANT N'EST PAS ÉPARGNÉ

La migraine et les céphalées sont plus fréquentes qu'on ne le croit chez l'enfant. Elles répondent pratiquement aux mêmes causes que chez l'adulte (sauf les causes hormonales) et ont un caractère familial évident. Parmi les causes possibles, la plus fréquente et la plus facile à soigner est l'abus de caféine : certains enfants boivent jusqu'à 1,5 litre de soda caféiné par jour, soit l'équivalent de 3 grandes tasses de café fort. Outre des maux de tête, ils souffrent de maux de ventre, de troubles du sommeil, d'agitation et ne mangent pas à table. Supprimer le soda permet de résoudre tous les problèmes sans médicament et en quelques jours.

LES CÉPHALÉES SECONDAIRES

À l'inverse des migraines ou des céphalées de tension, les céphalées secondaires traduisent une autre maladie. Elles peuvent être dues à la sinusite, une inflammation de la muqueuse tapissant les cavités des sinus. La douleur, lancinante, siège autour des yeux et aussi, parfois, dans le front et les oreilles ; elle s'aggrave quand la personne se penche en avant, un signe typique, qui permet au médecin d'établir le diagnostic.

Les céphalées par abus médicamenteux peuvent aussi être le résultat d'un abus d'analgésiques en vente libre, tel le paracétamol, d'analgésiques et de sédatifs sur ordonnance, et de caféine (qui entre souvent dans la composition de ces médicaments) : il en découle un cercle vicieux de tolérance grandissante aux produits et d'augmentation de la dépendance. Arrêter cette dépendance en cessant de prendre ces médicaments vous donnera peut-être une semaine de maux de tête mais vous permettra de sortir de ce cercle vicieux.

Les problèmes dentaires peuvent causer des maux de tête qui ressemblent à ceux de la migraine ou de la céphalée de Horton, en particulier s'il y a un abcès.

Beaucoup d'autres facteurs peuvent déclencher des céphalées : la tension oculaire, la faim, l'alcool, l'exposition au soleil obligeant à plisser longtemps les yeux, le fait de dormir trop ou pas assez.

Certaines céphalées, enfin, sont consécutives à un traumatisme crânien, un accident vasculaire cérébral, une méningite, une encéphalite, une maladie psychiatrique grave. Leur traitement relève du médecin, mais on peut diminuer leur intensité en évitant le tabac, l'alcool, la caféine et le bruit. ❖

Minéraux et oligoéléments

Voir p. 254

Mononucléose

PRIVILÉGIER

- jus de fruits et de légumes pour les vitamines et les minéraux
- lait, laitages et milk-shakes pour les calories, les minéraux et la vitamine D
- soupes pour l'énergie et les fibres

ÉVITER

- alcool

C'est une maladie courante, causée par le virus d'Epstein-Barr, qui frappe plus de la moitié des petits Européens de moins de 5 ans. La maladie passe souvent inaperçue : un peu de fatigue, une fièvre légère qui disparaissent spontanément. Le virus se transmet par la salive : toux, éternuements et baisers sur la bouche.

Chez l'adolescent et l'adulte, la mononucléose est beaucoup plus virulente : grande fatigue, fièvre, intenses maux de gorge, inflammation des ganglions. Les patients perdent l'appétit, ont des maux de tête et mal dans tout le corps. La confusion avec une amygdalite est fréquente : l'emploi d'ampicilline (pénicilline) peut entraîner une urticaire. La rate et, plus rarement, le foie peuvent s'hypertrophier. Dans les cas graves, on observe un ictère.

Les symptômes disparaissent en général au bout d'une semaine ou deux. Il arrive que la guérison prenne plusieurs mois : fièvre légère, perte d'appétit et fatigue persistent des semaines après la disparition des autres symptômes.

LE RÔLE DE L'ALIMENTATION

Manger équilibré. Une alimentation variée, bien pourvue en fruits et légumes, aide le système immunitaire.

Boire au moins 1,5 litre d'eau ou d'autres boissons (tisane, thé léger, jus de fruits dilué) par jour. Dans la phase aiguë, il faut beaucoup boire pour empêcher la déshydratation. Lors de la convalescence, les jus de fruits fournissent des vitamines et d'autres nutriments utiles pour le système immunitaire. Des sorbets aux fruits peuvent soulager les maux de gorge et fournissent calories, vitamines et minéraux.

Aliments en purée et fibres. La compote de fruits fournit des fibres solubles, efficaces contre la constipation. Les soupes épaisses sont nourrissantes et faciles à avaler. Entremets, œufs brouillés, fromage blanc et yaourts sont aussi bien tolérés. Servez du poisson ou de la viande tendre et hachée avec des légumes en purée associés à des pâtes ou du riz bien cuits. Les infusions calment la gorge, de même que les gargarismes à l'eau salée. Évitez l'alcool : il affaiblit le système immunitaire et le foie.

LE TRAITEMENT

Consultez un médecin pour faire les tests sanguins nécessaires au diagnostic de la mononucléose. Le repos absolu est de mise. Prenez de l'aspirine ou des anti-inflammatoires non stéroïdiens (AINS) pour soulager les symptômes. Il s'agit d'une maladie virale : les antibiotiques sont inutiles, sauf si des complications surviennent, ce qui reste rare. Il faut limiter ses activités jusqu'à ce que les forces reviennent et que la rate ait repris sa taille normale. ❖

Mucoviscidose

PRIVILÉGIER

- poisson, volaille, œufs, viande et autres aliments très protéiques pour la croissance
- produits céréaliers et mets sucrés pour l'énergie
- apports caloriques supérieurs de 130 à 150 % par rapport aux besoins des enfants du même âge
- sel pour remplacer celui qui est éliminé par la transpiration
- liquides pour prévenir la constipation

ÉVITER

- produits peu caloriques

Il s'agit d'une maladie génétique qui atteint un enfant sur 2 000 en Europe. La mucoviscidose, ou fibrose kystique, affecte les glandes qui produisent le mucus, la transpiration, les enzymes et d'autres sécrétions. Poumons, pancréas et intestins sont les organes les plus touchés ; ils sont envahis par un épais mucus. La congestion des poumons prédispose aux infections pulmonaires. Les canaux qui permettent aux enzymes pancréatiques de transiter vers l'intestin grêle se bouchent, ce qui entrave la dégradation des graisses et des protéines, et provoque des problèmes digestifs. Des quantités anormales de sel sont perdues dans la transpiration et la salive, avec un risque de déséquilibre ionique grave dans l'organisme.

Il n'existe pas pour l'instant de traitement contre la mucoviscidose, bien que l'on teste actuellement la thérapie génique comme moyen de corriger le problème génétique sous-jacent. En attendant, le traitement préconisé associe une alimentation aussi nutritive que possible avec des suppléments de vitamines et d'enzymes de substitution, des antibiotiques et d'autres médicaments, ainsi qu'un drainage postural régulier, pour évacuer le mucus des poumons.

LES BESOINS NUTRITIONNELS

L'alimentation est essentielle au traitement de la mucoviscidose, aussi l'équipe soignante inclut-elle un nutritionniste. Pour avoir une croissance normale, les enfants atteints ont besoin de beaucoup plus de calories que les autres.

Auparavant, il était presque impossible de répondre à la demande en calories supplémentaires à cause de la difficulté du corps à assimiler plus de graisses et de protéines. Des préparations enzymatiques ont été mises au point, qui permettent

---

DES REPAS ENRICHIS

Dressez un menu équilibré pour toute la famille, puis ajoutez-y des calories et des nutriments à l'intention de l'enfant qui souffre de mucoviscidose.

- Servez-lui de généreuses portions d'aliments riches en calories.
- Enrichissez son lait avec 1 ou 2 cuillerées à soupe de lait en poudre par bol.
- Donnez-lui un goûter nourrissant : noix et fruits séchés, pain grillé et confiture, glace, tartine de beurre et gelée de cassis, ou petits sandwichs.
- Proposez une collation riche en calories au moment du coucher, avec cake, gâteaux ou flans maison...
- Au repas, servez-lui des jus ou des nectars de fruits plutôt que de l'eau.
- Préparez des desserts riches en calories, avec beaucoup d'œufs, qui sont faciles à digérer.

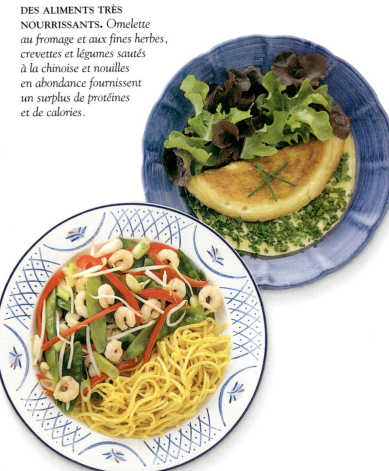

DES ALIMENTS TRÈS NOURRISSANTS. *Omelette au fromage et aux fines herbes, crevettes et légumes sautés à la chinoise et nouilles en abondance fournissent un surplus de protéines et de calories.*

de remplacer les enzymes produites normalement par le pancréas. Conditionnées en comprimés, gélules ou poudre, elles doivent être prises à chaque repas et collation pour aider la digestion.

Manger davantage et prendre des collations. Il faut inciter l'enfant à manger plus et à prendre des collations fréquentes, en plus du goûter. Les bébés peuvent recevoir une formule lactée contenant des lipides (graisses) prédigérés.

Plus de protéines. L'enfant plus grand prendra des aliments très protéiques – viande, volaille, poisson, œufs, lait – et autant de lipides qu'il peut en tolérer, pour un apport de calories maximal. Des suppléments de vitamines et de minéraux, souvent nécessaires, seront donnés sous contrôle médical strict.

Consommer plus de sodium. Le sel est essentiel au régime, car la mucoviscidose affecte les glandes salivaires et sudoripares, qui excrètent des quantités anormales de sodium et de chlorures dans la salive et la transpiration. Cette situation est critique par temps chaud ou durant une activité sportive : il faut alors consommer plus de sel. En dehors de ces circonstances, saler normalement les aliments suffit à maintenir des niveaux de sodium adéquats.

Prescription de suppléments. S'il subsiste des problèmes digestifs malgré la prise de préparations enzymatiques de substitution, des suppléments de lipides prédigérés seront prescrits avec, dans certains cas, des suppléments enrichis en calories : par la bouche ou, dans les cas graves, par une sonde, la nuit. L'alimentation parentérale, rarement nécessaire, peut se faire à la maison.

Certains enfants peuvent développer du diabète si le pancréas se dégrade au point de ne plus pouvoir fabriquer assez d'insuline, l'hormone indispensable pour métaboliser les glucides. On pratique alors des injections d'insuline. Constipation et occlusion intestinale sont fréquentes dans la mucoviscidose. C'est pourquoi il est important de prendre des liquides, mais les aliments riches en fibres ne sont pas recommandés. Le médecin pourra prescrire un laxatif pour combattre la constipation.

UNE ALIMENTATION ADAPTÉE

Les parents trouvent parfois difficile de suivre les recommandations nutritionnelles pour leur enfant. Or les besoins nutritionnels d'une personne atteinte de mucoviscidose sont supérieurs à ceux d'un sujet en bonne santé. Il lui faut beaucoup de calories, et autant de protéines et de graisses qu'elle peut en tolérer. Les préparations enzymatiques qui facilitent l'absorption des graisses et des protéines ont beaucoup amélioré la vie des patients. Les lipides fournissent plus de calories que tout autre nutriment ; ils sont donc une source essentielle d'énergie. Et le corps a besoin de graisses pour assimiler les vitamines liposolubles A, D, E et K.

En l'absence de diabète, il n'y a aucune raison de diminuer les glucides. Toutefois, il faut savoir que les sucres simples sont plus faciles à assimiler que les amidons. Cependant, les aliments sucrés ne doivent pas se substituer aux aliments riches en protéines, qui fournissent les acides aminés nécessaires à la croissance, au fonctionnement du système immunitaire et à la réparation des tissus. ❖

Mûre

AVANTAGES

- riche en fibres
- bonne source de vitamine C et de bioflavonoïdes
- contient des anthocyanines, bioflavonoïdes qui réduiraient le risque de cancer et de maladies cardiaques, et de l'acide ellagique, doté de vertus anticancérogènes

INCONVÉNIENT

- ses salicylates peuvent déclencher une réaction d'intolérance chez les personnes sensibles à l'aspirine

Fruit du mûrier, un arbuste résistant qui pousse jusqu'à 800 m d'altitude, la mûre est une petite baie juteuse violet sombre appréciée pour sa saveur typée. Elle ne doit pas être confondue avec le fruit du roncier, parfois appelé « mûre sauvage », très acidulé.

Ses multiples petites graines confèrent à la mûre une haute teneur en fibres. Une portion de 100 g apporte 50 kcal et fournit 32 mg de vitamine C, soit près de 30 % de l'apport nutritionnel conseillé (ANC) pour les adultes, 20 µg d'acide folique ainsi qu'un peu de fer et de calcium.

La mûre renferme des pigments anthocyaniques, aux propriétés antioxydantes, qui pourraient prévenir le cancer et les maladies cardiaques, voire certains effets du vieillissement. Ces substances ont en effet la propriété de s'opposer aux radicaux libres, qui, en excès, causent des dégâts aux cellules. Elle contient aussi de l'acide ellagique, que l'on tient pour avoir une action anticancérogène.

Les personnes allergiques à l'aspirine pourraient réagir aux mûres, riches en salicylates naturels comme beaucoup de petites baies.

Attention ! Les mûres sauvages sont susceptibles d'être contaminées (plomb des gaz d'échappement si elles poussent près d'une route, pesticides près des champs cultivés…). Évitez de les cueillir n'importe où ! ❖

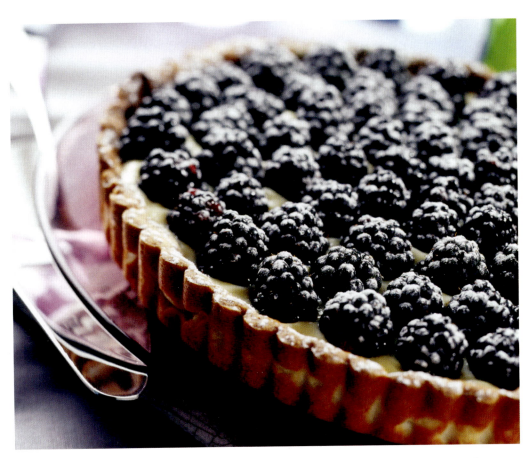

LES MÛRES, NOIRES ET SUCRÉES
Succulentes en bouche, les mûres sont de surcroît une excellente source de vitamine C et elles renferment plus de fibres que certaines céréales de son. Il faut les manger très fraîches, après les avoir rincées brièvement.

Myrtille

AVANTAGES
- excellente source d'antioxydants
- bonne source de fibres
- contient de la vitamine C et du fer
- pourrait lutter contre certains troubles intestinaux
- pourrait prévenir les infections urinaires
- ses anthocyanines contribueraient à prévenir les maladies cardio-vasculaires, le cancer et les pertes de mémoire

INCONVÉNIENTS
- colore les selles en noir, ce qui peut faire croire à une hémorragie interne
- peut déclencher des réactions allergiques

On l'appelle parfois brimbelle, airelle noire ou raisin des bois. Elle a longtemps poussé à l'état sauvage et n'est véritablement cultivée chez nous que depuis une trentaine d'années.

Les adeptes des médecines naturelles prétendent qu'en consommant chaque jour 1 tasse de myrtilles crues ou bien 1 ou 2 verres de jus de myrtille sans sucre, on peut traiter et prévenir les infections urinaires. La recherche tend à leur donner raison. Tout comme la canneberge, qui fait partie de la même famille, la myrtille contient une substance qui empêche les bactéries d'adhérer aux parois de la vessie et d'y proliférer. Ces baies rendent aussi l'urine plus acide, ce qui aide à détruire les bactéries déjà présentes dans la vessie et l'urètre. Cependant, manger beaucoup de myrtilles rend les selles noires ; mais ce phénomène ne présente aucun danger.

La myrtille possède un fort pouvoir antioxydant. Elle renferme des flavonoïdes, les anthocyanines, qui colorent le fruit en bleu. Celles-ci protègent et renforcent les petits vaisseaux sanguins, les capillaires. Elles participent également à la prévention contre les maladies cardio-vasculaires, certains cancers et même le vieillissement cellulaire. Des études menées sur des animaux ont suggéré que la myrtille pouvait prévenir les pertes de mémoire liées à l'âge. Le mécanisme en cause n'a pas été identifié avec certitude, mais les chercheurs pensent que le pouvoir antioxydant de la myrtille protégerait les cellules du cerveau contre l'effet nocif des radicaux libres.

LES MYRTILLES : SUPERSTARS ANTIOXYDANTES
La myrtille se classe troisième dans la liste des aliments mesurés par l'indice TAC (*total antioxydant capacity*, capacité antioxydante totale). Avec 2 400 mEq (milliéquivalents) pour 100 g, elle équivaut à 5 portions de certains fruits et légumes.

Comme beaucoup de baies, elle peut déclencher des réactions allergiques, sous forme d'urticaire ou de gonflement des lèvres, car elle renferme des salicylates naturels.

VALEUR NUTRITIONNELLE

Bien que sucrée et douce, la myrtille n'est pas très calorique : 53 kcal pour 100 g. Elle fournit aussi 20 mg de vitamine C, 2,1 mg de vitamine E et de petites quantités de vitamines du groupe B. C'est une source non négligeable de fer (0,5 mg pour 100 g) et, surtout, de fibres capables de régulariser le transit intestinal, en raison de leur richesse en pectine soluble.

Pour profiter de son apport en vitamine C et en fibres, il vaut mieux la manger crue. Mais, sous forme de coulis ou de gelée, elle nous fait bénéficier de tous ses autres composants. ❖

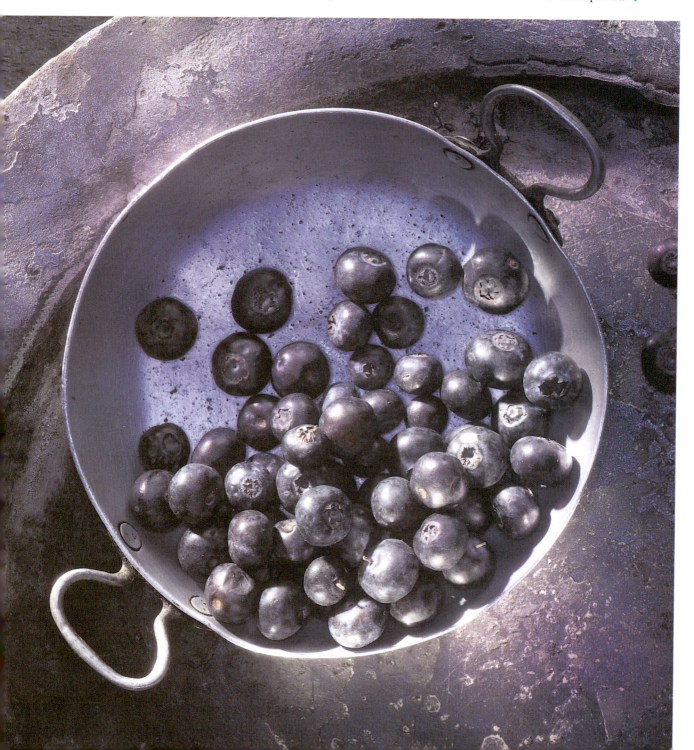

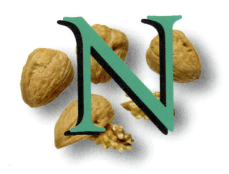

Navet

AVANTAGES
- source de vitamine C, de calcium et de potassium
- bonne source de fibres ; peu calorique
- peut protéger de certains cancers

INCONVÉNIENTS
- parfois mal supporté (ballonnements)
- renferme des substances qui inhibent la sécrétion des hormones thyroïdiennes

Le navet est surtout consommé aujourd'hui comme un légume de diversification. Mais, jusqu'à la diffusion de la pomme de terre, il faisait partie des légumes de base, avec la carotte et le poireau. Résistant et peu exigeant, il pousse dans presque tous les sols, même arides. On cultive aujourd'hui des variétés précoces, qui donnent des navets primeurs appréciés pour leur saveur douce. Les variétés de pleine saison et tardives, à maturité à la fin de l'été et en automne, ont un goût plus marqué et une chair plus ferme. On récolte certaines variétés rustiques jusqu'en décembre.

LE SAVIEZ-VOUS ?

LE NAVET DÉRÈGLE LA THYROÏDE

Certains des composés soufrés du navet, comme la progoitrine, la gluconasturtiine et la glucobrassicine, ont des propriétés anti-thyroïdiennes et goitrogènes : ils inhibent la fixation de l'iode sur la thyroxine et peuvent provoquer un dérèglement de la thyroïde. Les personnes en bonne santé qui en mangent occasionnellement ne courent aucun risque. Pour des sujets qui ont une hypothyroïdie et un traitement substitutif, c'est un légume à éviter, bien que la cuisson tende à neutraliser les substances goitrogènes.

Le navet peut se déguster cru, finement râpé et servi en salade, quand il est jeune et bien tendre. Mais on le prépare davantage en légume d'accompagnement (le canard aux navets est un plat réputé !) ou associé à d'autres légumes dans des potages. En Suisse, on le transforme en une sorte de choucroute, en le conservant au sel par lactofermentation. Son feuillage est comestible et couramment consommé en tant que légume en Amérique du Nord.

Peu calorique (15 kcal pour 100 g), le navet apporte de petites quantités de glucides et de protéines. Cru, il fournit 20 mg de vitamine C pour 100 g, mais seulement 11 mg après cuisson. Une portion de 150 g de navet représente 50 mg de calcium, 10 mg de potassium et 250 mg de potassium. C'est surtout une source appréciable de fibres majoritairement insolubles, avec un apport de 3 g par portion. Le navet est un peu plus riche en sodium que la plupart des légumes (57 mg pour 100 g) : il faut en tenir compte dans un régime strictement désodé. Ses feuilles sont riches en vitamine C et en acide folique (vitamine B_9), ainsi qu'en bêta-carotène, antioxydant.

Le navet appartient, comme les choux et les radis, à la famille des crucifères. Ils ont en commun de renfermer des substances soufrées, les indoles, capables de protéger contre certains cancers. Elles provoquent souvent l'apparition de ballonnements intestinaux, ce qui limite la tolérance de ce légume.

BON À SAVOIR

- Originaire d'Europe et d'Asie centrale, le navet a d'abord été cultivé au Moyen-Orient il y a 4 000 ans.
- Le rutabaga, un croisement entre le navet et le chou, fait partie des légumes oubliés. Très délaissé après la guerre de 39-45 (pendant laquelle il servit de substitut à la pomme de terre), il réapparaît sur les marchés. Il renferme plus de vitamine C que le navet.

CULTIVÉ DEPUIS 4 000 ANS.

Légume trop souvent dédaigné, le navet possède une saveur typée et originale. Il fournit peu de calories, mais de nombreux minéraux et des substances soufrées protectrices.

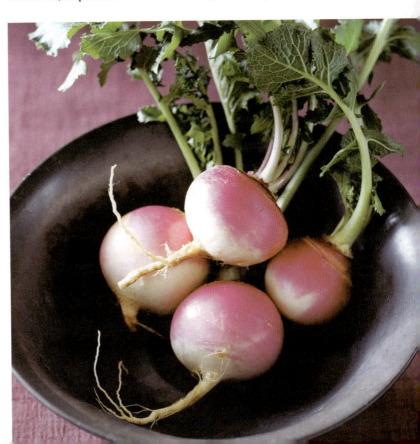

Nectarine et brugnon

AVANTAGES
- source de bêta-carotène, de vitamine C et de potassium
- bon apport de pectine, une fibre soluble bien tolérée

INCONVÉNIENT
- l'amande des noyaux est toxique

La nectarine et le brugnon sont plus sucrés que la pêche, à laquelle ils sont apparentés. Ils ont aussi une peau lisse et non duveteuse. On les reconnaît à coup sûr à leur noyau : celui de la nectarine se détache facilement, alors que le noyau du brugnon adhère à la chair, comme pour la prune. Leur chair peut être blanche ou orangée, comme celle de la pêche. Une nectarine ou un brugnon de taille moyenne fournit environ 60 kcal, plus de 650 µg de bêta-carotène (quand la chair est orangée ou veinée de rouge), 300 mg de potassium et 25 mg de vitamine C – soit plus de 20 % de l'apport nutritionnel conseillé (ANC). En ce qui concerne la vitamine C, la nectarine et le brugnon sont des fruits plus intéressants que la pêche, qui en est moins bien pourvue.

La chair de ces fruits est riche en antioxydants, surtout en caroténoïdes, qui offrent une certaine protection contre le cancer en limitant les dommages causés aux cellules par l'excès de radicaux libres. Elle est également riche en pectine, une fibre soluble bien tolérée, qui aide à faire baisser le taux de « mauvais » cholestérol (LDL). La peau fournit des fibres insolubles qui peuvent prévenir la constipation.

Le fait de peler ou de couper la chair libère une enzyme qui la fait noircir. Le fruit est moins appétissant, mais il garde sa saveur et sa valeur nutritionnelle. On retarde ce phénomène en arrosant les tranches d'un peu de jus de citron (jaune ou vert).

Attention ! L'amande des noyaux de ces fruits renferme de l'amygdaline, substance qui libère du cyanure dans l'estomac. En avaler une, à l'occasion, ne comporte aucun risque, mais plusieurs amandes peuvent provoquer une intoxication grave.

BIEN LES CHOISIR

On choisira un fruit modérément ferme et de couleur vive. Il est à point quand la chair cède un peu à la pression et présente un parfum sucré et fruité. On finit de faire mûrir les fruits en 2 ou 3 jours dans un sac en papier, à température ambiante. À l'achat, rejetez les fruits durs ou dont la peau est verdâtre : ils ont été récoltés trop tôt ; même s'ils deviennent tendres, ils n'auront jamais la douceur ni la saveur du fruit mûri à point. ❖

MYTHE ET RÉALITÉ

Mythe La nectarine est le fruit du croisement de la pêche et de la prune.

Réalité La nectarine est issue du brugnon, variante génétique de la pêche. Les graines des fruits issus du croisement ou de l'autofécondation d'un pêcher donnent tantôt des pêchers, tantôt des brugnoniers. Fait tout aussi étrange, on trouvera des pêches sur ces derniers aussi bien que des brugnons sur les premiers.

DE PURES DÉLICES.
Il existe plus de 150 variétés de nectarines à travers le monde.

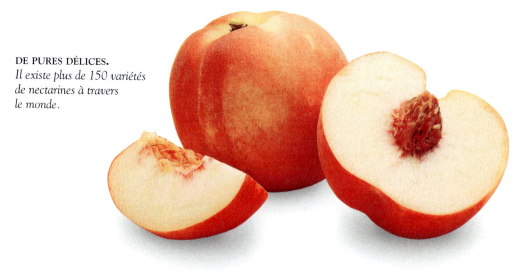

Névralgie

PRIVILÉGIER

- viande maigre, volaille, œufs et produits laitiers allégés et écrémés pour la vitamine B_{12} ; épinards, pomme de terre et melon pour la vitamine B_6
- huiles végétales, noix et autres fruits secs oléagineux, germe de blé, avocat et produits céréaliers complets pour la vitamine E

ÉVITER

- l'alcool sous toutes ses formes

La névralgie est un terme qui recouvre toute forme de douleur violente ou lancinante sur le trajet d'un ou de plusieurs nerfs périphériques. On la traite selon la partie du corps atteinte et selon la cause, qui peut être une infection ou une maladie sous-jacente (arthrite, diabète, syphilis). Les tumeurs, qu'elles soient bénignes ou cancéreuses, peuvent provoquer des névralgies, de même que toute situation posturale dans laquelle un nerf se trouve comprimé ou pincé : la sciatique, douleur irradiant du bas du dos et des fesses jusqu'au pied, en est un des exemples les plus courants. Divers médicaments, de même que l'arsenic et d'autres toxines, peuvent aussi causer une névralgie.

Maintenir les taux de vitamine B_6. Une prise prolongée d'hydralazine (un puissant antihypertenseur) ou d'isoniazide (un antituberculeux) peut entraîner une carence en vitamine B_6, qui se manifeste par une perte sensorielle et une névralgie. Toute personne suivant un tel traitement doit adopter une alimentation qui lui fournit un apport supplémentaire de vitamine B_6 : viande maigre, volaille, poisson, fruits de mer, épinards, germe de blé, pommes de terre, fromages, noix, noisettes, bananes et pruneaux. Le médecin pourra prescrire des suppléments de vitamine B_6 ; attention, de fortes doses peuvent entraîner des lésions aux nerfs sensoriels.

Ne pas négliger la vitamine B_{12}. Une carence en vitamine B_{12}, présente dans tous les produits d'origine animale, peut entraîner une dégénérescence de la moelle épinière, une névralgie généralisée et une anémie pernicieuse. La plupart des carences en vitamine B_{12} sont dues à une insuffisance du facteur intrinsèque, substance fabriquée par l'estomac, qui permet d'assimiler cette vitamine. Un régime végétarien ou végétalien peut également induire un déficit.

Dans de rares cas, une malabsorption liée à des taux insuffisants de vitamine E peut générer

---

ALCOOLISME ET NÉVRALGIE

Un déficit en vitamines du groupe B peut entraîner une polynévrite, c'est-à-dire l'atteinte névralgique de plusieurs nerfs à la fois. Cet état s'observe chez les alcooliques dont l'alimentation est carencée, particulièrement en thiamine, ou vitamine B_1. On la trouve dans la viande, les céréales et les produits céréaliers complets. Cette carence explique la faiblesse musculaire et les douleurs dans les nerfs dont se plaignent souvent les alcooliques. Le traitement exige une désintoxication pour éliminer l'alcool de l'organisme, puis des suppléments de thiamine à haute dose. Avec le temps, il y a amélioration et, si l'alimentation est satisfaisante, on peut réduire les doses de thiamine.

---

une forme de névralgie. Les médecins donnent alors des suppléments de vitamine E à raison de 30 à 100 mg par jour ; les aliments qui en contiennent sont : noix et autres fruits secs oléagineux, germe de blé, huiles végétales, céréales enrichies, œufs, volaille et fruits de mer. ❖

Noix de coco

AVANTAGE

- bonne source de fer et de fibres

INCONVÉNIENT

- riche en graisses saturées et en calories

Fruit du cocotier des régions côtières tropicales, la noix de coco donne une vaste gamme de produits, alimentaires et non alimentaires. Son huile – huile de noix de coco ou huile de coprah – entre dans beaucoup de graisses utilisées dans l'industrie alimentaire et dans de nombreux produits du commerce, mais aussi dans des shampooings, des lotions hydratantes et des cosmétiques. Sa chair blanche, sous une coque ligneuse, se consomme fraîche ou râpée et séchée ; sous cette dernière forme, elle sert à aromatiser la glace, les confiseries et les produits de boulangerie. Elle est riche en fibres (10 g pour 100 g de noix fraîche, deux fois plus dans la noix de coco sèche) et apporte de nombreux minéraux (potassium, magnésium, fer). L'eau de coco, presque transparente et légèrement sucrée, est naturellement présente dans le fruit. On peut la boire telle quelle ou s'en servir comme marinade. Le lait de coco (ou crème de coco) est un mélange gras et riche obtenu à partir de sa chair. Il est employé dans les préparations au curry. Sa teneur en graisses avoisine 20 %.

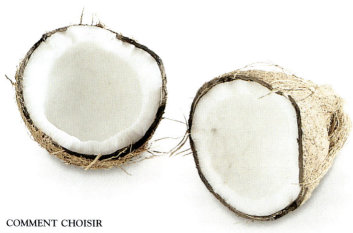

COMMENT CHOISIR UNE NOIX DE COCO. *La coque doit être bien dure ; vérifiez qu'il n'y a ni tache sombre ni meurtrissure.*

L'huile extraite de la chair de noix de coco, ou coprah, renferme des acides gras majoritairement saturés (à 90 %) – ils sont même plus saturés que les matières grasses du beurre ou de la viande d'agneau. Ce haut degré de saturation donne une huile qui résiste à l'oxydation et au rancissement, ce qui la rend particulièrement apte à des usages commerciaux. Mais c'est aussi un inconvénient majeur : les graisses saturées ont tendance à faire monter le taux de cholestérol sanguin. C'est la raison pour laquelle les personnes ayant un taux de cholestérol élevé ou tout autre problème cardio-vasculaire seraient bien avisées d'éviter les produits qui en contiennent. Ces acides gras ont pourtant un atout : ils sont faciles à digérer. ❖

Noix et autres fruits secs oléagineux

AVANTAGES

- riches en vitamine E et en potassium
- la plupart sont riches en minéraux : calcium, fer, magnésium et zinc
- beaucoup sont de bonnes sources d'acide folique, de niacine et d'autres vitamines du groupe B
- bon apport de protéines végétales

INCONVÉNIENTS

- riches en matières grasses et en calories
- source fréquente d'allergie
- peuvent provoquer des étouffements chez les enfants et les personnes ayant des problèmes de déglutition
- les noix atteintes de moisissures produisent des aflatoxines cancérogènes

Embryons d'arbres, d'arbustes et de plantes variées, les noix et les graines regorgent des substances nutritives dont la future plante a besoin et qui sont appréciées depuis les temps préhistoriques. Les plantes porteuses de noix et de graines sont cultivées depuis 10000 av. J.-C.

Les noix de Grenoble sont très prisées, nature ou en confiserie. Les autres fruits secs oléagineux (pistaches, noisettes, noix de cajou) sont souvent présentés salés, pour l'apéritif. Ces aliments ont la faveur des nutritionnistes qui ne cessent de leur découvrir des qualités, s'ils sont consommés nature, et non salés !

VALEUR NUTRITIONNELLE

Les fruits secs oléagineux sont une excellente source de vitamines B et E, de minéraux (fer, calcium, sélénium, magnésium, manganèse, phosphore, zinc et potassium), de fibres, d'acides gras essentiels, de flavonoïdes et de phytostérols. Leur composition peut varier de l'un à l'autre, mais tous sont très riches en potassium : une petite poignée (environ 30 g, poids net) d'amandes, de cerneaux de noix, de pistaches ou de noix de cajou en fournit près de 200 mg.

Les fruits secs oléagineux sont l'une des meilleures sources de vitamine E, un antioxydant important, qui renforce le système immunitaire, protège les membranes cellulaires et favorise la production de globules rouges. Une portion de 30 g d'amandes ou de noisettes en fournit 7 mg, soit plus de la moitié de l'apport nutritionnel conseillé (ANC). Dans cette portion d'amandes ou de noix de cajou, il y a 1,5 mg de fer et 2 mg dans les pistaches. On y trouve aussi du calcium : 75 mg dans une portion d'amandes, de 40 à 50 mg dans les noisettes, noix du Brésil et pistaches. Ces fruits secs fournissent tous des quantités appréciables de vitamines du groupe B, en particulier des vitamines B_1, B_3 et B_9 (acide folique). Une portion de 30 g de pistaches fournit 10 % de l'ANC en vitamine B_9 et une portion d'amandes, 10 % de l'ANC en vitamine B_3.

Les noix du Brésil sont particulièrement riches en sélénium, qui est un antioxydant puissant : une portion fournit plus de la moitié de l'ANC.

Les noix sont riches en acide ellagique (un antioxydant qui peut freiner la croissance des cellules cancéreuses), ainsi qu'en oméga-3, dont elles sont une des meilleures sources. Selon une étude, des hommes et des femmes ayant un fort taux de cholestérol l'ont vu chuter, comme le risque coronarien, après avoir ajouté des noix à un régime de type méditerranéen.

Les noisettes sont riches en vitamine E, en fibres et en cuivre ; à poids égal, elles contiennent deux

NOIX ET AUTRES FRUITS SECS OLÉAGINEUX

foix plus de potassium que la banane. Une portion de 30 g de pistaches couvre environ 15 % de l'ANC en vitamine E. Elles sont également riches en sélénium, cuivre, fer, zinc, fibres et acide folique.

La plupart des fruits secs oléagineux ont une bonne teneur en protéines. Celles-ci sont toutefois déficitaires en lysine, acide aminé essentiel pour former des protéines complètes. Mais on peut facilement compenser ce déficit en associant fruits secs oléagineux et légumineuses. Ainsi, les fruits secs oléagineux sont une bonne source de protéines dans un régime végétarien.

Enfin, l'apport des fruits secs oléagineux en fibres est intéressant : une portion de 30 g d'amandes en fournit jusqu'à 5 g, les noisettes, les pistaches et les noix en procurent environ 2 à 3 g.

Les chercheurs ont étudié les bienfaits des fruits oléagineux pour la santé, notamment leur effet hypocholestérolémiant et leur action protectrice vis-à-vis des accidents vasculaires cérébraux. Ces atouts peuvent être reliés à leurs acides gras ainsi qu'à leur teneur en protéines, fibres, vitamine E et magnésium.

Leurs stérols végétaux (le cholestérol des plantes) peuvent faire baisser le taux de cholestérol et pourraient offrir une certaine protection contre certains types de cancers.

Plusieurs études importantes ont révélé que, consommés régulièrement, les fruits secs oléagineux protègent contre les maladies cardio-vasculaires. Selon la *Nurses' Health Study*, les femmes qui en mangent plus de 140 g par semaine abaissent de 35 % leur risque de faire un infarctus ou de mourir d'une maladie cardiaque, en comparaison avec les femmes qui en consomment une fois par mois ou plus rarement. Selon la *Physician's Health Study*, les hommes qui en mangent 2 ou 3 fois par semaine ont 47 % moins de risque de mourir d'un infarctus que ceux qui n'en mangent pour ainsi dire jamais. Enfin, selon une troisième étude, les amandes sont capables d'abaisser notablement le mauvais cholestérol chez les personnes dont le taux est élevé.

RICHES EN GRAISSES

Ces aliments présentent deux grands inconvénients : ils sont riches en lipides et en calories. Mais leurs graisses sont essentiellement mono- ou polyinsaturées, c'est-à-dire bonnes pour le cœur, surtout

LE SAVIEZ-VOUS ?

DES NOIX POUR LES OMÉGA-3...

Les noix constituent une très bonne source d'acide alpha-linolénique ou ALA. la forme végétale de l'acide gras oméga-3 bénéfique pour la santé cardio-vasculaire. Parmi tous les fruits secs oléagineux, ce sont elles qui en renferment le plus, et de loin : 7,4 g pour 100 g (contre 0,2 à 1 g pour 100 g pour les autres fruits oléagineux). Elles s'avèrent ainsi particulièrement efficaces pour renforcer la quantité d'oméga-3 dans l'alimentation : avec seulement 5 à 6 noix (30 g net), on couvre la totalité de l'apport nutritionnel conseillé pour la journée en ALA.

quand elles se substituent – et non pas s'ajoutent – à des graisses saturées, comme l'ont montré la plupart des recherches sur les noix et autres fruits secs oléagineux. Les noix de macadamia apportent plus de 220 kcal pour une portion de 30 g et les noix du Brésil les suivent de près. Les autres fournissent entre 180 et 200 kcal pour 100 g. Il ne faut donc pas en abuser.

On veillera à réfrigérer ou congeler les noix décortiquées, car leurs acides gras rancissent vite. Attention aux noix moisies : leurs moisissures donnent naissance à des aflatoxines toxiques qui provoquent le cancer du foie.

LES AUTRES PROBLÈMES

Certains fruits oléagineux peuvent causer des réactions allergiques. Les symptômes vont d'une sensation de picotement dans la bouche jusqu'à l'urticaire et, dans les cas extrêmes, à l'anaphylaxie, qui menace la vie. Mais, comme les fruits secs oléagineux ne sont pas apparentés les uns aux autres, on peut être allergique aux noix sans l'être aux amandes ou aux pistaches. Néanmoins, en cas d'allergie à l'un d'entre eux, il est prudent de les éviter tous. ❖

DES ALIMENTS RICHES. *Les fruits secs oléagineux sont riches en vitamine E, en protéines et en fibres. Ils sont aussi très gras, donc très caloriques.*

BON À SAVOIR

● Les noix du Brésil proviennent du bassin de l'Amazone et sont rarement cultivées.
● Il y a deux variétés d'amandes : l'une est douce et comestible ; l'autre, amère, renferme un composé cyanuré et est toxique.
● La pistache est d'une couleur crème tirant sur le rose, mais elle est parfois blanchie ou teinte en rose-rouge.
● La noix de cajou contient la même huile irritante que l'ambroisie. Pour éliminer sa toxicité naturelle, il faut la griller avant de la manger.
● Fort probablement cancérogène, la noix d'arec, qu'on mâche volontiers en Asie, serait à l'origine de nombreux cas de cancer de la bouche.

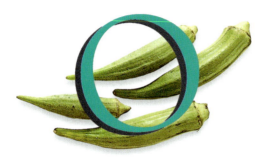

Obésité

PRIVILÉGIER (en quantités réduites)
- légumes et fruits pour les fibres, les vitamines et les minéraux
- glucides complexes : pâtes, riz, pommes de terre, légumineuses, céréales entières pour leur caractère rassasiant
- poisson, volaille sans la peau et viande maigre pour les protéines et les minéraux
- produits laitiers allégés pour les vitamines et le calcium

ÉVITER
- aliments riches en calories « vides » : bonbons, pâtisseries, viande grasse, alcool et biscuits apéritifs

L'excès de poids est le problème de santé lié à la nutrition et au mode de vie le plus courant en Europe : 35 % des adultes sont touchés, et plus de 15 % de ceux-ci sont obèses. Ces derniers présentent un risque élevé de mort prématurée.

On sait aujourd'hui que ce n'est pas seulement la quantité de graisse corporelle qui influe sur la santé, mais aussi sa répartition. Par exemple, l'obésité abdominale est liée à des problèmes de santé plus graves (hypertension, accident vasculaire cérébral – AVC –, diabète de type 2) que l'obésité localisée sur les hanches et les cuisses. Un tour de taille supérieur à 88 cm chez la femme et à 102 cm chez l'homme est considéré comme un marqueur de risque plus important que le poids dans l'absolu. Ainsi, quand on est gros, il est plus inquiétant d'avoir une silhouette « pomme » qu'une silhouette « poire ».

De plus, comme la minceur est très valorisée dans notre culture, les personnes en surpoids ont une piètre image d'elles-mêmes et sont sujettes à la discrimination.

L'obésité peut causer des problèmes physiques comme de l'essoufflement, des irritations de la peau ou une difficulté à se mouvoir. Les obèses présentent un risque accru de maladie coronarienne, d'hypertension, d'accident vasculaire cérébral, de diabète et de certains types de cancer. Les autres conséquences sont des lésions aux articulations qui supportent le corps ; cela mène à l'arthrose et à l'invalidité, perpétuant le cercle vicieux du gain de poids par manque d'exercice et de mobilité.

L'obésité est frustrante et souvent difficile à vaincre. Les publicités de régimes miracles cherchent à répondre à la demande de maigrir rapidement et sûrement. Les compléments alimentaires censés permettre de perdre du poids sont ceux dont les ventes progressent le plus en France… mais leur efficacité paraît modeste !

LES CAUSES

Si nous mangeons au-delà de nos besoins, le surplus est converti et stocké sous forme de graisses. Pour des raisons mal comprises, et peut-être génétiques, certaines personnes prennent plus facilement du poids que d'autres. Les chercheurs ont d'ailleurs découvert des gènes qui semblent favoriser l'obésité. Les hormones peuvent aussi jouer un rôle.

Manger trop et ne pas faire assez d'exercice sont des facteurs clés. Selon une théorie, chacun a un point de contrôle biologique pour son poids idéal et l'organisme ajuste son métabolisme pour le maintenir, que la personne mange plus ou moins. Cette théorie est peut-être valable, mais la recherche montre que l'on peut régler ce point de contrôle biologique à un autre niveau si l'on perd du poids graduellement et si l'on augmente l'activité physique.

Montrer le bon exemple. Parfois, l'obésité semble toucher toute une famille. Mais la vérité est peut-être que les parents qui mangent trop encouragent leurs enfants à les imiter. Il est vrai que les cellules adipeuses s'installent durant l'enfance pour le reste de la vie. Elles peuvent grossir ou diminuer, selon l'importance des réserves de graisse, mais leur nombre reste identique. C'est pourquoi un enfant obèse risque d'accumuler plus de graisses à l'âge adulte qu'une personne qui était mince pendant son enfance.

Avec l'âge, notre métabolisme ralentit et certaines personnes prennent du poids. On peut aussi devenir moins actif. Dans les deux cas, les besoins en calories déclinent et il faut diminuer son apport calorique alimentaire en conséquence.

COMMENT LA CONTRÔLER

Le plus grand défi n'est pas de perdre du poids, mais de ne pas le reprendre. La plupart des personnes qui font un régime regagnent le poids perdu en 1 à 5 ans.

LE SAVIEZ-VOUS ?

UN LIEN ENTRE L'OBÉSITÉ ET LE CANCER DU SEIN

Lorsqu'elle grossit de 20 kilos ou plus après l'âge de 18 ans, une femme a deux fois plus de risques qu'elle n'en aurait eu autrement de contracter un cancer du sein après la ménopause.

COMMENT ÉVALUER VOTRE POIDS

Les deux principales méthodes pour évaluer le poids et l'adiposité sont l'indice de masse corporelle (IMC) et le tour de taille.

Indice de masse corporelle

Les spécialistes de la santé l'utilisent pour savoir si votre poids présente un risque pour votre santé. Il s'agit d'une formule mathématique qui tient compte à la fois de la taille et du poids.

Pour calculer votre IMC :

1. Pesez-vous et notez votre poids.
2. Mesurez votre taille en mètres.
3. Élevez ce chiffre au carré.
4. Votre IMC équivaut à votre poids divisé par votre taille au carré (IMC = kg/m²).

Classement de l'IMC

- Moins de 18,5 = insuffisance pondérale
- Entre 18,5 et 24,9 = indice idéal
- De 25 à 29,9 = surcharge pondérale
- Plus de 30 = obésité

Tour de taille

Cette méthode a pour but d'identifier l'endroit du corps où se trouve surtout la graisse. Plus elle s'accumule autour de l'abdomen, plus il y a de risques pour la santé. Un tour de taille de 88 cm chez les femmes et de 102 cm chez les hommes constitue le point critique. Au-delà, les risques sont réels.

La seule solution pour rester à son poids de forme consiste à combiner exercice et régime. Mais quiconque a plus de 20 % de poids à perdre devrait consulter un médecin avant d'entreprendre un programme d'exercices et un régime restrictif.

Les régimes à très faible apport calorique et les régimes à la mode s'accompagnent souvent du phénomène de yo-yo : les gens perdent du poids et en reprennent autant ou plus.

Limiter les calories. Un régime qui assure 1 300 à 1 500 kcal par jour pour une femme et 1 800 à 2 000 kcal pour un homme est raisonnable. Combiné à des exercices modérés, il devrait permettre de perdre de 500 g à 1 kg par semaine. Le but est de trouver une alimentation acceptable pour ne pas reprendre de poids : il vaut donc mieux perdre celui-ci de façon graduelle en mangeant modérément de la viande maigre et d'autres aliments riches en protéines, un peu de féculents (pain, riz, pâtes), beaucoup de légumes, des fruits, sans oublier lait écrémé et produits laitiers allégés qui fourniront le calcium, le complément de protéines et les autres nutriments.

Attention aux calories « vides ». Il ne faut pas interdire complètement certains aliments, mais on doit éviter les calories « vides » apportées par le sucre, l'alcool, les gâteaux et les grignotages sucrés et souvent gras, redoutables pour la ligne. La perte de poids est la meilleure des récompenses. Au fur et à mesure que vous maigrirez, l'envie de nourriture grasse ou sucrée diminuera. Un diététicien pourra vous aider à commencer un régime raisonnable et à consolider vos progrès. ❖

Œil

PRIVILÉGIER

- carottes, mangues et abricots
- agrumes et brocolis pour la vitamine C
- poisson gras et produits laitiers pour la vitamine A et les oméga-3
- huiles végétales et amandes pour la vitamine E
- fruits de mer, viande, volaille et légumineuses pour le zinc
- légumes à feuilles vert foncé, petits pois, maïs et poivrons pour la lutéine et la zéaxanthine

RÉDUIRE

- graisses saturées

Le rôle des antioxydants et des bioflavonoïdes dans la prévention de la perte de la vue et d'autres problèmes de la vision liés à l'âge commence à trouver une explication. Quand on vieillit, la production de radicaux libres, molécules instables et agressives pour les cellules qui se forment quand l'organisme utilise de l'oxygène, augmente. Les radicaux libres peuvent causer des lésions oculaires semblables à celles qui résultent de l'exposition aux rayons X ou aux UV, et entraîner cataracte et dégénérescence maculaire.

VUE ET VIEILLISSEMENT

Une cataracte se développe quand le cristallin, la membrane transparente qui permet à la lumière de passer dans l'œil, jaunit et s'opacifie, ce qui diminue le passage des rayons lumineux. La vision se brouille ; non traitée, la cataracte peut mener à la cécité.

La clé des antioxydants. Le vieillissement est la cause la plus courante de cataracte, mais on peut en souffrir à tout stade de la vie, même dans la petite enfance. Tabac et diabète peuvent en accélérer le développement. Toutefois, une alimentation

LE SAVIEZ-VOUS ?

MYRTILLE ET CATARACTE

La myrtille est très riche en antioxydants qui ont la capacité de protéger la vision. Des études suggèrent que la myrtille – fraîche, en conserve ou en extrait – peut prévenir la cataracte et ralentir ou stopper sa progression.

qui fournit beaucoup d'antioxydants – vitamines C et E, et surtout lutéine (un caroténoïde) – semble en ralentir la progression. Une étude a d'ailleurs montré que la prévalence de cataracte était nettement moindre chez des sujets qui avaient pris des suppléments de vitamine C pendant au moins 10 ans. Les vitamines C et E sont antioxydantes : elles protègent des lésions des radicaux libres.

La dégénérescence maculaire, autre maladie oculaire qui apparaît avec le vieillissement, est une des causes les plus courantes de cécité chez les Occidentaux. Il s'agit d'une détérioration graduelle, sans douleur, de la portion centrale de la rétine. D'abord, la vision centrale est brouillée, puis la vision latérale peut aussi être limitée. La cause de la dégénérescence maculaire est inconnue, mais des recherches récentes donnent à penser qu'une alimentation riche en antioxydants peut prévenir ou ralentir sa mise en place. La lutéine et la zéaxanthine sont deux antioxydants utiles : ces caroténoïdes sont les pigments dominants de la macula. Ils aideraient à filtrer les rayons lumineux nocifs pour la rétine. On trouve la lutéine dans les légumes à feuilles vert foncé, tels que brocoli, chou vert, bette et cresson, comme dans le maïs, les petits pois et le jaune d'œuf ; la zéaxanthine, dans les légumes à feuilles vert foncé, le poivron rouge et le maïs.

Une étude clinique a été menée sur plus de 3 500 sujets de 55 à 80 ans, qui présentaient au moins un symptôme de dégénérescence maculaire due à leur âge. Certains ont été traités avec seulement du zinc, d'autres avec des antioxydants – vitamines C, E et bêta-carotène –, les derniers avec ce même cocktail d'antioxydants associé à du zinc. Les sujets du dernier groupe ont présenté moins de cas de développement d'un stade avancé de dégénérescence maculaire.

La recherche montre aussi qu'une alimentation riche en graisses saturées augmente le risque de dégénérescence maculaire liée à l'âge. Les chercheurs font l'hypothèse que les graisses saturées peuvent boucher les artères de la rétine de la même façon qu'ils sont la source d'athérosclérose dans les plus gros vaisseaux sanguins, comme les coronaires. Manger du poisson plus d'une fois par semaine réduit ce risque de façon significative.

LA RÉTINOPATHIE DIABÉTIQUE

Des ressemblances entre la dégénérescence maculaire et la rétinopathie diabétique – infiltration d'anévrismes et d'hémorragies rétiniennes – semblent indiquer que les antioxydants peuvent être bénéfiques dans cette complication courante du diabète. Il faut absolument adopter une alimentation qui permette de contrôler le taux de glucose sanguin, réduisant ainsi le risque de rétinopathie. La consommation d'aliments glucidiques à faible indice glycémique (légumineuses, pain et céréales complets) est très souhaitable, car ils aident à réguler la glycémie.

LA CÉCITÉ NOCTURNE

L'œil a besoin de la vitamine A ou de son précurseur, le bêta-carotène, de même que de bioflavonoïdes, pour fabriquer les pigments qui absorbent la lumière. Une carence en vitamine A ou l'incapacité de l'utiliser correctement empêchent l'œil de s'adapter au manque de lumière et entraînent la cécité nocturne – difficulté à bien voir dans la lumière diffuse.

Les carences en vitamine A sont rares en Occident, mais sont un problème grave dans de nombreux pays en développement. Abats, œufs, beurre et fromages sont de bonnes sources de vitamine A. Les aliments jaune foncé ou orange, tels que carottes, mangues et abricots, et les légumes verts à feuilles vert foncé sont les meilleures sources de bêta-carotène, que l'organisme transforme en vitamine A.

Il ne faut pas s'autotraiter avec des suppléments de vitamine A ou de bêta-carotène : le problème d'une mauvaise vision nocturne peut être dû à un trouble digestif ou à un défaut d'absorption qui empêche l'organisme d'utiliser la vitamine. Traiter la cause sous-jacente règle en général le problème, sauf s'il s'agit de rétinopathie pigmentaire, une maladie génétique. Cependant, des recherches récentes donnent à penser que la vitamine A peut ralentir la perte de vision progressive causée par cette maladie incurable.

LA CONJONCTIVITE

Il s'agit d'une irritation ou d'une infection de la membrane qui recouvre le globe oculaire et les paupières. Des virus sont la cause de la plupart des conjonctivites, mais il peut aussi s'agir de réactions allergiques. ❖

Œuf

AVANTAGES
- excellente source de protéines, de vitamine A, de vitamines du groupe B et D, de zinc et de fer
- renferme des antioxydants comme la lutéine et la zéaxanthine

INCONVÉNIENTS
- le jaune est riche en cholestérol
- le blanc peut causer des allergies

L'œuf renferme tout ce dont l'embryon a besoin. Sa coquille est assez solide pour que la poule ne l'écrase pas et assez mince pour qu'elle puisse lui communiquer sa chaleur.

Malgré les craintes que suscitent sa teneur en cholestérol et la possibilité qu'il soit contaminé par des salmonelles, l'œuf demeure un excellent aliment, de haute valeur nutritive et d'un prix très abordable. La cuisson élimine le risque de salmonellose sans affecter ses vertus nutritives.

L'œuf est un véritable réservoir de nutriments. Comme toutes les protéines de source animale, celles de l'œuf renferment tous les acides aminés essentiels. Elles sont d'ailleurs souvent considérées par les nutritionnistes comme les protéines de référence. L'œuf fournit de la vitamine A, des vitamines du groupe B (en particulier de la B_{12}), de la vitamine D, du zinc et du fer. Essentielle au bon fonctionnement du système nerveux, la vitamine B_{12} est spécifique des produits animaux. Les personnes qui ne mangent pas de viande peuvent donc en trouver dans les œufs.

L'œuf renferme aussi des antioxydants (lutéine et zéaxanthine), qui réduiraient le risque de dégénérescence maculaire, cause majeure de cécité chez les personnes âgées, et un émulsifiant, la lécithine, riche en choline. La choline contribue au transport du cholestérol dans le sang en même temps qu'elle aide à métaboliser les graisses. Elle est également un constituant essentiel des membranes cellulaires et des tissus nerveux. Bien que le corps soit capable de produire une quantité suffisante de choline pour répondre à ses besoins, on a posé l'hypothèse qu'un apport alimentaire pouvait aider à réduire l'accumulation des graisses dans le foie et à réparer certains dommages neurologiques. Les recherches indiquent que la choline pourrait aussi jouer un rôle important dans le développement initial du cerveau et, chez les personnes âgées, dans l'entretien de la mémoire.

LE CHOLESTÉROL

Un œuf moyen apporte environ 80 kcal, 7 g de protéines, 6 g de graisses (dont un peu moins de 2 g d'acides gras saturés) et 200 mg de cholestérol. Les études ont démontré que, pour la plupart des personnes en bonne santé, c'est l'apport global de graisses, surtout des graisses saturées (celles de la viande, de la peau de volaille, des fromages, de l'huile de coprah) et des acides gras « trans » (dans les produits transformés et les huiles hydrogénées), qui augmente le taux de cholestérol sanguin. En principe, le cholestérol alimentaire n'élève pas autant le cholestérol sanguin que les graisses saturées et « trans ». Il y a cependant des sujets dont le taux grimpe en flèche après un repas riche en cholestérol. À ceux-là comme à tous ceux qui souffrent d'hypercholestérolémie, on suggère de s'en tenir à 2 œufs par semaine.

Seul le jaune d'œuf renferme du cholestérol ; il n'est donc pas nécessaire de supprimer le blanc. En fait, celui-ci peut se substituer à l'œuf entier ou au jaune dans bien des recettes. On peut, par exemple, faire une omelette en utilisant 1 œuf entier et 2 blancs plutôt que 2 œufs entiers : on divise ainsi par deux l'apport de cholestérol.

L'ÉTIQUETAGE DES ŒUFS

La mention « œuf coque » ne signifie rien. Il vaut mieux se fier à la date de ponte, souvent inscrite sur l'œuf. La date limite de consommation recommandée est fixée à 28 jours après la ponte, et elle figure toujours sur la boîte.

De même, une indication comme « œuf de la ferme X » peut être trompeuse ! Seule la mention « œufs provenant de poules élevées en libre parcours » apporte de réelles garanties de qualité, de même que le Label rouge, qui atteste de conditions d'élevage comparables. Viennent ensuite les œufs de poules « élevées en plein air » (avec parfois des précisions sur la nourriture des poules), puis les « œufs frais », qui sont en fait des œufs pondus par des poules de batterie. Les œufs « bio » proviennent d'élevages respectant les règles très contraignantes de l'alimentation bio et permettant aux poules pondeuses l'accès à des aires ouvertes.

L'étiquetage indique aussi le poids de l'œuf. Les œufs « moyens » sont les plus courants ; ils pèsent de 53 à 62 g. Il en existe aussi

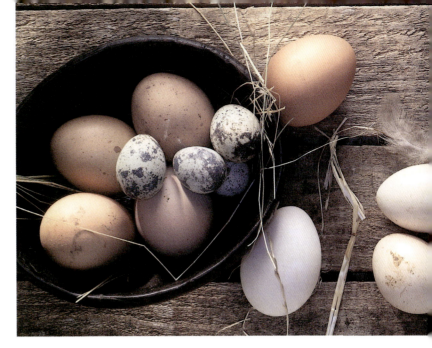

Qu'ils soient de poule, de caille, de poule naine ou de cane, les œufs présentent la même valeur nutritive.

LE SAVIEZ-VOUS ?

L'ŒUF RENFERME UNE PROTÉINE COMPLÈTE

Une protéine associe 20 acides aminés. Neuf d'entre eux ne sont pas fabriqués par l'organisme. On les appelle acides aminés essentiels, car il faut absolument les puiser dans l'alimentation. Une protéine alimentaire qui les renferme tous est dite « complète ». L'œuf entier (jaune + blanc) apporte ces neuf acides aminés en proportions optimales.

RISQUE DE SALMONELLOSE

Il arrive, de temps à autre, qu'une bactérie de salmonelle s'introduise dans un œuf ; la poule la lui aura communiquée par une fêlure dans la coquille. Bien que le risque d'intoxication soit minime, il vaut mieux éviter de manger des œufs crus ou à moitié cuits. Les personnes âgées, les jeunes enfants, les femmes enceintes et tous ceux dont le système immunitaire est déficient doivent être particulièrement vigilants.

ŒUFS OMÉGA-3

Les œufs oméga-3 sont pondus par des poules dont l'alimentation est riche en graines de lin. Le jaune de ces œufs est riche en acides gras oméga-3, type de graisses polyinsaturées associé à l'abaissement du risque de maladie cardiaque et d'accident vasculaire cérébral. Ils sont également pauvres en graisses saturées et s'avèrent être de meilleures sources de vitamine E que les œufs ordinaires.

des « gros » (63 à 72 g), des « très gros » (plus de 72 g) et des « petits » (moins de 53 g) : tenez-en compte quand vous suivez une recette.

Enfin, l'idée que les œufs à coquille foncée seraient plus nourrissants que les autres relève du mythe : en réalité, la couleur de la coquille dépend de la race des poules pondeuses. En revanche, la couleur du jaune d'œuf résulte de la nourriture de la poule : plus il est foncé, plus la poule a reçu des carotènes dans son alimentation, apportés de façon naturelle par les végétaux et les céréales ou ajoutés sous forme de compléments.

ATTENTION, FRAGILE…

Un œuf se dégrade au fil du temps. Si vous devez le consommer à la coque ou mollet, ou encore sans le cuire (mayonnaise, mousse…), il faut l'utiliser aussi frais que possible. On doit lui éviter les changements de température : ne laissez pas une boîte d'œufs longtemps hors du réfrigérateur. Pour améliorer la conservation, rangez l'œuf côté « pointe » en bas, ce qui limite les échanges gazeux avec l'extérieur. Jetez sans hésiter un œuf choqué ou fêlé, car il n'est plus protégé des contaminations éventuelles.

LES RÉACTIONS ALLERGIQUES

L'œuf est l'un des aliments les plus allergènes. Les personnes sujettes aux allergies doivent lire attentivement la composition de beaucoup de produits du commerce susceptibles d'en contenir. Des mots comme albumine, globuline, ovomucine et vitelline correspondent à des ingrédients dérivés des œufs. En outre, les personnes allergiques aux œufs ont intérêt à éviter les vaccins (grippe) cultivés sur les œufs. ❖

OGM : organismes génétiquement modifiés

Voir p. 278

Oignon

AVANTAGES

- peut faire baisser un taux de cholestérol trop élevé
- réduit la formation de caillots
- peut aider à améliorer l'hypertension
- ses vertus antibactériennes aideraient à enrayer les infections superficielles
- ses composés soufrés bloquent les carcinogènes
- ses tiges sont une bonne source de vitamine C et de bêta-carotène

INCONVÉNIENTS

- cause ballonnements et flatulences
- cru, donne mauvaise haleine et une odeur désagréable à la peau

De nombreux récits de l'Antiquité vantent les vertus de l'oignon. Alexandre le Grand en aurait gavé ses troupes pour les fortifier la veille des batailles. Les tombes des pharaons renferment plus de dessins d'oignons que d'aucune autre plante. La Bible rapporte que les Juifs brûlaient d'en remanger après avoir fui l'Égypte. À travers l'histoire, les guérisseurs ont prêté à l'oignon le pouvoir quasi magique de guérir à peu près tout, de la calvitie aux infections.

L'oignon fait partie de la famille des liliacées, tout comme l'ail, le poireau et l'échalote. Il existe d'innombrables variétés d'oignons, auxquelles de nouvelles viennent sans cesse s'ajouter. On les répartit généralement en deux catégories : l'oignon frais, très doux, dont on mange la tige aussi bien que le bulbe, et l'oignon de conservation, plus piquant, dont il faut retirer l'enveloppe. L'échalote se situe à mi-chemin entre l'ail et l'oignon, avec une saveur relativement douce et très subtile.

L'oignon frais se choisit avec des tiges fermes et vertes, un bulbe allongé, ferme et bien blanc. Il se conserve au réfrigérateur, mais pas longtemps, car il a tôt fait de se ramollir. L'oignon de conservation, qu'on trouve toute l'année, doit être ferme lui aussi, avec une pelure craquante. Il faut rejeter tous les oignons mous, avec des taches noires (signes de moisissure) ou dont les tiges se sont mises à germer (ceux-là sont assurément très vieux). Leur odeur devrait être douce ; elle devient plus prononcée quand ils commencent à se gâter. Ils se conservent dans un endroit sec et frais, à l'abri de la lumière, qui peut leur communiquer un goût âcre. Il faut éviter de placer les oignons à côté des pommes de terre, car l'humidité et les gaz que celles-ci dégagent les gâtent rapidement.

OIGNON

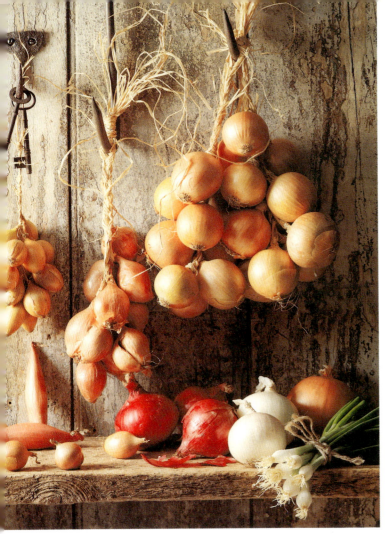

Oignon et échalote font partie de la famille des liliacées. On en trouve de nombreuses variétés sur le marché : oignons rouges, échalions, petits oignons secs, échalotes grises, échalotes de Jersey, oignons jaunes, oignons jaunes d'Espagne, oignons verts, oignons blancs.

L'oignon rouge, de saveur douce et sucrée, convient aux salades et à la préparation en compote. L'oignon jaune ou blanc développe en cuisant un goût suave qu'il communique aux autres aliments.

SES MULTIPLES UTILISATIONS

L'oignon est indispensable en cuisine. Cru et finement haché, il rehausse les salades. Tranché et doucement revenu, il souligne les ragoûts, les soupes et les omelettes ; entier ou en quartiers, cuit au four ou sauté, il fait un bon accompagnement, que relève à merveille une sauce. Les oignons verts, généralement servis en crudités, sont délicieux aussi braisés et servis chauds. Enfin, une soupe à l'oignon est presque un repas en soi, dont on limitera les calories en utilisant du bouillon dégraissé et du fromage allégé.

LES AVANTAGES POUR LA SANTÉ

L'oignon est surtout recherché pour son goût, mais sa valeur nutritive n'est pas négligeable. Il fournit des sucres naturels dont une fraction, les fructosanes, est classée parmi les fructo-oligo-saccharides, ou FOS, capables de stimuler dans l'intestin la croissance des bactéries bénéfiques. Il est riche en potassium : 1 oignon en apporte plus de 150 mg. Il renferme de petites quantités d'acides gras oméga-3, utiles pour la santé cardio-vasculaire, et de nombreux oligoéléments (sélénium, iode, bore, etc.). Ses tiges vertes sont une bonne source de vitamine C et de bêta-carotène.

La recherche moderne a confirmé certaines des vertus prêtées à l'oignon. On avait, par exemple, coutume de le recommander comme tonique pour le cœur. Il s'est avéré que l'adénosine qu'il contient, en ralentissant la formation de caillots, prévient les crises cardiaques. Il semble aussi que l'oignon cru aiderait à réduire le taux de « mauvais » cholestérol (LDL) en accroissant la quantité de lipoprotéines de haute densité (HDL). Enfin, des études ont suggéré que l'oignon consommé en grande quantité pourrait faire baisser l'hypertension.

L'oignon cru cause souvent des flatulences. Ses composés soufrés donnent une mauvaise haleine et même une odeur à la sueur, mais en même temps bloquent le potentiel nocif de certains carcinogènes. D'autres substances dans l'oignon exercent un effet antibactérien, ce qui donne finalement raison à ceux qui insistaient pour dire que frotter un oignon sur une coupure empêche celle-ci de s'infecter.

En coupant un oignon, on libère ses composés soufrés, qui se combinent à des enzymes et dégagent des molécules volatiles ; celles-ci réagissent à l'humidité des yeux pour former de l'acide sulfurique. Le larmoiement est la réaction de l'œil pour éliminer cet irritant. Grâce à ce phénomène, l'oignon fait un bon décongestionnant nasal. ❖

MIEUX VAUT CRU QUE CUIT

Cuire l'oignon à haute température réduit notablement l'effet d'un composant anticancérogène : le sulfure de diallyle. L'oignon cru est bien meilleur pour la santé. Le fait de le hacher permet de mieux profiter de ses vertus bénéfiques.

OGM
■ ORGANISMES GÉNÉTIQUEMENT MODIFIÉS ■

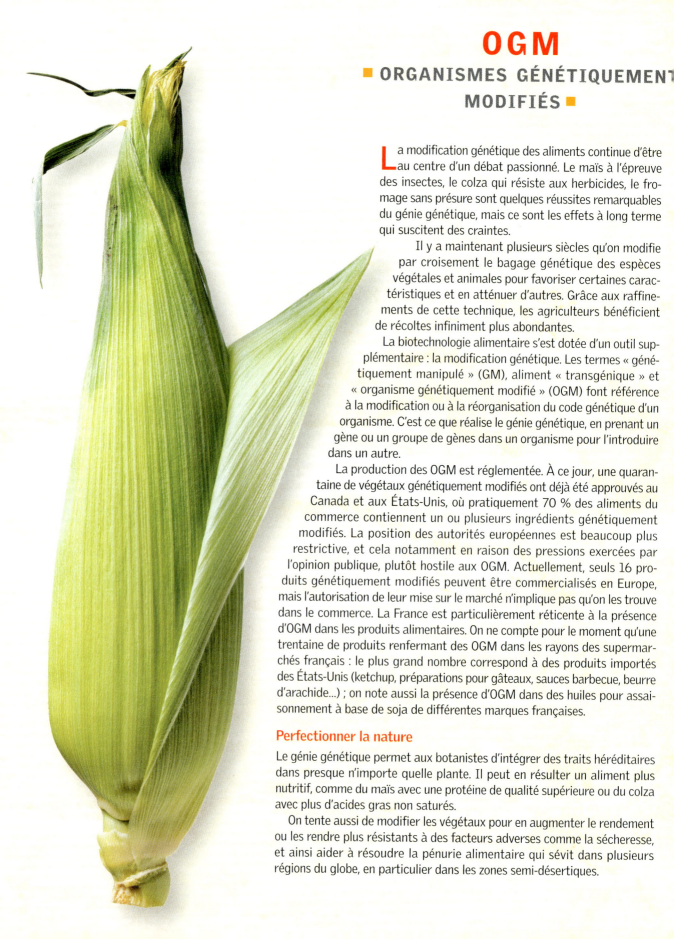

La modification génétique des aliments continue d'être au centre d'un débat passionné. Le maïs à l'épreuve des insectes, le colza qui résiste aux herbicides, le fromage sans présure sont quelques réussites remarquables du génie génétique, mais ce sont les effets à long terme qui suscitent des craintes.

Il y a maintenant plusieurs siècles qu'on modifie par croisement le bagage génétique des espèces végétales et animales pour favoriser certaines caractéristiques et en atténuer d'autres. Grâce aux raffinements de cette technique, les agriculteurs bénéficient de récoltes infiniment plus abondantes.

La biotechnologie alimentaire s'est dotée d'un outil supplémentaire : la modification génétique. Les termes « génétiquement manipulé » (GM), aliment « transgénique » et « organisme génétiquement modifié » (OGM) font référence à la modification ou à la réorganisation du code génétique d'un organisme. C'est ce que réalise le génie génétique, en prenant un gène ou un groupe de gènes dans un organisme pour l'introduire dans un autre.

La production des OGM est réglementée. À ce jour, une quarantaine de végétaux génétiquement modifiés ont déjà été approuvés au Canada et aux États-Unis, où pratiquement 70 % des aliments du commerce contiennent un ou plusieurs ingrédients génétiquement modifiés. La position des autorités européennes est beaucoup plus restrictive, et cela notamment en raison des pressions exercées par l'opinion publique, plutôt hostile aux OGM. Actuellement, seuls 16 produits génétiquement modifiés peuvent être commercialisés en Europe, mais l'autorisation de leur mise sur le marché n'implique pas qu'on les trouve dans le commerce. La France est particulièrement réticente à la présence d'OGM dans les produits alimentaires. On ne compte pour le moment qu'une trentaine de produits renfermant des OGM dans les rayons des supermarchés français : le plus grand nombre correspond à des produits importés des États-Unis (ketchup, préparations pour gâteaux, sauces barbecue, beurre d'arachide...) ; on note aussi la présence d'OGM dans des huiles pour assaisonnement à base de soja de différentes marques françaises.

Perfectionner la nature

Le génie génétique permet aux botanistes d'intégrer des traits héréditaires dans presque n'importe quelle plante. Il peut en résulter un aliment plus nutritif, comme du maïs avec une protéine de qualité supérieure ou du colza avec plus d'acides gras non saturés.

On tente aussi de modifier les végétaux pour en augmenter le rendement ou les rendre plus résistants à des facteurs adverses comme la sécheresse, et ainsi aider à résoudre la pénurie alimentaire qui sévit dans plusieurs régions du globe, en particulier dans les zones semi-désertiques.

Une approche différente réside dans la fabrication de plantes capables de résister aux maladies, aux herbicides et aux insectes ravageurs. Une modification dans ce sens consiste à conférer à la plante un goût qui la rend moins attrayante aux ravageurs, pour ne pas avoir à recourir aux pesticides. Une autre vise à développer une plante résistant à de nouveaux types d'herbicides qui ne soient nocifs ni pour les insectes bénéfiques ni pour les récoltes.

Un grand développement dans le monde

Depuis le début de l'utilisation des semences génétiquement modifiées, en 1996, les cultures transgéniques ont augmenté en moyenne de 10 % par an, et atteindraient aujourd'hui entre 70 et 80 millions d'hectares. Il s'agit, pour plus de la moitié, de surfaces cultivées de soja ; viennent ensuite le maïs, le coton, le colza et la pomme de terre. Aux États-Unis, les cultures d'OGM sont très importantes : elles représentent le tiers de la totalité de la production de maïs, la moitié de celle de soja et concernent plus des trois quarts du coton produit. On en retrouve aussi de façon notable au Canada (pour le colza), au Brésil et en Argentine (pour le maïs et le colza), et enfin en Chine, où une part de plus en plus importante du coton cultivé est d'origine transgénique. Actuellement, en Europe, les surfaces agricoles cultivées en OGM restent peu importantes. En France, il n'en existe aucune destinée à des fins commerciales. Un moratoire a d'ailleurs été décidé à l'échelon européen pour suspendre les nouvelles autorisations de mise en culture de productions destinées à la consommation. En revanche, les essais à des fins de recherche peuvent être effectués, sous réserve d'une procédure d'autorisation qui est accordée après avis d'une commission scientifique.

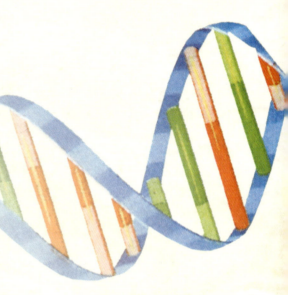

Les inconvénients

Malgré les avantages qu'elle présente, la manipulation génétique suscite plusieurs motifs d'inquiétude.

Transfert génétique à une espèce non ciblée. Les spécialistes ont l'habitude d'intégrer au matériel génétique qu'ils introduisent dans une plante un gène antibiorésistant qui sert de marqueur. Si la cellule modifiée est capable de survivre à un traitement antibiotique, c'est qu'elle a développé une résistance à cet antibiotique et donc vraisemblablement adopté son nouveau bagage génétique. Jusqu'ici, il n'a jamais été prouvé qu'un marqueur antibiorésistant ait été transféré à une espèce non ciblée, notamment un micro-organisme pathogène, mais en théorie, cela pourrait toujours se produire.

Résistance accrue aux pesticides et herbicides. Il y a lieu de croire que les insectes pourraient développer une résistance aux pesticides génétiquement intégrés aux cultures, ou que la résistance aux herbicides intégrée à un OGM puisse être transférée à une mauvaise herbe, ou encore que ces cultures s'avèrent nocives pour les insectes bénéfiques commes pour les ravageurs.

Réactions allergiques. Il a été suggéré que les allergènes pourraient être transférés lors de la modification génétique. Cette hypothèse est peu probable car, avant d'introduire une protéine dans la génétique d'un organisme, on compare sa structure à celle des allergènes connus, pour lesquels il existe d'innombrables bases de données.

Animaux : effets secondaires. Outre les problèmes qu'elle suscite sur le plan éthique, la manipulation génétique des animaux connaît moins de succès que celle des plantes. Une hormone fabriquée pour stimuler la pousse de la laine chez les moutons les a rendus du même coup plus vulnérables à la chaleur. Des cochons et des poulets auxquels on avait administré une hormone de croissance ont souffert de douleurs aux os et aux articulations.

LE SAVIEZ-VOUS ?

LES OGM DANS LE MONDE

Aujourd'hui, 55 % des surfaces cultivées en soja sont des OGM, comme 21 % des surfaces cultivées en coton, 16 % en colza et 11 % en maïs.

LE SAVIEZ-VOUS ?

DES PAYSANS MOINS INTOXIQUÉS PAR LES INSECTICIDES

L'utilisation de coton génétiquement modifié résistant à la pyrale réduit de 30 à 50 % l'usage d'insecticides. On a observé une baisse des cas d'intoxication par insecticides chez les paysans en Inde, en Chine et en Afrique du Sud, où ces semences transgéniques sont employées.

Peser le pour et le contre

Les OGM ont un énorme potentiel. Par exemple, la patate douce, abondante en Afrique, est vulnérable à un virus spécifique. En lui intégrant une série de gènes du chrysanthème qui renferment un insecticide naturel, le pyrèthre, on espère renforcer la résistance de la plante et augmenter les récoltes. Les pesticides ont déjà été considérablement réduits dans la culture du coton quand on a incorporé à celui-ci un gène qui le protège des ravageurs. Certes, il existe toujours le danger que le pollen transporté par le vent effectue un croisement entre les OGM et les plantes naturelles. Mais, en ce qui concerne la santé humaine, on n'a observé à ce jour aucun effet nocif des OGM.

L'étiquetage

Depuis 1997, la législation communautaire européenne prévoit l'étiquetage obligatoire des denrées alimentaires renfermant des OGM, ou issues d'organismes génétiquement modifiés. Ainsi, la mention « ingrédient issu d'OGM » doit figurer dans la liste des ingrédients de tous les produits contenant des protéines ou de l'ADN résultant d'une transformation génétique. Un seuil de tolérance est accepté jusqu'à concurrence de 1 %. À partir d'un taux de 1 % d'OGM, le consommateur est donc informé – à condition de lire la composition ! – de la présence éventuelle d'OGM dans les aliments. Quoi qu'il en soit, les produits renfermant des OGM ou issus de productions transgéniques sont extrêmement rares en France : même si la commercialisation de certains maïs génétiquement modifiés est autorisée, ni le maïs doux ni les corn-flakes fabriqués chez nous ne sont produits avec ce type de maïs.

Pour certains groupes de pression, il faudrait aussi indiquer si les animaux dont on consomme la viande, le lait ou les œufs ont été nourris avec des produits génétiquement modifiés. En effet, on importe en France des tourteaux de soja transgénique, destinés à l'alimentation animale. Mais les scientifiques font remarquer que durant la digestion, l'ADN d'un produit consommé est détruit, puisque les protéines sont métabolisées. Il n'y a donc pas lieu d'envisager l'étiquetage de tels produits, dans lesquels on ne peut déceler aucune trace d'OGM.

Vers plus de transparence

Le droit à l'information du consommateur est désormais reconnu, de même que son souhait de traçabilité pour les produits qu'il consomme. Mais nos aliments renferment d'innombrables organismes non identifiés. L'encadrement strict des réglementations et le contrôle des procédures peuvent déjà rassurer les consommateurs inquiets auxquels certains scientifiques rappellent que dans la nature l'évolution s'est construite sur le transfert des gènes... Le débat reste ouvert et n'est pas près de s'arrêter.

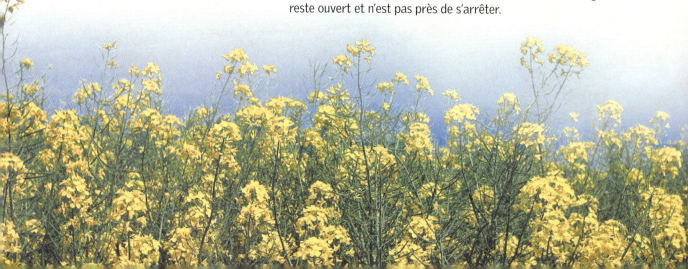

Okra ou gombo

AVANTAGES

- très bonne source de fibres solubles
- riche en vitamines du groupe B, en vitamine C, en magnésium et en potassium
- très peu calorique

INCONVÉNIENT

- sa consistance gélatineuse peut déplaire à certains

Parent de l'hibiscus, l'okra, ou « bonnet grec », est l'ingrédient de base de nombreux plats dans toute l'Afrique aussi bien qu'aux Antilles, comme le gumbo, ragoût créole – d'où son autre nom de gombo.

C'est un végétal peu calorique mais riche en minéraux. Une portion de 100 g d'okra fournit 200 mg de potassium et près de 20 % de l'apport nutritionnel conseillé (ANC) en magnésium, ainsi que du calcium, du phosphore et du fer. L'okra est également une bonne source de vitamines A et C antioxydantes.

Non seulement l'okra confère un parfum unique aux ragoûts et aux soupes, mais il sert aussi de liant. En cuisant, il épaissit les liquides. Cette propriété lui vient de sa haute teneur en pectine et autres fibres solubles. La pectine aide à faire baisser le niveau de cholestérol sanguin en empêchant les intestins d'absorber la bile, ce qui force le foie à utiliser le cholestérol qui circule dans le sang pour en produire d'autre. La consommation régulière d'okra peut donc aider à faire baisser le taux de cholestérol. De plus, les fibres solubles régularisent le transit intestinal et préviennent la constipation.

Pour réduire autant que possible la consistance gluante de l'okra, on peut le cuire à la vapeur ou simplement le blanchir pour l'attendrir. Si on évite de le trancher avant de le faire cuire, les sucs resteront à l'intérieur. Il est conseillé aussi de le cuire en même temps qu'un légume acide comme la tomate. L'okra peut également se manger cru, comme ingrédient d'une salade. ❖

UN LÉGUME BON POUR LA SANTÉ.
Utilisez l'okra pour épaissir les sauces et potages : il aide à réduire le cholestérol.

Olive et huile d'olive

AVANTAGES

- l'olive est riche en acides gras mono-insaturés, en vitamine E, en phytostérol et en fibres
- l'huile d'olive vierge est riche en phytonutriments antioxydants

INCONVÉNIENT

- l'olive est très riche en sodium

L'olive fait partie intégrante de l'alimentation méditerranéenne, et elle participe largement à ses bienfaits pour la santé. Elle fournit en effet des acides gras mono-insaturés, sous forme d'acide oléique, ainsi que de la vitamine E, de nombreux phytostérols et des fibres, des composants qui agissent en synergie pour préserver la santé cardio-vasculaire.

La couleur des olives dépend du moment de leur cueillette : les olives vertes sont récoltées encore immatures, en début d'automne, alors que les olives noires sont récoltées plus tard, à complète maturité. C'est de ces dernières que l'on extrait l'huile d'olive. Les olives ne sont pas comestibles telles quelles, et sont traitées après récolte.

Les olives vertes doivent d'abord tremper dans un bain alcalin (de soude ou de potasse) pour perdre leur amertume. Elles sont ensuite rincées, puis soumises à une fermentation lactique naturelle. Une fermentation peu poussée donne des olives vertes et croquantes, une fermentation plus longue, des olives à saveur légèrement aigrelette. On les conserve ensuite dans une saumure aromatisée.

Les olives noires sont toujours lavées à plusieurs eaux, avant d'être préparées de différentes façons. Au naturel, elles sont simplement conservées dans une saumure concentrée plus ou moins parfumée, voire salées au sel sec. C'est la façon traditionnelle de préparer les olives de Provence, de Nice ou de Nyons, les plus réputées. Préparées à la grecque, elles sont désamérisées, comme les olives vertes, puis gardées en saumure aromatisée et additionnée d'huile d'olive. Les olives noires du Maroc sont séchées au soleil, légèrement salées et recouvertes d'huile d'olive.

Une olive verte n'apporte pas plus de 5 kcal, et elle est peu chargée en huile (moins de 15 %),

VERTES OU NOIRES ?
Les olives noires sont parvenues à maturité, mais pas les vertes.

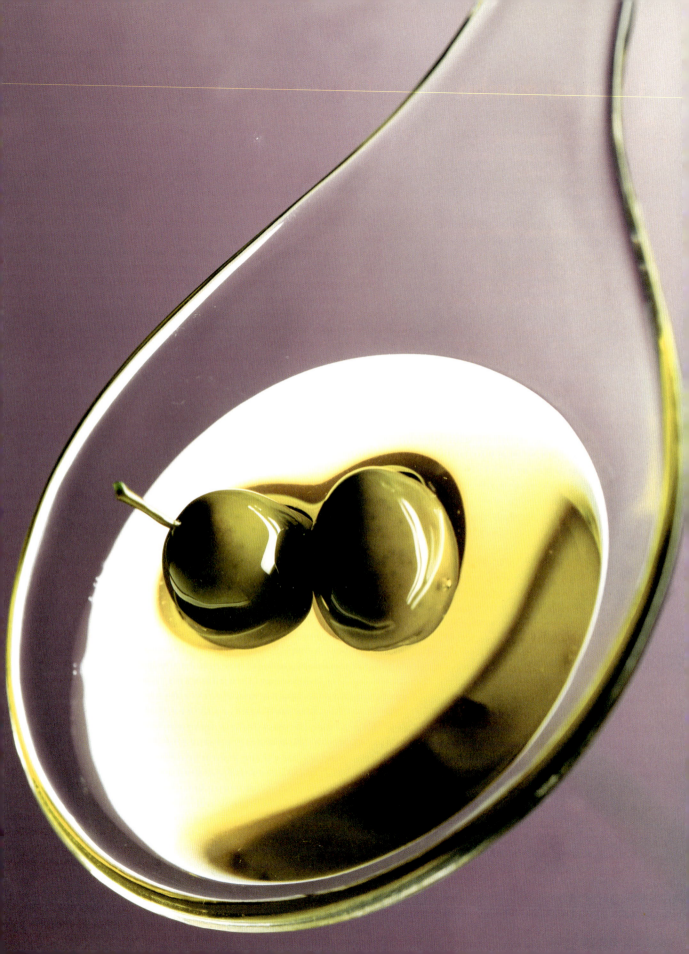

LE SAVIEZ-VOUS ?

L'HUILE LA PLUS ANCIENNE

La culture de l'olivier date de plus de 5 000 ans. Dans la Grèce antique, cet arbre était consacré à la déesse Athéna. L'huile d'olive était utilisée non seulement pour l'alimentation, mais aussi comme base pour la préparation de baumes et onguents auxquels on attribuait maintes vertus.

car non parvenue à maturité. Une olive noire, qui renferme 30 % de lipides, apporte de 12 à 15 kcal selon sa grosseur. Mais, qu'elle soit verte ou noire, elle est toujours chargée en sodium, et doit impérativement être écartée du régime hyposodé.

LE JUS DE L'OLIVE

L'huile d'olive vierge, qui est obtenue par simple pression à froid, correspond au jus de l'olive. Elle renferme tous les antioxydants bénéfiques de ce fruit, en particulier la vitamine E (avec un taux de 12 mg pour 100 g) et les polyphénols. La meilleure est l'huile d'olive d'appellation « vierge extra », au goût parfait avec un taux d'acidité inférieur à 1 %.

L'huile d'olive est constituée en majorité par de l'acide oléique, un acide gras mono-insaturé parfois nommé oméga-9. Elle est capable de réduire le taux de cholestérol sanguin total en diminuant le « mauvais » cholestérol (LDL) tout en protégeant le « bon » cholestérol (HDL). Des études récentes laissent penser que certains de ses polyphénols naturels aux propriétés antioxydantes (comme l'hydroxytyrosol ou l'oleuropéine) pourraient agir favorablement sur les parois des vaisseaux et ralentir la progression de l'athérosclérose. Par ailleurs, les lignanes de l'huile d'olive vierge pourraient protéger contre le cancer en réprimant dès le début des mutations dans les cellules. L'huile d'olive est très digeste, elle stimule le fonctionnement de la vésicule biliaire et aide à combattre la constipation.

Comme toutes les huiles, l'huile d'olive apporte 900 kcal pour 100 g, soit environ 110 kcal pour 1 cuillerée à soupe. Elle est largement utilisée dans les assaisonnements, ainsi qu'en cuisine puisqu'elle supporte la cuisson. Elle doit être gardée à l'abri de la chaleur et surtout de la lumière. ❖

Oméga-3 et oméga-6

Voir p. 287

Ongles

PRIVILÉGIER

- viande maigre, volaille et poisson pour le fer et de bonnes protéines
- agrumes pour la vitamine C
- légumes à feuilles vert foncé, céréales complètes, légumineuses et jus de fruits pour l'acide folique et d'autres vitamines du groupe B

ÉVITER

- utilisation fréquente de dissolvants pour vernis à ongles ou d'autres produits chimiques

La plupart des problèmes des ongles sont liés à des excès : se ronger les ongles, utiliser souvent du dissolvant pour vernis à ongles, des colles ou autres produits chimiques. Toutefois, les ongles en mauvaise santé peuvent être le reflet d'une carence nutritionnelle ou d'une maladie sous-jacente.

Les ongles croissent d'environ 3 mm par mois ; la maladie, l'âge et le froid ralentissent leur croissance. Ils sont formés de kératine, une protéine dure également présente dans l'épiderme et dans les cheveux. La portion visible, la tablette unguéale, recouvre le bout des doigts et des orteils ; à sa base se trouve la lunule, en forme de demi-lune. La cuticule forme un sceau protecteur entre la peau et l'ongle. Seule la lunule est du tissu vivant ; le reste est composé de cellules mortes.

Même s'ils sont faits de tissus morts, les ongles sont un indicateur important de l'état de santé ; c'est pourquoi le médecin les examine pour y trouver des indices. Les ongles mous, qui s'incurvent vers le haut, sont le signe d'une anémie ferriprive. Des ongles arrondis, comme bosselés, indiquent une mauvaise circulation sanguine ou un trouble pulmonaire grave ; des ongles épais, décolorés, peuvent être liés à une infection fongique ; le psoriasis s'accompagne d'érosions ponctuées, et des rainures horizontales peuvent indiquer une infection systémique ou une maladie débilitante.

Les ongles en bonne santé sont forts, lisses et rosés. Comme les cheveux, ils ont besoin d'être hydratés ; autrement, ils jaunissent et se cassent facilement. Pour assurer leur croissance saine et leur solidité, il leur faut un apport régulier d'oxygène et d'autres nutriments. Comme l'organisme est très efficace pour livrer les nutriments là où les besoins sont les plus grands et que les ongles ne sont pas des organes vitaux, ils sont les premiers à être délaissés quand il y a une plus grande demande ailleurs dans le corps.

Les problèmes des ongles disparaissent quand les causes des maladies et les carences nutritionnelles qui les affectent sont corrigées. Pour fabriquer la kératine, il faut au corps des protéines d'origine animale – viande maigre, volaille, poisson, fruits de mer ; céréales complètes et légumineuses apporteront aussi des protéines.

Des aliments riches en fer. Quand le corps n'apporte pas les nutriments nécessaires aux ongles, ce peut être le signe d'une anémie ferriprive. Augmenter la consommation d'aliments riches en fer – viande maigre, volaille, poisson, fruits de mer, abricots secs, céréales enrichies – peut être suffisant pour soigner une anémie ferriprive légère. Il faut toutefois consulter un médecin pour déterminer si l'anémie est due à des carences nutritionnelles ou à un saignement chronique. (Il ne faut jamais s'autotraiter avec des suppléments de fer, car il y a des risques de toxicité.) La vitamine C aide le corps à assimiler le fer qui se trouve dans les légumes et les fruits, notamment les agrumes.

Essayer l'acide folique. Les ongles peuvent être touchés par de l'anémie causée par une carence en acide folique, une vitamine B (B_9) essentielle. Foie, céréales complètes, légumineuses, légumes à feuilles vert foncé, petits pois, fruits secs oléagineux et jus d'orange sont de bonnes sources d'acide folique et d'autres vitamines du groupe B. ❖

Orange

AVANTAGES
- excellente source de vitamine C
- bonne source d'acide folique, de thiamine et de potassium

INCONVÉNIENT
- peut déclencher des réactions allergiques chez des sujets sensibles

L'un des fruits les plus populaires est sans conteste l'orange, qu'on associe toujours à la vitamine C, et pour cause : 1 orange moyenne en fournit 70 mg, soit plus de 60 % de l'apport nutritionnel conseillé (ANC). Dans l'orange, la vitamine C est associée à des flavonoïdes et des anthocyanes, qui améliorent son activité physiologique antiscorbutique.

La vitamine C, un antioxydant, protège les cellules contre les dégâts dus à l'excès de radicaux libres, et pourrait réduire aussi l'incidence de certains cancers, d'infarctus, des accidents vasculaires cérébraux (AVC) et d'autres maladies. L'orange renferme des bioflavonoïdes comme la rutine et l'hespéridine, pigments végétaux susceptibles de prévenir ou de ralentir la croissance des tumeurs. Sa pulpe contient de la bêta-cryptoxanthine, un caroténoïde susceptible de prévenir le cancer du côlon, ainsi que de la nobiletine, un flavonoïde qui pourrait avoir une action anti-inflammatoire. Enfin, l'orange renferme une certaine quantité d'autres vitamines et minéraux : thiamine, acide folique, potassium.

Une orange n'apporte que 60 kcal, ce qui reste modéré. La membrane qui sépare les quartiers fournit une bonne quantité de pectine, fibre alimentaire soluble qui aide à contrôler les taux de cholestérol.

L'orange est délicieuse en collation, en dessert, dans les salades et même dans certains plats de viande. Un verre de 15 cl de jus frais renferme à peu près les mêmes nutriments qu'un fruit entier, mais, dans le jus du commerce, la pulpe et la membrane sont trop souvent éliminées. Sa vitamine C est rapidement détruite par l'oxygène de l'air, c'est pourquoi il faut consommer sans attendre le jus de l'orange. Les jus du commerce sont en général moins bien pourvus en vitamine C, sauf ceux « à teneur garantie », dans lesquels on a ajouté de la vitamine C synthétique pour retrouver le taux vitaminique d'origine.

En ce qui concerne le zeste râpé et l'écorce confite, il faut être prudent, car l'orange a tendance à retenir dans sa peau les sulfites et autres produits de traitement qui ont servi à la conserver. Les sulfites sont à l'origine de graves réactions chez les personnes qui souffrent d'allergies, sans compter le pouvoir allergisant du limonène, l'huile naturelle de la pelure. Beaucoup de personnes éprouvent des

---

UN PETIT TRUC

MANGEZ AUSSI LE BLANC

La couche blanche spongieuse sous le zeste de l'orange est excellente pour la santé. On y retrouve une bonne part des vertus qui se rattachent aux fibres et aux antioxydants de ce fruit.

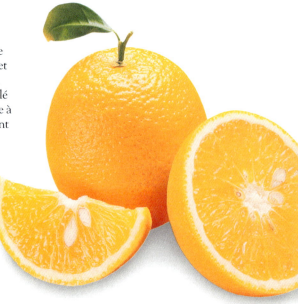

symptômes allergiques en buvant du jus d'orange du commerce, dans lequel passe beaucoup de limonène, alors que ces mêmes personnes tolèrent bien l'orange fraîche. ❖

Ostéoporose

PRIVILÉGIER

- lait, yaourt, fromage et laitages pour le calcium
- aliments riches en vitamine D : poissons gras, lait enrichi, fromages, jaune d'œuf
- légumineuses pour le phosphore
- activité physique

RÉDUIRE

- alcool
- café, thé, boissons au cola et autres boissons contenant de la caféine
- boissons au cola riches en phosphates

ÉVITER

- tabac

Pendant notre vie, nos os sont en constant renouvellement, phénomène appelé remodelage osseux. Tandis que les cellules ostéoclastes désagrègent les minéraux, en particulier le calcium, qui est partiellement réabsorbé, les cellules ostéoblastes favorisent la reconstitution osseuse. Quand la résorption, c'est-à-dire la perte de calcium, se produit plus rapidement que la reconstruction, les os s'affaiblissent et deviennent très poreux : c'est l'ostéoporose. Il suffit alors de très peu de pression pour entraîner des fractures. Le manque d'œstrogènes (chez la femme) semble être un facteur déterminant pour le développement de l'ostéoporose, mais la diminution des androgènes (chez l'homme) joue aussi un rôle, comme l'apport insuffisant de calcium et de vitamine D.

Pendant l'enfance, les os croissent en longueur et en densité. À l'adolescence, la densité s'intensifie et les os finissent leur croissance (entre 11 et 14 ans). La masse osseuse optimale est atteinte entre 20 et 25 ans. On ne peut l'améliorer ensuite, mais simplement la préserver, ce qui est déjà important. Plus nos os sont denses, moins on a de risque d'ostéoporose.

Hommes et femmes commencent à perdre de la masse osseuse en vieillissant. Chez la femme, la perte est accélérée lors du déclin de la production d'œstrogènes, à la ménopause. Les femmes d'origine nord-européenne et asiatique présentent le risque d'ostéoporose le plus élevé. Les femmes d'origine méditerranéenne et africaine sont moins touchées : leur masse osseuse est en général génétiquement plus importante et elles sont plus exposées au soleil, ce qui leur permet de fabriquer de la vitamine D.

L'exercice physique est utile à tout âge ; mais il est prouvé qu'il peut améliorer la solidité et la densité des os quand on vieillit. Par contre, l'entraînement athlétique trop poussé à l'adolescence, chez les filles, diminue la masse grasse de l'organisme, ce qui perturbe la production des œstrogènes. Les adolescentes qui font de l'athlétisme ou de la danse de façon poussée, et qui ont des irrégularités menstruelles, présentent un risque plus élevé de faire plus tard de l'ostéoporose sévère. Les jeunes anorexiques, qui se laissent mourir de faim pour se débarrasser de la couche sous-cutanée normale de graisse, présentent aussi un risque élevé d'ostéoporose à l'âge adulte.

Le tabac augmente grandement le risque d'ostéoporose. Les femmes qui fument ont des taux d'œstrogènes plus bas quel que soit leur âge et peuvent être ménopausées 5 ans plus tôt que les non-fumeuses. De plus, la nicotine diminue l'assimilation du calcium.

Les femmes qui ont eu une hystérectomie totale subissent une diminution abrupte de la production d'œstrogènes, et non graduelle comme c'est le cas à la cinquantaine. Elles peuvent avoir une ostéoporose plus grave que les femmes ménopausées normalement. Les maladies rénales et l'utilisation des corticostéroïdes sont aussi des facteurs de risque.

LA PRÉVENTION

La prévention de l'ostéoporose commence dès l'enfance, avec une alimentation saine et de l'exercice. Il faut beaucoup de calcium et de vitamine D. L'apport quotidien de calcium recommandé est de 1 200 mg entre 9 ans et 18 ans, de 900 mg pour les adultes de moins de 55 ans et de 1 200 mg après 55 ans. Le phosphore, lui aussi essentiel à la formation osseuse, se trouve dans la plupart des aliments qui contiennent du calcium, ainsi que dans la viande, la volaille et les œufs.

Calcium. Aliments riches en calcium et en phosphore : lait et produits laitiers (yaourts, fromages), poisson en conserve avec les arêtes, noix et autres fruits secs oléagineux, agrumes, légumes à feuilles vert foncé. Plus les légumes sont verts, plus ils sont intéressants comme source de calcium (à l'exception de l'épinard, à cause de l'acide oxalique, qui inhibe son assimilation).

Pour ceux qui ne veulent pas prendre de lait entier, le lait écrémé contient autant de calcium à volume égal. Fromages, yaourts et lait sans lactose sont d'excellentes sources de calcium pour les sujets intolérants au lactose du lait. Les végétaliens auront davantage de difficultés à couvrir leurs besoins. Ils peuvent néanmoins trouver du calcium dans les boissons de soja enrichies en calcium, le tofu, les haricots, les lentilles, les noix et les légumes verts.

Un supplément de calcium est parfois nécessaire, sous forme de complément ou de médicament. Le citrate de calcium est la forme qui s'absorbe le mieux ; le carbonate de calcium, moins bien absorbé, en particulier chez les plus de 50 ans, entraîne de rares cas de constipation et de flatulences. Le gluconate de calcium s'absorbe bien mais cause parfois de la diarrhée. Prendre les suppléments pendant un repas aide l'assimilation.

Vitamine D. Elle est aussi importante que le calcium, car l'organisme en a besoin pour absorber celui-ci. L'ANC pour les adultes est de 200 UI (5 µg) ; pour les plus de 75 ans, de 400 à 600 UI (10 à 15 µg). La principale source est le soleil, mais on en trouve dans le lait enrichi, les poissons gras, le jaune d'œuf, le beurre et les fromages.

Vitamine K. Selon des recherches récentes, la vitamine K pourrait augmenter la densité osseuse et réduire le taux de fractures. Les études *Nurses' Health Study* et *Framingham Heart Study* ont montré que les personnes qui consomment beaucoup de vitamine K présentent un risque moindre de fracture de la hanche que ceux qui en consomment moins. Les bactéries de nos intestins aident à fabriquer une bonne quantité de la vitamine K qui nous est nécessaire ; le reste se trouve dans les légumes à feuilles vert foncé, les petits pois, les brocolis, les épinards, les choux de Bruxelles, le cresson, le chou et le foie.

Soja. Selon certaines études, le soja pourrait jouer un rôle dans la prévention de l'ostéoporose grâce à ses isoflavones, des phyto-œstrogènes qui aident à maintenir la masse osseuse pendant la ménopause.

Graines de lin. Une étude chez des femmes ménopausées semble indiquer que les graines de lin, riches en lignanes, peuvent maintenir la masse osseuse, élever le taux d'antioxydants et atténuer la perte urinaire de calcium.

Vitamine C. Des études indiquent que plus on prend de vitamine C, plus la densité osseuse est élevée. La vitamine C aide à former le tissu conjonctif qui maintient les os. Fruits et légumes, en particulier agrumes, baies, melons et poivrons, en sont les meilleures sources.

Exercices. Marche, jogging, gymnastique aérobique, tennis et danse sont excellents pour la masse osseuse. Ils stimulent le processus de remodelage et améliorent la circulation sanguine, ce qui permet d'apporter au tissu osseux les « matériaux » nécessaires à son édification.

CE QU'IL FAUT ÉVITER

Caféine. Café, thé et boissons au cola augmentent l'excrétion du calcium.

Sodium. Il peut entraîner l'excrétion du calcium par les reins. Limitez le sel à table. Évitez les charcuteries et les plats tout préparés du commerce.

Trop de protéines animales. Elles pourraient stimuler l'excrétion du calcium.

Trop de phosphore. En particulier apporté par les boissons au cola (sous forme d'acide phosphorique), il entraîne une fuite urinaire et fécale du calcium. Un excès de viande peut avoir le même effet.

Les médicaments peuvent modifier le taux de calcium. Les antiacides qui contiennent de l'aluminium, de même que d'autres médicaments en traitement à long terme (antibiotiques, diurétiques et corticostéroïdes), peuvent augmenter l'excrétion du calcium.

MESURER LA DENSITÉ OSSEUSE

De nombreux médecins recommandent une mesure de densité osseuse chez les femmes dont les menstruations deviennent irrégulières. Selon les résultats, le médecin pourra recommander des suppléments de calcium et de vitamine D.

LE THS

L'ostéoporose des femmes a souvent été soignée par un traitement hormonal substitutif (THS) – aujourd'hui fortement remis en question (voir Ménopause) – pour compenser la perte d'œstrogènes lors de la ménopause, perte qui entraîne une diminution de la masse osseuse. Des recherches récentes semblent indiquer que le THS est efficace seulement chez les femmes déjà atteintes d'ostéoporose avant la ménopause.

Il existe de nouveaux médicaments non hormonaux pour les femmes et les hommes : des biophosphonates, comme l'étidronate (Didrorel®) et l'alendronate. Ils diminuent la résorption osseuse et entraînent la formation de nouveaux tissus sains. La calcitonine, préparation hormonale prise par injection ou par atomiseur nasal, a le même résultat mais induit beaucoup d'effets secondaires.

Le raloxifène aide à prévenir l'ostéoporose en modulant les récepteurs d'œstrogènes de l'organisme. Ce médicament a les mêmes avantages que les œstrogènes, sans augmenter les risques de cancers du sein et de l'utérus. ❖

LE SAVIEZ-VOUS ?

LA QUALITÉ DES OS SE FORGE À L'ADOLESCENCE

L'adolescence est une époque déterminante de la vie, notamment pour les os. Une étude récente a montré que, si elle a bu moins de 1 verre de lait par jour durant son adolescence, toute femme parvenue à l'âge de 50 ans a une densité osseuse beaucoup plus faible et un risque deux fois plus élevé que les autres de subir une fracture. La quantité de lait ou de calcium absorbée par la suite n'influence pas les résultats.

OMÉGA-3 ET OMÉGA-6
ACIDES GRAS ESSENTIELS

Les acides gras oméga-3 sont dits essentiels parce que l'organisme, qui en a absolument besoin pour fonctionner, est incapable de les fabriquer. Il est donc essentiel de se les procurer grâce aux aliments. Ces acides gras se trouvent dans les poissons gras et dans l'huile de certaines plantes.

Également essentiels, les acides gras oméga-6 sont ceux que renferment en général les graines, les noix et fruits secs oléagineux et les huiles végétales. Ils sont apportés aussi en petites quantités par les légumes verts. Il faut veiller à équilibrer dans l'alimentation ces deux acides gras, qui se complètent l'un l'autre. Les oméga-3 aident à réduire l'inflammation et la plupart des oméga-6 tendent à en causer : voilà l'exemple d'un déséquilibre qui peut entraîner des maladies. Une bonne alimentation devrait fournir entre 1 et 5 fois plus d'oméga-6 que d'oméga-3, mais la proportion actuelle en France se situe plutôt de 11 à 30 pour 1. Il faut donc rechercher activement des sources d'oméga-3. En comparaison, le régime méditerranéen présente un meilleur équilibre entre les acides gras oméga-3 et oméga-6, probablement parce qu'il n'inclut pas d'huile de tournesol, très riche en oméga-6.

Les différents types d'oméga-3

Il y a trois types d'acides gras oméga-3 : l'acide alpha-linolénique (ALA), l'acide eicosapentaénoïque (EPA) et l'acide docosahexaénoïque (DHA). L'organisme dispose d'enzymes capables de convertir l'ALA en EPA et en DHA, plus faciles à utiliser. Mais ces deux derniers types d'oméga-3 sont aussi fournis directement par les huiles de poisson.

On trouve l'EPA et le DHA dans les poissons gras comme le saumon, le thon, le maquereau, le hareng et les sardines, et l'ALA dans les graines de lin, les noix, l'huile de colza et, en petites quantités, dans les légumes à feuilles vert foncé.

Les avantages pour la santé

C'est en étudiant l'alimentation des Inuits du Groenland que les chercheurs ont découvert les avantages des oméga-3. Ces populations sont beaucoup moins touchées que d'autres par les maladies de cœur, la polyarthrite rhumatoïde et le psoriasis. Comme leur alimentation est riche en graisse de baleine, de phoque et de saumon, on en a conclu que les acides gras oméga-3 que renferment ces aliments avaient vraiment le pouvoir de combattre ces maladies.

La recherche se poursuit toujours en ce sens. L'effet des acides gras essentiels est surtout probant sur les maladies du cœur et les facteurs qui y sont reliés, mais leurs autres effets thérapeutiques apparaissent également très intéressants.

Les maladies cardio-vasculaires

Il y a tout lieu de croire que l'EPA et le DHA des huiles de poisson réduisent les facteurs de risque de maladies coronariennes comme l'hypertension et l'hypercholestérolémie. Des travaux ont aussi démontré que ces acides gras pouvaient prévenir la formation de plaques d'athérome et de caillots sanguins, abaisser les triglycérides, réduire l'arythmie, et protéger contre la mort

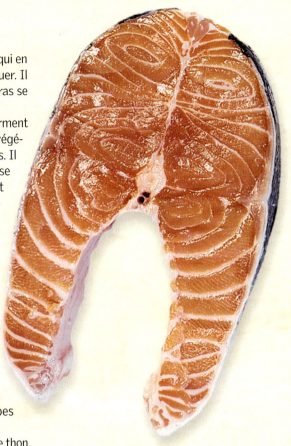

Sources recommandées d'acides gras oméga-3

- ✔ **Poissons gras :** saumon, sardine, hareng, thon ou maquereau. Mangez-en plusieurs fois par semaine.
- ✔ **Graines de lin broyées :** broyez-les dans un moulin à café et parsemez-en dans les céréales, les soupes, les salades. Ou prenez-en 1 à 2 cuillerées à soupe par jour.
- ✔ **Noix :** à manger seules ou associées à des salades. L'huile de noix fait d'excellentes vinaigrettes.
- ✔ **Huile de colza :** pour les vinaigrettes et les sauces froides, type mayonnaise.

RECOMMANDATIONS SUR LES HUILES DE POISSON

L'American Heart Association recommandait déjà le poisson et les huiles de poisson pour diminuer le risque de maladies coronariennes. Elle les suggère maintenant aux cardiaques et à ceux dont le taux de triglycérides est trop élevé. Voici ses nouvelles recommandations.

INDICATION	QUE MANGER ?
Pour prévenir le risque coronarien	Au moins 2 plats de poisson par semaine.
À la suite d'une crise ou d'un épisode cardiaque	Environ 1 000 mg par jour d'huile de poisson, dérivée si possible d'une variété de poissons gras et de suppléments (sur prescription médicale).
Pour faire baisser les triglycérides	2 000 à 4 000 mg de suppléments d'huile de poisson, sous surveillance médicale.

ATTENTION

Parce que l'huile de poisson peut réduire le temps requis pour la coagulation du sang, il faut la prendre en suppléments uniquement sur l'avis du médecin, surtout si l'on prend déjà des anticoagulants comme la warfarine. Chez les Inuits du Groenland étudiés dans les années 1960, l'infarctus était rare, mais les hémorragies cérébrales beaucoup plus fréquentes !

par arrêt cardiaque. Des études sur des patients ayant survécu à une crise cardiaque ont rapporté qu'un supplément quotidien d'acides gras oméga-3 pouvait réduire les risques de mortalité, de récidives et d'accident vasculaire cérébral. (Voir les nouvelles recommandations ci-dessus.)

Le diabète

Chez les diabétiques, les taux sanguins sont souvent élevés en triglycérides et faibles en HDL. Les acides gras oméga-3 (EPA ou DHA) peuvent aider à faire baisser les triglycérides et à augmenter les HDL, mais on craint que l'ALA ne soit pas aussi efficace chez les diabétiques, car il se pourrait que leur capacité de le convertir en EPA et en DHA soit déficiente.

L'arthrite

Des études ont conclu que les suppléments d'oméga-3 pouvaient réduire la sensibilité dans les articulations, atténuer les raideurs matinales et diminuer les besoins en anti-inflammatoires chez ceux qui souffrent de polyarthrite rhumatoïde.

La dépression

Les personnes dont l'alimentation est déficiente en oméga-3 pourraient être davantage exposées à la dépression. Ces acides gras étant d'importants éléments dans la paroi des cellules nerveuses, ils aideraient les cellules à communiquer entre elles, ce qui est important pour la santé mentale.

L'hyperactivité avec déficit d'attention

Il est possible que les enfants hyperactifs qui souffrent d'un déficit d'attention manquent d'acides gras essentiels. Des recherches ont démontré qu'en cas de carence en oméga-3, il y avait plus de problèmes d'apprentissage et de comportement que chez la moyenne. En attendant des études contrôlées pour examiner l'effet des suppléments d'oméga-3 sur ces symptômes, une alimentation renfermant de bonnes doses de ces acides gras reste une approche raisonnable.

Le cancer du sein

L'équilibre entre les oméga-3 et les oméga-6 pourrait se révéler un facteur important dans l'évolution des cancers du sein. Les recherches sont encore en cours, mais on examine la possibilité de traiter, voire prévenir, le cancer du sein avec une combinaison d'acides gras oméga-3 et d'antioxydants comme la vitamine C, la vitamine E et le sélénium.

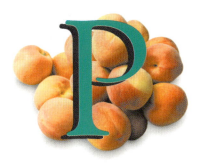

Pain

AVANTAGES
- bonne source de glucides complexes (amidon)
- riche en vitamines du groupe B
- le pain complet est riche en fibres, en magnésium et en fer

INCONVÉNIENTS
- renferme souvent beaucoup de sel
- a parfois un index glycémique élevé
- renferme du gluten : ne doit pas être consommé en cas de maladie cœliaque
- réactions possibles chez les personnes allergiques aux moisissures

Depuis les temps préhistoriques, l'homme sait transformer les céréales en pain, en utilisant des pierres pour moudre le grain en farine, de l'eau pour en faire une pâte et du feu pour la cuisson.

Chaque culture a développé sa méthode propre pour faire le pain. L'immense variété de pains qui existe à travers le monde – pain de blé ou de seigle, pain au levain ou multigrains, pumpernickel, bagels, muffins, croissants, matzos, tortillas, pitas, chapatis… – témoigne en quelque sorte de la diversité des sociétés et de l'ingéniosité de l'homme qui partout a su explorer les ressources de son environnement.

UNE PÂTE QUI LÈVE
Dans les cultures traditionnelles, le pain est plat car n'y entre aucune levure. Il est fait tout simplement de farine et d'eau, puis cuit à la vapeur ou dans la friture ou directement sur le feu. C'est le cas du matzo (ou pain azyme), des tortillas, du pain chapati et des craquelins. L'addition d'un agent levant – levure, bicarbonate de soude, levain – permet à la pâte de gonfler, ce qui confère une certaine légèreté au pain une fois cuit. C'est ainsi que le pain est fabriqué dans la plupart des pays industrialisés.

En France, le pain est traditionnellement élaboré à partir de farine (de blé, et parfois d'autres céréales), d'eau, avec un peu de sel, et de levure ou levain. La réglementation, fort stricte, n'autorise que très peu d'autres ingrédients, destinés à améliorer la qualité de la panification : de la farine de fève et de soja, du malt de blé et des enzymes naturelles pour favoriser la fermentatifs ; de l'acide ascorbique (ou vitamine C) pour renforcer la souplesse et la tenue de la pâte ; de la lécithine de soja pour freiner l'oxydation. Le pain dit de tradition française, de haute qualité, est fabriqué avec une farine spéciale, et ne peut être additionné que de farine de fève ou de soja et de malt de blé. Il existe aussi différents types de pain, portant des marques spécifiques, qui sont confectionnés avec des farines sélectionnées et selon des procédés traditionnels.

UNE RECETTE TRÈS SIMPLE
La fabrication du pain commence par le pétrissage, qui consiste à mélanger tous les ingrédients de la pâte. Vient alors l'étape dite du pointage, ou première fermentation en pétrin (décisive pour l'arôme du pain). La pâte commence à lever, devient plus ferme et élastique. Elle est ensuite divisée en pâtons, que l'on façonne selon les formes souhaitées pour le pain (cette opération est souvent réalisée à l'aide d'une machine). On laisse reposer les pâtons, pour une nouvelle phase de fermentation : l'apprêt. Quand les pâtons ont triplé de volume, ils peuvent être enfournés et cuits.

Un bon pain se reconnaît à sa croûte craquante et bien dorée, sonore sous le doigt. La mie, de couleur blanc crémeux ou blanc-beige (selon la farine utilisée), est élastique, bien alvéolée et non collante. Il se conserve sans rassir jusqu'au lendemain, au frais et au sec (pour lui garder sa souplesse). Mais on peut aussi – surtout s'il s'agit de pain au levain – le conserver quelques jours dans un linge, dans le bas du réfrigérateur.

LE SAVIEZ-VOUS ?

LE PAIN PRÉEMBALLÉ CONTIENT BEAUCOUP D'ADDITIFS

Le pain préemballé d'origine industrielle est souvent additionné de matières grasses, ainsi que de sucre. Il peut aussi renfermer d'autres additifs que ceux prévus pour le pain de boulanger, notamment des conservateurs tels le propionate de calcium ou l'acide propionique, qui permettent de le conserver plus longtemps. Tous les ingrédients doivent obligatoirement être mentionnés sur l'emballage.

VALEUR NUTRITIONNELLE

Le pain est un aliment riche en glucides complexes, quasiment dépourvu de graisses et renfermant environ 8 g pour 100 g de protéines végétales. Il apporte de 235 à 270 kcal pour 100 g, mais contrairement à ce que l'on croit, il ne fait pas particulièrement grossir. Il n'est d'ailleurs nullement interdit dans un régime minceur : on en contrôle simplement la consommation, comme on le fait pour tous les féculents. Autres atouts du pain : ses apports en minéraux, particulièrement en fer et en magnésium, en vitamines du groupe B – surtout B_1 et B_3 – et en fibres, apports d'ailleurs nettement plus élevés dans le pain complet que dans le pain blanc.

Le pain complet est considéré comme le plus intéressant pour un bon équilibre alimentaire. Ses fibres abondantes procurent une satiété durable, favorisent le bon fonctionnement intestinal et seraient capables d'améliorer le métabolisme des glucides et des lipides. Ses minéraux et vitamines contribuent efficacement à couvrir nos besoins. Ainsi, pour un homme adulte, la consommation quotidienne de 200 g de pain complet représente 35 % de l'apport nutritionnel conseillé (ANC) en vitamine B_1 et en magnésium, et 45 % de l'ANC en vitamine B_3 et en fer. Pour une femme adulte, une consommation de 150 g de pain complet couvre 30 % de l'ANC en vitamine B_1 et en magnésium, 45 % de l'ANC en vitamine B_3, et 20 % de l'ANC en fer. Le pain complet est donc bien un aliment nourrissant au meilleur

PAINS DE TOUS LES PAYS : *pitas, muffins, crumpets, naans, pain italien, aux raisins, de blé entier, baguette, de blé entier croûté, bagel, aux graines de pavot et de campagne.*

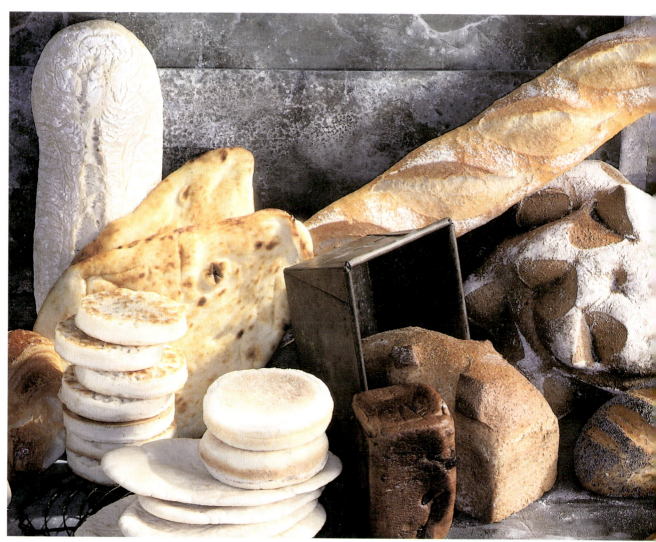

sens du terme, capable d'améliorer les qualités nutritionnelles de l'ensemble de l'alimentation.

LES PAINS EN FRANCE

Pain blanc. Proposé sous différents formats : baguette (200 ou 250 g), flûte, bâtard (plus court), ficelle, pain épi, pain polka (aux incisions tracées en quadrillage), couronne…

Pain bis. À base de farine semi-complète (moins raffinée que la farine blanche).

Pain complet. Obtenu à partir de farine complète (ou intégrale).

Pain au son. Fabriqué avec de la farine blanche – ou parfois semi-complète – additionnée de son de blé.

Pain au levain. Sa fermentation est due à du levain prélevé sur la pâte de la journée précédente. Il possède une saveur légèrement acidulée et se conserve bien.

Pain de campagne. Il peut être fabriqué à partir de farine blanche ou bise (ou d'un mélange des deux), parfois avec du levain ; fariné après cuisson.

Pain de gruau. Fabriqué avec une farine très raffinée et riche en gluten, il a une mie fine et légère.

Pain de seigle. Obtenu à partir de farine de seigle (au moins 65 %) et de blé, il a une pâte assez dense, de saveur nettement acidulée.

Pain au seigle. Très différent du précédent, car fabriqué avec 10 % de farine de seigle seulement, il a une saveur beaucoup moins typée.

Pain aux céréales. Confectionné à partir d'un mélange de farine de blé et de farines d'autres céréales (millet, orge, avoine, seigle…), avec parfois des grains concassés dans la pâte, ou des graines de lin ou de sésame en surface.

Pain de mie. À base de farine très blanche, il renferme aussi du lait et des matières grasses (environ 10 %), et il est cuit en moule.

Pain viennois. Il est confectionné à partir de farine très blanche additionnée d'extrait de malt et de lait, façonné en baguette.

Pain brioché. On ajoute à la pâte des œufs, du lait, des matières grasses et un peu de sucre.

LES PAINS DU MONDE ENTIER

Bagel. Apporté par la communauté juive originaire d'Europe de l'Est, ce petit pain est d'abord bouilli puis cuit au four, et garni de graines de carvi, de sésame, de pavot ou de gros sel.

Chapati. Pain plat d'origine indienne préparé avec de la farine blanche ou de la farine de blé entier.

Ciabatta. L'huile d'olive confère à ce pain italien au levain son moelleux caractéristique.

Matzo. C'est le pain azyme, ou matzo, qui se mange par tradition pour fêter la pâque juive.

Muffin. Petit pain anglais à base de farine blanche protéinée, cuit à la poêle ou sur une plaque.

Naan. Pain plat indien qui est mis à cuire dans la partie la plus chaude du four tandoori.

Pain de maïs. Ce pain portugais marie farine de maïs et farine de blé, et s'enrichit de lait et d'œufs.

Pita. Importé du Moyen-Orient, le pita gonfle à la cuisson, puis retombe, formant une galette emprisonnant une couche d'air.

Pumpernickel. Pain de seigle noir allemand, très dense, d'une couleur brune prononcée.

Tortilla. Galette mexicaine à base de farine de blé ou de farine de maïs, de sel et d'eau. ❖

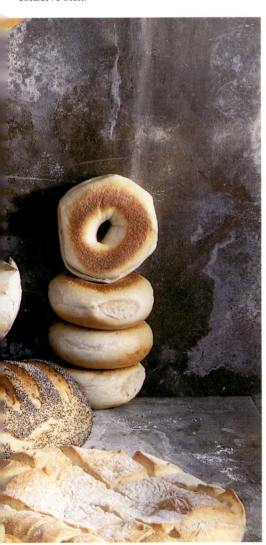

> ### LE SAVIEZ-VOUS ?
> #### L'INDICE GLYCÉMIQUE DU PAIN VARIE
> On a longtemps cru que le pain blanc avait un indice glycémique (IG) plus élevé que le pain complet. Une étude récente montre le contraire et fournit des résultats surprenants : la baguette classique a un IG de 78 et celle « de tradition française » un IG de 57 seulement, contre un IG de 85 pour la boule de pain complet !

Pamplemousse

AVANTAGES
- riche en vitamine C et en potassium
- le rose et le rouge contiennent du lycopène et du bêta-carotène, puissants antioxydants
- peu calorique
- ses bioflavonoïdes protègent contre le cancer et les maladies cardio-vasculaires

INCONVÉNIENTS
- peut déclencher des réactions allergiques chez les sujets sensibles aux agrumes
- le jus de pamplemousse modifie l'efficacité de certains médicaments

ATTENTION

Le jus de pamplemousse est contre-indiqué avec certains médicaments, car il augmente leur efficacité, provoquant ainsi des effets secondaires. Les médicaments en question sont la félodipine, un antihypertenseur, et en général tous ceux qui servent à traiter l'anxiété, la dépression, l'hypertension et l'hyperlipidémie. Pour plus de sécurité, il vaut mieux éviter le jus de pamplemousse tant qu'on n'a pas obtenu du médecin ou du pharmacien l'assurance qu'il ne nuit pas au médicament prescrit.

LE ROSE ET LE ROUGE SONT ENCORE MEILLEURS POUR LA SANTÉ.
Un pomelo rose ou rouge, c'est encore mieux, car il est riche en lycopène, antioxydant associé à un risque réduit de cancer de la prostate.

Le fruit que nous connaissons sous le nom de pamplemousse est en réalité un pomelo, descendant du pamplemousse vrai, un fruit plutôt amer et peu juteux. Savoureux et désaltérant, il est souvent consommé au petit déjeuner, mais aussi en collation et sous forme de jus. Une moitié de pamplemousse (120 g, poids net) apporte environ 45 mg de vitamine C, soit plus du tiers de l'apport nutritionnel conseillé (ANC), de même que 170 mg de potassium. Les pomelos rose et rouge sont riches en bêta-carotène, précurseur de la vitamine A.

Un verre de 200 ml de pur jus de pamplemousse fournit 76 mg de vitamine C, donc près des trois quarts de l'ANC, et tous les nutriments du fruit frais, sauf les fibres insolubles. Le jus de pamplemousse peut être amer, mais on en trouve aujourd'hui à base de variétés roses et rouges, plus riches en sucres naturels.

Certains régimes amaigrissants préconisent le pamplemousse sous prétexte qu'il aurait la faculté d'éliminer les graisses. Aucun aliment n'a ce pouvoir. Quiconque suit un régime à base de pamplemousse a de fortes chances de maigrir parce qu'il mange peu du reste, s'exposant ainsi à de sérieuses carences. Cela dit, cet agrume reste un aliment à privilégier quand on veut perdre du poids, car 1 pamplemousse n'apporte que 75 kcal, tandis que ses nombreuses fibres satisfont l'appétit.

Le pamplemousse est très riche en pectine, fibre soluble qui aide à abaisser le taux de cholestérol sanguin. De récentes études montrent que le pamplemousse renferme d'autres substances susceptibles de prévenir certaines maladies. Les variétés rose et rouge, par exemple, sont riches en lycopène, un antioxydant qui semblerait diminuer l'incidence du cancer de la prostate. Les chercheurs n'ont pas encore trouvé son mode d'action, mais une recherche menée pendant 6 ans à Harvard, et portant sur 48 000 médecins et travailleurs de la santé, a fait ressortir que 10 portions hebdomadaires d'aliments riches en lycopène entraînaient une réduction de 50 % des cancers de la prostate.

Parmi les autres phytonutriments utiles que renferme le pamplemousse, l'acide phénolique empêche la formation des nitrosamines causant le cancer ; les limonoïdes, les terpènes et les monoterpènes stimulent la production d'enzymes

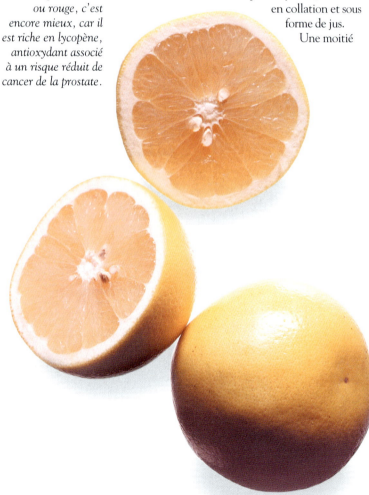

aidant à prévenir le cancer ; les bioflavonoïdes entravent l'action d'hormones propices aux tumeurs. Il semblerait qu'un demi-pamplemousse par jour puisse soulager les symptômes de maladies inflammatoires comme la polyarthrite rhumatoïde et le lupus érythémateux, sans doute parce que certains de ses phytonutriments entravent l'action des prostaglandines causant l'inflammation. Les sujets allergiques aux agrumes peuvent l'être au pamplemousse ainsi qu'à une huile présente dans sa peau. ❖

Panais

AVANTAGES

- riche en fibres ; assez peu calorique
- savoureux substitut de la pomme de terre
- bonne source d'acide folique et de potassium

Le panais, légume-racine de la famille des carottes, possède une saveur de noisette légèrement sucrée, et peut se substituer à la pomme de terre et aux autres féculents. Il est plus connu dans le sud de la France que dans le Nord, et s'utilise dans le pot-au-feu avec la carotte et le chou-rave. Il a meilleur goût s'il a été cueilli après la première gelée, car le froid transforme son amidon en sucres.

Le panais est un féculent moyennement énergétique. Une portion de 100 g apporte 60 kcal, beaucoup de fibres, 500 mg de potassium, 10 mg de vitamine C et 60 µg d'acide folique.

À l'achat, choisissez des panais de la taille d'une carotte moyenne et rejetez ceux qui ont germé, ramolli ou flétri. Pour qu'ils restent fermes, tranchez la tige avant de les ranger afin qu'elle ne se développe pas au détriment de la racine ; de cette façon, ils se conserveront plusieurs semaines. ❖

Papaye

AVANTAGES

- excellente source de vitamine C et de potassium
- riche en acide folique et en bêta-carotène
- attendrit la viande

INCONVÉNIENT

- provoque une dermatite chez les sujets sensibles

Originaire d'Amérique centrale, la papaye est maintenant cultivée dans la plupart des pays tropicaux. Comme la majorité des fruits de couleur jaune et orange, elle est riche en vitamine C et en bêta-carotène, forme végétale de la vitamine A.

Une papaye moyenne fournit facilement deux fois l'apport nutritionnel conseillé (ANC) en vitamine C, 30 % de l'ANC en acide folique et 800 mg de potassium.

La papaïne que contient la papaye est une enzyme comparable à la pepsine que produit l'appareil digestif pour décomposer les protéines ; c'est pourquoi la papaye, employée comme ingrédient d'une marinade, peut faciliter la digestion de la viande.

On mange ce fruit cru après l'avoir ouvert en deux et débarrassé de ses graines. Celles-ci peuvent être séchées et devenir un condiment au parfum poivré.

Quelques morceaux de papaye ajoutés à la viande ou à la volaille avant la cuisson, non seulement les attendrissent, mais confèrent aussi au plat un agréable parfum exotique. La pectine du fruit sert également à épaissir la sauce.

Le jus de la papaye est délicieux, mais il faut se méfier des formes du commerce, qui sont trop souvent additionnées de sucre et d'eau. Il suffit en effet de 25 % de pulpe ou de jus de papaye dans de l'eau sucrée pour bénéficier de l'appellation « nectar » !

La papaïne servait jadis en médecine pour traiter la rupture d'un disque vertébral, mais le remède a perdu de sa popularité. On trouve encore de la papaïne dans les pommades destinées à nettoyer une plaie de ses tissus morts. Compte tenu de ses propriétés, les dermatites observées au contact du fruit ne sont donc pas nécessairement d'origine allergique. ❖

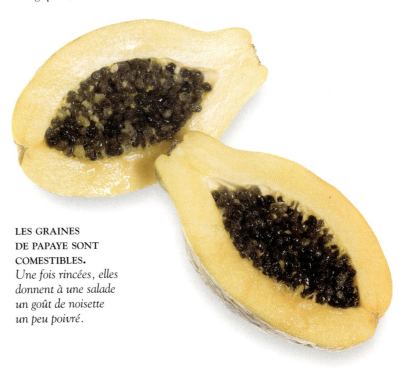

LES GRAINES DE PAPAYE SONT COMESTIBLES. *Une fois rincées, elles donnent à une salade un goût de noisette un peu poivré.*

Parkinson (maladie de)

PRIVILÉGIER

- fruits et légumes, produits céréaliers complets
- liquides pour faciliter la digestion
- purées ou aliments mous et onctueux pour faciliter la déglutition

RÉDUIRE

- aliments riches en protéines si le patient est sous traitement à la lévodopa

ÉVITER

- gain de poids excessif

Environ 150 personnes sur 100 000 souffrent de la maladie de Parkinson après 60 ans. Il s'agit d'une affection neurologique chronique et progressive qui se traduit par des tremblements incontrôlables, une fixité du regard, une rigidité musculaire, une posture penchée et une démarche raide, hésitante. La maladie varie d'une personne à l'autre : certains patients éprouvent des difficultés d'élocution et de déglutition ; d'autres souffrent de démence progressive. Cette maladie touche autant les hommes que les femmes et se développe généralement seulement après l'âge de 50 ans.

Les symptômes de la maladie de Parkinson sont dus à la dégénérescence progressive d'une partie du cerveau, les noyaux gris centraux de l'encéphale, où les cellules fabriquent la dopamine, élément chimique nécessaire à la fonction neuromusculaire. La cause sous-jacente en est généralement inconnue. Dans certains cas, on a pu faire un lien avec la cocaïne ou les traumatismes crâniens (chez les boxeurs). Dans quelques cas, une drogue a induit le Parkinson chez des toxicomanes. Quelques études ont fait état d'une incidence plus élevée de la maladie de Parkinson chez des travailleurs agricoles : la maladie pourrait être alors liée à l'utilisation de pesticides de type roténone.

Il n'existe pas de traitement du Parkinson, mais des médicaments, la lévodopa en particulier, peuvent en diminuer les symptômes et en ralentir la progression. Selon des études préliminaires, la coenzyme Q_{10} (supplément nutritionnel) pourrait être bénéfique. La chirurgie est réservée aux malades gravement atteints.

LE RÔLE DE L'ALIMENTATION

Il n'existe pas de traitement nutritionnel de la maladie de Parkinson. Toutefois, l'alimentation aide à augmenter l'effet de la lévodopa, et à soulager la constipation de même que les difficultés à mastiquer et à avaler. Le Parkinson est moins fréquent chez la femme : les œstrogènes du soja et de ses dérivés pourraient avoir un effet protecteur, comme le traitement hormonal substitutif (THS) de la ménopause.

Tenir compte de l'alimentation lors du traitement. La lévodopa est plus efficace si elle est absorbée par l'intestin grêle le plus rapidement possible après sa prise. Certains médecins recommandent de prendre le médicament de 20 à 30 minutes avant un repas, mais si cela provoque des nausées, on peut le prendre en même temps que des féculents ou du pain (glucides). Les protéines retardent l'absorption de la lévodopa ; il ne faut donc pas prendre le médicament en même temps que du lait ou des laitages. Manger moins de protéines pourrait être bénéfique. Des médecins lillois ont également montré qu'au début de la maladie, consommer les protéines après 16 heures atténue les symptômes diurnes.

Une bonne alimentation est utile pour d'autres symptômes. On diminuera la constipation en mangeant beaucoup de fruits et de légumes frais, des céréales complètes, d'autres aliments riches en fibres, et en buvant si possible au moins 1,5 litre d'eau ou d'autres liquides par jour. L'exercice aide le péristaltisme intestinal ; on recommande aussi aux parkinsoniens d'en faire parce qu'il conserve le tonus et la force musculaires. Il est important de surveiller son poids car un excès rend la mobilité encore plus difficile.

SOLUTIONS À DIVERS PROBLÈMES

Les parkinsoniens ont souvent de la difficulté à mastiquer et à avaler à cause d'un affaissement des muscles de la langue et du visage.

Pour éviter de s'étouffer. Asseyez-vous bien droit et penchez la tête légèrement en avant. Prenez de petites bouchées, mâchez bien et avalez tout avant d'en reprendre. Concentrez-vous pour faire avancer la nourriture vers l'arrière de la bouche avec votre langue et déglutissez de nouveau si vous avez la sensation que tout n'est pas passé. Prenez quelques gorgées de liquide entre les bouchées. Si vous vous mettez à tousser ou si vous avalez de travers, penchez-vous et toussez le menton baissé.

Hypersalivation et tremblements des mains. Des médicaments aident à diminuer la propension à baver. Il faut aussi choisir des aliments faciles à mâcher et à avaler : céréales bien cuites, œufs pochés ou brouillés, soupes, purée, riz, pâtes, dinde ou poulet hachés, poisson sans arêtes et bien cuit, fruits et légumes en purée, yaourt, jus de fruits. Si manger vous épuise à cause des tremblements et du manque de force, prenez de plus petits repas, plus fréquents. ❖

Pâtes

AVANTAGES
- source utile de glucides complexes, de protéines, de vitamines du groupe B et de potassium
- pauvres en graisses et en sodium
- économiques et polyvalentes

INCONVÉNIENT
- parfois servies avec des sauces trop riches

Aux spaghettis à la sauce tomate et aux macaronis au fromage de jadis se sont ajoutés peu à peu d'innombrables types de pâtes et de sauces italiennes fort appréciées jusqu'à l'avènement des régimes pauvres en glucides (voir Glucides). On se demande aujourd'hui quelle est la véritable valeur des pâtes sur le plan de la nutrition.

Les pâtes classiques sont confectionnées avec de la semoule de blé dur, riche en gluten, qui a une excellente tenue à la cuisson et donne des pâtes non collantes. Lorsqu'elles sont cuites al dente, comme en Italie, leur index glycémique reste modéré : leurs sucres passent progressivement dans le sang, la glycémie ne monte pas en flèche, et on n'observe pas non plus d'élévation brutale du taux d'insuline.

Les pâtes complètes, faites avec des semoules complètes, renferment trois fois plus de fibres et rassaient davantage encore. On sait que les céréales complètes font baisser les risques de diabète, de maladies cardiaques et de plusieurs cancers. En revanche, les pâtes du commerce aromatisées à la tomate ou aux épinards ne sont pas plus nourrissantes que les pâtes blanches, mais apportent de la variété dans les menus.

Les pâtes constituent un aliment de choix pour les sportifs, puisqu'elles représentent le carburant idéal pour les muscles. Leurs glucides complexes peuvent être utilisés par l'organisme pour constituer des réserves d'énergie sous forme de glycogène musculaire : c'est l'objectif de la *pasta party* à laquelle se prêtent volontiers les athlètes la veille d'une épreuve de longue durée.

VALEUR ÉNERGÉTIQUE

Une portion de 200 g de pâtes cuites (environ 60 g crues) ne fournit en elle-même que 230 kcal. Mais si on y ajoute du beurre, du fromage, une sauce riche, on peut doubler cette valeur ! Heureusement, il existe plusieurs moyens de limiter les calories. On peut utiliser de la ricotta ou du gruyère allégés, de la crème légère plutôt que du beurre, ou encore un coulis de tomates au lieu d'une sauce à la viande.

TOUTES NE SONT PAS ÉGALES. *Les pâtes blanches sont parfois enrichies avec du germe de blé, mais les pâtes à la farine complète sont les meilleures pour la santé.*

LE SAVIEZ-VOUS ?

DES PÂTES POUR LE MORAL

C'est un élément chimique dans le cerveau, la sérotonine, qui fait qu'on se sent bien. Quand on mange un aliment glucidique comme les pâtes, le niveau de sérotonine augmente en même temps que la glycémie. L'effet survient en 30 minutes et dure plusieurs heures. En associant les pâtes aux protéines, on annule cet effet ; avec les pâtes complètes et cuites al dente, plus longues à décomposer, on en prolonge la durée.

UN PETIT TRUC

POUR RÉDUIRE LES CALORIES...

Servez, en accompagnement de votre plat de pâtes, de fines lamelles de courgettes rapidement pochées à l'eau bouillante : elles apportent moins de 20 kcal pour 100 g et ont le pouvoir, en outre, de faire baisser l'apport calorique total du plat.

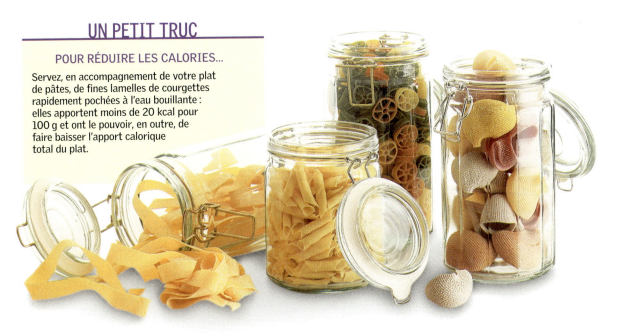

296 PÊCHE

LA SANTÉ EST DANS LA SAUCE

La qualité nutritive d'un plat de pâtes dépend en grande partie de ce qui entre dans la sauce. Huile d'olive, ail, oignons, champignons, tomate et basilic frais sont de bons ingrédients. D'autres sont moins recommandables à cause de leur forte teneur en graisses et en calories. Osez innover !

- Mélangez les pâtes avec des tomates fraîches coupées en dés ; assaisonnez de fines herbes.

- Faites un pesto avec la moitié de l'huile, du fromage et des pignons de la recette habituelle ; augmentez le basilic et l'ail. Mouillez la sauce avec du vin blanc.

- Préparez un hachis de légumes au mixeur, faites-le mijoter avec des fines herbes et des épices, et intégrez-le aux pâtes cuites.

- Dans une sauce crémeuse, remplacez la crème par du lait demi-écrémé ou du lait écrémé concentré.

- Dans la sauce d'une salade de pâtes, utilisez de la crème allégée ou du yaourt au lieu de la crème ordinaire.

- Pour valoriser les protéines des pâtes dans un repas végétarien, mélangez-les à une légumineuse – des haricots, des lentilles, des pois chiches, par exemple.

- Au lieu d'y mettre du beurre et du fromage, arrosez les pâtes de bouillon et saupoudrez-les très légèrement de parmesan râpé finement.

- Dans la sauce tomate, ajoutez des olives hachées plutôt que de la viande.

VALEUR NUTRITIONNELLE

Outre les glucides complexes (environ 45 g par portion), les pâtes apportent une bonne quantité de potassium et un peu de fibres (4 g par portion). Bien que leurs protéines (environ 8 g par portion) soient incomplètes, les acides aminés manquants sont faciles à trouver dans le fromage ou la viande d'accompagnement.

Les pâtes aux œufs sont additionnées de 140 g d'œufs au moins pour 1 kilo de pâtes crues, soit l'équivalent d'environ 10 g d'œuf par portion. De ce fait, elle renferment un peu de graisses et environ 20 mg de cholestérol par portion.

Il existe des pâtes à haute teneur en protéines, enrichies avec de la farine de soja et des protéines de lait.

Les pâtes au germe de blé fournissent un complément intéressant de magnésium et de vitamine E, et ont une saveur typée très agréable. ❖

SAVOIR CHOISIR LES PÊCHES

- Recherchez les pêches jaunes ou crème teintées de rouge. Des traces de vert indiquent une pêche trop tôt cueillie.
- La peau doit être exempte de meurtrissures.
- L'extrémité du pédoncule doit exhaler le parfum caractéristique de la pêche.

Pêche

AVANTAGES

- bonne source de bêta-carotène et quantités utiles de vitamine C et de potassium
- bonne source de fibres alimentaires bien tolérées

La pêche est originaire de Chine, où elle devait jouer – ainsi qu'au Japon – un important rôle symbolique. C'est un fruit savoureux qui se déguste seul en dessert ou en collation, dans une salade de fruits ou dans un plat cuisiné de viande ou de volaille. Elle peut être grillée, pochée ou cuite au four dans des tartes et pâtisseries en tout genre.

Bien qu'il en existe d'innombrables variétés, les pêches se classent en principe en deux catégories : les pêches à chair blanche, les plus traditionnelles, mais aussi les plus fragiles, et les pêches à chair jaune, parfois nommées pêches-abricots, qui ont tendance à s'imposer.

La pêche fournit une bonne quantité de bêta-carotène et un peu de vitamine C. Elle renferme des fibres, surtout de la pectine, fibre soluble qui aide à faire baisser le taux de « mauvais » cholestérol (LDL). Une pêche moyenne apporte 40 kcal (70 kcal si elle est conservée au sirop) et 160 mg de potassium.

La pêche peut être facteur d'allergie, tout comme ses proches parents, l'abricot, la prune et la cerise, sans oublier l'amande. Elle contient aussi des salicylates, auxquels réagissent les personnes allergiques à l'aspirine.

La saison des pêches s'étend de mai à septembre et atteint son apogée en juillet et en août. La pêche, une fois cueillie, ne devient pas plus sucrée : ses teneurs en sucres et en acides organiques n'évoluent plus après la récolte. En revanche, ses pectines peuvent continuer à évoluer : une pêche un peu ferme peut devenir un peu plus tendre, si on la laisse 1 ou 2 jours à température ambiante. On choisira à l'achat une pêche lourde, cédant légèrement à la pression du doigt, et exhalant un doux parfum. Il faut choisir des fruits à la peau bien colorée, saine et sans meurtrissures.

Lorsque sa texture est relativement tendre, la pêche est prête à manger. Elle se conservera encore de 3 à 5 jours au réfrigérateur. ❖

Pesticides

Voir page ci-contre

PESTICIDES
■ SONT-ILS SANS RISQUES ? ■

Les pesticides assurent des récoltes abondantes, mais il y a toujours lieu de craindre les effets nocifs d'un usage abusif sur la santé et l'environnement. Une alimentation variée réduit les dangers d'une exposition aux contaminants. Certains aliments, surtout les fruits et les légumes très colorés, peuvent aussi aider l'organisme à faire échec aux substances toxiques.

La remarquable productivité de l'agriculture moderne est attribuable à une multitude de produits complexes mis au point par l'industrie agrochimique : engrais et pesticides pour les récoltes, antibiotiques et autres médicaments pour le bétail, additifs pour l'alimentation animale. Dans les pays industrialisés, on a pu ainsi produire une nourriture abondante à faible coût.

Inévitablement, des résidus de pesticides se retrouvent dans les aliments, qu'ils soient d'origine végétale ou animale. Des substances potentiellement nocives peuvent s'intégrer aussi aux aliments pendant leur transformation industrielle. Les polluants de l'air, de l'eau et du sol – métaux lourds comme le mercure, composés toxiques persistants tels les BPC (biphényles polychlorés) et les dioxines – se retrouvent également dans la chaîne alimentaire.

Cela ne signifie pas que la moindre trace de ces substances constitue un danger pour la santé. Le danger dépend non seulement du degré de toxicité, mais aussi de la nature et de la durée de l'exposition à la substance toxique. Paracelse, célèbre alchimiste de la Renaissance, n'affirmait-il pas que « la dose fait le poison » ?

Les travailleurs de l'agriculture et du secteur agroalimentaire, s'ils sont exposés aux pesticides, courent évidemment des risques beaucoup plus grands et immédiats que les consommateurs qui en absorbent d'infimes quantités. Certains pesticides trouvés dangereux à hautes doses lors des essais en laboratoire se révèlent assez inoffensifs s'ils ne sont présents qu'à l'état de traces dans une alimentation équilibrée et variée. Cela dit, on s'interroge malgré tout – et sans doute à juste titre – sur leurs effets à long terme sur la santé.

Quels sont les risques ?

À partir du moment où l'on emploie des pesticides, il en reste forcément des traces – plus ou moins importantes – dans l'environnement. Il est donc logique que l'on s'interroge sur leur nocivité éventuelle, ces produits étant par ailleurs très actifs contre l'ensemble des organismes vivants, animaux ou végétaux. Il faut savoir que les études sur l'homme sont ponctuelles, rares et difficiles à mener.

La plupart des études ont été faites sur des animaux, avec des doses très supérieures à celles qu'on pourrait retrouver dans l'alimentation humaine : leurs conclusions sont donc difficilement transposables à l'homme. Cependant, différentes pathologies ont pu être reliées à une exposition aux pesticides.

Ces substances sont soupçonnées d'aggraver – voire de déclencher – de l'asthme chez des personnes prédisposées. Les insecticides organochlorés qui agissent sur le système nerveux des insectes pourraient en faire autant chez l'être humain, et favoriser spasmes et troubles du même type.

Les différents pesticides

L'appellation générique de pesticides regroupe différents produits, notamment :

✔ **Les insecticides.** Ils provoquent la mort des insectes, et sont les pesticides les plus utilisés. Les plus connus – et les plus critiqués – sont les organochlorés, dont beaucoup sont aujourd'hui interdits (comme le DDT), car ils persistent dans l'environnement très longtemps, jusqu'à plusieurs dizaines d'années. On les a remplacés par des carbamates et des organophosphorés, très toxiques mais laissant moins de résidus. Dans ce groupe figurent aussi les dérivés du pyrèthre, moins nocifs pour l'homme.

✔ **Les herbicides.** Très utilisés également, ils permettent de lutter contre les mauvaises herbes et de nettoyer le sol avant les cultures.

✔ **Les fongicides.** Ces substances luttent contre les champignons et les moisissures, dont certains, telle la patuline des pommes, sont très toxiques.

✔ **Les rodonticides.** Ils tuent les rongeurs (rats, souris, mulots...) qui peuvent dévaster les récoltes. Il s'agit, par exemple, d'anticoagulants qui provoquent des hémorragies internes chez l'animal.

✔ **Les nématicides.** Ils servent à éliminer les vers, en particulier ceux qui s'attaquent aux racines. Ils peuvent être très dangereux pour l'homme.

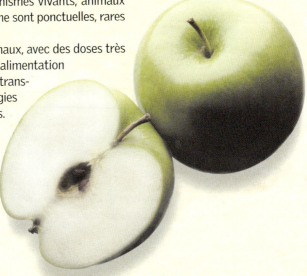

Le mercure dans la chaîne alimentaire

Certains composés toxiques, en particulier les métaux lourds, persistent dans l'environnement et se concentrent davantage à mesure qu'ils remontent la chaîne alimentaire. C'est par exemple le cas du mercure, que l'on retrouve dans le poisson et qui est très toxique pour l'être humain.

Le mercure pénètre dans l'atmosphère surtout lors de la production d'électricité par les centrales thermiques au charbon. Il acquiert de la toxicité au contact des bactéries des lacs et des océans qui le convertissent en méthylmercure, que les poissons absorbent et stockent dans leurs tissus adipeux.

Le méthylmercure est particulièrement toxique pour les femmes enceintes, celles qui allaitent et les jeunes enfants. Une exposition même minime peut affecter un cerveau en croissance et avoir des répercussions neurologiques et comportementales. Chez l'adulte, il augmente le risque de contracter une maladie cardiaque.

C'est pourquoi, en Europe, un taux maximal de mercure a été fixé à 0,1 mg pour 100 g de partie comestible dans le thon, et à 0,05 mg dans les autres poissons.

Ces valeurs sont compatibles avec les recommandations des nutritionnistes de consommer du poisson 2 ou 3 fois par semaine si possible, afin de bénéficier de ses atouts nutritifs (oméga-3, iode, protéines, sélénium, vitamines du groupe B, notamment).

Parmi les fongicides, les carbamates sont accusés de faire baisser le taux de fertilité masculine, en entraînant une diminution du nombre des spermatozoïdes. Certains herbicides et insecticides pourraient également provoquer des retards de croissance, voire des malformations, chez le fœtus. Enfin, il est beaucoup question aujourd'hui des perturbations hormonales provoquées par de nombreux contaminants, dont les métaux lourds et les dioxines, et une cinquantaine de molécules chimiques utilisées en tant que pesticides, comme les organochlorés. Ces substances ont une structure proche de celle des hormones humaines, et seraient responsables de dérèglements des systèmes immunitaire, nerveux et reproducteur. On les accuse aussi de jouer un rôle dans l'augmentation actuelle de certains cancers (du sein, de la prostate ou des testicules).

Cependant, obtenir la preuve de la responsabilité des pesticides dans toutes ces pathologies va nécessiter encore beaucoup d'études, obligatoirement très longues et très coûteuses. C'est pourquoi il est indispensable d'adopter le « principe de précaution » et d'agir en amont, non seulement pour limiter les quantités employées, mais aussi pour éviter les associations de molécules actives, car on ignore pratiquement tout de l'effet de l'interaction de ces substances dans l'organisme.

Les femmes et les enfants d'abord

Certaines franges de population sont plus sensibles que d'autres à une exposition aux pesticides. À ce titre, les femmes enceintes et celles qui allaitent constituent des groupes insuffisamment étudiés par les chercheurs. Une chose est certaine cependant : des substances potentiellement toxiques comme les BPC passent, certes en quantités infimes, dans le lait maternel. Cela dit, les avantages nutritionnels de l'allaitement maternel continuent de l'emporter de loin sur les risques.

Les nourrissons et les très jeunes enfants constituent également un groupe à risque. En effet, par rapport à leur poids corporel, la quantité de nourriture qu'ils absorbent est très élevée. Des taux de résidus de pesticides dans les aliments jugés acceptables pour les adultes peuvent s'avérer toxiques pour eux. Depuis mars 2005, la réglementation européenne impose des normes de résidus de pesticides particulièrement sévères dans les aliments infantiles comme les laits spéciaux, les farines infantiles, les petits pots, etc. La limite maximale de résidus (LMR) à ne pas dépasser dans ces aliments a été fixée à 0,1 mg par

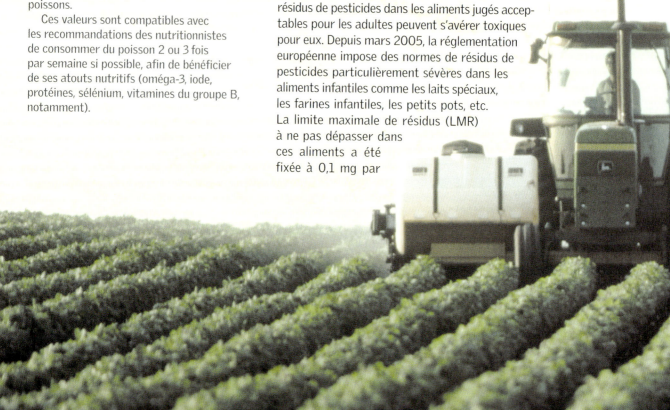

kilo, avec des restrictions plus strictes encore – voire une interdiction totale – pour certaines molécules. Beaucoup d'industriels de ce secteur exigent même l'absence totale de pesticides dans les matières premières qu'ils utilisent. Il existe d'ailleurs pour les tout-petits des gammes d'aliments biologiques garantis sans produits de traitement.

Les aliments sous surveillance

En France, comme dans toute l'Europe et beaucoup de pays occidentaux, les pesticides font partie des produits chimiques les plus réglementés. Leur emploi nécessite une autorisation officielle assortie de conditions d'utilisation très précises. Cette autorisation donnée à l'échelon européen peut d'ailleurs être refusée par un pays si ce dernier estime trop importants les risques encourus.

Pour chaque pesticide autorisé, on précise la limite maximale de résidus (LMR), qui est le taux à ne pas dépasser dans les végétaux et autres denrées destinés à l'alimentation humaine. Cette limite a été fixée en tenant compte de la dose journalière admissible (DJA) pour le pesticide. La DJA, qui est exprimée en mg par kilo de poids corporel et par jour, est déterminée à partir d'un ensemble d'études toxicologiques sur les animaux de laboratoire. On retient la dose avec laquelle on n'observe aucun effet indésirable chez l'animal, et on ajoute une marge de sécurité supplémentaire en divisant cette valeur par 100 (parfois par une valeur supérieure encore), afin de prendre un minimum de risques pour les humains.

Les taux des résidus de pesticides dans les productions de légumes, de fruits et d'autres denrées alimentaires destinées à la consommation humaine sont très surveillés. Ainsi, en France, la Direction générale de l'alimentation effectue régulièrement des analyses sur des échantillons représentatifs des produits les plus consommés, ou de ceux qui posent le plus de problèmes. Selon les derniers résultats publiés, près de 95 % des denrées analysées étaient conformes à la réglementation en vigueur, avec près de 50 % des échantillons ne renfermant aucune trace de pesticides et 44 % ayant des résidus inférieurs aux LMR. Parmi les 6 % de dépassements, les deux tiers concernaient des produits importés, qu'il est en effet plus difficile de contrôler systématiquement.

On devrait de toute façon pouvoir améliorer encore la situation actuelle, grâce au développement de l'agriculture raisonnée, avec ses méthodes dites naturelles de lutte contre les ravageurs et maladies (par exemple, coccinelles contre les pucerons, pièges à phéromones, etc.), et l'utilisation très rationnelle et aussi modérée que possible des pesticides. C'est en tout cas l'orientation prise par les agriculteurs comme par les pouvoirs publics, et cela répond sans aucun doute aux souhaits des consommateurs.

Le méthylmercure dans les produits de la mer

L'adoption de la norme de 0,25 ppm (parties par million) de méthylmercure dans l'apport alimentaire rend même le thon suspect : le thon blanc affiche une moyenne de 0,32 ppm. Quoi qu'il en soit, il est toujours préférable d'opter pour les poissons et fruits de mer les plus faibles en mercure : plie, saumon, aiglefin, merlu, sardine, crevette, crabe, pétoncle. Il vaut mieux supprimer la graisse de l'espadon et des autres poissons prédateurs très gras. Voici quelques chiffres.

Concentrations moyennes de mercure	
Source	(parties par million)
Espadon	1,00 ppm
Requin	0,96 ppm
Thon (frais ou congelé)	0,32 ppm
Homard	0,31 ppm
Mérou	0,27 ppm
Flétan	0,23 ppm
Merlu	0,20 ppm
Thon (en boîte)	0,17 ppm
Pétoncle	0,05 ppm

Source : United States Food and Drug Administration (FDA database FY 85-99)

LE SAVIEZ-VOUS ?
LA FRANCE, GRANDE UTILISATRICE DE PESTICIDES

La France est le troisième pays utilisateur de pesticides dans le monde (après les États-Unis et le Japon) et le premier en Europe, mais il ne faut pas oublier que c'est un pays à forte activité agricole. Les quantités de pesticides utilisées avoisinent 90 000 tonnes par an, avec, depuis une dizaine d'années, une nette tendance à la diminution de ces tonnages, d'environ 4 à 5 % annuellement.

Minimiser les risques

Une alimentation équilibrée, riche en fruits et en légumes, protège contre les risques que constituent les résidus chimiques. Il est vrai que fruits et légumes sont eux-mêmes susceptibles d'en contenir, mais les scientifiques s'entendent pour dire que l'effet protecteur de leurs composants bénéfiques dépasse de beaucoup les risques éventuels. Il ne faut pas oublier non plus que le corps humain est équipé de mécanismes de prévention pour détoxifier les contaminants.

Voici néanmoins quelques conseils de prudence :

1. Variez votre alimentation. Ce faisant, vous éliminez le danger de consommer en excès un aliment particulièrement affecté par les contaminants.

2. Écartez le gras de la viande. Le potentiel toxique d'un contaminant dépend de la durée d'exposition dans l'organisme ou dans l'environnement. Une substance qui résiste à la désintégration chimique ou biologique se concentre à mesure qu'elle remonte la chaîne alimentaire à partir des espèces petites et faibles jusqu'aux espèces dominantes de grande taille. Ce sont donc les gros animaux qui absorbent les plus grandes concentrations de polluants. Une forte proportion de ces polluants est stockée dans le gras de l'animal. C'est pourquoi il est très important de choisir une viande maigre ou d'en supprimer le gras apparent.

3. Achetez bio. Vous pouvez commencer par les aliments qui tendent le plus à abriter des résidus de pesticides, comme la pomme, la salade, la fraise et la pomme de terre. (Voir Aliments biologiques.)

4. Mangez beaucoup de fruits et de légumes, de céréales complètes et de fruits secs oléagineux. Leurs fibres et leurs antioxydants aident l'organisme à se prémunir contre les carcinogènes.

5. Pensez « vert ». Brocoli, chou, cresson, chou de Bruxelles, tout comme le chou-fleur, renferment des composés qui produisent des isothiocyanates, lesquels, à leur tour, incitent le foie à produire des enzymes qui détoxifient les carcinogènes avant que ceux-ci deviennent nocifs. Les composés phénoliques des fruits (pomme) et leurs bioflavonoïdes (agrumes) protègent de la même façon.

D'autres éléments d'un régime équilibré font échec aux effets cancérogènes des résidus de pesticides. Les acides gras oméga-3 ne font pas que prévenir les crises cardiaques, ils empêchent aussi les tumeurs de proliférer. Les composés soufrés des oignons et de l'ail se lient aux carcinogènes et les neutralisent. Le calcium des produits laitiers et des légumes à feuilles vert foncé protégerait contre le cancer du côlon.

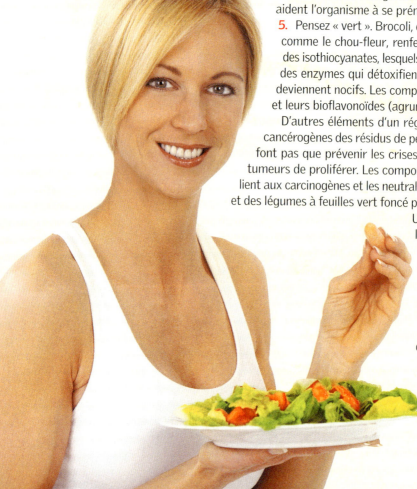

Une alimentation riche en fruits et légumes et pauvre en graisses a tout pour détoxifier l'organisme. D'autres facteurs entrent néanmoins en jeu : hérédité, mode de vie, polluants environnementaux influent aussi sur la réceptivité aux maladies. On peut, certes, souhaiter que les taux de résidus de pesticides continuent à baisser. Mais il n'en demeure pas moins que des risques subsistent. De saines habitudes de vie sont la meilleure façon de s'en protéger.

Petit pois

AVANTAGES
- source de vitamines B_6 et C, d'acide folique, de thiamine et de potassium
- riche en pectine et autres fibres

INCONVÉNIENT
- étant riches en purines, les petits pois sont à déconseiller aux personnes qui souffrent de la goutte

Le pois a sa place dans l'Histoire. Il figure dans la Bible et on en a retrouvé dans les tombes des pharaons. Plus près de nous, c'est lui dont s'est servi Gregor Johann Mendel, père de la génétique moderne, pour mener ses expériences. Le pois se classe parmi les légumineuses et, comme tel, forme une protéine complète quand on l'associe à une céréale comme le riz. Il cuit beaucoup plus rapidement lorsqu'il est frais plutôt que sec, et peut même alors se manger cru.

Le petit pois est récolté avant complète maturité. Il est un peu moins riche en vitamine C que d'autres légumes frais, mais beaucoup mieux pourvu en protéines et en vitamines du groupe B. Il est une bonne source de pectine et autres fibres qui contribuent à faire baisser le taux de cholestérol sanguin. Une portion de 150 g de petits pois (écossés) fournit 95 kcal et 9 g de protéines. En même temps, elle apporte environ 20 % de l'apport nutritionnel conseillé (ANC) en vitamine C, de 25 à 30 % de l'ANC en vitamines B_1, B_3 et B_9 (acide folique), de même que 3 mg de fer et 285 mg de potassium.

Le pois recèle de la lutéine, phytonutriment qui a été associé à la diminution du risque de dégénérescence maculaire, principale cause de cécité chez les personnes âgées.

Plus le pois est jeune, plus il est tendre et sucré. Sa cosse est parfois assez tendre pour être comestible. Une fois le pois cueilli, son sucre se transforme vite en amidon ; il faut donc le manger tout de suite ou le réfrigérer. Pour perdre le moins de vitamines possible, si on le fait cuire, on le fait à la vapeur ou on utilise très peu d'eau et on le garde croquant. Pour ajouter de la saveur et des nutriments, on peut mettre quelques cosses avec les pois ou dans la soupe pendant la cuisson, et les retirer avant de servir. Les pois surgelés sont préférables aux pois en conserve, qui renferment moins de nutriments, plus de sel et de sucre, et manquent de couleur et de saveur.

Le pois mange-tout, frais ou surgelé, entre dans les plats sautés à la chinoise. Cueilli avant maturité, il est très peu développé à l'intérieur de sa gousse plate et renferme moins de protéines que le pois vert. Il contient cependant beaucoup plus de vitamine C (40 mg par portion de 150 g environ, soit 35 % de l'ANC) et un peu plus de fer. Une portion de mange-tout fournit 60 kcal et beaucoup de fibres.

En tant que légumineuse, le petit pois est riche en purines. Attention : celles-ci ont la propriété de favoriser une attaque de goutte chez les personnes qui souffrent de cette maladie.

EN CONSERVE OU SURGELÉ

Plus de 90 % de la production de petits pois sont utilisés pour les conserves et les surgelés. Des variétés particulières ont été sélectionnées pour ces usages.

Les petits pois de conserve peuvent être au naturel (additionnés simplement d'eau, d'un peu de sucre et de sel), ou le plus souvent cuisinés à l'étuvée, avec laitue et petits oignons : pour les déguster, il suffit alors de les réchauffer à feu doux, sans les laisser bouillir. Les petits pois surgelés sont en général proposés nature, sans aucune adjonction, ce qui est très commode en cas de régime sans sel, par exemple. On les cuit sans décongélation, et leur saveur reste proche de celle des petits pois frais.

Les petits pois sont calibrés en fonction de leur grosseur : choisissez de préférence les petits pois très fins ou extra-fins, plus tendres, moins farineux et mieux supportés que les moyens par les intestins délicats. ❖

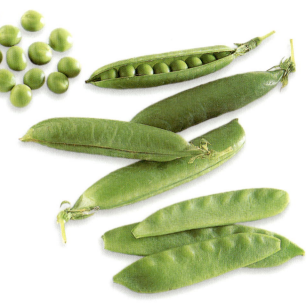

Piments

AVANTAGES
- excellentes sources de bêta-carotène et de vitamine C
- riches en bioflavonoïdes

INCONVÉNIENTS
- doivent être manipulés avec soin pour ne pas irriter la peau et les yeux
- peuvent enflammer les hémorroïdes

Les piments sont probablement originaires du Brésil ou du Mexique, où ils étaient connus depuis des millénaires et utilisés aussi bien comme épices que comme plantes médicinales. Ils se sont répandus en Europe et dans toute l'Asie après la découverte du Nouveau Monde. Ils sont aujourd'hui largement cultivés en Europe centrale, notamment en Hongrie, en Espagne et en Italie, ainsi qu'en France, notamment à Espelette, au Pays basque, célèbre pour son piment rouge très aromatique.

De la même famille que la tomate et le poivron, le piment fait partie des solanacées. Il peut également s'utiliser séché, comme une épice. Sa force dépend de sa variété et de son origine : en général, plus il est petit, et plus il pousse dans des régions ensoleillées, plus il est fort, voire « enragé ». C'est surtout dans les graines que se concentre la force de son goût. Les variétés les plus douces peuvent s'utiliser en salade ou en légume, alors que les piments forts, ou chilis, sont employés pour relever les plats exotiques.

Le piquant des chilis leur vient des capsaïcinoïdes, substances en elles-mêmes inodores et insipides, mais qui développent leur mordant en agissant sur les nocicepteurs de la bouche. Elles provoquent alors le larmoiement, la rhinite et la transpiration dont raffolent ceux qui aiment les variétés très piquantes. Chez les personnes affligées d'un rhume ou d'une allergie, le piment peut soulager temporairement la congestion nasale et celle des sinus. La capsaïcine et les autres capsaïcinoïdes se concentrent surtout dans les membranes blanchâtres et les graines ; on les retire pour ôter du piquant.

Les piments se manipulent avec prudence. On conseille de porter des gants, de laver tous les ustensiles au savon et à l'eau après la préparation et de ne pas toucher à une lentille de contact après avoir haché des piments : il faut peu de capsaïcine pour irriter gravement l'œil.

DE NOMBREUSES PROPRIÉTÉS NUTRITIVES

Les piments sont encore plus riches en vitamines que les poivrons, et les variétés rouges, plus que les vertes. Ce sont de bonnes sources d'antioxydants, surtout de bêta-carotène et de vitamine C. Un seul piment rouge cru de 45 g renferme 105 mg de vitamine C, soit quasiment l'apport nutritionnel conseillé (ANC). Les piments contiennent en outre des bioflavonoïdes, pigments végétaux que certains chercheurs croient capables d'aider à prévenir le cancer. Les recherches récentes indiquent que la capsaïcine peut avoir un effet anticoagulant qui préviendrait la formation de caillots susceptibles d'amener une crise cardiaque ou un accident vasculaire cérébral (AVC).

Contrairement à la croyance populaire, rien ne prouve que les chilis peuvent favoriser l'apparition des ulcères ou des problèmes digestifs, mais ils peuvent, en revanche, provoquer des irritations rectales. ❖

LES PIMENTS : LES CHOISIR SELON LEUR FORCE

Les piments suivants sont les plus courants.

DOUX À MODÉRÉS
- **Anaheim.** De forme allongée, indifféremment rouge ou vert, c'est le piment le plus répandu en Amérique du Nord.
- **Ancho.** Rouge foncé, en forme de cœur, généralement séché.
- **Piment cerise.** Petit, rond et généralement mariné.
- **Poblano.** Piment vert, mince et effilé. On peut le rôtir, le farcir ou l'intégrer à divers plats.

FORTS
- **Cascabel.** Rouge ou vert, et rond, il se vend d'habitude séché.
- **Serrano rouge.** Moins fort que le vert, c'est l'ingrédient courant d'une salsa.

TRÈS FORTS
- **Cayenne.** Aussi appelé pili-pili, il est long, rouge, généralement séché, souvent pulvérisé.
- **Habanero et scotch bonnet.** Petits, en forme de lanterne rouge, jaune ou orange, ce sont les plus forts des piments de culture.
- **Jalapeño.** Piment vert ou rouge effilé, vendu frais, en conserve ou mariné.
- **Serrano vert.** Petit et conique, il est piquant et très fort.

PROBIOTIQUES
■ BACTÉRIES BÉNÉFIQUES ■

L'étymologie du terme « probiotique » le définit par « ce qui favorise la vie ». Les probiotiques sont des organismes qui contribuent à entretenir la santé et l'équilibre de l'intestin. On les qualifie généralement de « bonnes » bactéries. Ce sont des substances qu'on ingère et qui, une fois dans l'intestin, le gardent en bonne santé et aident à combattre les maladies.

Les probiotiques sont ainsi nommés par opposition aux antibiotiques, composés qui éliminent ou détruisent les bactéries dans l'organisme et en particulier dans le tube digestif. Les probiotiques combattent les « mauvaises » bactéries en même temps qu'ils favorisent la santé des cellules qui tapissent le tractus gastro-intestinal. Parmi les différents types de probiotiques, on étudie surtout actuellement *Lactobacillus acidophilus* et *Streptococcus thermophibus* (les ferments des yaourts), *Lactobacillus rhamnosus* GG et les bifidobactéries.

Les probiotiques ont plusieurs modes d'action. Ils freinent le processus inflammatoire, sécrètent des composés pour régulariser la fonction cellulaire et protègent l'intestin contre le développement de bactéries nocives. Ils inhibent la croissance des bactéries pathogènes en les empêchant d'adhérer à l'intestin et en produisant des substances qui leur sont nuisibles.

Les chercheurs étudient aujourd'hui le rôle des probiotiques dans le traitement de troubles gastro-intestinaux comme la diarrhée et de maladies inflammatoires de l'intestin telles la colite ulcéreuse et la maladie de Crohn. Bien qu'on saisisse encore mal leur mécanisme, les probiotiques semblent pouvoir influer favorablement sur le système immunitaire.

On ingère ces bactéries salutaires en mangeant des yaourts et des laits fermentés qui renferment des cultures actives de lactobacilles ou de bifidobactéries. Il existe aussi des suppléments en comprimés et en poudre dont l'efficacité varie largement d'un produit à l'autre.

Les probiotiques ouvrent une voie intéressante, mais la recherche, bien que prometteuse, est encore fragmentaire. Si vous prenez des suppléments de probiotiques, certains faits devraient retenir votre attention.

■ Tous ne sont pas équivalents. Ils peuvent apporter un seul type d'organisme ou en contenir plusieurs.

■ Leurs effets sur la santé sont spécifiques à l'espèce et à la lignée. Par exemple, *Lactobacillus* GG serait utile pour traiter la diarrhée chez l'enfant, mais pas la maladie de Crohn. Il faut savoir quel type de probiotique on recherche.

■ Les bactéries doivent se chiffrer par milliards si l'on veut qu'elles colonisent l'intestin. Toutes ces bactéries doivent non seulement être disponibles dans le supplément, mais aussi parvenir vivantes jusqu'à l'intestin. Cela implique parfois d'utiliser des gélules gastro-résistantes.

■ Les produits laitiers fermentés et les yaourts doivent être aussi frais que possible pour être efficaces : un séjour prolongé au réfrigérateur entraîne la disparition d'une forte proportion des bactéries actives.

■ La présentation de lait fermenté en petites fioles n'augmente pas l'efficacité des probiotiques : ce qui compte, c'est la quantité apportée. Elle doit atteindre au moins 100 millions de bactéries par « dose » pour être efficace. Dans le yaourt, on trouve au moins 10 millions de bactéries lactiques par gramme, soit 1,25 milliard pour un yaourt frais.

LE SAVIEZ-VOUS ?

L'INTESTIN ABRITE TOUTES SORTES DE BACTÉRIES

Il n'y a pas une seule bactérie dans l'intestin à la naissance, mais deux semaines plus tard, une véritable colonie s'y est installée pour y demeurer à vie. À certains moments, la colonie pourra être en partie décimée, par un traitement aux antibiotiques par exemple, mais elle finira par se repeupler. Il doit toujours régner un bon équilibre entre les différents types de bactéries. Si les bactéries normales se raréfient ou si l'équilibre est rompu, cela ouvre la voie toute grande aux bactéries nuisibles, qui, si on les laisse se multiplier et faire souche, causeront divers problèmes de digestion et de santé.

Plats cuisinés et aliments préparés

AVANTAGE
- utiles aux personnes qui n'ont pas le temps de faire la cuisine

INCONVÉNIENT
- certains sont riches en graisses, sel et calories

La technologie a considérablement augmenté la qualité et les gammes des aliments prêts à servir. Mets sous vide ou surgelés, précuits et prêts à passer au micro-ondes, purée et céréales instantanées, soupes toutes prêtes, mélanges pour sauces et desserts en sachets : autant d'aliments sur lesquels on peut compter pour gagner du temps, sans parler des rayons frais et des produits traiteurs qu'on trouve partout (voir Restauration rapide).

Certains condamnent la popularité croissante des aliments prêts à servir, très chargés en graisses et en calories, et leur imputent l'excès de poids dont souffre une fraction croissante de la population. Soyons lucides : les aliments prêts à servir font maintenant partie de notre vie ; il suffit de pratiquer la variété, l'équilibre et la modération pour pouvoir en manger sans mettre notre santé et notre ligne en péril.

LES ALIMENTS PRÉPARÉS

Qui ne fait pas appel, aujourd'hui, à des aliments déjà préparés, c'est-à-dire prêts ou presque prêts à servir : céréales du matin, mets surgelés ou en conserve, repas préemballés, prêts à réchauffer ? Certes, beaucoup n'ont pas la valeur nutritionnelle des plats faits à la maison. Les soupes instantanées, par exemple, renferment peu de légumes déshydratés mais beaucoup de sel, d'aromates, d'émulsifiants et d'agents de remplissage et de conservation : les soupes maison ou même en boîte sont plus nutritives et contiennent moins d'additifs. Souvent aussi, les aliments déjà préparés sont plus sucrés, plus salés et plus gras que ceux faits à la

---

PRÉPAREZ VOUS-MÊME VOS ALIMENTS PRÊTS À SERVIR

Un nombre croissant de personnes préfèrent confectionner elles-mêmes leurs repas-minute. Au lieu d'apprêter les restes, par exemple, on peut les emballer par portions dans un sac en plastique et les congeler. En temps voulu, il n'y aura qu'à les réchauffer au micro-ondes. C'est une bonne façon de surveiller ses apports de graisses, de sel et d'autres ingrédients. Si vous faites de la soupe, doublez les quantités et congelez-en la moitié pour plus tard. N'oubliez pas d'inscrire la date sur l'emballage, car la durée de conservation des aliments congelés n'est pas illimitée.

UN PETIT TRUC

LES CRUDITÉS : UN EXCELLENT À-CÔTÉ

Pour accompagner un repas acheté tout fait, comme une quiche ou des crêpes surgelées, un accompagnement de salade verte ou d'une simple tomate « à la croque au sel » est le meilleur moyen de s'assurer que tous les nutriments sont présents au repas.

---

maison. C'est sûr : la transformation peut faire disparaître des vitamines et des minéraux, mais il y a des cas, rares il est vrai, où les aliments ainsi traités ont une valeur nutritive supérieure à celle des aliments frais. Légumes et fruits cueillis en saison et surgelés sur-le-champ ont plus de vitamines que ceux cueillis avant leur maturité, expédiés au loin et qui restent en attente sur les étals ou dans les rayons.

Des industriels de l'alimentation ont été amenés à améliorer la qualité nutritionnelle de leurs produits en leur ajoutant de bons ingrédients (comme de la vitamine A au lait écrémé) ou en réduisant leur teneur en graisses, en sucre et en sel. Bien que les termes « light » ou « léger » ne soient pas toujours fondés, le consommateur avisé peut faire de bons choix.

LE PRIX DE LA COMMODITÉ

Les aliments prêts à servir coûtent plus cher que la valeur totale de leurs ingrédients. Pour certaines personnes, cette dépense vaut bien le temps et les efforts qu'elles s'épargnent. Néanmoins, on peut s'inquiéter de la valeur nutritionnelle des repas surgelés, biscuits pour petit déjeuner et autres aliments commodes à utiliser. Pour rassurer le consommateur, des fabricants ont créé de nouveaux produits dont certains sont peu caloriques et pauvres en sodium, tandis que d'autres conviennent aux personnes ayant des contraintes de régime, comme celles qui souffrent de diabète ou d'allergies alimentaires. Bref, il faut lire les étiquettes et la liste des ingrédients. Enfin, les aliments diététiques sont plus chers que les autres.

En associant des aliments précuisinés à des aliments frais, on épargne temps et argent tout en augmentant la valeur nutritionnelle et la saveur des plats. Par exemple, on peut composer un excellent menu en servant une salade verte et des légumes frais faciles à préparer (brocolis, par exemple) avec du poisson cuisiné surgelé.

LES ALIMENTS POUR ENFANTS

Pour diversifier le menu des bébés, les parents ont souvent recours à des aliments préparés : il est plus rapide et aussi sûr de servir des céréales instantanées ou des purées de fruits, de légumes ou de viandes en petits pots que de les préparer. La qualité des aliments-minute dont raffolent les adolescents est plus douteuse. Barres et biscuits ou chips sont riches en graisses, en sucres, en sel et en agents de conservation ; les céréales instantanées apportent beaucoup de sucre, d'arômes et de colorants artificiels, même si elles font consommer du lait.

Pour nourrir les enfants, donnez la préférence aux aliments ayant subi le moins de transformations possible ; le poulet rôti est meilleur que les hot dogs ou les nuggets, le yaourt, plus intéressant que les glaces et autres desserts glacés, les céréales d'avoine naturelles ou de type muesli, préférables aux céréales sucrées pour enfants. ❖

Poids insuffisant

PRIVILÉGIER

- portions plus grosses
- collations nutritives entre les repas
- boissons nourrissantes

RÉDUIRE

- alcool et caféine, qui coupent l'appétit

Dans une société qui privilégie la minceur, il est difficile d'accepter que la maigreur (il ne s'agit pas là d'anorexie) soit mauvaise pour la santé. On sait que l'obésité est dangereuse, mais les études montrent que les personnes de poids moyen à 50 ans vivent plus longtemps que les personnes de poids insuffisant au même âge.

Il n'y a pas de poids parfait ; mais selon la stature et la taille, il y a un poids « désirable » qui diminue les risques de maladie et de décès. Un poids insuffisant se trouve à 15 % et plus au-dessous de la fourchette idéale (votre médecin pourra vous indiquer la fourchette qui vous convient). Un poids légèrement insuffisant ne fait pas courir de graves risques de santé, mais les personnes très maigres manquent de réserves d'énergie, sont vulnérables aux infections et craignent le froid parce qu'elles manquent de graisse protectrice. Les patients qui ne pèsent que 80 % ou moins de leur poids optimal présentent des risques élevés de complications quand ils sont hospitalisés. Ceux qui sont extrêmement maigres font rapidement des escarres.

LES RISQUES POUR LA SANTÉ

La maigreur est un problème si elle vient d'une nutrition inadéquate. Une femme qui suit constamment des régimes peut devenir stérile. Chez les femmes enceintes, un poids insuffisant peut entraîner de l'anémie, des complications cardio-respiratoires et un risque élevé de toxémie. Leurs bébés, souvent prématurés, ont un poids insuffisant à la naissance et leur développement peut être ralenti.

Les adolescents qui ont des horaires de vie irréguliers ont tendance à perdre du poids, surtout s'ils font beaucoup de sport. Les adolescents et les adultes trop minces se sentent parfois trop occupés pour prendre le temps de manger suffisamment.

UN RÉGIME ADAPTÉ

Gagner de 400 à 500 g par semaine peut nécessiter un apport supplémentaire de 500 à 750 kcal par jour. Pour certains sujets, un tel changement dans les habitudes alimentaires est aussi difficile qu'un régime amaigrissant pour un obèse. L'objectif consiste à fabriquer du tissu musculaire et à augmenter le niveau d'énergie pour soutenir le gain de poids.

Il est très important d'augmenter les calories provenant des graisses. Pour une alimentation visant à un gain de poids, on doit d'abord chercher à augmenter la quantité de nourriture ingérée et, ensuite, choisir des aliments qui donnent beaucoup de calories sous peu de volume. Les crudités, par

DAVANTAGE DE CALORIES

1. Faites trois vrais repas par jour et complétez par des collations. Certaines personnes se sentent mieux si elles font plusieurs petits repas au lieu de trois gros.

2. Mangez des soupes revigorantes : potage de lentilles, minestrone, soupe aux pois, crème de légumes. Diluez les soupes en boîte avec du lait entier ou concentré au lieu de l'eau et ajoutez-leur des croûtons et du gruyère râpé.

3. Choisissez des céréales enrichies de fruits secs et de noix. Consommez-les avec du lait entier plutôt que demi-écrémé.

4. Ajoutez de la poudre de lait entier dans les entremets, les pâtisseries, les milk-shakes et la purée de pommes de terre.

5. Pour augmenter les calories et les protéines, ajoutez aussi du lait en poudre à votre lait.

6. Les fruits secs – raisins secs, dattes, pruneaux, abricots séchés – regorgent de calories ; faites-en des collations, ajoutez-les aux céréales, aux salades de fruits et aux gâteaux.

7. Faibles en calories, les salades s'accommodent bien de fromage, de pois chiches, de graines de tournesol ou de raisins secs.

8. Les noix et autres fruits oléagineux, riches en calories, font de bonnes collations.

9. Optez pour des desserts qui sont à la fois nutritifs et énergétiques. Les entremets, les cakes, les gâteaux aux bananes ou aux fruits, la crème glacée et les biscuits aux céréales répondent à cette définition.

10. Ne cédez pas à la tentation de prendre des suppléments pour vous aider à prendre du poids. La patience, une attitude positive à l'égard de la nourriture, une bonne variété d'aliments sains et de l'exercice sur une base régulière sont les meilleurs moyens d'obtenir des résultats et de rester en bonne santé.

exemple, sont nutritives, mais apaisent la faim bien avant d'avoir fourni beaucoup de calories. Une personne maigre ne doit pas hésiter à choisir des aliments un peu chargés en graisses, jusqu'à ce que le poids désiré ait été atteint. Augmenter les graisses peut vite faire la différence, car les lipides apportent deux fois plus de calories (9 par gramme) que les protéines et les glucides (4 par gramme).

Augmenter les portions d'aliments riches en calories. Les nutritionnistes recommandent de respecter l'équilibre entre les aliments, mais d'augmenter graduellement les portions et de choisir les aliments les plus caloriques dans chaque groupe : viande mi-grasse plutôt que viande maigre, avocat au lieu de concombre, banane plutôt que fraises, crêpes au lieu de pain grillé, fromage plutôt que yaourt, lait entier au lieu de lait écrémé. À table, buvez du jus de fruits, en plus de l'eau. Sucrez vos boissons et vos mets avec du sucre et non avec des édulcorants.

Ajouter des suppléments liquides. Les personnes dont la perte de poids est due à la maladie bénéficieront de compléments formules liquides nutritives, faciles à avaler et bien adaptées.

Beaucoup de personnes maigres ne se sentent pas bien quand elles commencent à manger de plus grandes quantités, plus souvent. Le malaise finit par passer. Comme lorsqu'on veut perdre du poids, quand on veut en gagner, il y a des plateaux. Il faut alors augmenter de nouveau l'apport en calories pour redémarrer. ❖

La poire en conserve, pelée et cuite, retient très peu de vitamine C, mais est plus calorique quand elle a été conservée au sirop.

DE NOMBREUSES VARIÉTÉS

Parmi les dizaines de variétés de poires qui se succèdent sur les étals, on peut citer : la jules guyot et la williams, des fruits d'été fondants ; en automne, la beurré hardy, parfumée et juteuse, la conférence et la doyenné du Comice, très appréciées pour leur saveur et leur parfum ; puis, en hiver, la passe-crassane, juteuse et bien acidulée. ❖

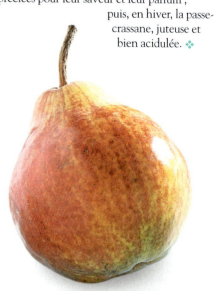

Poire

AVANTAGES
- bonne source de fibres alimentaires
- contient de l'acide folique et de la vitamine C

INCONVÉNIENT
- certaines variétés peuvent devenir granuleuses et être moins bien tolérées

Fruit traditionnellement cultivé chez nous, la poire serait originaire d'Asie centrale. Elle possède une chair fine et juteuse, et une peau plus ou moins épaisse selon les variétés. Elle se consomme généralement crue, mais peut aussi être pochée, cuite au four ou servie en tarte délicieuse.

Une poire moyenne (170 g) apporte environ 100 kcal et 5 g de fibres. Sa pectine, une fibre soluble, contribue à faire baisser les niveaux de cholestérol, et sa cellulose, celle-là insoluble, aide au fonctionnement de l'intestin. Il y a aussi dans la poire des quantités utiles de vitamine C, d'acide folique et de potassium.

Poireau

AVANTAGES
- contient du fer et du calcium ; peu calorique
- le vert est riche en acide folique

INCONVÉNIENT
- comme toutes les liliacées, peut causer flatulences et mauvaise haleine

Probablement originaire d'Asie ou de Méditerranée, il fait maintenant l'objet d'une culture intensive sous des cieux tempérés et même frais.

Le poireau est un proche parent de l'oignon, comme le suggère son goût, et un lointain cousin de l'asperge. Tous trois sont membres de la famille des liliacées. Bien que le poireau soit comestible dans sa totalité, on a souvent tendance à écarter la partie foncée, pourtant riche en vitamines, pour ne garder que le blanc, moelleux et tendre.

Avec peu de calories, le poireau fournit une quantité appréciable de minéraux. Une portion

POIREAU CONTRE LE CANCER.
Le kaempferol est une substance anticancérogène qu'on retrouve dans le poireau. Il peut bloquer le développement des composés carcinogènes.

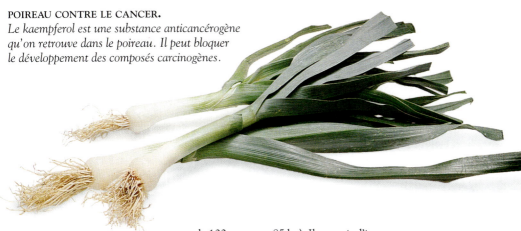

de 100 g de poireau, servie nature, fournit 20 kcal seulement, mais 55 µg d'acide folique, 0,5 mg de fer et 19 mg de calcium. Ses fibres sont abondantes (près de 3 g pour 100 g), surtout insolubles dans le vert, alors que le blanc concentre les fibres solubles, très bien tolérées.

Faisant partie de la famille de l'oignon, il aurait comme lui un effet protecteur contre le cancer de l'estomac, tout en contribuant à faire baisser le taux de cholestérol. Côté négatif, il peut causer des flatulences et une mauvaise haleine.

Le poireau peut se substituer à l'oignon si l'on cherche une saveur atténuée. Cuit avec une pomme de terre et passé au chinois, il fait une vichyssoise froide ou chaude ; servi en vinaigrette, il constitue une entrée rafraîchissante et saine. Pour une flamiche allégée, cuisez-le à la vapeur et ajoutez-y des œufs battus et du yaourt. ❖

Poisson

AVANTAGES
- excellente source de protéines, de fer et d'autres minéraux
- renferme des acides gras oméga-3 (surtout le poisson gras des mers froides)
- certains poissons sont riches en vitamine A

INCONVÉNIENTS
- certains poissons peuvent contenir des BPC, du mercure ou d'autres polluants
- il est souvent cher

Le poisson est une véritable mine de nutriments, et il semble bien que l'on en soit conscient puisque les Français en consomment désormais plus de 25 kg par an (à comparer cependant avec leur consommation de viande, qui atteint environ 85 kg). Il y aurait d'importants avantages pour la santé à manger plus de poisson et moins de viande.

Le régime de l'Occidental moyen fournit environ deux fois plus de protéines que nécessaire. Ce n'est pas un problème en soi, sauf que les principales sources de protéines animales – viande de boucherie et laitages – apportent beaucoup de graisses saturées. Aussi riches en protéines que ces aliments, les poissons sont en général moins gras que la plupart des viandes. Les graisses du poisson sont moins chargées en lipides saturés que les graisses des viandes. Elles renferment de plus une forte proportion d'acides gras polyinsaturés. De ce fait, les graisses du poisson restent fluides à de basses températures : si le poisson avait beaucoup de graisses saturées, il figerait dans l'eau froide.

LES AVANTAGES POUR LA SANTÉ
Selon toutes les recherches actuelles, le fait de manger du poisson trois fois par semaine est associé à une baisse marquée de l'incidence des maladies cardiaques. Les scientifiques ont d'abord découvert que les coronaropathies – principale cause de mortalité dans les pays occidentaux – n'existaient presque pas chez les habitants du Groenland, les pêcheurs du Japon et les Indiens du Nord-Ouest canadien. Or ce que ces trois groupes avaient en commun, c'était une alimentation à base de poisson. Les chercheurs ont voulu vérifier ce lien chez d'autres populations. Ils ont trouvé que les hommes qui mangeaient régulièrement du poisson deux ou trois fois par semaine étaient beaucoup moins sujets aux crises cardiaques que les autres.

Dans la récente *Physicians' Health Study*, aux États-Unis, les sujets masculins qui mangeaient du poisson au moins une fois par semaine avaient 52 % moins de risques de mourir d'une crise cardiaque que ceux qui en mangeaient une fois par mois ou moins. On ne sait pas encore si cela est attribuable à un ou à plusieurs facteurs alimentaires, mais on évoque surtout l'action bénéfique des huiles de poisson. Leurs acides gras oméga-3 rendent les plaquettes moins susceptibles de s'agglutiner pour former un caillot ; ils assouplissent les globules rouges et facilitent leur entrée dans les petits capillaires ; ils réduisent l'inflammation des parois artérielles, et ils abaissent les taux de triglycérides dans le sang.

Une autre étude menée auprès de 43 000 hommes et publiée en 2003 a montré que ceux qui mangent entre 85 et 140 g de poisson de une à trois fois par mois ont 43 % moins de risques de subir un accident ischémique, l'AVC le plus courant, causé par un caillot, que ceux qui n'en prennent pas.

L'organisme utilise les acides gras oméga-3 pour fabriquer des prostaglandines, éléments biochimiques qui interviennent dans divers processus, comme l'inflammation et d'autres fonctions du système immunitaire. Plusieurs études ont démontré qu'un apport d'huiles de poisson équivalant à une ration quotidienne de 230 g de poisson soulageait les symptômes douloureux de la polyarthrite rhumatoïde. Les chercheurs ont attribué cet effet bénéfique aux acides gras oméga-3, en particulier à l'acide eicosapentaénoïque (EPA). Il semblerait que cet acide gras stimule la production des prostaglandines et autres substances moins inflammatoires que celles provenant des graisses saturées et polyinsaturées. Cet effet anti-inflammatoire des acides gras oméga-3 a relancé les recherches pour un traitement éventuel de la maladie de Crohn et de la colite ulcéreuse, qui utiliserait les oméga-3.

> **OÙ TROUVER LES OMÉGA-3 ?**
>
> Le poisson gras est la principale source des acides gras oméga-3 : saumon, maquereau, hareng, sardine, anchois, truite. Il y en a un peu dans le flétan, le sébaste, la sole, le vivaneau et l'éperlan.

D'autres études suggèrent aussi que les personnes âgées qui mangent régulièrement du poisson (surtout des poissons gras) sont moins exposées à l'altération de leurs facultés mentales, telle la mémoire. On a également associé une carence en oméga-3 à un risque accru de dépression.

Enfin, une étude australienne portant sur plus de 3 500 personnes âgées a suggéré que 1 à 3 portions de poisson par mois pourrait suffire à protéger contre la dégénérescence maculaire, cause majeure de cécité chez les adultes.

VALEUR NUTRITIONNELLE

Tous les poissons sont riches en éléments nutritifs, spécialement en protéines, vitamines B_3 et B_{12}, zinc et magnésium. Les poissons gras surtout sont riches en vitamines A et D. En outre, les arêtes et les cartilages du saumon et des sardines en conserve sont d'excellentes sources de calcium. Le poisson de mer est remarquablement bien pourvu en iode (nécessaire au bon fonctionnement de la thyroïde), de même que la plupart des coquillages et crustacés.

Si le poisson contient beaucoup de protéines, c'est parce qu'il est doté d'une masse compacte de muscles. La couleur plus ou moins foncée de sa chair n'est pas liée à sa teneur en graisses ; elle est surtout due à la présence de myoglobine, pigment chargé d'entreposer de l'oxygène dans les muscles. Le saumon et la truite doivent le joli rose de leur chair à l'astaxanthine, un carotène tiré des crustacés et du plancton dont ils s'alimentent. La nourriture qu'on donne aux poissons d'élevage contient des suppléments de carotène pour donner à leur chair une couleur plus attrayante.

Du point de vue nutritif, il y a peu de différence entre le poisson sauvage et le poisson d'élevage. Certaines espèces toutefois, comme le saumon et la truite d'élevage, ont une chair qui a tendance à devenir molle et farineuse. On craint aussi que les poissons d'élevage n'absorbent des BPC (biphényles polychlorés) du fait que ces contaminants se retrouvent dans les eaux côtières, ou encore dans les farines animales utilisées pour leur alimentation. Depuis quelques années, on pêche des poissons dits des grands fonds, en raison de l'épuisement des espèces vivant en eau moins profonde. On capture ainsi vers 1 000 m de profondeur des grenadiers, empereurs, sabres noirs, sébastes… De qualité nutritive comparable à celle des autres poissons, ils sont souvent vendus en filets, car ils ont une très grosse tête.

LE SAVIEZ-VOUS ?

LE SAUMON D'ÉLEVAGE SERAIT CONTAMINÉ

Une étude importante a suggéré que manger du saumon d'élevage plus d'une fois par mois augmenterait légèrement le risque de cancer. Il contient en effet beaucoup plus de contaminants, tels dioxines et BPC, que le saumon pêché en eaux profondes. Il semble, d'après les chercheurs américains, que la nourriture donnée au saumon d'élevage concentre les agents de pollution marine. Toutefois, ces résultats ont été fortement contestés par les scientifiques européens.

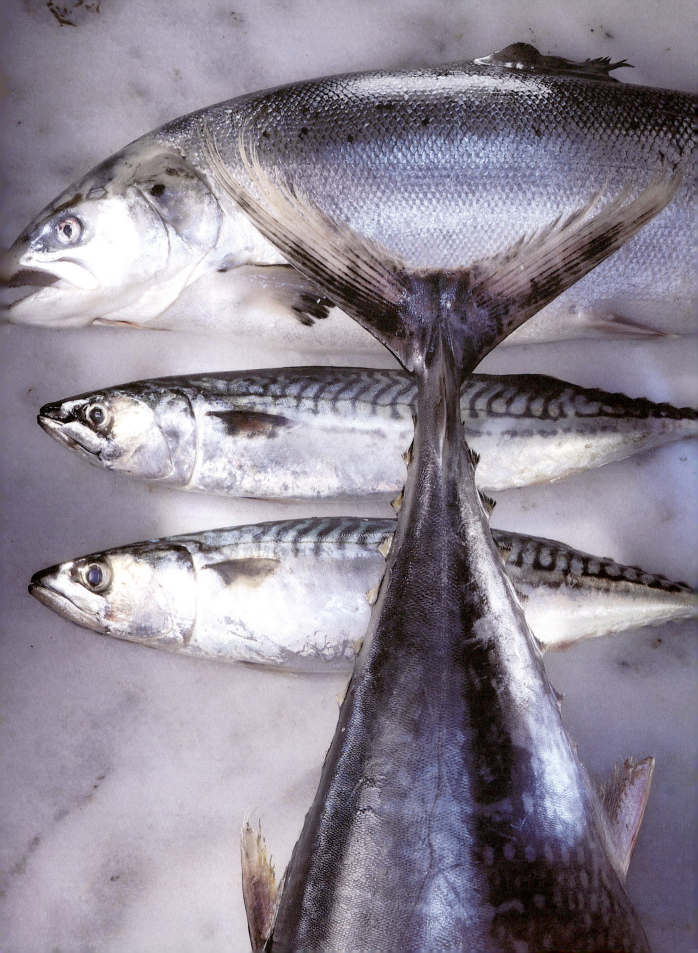

PROPRIÉTÉS NUTRITIVES DU POISSON

NUTRIMENTS (pour 100 g)	LE SAVIEZ-VOUS ?

POISSONS MAIGRES : MORUE, AIGLEFIN, PLIE, TURBOT, SOLE ET AUTRES

Calories : 75-115 Protéines : 17-20 g Mat. grasses : 0,5-3 g Fer : 0,3-1,1 mg	Ce type de poissons est riche en vitamines B_3 et B_{12}, et sa teneur en acides gras oméga-3 est de faible à moyenne.

POISSONS MI-GRAS ET GRAS : HARENG, MAQUEREAU, SAUMON, TRUITE, SARDINE ET AUTRES

Calories : 135-215 Protéines : 18-25 g Mat. grasses : 5-14,5 g Fer : 0,8-2 mg	Les poissons mi-gras et gras sont une excellente source d'acides gras oméga-3 et de vitamine B_{12}. Les poissons gras renferment aussi de bonnes quantités de vitamines A et D.

POISSONS EN BOÎTE : ANCHOIS, SARDINE, THON ET AUTRES

Calories : 120-215, selon que le poisson est conservé au naturel ou à l'huile. Protéines : 19-27 g Mat. grasses : 1,6 (thon au naturel)-20 g (anchois à l'huile) Fer : 0,5 mg (thon au naturel)-2,8 mg (anchois)	Consommés avec le cartilage, le saumon et la sardine en boîte sont une bonne source de calcium. Les anchois, riches en sodium et en purines, sont à éviter en cas d'hypertension et de goutte. Les sardines, elles aussi riches en purines, apportent des oméga-3 en abondance.

POISSONS FUMÉS : SAUMON, MAQUEREAU, HARENG ET AUTRES

Calories : 180 (saumon)-300 (maquereau) Protéines : 19-22 g Mat. grasses : 11 (saumon)-24 g (maquereau) Fer : 0,7-1,2 mg	Le poisson fumé, quel qu'il soit, est souvent très riche en sodium ; c'est pourquoi, bien que délicieux au goût, il doit être consommé avec modération. Les personnes souffrant d'hypertension doivent l'éviter.

CROQUETTES ET BÂTONNETS DE POISSON PANÉ

Calories : 125-150 Protéines : 11-15 g Mat. grasses : 2-5 g (8-12 g après cuisson) Fer : 0,3-1 mg	Les croquettes de poisson, surtout les bâtonnets surgelés, sont très populaires, en particulier auprès des enfants. Souvent panées, frites et agrémentées de sauce tartare, elles apportent beaucoup de matières grasses. Il est préférable de les cuire au four plutôt qu'à la poêle dans de la graisse, et de les assaisonner d'un filet de jus de citron.

CAVIAR

Calories : 250 Protéines : 25 g Mat. grasses : 17 g Fer : 1,4 mg Cholestérol : 440 mg	Le caviar beluga est le plus recherché et, bien sûr, le plus cher de tous les caviars. L'esturgeon de ce nom qui le produit peut avoir 100 ans et peser jusqu'à 1 580 kg. Le caviar est une denrée très périssable ; il faut l'acheter frais, le conserver au réfrigérateur et le présenter sur de la glace pilée. Très riche en sodium, il renferme 40 kcal par cuillerée à café. Le caviar est à éviter en cas d'hypertension (il est très salé) et de goutte (il est riche en purines).

LA BONNE QUANTITÉ

Les preuves croissantes du lien entre la consommation de poisson et la prévention des maladies cardio-vasculaires ont amené les nutritionnistes à conseiller la consommation de poisson au moins deux fois par semaine. Certains experts estiment que c'est plutôt 3 portions hebdomadaires qu'il faudrait pour bénéficier des avantages attribués aux oméga-3.

Le poisson frais ou en conserve (de préférence au naturel) est le plus intéressant de ce point de vue. En effet, la surgélation entraîne une diminution rapide de la teneur du poisson en oméga-3.

LES DANGERS POUR LA SANTÉ

Le poisson cru (voir Sushi) peut receler des parasites. Le traitement que subissent le hareng et le saumon marinés (gravlax), bien que crus eux aussi, les débarrasse de toutes traces de vers et de larves.

Les poissons gras comme le hareng et le maquereau doivent être cuits ou traités dès leur capture, sinon leurs protéines riches en histidine peuvent donner naissance à de l'histamine, et entraîner une intoxication se manifestant par de l'urticaire et des maux d'estomac.

Engourdissement de la face, difficulté à respirer, faiblesse musculaire et parfois paralysie partielle sont les symptômes de la ciguatera, causée par une toxine que produit une espèce de plancton des mers chaudes. Le plancton est mangé par le poisson qui le passe à l'être humain. On a vu les effets s'étendre sur plus de 20 ans.

Les gros poissons comme le thon, le requin et l'espadon, parce qu'ils vivent longtemps, risquent d'accumuler les résidus de métaux lourds comme le mercure, qui sont toxiques pour le système nerveux humain et dangereux pour le fœtus. Vu le risque potentiel, une femme enceinte devrait s'abstenir de manger ces poissons ou s'en tenir à 1 portion par mois.

Attention ! Effilochez la chair du poisson avant d'en donner à manger aux enfants, car il peut toujours s'y cacher une arête.

FRAÎCHEUR AVANT TOUT

Il est essentiel de veiller à la fraîcheur du poisson que l'on achète. Il s'agit en effet d'une denrée particulièrement fragile. À température ambiante, les micro-organismes se développent rapidement dans sa chair, donnant naissance à une importante quantité d'histamine, qui peut être responsable de manifestations d'intolérance. C'est pour cette raison que, dès qu'il est pêché, le poisson est gardé à basse température (souvent sur la glace), ou même congelé dans des bateaux spécialement équipés.

DÎNER AVEC LA MORT : LE FUGU

Un poisson japonais nommé fugu ou poisson-lune, de la famille des tétraodontidés, est l'équivalent culinaire de la roulette russe. Ses œufs, ses ovaires et son foie renferment en effet une toxine mortelle, la tétrodotoxine, si puissante qu'une seule goutte peut déclencher la paralysie, puis la mort. Un simple glissement du couteau en cours de préparation suffit à contaminer la chair. Au Japon, le fugu n'est jamais servi à la maison et sa préparation dans les restaurants est confiée à des spécialistes diplômés. Malgré les précautions, le fugu se classe au premier rang des intoxications alimentaires, au Japon, et fait chaque année plusieurs dizaines de victimes.

Pour reconnaître la fraîcheur du poisson, on peut se fonder sur les caractéristiques suivantes :
- peau de couleur vive et irrisée, mucus abondant et transparent ;
- œil bombé, avec la pupille brillante, et remplissant l'orbite ;
- branchies bien colorées, sans mucus ;
- chair ferme, brillante, non colorée le long de l'arête centrale, résistante au toucher ;
- odeur rappelant la marée, ni ammoniacale ni trop forte.

UNE BONNE DIGESTIBILITÉ

La digestibilité du poisson est en général excellente : sa chair est pauvre en tissu conjonctif, et elle demeure moins longtemps que la viande dans l'estomac (d'où d'ailleurs la réputation erronée que l'on fait au poisson d'être moins nourrissant que la viande).

Font exception les poissons à chair foncée ou à texture serrée : thon, saumon, hareng, lotte. Le mode de préparation va bien entendu intervenir : cuit à la vapeur ou au court-bouillon, préparé au four ou au gril, donc avec un minimum de corps gras ajouté, le poisson est très digeste. S'il est frit ou pané, ou encore servi accompagné d'une mayonnaise ou d'une sauce chargée en graisses, il est bien entendu nettement moins facile à digérer et perd de ses qualités diététiques.

LE COÛT

Le poisson peut sembler cher à l'achat, mais on en trouve en général au moins une ou deux espèces à un prix abordable, sauf lors des périodes de tempête. Il faut tenir compte du pourcentage de déchet : pratiquement nul pour les filets, de l'ordre de 10 à 15 % pour les tranches ou les darnes, il peut atteindre et même dépasser 50 % pour les petites ailes de raie ou les petits poissons entiers. ❖

Poivron

AVANTAGE
- excellente source de bêta-carotène et de vitamine C ; peu calorique

Le poivron est parent du piment, mais généralement moins fort que lui. L'un comme l'autre, originaires de l'hémisphère occidental, ont reçu leur nom des explorateurs espagnols, qui les confondaient avec le fruit du poivrier.

La variété la plus courante de poivron a quatre lobes, ce qui lui donne une forme un peu carrée. Selon son degré de maturité, il passe du vert au jaune puis au rouge, et sa saveur s'adoucit au fur et à mesure. Mais une fois cueilli, ce poivron ne change plus de couleur. Parmi les autres variétés, on distingue le poivron long, de couleur jaune et de forme allongée, le cubanelle, effilé, qui mesure environ 10 cm et passe aussi du vert au rouge ; enfin, les poivrons orangés, en forme de cœur.

VALEUR NUTRITIONNELLE

Un poivron moyen (100 g poids net) founit 25 kcal, mais son apport vitaminique varie en fonction de sa couleur. Le poivron est une meilleure source de vitamine C que les agrumes : un poivron vert moyen en fournit 125 mg, soit plus de 100 % de l'apport nutritionnel conseillé (ANC), et un poivron rouge en apporte davantage encore ! Et, si le poivron vert fournit seulement 280 µg de bêta-carotène,

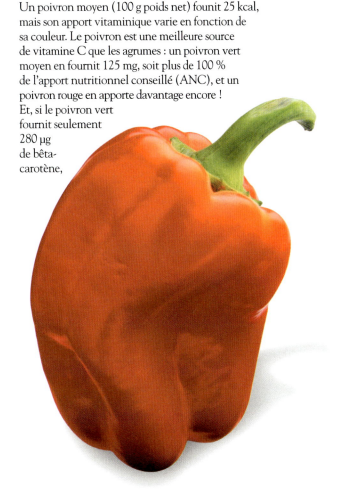

le poivron rouge en renferme 5 fois plus ! En outre, les poivrons, quelle que soit leur couleur, apportent de petites quantités de vitamine B_6 et B_9 (acide folique). Ils apportent des fibres en abondance (2 g pour 1 poivron) ainsi que du potassium, du magnésium et un peu de fer et de calcium.

Les poivrons très colorés sont riches en bioflavonoïdes, pigments végétaux qui préviennent le cancer, en acides phénoliques, qui empêchent la formation d'agents cancérogènes appelés nitrosamines, et en stérols végétaux, précurseurs de la vitamine D, qu'on croit capables de protéger contre le cancer. Le poivron renferme aussi deux antioxydants, la lutéine et la zéaxanthine, qui ont été associés à une diminution du risque de dégénérescence maculaire, principale cause de cécité chez les personnes âgées.

Le poivron s'apprête de différentes manières. Il peut être cuit à la vapeur, rôti, grillé ou bien farci et cuit au four ; cru, il peut faire partie d'un plat de crudités ou agrémenter une salade. En le faisant cuire rapidement à la vapeur ou sauter à la chinoise, on préserve presque toutes ses teneurs vitaminiques. ❖

Pomme

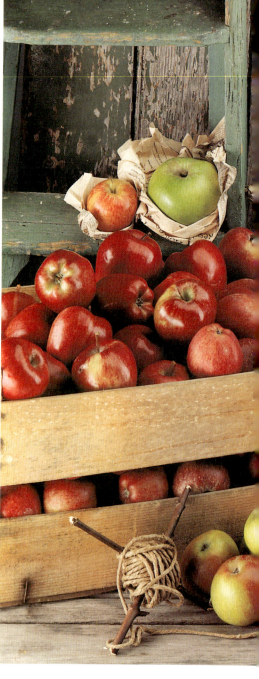

AVANTAGES
- peu calorique
- riche en fibres solubles, en potassium et en flavonoïde antioxydant (quercétine) qui aident à faire baisser le cholestérol et à prévenir les maladies cardio-vasculaires
- aide à l'hygiène buccale

INCONVÉNIENT
- présence éventuelle de pesticides et de contaminants dans la peau

Saine et délicieusement croquante, aussi parfumée que rafraîchissante, la pomme reste le fruit de référence, auquel depuis toujours on a attribué mille et une vertus. Modérément énergétique – une pomme de 150 g apporte à peine 70 kcal –, elle est devenue la compagne indissociable des régimes amaigrissants : on la croque volontiers au moment d'un petit creux, c'est la collation idéale, rassasiante, savoureuse et facile à emporter. La pomme est appréciée aussi en compote, au four ou en tarte, voire dans une farce ou en accompagnement d'une volaille.

VALEUR NUTRITIONNELLE

Ses sucres naturels – en majorité du fructose – fournissent l'essentiel de ses calories. Ses fibres abondantes sont composées pour une grande part de pectines solubles, avec une petite fraction de cellulose insoluble concentrée dans la peau. Bien tolérées, elles permettent de réguler en douceur le transit intestinal. Grâce à sa richesse en potassium et à la présence de sorbitol, un glucide spécifique à certains fruits, la pomme possède aussi d'indéniables propriétés diurétiques. Sa teneur en vitamine C diffère beaucoup d'une variété à l'autre : elle est plus élevée dans la reinette et la calville (de 12 à 20 mg pour 100 g) que dans la golden (8 mg en moyenne). Le stockage n'entraîne pas une baisse importante du taux de vitamine C de la pomme : on ne

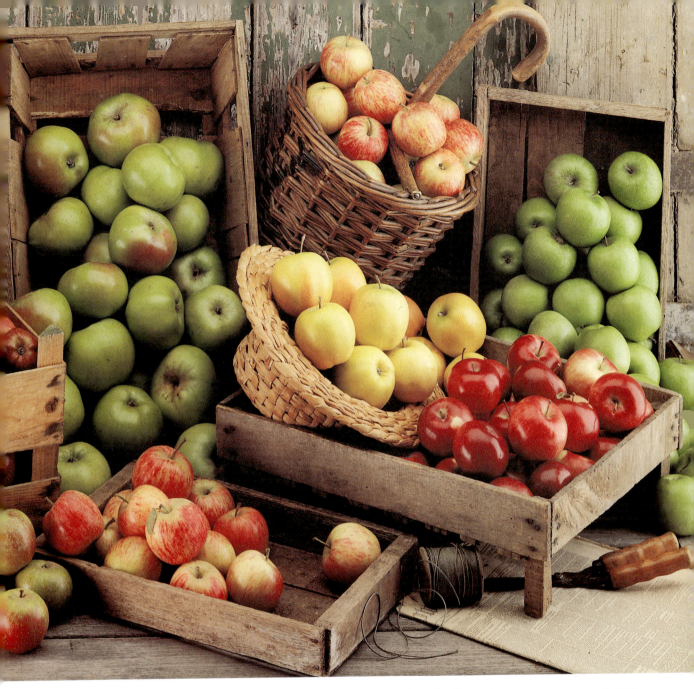

relève que 10 à 15 % de perte après plusieurs semaines de stockage en atmosphère neutre et à température contrôlée. La cuisson, en revanche, provoque une destruction vitaminique de l'ordre de 30 à 60 %, selon les préparations.

D'après des travaux réalisés par des chercheurs français et confirmés depuis par plusieurs équipes, la consommation de 2 ou 3 pommes par jour réduit de façon significative un taux de cholestérol excessif, en particulier le « mauvais » cholestérol (LDL), tout en préservant le « bon » cholestérol (HDL). On attribue cet effet favorable à la richesse de la pomme en pectine et en potassium, et sans doute aussi à la présence de quercétine, une substance flavonoïde ayant une action antioxydante. D'ailleurs, selon des recherches récentes, le pouvoir antioxydant de la pomme est très supérieur à ce que pourrait laisser penser sa teneur modeste en vitamine C.

Parce que la compote est agréable au goût et facile à digérer, elle fait partie des premiers aliments qu'on donne au bébé, en commençant par de la compote de pommes pelées et mixées. Longtemps surnommée « la brosse à dents de la nature », la pomme ne remplace ni la brosse ni le fil dentaire, mais les seconde avec succès. La pomme que l'on croque stimule les gencives et provoque un afflux de salive qui, en abaissant le taux de bactéries dans la bouche, aide à combattre les caries.

DANS LES POMMES.
On cultive plus de 2 500 variétés de pommes dans le monde. Quelques variétés bien connues (à l'extrême gauche, puis dans le sens des aiguilles d'une montre) : red delicious, boskoop, royal gala, granny smith, idared, golden, reine des reinettes, cox orange.

ATTENTION

Si vous aimez croquer la pomme avec la peau, lavez toujours soigneusement le fruit auparavant, et choisissez de préférence des pommes bio, pour lesquelles on n'utilise pas de traitements phytosanitaires de synthèse (pesticides notamment). Même si la peau concentre davantage de vitamine C que la pulpe (4 à 5 fois plus), étant donné son faible poids, elle ne fournit qu'une fraction limitée de l'apport total en vitamine C de la pomme.

Exception faite de celles que l'on importe, les pommes vendues hors saison, longtemps après leur récolte, sont conservées à basse température et dans un environnement où l'oxygène est raréfié afin de ralentir les échanges entre les fruits et le milieu extérieur. Cette méthode permet de les garder durant plusieurs mois. Mais une fois sorties de ce milieu, les pommes évoluent à nouveau et doivent être assez rapidement consommées. ❖

Pomme de terre

AVANTAGES

- bonne source de vitamines du groupe B, de vitamine C, de potassium et d'autres minéraux
- bonne source de fibres
- féculent peu cher à l'achat, nourrissant et commode d'utilisation

INCONVÉNIENT

- la pomme de terre qui germe ou verdit peut renfermer une dangereuse toxine, la solanine

La pomme de terre est native des Andes et les Incas la cultivaient il y a plus de 4 000 ans. Les explorateurs espagnols l'introduisirent en Europe au XVIe siècle, où elle ne tarda pas à devenir l'aliment de base des pauvres. Cultivée aujourd'hui dans le monde entier, elle représente la culture la plus répandue et la plus importante en termes d'économie.

La pomme de terre, comme le poivron et la tomate, se range dans la famille des solanacées. C'est un légume-tubercule riche en amidon, qui apporte aussi des protéines végétales et des fibres. Fait surprenant, la pomme de terre est une bonne source de vitamine C, surtout quand il s'agit de la pomme de terre nouvelle : 2 petites pommes de terre nouvelles (100 g, poids net) cuites vapeur, avec la peau, fournissent 25 mg de vitamine C, soit plus de 20 % de l'apport nutritionnel conseillé (ANC).

On y trouve aussi une bonne quantité de vitamines B_1, B_3 et B_6, et de potassium (500 mg), du magnésium (25 mg) et un peu de zinc. Sa peau est riche en acide chlorogénique, un phytonutriment doté de propriétés anticancérogènes, mais elle renferme aussi des glucosides spécifiques, en particulier de la solanine de saveur très amère, qui est toxique. C'est pourquoi il est préférable d'éviter de manger trop souvent la pomme de terre avec sa peau. La solanine est très concentrée également dans les zones encore vertes des tubercules immatures, et près des parties germées. Elle donne un goût amer désagréable à la pomme de terre, qui ne doit pas être consommée.

La pomme de terre a un index glycémique (IG) assez élevé et cela la fait déconseiller aux diabétiques. Cependant, son mode de préparation détermine en grande partie son IG, qui n'est que de 58 pour la pomme de terre bouillie, de 60 pour la pomme de terre cuite au four, et atteint 74 pour la purée.

Beaucoup de personnes croient que la pomme de terre fait grossir, et c'est vrai lorsqu'elle est frite ou rissolée. Une pomme de terre moyenne bouillie

POURQUOI LES POMMES DE TERRE NOIRCISSENT

La pomme de terre tire du sol une forme de fer appelée fer ferreux. Celui-ci, quand on coupe le tubercule et qu'on le fait cuire, se transforme en fer ferrique sous l'action de l'oxygène. Totalement inoffensive, la combinaison de fer ferrique et d'acide chlorogénique apparaît souvent sous forme de taches bleu-noir dans les pommes de terre cuites.

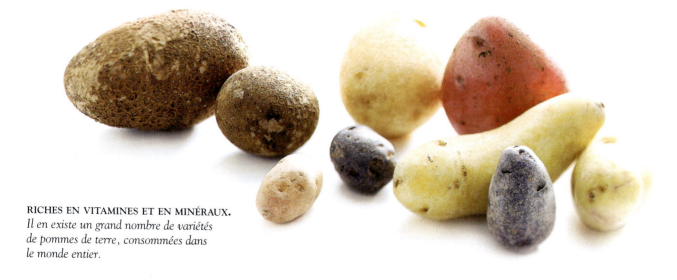

RICHES EN VITAMINES ET EN MINÉRAUX.
Il en existe un grand nombre de variétés de pommes de terre, consommées dans le monde entier.

ou cuite au four ne fournit pas plus de 80 kcal, un peu de protéines et pratiquement pas de graisses. La même pomme de terre transformée en chips apporte entre 450 et 500 kcal et 35 g de graisses ; 100 g de frites représentent environ 280 kcal et de 15 à 20 g de graisses. Une portion de 200 g de purée de pommes de terre avec du lait fournit environ 180 kcal, à comparer à 320 kcal pour une portion de gratin.

LES BONNES CUISSONS

Il est préférable de ne pas peler la pomme de terre avant de la cuire, ce qui limite les déperditions en minéraux et en vitamines. Si vous devez le faire, pelez-la aussi finement que possible. Une fois pelée, elle noircit au contact de l'oxygène. Si elle doit attendre, on peut l'immerger dans de l'eau vinaigrée ou citronnée mais le moins longtemps possible, là encore pour éviter des pertes nutritionnelles par dissolution de nutriments dans l'eau. La cuisson à la vapeur, au four ou au micro-ondes préserve le mieux ses qualités nutritives, mais il faut percer la peau avant de la cuire au micro-ondes, sinon elle explosera. Pour faire cuire les pommes de terre à l'eau, on utilise le moins d'eau possible et on couvre la casserole.

Les pommes de terre se rangent au frais mais pas au réfrigérateur. À moins de 7 °C, l'amidon se transforme en sucre, ce qui leur donne mauvais goût. Il ne faut pas non plus les entreposer trop près des oignons ou d'autres légumes à odeur marquée. ❖

Porc

AVANTAGES

- riche en protéines de qualité, en vitamines et en minéraux (surtout en fer)
- les morceaux maigres sont pauvres en lipides

INCONVÉNIENT

- sous forme de jambon et de charcuterie, il contient beaucoup de sel, parfois aussi de gras

Les anciens avaient coutume de dire : « Dans le cochon tout est bon, de la queue au menton ! » Cet animal fournit de la viande fraîche, des produits fumés et traités comme le jambon et la charcuterie, et sa peau pour faire la gélatine.

La viande de porc est la plus prisée dans le monde et sa consommation ne cesse d'augmenter. D'après les dernières statistiques, elle représente 41 % de la consommation mondiale, comparée à 29 % pour la volaille et 25 % pour le bœuf. Les producteurs de la filière porcine française

s'appliquent à préserver la santé du cheptel. Ils assurent la traçabilité totale de la viande, ainsi que des programmes d'assurance qualité avec des protocoles pour la bonne gestion de l'élevage du porc (composition de l'alimentation, procédures de soins et de traitements, conditions d'abattage, etc.).

Bien que certains morceaux de porc (collier, échine, côtes) soient plus gras que la moyenne des morceaux de viande de boucherie, il n'en reste pas moins que la viande par elle-même reste maigre : le muscle renferme moins de 2 % de lipides. La graisse du porc est essentiellement située sous la peau, et donc très facile à retirer. La tendance aujourd'hui est de parer assez fortement les morceaux, pour répondre aux souhaits des consommateurs. Ainsi, des morceaux comme le filet, le filet mignon ou la noix de porc font partie des viandes maigres, avec des teneurs en lipides qui ne dépassent pas 5 %. La viande de porc présente, de plus, l'intérêt d'avoir des graisses moins saturées que celle des autres viandes de boucherie, agneau et bœuf notamment.

Son contenu en cholestérol est de l'ordre de 65 à 75 mg pour 100 g, comme dans la plupart des viandes. Même si le rôle du cholestérol apporté par les aliments reste probablement modeste sur une élévation éventuelle du taux de cholestérol sanguin, les recommandations actuelles préconisent de ne pas dépasser 300 mg de cholestérol alimentaire par jour.

Une portion de 100 g de porc maigre fournit de 110 à 135 kcal, 20 g de protéines d'excellente qualité biologique, et toutes les vitamines du groupe B. La viande de porc est particulièrement riche en vitamine B_1 : une portion permet de satisfaire la totalité de l'apport nutritionnel conseillé (ANC) en cette vitamine. Elle procure aussi d'importants minéraux et oligoéléments : fer, phosphore, magnésium, sélénium, zinc. C'est une source intéressante de fer, bien assimilé par l'organisme dans la mesure où la plus grande part est présente sous forme héminique.

La viande de porc doit toujours être bien cuite. En effet, elle peut héberger des parasites, dont la trichine, ver plat qui s'encapsule dans les muscles de l'animal. Le parasite peut être détruit par une cuisson suffisamment prolongée, ou encore par une congélation à − 20 °C. Une viande parasitée est à l'origine

LE SAVIEZ-VOUS ?

LE PORC RENFERME MOINS DE GRAISSES SATURÉES QUE LES VIANDES DE BOUCHERIE

Le porc est un animal monogastrique, et non un ruminant, animal qui transforme les graisses de son alimentation dans son rumen et les rend plus saturées. Les graisses du porc, comme celles des volailles, sont dans une large mesure le reflet des graisses de son alimentation : or le régime du porc est à base de céréales, complétées par du maïs et du soja, qui apportent beaucoup d'acides gras polyinsaturés.

de la trichinose, qui se manifeste rapidement par des maux d'estomac, des diarrhées et des vomissements. Une à deux semaines plus tard, des douleurs musculaires et des difficultés à respirer peuvent apparaître. Non traitée, la trichinose peut être très grave, voire mortelle. L'inspection sanitaire garantit, en principe, contre le risque de trichinose en France. Le porc se prête à de nombreuses préparations, mais sa cuisson doit être conduite sans brutalité, afin d'éviter un choc thermique qui le durcirait. Pour vérifier si la viande est assez cuite, y enfoncer une lame à cœur : le jus qui s'écoule ne doit plus être rosé. ❖

Potiron

AVANTAGES

- excellent apport de bêta-carotène
- bonne source de fer, de zinc et de potassium
- riche en fibres ; peu calorique
- bonne source de protéines, de vitamines du groupe B et de fibres
- se garde longtemps

Le potiron, ou courge d'hiver – appelé citrouille en Amérique du Nord, où il est l'emblème d'Halloween –, ne sert pas qu'à confectionner des lanternes et à garnir des tartes ! On peut accommoder sa chair de bien des façons, notamment en purée et en potage.

Comme tous les légumes à pigments orange, le potiron est très riche en bêta-carotène, forme végétale de la vitamine A ; on trouve dans une portion de 200 g de potiron cuit environ 8 000 µg de bêta-carotène, soit autant que dans 100 g de carotte, le légume de référence pour cet élément. Plus la chair a une couleur orange vif, plus sa teneur en bêta-carotène est élevée. Or, selon plusieurs études, le bêta-carotène peut prévenir certaines formes de cancer. Dans une portion de potiron cuit, il y a 60 kcal, 5 g de fibres (l'équivalent de 2 tranches de pain complet) et près de 1 mg de fer. Riche en potassium, ce légume est bon pour la tension artérielle. Comme sa chair absorbe l'eau, il est préférable de le cuire à la vapeur pour préserver sa valeur nutritive. Les petits potirons, plus doux et plus sucrés que les gros, sont préférés en cuisine.

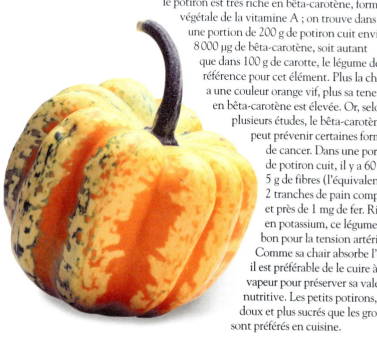

On a tort de jeter les graines de potiron ; elles sont une excellente source de protéines. 30 g de graines fournissent 7 g de protéines – soit autant qu'une portion identique de cacahouètes – et 3 mg de fer – soit de 20 à 30 % de l'ANC pour un adulte. Elles sont aussi riches en huile insaturée, source de vitamine E, et en vitamines du groupe B. Quand on les mange avec leur tégument, elles apportent beaucoup de fibres. Les graines de potiron se préparent facilement ; il faut les laver, les laisser sécher et les mettre au four une heure à 120 °C sur une plaque huilée.

Comme les potirons ont une peau épaisse, on peut les conserver environ un mois dans un endroit frais et sec. ❖

Probiotiques

Voir p. 303

Prostate

PRIVILÉGIER

- tomate et produits dérivés (sauces, soupes), raisin rouge, pastèque pour le lycopène
- fruits secs oléagineux, fruits de mer, poisson, pain, son et germe de blé, avoine, riz brun pour le sélénium
- huiles végétales, fruits secs oléagineux, graines, germe de blé pour la vitamine E
- fruits, légumes, céréales complètes pour les antioxydants
- liquides pour vidanger la vessie

RÉDUIRE

- graisses d'origine animale

ÉVITER

- alcool, caféine, épices et autres substances qui irritent le tractus urinaire
- gain de poids excessif

La prostate, une glande de la taille d'une noix située juste sous la vessie chez l'homme, est la source de multiples problèmes allant du cancer à l'hypertrophie bénigne et à l'inflammation (prostatite). Les prédispositions à ces problèmes sont les infections des voies urinaires, le mode de vie et une alimentation riche en graisses. Toutefois, il existe d'autres facteurs favorisants.

Avec l'âge, la prostate tend à grossir : c'est l'hypertrophie bénigne de la prostate (HBP). Environ un tiers des hommes de plus de 50 ans

LE SAVIEZ-VOUS ?

LES SUPPLÉMENTS DE ZINC : UN DANGER POUR LES HOMMES

Selon une étude menée par les Instituts nationaux de la santé des États-Unis, les hommes qui prennent des suppléments de zinc doublent leur risque de contracter un cancer avancé de la prostate. L'étude a porté sur quelque 47 000 hommes. Comparés à d'autres qui ne prenaient pas de suppléments, ceux qui en prenaient plus de 100 mg par jour doublaient leur risque.

ont cette affection non cancéreuse qui peut ralentir sérieusement l'émission d'urine.

Le cancer de la prostate (environ 9 500 décès par an en France) est le cancer le plus courant chez l'homme. S'il est traité à un stade précoce, il est curable. Dans de nombreux cas, cependant, il peut avoir essaimé à d'autres organes lorsqu'on en fait le diagnostic. En France, on conseille à tous les hommes un dépistage systématique annuel à partir de 50 ans : toucher rectal par le médecin, dosage sanguin des PSA (antigènes prostatiques spécifiques), souvent augmentés en cas de cancer, puis échographie et biopsie si une anomalie est mise en évidence.

LE RÔLE DE L'ALIMENTATION

Lycopène. Une étude récente effectuée auprès de 48 000 hommes a démontré que le lycopène (tomate, notamment en sauce ou en soupe, raisin noir, pastèque) semble réduire le risque de cancer de la prostate. Ces données confirment les recommandations d'augmenter la consommation de fruits et de légumes riches en antioxydants et en pigments bioflavonoïdes, qui protègent de plusieurs cancers. La cuisson des tomates semble libérer plus de lycopène ; les sauces et les soupes à la tomate sont donc particulièrement bénéfiques. Le lycopène s'assimile mieux avec un peu de graisses, car il est liposoluble.

Vitamine E. On sait qu'elle réduit l'inflammation et peut protéger du cancer de la prostate. Les fumeurs, chez qui les niveaux de vitamine E sont faibles, présentent un risque accru de cancer de la prostate. Bonnes sources de vitamine E : huiles végétales, noix et autres fruits secs oléagineux, germe de blé, céréales complètes.

Sélénium. Cet antioxydant pourrait protéger du cancer de la prostate. Mangez : fruits secs oléagineux (noix du Brésil), fruits de mer, viande, poisson, son et germe de blé, avoine, riz brun.

Isoflavones. Les produits du soja peuvent aider à prévenir l'hypertrophie bénigne, à protéger du

cancer de la prostate et à ralentir la croissance tumorale. Cet effet est attribuable aux isoflavones, composants phytochimiques qui aident à abaisser la dihydrotestostérone (DHT), hormone mâle qui stimule la croissance du tissu prostatique.

Manger des crucifères et des oméga-3. Poissons gras et huiles végétales riches en acides gras oméga-3 (huile de colza, mélange d'huiles) semblent réduire le risque de cancer de la prostate. Une alimentation riche en graisses saturées d'origine animale en augmente l'incidence. Les crucifères (brocoli, chou-fleur et choux) contiennent des isothiocyanates, éléments phytochimiques qui semblent avoir un effet protecteur. Fibres, sélénium, vitamine E et éléments phytochimiques qui se trouvent dans les céréales complètes jouent un rôle préventif contre le cancer.

Boire beaucoup de liquides. Quiconque ayant une hypertrophie de la prostate devrait boire beaucoup d'eau, et d'autres liquides non alcoolisés, et éviter la caféine. ❖

Protéines

Voir p. 319

Prune

AVANTAGES

- source utile de vitamine C et de potassium
- apporte des fibres

INCONVÉNIENT

- réactions allergiques possibles

La prune est un fruit juteux et désaltérant, modérément calorique (35 kcal environ pour une prune de taille moyenne) et qui offre un large éventail de nutriments : un peu de vitamine C (de 5 à 8 mg pour 100 g, selon la variété), du potassium en abondance et de petites quantités d'autres minéraux (magnésium, calcium, fer). Elle fournit des fibres (cellulose et pectine), ainsi qu'un phytonutriment spécifique, la diphénylisatine, qui possède des propriétés laxatives. Comme une partie des sucres de la prune est constituée par du sorbitol, qui stimule aussi le transit intestinal, on comprend pourquoi ce fruit est réputé efficace contre la paresse intestinale.

La prune violette contient des anthocyanines, pigments violacés qui lui confèrent sa couleur. Ces pigments pourraient protéger contre le cancer et les maladies cardiaques.

SOIGNER LA PROSTATE AVEC DES PLANTES

Le chou palmiste nain (sabal) peut soulager les symptômes d'une hypertrophie bénigne de la prostate, mais on n'a encore trouvé aucune plante pour traiter le cancer de la prostate. Certains hommes atteints d'HBP se trouvent bien de prendre du pollen chaque jour, mais aucune étude scientifique n'a encore validé cet usage.

LES VARIÉTÉS DE PRUNES

Les principales variétés commercialisées en France sont les suivantes :

La golden Japan, jaune et juteuse, qui apparaît dès juillet. Modérément sucrée, cette prune est rafraîchissante mais pas très parfumée.

La reine-claude est la plus cultivée. On la récolte de fin juillet à début septembre. Qu'elle soit verte ou dorée, elle est juteuse, parfumée et bien sucrée, bref, délicieuse aussi bien nature qu'en confiture.

La président est un très gros fruit allongé à peau bleu violacé et à chair jaune. Elle mûrit en septembre, est juteuse mais assez peu sucrée.

La quetsche, prune à peau bleu-noir et à chair jaune doré, est récoltée vers la mi-septembre. Sucrée et bien parfumée, elle est très appréciée en compote et en tarte.

La mirabelle, très petite prune ronde et dorée, est la plus sucrée et la plus parfumée. Selon les années et l'ensoleillement, elle est récoltée entre la mi-août et la mi-septembre. À savourer en compote, en confiture, et aussi telle quelle, bien sûr.

Une fois cueillie, la prune ne mûrit plus. Il faut donc choisir des prunes très colorées qui cèdent légèrement à la pression du doigt. La couleur, qui diffère selon les variétés, n'est pas une indication du degré de maturité. Une prune trop mûre est généralement molle et sa peau est meurtrie et décolorée. Si elle est trop ferme, on peut l'attendrir quelque peu en la laissant un jour ou deux à température ambiante.

Les personnes qui ont un diagnostic d'allergie à l'abricot ou à la pêche réagissent en général de la même façon à la prune. Celles qui sont allergiques à l'aspirine peuvent aussi éprouver des problèmes avec la prune, qui renferme de l'acide salicylique. En outre, le noyau de prune renferme de l'amygdaline, substance qui se décompose dans l'estomac en acide cyanhydrique et peut causer un empoisonnement si on l'absorbe en grande quantité. ❖

Pruneau

AVANTAGES
- riche source de fibres
- haute teneur en vitamine A, potassium et fer
- aide à soulager la constipation

INCONVÉNIENT
- risque de caries

Les pruneaux sont les fruits séchés d'une espèce particulière de prunier, le prunier d'ente, donnant des prunes à chair ferme et à teneur élevée en sucre et en acidité. Ces caractéristiques leur permettent de se déshydrater facilement – soit au soleil, soit, le plus souvent, dans des fours à température peu élevée.

Comme tous les fruits secs, le pruneau renferme très peu d'eau. Il est donc une source plus concentrée d'énergie et de nutriments que le fruit frais. Il contient beaucoup de sucres naturels : 4 gros pruneaux (environ 50 g) apportent 95 kcal. Il est riche en fibres : 4 pruneaux en fournissent 5 g, ainsi que de bonnes quantités de bêta-carotène, de fer et de potassium (400 mg).

Le pruneau est le remède naturel contre la constipation. Cela lui vient de sa haute teneur en fibres, mais aussi d'un laxatif naturel qu'il renferme, la dyphénylisatine, et de la présence de sorbitol. Il présente l'inconvénient de laisser un résidu collant sur les dents, et peut favoriser la carie si on ne se brosse pas les dents après consommation.

Le jus de pruneau conserve une partie des éléments nutritifs du fruit. Un verre de 20 cl de jus de pruneau renferme environ 600 mg de potassium. Sa teneur élevée en sucres naturels lui vaut d'apporter 150 kcal par verre. Même s'il ne renferme pas les fibres du pruneau sec, le jus de pruneau contribue à soulager la constipation, car il conserve la dyphénylisatine et le sorbitol. ❖

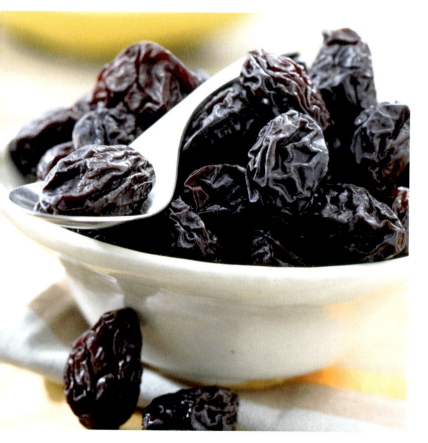

PROTÉINES
■ MATÉRIAUX DE L'ORGANISME ■

La protéine est le nutriment par excellence de la matière vivante. Elle est nécessaire pour le développement et le renouvellement de toutes les cellules. Les anticorps qui protègent contre les maladies, les enzymes qui facilitent la digestion et le métabolisme ainsi que des hormones comme l'insuline sont tous des protéines. Le cholestérol se déplace dans la circulation sanguine grâce aux lipoprotéines (littéralement, protéines transportant des graisses). Le tissu conjonctif qui sert de support aux os est fait de protéines. Les chromoprotéines sont la combinaison de protéines et de pigments qui forme l'hémoglobine. La kératine des poils et des ongles est une autre forme de protéine. Enfin, les neurotransmetteurs qui distribuent les messages du cerveau sont constitués d'acides aminés tirés des protéines alimentaires.

Avec autant de fonctions essentielles, on croirait que les protéines constituent le gros de notre alimentation, mais ce n'est pas le cas. Idéalement, elles devraient représenter de 12 à 13 % des calories quotidiennes. Un adulte en bonne santé n'a besoin que de 0,8 g de protéines par kilo de poids. Ainsi, une personne qui pèse 70 kg doit recevoir 56 g de protéines dans son menu quotidien. À titre indicatif, une portion de 100 g de viande, de poisson ou de poulet renferme environ 21 g de protéines, 1 œuf, 6 g, une tasse de lait, 8 g, et $1/2$ portion de lentilles cuites, également 8 g de protéines.

Les acides aminés

Les protéines sont des structures extrêmement complexes et variées de chaînes d'acides aminés, molécules renfermant de l'azote, reliés par des liaisons peptidiques. Il existe des milliers de protéines différentes ayant des natures et des fonctions très diverses.

Pour fabriquer les protéines dont il a besoin, l'organisme utilise 20 acides aminés différents. Il peut élaborer 11 d'entre eux à partir des protéines alimentaires qu'il recombine entre elles, mais les 9 autres, appelés acides aminés essentiels, doivent provenir tels quels de l'alimentation et en quantités suffisantes. Tout comme la combinaison des lettres de l'alphabet donne lieu à une infinité de mots, celle des acides aminés produit quelque 50 000 protéines différentes, dont certaines contiennent des centaines d'acides aminés. Le bagage génétique appelé ADN (acide désoxyribonucléique), qui forme le noyau de toute cellule, fournit le plan directeur selon lequel les acides aminés sont disposés dans les protéines et qui varie d'un individu à l'autre.

Les protéines alimentaires

De façon constante, l'organisme fabrique des protéines avec des acides aminés, dont la plupart sont recyclés à même le tissu à réparer. Mais il en perd une certaine quantité dans le processus, qu'il va puiser dans les protéines alimentaires. Celles-ci, avant de servir, seront décomposées en acides aminés, puis réassemblées d'après le code génétique.

À l'exception des huiles et du sucre pur, tous les aliments renferment des protéines, dont la qualité varie en fonction de leur contenu en acides aminés. Les protéines animales (sauf la gélatine) fournissent les 9 acides aminés essentiels en proportions convenables ; on parle d'une protéine de haute

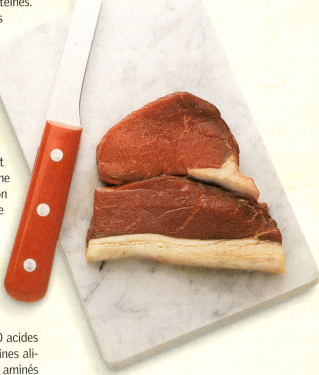

LE SAVIEZ-VOUS ?
UN REPAS RICHE EN PROTÉINES PEUT REDONNER LA FORME

La plupart des quelque 35 neurotransmetteurs qui signalent à notre cerveau si nous sommes en forme ou si nous avons sommeil se composent d'acides aminés de provenance alimentaire. Un repas riche en protéines, en fournissant de la tyrosine, augmente le taux de la norépinéphrine, qui stimule le cerveau. À l'opposé, un repas riche en glucides alimente le cerveau en tryptophane, lequel a un effet calmant.

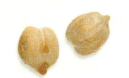

qualité biologique ou protéine complète. Dans les protéines végétales (sauf celles du soja, dont la protéine est quasi complète), il manque un ou plusieurs de ces acides aminés essentiels, ou bien certains sont présents en quantités insuffisantes – on dit qu'ils sont déficitaires. Comme l'acide aminé manquant n'est pas le même pour tous les végétaux, il est possible de compenser les déficits en faisant des associations adéquates. Ainsi, les céréales sont riches en méthionine, mais il leur manque de la lysine. Celle-ci est abondante dans les légumineuses comme les haricots secs, auxquels la méthionine fait précisément défaut. En associant l'une et l'autre au même repas (ou au moins dans la journée), on obtient l'éventail complet des acides aminés, en proportions convenables.

On remarquera que cette association est au cœur de la cuisine de tous les peuples qui consomment peu de viande : pour les Mexicains, les haricots frits et les tortillas de maïs ; pour les Indiens, le riz et le dahl ; pour les Asiatiques, le tofu avec riz et légumes ; au Moyen-Orient, le boulgour et les pois chiches. Le régime végétarien le plus strict fournit des protéines convenables s'il combine les céréales et les légumineuses complémentaires. Mais cela nécessite une grande vigilance. S'il arrive qu'un acide aminé essentiel manque dans l'alimentation, l'organisme décompose les tissus nobles pour s'approvisionner.

Dans l'estomac, les longues chaînes d'acides aminés sont scindées en chaînes plus petites appelées polypeptides. La digestion se poursuit dans l'intestin grêle où le pancréas, aidé des enzymes, achève le processus. Les différents acides aminés sont absorbés par le sang et transportés jusqu'au foie où certains serviront à fabriquer des lipoprotéines et de nouvelles enzymes. Les autres retourneront dans le sang pour être transportés jusqu'aux cellules.

Les acides aminés ne peuvent être stockés pour constituer des réserves. Ceux qui ne servent pas dans l'immédiat retournent au foie, qui les débarrasse de leur azote et les transmet aux reins, où ils seront éliminés sous forme d'urée. Le reste de la molécule de protéine est stocké sous forme de graisses ou converti en glucose pour fournir de l'énergie.

Les régimes hyperprotéiques

Les régimes riches en protéines et faibles en glucides (voir Glucides : régimes pauvres en glucides, p. 192) jouissent d'une grande popularité chez ceux qui veulent perdre du poids. Bien qu'ils soient efficaces de ce point de vue, on s'interroge quant à l'effet d'un apport massif de protéines et de graisses sur la fonction rénale, la santé des os, la santé cardio-vasculaire et l'incidence de cancers. La faible consommation de légumes et de fruits qui va de pair avec ces régimes prive l'organisme de nombreux nutriments bénéfiques.

La carence en protéines

Les carences en protéines, surtout chez l'enfant, sont fréquentes en Afrique et dans les pays en développement. Arrêt de croissance et retard mental chez l'enfant, œdème, anémie, fonte musculaire, baisse de l'immunité et anomalies métaboliques sont des symptômes du kwashiorkor, terme médical qui désigne une grave déficience en protéines.

L'excès de protéines

Dans les pays occidentalisés, l'alimentation fournit plus de protéines qu'il n'en faut. Cela ne pose guère d'inconvénients aux adultes en bonne santé, mais occasionne un surplus de travail aux reins et au foie. C'est pourquoi on recommande un régime faible en protéines lorsque ces organes sont déficients.

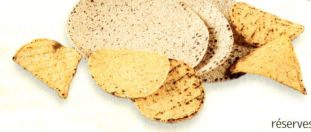

ATTENTION

On entend vanter les mérites de poudres et de comprimés de protéines ou d'acides aminés purifiés pour insuffler de l'énergie et gonfler les muscles des athlètes et des culturistes, et pour venir en aide à ceux qui veulent perdre du poids. Les bienfaits pour les athlètes n'ont pas été prouvés. Un régime équilibré satisfait tous les besoins en protéines ; le surplus est tout simplement excrété. Quant aux suppléments d'un acide aminé en particulier, ils peuvent avoir des conséquences imprévisibles. Des études ont démontré qu'en déséquilibrant la synthèse normale de la protéine, ils ouvraient la voie à des troubles de la nutrition. Certains chercheurs considèrent que les suppléments de protéines stimulent l'élimination du calcium et augmentent les risques d'ostéoporose. Un excès de protéines dans l'alimentation peut causer les mêmes problèmes.

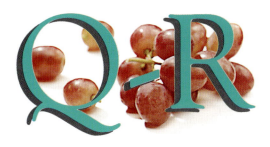

Q-R

Quinoa

AVANTAGES
- excellente source de glucides complexes, fibres, fer, magnésium, potassium, phosphore, zinc et autres minéraux
- bonne source de vitamines du groupe B
- apporte des protéines de bonne valeur biologique

INCONVÉNIENT
- plus rare et plus cher que la plupart des céréales

Le quinoa est considéré comme une céréale, alors qu'il s'agit d'une plante apparentée à l'épinard. Ses feuilles vertes sont comestibles, mais on recherche avant tout ses graines.

Pendant plus de 5 000 ans, il a constitué la base de l'alimentation pour les Indiens des hauts plateaux des Andes, où il est l'une des rares cultures à avoir un bon rendement malgré la sécheresse du climat et la pauvreté du sol.

UNE MINE DE NUTRIMENTS

Les minuscules grains du quinoa regorgent de nutriments. Une portion de 125 g de quinoa cuit (soit 30 g de quinoa sec) fournit environ 3 mg de fer, plus que toutes les céréales. La même portion recèle une foule d'autres minéraux – 80 mg de magnésium, 250 mg de potassium, 0,8 mg de zinc – et des vitamines du groupe B, en particulier de la B_6, de l'acide folique, de la niacine et de la thiamine. L'apport calorique – 100 kcal – provient essentiellement de glucides complexes. Mais le quinoa fournit en même temps des protéines (14 %) de qualité supérieure à celle des produits équivalents (maïs, blé et autres céréales), car elles renferment davantage de lysine, un acide aminé absent des céréales. C'est aussi une bonne source de saponine, substance végétale un peu amère qui aide à prévenir le cancer et les maladies cardiaques.

UN ALIMENT POLYVALENT

Le quinoa cuit vite. Sa texture granuleuse, légère et délicate convient à toutes sortes d'apprêts. Il tient lieu de féculent ; associé à des légumes, de la volaille ou des fruits de mer, il fait un délicieux pilaf ; et il donne du corps aux soupes et aux ragoûts. Le quinoa représente une bonne solution de diversification pour consommer des glucides complexes. ❖

LE SAVIEZ-VOUS ?

LE QUINOA : UNE PROTÉINE COMPLÈTE

La proportion optimale d'acides aminés essentiels dans la protéine du quinoa se rapproche du modèle établi par l'Organisation des Nations unies pour l'alimentation et l'agriculture (FAO). Les scientifiques considèrent le quinoa comme une des protéines les mieux équilibrées du règne végétal.

Radis

AVANTAGES
- bonne source de vitamine C
- pauvre en calories, riche en fibres

INCONVÉNIENTS
- donne des flatulences chez certains
- ses salicylates peuvent produire des réactions chez les personnes allergiques à l'aspirine

Le radis fait partie de la famille des crucifères, comme le chou ou le navet. Il n'est pas particulièrement nourrissant, mais il est délicieux au goût. Sa faible teneur en calories en fait un hors-d'œuvre idéal quand on surveille sa ligne… à condition de ne pas forcer sur le pain et le beurre d'accompagnement ! On peut aussi le servir en salade, détaillé en petites rondelles et assaisonné avec du fromage blanc salé et poivré : légèreté assurée !

Le radis constitue une bonne source de vitamine C et renferme un peu de fer, de potassium et d'acide folique. Une dizaine de petits radis fournissent 15 mg de vitamine C et seulement 10 kcal. Le radis recèle, comme les autres crucifères, des composés soufrés ayant une action préventive et protectrice vis-à-vis du cancer. Ces substances ne sont pas toujours bien supportées par les intestins fragiles et peuvent entraîner ballonnements et flatulences. En outre, le radis contient des salicylates, composés similaires à l'ingrédient actif de l'aspirine. C'est pourquoi les personnes sensibles à l'aspirine peuvent faire des réactions allergiques au radis.

Le radis est en pleine saison d'avril à juillet, mais on en trouve maintenant toute l'année. En été, son goût est plus intense et plus piquant qu'au printemps et à l'automne. Le radis rose est le plus répandu, mais il existe d'autres variétés, comme le radis noir et le radis oriental (ou daïkon).

Les petits radis sont généralement plus savoureux et plus fins que les gros. Le brillant de leur couleur est un indice de fraîcheur. S'il reste des feuilles sur la tige, elles doivent être vertes et bien croquantes. Quelle que soit la variété, le radis doit donner l'impression d'être dense, avec une peau parfaitement lisse.

Si on ne les consomme pas le jour même, les radis doivent être débarrassés de leur tige afin de préserver toute leur fraîcheur. Il est recommandé de les entourer de papier absorbant et de les placer dans une boîte ou un sac en plastique avant de les ranger au réfrigérateur. ❖

LE SAVIEZ-VOUS ?

RAISINS SECS : RICHES EN CALORIES !

Les raisins secs constituent un concentré de nutriments et de calories : une petite poignée (30 g) apporte 80 kcal, 0,7 mg de fer, 235 mg de potassium et 2 g de fibres. Il faut environ 2 kg de raisin frais pour produire 500 g de raisins secs.

TRÉSOR DE SANTÉ.
Manger du raisin est bon pour le cœur.

Raisin

AVANTAGES

- riche en sucres naturels et en bioflavonoïdes
- ses phytonutriments réduiraient les risques de cancer, de maladie coronarienne et d'accident vasculaire cérébral
- bonne source de potassium

INCONVÉNIENT

- ses salicylates naturels peuvent provoquer une réaction allergique

Le raisin représente probablement l'une des cultures les plus anciennes et les plus répandues au monde. La majeure partie des 60 millions de tonnes de raisin récoltées annuellement est destinée à être fermentée pour fabriquer du vin. Le raisin de table, en revanche, se consomme en dessert ou en collation, comme les autres fruits.

La France est, après l'Italie, le deuxième producteur européen de raisin de table. On en cultive différentes variétés. Le muscat de Hambourg est un raisin noir à petits grains ronds, recouverts d'une peau fine : juteux, sucré et légèrement musqué, il compte parmi les plus réputés. Il en est de même du chasselas, raisin blanc à peau fine et dorée : sa pulpe est juteuse, bien sucrée, et le chasselas de Moissac, récolté grappe par grappe, quand il est mûr à point, bénéficie d'une AOC (appellation d'origine contrôlée). On trouve aussi l'italia (ou idéal), à gros grains vert-jaune, croquants et légèrement musqués ; l'alphonse-lavallée, qui possède de gros grains noirs à peau épaisse ; le cardinal, aux grains ronds couleur violine ; le dattier blanc-vert, dont les grains ont la forme d'une datte. Le raisin, riche en sucres naturels, est le fruit de l'énergie : une grappe de 125 g apporte environ 80 kcal. Désaltérant, car riche en eau, il procure de nombreux minéraux – surtout du potassium, mais aussi du magnésium et du calcium. Il renferme de

> ### TOUT CE QUE VOUS VOULIEZ SAVOIR SUR LE RAISIN
>
> La culture du raisin a débuté il y a 7 000 ans chez les Égyptiens. Des variétés développées par les Grecs et les Romains gagnèrent l'Europe.
>
> *Vitis vinifera*, l'espèce propre à l'Europe, a donné quelque 10 000 cultivars : empereur, muscat, thompson, ribier, tokay en sont quelques exemples.
>
> Un puceron parasite venu des États-Unis, *Phylloxera vastatrix*, a ruiné les vignobles européens à la fin du XIXᵉ siècle. Le phylloxéra n'attaque pas les racines des porte-greffes américains – sur lesquels sont greffés, depuis lors, les cépages français.

petites quantités de vitamines du groupe B (en particulier B$_9$ ou acide folique) et de vitamine C (4 mg pour 100 g), ainsi qu'un peu de bêta-carotène pour le raisin noir. Ses composés anthocyaniques (les pigments rouges et violets du raisin noir) améliorent la résistance des petits vaisseaux sanguins. Aujourd'hui, on met en avant les bénéfices de ces substances dans la diminution du risque cardio-vasculaire et la prévention des cancers. La quercétine est un autre pigment du raisin capable de régulariser le niveau du cholestérol sanguin et de réduire l'activité des plaquettes, qui favorisent la formation des caillots ; certains lui attribuent les bienfaits du vin sur le cœur. Le resvératrol présent dans la peau est un autre élément phytochimique associé à la réduction des maladies coronariennes, du cancer et des accidents vasculaires cérébraux. Enfin, l'acide ellagique protégerait les poumons contre les toxines de l'environnement. Il faut savoir que tous ces composés salutaires sont plus concentrés dans le raisin noir que dans le raisin blanc.

Le raisin renferme des salicylates, proches du principe actif de l'aspirine. Leur effet anticoagulant pourrait expliquer pourquoi le vin protège des maladies cardiaques. Cependant, les personnes allergiques aux salicylates sont susceptibles de mal tolérer le raisin et ses dérivés.

Les pépins du raisin fournissent une huile remarquablement riche en acides gras polyinsaturés. Mais, s'ils sont avalés avec les grains, ils peuvent devenir irritants : en cas d'intestins sensibles ou de diverticules, il vaut mieux les recracher.

Le raisin s'achète avec une rafle verte et ferme, les grains étant, si possible, encore enrobés de pruine : cette substance cireuse que le fruit sécrète pour se protéger indique que le raisin a été récemment cueilli et peu manipulé. Il faut toujours le laver soigneusement avant de le consommer, pour éliminer toute trace de contaminants : levures, moisissures, polluants atmosphériques, éventuels résidus de pesticides… ❖

Reflux gastro-œsophagien

PRIVILÉGIER
- petits repas à intervalles réguliers

RÉDUIRE
- alcool, caféine et café sous toutes ses formes
- mets et aliments acides

ÉVITER
- boissons gazeuses, aliments gras, piments
- tabac
- le fait de s'allonger moins de 2 heures après chaque repas

Beaucoup d'adultes souffrent occasionnellement de maux d'estomac, certains tous les jours. Les brûlures d'estomac sont le symptôme le plus courant de troubles digestifs qui se produisent lorsque l'acide gastrique et le bol alimentaire refluent dans le conduit œsophagien. À la différence de l'estomac, la muqueuse de l'œsophage n'est pas protégée par un tissu qui produit continuellement du mucus, de sorte que l'acide a un effet irritant et provoque même des ulcérations. L'obésité et la grossesse peuvent entraîner un reflux parce qu'il y a une augmentation de la pression à l'intérieur de l'abdomen, ce qui a tendance à faire remonter les liquides de l'estomac dans l'œsophage. Une hernie hiatale est une autre cause possible de reflux.

Les brûlures d'estomac occasionnées par un reflux peuvent être atténuées par quelques modifications dans les habitudes alimentaires : régime pauvre en graisses, mais équilibré par ailleurs, renfermant fruits et légumes bien tolérés, si nécessaire cuits et écrasés en compote ou purée épaisse. Les aliments gras sont à éviter car, longs à digérer, ils ralentissent le passage de la nourriture dans l'estomac. Le café, même décaféiné, favorise une production élevée d'acide, tout comme le thé, les colas et les autres boissons renfermant de la caféine ou très acides. Les agrumes et leur jus peuvent aussi poser des problèmes. Il n'est pas prouvé que les aliments épicés – sauf peut-être le poivre et le piment (harissa) – entraînent des brûlures, mais les personnes qui ont l'impression de mal supporter les mets relevés doivent les éviter. Le reflux s'aggrave avec le chocolat ou la menthe, qui relâchent le sphincter reliant l'œsophage à l'estomac.

Évitez les gros repas, surtout le soir. Ne prenez pas de trop grandes quantités de boisson à table, afin de ne pas diluer le bol alimentaire. Buvez plutôt en dehors des repas. Ne mangez pas moins de 2 heures avant de vous coucher. Restez assis après un repas ; ne vous penchez pas et ne vous étendez pas, car ces positions augmentent la pression sur l'estomac, favorisant le reflux. Arrêtez de fumer : la nicotine relâche le sphincter œsophagien. Limitez votre consommation d'alcool à 1 verre de vin ou de bière durant le repas.

Prendre des antiacides en vente libre pour neutraliser l'acide gastrique n'est pas la meilleure solution ; le problème, en cas de reflux, n'est pas qu'il y a trop d'acide, mais que l'acide ne reste pas là où il devrait être. Si ces antiacides vous soulagent, suivez bien les instructions et n'en prenez jamais plus longtemps qu'il n'est recommandé. Les inhibiteurs de la pompe à protons, comme l'oméprazole, médicaments prescrits par le médecin, sont très efficaces en cas de reflux acide. ❖

Régime amaigrissant

Voir p. 327

Régime et grand âge

Voir p. 330

Reins (maladies des)

PRIVILÉGIER

- liquides pour maintenir l'équilibre hydrique

RÉDUIRE

- aliments qui contiennent beaucoup d'oxalates (baies, agrumes, rhubarbe, légumes à feuilles vert foncé, betterave, poivron et chocolat) pour prévenir les calculs rénaux
- sel pour réduire la rétention hydrique et prévenir l'hypertension

ÉVITER

- analgésiques, vitamines et suppléments de calcium en vente libre, qui ont des effets et des interactions nocifs pour le rein

Les maladies qui peuvent toucher les reins sont soit primaires, comme les calculs rénaux ou lithiase, soit secondaires, c'est-à-dire consécutives à d'autres affections (hypertension, athérosclérose, diabète) pouvant altérer les vaisseaux sanguins à l'intérieur du rein. Les hommes âgés sont plus sujets aux infections rénales en raison de l'hypertrophie de leur prostate. Les femmes enceintes et les diabétiques sont vulnérables aux infections de l'appareil urinaire. Les effets secondaires des médicaments sur la fonction rénale sont courants, mais on peut les prévenir. Ainsi, le paracétamol, l'aspirine et d'autres anti-inflammatoires non stéroïdiens (AINS), tout comme le calcium que l'on trouve dans les suppléments de vitamine D, figurent parmi les médicaments en vente libre qui peuvent avoir un effet dommageable sur les reins ; l'association d'aspirine et de paracétamol est particulièrement nocive. Quand vous consultez votre médecin, ne manquez pas de lui mentionner tous les médicaments en vente libre et tous les suppléments vitaminiques que vous prenez, même de manière occasionnelle.

Si l'on est en bonne santé, rien ne sert d'attendre d'avoir des problèmes rénaux pour adopter une alimentation qui aide à prévenir les troubles du rein. Buvez beaucoup pour bien drainer l'appareil urinaire et remplacer les liquides perdus ; optez pour une alimentation pauvre en graisses avec suffisamment de féculents, de légumes et de fruits.

L'alimentation est essentielle lorsqu'il s'agit de traiter des problèmes rénaux. Si vous avez une maladie rénale grave, votre médecin vous orientera probablement vers un nutritionniste, qui vous aidera à modifier votre régime en conséquence. Le type d'aliments et les quantités diffèrent selon la maladie rénale et son degré de gravité.

LES CALCULS RÉNAUX (LITHIASE)

Chaque année, 1 adulte sur 1 000 en Europe est traité pour une lithiase rénale ; les hommes sont plus nombreux que les femmes, dans la proportion de 3 pour 1. Certains ont leur première crise à l'occasion d'un exercice aussi banal que le jogging, par exemple : ils ne boivent pas assez pour remplacer les liquides perdus avec la transpiration. Et la moitié de ceux qui ont une crise pour la première fois en auront d'autres.

Un calcul est une concrétion de cristaux de minéraux qui auraient dû être évacués dans les urines : sa taille va de celle d'un grain de sable à la grosseur du gravier. Il peut être causé par de la goutte ou un autre problème du métabolisme ; il peut aussi résulter d'une anomalie structurelle

REINS (MALADIES DES) 325

ou métabolique du rein. Quand les calculs bloquent une partie du système urinaire, notamment l'urètre ou la vessie, ils provoquent une douleur intense. Certains parviennent à passer à travers l'appareil urinaire et sont éliminés naturellement ; les autres doivent être enlevés chirurgicalement ou par lithotripsie (procédé utilisant des ultrasons ou des ondes de choc hydroélectriques).

Pour éviter les récidives, il est important de déterminer la cause des calculs. La plupart sont formés d'oxalate de calcium ou de phosphate de calcium. Ils peuvent aussi, quoique plus rarement, se former à partir de cristaux d'acide urique, en particulier chez les gens qui font de la goutte. Le quatrième type de lithiase, les calculs cystiniques, ne se produit que dans le très rare cas d'un trouble métabolique héréditaire.

Veiller à l'apport de liquides. Quel que soit le type de lithiase, il est essentiel de boire assez pour maintenir l'équilibre hydrique et évacuer les minéraux susceptibles de s'agréger pour former des calculs. La plupart des patients qui font des lithiases peuvent diminuer le risque de récidive en augmentant leur apport hydrique (de l'eau de préférence à toute autre boisson) de façon à éliminer 2 litres d'urine par jour.

Le jus de citron coupé d'eau et à peine sucré est également intéressant parce que cet agrume contient beaucoup d'acide citrique, dont on sait qu'il diminue l'excrétion urinaire du calcium. En effet, même si la plupart des calculs renferment du calcium, il n'est pas recommandé de réduire le calcium – à moins que le médecin ne le demande. Si l'organisme ne reçoit pas suffisamment de calcium, ou s'il en élimine trop, il le puise dans les os, ce qui augmente le risque d'ostéoporose.

Les aliments riches en phosphore favorisent la formation de calculs de phosphate de calcium. L'équilibre du phosphore et du calcium est très délicat ;

> ### RÉGIME ALIMENTAIRE APRÈS UNE GREFFE DE REIN
>
> Après la greffe, le régime alimentaire est moins strict qu'au cours de la dialyse. Il est toutefois tributaire des médicaments que le patient doit prendre pour prévenir le rejet du nouvel organe. Au fil de la convalescence, le médecin et le diététicien apporteront des ajustements.
>
> Dans les premières semaines, on recommande généralement au patient de manger plus de protéines : œufs, viande maigre, poisson, volaille, lait écrémé, fromage allégé. Il doit limiter ses apports en glucides, qui risquent d'interagir avec les doses massives de corticostéroïdes visant à lutter contre le rejet. Le mieux est de s'en tenir aux glucides complexes des féculents et d'écarter les sucres simples. Il faut aussi réduire le sel, donc la plupart des aliments tout préparés. Le médecin donnera des directives concernant les aliments riches en potassium et prescrira, au besoin, des suppléments.
>
> Une légère augmentation de poids est normale. Si elle tend à persister, il faut écarter les aliments et produits gras. Entre les repas, les légumes et fruits frais, de même que le yaourt allégé, font des collations idéales.

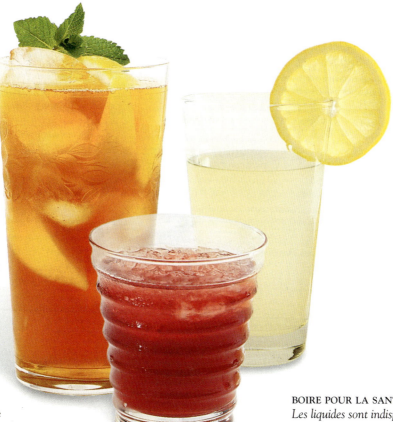

BOIRE POUR LA SANTÉ DES REINS. *Les liquides sont indispensables au bon fonctionnement rénal. Eau et jus de fruits préviennent la formation de calculs.*

diminuer l'un de ces minéraux peut avoir un impact sur l'autre. Il vous faut l'avis d'un nutritionniste ou de votre médecin avant de modifier l'apport d'un de ces minéraux essentiels pour maintenir l'équilibre nutritionnel.

Limiter les aliments riches en oxalates. Rhubarbe, betterave, noix, tofu, chocolat, thé, baies et fruits rouges, son et germe de blé, légumes à feuilles vert foncé (pour la plupart), patates douces, haricots secs, lentilles, bière contiennent tous beaucoup d'oxalates. Il ne s'agit pas d'écarter tous ces aliments du menu, car leur apport en vitamines et minéraux est essentiel. Le médecin ou le diététicien vous fourniront une liste des aliments que vous pouvez manger avec modération, en limitant le risque de récidive. Les personnes qui ont de la goutte devraient adopter une alimentation pauvre en purines pour réduire le risque de calculs d'acide urique.

Les calculs rénaux sont rares chez les végétaliens. On maîtrise encore mal le lien entre lithiase et protéines ; mais l'on sait que les protéines augmentent l'acidité de l'urine, ce qui intervient vraisemblablement dans le processus de formation des calculs. On pourrait diminuer le risque de réapparition de calculs chez de nombreuses personnes en maintenant l'apport quotidien de protéines dans une fourchette allant de 0,8 g à 1 g par kilo de poids corporel. Il est assez facile de réduire l'apport protéique en mangeant moins de produits d'origine animale. Il faut alors veiller au bon équilibre entre les acides aminés essentiels, ce qu'on obtient en combinant des aliments comme les céréales et les légumineuses, par exemple couscous et pois chiches ou lentilles et pain.

LA NÉPHRITE

L'inflammation des reins, ou néphrite, peut être le résultat d'une infection bactérienne ou l'effet secondaire de médicaments, entre autres causes. Une infection ailleurs dans le corps peut atteindre les reins par la circulation sanguine ; ou encore, une infection des voies urinaires peut remonter à travers la vessie vers les reins. Les infections du rein, comme celles liées à des lithiases, exigent un traitement antibiotique. Il n'est pas nécessaire de prendre des mesures diététiques, quoique le patient doive boire abondamment. En revanche, boire un verre de jus de canneberge par jour aide à prévenir les infections des voies urinaires chez les personnes qui y sont sujettes.

L'INSUFFISANCE RÉNALE

L'insuffisance rénale peut être aiguë et temporaire, faisant suite à un état de choc ou à un traumatisme, ou chronique, ce qui est très grave et demande un traitement drastique. L'insuffisance rénale aiguë peut avoir diverses causes : infection sévère, brûlures, diarrhée ou vomissements, intoxication (dont effet secondaire de médicaments ou interaction médicamenteuse), chirurgie, lésion d'un rein ; dès que le problème est circonscrit, la fonction rénale redevient normale. L'insuffisance rénale chronique peut être due à une hypertension non traitée, un diabète mal contrôlé, un problème congénital. L'insuffisance rénale chronique sévère – souvent fatale – requiert une dialyse régulière, pour éliminer les produits de déchet du sang, ou une transplantation d'organe.

L'alimentation est extrêmement importante dans l'insuffisance rénale. Les recommandations générales visent à restreindre phosphore, potassium, protéines et sel. Les liquides sont surveillés : s'il n'y en a pas assez, il y a déséquilibre électrolytique ; s'il y en a trop, la rétention hydrique entraîne un œdème et des problèmes électrolytiques, favorisant hypertension et insuffisance cardiaque. Les besoins protéiques sont ajustés au vu de la fonction rénale, de la dialyse et du stress éventuel.

Les études montrent que, si le niveau de protéines quotidien est limité à 1 g par kilo de poids corporel, le patient sous dialyse aura un apport suffisant d'acides aminés essentiels, sans risque de lésion rénale. Les protéines du poisson, du blanc d'œuf, des céréales et des légumineuses sont préférables à celles de la viande, car elles ne sont pas associées à des graisses saturées.

L'insuffisance rénale demande des soins spécifiques. Aucun changement alimentaire ne doit se faire sans autorisation médicale. Remettez-vous-en au nutritionniste spécialisé qui vous suit, il ajustera votre alimentation pour que vous receviez tous les nutriments nécessaires, dont des suppléments de vitamines et de minéraux. ❖

MYTHE ET RÉALITÉ

Mythe Si l'on souffre de calculs rénaux, il faut éviter les aliments riches en calcium (lait, laitages et fromages).

Réalité De récentes études indiquent qu'un apport équilibré de calcium évite au contraire la formation de calculs d'oxalate de calcium. En se liant à l'oxalate dans le tractus digestif, le calcium empêche celui-ci d'être absorbé par l'organisme.

RÉGIME AMAIGRISSANT
■ POUR DES EFFETS DURABLES ■

Perdre du poids n'est jamais facile. Quel que soit le régime préconisé – riche en protéines, pauvre en glucides, etc. –, ses tenants finissent toujours par reconnaître que, si l'on veut perdre du poids, il faut consommer moins de calories et/ou en brûler davantage par l'exercice. Facile à comprendre mais beaucoup moins facile à mettre en œuvre.

Tandis que la mode des régimes amaigrissants frise l'obsession, l'obésité ne cesse de progresser. Dans notre monde industrialisé, elle atteint des proportions inquiétantes. On estime que 64 % des Américains sont trop gros et, parmi ceux-là, 23 % obèses (avec un indice de masse corporelle – IMC – de 30 ou plus). En France, près de la moitié de la population aurait une surcharge pondérale et 1 personne sur 6 souffrirait d'obésité. En dépit d'articles et ouvrages abondants sur le sujet, les gens ne savent toujours pas comment perdre du poids de manière durable et efficace.

Perdre du poids et ne pas le reprendre

Le « secret » pour maigrir consiste à brûler plus de calories qu'on n'en consomme. Lorsque l'organisme utilise plus d'énergie qu'il n'en absorbe dans les aliments, il est obligé d'en puiser dans ses réserves. Autrement dit, quand on mange moins, les réserves de graisses diminuent. Mais ce que l'on mange a aussi beaucoup d'importance. Un régime axé sur la soupe au chou, par exemple, ne fournit pas les nutriments indispensables. En outre, on s'en lasse vite et l'on a tôt fait de reprendre ses vieilles habitudes.

Un bon plan minceur doit s'appuyer sur des aliments qui pourront être consommés toute la vie. L'idéal est qu'il protège également contre le cancer et d'autres maladies. Car soigner sa ligne n'est pas tout. Un régime qui privilégie la viande et écarte les fruits (comme le régime Atkins) affine sans aucun doute la silhouette à court terme, mais il va à l'encontre des principes nutritionnels les mieux acquis. Un excès de viande dans l'alimentation a, en effet, été associé à de nombreuses pathologies, alors qu'un régime riche en végétaux peut prévenir le cancer et les maladies cardio-vasculaires. Une alimentation saine et équilibrée doit comporter des fruits, des légumes, des céréales complètes, des produits laitiers peu gras et des protéines maigres, que l'on cherche ou non à perdre du poids. On peut facilement supprimer les aliments superflus, qui sont souvent aussi les plus riches en calories : gâteaux, pâtisseries, charcuteries, viandes grasses, glaces, fromages riches en graisses, chips et autres produits de ce type.

Lorsqu'on décide de perdre du poids, on voudrait voir des résultats tout de suite. Et pourtant, plus vite on perd du poids, plus vite on le reprend, avec parfois même quelques kilos en plus. Les spécialistes suggèrent de se fixer comme objectif de perdre environ 450 g par semaine. Ces 450 g de graisses

ATTENTION

Méfiez-vous des régimes qui ont des visées ouvertement commerciales. Les diètes à la mode, dont la promotion est souvent assurée par des célébrités copieusement rémunérées, ne fonctionnent pas à long terme. Les prétendus « bloqueurs de graisses » et « bloqueurs d'amidon », censés absorber les lipides et empêcher la digestion des féculents, ne bénéficient d'aucun aval scientifique. Il en va de même pour les produits d'herboristerie, dont certains sont additionnés de substances stimulantes ou diurétiques et peuvent provoquer de l'arythmie, des troubles rénaux et d'autres effets secondaires.

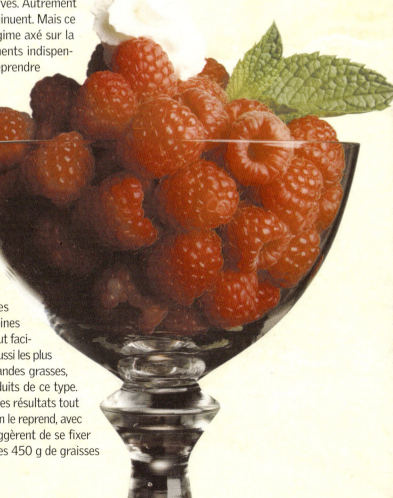

en réserve dans notre organisme correspondent à 3 500 kcal, ce qui signifie qu'il faut ingérer chaque jour 500 kcal en moins pour atteindre cet objectif. Ou bien manger 250 kcal de moins et brûler 250 kcal de plus.

La recherche a démontré que les gens qui font de l'exercice en même temps qu'ils suivent un régime amaigrissant obtiennent des résultats plus durables. Avec un minimum de 30 minutes d'exercice par jour (marche rapide, par exemple), le métabolisme s'accélère et brûle davantage de calories, même pendant le sommeil. L'exercice met en forme, mentalement et physiquement, et encourage à continuer son régime.

Quelques principes de base

Bien des gens se lancent dans un régime à la mode et abandonnent dès que ses effets s'estompent pour en expérimenter un autre. Ne soyez pas de ceux-là. Les conseils donnés ici vous permettront de perdre du poids naturellement, en toute sécurité et pour longtemps.

■ **Mangez le matin et ne sautez pas de repas.** Manger plus souvent empêche d'avoir l'estomac vide et de trop manger au repas suivant. Les chercheurs ont découvert une hormone sécrétée par l'estomac qu'ils ont baptisée ghreline. Quand l'estomac est vide, la ghreline augmente et lui fait crier famine. Au lieu de sauter un repas, prévoyez au contraire de 4 à 6 repas et collations dans la journée, à intervalles de 3 à 5 heures.

■ **Choisissez vos glucides.** Ne vous laissez pas convaincre de les éviter tous pour perdre du poids. Ce sont surtout les glucides simples qu'il faut supprimer, soit le sucre et tous les produits très sucrés, y compris les boissons sucrées. Aussitôt ingérés, ces aliments se transforment en glucose et l'afflux de glucose stimule l'insuline, l'hormone qui extrait ce glucide de la circulation sanguine pour le faire pénétrer dans les cellules. Une brusque élévation d'insuline dans le sang est toujours suivie d'une baisse du taux de glucose sanguin, qui déclenche la faim.

Remplacez les glucides simples par les glucides complexes des céréales complètes ou des légumes féculents. Pour éviter la production d'insuline en dents de scie, ne consommez pas de glucides isolément. Si vous mangez des pâtes, accompagnez-les d'une bonne portion de légumes ou de viande maigre, ou ajoutez-y des haricots blancs. Au lieu d'une tartine de confiture, optez pour du pain accompagné de fromage maigre.

■ **Visez bas dans l'index glycémique (IG).** L'index glycémique indique le rythme auquel se digèrent les aliments riches en glucides. Avec un IG élevé, ils se digèrent plus vite, se transforment rapidement en glucose et font resurgir la faim, contrairement aux aliments à IG bas, comme le riz brun, les lentilles, les pâtes al dente et beaucoup de fruits frais. Au sommet de l'IG se trouvent les flocons de céréales, le riz blanc très cuit et la purée de pommes de terre, qu'il faut impérativement éviter si l'on veut perdre du poids. (Pour plus de détails, voir Index glycémique, p. 211)

■ **Mangez des aliments qui ont du volume.** Une forte teneur en fibres, en eau ou en air dans un aliment donne l'impression que l'on est rassasié. Pensez

---

UN PETIT TRUC
ABSORBER PLUS DE CALCIUM

Il semblerait que le calcium stimule l'évacuation des graisses en inhibant les hormones dévolues au stockage des lipides. Ainsi, dans un régime à faibles calories, inclure des aliments riches en calcium comme le lait, le yaourt et des fromages maigres pourrait inciter l'organisme à mobiliser ses réserves de graisses pour les brûler.

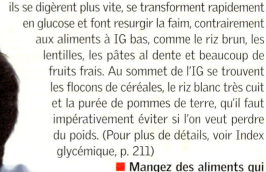

fruits frais, légumes, légumineuses. Plutôt qu'une poignée de raisins secs, mangez du raisin frais, qui regorge d'eau. Au lieu de boire un jus d'orange, choisissez une orange entière, qui apporte moins de calories pour le même volume et contient en plus des fibres. Dans un couscous, ajouter des légumes donne plus de volume que de calories. Pour remplacer les frites, servez une purée de légumes frais mixée avec du lait écrémé. Les potages de légumes ont également un bon rapport volume-calories. Des études ont démontré qu'en commençant un repas par un potage de légumes (si possible en morceaux, plutôt que mixés), on mange moins à ce repas et à celui qui le suit.

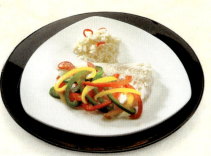

■ **Méfiez-vous des aliments allégés.** Certains, comme les produits laitiers, sont très intéressants lorsqu'on veut perdre du poids. Mais les biscuits sans graisses ne sont rien d'autre que des biscuits plus sucrés. Vérifiez l'étiquette et vous constaterez souvent que le biscuit allégé contient autant de calories que l'original avec toutes ses graisses...

Dans d'autres cas, il est utile de limiter les graisses, puisqu'elles sont un concentré de calories. Faites des repas avec du poisson ou du poulet plutôt que de l'agneau, du bœuf ou du porc. Supprimez la peau du poulet avant de le cuire et bannissez la friteuse ! Utilisez les poêles à revêtement antiadhésif, le gril, le four ou bien le micro-ondes. Choisissez les morceaux de viande maigres et retirez tout le gras visible. Évitez la charcuterie, les saucisses et le lard.

Gardez-vous cependant de supprimer complètement les graisses. Les études ont en effet démontré que les gens restent plus fidèles à leur régime si celui-ci inclut une petite quantité de corps gras visibles – par exemple huile de noix et huile d'olive.

■ **Diminuez les portions.** On a tendance à trop manger. Au restaurant, si la portion est très généreuse, il vaut mieux penser aux calories qu'au prix. Avant même d'entamer le repas, prévoyez de n'en manger que les deux tiers. À la maison, pesez ou mesurez vos portions. Si vous avez coutume de manger l'équivalent de deux ramequins de pâtes, tenez-vous-en à un demi-ramequin et votre ligne en témoignera. Si cela peut vous aider, utilisez une assiette plus petite, qui paraîtra plus pleine.

■ **Buvez beaucoup, surtout de l'eau.** Eau pure, eau minérale, eau gazeuse, soda light sont tous de bons choix. Les liquides étanchent la soif et calment aussi l'appétit. Les jus de fruits sont excellents pour la santé mais fournissent des calories – sans les fibres des fruits, à l'effet rassasiant. Le thé et le café ne posent pas de problèmes. Si vous y mettez du lait, optez pour de l'écrémé, de même qu'il vaut mieux les sucrer avec un édulcorant. Vous pouvez vous offrir un verre de vin ou de bière de temps à autre, mais n'oubliez pas qu'il vous en coûte à chaque fois 80 à 100 kcal de plus.

■ **Ne vous privez pas outre mesure.** Accordez-vous des petits plaisirs : cela vous évitera de vous sentir frustré, voire déprimé, et de vous jeter à corps perdu sur les aliments défendus.

■ **Le miroir renseigne mieux que la balance.** Si vous vous êtes mis à faire de l'exercice pour maigrir, il se peut que vous perdiez de la graisse tout en développant vos muscles, de sorte que votre poids semblera ne pas vouloir baisser sur la balance. Votre miroir, vos vêtements, votre tonus et les crans de votre ceinture sont de meilleurs indicateurs que le nombre de kilos.

■ **Ne jeûnez jamais.** Le jeûne, même si on boit beaucoup d'eau, comporte toujours des risques : c'est la porte ouverte aux chutes de pression artérielle et à la défaillance cardiaque. En outre, la perte de poids obtenue est très vite regagnée...

■ **Ne grignotez pas entre les repas.**

LE SAVIEZ-VOUS ?

UN PEU DE CORPS GRAS VISIBLES FAIT DURER LE RÉGIME PLUS LONGTEMPS

Les chercheurs de la faculté de médecine de Harvard et du Brigham and Women's Hospital de Boston ont étudié les effets de deux régimes amaigrissants. Le nombre de calories était identique, mais l'un supprimait les graisses et l'autre prévoyait des graisses mono-insaturées apportées par des huiles végétales (olive, colza ou noix) ou par des fruits secs oléagineux (amandes et noix). Il en est ressorti que les sujets qui consommaient des graisses (entre 45 et 60 g par jour) restaient plus longtemps fidèles à leur régime et obtenaient des résultats plus durables.

RÉGIME ET GRAND ÂGE
■ BIEN MANGER, LONGTEMPS ■

Avec l'âge, le corps perd peu à peu son énergie mais ses besoins en nutriments, eux, augmentent, et des études récentes indiquent même que certains d'entre eux pourraient retarder le vieillissement.

Si le fait de vieillir est inéluctable, une part significative des changements et de la dégénérescence qui l'accompagnent peut être contrée par des mesures préventives. La recherche médicale confirme qu'un régime sain et équilibré prévient ou, du moins, ralentit certaines pathologies liées à l'âge, comme l'ostéoporose, le diabète et les troubles cardiaques. Une étude suggère même que plus d'un tiers des problèmes de santé chez les seniors de plus de 65 ans sont corrélés à l'alimentation.

Le respect d'une bonne hygiène alimentaire est essentiel si l'on veut bien vieillir. Or on constate que les personnes âgées, dans l'ensemble, se nourrissent mal. Il y a plusieurs raisons qui expliquent cet état de fait. L'appétit tend à diminuer avec l'âge, de même que le goût et l'odorat ; la nourriture a moins d'attrait. Beaucoup de personnes âgées pâtissent d'une mauvaise denture. Brûlures d'estomac, constipation, lenteur digestive contribuent également à une alimentation insuffisante. L'acidité de l'estomac diminue, ce qui nuit à l'absorption des nutriments. Livrée à elle-même pour manger ou faire les courses, la personne âgée en vient à se nourrir de soupe, de pain grillé, de friandises, de thé, de repas vite faits mais peu nourrissants. Le manque d'autonomie,

Quelques faits intéressants sur la longévité

- Les Japonais détiennent le record mondial de la longévité et en particulier les habitants de l'archipel des Ryukyu, dans le sud du Japon. Que mangent-ils donc ? Beaucoup de céréales complètes, de légumes, de soja et de poisson ; très peu de viande, de volaille et de produits laitiers. Un supplément à base de « calcium de corail » serait le secret de cette longévité, mais il n'y a aucune preuve scientifique à l'appui.
- Les groupes qui, comme les mormons ou les moines trappistes, respectent une alimentation végétarienne et un mode de vie sobre, jouissent eux aussi d'une longévité supérieure à la moyenne.
- Les Occidentaux font sûrement bien les choses, puisqu'ils se portent mieux qu'il y a 20 ans. La tranche des 85 ans et plus est celle qui connaît la plus grande expansion, preuve qu'on vit aujourd'hui plus longtemps et en meilleure santé : l'amélioration des habitudes de vie et, aussi, de l'accès aux soins y est sans doute pour beaucoup.

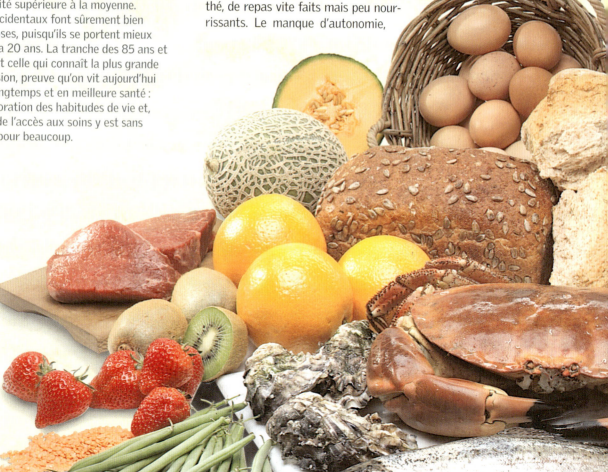

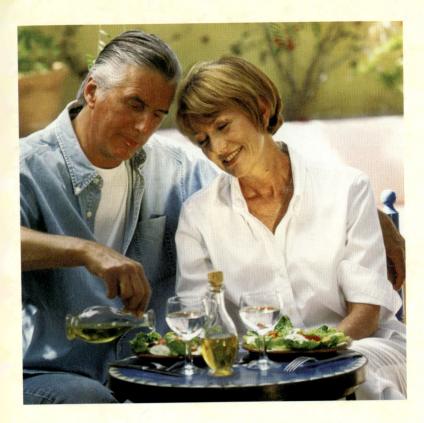

conjugué, dans bien des cas, à un petit budget, l'empêche souvent aussi de se ravitailler convenablement en fruits et légumes frais, en poisson et en viande.

De nouveaux besoins

La morphologie du corps se modifie avec l'âge : la masse musculaire décroît, un phénomène accentué par le manque d'exercice, et cède la place au tissu adipeux. Le métabolisme ralentit également et les besoins en calories diminuent ; les experts estiment qu'après 60 ans les exigences caloriques baissent de 10 % tous les 10 ans. En d'autres termes, une personne qui consommait 1 800 kcal à 60 ans n'en aura besoin que de 1 440 à 80 ans, voire moins si elle est devenue sédentaire. Par conséquent, si elle ne modifie pas son régime alimentaire, elle prend du poids et augmente ses risques de maladie coronarienne, de diabète et d'arthrose.

Avec l'âge, l'organisme absorbe moins bien les nutriments. L'ostéoporose et d'autres maux courants modifient également les besoins. Il faudrait donc augmenter les apports de certains nutriments :
- calcium pour prévenir l'ostéoporose et entretenir la solidité des os ;
- vitamine D pour favoriser l'absorption du calcium ;
- vitamine B_{12} pour renouveler les globules rouges et assurer l'entretien du système nerveux ;
- zinc pour restaurer le système immunitaire menacé par l'âge ;
- potassium en cas d'hypertension et si l'on prend des diurétiques ;
- acide folique (ou vitamine B_9, dont l'organisme se sert pour fabriquer son ADN et ses globules rouges), qui, semble-t-il, pourrait contribuer à abaisser les concentrations d'homocystéine, composé sanguin lié au risque accru de maladie cardio-vasculaire avec l'âge ;
- fibres pour prévenir la constipation.

Influence de l'alimentation sur la santé : des preuves

Si l'on se fie à une étude menée en 2003, l'action protectrice des huiles de poisson ne fait plus aucun doute. En bloquant les rythmes cardiaques fatals, les acides gras oméga-3 de ces huiles empêchent l'arrêt cardiaque, auquel on attribue une bonne moitié des décès liés au cœur. On savait depuis longtemps déjà que manger du poisson – surtout du poisson gras comme le saumon, la truite, le maquereau, le hareng et la sardine – réduit le risque coronarien. Les acides gras oméga-3 contribuent aussi à la santé des artères et freinent l'agrégation des plaquettes.

Par ailleurs, les chercheurs ont découvert que manger du poisson plus d'une fois par semaine réduisait le risque de dégénérescence maculaire. Cette maladie chronique de l'œil, qui détruit progressivement la vision centrale, est responsable d'un tiers des cas de cécité.

D'autres études indiquent que les huiles de poisson pourraient protéger contre la maladie d'Alzheimer.

Il faut donc manger du poisson plusieurs fois par semaine, en privilégiant les petites espèces : en effet, plus le poisson est gros (espadon, requin), plus il risque de concentrer du mercure.

Ceux qui n'aiment pas le poisson peuvent puiser leurs acides gras oméga-3 dans les huiles de colza et de noix, ainsi que les graines de lin.

UN PETIT TRUC

BOIRE BEAUCOUP D'EAU

Il faut boire entre 1,5 et 2 litres de liquide par jour. L'eau est un nutriment tout aussi essentiel que les vitamines et les minéraux, parce que l'organisme doit obligatoirement en recevoir de l'extérieur pour répondre à ses besoins quotidiens. L'eau aide à maintenir la température du corps à un bon niveau, permet de transporter les nutriments jusqu'aux cellules et contribue à évacuer les déchets. Parce que la soif se fait moins sentir en vieillissant, les personnes âgées sont davantage sujettes à la déshydratation, qui peut entraîner chez elles de la confusion, de la fatigue, des maux de tête et autres troubles.

Le recours aux suppléments

Une étude parue récemment dans le *Journal of the American Medical Association* suggère que des carences vitaminiques peuvent survenir chez les personnes âgées même si elles s'alimentent bien. Certains médecins recommandent donc des suppléments quotidiens de vitamines et de minéraux pour que la personne continue bien de recevoir 100 % des apports nutritionnels conseillés (ANC) à son âge. Toutefois, un complexe de vitamines ne remplace pas la nourriture, laquelle renferme une foule d'autres nutriments importants, comme les fibres, les phytonutriments et les acides gras essentiels. Il faut aussi éviter les suppléments à hautes doses, à moins d'une recommandation spécifique du médecin, car ils entraînent souvent des déséquilibres dans les métabolismes. Les suppléments de zinc, par exemple, peuvent nuire à la répartition de l'acide folique, tout comme le fer finit par entraver l'absorption du calcium et du zinc.

Profiter des repas

Bien que l'équilibre nutritionnel soit essentiel, une bonne alimentation n'est pas uniquement affaire de nutriments. Partager son repas en bonne compagnie est tout aussi important que bien composer ses menus. Pour ceux qui doivent prendre leur repas en solitaire, voici quelques conseils pour en faire un moment agréable.

✔ Efforcez-vous de mettre un joli couvert, soignez la table ou le plateau. Un peu de musique distrait.

✔ Si vous n'aimez pas manger seul, prenez l'initiative d'organiser un repas sans façon, en invitant vos amis ou vos voisins. On peut aussi demander à chacun de fournir un plat. Ou bien renseignez-vous sur les repas proposés par la commune, dans des foyers ou résidences ouverts aux personnes âgées.

✔ Choisissez des aliments qui présentent des contrastes de couleurs, de textures et de saveurs. Servez des mets bien relevés. Évitez le sel et remplacez-le par des fines herbes et des épices. Une pointe de muscade ou de cannelle rehausse souvent les saveurs.

✔ Mangez au moins 5 portions de fruits et de légumes par jour – au moins une par repas. Ils renferment beaucoup d'éléments offrant une protection contre les maladies liées à l'âge, comme les maladies cardio-vasculaires et le cancer. Choisissez des fruits et des légumes très colorés : poivron, carotte, potiron, melon, petits fruits rouges...

✔ Un petit verre de bière ou de vin peut agrémenter les repas. Mais ne substituez pas l'alcool à la nourriture et renseignez-vous auprès de votre médecin sur les éventuelles interactions des boissons alcoolisées avec les médicaments qui vous sont prescrits.

✔ Assurez-vous de boire chaque jour environ 1,5 litre de boisson : eau, jus de fruits ou autre boisson non alcoolisée. En vieillissant, on ressent moins la soif et on craint souvent de perdre le contrôle de sa vessie. Or le fait de moins boire favorise les problèmes de constipation et de reins, et expose à la déshydratation quand il fait chaud.

✔ Si vous avez de la difficulté à mastiquer, mangez de la viande hachée ou du jambon, des soupes épaisses et d'autres aliments nourrissants, des purées de poisson et de légumes.

✔ Adonnez-vous à une promenade quotidienne ou à un exercice physique : faites-vous conseiller en ce sens par votre médecin. L'exercice entretient les muscles, mais améliore également l'humeur et l'appétit.

✔ Si vos revenus sont modestes, essayez de vous regrouper avec d'autres personnes qui ont le même budget que vous pour faire vos courses dans un supermarché, ce qui permet de réaliser des économies. Profitez des promotions, quitte à partager des achats trop importants pour une personne seule.

✔ Lisez les étiquettes. Même s'il faut parfois vous munir d'une loupe pour les déchiffrer, la lecture des listes d'ingrédients et des fiches nutritionnelles imprimées sur les emballages vous aidera à faire des choix plus judicieux.

Manger moins pour vivre plus longtemps ?

Est-il vrai qu'en réduisant ses apports caloriques on peut non seulement être plus mince, mais aussi vivre plus longtemps, en quelque sorte ralentir son horloge biologique ? Depuis les années 1930, certains scientifiques sont persuadés que c'est effectivement le cas. Ils ont même observé la correction de certains phénomènes évolutifs liés à l'âge chez des rats et des souris de laboratoire. En soumettant ces animaux à un régime très pauvre en calories, entre 30 et 50 % de l'apport normal, ils ont réussi à prolonger leur vie.

Une étude en particulier a cherché à savoir si les singes vivaient plus longtemps quand on les soumettait à un régime prévoyant tous les nutriments, mais seulement deux tiers des calories. Il en est ressorti que les primates, lorsqu'ils mangent moins, sont moins sujets aux maladies cardio-vasculaires, au diabète et au cancer. Reste à savoir où se situe la relation entre une alimentation restrictive et une durée de vie prolongée. Une hypothèse l'attribue au fait que les métabolismes entraînent la production de radicaux libres : moins on mange, moins on s'expose à leurs dommages.

Mais l'être humain n'est ni un rat, ni un singe. Pour pouvoir affirmer que restreindre les calories prévient le vieillissement, il faut davantage de preuves. Même si l'on sait que les personnes âgées ont besoin de moins de calories, il demeure que leur corps absorbe moins bien les nutriments. Limiter les calories sans compromettre l'équilibre des nutriments essentiels est très difficile. Les dommages encourus avec une alimentation restrictive déséquilibrée pourraient s'avérer plus importants que les avantages d'un régime à calories réduites, si avantages il y a. Ce type de régime n'est pas conseillé en France, où le rapport de l'AFSSA (2001) estime que, chez la personne très âgée, l'apport énergétique et protéique doit être un peu plus élevé qu'on ne le croyait jusqu'à maintenant.

ATTENTION

Les populations des régions du Nord, peu ensoleillées, peuvent souffrir d'une carence en vitamine D, essentielle à l'absorption du calcium. Cette vitamine provient surtout de l'action du soleil sur la peau. Non seulement on est moins exposé aux rayons solaires pendant l'hiver, mais, en été, la piètre qualité de l'air dans les villes et la protection active contre les ultraviolets font que la peau reçoit moins de rayons UV solaires, donc produit moins de vitamine D. C'est pourtant elle qui permet au calcium de protéger les os contre les fractures, plus fréquentes à mesure que l'on vieillit. Les personnes âgées ont besoin de 10 à 15 µg (soit 400 à 600 UI) de vitamine D par jour. Une tasse (200 ml) de lait enrichi en vitamine D apporte 1,5 µg de cette vitamine, tandis qu'une portion de 100 g de saumon, de thon ou de maquereau en fournit de 5 à 10 µg.

LE SAVIEZ-VOUS ?

IL VOUS FAUT PEUT-ÊTRE UN SUPPLÉMENT DE VITAMINE B_{12}

Chez les personnes de 60 ans et plus, on recommande un supplément de vitamine B_{12}, essentielle pour la reproduction des cellules et la production de globules rouges. L'acide produit par l'estomac permet la bonne utilisation de cette vitamine présente dans tous les produits animaux ; elle se lie à une substance appelée facteur intrinsèque, qui l'entraîne dans la circulation sanguine. En vieillissant, 1 personne sur 3 sécrète une quantité insuffisante d'acide gastrique et se trouve incapable d'absorber la B_{12}.

Respiratoires (troubles)

PRIVILÉGIER

- fruits et légumes frais pour le bêta-carotène, la vitamine C et d'autres antioxydants
- viande maigre, huîtres, yaourt, produits céréaliers complets pour le zinc

RÉDUIRE

- aliments causant ballonnements et flatulences

ÉVITER

- tabac et tabagisme passif ainsi que l'exposition aux polluants atmosphériques
- alcool

Les troubles respiratoires comptent parmi les causes principales de maladie, d'incapacité et de décès. Il s'agit autant de rhume ou de grippe, infections généralement bénignes, que de maladies chroniques comme l'asthme ou de pathologies très graves, tel l'emphysème. Toute maladie qui a un effet sur le passage de l'air vers les poumons ou son expulsion devrait être prise au sérieux. La survenue de symptômes respiratoires est suffisante pour justifier une consultation médicale.

LA BRONCHITE

Difficulté à respirer, toux, mucus épais (glaire) sont les symptômes caractéristiques de la bronchite, inflammation des bronches et des bronchioles qui

LE SAVIEZ-VOUS ?

MANGER DES LÉGUMES ET DES FRUITS EST UNE FAÇON DE PRÉSERVER SES POUMONS

Les recherches menées depuis 10 à 15 ans tendent à prouver qu'un régime abondant en fruits et en légumes a des effets bénéfiques sur les poumons. Cela est particulièrement vrai pour les fruits riches en vitamine C, laquelle a été associée à une amélioration de la fonction pulmonaire tant chez l'adulte que chez l'enfant. Une étude a notamment été faite sur le régime de 2 633 adultes se plaignant d'une respiration sifflante ou ayant reçu un diagnostic d'asthme. Le fait de manger 5 pommes ou plus par semaine ou au moins 3 tomates a coïncidé avec une régression de leurs symptômes. Une autre étude auprès de 40 000 personnes a conclu que celles qui mangeaient le plus de légumes étaient beaucoup moins sujettes à la bronchite que celles qui en mangeaient le moins.

UN PETIT TRUC

L'AROMATHÉRAPIE POUR SOULAGER LES SYMPTÔMES

Une façon simple de soulager la congestion des poumons est d'inhaler la vapeur qui se dégage d'un bol d'eau bouillante additionnée de quelques gouttes d'huiles essentielles. Contre la bronchite, on recommande une combinaison d'huiles d'eucalyptus, de thym, de pin et de lavande. L'huile d'eucalyptus, particulièrement efficace, peut aussi aider en cas d'emphysème. L'huile de menthe poivrée dans l'eau bouillante est un autre bon remède pour les bronches.

transportent l'air dans les poumons. Elle peut aussi s'accompagner d'un peu de fièvre et d'une sensation de brûlure dans la poitrine. La bronchite aiguë, qui est souvent une complication d'un mauvais rhume, d'une forte grippe ou d'une autre infection des voies respiratoires supérieures, peut nécessiter des antibiotiques mais, en général, elle cède spontanément en une semaine ou deux.

La bronchite chronique se développe lorsque les bronchioles sont irritées pendant une longue période. Le tabac en est la cause la plus courante, mais elle peut aussi être favorisée par l'exposition à des polluants atmosphériques comme à des poussières et des produits chimiques nocifs sur le lieu de travail. La paroi des bronchioles s'épaissit, la toux se fait permanente, avec formation d'un mucus épais, et le passage de l'air vers les poumons devient difficile. Cela crée un terrain propice à l'infection et entraîne l'apparition progressive de lésions pulmonaires.

L'EMPHYSÈME

Maladie obstructive chronique, l'emphysème pulmonaire met des années à se développer, souvent à la suite du tabagisme ou de la bronchite chronique. Les alvéoles perdent peu à peu de leur élasticité et se remplissent d'air vicié : le souffle devient court et le thorax prend la forme d'un tonneau. L'emphysème peut se compliquer par un pneumothorax aigu.

LA PNEUMONIE

On distingue de nombreux types de pneumonie ; leurs symptômes généraux sont les suivants : toux avec expectorations abondantes, fièvre, frissons et douleur thoracique. Les agents en cause peuvent être des virus, bactéries, champignons ou parasites, tout comme l'exposition du tissu pulmonaire à des substances toxiques y prédispose. Les personnes atteintes du sida sont sujettes à la pneumocystose, une pneumonie rare qui frappe les gens dont l'immunité est affaiblie. La pneumonie pneumococcique, une pneumonie bactérienne courante, fait l'objet d'un vaccin recommandé chez les plus de 65 ans et chez les enfants souffrant d'une maladie chronique qui augmente leur risque de faire une pneumonie.

LES ALIMENTS UTILES

Un régime correctement équilibré peut aider à prévenir ou à réduire la gravité d'une bronchite, d'une pneumonie et d'autres infections pulmonaires, parce que les sujets bien nourris combattent mieux les causes sous-jacentes.

Liquides. Pour toute infection des voies respiratoires comme pour toute affection fébrile, il est important de beaucoup boire pour prévenir la déshydratation et faciliter le refroidissement du corps par évaporation de la sueur. Des bouillons de viande ou de volaille un peu salés compensent les pertes de sodium et d'électrolytes. Les tisanes à base d'eucalyptus, de thym ou de réglisse sont réputées faciliter l'expectoration.

Antioxydants. Ils aident à protéger le tissu pulmonaire des dommages causés aux cellules par les radicaux libres, molécules instables libérées en permanence dans l'organisme. Les vitamines A et C, le bêta-carotène (précurseur de la vitamine A) ainsi que le sélénium sont d'importants antioxydants.

Vitamines A et C. Elles sont également nécessaires pour reconstruire le tissu épithélial qui tapisse les poumons, les bronches et d'autres parties de l'appareil respiratoire ; l'épithélium sert de barrière contre les bactéries. Ces vitamines sont en outre essentielles pour renforcer l'immunité contre les maladies. Un régime équilibré, avec chaque jour des fruits et des légumes frais (légumes jaunes, orange et vert foncé), fournira des quantités adaptées de vitamines A et C.

Zinc. Important pour l'immunité, en particulier contre les infections des voies respiratoires supérieures, le zinc se retrouve dans de nombreux aliments : viande maigre, huîtres, yaourts, céréales complètes. Attention toutefois aux excès : en prendre plus de 15 mg par jour peut déprimer votre système immunitaire et vous rendre plus réceptif aux infections.

LE CONTENU DES REPAS

Les personnes qui font de l'emphysème préfèrent de petits repas fréquents : de gros repas augmentent le volume de l'estomac, comprimant des poumons déjà distendus. Évitez les fritures et autres aliments gras. Les graisses restent plus longtemps dans l'estomac parce qu'elles sont plus longues à digérer : l'estomac comprime alors les poumons plus longtemps que s'il devait digérer d'autres types d'aliments. Évitez tout ce qui entraîne ballonnements et flatulences : légumineuses, oignons, crucifères (chou, chou de Bruxelles, brocoli…). Si vous buvez une heure avant et une heure après les repas plutôt que pendant ceux-ci, le volume du bol alimentaire sera moindre dans votre estomac et comprimera donc moins vos poumons.

Certains médicaments utilisés dans le traitement des maladies respiratoires entraînent une perte d'appétit. Demandez au médecin si vous pouvez les prendre après avoir mangé. Préparez de petites portions appétissantes et mangez lentement. Enrichissez vos plats en ajoutant un jaune d'œuf à une purée de légumes, du fromage râpé dans le potage… Si vous n'arrivez pas à manger suffisamment de nourriture solide, optez pour des jus de fruits et des compléments liquides riches en calories.

LES HABITUDES DE VIE

Le tabagisme est de loin la cause principale des maladies respiratoires chroniques que sont la bronchite et l'emphysème, sans compter le cancer du poumon. Si vous êtes fumeur, ne ménagez pas vos efforts pour arrêter de fumer. Évitez aussi le tabagisme passif et les polluants atmosphériques. Si vous êtes exposé à des poussières nocives ou à des gaz chimiques sur votre lieu de travail, portez le masque protecteur approprié.

L'alcool abaisse l'immunité et doit être évité durant une infection. Comme la bronchite et l'emphysème chroniques prédisposent aux infections pulmonaires, il est conseillé de s'abstenir de tout alcool. ❖

Restauration rapide

Voir p. 337

Rhubarbe

AVANTAGE

- contient vitamine C, potassium et fibres

INCONVÉNIENTS

- généralement cuite avec beaucoup de sucre en raison de son acidité naturelle
- renferme de l'acide oxalique, qui nuit à l'absorption du calcium et du fer
- ses feuilles sont très toxiques

D'un point de vue botanique, la rhubarbe n'est pas un fruit mais un légume. Vendue fraîche sur les étals en saison, elle est aussi proposée congelée et en conserve. Une portion de 100 g de rhubarbe cuite au naturel fournit moins de 15 kcal, 5 mg de vitamine C et 200 mg de potassium. Bien qu'elle contienne près de 100 mg de calcium, elle n'est pas considérée comme une bonne source pour ce minéral, car elle recèle aussi de l'acide oxalique : celui-ci entrave l'absorption non seulement de ce calcium, mais de tout apport de calcium, même s'il provient d'autres aliments. La haute teneur en acide oxalique de la rhubarbe la fait également déconseiller à ceux qui sont sujets aux calculs rénaux ou biliaires à base d'oxalate.

On ne consomme que les tiges de la rhubarbe : ses feuilles sont très toxiques. Pour neutraliser son acidité naturelle, on a tendance à la cuire avec beaucoup de sucre ou de miel, ce qui augmente sa teneur calorique. Ainsi, une portion de 100 g de rhubarbe sucrée peut atteindre 100 à 120 kcal. Elle apporte cependant des quantités appréciables de fibres (plus de 2 g), bénéfiques pour le transit intestinal.

La rhubarbe fait de délicieuses tartes, compotes et confitures. On peut aussi l'apprêter en sauce pour accompagner une viande, une volaille ou un dessert.

Il ne faut pas cuire la rhubarbe dans une casserole d'aluminium, car ce métal réagit à l'acide du fruit, ce qui fait noircir à la fois la chair et le récipient. ❖

Rhume des foins

SI VOUS ÊTES ALLERGIQUE À L'AMBROISIE...

...Vous l'êtes vraisemblablement à d'autres plantes :
- Artichaut
- Camomille (tisane et remède naturel)
- Carthame (huile et certaines margarines)
- Chicorée
- Endive
- Estragon
- Pissenlit
- Salsifis
- Scarole
- Topinambour
- Tournesol (graines et huile)

PRIVILÉGIER

- poissons gras et aliments riches en acides gras oméga-3 pour leur effet anti-inflammatoire

ÉVITER

- miel, gélules de pollen d'abeille
- tout aliment de la famille du tournesol
- aliments fermentés ou contenant des moisissures si les spores des champignons déclenchent chez vous des symptômes

Le rhume des foins est une rhinite allergique saisonnière, qui est déclenchée par l'inhalation de pollens ou, plus rarement, de moisissures. Ses noms populaires de rhume des foins ou de fièvre des foins sont trompeurs, car le foin n'y est pour rien.

Chez les personnes sensibles, les pollens des arbres, des graminées et des fleurs peuvent ainsi provoquer des éternuements, un écoulement nasal et un larmoiement, des démangeaisons et d'autres symptômes. L'ambroisie, qui se répand en France, peut aussi être en cause. Ces symptômes sont plus gênants que graves, sauf chez les asthmatiques,

dont la vie peut être mise en danger lors des crises de rhume des foins.

Éviter les aliments de la même famille que le tournesol. Les aliments ne sont pas d'ordinaire associés au rhume des foins ; pourtant, certaines personnes peuvent ressentir des symptômes après avoir mangé des aliments précis. C'est le cas des plantes de la famille des composées, comme le tournesol : elles possèdent des antigènes qui font des réactions croisées avec les plantes de la famille des ambrosiacées. Donc, une personne dont les symptômes sont déclenchés par l'ambroisie peut réagir à l'ingestion de fines herbes et de légumes de la famille des composées (artichaut, laitue, pissenlit, salsifis, entre autres).

Attention au miel. Les polluants et les pollens que l'on trouve dans certains aliments peuvent déclencher les symptômes du rhume des foins. C'est le cas du miel, qui peut contenir des pollens, et des suppléments de pollen d'abeille vendus dans les magasins d'aliments naturels.

Précieux oméga-3. Il n'y a pas de régime spécial qui soulage les symptômes du rhume des foins. Mais, d'après des rapports scientifiques récents, manger des poissons gras et des aliments riches en acides gras oméga-3 pourrait diminuer l'inflammation qui accompagne la réaction allergique. Il faudra poursuivre les recherches en ce sens ; en attendant, consommer du poisson gras régulièrement.

LES MOISISSURES

Chez certaines personnes, les allergies saisonnières sont déclenchées par des spores de moisissures et les crises de rhume des foins se produisent quand il fait frais et humide : au printemps, avec amélioration l'été et aggravation à l'automne. Si la plupart des spores de moisissures se trouvent au jardin, certaines croissent à l'intérieur, dans les sous-sols sombres et humides, les cabines de douche, les cuvettes d'égouttage du réfrigérateur, les climatiseurs, les poubelles. Les symptômes se déclenchent généralement après inhalation des spores. Mais l'ingestion d'aliments contenant des moisissures provoque parfois des crises. On évitera donc :
- les boissons alcoolisées (bière, vin et autres boissons fermentées) ;
- les pains au levain ;
- les fromages, en particulier le roquefort et les bleus ;
- les fruits séchés, dont les raisins secs et tous ceux qui sont mis à sécher en plein air ;
- tous les champignons ;
- charcuteries et poissons fumés ;
- choucroute et autres aliments en saumure ou fermentés, dont la sauce soja ;
- vinaigres et tout ce qui en contient, soit vinaigrette, mayonnaise, ketchup, cornichons. ❖

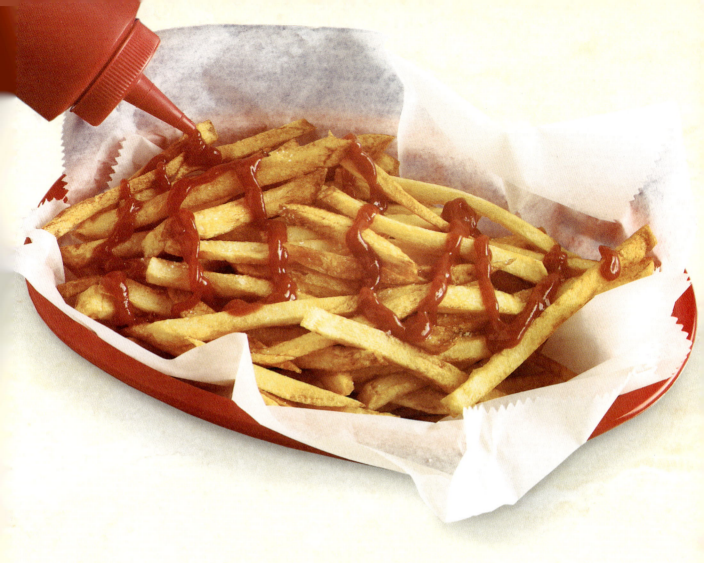

RESTAURATION RAPIDE
■ FAST-FOOD ET MALBOUFFE ■

Le fast-food – souvent surnommé chez nous « néfaste food » ou encore... malbouffe – sévit désormais en France, comme d'ailleurs dans tous les pays occidentaux.

Certains critiques blâment la popularité de ces aliments pleins de graisses et de calories, souvent servis en portions excessives, et les accusent d'être responsables de l'épidémie d'obésité que nous connaissons actuellement. Pourtant, avancent les défenseurs des établissements de restauration rapide, on y offre aussi des plats sains et équilibrés. Reste qu'on y va surtout pour manger hamburgers, frites, hot dogs, poulet frit et pizza, autant de plats riches en graisses, en sel et en calories, mais pauvres en fibres.

Les mets offerts en fast-food sont chargés d'acides gras saturés. Les fritures en général – et les frites en particulier – renferment de surcroît beaucoup d'acides gras « trans » produits par l'hydrogénation, un procédé qui per-

La surenchère

On en veut toujours plus pour son argent. Mais est-ce bien raisonnable d'absorber ainsi des graisses, des calories et du sel en quantité excessive ? Il y a environ 10 ans, le hamburger avec frites et Coca-Cola, chez McDonald's, fournissait 660 kcal. Aujourd'hui, le superhamburger Royal Deluxe accompagné d'une grande frite et d'un coca représente plus de 900 kcal, soit près de 40 % de la ration quotidienne normale.

met de stabiliser et de solidifier les huiles végétales. On considère aujourd'hui que les acides gras « trans » sont aussi mauvais pour la santé – voire plus néfastes – que les acides gras saturés.

Certaines chaînes de fast-food ont promis d'une part de réduire la teneur en acides gras saturés et en acides gras « trans » de leurs produits, d'autre part de présenter des menus et des aliments plus équilibrés. Beaucoup ont d'ores et déjà mis des plats plus sains à leurs menus : salades, aliments grillés et non frits, pommes de terre au four, soupes, petits pains au blé complet, salade de fruits, yaourt, eau et jus de fruits. Certaines sociétés présentent même des analyses nutritionnelles sur leurs sites Internet ou les affichent dans leurs restaurants pour aider les clients soucieux de bien manger à mieux choisir.

Le facteur sécurité

De temps à autre, un épisode d'intoxication alimentaire frappe un établissement de restauration rapide. Tout aliment préparé en quantité et gardé longtemps sur le comptoir peut se gâter. La sous-cuisson d'un steak contaminé par la bactérie *Escherichia coli* peut provoquer une intoxication mortelle, surtout chez les jeunes enfants.

Il est imprudent d'acheter un plat et d'attendre plusieurs heures avant de le manger. Tout aliment qui n'est pas consommé sur-le-champ doit être réfrigéré et bien réchauffé avant d'être mangé. Au restaurant, on ne doit pas hésiter à refuser tout plat précuit qui semble avoir attendu longtemps.

LES SALADES : UN PLAT PLUS SAIN ?

On croit souvent que, si l'on doit manger sur le pouce, il vaut mieux choisir une salade. Erreur !
Avec sa sauce et ses accompagnements, une salade peut renfermer plus de calories et de matières grasses qu'un hamburger classique accompagné d'une crudité (ce que proposent aujourd'hui certaines chaînes de restauration rapide). Enfin, gare au dessert, souvent aussi tentant que calorique !

	CALORIES		LIPIDES (graisses)	
Salade Chicken Bacon Ranch (salades, carottes, tomates-cerises, bacon, cheddar, édam, poulet pané) + sauce et croûtons	368 + 222	total : 590 kcal	20 g + 15 g	total : 35 g
Salade Chicken Caesar (salades, carottes, tomates-cerises, fromage, poulet pané) + sauce	316 + 110	total : 426 kcal	15 g + 6 g	total : 21 g
Hamburger (steak haché, pain, ketchup, moutarde, cornichon, oignon) + crudités (salade, carottes, tomates-cerises) et sauce au vinaigre balsamique	257 + 13	total : 270 kcal	8,9 g + 0,3 g	total : 9,2 g

Côté desserts...

Sundae nappé de coulis	270-335 kcal
Muffin au chocolat	350 kcal
Milk-shake	365-395 kcal

Heureusement, presque partout, on peut opter pour
un fruit frais (50 kcal environ),
un yaourt (80-120 kcal),
une salade de fruits frais (60-80 kcal),
qui sont beaucoup moins redoutables pour la ligne.

Quand on est obligé de manger sur le pouce...

Les gens qui mènent leur vie tambour battant n'ont souvent d'autre choix que de manger sur le pouce et parfois même sans s'arrêter de travailler. Le fast-food peut constituer une bonne solution s'ils font un choix éclairé parmi les aliments qui leur sont proposés dans ce type d'établissement. Avant de commander un plat, il est sage de considérer les données qui suivent.

Hamburgers : le hamburger normal apporte environ 260 kcal et 9 g de matières grasses ; dans un Big Mac garni, il y a autour de 500 kcal et 26 g de matières grasses. On choisira un hamburger normal, servi avec moutarde, cornichons, oignons frais, tomate et laitue, mais sans fromage, ni mayonnaise, ni bacon.

Frites : les frites sont l'accompagnement classique du hamburger. Encore faut-il être prêt à en subir les conséquences : 340 à 400 kcal et 16 à 22 g de graisses dans une portion moyenne. Dans plusieurs établissements, une grosse portion de frites fournit 500 à 600 kcal et 25 g de matières grasses, dont beaucoup d'acides gras « trans ». Mieux vaut s'en priver ou en manger peu souvent.

Si la tentation est trop forte, on en commande une petite portion, à condition qu'elles soient frites dans de l'huile végétale (on demande à la serveuse de le vérifier). Si c'est possible, on choisit de grosses frites, bien larges : elles sont un peu moins grasses et moins salées que les petites frites. On n'ajoute pas de sel et encore moins de mayonnaise ; au besoin, on met du ketchup : 12 kcal seulement par portion et aucune matière grasse.

Hot dogs : le hot dog classique fournit 16 g de matières grasses et 240 kcal, dont 60 % des calories en provenance des matières grasses et un faible pourcentage seulement des protéines. On peut s'en permettre un de temps à autre, en le garnissant de moutarde, de cornichons et d'oignons, mais sans fromage ni sauce.

Tacos : le taco au bœuf servi dans une galette croquante avec fromage et laitue fournit 180 kcal et 10 g de matières grasses. On n'en commande qu'un, sans garniture.

Pizza : la popularité de la pizza ne se dément pas. Malheureusement, elle renferme beaucoup de matières grasses. Une pizza du commerce de 35 cm contient entre 22 et 36 g de graisses. Avant de commander de la pizza, il faut penser aux recommandations suivantes.

N'en prendre qu'une part. Une ou deux parts de pizza avec une petite salade ou des bâtonnets de légumes : voilà qui fait un en-cas nutritif et pas trop chargé en calories et en graisses.

Préférer les pizzas végétariennes. Elles sont moins grasses et caloriques, et renferment plus d'éléments nutritifs que les autres. Sinon, on préférera les viandes maigres – poulet et jambon – à la saucisse et au pepperoni.

Éviter le fromage. Il est préférable de demander plus de sauce et moins de fromage. Si la pizza est aux légumes, au poulet ou aux fruits de mer grillés et relevée de fines herbes, on peut supprimer le fromage.

Fast-food, mode d'emploi

Voici quelques suggestions saines et délicieuses dont peuvent profiter les amateurs de fast-food.

BEAUCOUP...	UN PEU...
Cuisine japonaise Teriyaki (bœuf, poulet ou crevettes) ; yakitori (poulet) ; soupe miso ; *stir-fries* ; sushi ; sashimi ; soupe-repas aux nouilles.	Tempura.
Cuisine italienne Pâtes à la sauce tomate ou marinara ; salades avec vinaigrette allégée, pizza riche en légumes, avec peu de fromage ; soupe minestrone.	Veau frit ; poulet au parmesan ; pizza trois fromages ; pizza à la viande grasse, sauces à la crème.
Cuisine mexicaine Fajitas au poulet, enchiladas, tacos non frits au bœuf, burritos aux légumes (peu de crème et de fromage) ; salsa.	Nachos et fromage, guacamole, haricots frits, tacos frits.
Cuisine grecque Souvlaki maigre ou brochette de poulet avec salade, sauce en saucière.	Tzatziki, gâteaux fourrés.
Cuisine chinoise Soupes ; légumes mélangés ; riz vapeur ; dim sum vapeur ; *stir-fries*.	Rouleaux impériaux frits, ailes de poulet, plats cuits en grande friture.
Hamburgers Nature ou végétariens avec laitue, tomate, cornichon mariné et oignon ; poulet grillé sur petit pain.	Frites, rondelles d'oignon frit, mayonnaise, bacon, fromage.
Sandwichs et plats traiteur Blanc de poulet ou de dinde, bœuf maigre, sandwich au rosbif ; cornichons à l'aneth ; salade verte nature.	Sandwich au fromage ou au saucisson, salade de pommes de terre avec sauce à la mayonnaise, salade de fruits de mer.
Paninis De 15 cm, au blé complet, avec dinde, bœuf, poulet ou fruits de mer, légumes, mayonnaise allégée.	Boulettes de viande, poulet frit avec la peau.
Sandwichs grecs sans sauce Sandwich au blanc de poulet, club au poulet, poulet au gril (sans la peau).	Poulet pané frit, poisson pané frit.

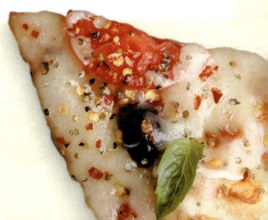

Rhume et grippe

GRAND-MÈRE AVAIT RAISON

La soupe et le bouillon de poulet sont des remèdes tout à fait efficaces contre le rhume. D'après une étude scientifique, l'absorption d'un bol de 35 cl de bouillon de poulet contribue à calmer l'inflammation des poumons. Il semble qu'il aurait pour effet de ralentir l'activité des globules blancs, à l'origine du processus inflammatoire.

PRIVILÉGIER

- fruits et légumes pour la vitamine C
- ail, oignon et piment fort, qui peuvent agir comme décongestionnants naturels
- liquides pour diluer les mucosités

Deux ou trois fois par an, la plupart d'entre nous devons faire face à la rhinorrhée (écoulement de liquide par le nez), à la toux et au mal de gorge qui accompagnent un rhume.

Pendant les mois d'hiver, la grippe sévit avec les mêmes symptômes que ceux du rhume, aggravés de température ainsi que de douleurs articulaires et musculaires. Elle peut évoluer vers des formes sévères – pneumonie, en particulier – et il faut savoir que des milliers de personnes âgées meurent de la grippe ou de ses complications chaque année.

Le rhume et la grippe sont des infections respiratoires très contagieuses, causées par des virus. On a identifié plus de 200 rhinovirus (virus du rhume), mais l'immunité acquise contre un virus ne met pas à l'abri des autres. Les virus de la grippe, moins nombreux, subissent de fréquentes mutations : leur structure protéinique se modifie un peu chaque année. C'est pourquoi on élabore régulièrement de nouveaux vaccins pour protéger des principales souches. Les médecins recommandent la vaccination pour toutes les personnes de plus de 65 ans et pour tous ceux qui ont des troubles circulatoires, respiratoires, rénaux, métaboliques ou immunitaires.

ADOUCIR LA GORGE. *Une citronnade chaude ou du thé léger aident à hydrater l'organisme et à diluer le mucus.*

ÇA S'ATTRAPE

Le rhume et la grippe se propagent quand la toux et les éternuements libèrent des gouttelettes chargées de virus dans l'air et sur les surfaces que l'on peut toucher. Des chercheurs britanniques ont montré que la température doit être légèrement inférieure à 37 °C, température normale du corps humain, pour activer les virus du rhume. C'est pourquoi, si vous restez assis dans un courant d'air, votre température va baisser juste assez pour activer les virus du rhume qui étaient en attente dans vos sinus.

Quand l'air est très sec (dans les avions et les immeubles de bureaux, en particulier), il peut se former de petites craquelures dans vos voies nasales qui deviennent la porte d'entrée des virus. Buvez beaucoup pour réhydrater les muqueuses ; installez un humidificateur ou ouvrez les fenêtres pour améliorer la qualité de l'air.

Vous êtes plus susceptible d'attraper le rhume ou la grippe si votre système immunitaire est déprimé. En prévention, évitez l'alcool, prenez beaucoup de repos et diminuez le niveau de stress.

LE RÔLE DE L'ALIMENTATION

Il n'y a pas de traitement du rhume ou de la grippe. Concernant la vitamine C, aucune des recherches menées depuis 20 ans n'a pu prouver que de hautes doses préviennent ou traitent les affections grippales. La vitamine C n'empêche pas de tomber malade mais, selon des études, elle peut écourter la durée de la maladie ou en diminuer les symptômes. On sait que l'acide ascorbique a un léger effet antihistaminique : boire plus de jus d'agrumes ou prendre des suppléments de vitamine C peut réduire la congestion nasale.

Le risque principal de la fièvre est la déshydratation. Lors d'un rhume ou d'une grippe, buvez au moins 1,5 litre par jour pour remplacer les liquides perdus, garder les muqueuses humides et diluer les mucosités. Prenez de l'eau, du thé léger et du bouillon de légumes. Évitez l'alcool : il dilate les petits vaisseaux sanguins et augmente la congestion des sinus. Par ailleurs, l'alcool peut entraîner des effets secondaires avec de nombreux médicaments, s'il est pris en même temps, et il réduit la capacité de l'organisme à combattre l'infection.

L'appétit est diminué en cas d'affection grippale ; les médecins recommandent de manger quand on a faim. Voici des aliments qui peuvent être utiles et réconfortants.

Bouillons. Facile à digérer, calmant, le bouillon de poulet contient de la cystine, un composé qui dilue les mucosités et soulage ainsi la congestion. Le bouillon de légumes fournit lui des minéraux précieux en cas de fièvre, pour combler la perte occasionnée par la transpiration.

Aliments épicés. Les piments forts renferment de la capsaïcine, une substance qui peut décongestionner le nez et les sinus. L'ail, le curcuma et d'autres épices ont le même effet.

Zinc et rhume : la controverse continue. Des recherches montrent que sucer une pastille de zinc au premier signe de rhume peut diminuer la durée ou l'intensité de celui-ci. Mais il n'est pas bon de prendre des suppléments de zinc (plus de 15 mg par jour) sur une période prolongée, car cela affaiblit les défenses de l'organisme. En revanche, le zinc dans l'alimentation est essentiel à la santé du système immunitaire. Les meilleures sources en sont : fruits de mer (huîtres, en particulier), viande rouge et volaille, yaourt et autres produits laitiers, germe et son de blé, céréales complètes.

FAUT-IL CONSULTER ?

Il n'est pas nécessaire de consulter un médecin pour la plupart des rhumes et des accès de grippe, sauf en présence des signes suivants :
- toux s'accompagnant d'expectorations verdâtres, jaunes ou sanguinolentes ;
- céphalées violentes ou douleur importante dans la face, la mâchoire ou l'oreille ;
- difficulté à avaler ou à respirer ;
- température de plus de 38 °C qui dure plus de 48 heures. ❖

Riz

AVANTAGES
- excellente source de glucides complexes
- associé à des haricots ou des petits pois, fournit une protéine complète
- convient aux personnes souffrant de la maladie cœliaque, car exempt de gluten
- facile à digérer, aide à restaurer la fonction intestinale après une diarrhée
- très peu allergisant

Pendant des milliers d'années, le riz a été l'aliment de base pour plus de la moitié des êtres humains. Dans certains pays d'Asie, la consommation annuelle par habitant se situe autour de 135 kg et la survie de peuples entiers dépend de la récolte.

Comme l'orge et l'avoine, le riz se développe dans une enveloppe protectrice dont il faut commencer par l'extraire, ce qui implique différentes opérations successives : après récolte, le riz est d'abord séché puis broyé et frotté pour ôter ses enveloppes ou glumelles. On obtient du riz dit cargo ou riz brun. Celui-ci continue à être frotté et meulé, ce qui donne le riz blanc traditionnel, que l'on peut ensuite polir. Beaucoup de nutriments sont perdus pendant le broyage, lequel a pour but de débarrasser le grain du son et du germe. Le riz brun, à savoir l'amande complète enrobée de son, est certes plus nourrissant, mais il contient de l'acide phytique, qui nuit à l'absorption du fer et du calcium.

Comme c'est un aliment glucidique raffiné, le riz blanc se digère vite, élève rapidement la glycémie et fournit de l'énergie, mais il renferme moins de nutriments et de fibres que le riz brun. Pour mesurer l'impact des glucides sur l'organisme, on se sert de l'index glycémique (voir p. 211). Moins l'IG est élevé, mieux on s'en trouve. Le riz blanc cuit possède un IG de 72, ce qui est assez élevé. Le riz brun, quant à lui, a un IG qui ne dépasse pas 50, ce qui est considéré comme modéré. Le riz blanc ainsi raffiné perd d'emblée une part de ses nutriments. Le riz étuvé – blanc ou brun – possède en revanche davantage de qualités nutritives.

La méthode pour l'obtenir est vieille de 2 000 ans. Elle consiste à passer le grain dans l'eau bouillante pour dégager la balle de riz et faciliter la mouture. Elle améliore de fait la qualité nutritive du grain en permettant aux vitamines B du son et du germe de filtrer dans l'endosperme. La méthode a aussi l'avantage de gélifier l'assise protéique, réceptacle des graisses et des nutriments, qui, ultérieurement, adhérera au grain au lieu d'être évacuée avec le son. Grâce au riz étuvé, l'Inde et le Pakistan ont échappé à la carence en thiamine ou vitamine B_1, nommée béribéri, qui décima des populations entières nourries exclusivement au riz blanc. Il ne faut pas confondre le riz étuvé avec le riz instantané : il est aussi long à cuire que les autres riz.

La plupart des riz blancs du commerce sont des riz polis. Cela veut dire qu'on a enrobé le grain de talc et de glucose pour ensuite le passer dans une machine spéciale qui le rend brillant et plus attirant. Cette opération ne change rien à sa valeur nutritionnelle.

VALEUR NUTRITIONNELLE

Le riz tire des glucides complexes (amidon essentiellement) 90 % de ses calories. Une portion de 125 g de riz cuit fournit 150 kcal, qu'il soit

À PROPOS DE RIZ

En lançant des grains de riz aux nouveaux mariés, on emprunte un symbole de fertilité à une vieille tradition d'Asie.

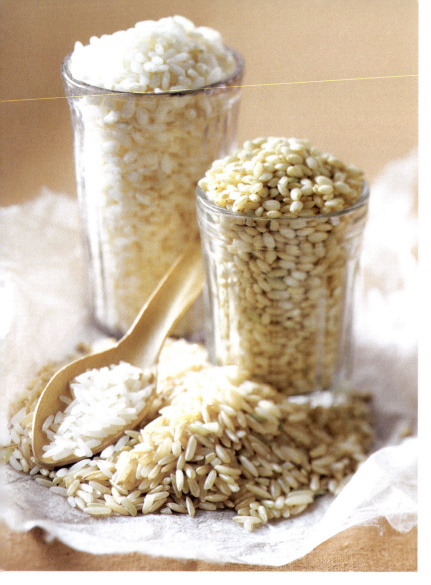

LE RIZ, DIGESTE ET HYPOALLERGÉNIQUE. *Ces qualités exceptionnelles expliquent sa présence dans beaucoup d'aliments pour bébés.*

blanc ou brun. Avec 1,7 g de fibres par portion, le riz brun est beaucoup plus intéressant que le riz blanc, qui n'en fournit que 0,6 g. Le riz brun renferme également plus de sélénium, de vitamine E, de magnésium, de phosphore et de manganèse.

La teneur du riz en protéines, qui est d'environ 3 g par portion de 125 g, peut sembler inférieure à celle des autres céréales, mais sa composition en acides aminés est plus équilibrée. Le riz est presque dépourvu de graisses, ainsi que de sodium.

SES AVANTAGES POUR LA SANTÉ

Le riz a un effet liant qui le rend très utile, avec la banane et la compote de pommes, pour rétablir la fonction intestinale après une diarrhée. Le riz au lait est un entremets idéal pour le repas d'un convalescent.

Plusieurs études ont démontré que le son du riz brun contribue à réduire le cholestérol et pourrait abaisser le risque de cancer du côlon. D'autres rapportent que le riz brun aide à réguler le métabolisme du glucose chez les diabétiques. De par sa richesse en fibres, il approvisionne lentement l'organisme en glucose : son index glycémique est modéré et ne donne pas lieu à de brusques élévations (pics de glycémie) comme c'est le cas pour le riz blanc ou les sucreries.

Avec l'agneau, le riz fait partie des rares aliments très peu allergisants. On s'en sert donc comme aliment de base pour un régime visant à identifier les allergènes par exclusion.

Comme il est totalement exempt de gluten, on l'utilise en cas de maladie cœliaque.

UN ALIMENT POLYVALENT

Le riz est une valeur sûre lorsqu'on planifie un menu. Pour un plat principal économique et nourrissant, on peut faire un risotto avec un bouillon maigre et le servir avec un peu de viande hachée, des légumes. C'est un accompagnement naturel pour le poisson et la viande et un bon ingrédient pour une salade. Le riz au lait et le gâteau de riz sont délicieux en dessert ou en collation. Enfin, le son de riz ajoute du volume aux gâteaux et aux pâtisseries.

LES VARIÉTÉS DE RIZ

Le riz est classé selon la taille du grain (long, demi-long ou rond). Les grains longs ne s'agglutinent pas en cuisant comme le riz rond utilisé dans les cuisines asiatique et antillaise, mais aussi pour les potages et desserts.

Le grain moyen du riz qui sert à faire le risotto (type arborio) est crémeux mais reste ferme à cœur malgré une cuisson prolongée. Le basmati est le riz parfumé de l'Inde et du Pakistan. À la cuisson, il s'étire plutôt que de gonfler. Ses grains secs, bien séparés, le rendent idéal pour les pilafs. Le riz thaï est naturellement parfumé lui aussi, mais ses grains tendres ont tendance à coller en cuisant.

Le riz sauvage est non pas une céréale mais une graminée qui pousse sur les berges des lacs et étangs d'Amérique du Nord (Grands Lacs) et du Canada central. Cueilli autrefois à la main par les autochtones, il fait maintenant l'objet d'une culture intensive et se récolte à la machine. Il renferme plus de protéines que le riz et ces protéines incluent la lysine, un acide aminé absent des céréales. ❖

LE SAVIEZ-VOUS ?

LE SAKÉ, UNE SORTE DE BIÈRE

Le saké, appelé vin de riz, est fermenté avec une levure qui libère des enzymes absorbant l'amidon du riz. À la différence des bières occidentales, le saké n'est pas effervescent ; il est très fort en alcool et se boit chaud.

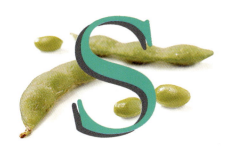

Sarrasin

AVANTAGES
- riche en amidon, en protéines et en fibres
- bonne source de fer et de magnésium
- excellente source de rutine, un bioflavonoïde protecteur
- convient en cas de maladie cœliaque, car dépourvu de gluten

Considéré comme une céréale et surnommé blé noir, le sarrasin est en réalité le fruit d'une plante de la même famille que l'oseille et la rhubarbe. Originaire d'Asie centrale et orientale, il a été introduit en France au XVe siècle. Sa culture s'est rapidement répandue dans l'ouest et le centre du pays, régions où, pendant longtemps, il a été largement consommé. Sa farine, fine mouture des graines de la plante, est toujours utilisée pour confectionner les crêpes ou galettes de sarrasin, traditionnelles en Bretagne. Les graines décortiquées et concassées peuvent être cuites comme de la semoule et servir d'accompagnement. En Russie et en Europe de l'Est, on prépare la « kacha » à partir de graines grossièrement décortiquées et légèrement grillées, que l'on fait cuire doucement à l'eau salée. Enfin, les graines de sarrasin germées constituent un complément à la fois délicieux et nutritif.

Le sarrasin est une plante robuste qui supporte des sols arides et un climat rude. Elle est cultivée avec peu ou pas d'engrais et généralement sans apport de pesticides. Le sarrasin est donc un aliment jugé particulièrement naturel.

VALEUR NUTRITIONNELLE

Le sarrasin est riche en amidon et en fibres, comme les céréales. Ses protéines sont totalement dépourvues de gluten, ce qui autorise sa consommation même en cas de maladie cœliaque. Une portion de 100 g de sarrasin cuit (obtenue à partir de 35 g de sarrasin cru) apporte 110 kcal, 1,3 g de fibres et plus de 3 g de protéines. On y trouve aussi 50 mg de magnésium, 1,2 mg de fer, ainsi que du zinc et du sélénium, utiles dans la lutte contre les dégâts causés par les radicaux libres. Mais la principale originalité du sarrasin réside dans sa grande richesse en rutine, un bioflavonoïde protecteur des vaisseaux sanguins, dont il est l'une des meilleures sources alimentaires. Le sarrasin renferme aussi une substance très proche, la quercétine. Cette combinaison lui confère une puissante activité antioxydante. ❖

LE SAVIEZ-VOUS ?

LA RUTINE A BEAUCOUP DE VERTUS

Non seulement la rutine protège les parois des vaisseaux sanguins, mais on lui reconnaît aussi des propriétés antioxydantes, anti-inflammatoires et antithrombotiques (elle prévient la formation de caillots). Cette substance, extraite du sarrasin, est utilisée dans des médicaments phlébotoniques.

Sauces

AVANTAGES
- rehaussent les saveurs et les présentations des plats
- les sauces de type salsa fournissent des fibres et des antioxydants
- les sauces à base de tomate, d'huile d'olive et de légumes frais apportent des vitamines et des fibres, des glucides et des graisses non saturées

INCONVÉNIENTS
- souvent riches en sel et en matières grasses
- parfois lourdes à digérer
- les sauces industrielles peuvent provoquer des allergies

Très prisées des amateurs de bonne chère au cours des siècles précédents, témoins du savoir-faire des cuisiniers, les sauces jouissent de nos jours d'une mauvaise réputation. Mais il faut savoir distinguer les différentes préparations et faire la part des choses quant à la composition, la fréquence et la quantité : la mesure est, comme toujours, le meilleur des principes.

LES SAUCES LIÉES

Parmi les classiques de la cuisine traditionnelle figurent les sauces à base de roux, confectionnées à partir d'un mélange de matière grasse et de farine.

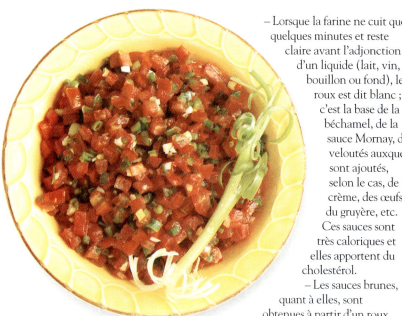

UNE SAUCE SANTÉ.
La salsa a l'avantage d'être riche en vitamines et minéraux.

LA TOUCHE MAISON

Rien ne vaut une sauce que l'on fait soi-même : on sait exactement ce qu'elle contient et on peut limiter l'emploi des matières grasses, du sel et du sucre. Voici trois versions légères.

• Remplacez la mayonnaise classique par une sauce confectionnée avec de la moutarde, $1/3$ d'huile et $2/3$ de yaourt, aromatisée avec des fines herbes et une pointe de sucre.

• Confectionnez une petite sauce à base de yaourt, d'ail pilé et de concombre râpé pour assaisonner les tomates à la mode grecque ; remplacez le concombre par des fines herbes pour accompagner une langue de veau ou un pot-au-feu de lapin.

• Allégez la rémoulade du céleri-rave en mélangeant de la moutarde-condiment avec $1/4$ d'huile pour $3/4$ de yaourt.

– Lorsque la farine ne cuit que quelques minutes et reste claire avant l'adjonction d'un liquide (lait, vin, bouillon ou fond), le roux est dit blanc ; c'est la base de la béchamel, de la sauce Mornay, des veloutés auxquels sont ajoutés, selon le cas, de la crème, des œufs, du gruyère, etc. Ces sauces sont très caloriques et elles apportent du cholestérol.

– Les sauces brunes, quant à elles, sont obtenues à partir d'un roux brun : la farine a roussi dans la matière grasse ; ce sont les sauces les plus indigestes (sauce Périgueux, sauce madère, sauce piquante, sauce Robert).

Ces sauces sont non seulement riches par elles-mêmes, mais elles absorbent durant la cuisson une bonne partie de la graisse contenue dans l'aliment. De plus, le cuisinier ajoute souvent en fin de cuisson un beurre manié (beurre et farine) ! Autant de raisons pour les éviter à tout prix si l'on surveille son poids ou bien si l'on cherche à maigrir.

LES SAUCES ÉMULSIONNÉES

Très appréciées, les sauces émulsionnées peuvent être chaudes ou froides. Attention, elles sont très caloriques ! À froid, il s'agit de la mayonnaise et de ses multiples dérivés (aïoli, cocktail, tartare, gribiche, rouille), préparés avec de l'huile et du jaune d'œuf. Parmi les émulsions chaudes, les plus classiques sont la béarnaise, la hollandaise, le beurre blanc et la sauce mousseline, élaborés à grand renfort de beurre et de jaunes d'œufs. Ces sauces sont, certes, délectables et sources de vitamine A mais, en raison de leur grande richesse en graisses saturées, mieux vaut en faire un usage modéré.

LES SAUCES CRUES

La plus courante est la vinaigrette, que nous consommons presque chaque jour. Plus on y met de vinaigre et d'épices piquantes, moins elle convient aux estomacs délicats. Plus on y met d'huile, plus elle est riche en lipides, donc en calories. En outre, selon l'huile utilisée, cette vinaigrette sera plus ou moins riche en acides gras saturés, mono-insaturés et polyinsaturés.

Les salsas sont des sauces crues à base de légumes et de fruits hachés en dés menus, fortement assaisonnées avec de l'ail, des oignons nouveaux, du jus de citron et de la coriandre ou du basilic. Contrairement aux sauces traditionnelles, une salsa maison faite avec des fruits ou des légumes frais renferme peu ou pas de graisses, selon que l'on y ajoute ou non de l'huile. Elle fournit en général peu de calories (moins qu'une sauce classique), mais beaucoup de fibres et d'antioxydants comme la vitamine C et le bêta-carotène.

Le pesto, à base de basilic, de parmesan, de pignons et d'huile d'olive, est certes gras, mais très parfumé : on en mange donc peu.

LES SAUCES AUX LÉGUMES

À base de purée de tomates, de poivrons rouges ou d'oseille, de duxelles de champignons, de compote de fruits épicée (chutney), elles offrent une valeur alimentaire très variable selon les ingrédients ajoutés (corps gras, sucre). En les faisant soi-même, on peut contrôler l'apport de matières grasses et de sel, et obtenir des sauces peu caloriques, idéales pour parfumer les plats.

Toutes les sauces à base de tomate fournissent des fibres, du bêta-carotène, des vitamines B et C, du lycopène et un peu de graisses non saturées. Les sauces tomate du commerce sont riches en potassium. Elles renferment souvent peu de matières grasses et de calories, mais il faut faire attention à leur composition, car elles sont en général très riches en sel. Il est donc plus sain et plus économique de faire une sauce maison, avec des tomates fraîches ou en boîte, des oignons, de l'huile d'olive, de l'ail et des aromates.

LES SAUCES PRÊTES À L'EMPLOI

L'industrie agroalimentaire nous offre un bel éventail tant en boîtes qu'en pots, tubes, barquettes, en conserve, semi-conserve ou surgelées. Il est important de lire la liste des ingrédients qui les composent. De nombreuses sauces contiennent du sucre et du sel en proportions relativement importantes et renferment en outre des additifs (épaississants, émulsifiants, stabilisants, colorants et conservateurs). Mieux vaut s'assurer que l'on n'est pas allergique à l'un de ces additifs.

Il existe également des sauces dites légères ou allégées ; ces appellations concernent les sauces émulsionnées dans lesquelles environ la moitié des corps gras est remplacée par de l'eau. Elles sont deux fois moins grasses et presque deux fois moins caloriques que les sauces classiques. Un autre avantage réside dans le fait que l'on ne peut pas réaliser ces sauces en petites proportions, alors que l'on peut conserver au réfrigérateur un pot ou un tube après en avoir prélevé juste ce qu'il faut, fût-ce 1 cuillerée à café ! Cependant, il est à noter que ces sauces sont très riches en sel.

LES SAUCES-CONDIMENTS

Nous nous sommes fort bien accoutumés à l'emploi de sauces exotiques.

– Le ketchup est riche en sel et en sucres ajoutés. Attention à ne pas en abuser. Le hot ketchup est nettement plus épicé.

– Les sauces épicées, comme le Tabasco mexicain, à base de piment, de vinaigre et de sel, la sauce Worcestershire ou la purée de piment, peuvent décongestionner le nez. Elles sont généralement consommées en trop petites quantités pour que leur apport nutritif soit à considérer, mais il faut les éviter en cas d'indigestion ou d'ulcère.

LES SAUCES ASIATIQUES

– La sauce soja, faite à partir de soja fermenté, est un concentré de sodium. Elle est par conséquent à proscrire, comme les autres sauces de la cuisine orientale, en cas de régime hyposodé. Elle contient du froment et doit donc aussi être évitée en cas d'intolérance au gluten.

– La sauce d'huître est un condiment salé couramment utilisé dans la cuisine chinoise. Elle peut provoquer des réactions allergiques chez les personnes sensibles aux fruits de mer. Dans sa version thaïe, la sauce d'huître est faite à partir de poisson salé et séché.

– Les sauces aux haricots noirs et jaunes, faites à partir de soja salé ou fermenté, peuvent être épaissies à la farine de blé et sont à écarter en cas d'intolérance au gluten.

– La sauce Hoisin est un condiment à la fois salé et sucré, fait à partir de soja et de riz rouge (coloré par des haricots rouges). Elle sert à aromatiser le canard pékinois.

– La sauce satay est une sauce épicée à la cacahouète. À exclure, bien sûr, en cas d'allergie. ❖

Saucisse

Voir Charcuterie et viande fumée

Sclérose en plaques

PRIVILÉGIER

● aliments riches en fibres pour combattre la constipation
● jus de canneberge contre la cystite
● aliments en purée pour faciliter la déglutition

RÉDUIRE

● caféine pour son effet irritant sur la vessie

ÉVITER

● aliments avec lesquels on peut s'étouffer

Maladie chronique et souvent invalidante du système nerveux central, la sclérose en plaques (SEP) frappe surtout des adultes jeunes, entre 20 et 40 ans. Elle se caractérise par la destruction graduelle, sous forme de plaques, de la gaine de myéline des fibres nerveuses, empêchant les nerfs de transmettre l'influx. Les symptômes varient selon que la myéline est détruite dans le cerveau ou dans la moelle épinière, mais la plupart des malades souffrent de : fatigue anormale, troubles de la vision, difficultés d'élocution, perte de l'équilibre et de la coordination musculaire, difficultés à mastiquer et à avaler, tremblements, problèmes de vessie et d'intestins, paralysie dans les cas les plus sévères.

SCLÉROSE EN PLAQUES ET NUTRITION

Une alimentation digeste, peu grasse et riche en fibres, renfermant des fruits, des légumes et des céréales complètes fournira l'énergie et les nutriments nécessaires pour entretenir et réparer les tissus, combattre les infections et réduire le risque de constipation.

Régime du docteur Swank. Certains médecins et des associations de malades de la SEP recommandent de suivre le régime du docteur Swank, élaboré en 1950, qui élimine la plupart des graisses d'origine animale. Toutefois, l'évaluation de ce régime sur plusieurs années n'a pas donné de résultats concluants par rapport à la SEP. Le régime du docteur Kousmine a aussi été préconisé. Il est riche en acides gras polyinsaturés, très pauvre en graisses saturées, et renferme beaucoup d'aliments végétaux. Mais il est très contraignant à suivre et n'a pas scientifiquement prouvé son efficacité à prévenir la progression de la maladie. Les autres régimes sont plus risqués, car déséquilibrés : c'est le cas des diètes liquides, des régimes-chocs qui peuvent mener à un déficit en potassium, des cures d'instinctothérapie (aliments crus), des régimes qui restreignent l'apport de pectine et de fructose,

VITAMINE D ET SCLÉROSE EN PLAQUES

Les femmes sont deux fois plus exposées que les hommes à la sclérose en plaques. Néanmoins, leur risque diminue de 40 % avec une seule dose de vitamine D par jour, soit 400 UI ou 10 µg. C'est ce qu'a démontré une récente étude de l'université Harvard. Les chercheurs ont observé la diminution du risque autant chez les femmes qui prenaient des suppléments que chez celles qui tiraient leur vitamine D à la fois de l'alimentation et des suppléments.

des régimes sans gluten. Ils peuvent entraîner des carences, de la fatigue supplémentaire. Aucun ne semble avoir une réelle efficacité.

Vitaminothérapie. Les vitamines sont utiles dans la SEP, mais rien ne prouve que la SEP est causée par une carence en vitamines.

Antioxydants. Certains scientifiques pensent qu'un excès de radicaux libres peut favoriser la progression de la SEP. Les antioxydants permettent de lutter contre les dommages des radicaux libres. Il est donc utile de manger des aliments riches en antioxydants : fruits et légumes pour la vitamine C et le bêta-carotène ; huiles végétales, noix et autres fruits secs oléagineux pour la vitamine E ; céréales complètes, noix et fruits de mer pour le sélénium.

Vitamine D. Selon des études, la vitamine D pourrait prévenir la progression de la maladie et avoir d'autres effets protecteurs. Les personnes qui souffrent de SEP sont exposées à l'ostéoporose, or la vitamine D réduit ce risque. Les meilleures sources alimentaires en sont les poissons gras, le jaune d'œuf et les fromages.

L'alimentation, dans la SEP, doit aider à combattre la fatigue, la constipation, les infections des voies urinaires, comme pallier les difficultés à mastiquer et à avaler. Un équilibre entre un régime sain, de l'exercice et du repos peut permettre de réduire la fatigabilité. Prendre souvent de petits repas aide aussi à fournir de l'énergie tout au long de la journée. Un petit déjeuner assez nutritif est très important.

FAIRE FACE AUX COMPLICATIONS

Attention au poids. Il est très important de maintenir son poids de forme. Le surpoids fatigue le système cardio-respiratoire et affecte la mobilité. La peau s'irrite facilement chez les personnes inactives et trop grosses. Il n'est pas bon, non plus, d'être trop maigre : la résistance aux infections diminue et le risque d'escarres et d'ulcérations augmente.

Liquides. Les infections des voies urinaires sont fréquentes dans la SEP, surtout lors du port de sondes. Le jus de canneberge augmente l'acidité urinaire et crée un environnement hostile aux bactéries. En cas d'incontinence urinaire, il faut éviter les boissons caféinées (café, thé et boissons au cola) et garder le chocolat (qui contient aussi de la caféine) pour les occasions spéciales. La caféine a un effet diurétique et peut irriter la vessie.

Fibres. La constipation s'aggrave si l'on ne boit pas assez. Prenez beaucoup d'eau et des aliments riches en fibres (fruits, légumes et céréales complètes) pour favoriser le péristaltisme intestinal. Céréales au son et jus de pruneau sont à recommander au petit déjeuner.

Éviter les aliments problématiques. L'incontinence intestinale peut être aggravée par l'alimentation. Éliminez les aliments suspects – café, alcool, mets épicés – pendant quelques jours, puis réintroduisez-les un par un pour voir si le problème réapparaît. La nicotine pouvant stimuler le péristaltisme (et avoir d'autres effets nocifs), il va de soi de ne pas fumer.

Textures des aliments. Les difficultés à mastiquer et à avaler peuvent diminuer si l'on fait attention au mode de préparation des aliments. Remplacez les aliments durs ou secs par des compotes de fruits, des purées de légumes, des soupes épaisses et des entremets. Servez des fruits en cubes ou cuits à la vapeur au lieu de les proposer entiers ou crus. Passez les aliments au mixeur et prenez des repas légers plus souvent. Le médecin pourra vous recommander de consulter un orthophoniste pour apprendre à placer les aliments dans votre bouche ou pour modifier votre façon de respirer afin de soulager les difficultés de déglutition. ❖

Sel et sodium

AVANTAGES

- le sodium aide à maintenir l'équilibre des liquides dans le corps, à réguler la pression sanguine et à transmettre l'influx nerveux
- le sel rehausse le goût des aliments

INCONVÉNIENT

- le sodium favorise la rétention des fluides et peut contribuer à l'hypertension

Bien qu'on utilise les deux termes indifféremment, sel et sodium ne sont pas identiques. Le sodium est, avec le chlore, l'un des deux éléments qui composent le chlorure de sodium, ou sel de cuisine. Il est présent à l'état naturel dans la plupart des aliments, mais le sel est la source la plus répandue de sodium dans l'alimentation. Il contribue à préserver l'équilibre acido-alcalin et celui des fluides de l'organisme. Il aide aussi à réguler les fonctions nerveuses et musculaires.

En langage scientifique, le mot sel désigne toute substance composée d'ions se regroupant sous l'effet d'une charge opposée. Le carbonate de calcium (la craie) est un sel, tout comme le bicarbonate de soude parfois utilisé en pâtisserie. L'organisme a besoin de sodium, mais beaucoup moins que nous n'en consommons. Ce besoin varie selon les circonstances et le climat, mais il se situe généralement autour de 2 g. Or il y a 2 g de sodium dans 1 cuillerée à café de sel (5 g).

Nous absorbons entre 4 et 7 g de sel par jour. Un déficit n'est donc pas à craindre : le problème serait plutôt l'excès de sodium.

Déjà présent à l'état naturel dans les aliments, le sel est ajouté lors de la cuisson et à table. Mais la plus grande part de sel, dans l'alimentation courante, provient des produits du commerce. S'il est facile de le déceler dans les chips et les biscuits salés, la liste des ingrédients figurant sur l'emballage des produits révèle son omniprésence : céréales, charcuterie, soupes et légumes en conserve, plats préparés, mais aussi (même si l'on ne le sent pas à la dégustation) beaucoup de produits sucrés, notamment les biscuits, les pâtisseries et les céréales du petit déjeuner. Le fromage est également riche en sel, de même que le pain. Autres sources : le glutamate de sodium (utilisé comme agent de sapidité), les sauces comme le ketchup, la sauce soja, les condiments, les aliments fumés, la moutarde, les olives et les cornichons. En règle générale, plus un aliment est traité, plus il est salé.

SEL ET HYPERTENSION

Les personnes qui souffrent d'hypertension doivent réduire leur consommation de sel, car le sodium diminue la capacité des reins à débarrasser l'organisme de ses déchets. Lorsque le niveau de sodium est bas, les reins en prélèvent dans les urines pour le remettre en circulation dans le sang. Certains individus génétiquement prédisposés à retenir le sodium sont plus exposés à l'hypertension. Quand les reins retiennent plus de sodium qu'il n'en faut, ils excrètent moins d'urine et exigent plus de liquide pour conserver la bonne concentration de sodium. Le cœur est alors obligé de pomper plus fort pour garder cet excès de liquide en circulation et la pression sanguine augmente. Cette forme d'hypertension peut être corrigée en réduisant l'apport de sel.

La principale controverse entourant le sel est l'importance de son rôle sur la pression sanguine. Il ne fait aucun doute que les personnes souffrant d'hypertension doivent adopter un régime hyposodé. Pour les sujets en bonne santé, la question reste débattue. Certains prétendent qu'encourager tout le monde à réduire le sel ne repose sur aucune preuve scientifique. Ils ignorent le fait que bien des personnes souffrent d'hypertension sans le savoir et que celles-là auraient intérêt à diminuer l'apport de sel.

Les études ont prouvé que, plus une population consommait de sel, plus elle était touchée par l'hypertension. Chez celles qui en consomment peu, la pression sanguine moyenne est basse. Les Yanomamis du Brésil ne salent pas du tout leurs aliments et ne connaissent pas l'hypertension. À l'opposé, chez les Occidentaux qui ont un faible pour les mets salés, l'hypertension est une véritable endémie. Il n'y a pas à craindre qu'en réduisant le sel dans l'alimentation des personnes en bonne santé puissent souffrir d'hypotension. Manger moins de sel ne nuit nullement à la santé, bien au contraire.

Pour des raisons génétiques ou physiologiques, certains sujets, comme les Africains, les diabétiques et les personnes âgées, ont plus intérêt que d'autres à diminuer l'apport de sel.

L'augmentation du volume sanguin pendant la grossesse accroît temporairement les besoins en sel, mais la quantité requise correspond normalement à un régime équilibré. Les femmes enceintes devraient donc continuer à cuisiner avec le moins de sel possible et ne pas ajouter de sel à table.

RÉDUIRE LA CONSOMMATION DE SEL

Cuisiner soi-même des aliments frais au lieu d'acheter des mets tout préparés est la meilleure façon de réduire son apport de sel. Par ailleurs, on trouve de plus en plus d'aliments traités en versions hyposodiques, du moins sans sel ajouté, notamment les bouillons en conserve. Les fiches nutritionnelles mentionnent toujours le contenu en sodium par portion. Mais, comme on a tendance à manger plus que la portion indiquée, la quantité de sel ingérée est souvent supérieure. Il faut aussi apprendre à reconnaître la présence supplémentaire de sel ou sodium dans la liste des ingrédients, au travers de termes comme saumure, marinade, bouillon, sauce soja ou glutamate.

Bien des gens ajoutent du sel à table sans avoir pris la peine de goûter avant. Ne pas mettre la salière sur la table corrige

POUR RÉDUIRE LE SEL

1. Utilisez des herbes et des épices nature pour relever vos plats.

2. Préparez votre propre vinaigrette plutôt que d'utiliser celles du commerce. Au lieu de la saler, employez un vinaigre aromatisé.

3. Mangez des légumes frais ou surgelés plutôt qu'en conserve. Au lieu de saler l'eau de cuisson, mettez-y des fines herbes et des épices. Adoptez le mode vapeur, qui préserve les saveurs.

4. Frais ou surgelé, le poisson n'est pas salé, comme lorsqu'il est séché ou conditionné en boîte. Des tranches de rôti de bœuf ou de volaille sont toujours préférables à la charcuterie.

5. Prenez de nouvelles habitudes. Moins on sale, moins on a envie de sel. Goûtez toujours avant de saler à table. Évitez les aliments du commerce. Dans une recette, divisez par deux la quantité de sel indiquée.

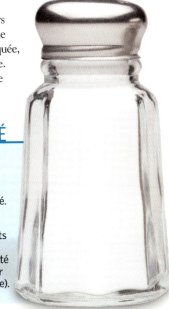

MYTHE ET RÉALITÉ

Mythe Le sel marin non raffiné est préférable à celui qui est raffiné.

Réalité Les atouts du sel marin non raffiné n'ont pas été démontrés (teneur en sodium identique).

souvent cette mauvaise habitude. Quand on cuisine soi-même, réduire de moitié le sel et les assaisonnements salés que recommande la recette ne modifiera pas substantiellement le goût et l'on peut très bien compenser par des fines herbes, des épices, de l'ail ou du jus de citron. Tant pour les vitamines que pour la saveur, il vaut mieux ajouter ces compléments juste avant de servir.

Attention ! Les substituts du sel contiennent généralement du potassium. Celui-ci présente un danger pour les personnes souffrant de dysfonctionnements rénaux comme pour celles qui prennent des diurétiques d'épargne potassique ou des suppléments de potassium. Dans ces cas surtout, il est conseillé de consulter le médecin avant d'adopter un substitut du sel.

Marinades, condiments, moutarde, ketchup, vinaigrettes et sauces renferment toujours beaucoup de sel. Au restaurant, demandez la sauce à part et, si possible, commandez sans sel.

Certains purificateurs ajoutent du sodium à l'eau. Il faut s'informer à ce sujet avant tout achat, et, au besoin, opter pour de l'eau en bouteille.

De nombreux médicaments en vente libre contiennent du sodium, notamment les anti-acides, les analgésiques et les laxatifs. Le pharmacien pourra donner des précisions, surtout s'ils sont présentés sous forme effervescente. ❖

Sida

LE RECOURS AUX CHAMPIGNONS

Certains considèrent que les champignons, parce qu'ils posséderaient des vertus antivirales, pourraient être utiles en cas de sida. Le shiitake, ou lentin du chêne, en particulier, renferme un composé qui aurait le pouvoir de renforcer l'immunité, mais aucune preuve scientifique n'a été apportée à ce jour.

PRIVILÉGIER

- viande, volaille, foie, œufs, lait, fruits secs oléagineux, aliments riches en protéines et en calories pour prévenir la fonte musculaire et la perte de poids
- féculents (pâtes, riz), légumes cuits, jus de fruits et fruits frais pelés pour les vitamines et les minéraux essentiels
- petits repas tout au long de la journée

RÉDUIRE

- aliments gras et produits céréaliers complets s'ils provoquent de la diarrhée
- café, thé et boissons caféinées, qui peuvent causer de la diarrhée et diminuent l'assimilation de certains nutriments

ÉVITER

- crudités ou aliments insuffisamment cuits, en particulier coquillages, œufs et viande
- alcool, qui peut aggraver la diarrhée et entrer en interaction avec les médicaments

Il n'existe toujours pas de traitement radical et définitif du sida (syndrome d'immunodéficience acquise), ni de régime spécifique pour les porteurs du VIH, le virus responsable de la maladie. Mais une bonne nutrition peut prévenir ou retarder la perte de poids et d'autres complications.

Les porteurs asymptomatiques du VIH devraient suivre les mêmes pratiques diététiques que les personnes en bonne santé, avec quelques précautions. Comme le VIH attaque le système immunitaire, la personne est plus vulnérable aux infections, notamment aux intoxications à salmonelles, shigelles, *Campylobacter* et autres bactéries. Les infections d'origine alimentaire sont plus fréquentes et plus graves chez les sujets dont l'immunité est réduite.

Bien se nourrir. Le sida provoque des pertes protéiques, ainsi qu'une fonte musculaire, et le patient meurt plus souvent de dénutrition que de toute autre complication. Il faut manger le plus possible et, à moins d'obésité marquée, ne pas s'inquiéter de prendre du poids. Tout gain est crucial pour aider le patient à surmonter une crise pendant laquelle il ne pourra pas s'alimenter.

Malheureusement, les problèmes de nutrition se compliquent des effets du sida sur le système digestif. Les nutriments sont moins bien assimilés, notamment la riboflavine, la thiamine, l'acide folique (vitamine B_9) et d'autres vitamines du groupe B (B_6 et B_{12}) ; la diarrhée, fréquente, a un caractère persistant et génère également des carences ; enfin, le risque d'infections intestinales est accru. Beaucoup de personnes atteintes du sida souffrent aussi de perte d'appétit et de nausées, dues à la maladie ou aux médicaments.

S'il se produit une perte rapide de poids, une alimentation artificielle peut être envisagée, par sonde gastrique ou par perfusion. Nombre de spécialistes privilégient cette approche.

LES RISQUES ALIMENTAIRES

Les porteurs sains du VIH et ceux qui préparent des aliments pour des malades du sida doivent prendre beaucoup de précautions d'hygiène. Lavez-vous les mains avant de manipuler des aliments, durant et après la préparation. Les aliments chauds doivent rester chauds ; ceux qui sont froids doivent être maintenus au froid, à une température inférieure à 4 °C. Évitez de mettre en contact aliments crus et aliments cuits. Faites bouillir les œufs au moins 7 minutes ; cuisez bien la viande et le poisson, à cœur. Évitez fruits de mer et sushis, steak tartare, hamburgers saignants, mayonnaise et glace faites avec des œufs crus (celles du commerce sont à préférer).

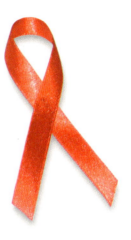

> **CONSEILS PRATIQUES POUR LES PERSONNES ATTEINTES DU SIDA**
>
> **En cas d'ulcère ou de muguet dans la bouche ou la gorge.** Privilégiez les aliments moelleux et mous, faciles à avaler, comme de la purée de pommes de terre ou de légumes. Buvez avec une paille. Ne mangez pas brûlant : la chaleur ajoute à l'inconfort. Prenez des boissons non acides, comme le lait et le jus de pomme.
>
> **En cas de nausées et de diarrhée, généralement causées par les médicaments.** Pour compenser la perte de liquide, buvez de l'eau, du bouillon, du soda dégazéifié ou prenez des sorbets. Faites de fréquentes collations. Mangez lentement, mastiquez bien. Si l'odeur de nourriture vous incommode, faites-vous préparer vos repas. Après une crise de diarrhée, choisissez des aliments qui n'irritent pas : poulet, œufs, poisson, compote de pommes, fromage blanc.
>
> **En cas de diarrhées à répétition.** Évitez les fruits et les légumes frais non pelés, de même que les aliments riches en fibres, comme les céréales et le pain complets. Écartez aussi les aliments qui causent des flatulences : choux, oignons, haricots, mets épicés et boissons effervescentes. Évitez les aliments riches et gras, ainsi que l'alcool.

Bien laver les fruits et les légumes. Moins problématiques que les produits d'origine animale, ils doivent toutefois être soigneusement lavés. Des médecins préconisent de ne manger que des légumes cuits et des fruits pelés, cuits ou en conserve. Si certains fruits et légumes crus peuvent être sûrs, il n'en demeure pas moins qu'ils sont difficiles à digérer.

SUPPLÉMENTS, RÉGIMES ET PLANTES

Les nutritionnistes recommandent souvent aux porteurs sains du VIH de prendre des complexes de vitamines pour prévenir les carences ; mais ceux qui contiennent plus de 100 % de l'apport nutritionnel conseillé (ANC) ne doivent être pris que sur prescription médicale. Les patients qui s'autotraitent avec des suppléments fortement dosés peuvent avoir de graves problèmes : la vitamine C, par exemple, peut aggraver considérablement la diarrhée.

Attention aux approches nutritionnelles dangereuses. Des groupes de soutien recommandent de prendre de fortes doses de zinc et de sélénium pour stimuler le système immunitaire. Il n'est aucunement prouvé que de tels suppléments protègent des infections liées au sida ; les études montrent même que prendre de 200 à 300 mg de zinc par jour pendant 6 semaines diminue l'immunité. Trop de sélénium peut causer vomissements et diarrhée.

Les régimes macrobiotiques, en particulier ceux qui se résument au riz brun et à quelques légumes, sont dangereux également. Ils peuvent aggraver le sida parce qu'ils ne fournissent pas des apports nutritionnels adéquats ; de plus, l'abondance de fibres peut exacerber la diarrhée.

Les personnes atteintes du sida ont souvent recours aux plantes pour se soigner, mais il n'existe pas de preuve de leur efficacité. La prudence s'impose, car certaines préparations contiennent des substances qui peuvent générer de sérieux effets secondaires ou entrer en interaction avec des médicaments. Avant de prendre des plantes médicinales ou de vous tourner vers des thérapies alternatives et complémentaires, demandez toujours l'avis de votre médecin traitant. ❖

Sinusite

PRIVILÉGIER
- eau et jus de fruits
- fruits et légumes frais pour la vitamine C et les bioflavonoïdes
- ail, oignon et piment pour diminuer la congestion des sinus

ÉVITER
- tabac
- pièces sèches et trop chauffées

La sinusite est une inflammation douloureuse des muqueuses qui tapissent les cavités des sinus de la face. Elle se déclenche fréquemment à la suite d'un rhume ou chez les personnes qui souffrent du rhume des foins ou d'autres allergies touchant la fosse nasale. Normalement, le mucus produit par les muqueuses sinusales s'écoule par des conduits étroits dans la fosse nasale. Une sinusite aiguë sera due à une infection virale, bactérienne ou fongique. Une sinusite chronique sera plutôt causée par des réactions allergiques ou une infection dentaire.

Dans les deux cas, la membrane sinusale se tuméfie, entraînant l'obstruction du nez ; le patient se sent congestionné, a la tête lourde. Le diagnostic se confirme si la douleur augmente quand on se penche. Le mouchage peut ramener des sécrétions jaunes ou vertes. Selon la cause, le médecin prescrira antihistaminiques, décongestionnants, antibiotiques ou corticostéroïdes.

L'APPROCHE NUTRITIONNELLE

La nutrition ne joue pas un rôle direct dans la sinusite, mais certaines mesures sont utiles. Une étude menée chez des patients atteints de sinusite chronique a fait état d'une amélioration

> **LA SINUSITE : UNE INFECTION TRÈS COURANTE**
>
> Plus de 10 millions de personnes en France font au moins une sinusite par an : c'est une des infections les plus répandues. Selon les chercheurs, l'augmentation vertigineuse des cas de sinusite au cours des 10 dernières années serait due à la pollution et à une résistance accrue aux antibiotiques.

quand les produits laitiers étaient supprimés de l'alimentation. Dans tous les cas, l'avis du médecin est requis, car des suppléments de calcium peuvent être nécessaires.

Les liquides diluent les sécrétions et facilitent le drainage. Buvez au moins 1,5 litre par jour d'eau, de jus de fruits coupé d'eau, de thé léger ou de tisane.

Manger beaucoup de fruits et de légumes frais pour la vitamine C. Agrumes (jus comme fruit), raisin et mûres contiennent des bioflavonoïdes, pigments végétaux qui ont des propriétés anti-inflammatoires. La vitamine E a aussi des effets anti-inflammatoires. Le zinc des aliments est important pour renforcer le système immunitaire ; il combattrait également l'inflammation. Fruits de mer, viande, volaille, poisson, haricots et autres légumineuses, noix et autres fruits secs oléagineux sont tous riches en zinc.

Aliments décongestionnants naturels. Ce sont l'ail, l'oignon, le piment et le raifort. Gingembre, thym, cumin, clou de girofle et cannelle comptent parmi les herbes et épices qui ont des propriétés décongestionnantes.

Faire le maximum d'efforts pour arrêter de fumer. La fumée de tabac a un effet irritant sur le nez et les sinus, pour le fumeur comme pour le non-fumeur. L'air chaud et sec d'une pièce peut assécher les muqueuses nasales et les congestionner ; un humidificateur est alors une solution simple et efficace.

Pour obtenir un soulagement rapide, se couvrir le visage de serviettes mouillées chaudes, afin de faciliter l'écoulement du mucus et d'augmenter la circulation sanguine dans la zone touchée. Des inhalations de vapeur favorisent aussi l'écoulement. Du thé chaud peut diminuer la congestion ; il contient de la théophylline, qui contribuerait à relâcher les muscles lisses des voies respiratoires. ❖

Soja

AVANTAGES

- fournit des protéines végétales de haute qualité
- bonne source de vitamines du groupe B, de potassium, de zinc et d'autres minéraux
- pauvre en graisses saturées ; exempt de cholestérol

INCONVÉNIENTS

- les produits fermentés du soja sont riches en sodium et peuvent déclencher des allergies
- la protéine du soja freine l'absorption du fer

Depuis longtemps, les végétariens remplacent la viande par des produits à base de soja. Voyant les nombreux avantages que ce type d'aliments présentent pour la santé, beaucoup d'autres consommateurs les ont adoptés pour varier leurs sources de protéines. La recherche sur le soja n'est cependant pas complète et il reste des inconnues quant à son action sur la santé. Le haricot ou graine de soja est l'un des végétaux les plus nourrissants et les plus polyvalents. À poids égal, le soja renferme plus de protéines et de fer que le bœuf, plus de calcium que le lait, plus de lécithine que l'œuf. Mais on le consomme essentiellement intégré dans des plats ou des préparations, ou encore sous forme diluée (« lait » de soja) ou en tofu, et très rarement sous forme de graine.

La protéine du soja contient tous les acides aminés essentiels en proportions presque optimales, ce qui en fait la seule protéine végétale comparable à la protéine animale. Le soja est donc idéal pour ceux qui cherchent des substituts à la viande. C'est également une bonne source de vitamines du groupe B, de potassium, de zinc et d'autres minéraux. Qui plus est, les graisses du soja sont pauvres en acides gras saturés, contrairement aux graisses des aliments d'origine animale. Le soja renferme enfin d'importants phytonutriments, comme des isoflavones, des saponines, des lignanes et des phytostérols, qui ont tous des effets bénéfiques.

LES AVANTAGES POUR LA SANTÉ

De nombreuses recherches en cours évaluent l'impact positif du soja sur les maladies cardio-vasculaires, sur certains cancers, sur l'ostéoporose et sur les symptômes de la ménopause. Il existe de multiples preuves épidémiologiques (études de populations) des effets protecteurs du soja. Par exemple, les populations qui consomment beaucoup de soja sont moins touchées par les cancers du sein et de la prostate, mais aussi moins affectées par les symptômes de la ménopause. Voyons où en est la recherche dans ces différents domaines.

Maladies cardiaques. Les preuves sont concluantes pour le cœur. On a démontré de façon satisfaisante que le fait de remplacer les aliments protéiques animaux par du soja et ses dérivés diminuait l'incidence des troubles cardio-vasculaires. En effet, le soja abaisse le niveau de lipoprotéines de faible densité (LDL), c'est-à-dire le « mauvais » cholestérol qui encrasse les artères, sans pour autant réduire le niveau de lipoprotéines de haute densité (HDL), le « bon » cholestérol. Pour preuve, la Food and Drug Administration, aux États-Unis, a autorisé les fabricants à inscrire sur l'emballage des produits riches en soja que les protéines de soja aident à réduire le risque de maladies cardiaques – à condition d'être consommées en quantité suffisante.

Cancer. En Asie, où le soja est intégré à l'alimentation depuis toujours, l'incidence des cancers du sein et de la prostate est beaucoup moins élevée qu'en Occident. Des études épidémiologiques menées auprès des Asiatiques ont démontré que c'est la consommation de soja dans les premières années de la vie qui exerce une action protectrice. Les produits à base de soja renferment des isoflavones, qui font partie d'un groupe de composés appelés flavonoïdes. Certains chercheurs attribuent la faible incidence de ces cancers aux deux principales isoflavones du soja, la génistéine et la daidzéine, qui réduisent les effets des œstrogènes sur les tissus du sein et de la prostate. Néanmoins, le lien entre le soja et l'incidence de cancer n'a pas encore été prouvé et les recherches se poursuivent. Bien qu'il soit généralement admis que le soja prévient le cancer du sein, son rôle reste à préciser en ce qui concerne les femmes déjà atteintes. Par précaution, on recommande pour l'instant qu'elles s'en tiennent à une consommation modérée et ne changent rien à leurs habitudes.

Ostéoporose. Il semblerait que les isoflavones du soja puissent ralentir la perte osseuse, voire la compenser. Ces conclusions ne font néanmoins pas l'unanimité et sont même contredites par certaines études récentes.

Ménopause. Chez certaines femmes, une alimentation riche en soja réduit les symptômes de la ménopause, notamment la fréquence et l'intensité des bouffées de chaleur. Mais l'importance des effets bénéfiques varie largement d'une femme à l'autre.

LA PRUDENCE S'IMPOSE

Bien que les aliments à base de soja présentent indéniablement des avantages pour la santé, ils ne sont pas dénués de risques, surtout si on les consomme en quantités massives ou sous forme de suppléments. C'est ce qui ressort de différentes études portant sur plusieurs domaines :

- Cancer. On connaît encore mal le mode d'action des isoflavones. De récentes études suggèrent que des concentrations élevées pourraient accroître le risque de certains cancers, surtout celui du sein. Les problèmes s'observent plus avec les isoflavones isolées sous forme de suppléments qu'avec celles des dérivés du soja. En attendant de mieux comprendre le rôle des isoflavones, il est préférable d'éviter les suppléments. Les personnes qui se font traiter ou ont été traitées pour un cancer du sein ou de la prostate devraient donc consulter leur médecin avant d'ajouter du soja à leur alimentation.
- Démence. D'après une étude récente, manger du tofu deux fois par semaine ou plus pourrait augmenter le risque de démence. Ces résultats ne sont étayés par aucune autre étude jusqu'ici. Ils n'ont pas non plus été observés à grande échelle dans les populations consommant beaucoup de soja.
- Fonction thyroïdienne. Quelques études ont associé la consommation de soja à l'hypothyroïdie. Là encore, le risque semble lié aux suppléments de soja ou à une consommation massive, mais il faudra d'autres études pour faire la lumière sur cette hypothèse.
- Préparations lactées pour nourrissons. Différents organismes nationaux de santé commanditent actuellement des études sur les effets à long terme des laits maternisés à base de soja. Ces études ont pour but de comparer, le temps venu, de jeunes adultes ayant été nourris à la naissance avec des préparations lactées à base de soja à ceux qui ont reçu des préparations à base de lait. Elles font suite à la découverte de fortes concentrations d'isoflavones dans le sang des nourrissons consommant du soja. Pour lors, on réservera ce type de laits infantiles à ceux qui ne supportent pas les laits classiques.

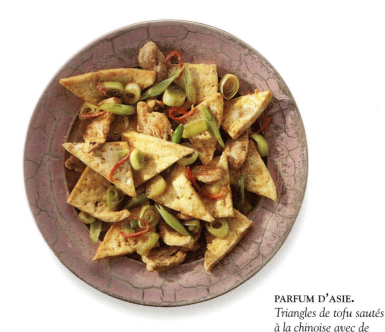

PARFUM D'ASIE. *Triangles de tofu sautés à la chinoise avec de minces tranches de légumes et de viande : une bonne façon d'inclure le soja dans son alimentation.*

UN PETIT TRUC

DE LA VITAMINE C POUR MIEUX ABSORBER LE FER

Beaucoup de produits du soja sont riches en fer, mais cette forme de fer est difficilement assimilable par l'organisme. Pour améliorer le processus, il faut augmenter l'apport de la vitamine C au repas avec un jus d'orange, du poivron, de la tomate, des fraises ou du melon.

LE SOJA DANS TOUS SES ÉTATS

Tofu. Se présente en blocs de texture ferme, molle ou soyeuse. Les haricots de soja sont broyés et le liquide filtré est mis à cailler. Le produit obtenu a une saveur neutre. Il peut être sauté, grillé, ajouté aux salades, aux lasagnes et à toute autre préparation en remplacement de la viande ou du fromage.

« Lait » de soja. Il s'agit, en fait, de jus de soja. Se vend pasteurisé ou, plus souvent, en brique UHT. À choisir enrichi en calcium s'il doit remplacer le lait dans l'alimentation. Parfois parfumé (notamment à la vanille, au chocolat ou au café). Utilisé pour confectionner des « yaourts » au soja et des entremets tout prêts. Peut se substituer au lait et à tout autre liquide dans une recette.

Haricots de soja. Vendus en conserve, ils sont d'un emploi facile. Il suffit de les rincer et de les ajouter à une soupe ou un plat cuisiné, ou encore de les écraser pour en faire des hamburgers végétariens.

Farine de soja. Ajoute des protéines à une recette quand elle remplace la farine blanche. Aussi présente dans des céréales, des mélanges à crêpes, des desserts.

Protéines végétales texturées. Proviennent de la farine de soja dégraissée et déshydratée. Une fois réhydratées, elles remplacent la viande dans des farces, des boulettes, des préparations de pâtes (sauce à spaghettis, lasagnes).

Tempeh. Produit fermenté à texture caoutchouteuse et saveur prononcée. Peut remplacer la viande.

Miso. Pâte fermentée, généralement très salée. S'utilise comme condiment.

Protéine de soja en poudre. Faite de protéines de soja isolées, elle peut être utile dans l'alimentation d'un convalescent où elle viendra enrichir les desserts lactés, par exemple.

UN ALIMENT BÉNÉFIQUE

Le soja est un aliment nourrissant et bienfaisant, que l'on a tout intérêt à intégrer à son alimentation. Mais il reste un aliment et non pas un médicament. Ses protéines ont le grand avantage de pouvoir se substituer aux protéines animales. Il semble aussi qu'il protège contre les maladies coronariennes et, chez certaines femmes, contre les symptômes de la ménopause. Il se pourrait bien qu'il prémunisse également contre les cancers activés par les hormones et contre l'ostéoporose. Cela dit, tous les aliments, y compris le soja, sont des substances complexes pour lesquelles notre approche mérite des approfondissements. On ne peut faire du soja la panacée pour rester en bonne santé. ❖

Sommeil

Voir p. 354

Son

AVANTAGES

- aide à combattre la constipation
- le son de l'avoine contribue à faire baisser le taux de cholestérol
- son effet rassasiant évite les fringales et peut donc aider à perdre du poids

INCONVÉNIENTS

- une surconsommation inhibe l'absorption du calcium, du fer et du zinc
- peut irriter les intestins, provoquer ballonnements et flatulences

Le son, l'un des aliments les plus riches en fibres, est l'enveloppe externe des grains de céréales – blé, riz et avoine en particulier. Il est en général éliminé au moment de la mouture.

Dans les années 1960, un médecin rattaché à l'armée britannique en Afrique, le docteur Dennis P. Burkitt, publia une série de rapports mettant en avant l'hypothèse selon laquelle les fibres et notamment le son pouvaient prévenir les crises cardiaques, certains troubles intestinaux comme la diverticulite, mais aussi les cancers du sein, du côlon, de la prostate et de l'utérus. Il partait du constat que ces maladies sont très rares chez les Africains, qui consomment de grandes quantités de céréales complètes. Sa théorie fit de nombreux adeptes, si bien que, dans les années 1970, on se mit à ajouter du son brut à toutes sortes d'aliments, allant du pain aux biscuits en passant par les biscottes et céréales pour petit déjeuner.

L'enthousiasme est retombé à mesure que les chercheurs en apprenaient davantage sur les bienfaits du son et ses dangers potentiels. Il est apparu d'abord que les divers sons n'avaient pas tous les mêmes propriétés, ni les mêmes fonctions. Le son de blé, par exemple, a la capacité de se gorger d'eau et, par là, d'augmenter le volume des selles. En facilitant leur passage dans l'intestin, il contribue effectivement à prévenir la constipation. Mais, consommé de façon abusive, il peut engendrer ballonnements et flatulences.

SON ET CANCER DU CÔLON

Le docteur Burkitt pensait que le son peut prévenir le cancer du côlon parce qu'il réduit le temps de séjour des selles dans l'intestin. Les études pour étayer cette hypothèse n'ont guère été concluantes. L'une, menée en Australie, a même montré que le cancer du côlon était un peu plus fréquent chez des femmes qui consommaient beaucoup de son. En revanche, une autre étude a suivi pendant quatre ans 58 adultes atteints de polypes précancéreux ; chez ceux qui prenaient du son sous forme de suppléments, on a constaté une réduction dans la taille et le nombre de ces polypes. Mais d'autres suivis de ce type n'ont pas donné les mêmes résultats.

En 2003, deux études – l'une américaine, l'autre européenne – ont démontré le lien entre une consommation élevée de fibres alimentaires et un risque moindre de cancer colorectal. L'étude américaine a comparé la ration quotidienne de fibres de 3 500 sujets atteints de polypes du côlon précancéreux à la ration quotidienne de près de 34 000 sujets en bonne santé. Elle a conclu que les sujets qui mangeaient le plus de fibres, soit environ 35 g par jour, avaient 27 % moins de risques de contracter des polypes précancéreux que ceux qui en mangeaient le moins, soit environ 12 g par jour. Le rapport était plus évident pour les fibres dérivées des céréales et des fruits. Précisons qu'il s'agissait des fibres apportées par les aliments eux-mêmes et non par des suppléments de son.

L'étude européenne a analysé ce même lien chez plus de 500 000 sujets répartis dans 10 pays. Ceux qui mangeaient le plus de fibres, soit environ 35 g par jour, présentaient environ 40 % moins de risques de contracter un cancer colorectal que ceux qui en mangeaient le moins, soit 15 g par jour. Le résumé de cette recherche conclut ainsi : « Un régime riche en aliments végétaux, c'est-à-dire fruits, légumes et céréales complètes, demeure selon toute vraisemblance le meilleur moyen de réduire le risque du cancer du côlon et de protéger sa santé en général. » Mais on ignore quel est l'impact du son proprement dit. Il se pourrait bien que d'autres phytonutriments présents dans ces aliments soient aussi impliqués dans cette action bénéfique.

Il semble que le son du blé ait un effet préventif sur la diverticulite, une maladie caractérisée par la formation, puis l'infection de petites hernies dans la paroi intestinale. Et, parce qu'il empêche la constipation, le son pourrait également être bénéfique pour les personnes qui souffrent d'hémorroïdes.

Le son de l'avoine est riche en fibres solubles qui, combinées à l'eau, produisent un gel plus ou moins visqueux. De nombreuses études montrent que ce type de fibres réduit le taux de cholestérol. Il améliorerait en outre le métabolisme du glucose chez les diabétiques.

On a rapporté tout récemment que le son du riz abaissait lui aussi le niveau de cholestérol. On ignore encore si cela est dû aux fibres insolubles ou à l'huile, hautement insaturée, présente dans le germe du riz – lequel reste collé à l'enveloppe pendant la mouture.

Comme tout aliment riche en fibres, le son aide à réguler le poids parce qu'il rassasie facilement, ce qui pourrait expliquer l'incidence réduite de maladies cardiaques et de cancers liés à l'obésité dans les populations dont l'alimentation comporte beaucoup de fibres.

LES RISQUES POTENTIELS

L'ajout de son au menu doit se faire avec beaucoup de circonspection. En effet, il produit des ballonnements et aggrave le syndrome de l'intestin irritable. En outre, l'acide phytique qu'il contient ralentit l'absorption des minéraux : calcium, fer, zinc, magnésium. Lorsqu'on fait cuire le pain, une enzyme présente dans la levure détruit une bonne part de cet acide. Le traitement par la chaleur appliqué aux céréales à haute teneur en son les débarrasse aussi en grande partie de leur acide phytique. Ces produits sont donc plus sûrs que le son brut.

On a rapporté plusieurs cas d'occlusion intestinale chez des sujets ayant consommé trop de son, surtout s'ils ne buvaient pas assez d'eau. Aujourd'hui, les diététiciens suggèrent plutôt de manger des produits qui renferment du son à l'état naturel, comme le pain au blé complet, les céréales complètes ou le riz brun. Non seulement ces aliments sont plus bénéfiques que le son brut, mais ils sont infiniment plus savoureux. ❖

SOMMEIL
■ DU RÔLE DE L'HYGIÈNE ALIMENTAIRE ■

Le sommeil a pour fonction de restaurer l'énergie tant physique que mentale de l'individu ; aussi a-t-il de grandes répercussions sur la vie quotidienne. Le fait de mal dormir diminue l'aptitude au travail, nuit à la concentration et peut modifier les rapports sociaux.

La durée du sommeil varie d'une personne à l'autre, mais elle se situe en moyenne entre 7 et 9 heures. L'état au réveil est un bon indice : celui qui dort trop ou trop peu se sent fatigué et irritable. Comme le sommeil libère des hormones de croissance, les bébés, les enfants et les adolescents doivent dormir plus longtemps que les adultes. Il semble aussi, selon les dernières études, qu'un sommeil suffisant soit nécessaire pour la bonne régulation du poids : les enfants qui manquent de sommeil ont plus de risques de développer un surpoids à l'âge adulte, tout comme les adolescents et les adultes qui ne dorment pas assez (ou qui dorment trop) sont plus souvent obèses que ceux qui ont un temps de sommeil correct.

Les spécialistes du sommeil rejettent le mythe selon lequel les personnes âgées ont besoin de dormir moins longtemps. La durée de sommeil nécessaire demeure assez constante mais, avec l'âge, la nature du sommeil se modifie, tandis que la durée du sommeil profond diminue et que les périodes d'éveil durant la nuit sont plus fréquentes.

Qu'est-ce qui nous fait dormir ?

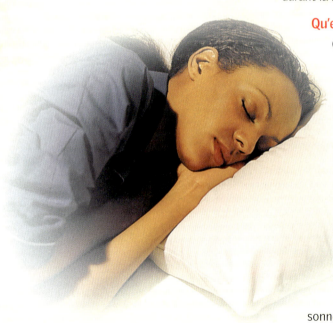

On sait, sans en connaître les mécanismes exacts, que le rythme circadien d'un individu se fixe peu après la naissance et persiste à la manière d'une horloge interne. Certains éléments chimiques de l'organisme induisent le sommeil et l'alimentation y joue aussi un rôle.

■ **Manger trop ou trop peu peut nuire au sommeil.** Une petite collation au coucher favorise le sommeil, mais un excès d'aliments peut provoquer des problèmes de digestion et de l'insomnie.

■ **L'alcool est une arme à double tranchant.** En petite quantité, il aide à s'endormir. Toutefois, sa métabolisation peut perturber le sommeil, donc aggraver l'insomnie et nuire au sommeil paradoxal, pendant lequel l'organisme récupère. En outre, l'alcool crée une déshydratation qui génère une sensation de fatigue au réveil.

■ **La caféine peut perturber le sommeil.** De par leur effet excitant, les boissons caféinées sont à déconseiller chez les personnes sensibles. Si l'on souffre d'insomnie, il faut s'abstenir d'en consommer l'après-midi et le soir.

■ **Attention aux graisses.** Manger un repas lourd le soir ou consommer des aliments dont on sait par expérience qu'ils provoquent des brûlures d'estomac ou se digèrent mal entraîne un sommeil agité et non réparateur.

■ **Ne pas manger tard.** Les personnes souffrant de brûlures d'estomac ou de régurgitations acides doivent éviter les dîners copieux, difficiles à digérer. De plus, s'allonger l'estomac plein, c'est faire jouer la gravité contre soi ; les acides et les sucs gastriques ont tendance à remonter dans l'œsophage et à causer des brûlures d'estomac qui gênent le sommeil.

■ **Il n'est pas conseillé de boire avant le coucher.** Boire le soir peut donner envie d'uriner la nuit, donc provoquer un réveil.

■ **Lait et miel favorisent le sommeil.** Le lait renferme du tryptophane, acide aminé dont dérive la sérotonine, sédatif naturel présent dans le cerveau. C'est la raison pour laquelle on prônait autrefois le lait chaud avec un peu de miel – sucre simple – avant le coucher (les glucides facilitent l'entrée du tryptophane dans le cerveau).

■ **Veiller à un apport suffisant en magnésium.** Ce minéral exerce une action équilibrante sur le système nerveux et a un effet décontractant sur les muscles. Un déficit en magnésium peut entraîner des crampes qui risquent de gêner le sommeil. Les principales sources de magnésium sont les légumes verts, les céréales complètes, les noix et autres fruits secs oléagineux, ainsi que certaines eaux minérales.

Les plantes médicinales utiles

Plusieurs plantes médicinales favoriseraient le sommeil. La plus populaire et la plus fiable est la valériane. Ses vertus ont été démontrées par la recherche : la racine renferme des composés qui contribuent à déprimer le système nerveux central et détendre les muscles lisses. Prise en infusion, en gélules ou en teinture, elle peut hâter l'endormissement et procurer un sommeil profond et réparateur sans créer d'accoutumance ni donner de bouche pâteuse. Elle n'est pas indiquée durant la grossesse et l'allaitement, car ses effets sur le fœtus et le nourrisson n'ont pas été étudiés. Contre les troubles du sommeil, on recommande aussi les infusions de camomille, de tilleul, de cônes de houblon et de mélisse, mais leur efficacité n'a pas été prouvée.

Le rôle de la mélatonine

Des chercheurs ont mis en évidence l'influence de la mélatonine dans la régulation du cycle veille-sommeil. Cette hormone synthétisée par le cerveau intervient aussi dans la puberté, le cycle menstruel, l'humeur et la libération des hormones de croissance. Prise de façon adaptée, elle pourrait atténuer les effets du décalage horaire (*jet-lag*) lors des vols long-courriers. Mais rien ne prouve qu'elle puisse prévenir le cancer, renforcer l'immunité ou retarder le vieillissement, comme l'affirment certains. De fortes doses ou un usage prolongé pourraient même provoquer des effets indésirables : vertiges, dépression, dysfonctionnement sexuel. Il faut noter que la vente de mélatonine est interdite en France, alors que ce produit est commercialisé aux États-Unis en tant que complément alimentaire.

Les troubles du sommeil

L'insomnie peut être générée par l'angoisse, la dépression ou le stress, comme par un problème d'ordre médical. On ne peut améliorer la qualité de son sommeil sans s'attaquer aux causes qui le perturbent, mais on peut s'aider en surveillant son alimentation et tout ce qui touche à l'hygiène du sommeil.

L'obésité peut gêner la respiration et par conséquent le sommeil. Dans l'apnée du sommeil, trouble potentiellement grave, des ronflements de plus en plus sonores sont suivis d'un arrêt de la respiration et d'un court réveil. Elle frappe surtout les personnes obèses d'âge moyen, qui peuvent alors cesser de respirer pendant 10 secondes ou plus, à raison d'une centaine de fois par nuit. La perte de quelques kilos peut améliorer la situation. Les crampes musculaires et le syndrome des jambes sans repos, sensation d'inconfort qui oblige à les remuer, peuvent aussi entraver le sommeil.

Quelques conseils pour mieux dormir

■ Pendant plusieurs semaines, noter les activités et les comportements qui empêchent de dormir. Noter aussi chaque jour les heures du coucher et du lever, celles où l'on prend des boissons caféinées, celles où l'on fait de l'exercice et la sieste.

■ Pratiquer un exercice régulièrement, surtout vers la fin de l'après-midi. Mais éviter les exercices violents 2 à 3 heures avant le coucher.

■ Ne pas faire de longues siestes durant la journée, ce qui gêne l'endormissement le soir.

■ Manger à des heures régulières et éviter les repas copieux tardifs.

■ Après le déjeuner, ne rien prendre qui contienne de la caféine.

■ Ne pas fumer. Si l'abstention est impossible, cesser de fumer 1 à 2 heures avant le coucher.

■ Avant d'aller au lit, éviter ce qui stimule l'esprit avec excès.

■ Adopter un horaire pour régulariser l'horloge interne. Se coucher et se lever toujours à la même heure.

■ Se préparer à dormir toujours de la même façon pour créer une sorte de rituel du sommeil. Prendre un bain chaud, lire un peu au lit, écouter de la musique ou méditer, autant d'habitudes bénéfiques. C'est à chacun de voir.

■ Faire l'obscurité et le calme dans la chambre. Masquer le bruit, par exemple, avec le ronron d'un ventilateur.

■ Utiliser sa chambre pour dormir et non pour travailler ou regarder la télévision.

■ Porter des vêtements de nuit amples et confortables.

■ Essayer de ne pas régler sur l'oreiller les problèmes du lendemain. Prendre plutôt 30 minutes, après le dîner, pour les mettre par écrit et y trouver des solutions. Ensuite, s'efforcer de les oublier.

■ Si le sommeil ne vient pas, ne pas tourner dans son lit plus de 15 minutes. Se lever, changer de pièce, lire ou regarder la télévision jusqu'à ce que le sommeil vienne. Se lever le lendemain à l'heure habituelle.

STRESS
■ STRATÉGIES NUTRITIONNELLES ■

Parler de stress, c'est évoquer un état de tension ou de détresse émotionnelle. En médecine, on appelle stress la réaction d'un organisme soumis à une tension provoquée par une maladie ou une blessure physique, mais aussi par toute une gamme de facteurs psychologiques : frayeur, colère, frustration et même joie inattendue. Ce qui génère un stress à peine supportable chez les uns peut avoir un effet stimulant chez les autres. Mais, dans les deux cas, le facteur stressant (le stimulus qui provoque le stress) déclenche une réaction de défense aux multiples répercussions : diminution de l'immunité et vulnérabilité accrue aux maladies, allant du rhume ordinaire à la crise cardiaque, voire, pense-t-on, au cancer.

Symptômes du stress

Comme le stress peut engendrer de nombreux symptômes, tant physiques que psychologiques, il est parfois difficile de cerner leur cause. Le médecin peut demander des examens médicaux, même s'il soupçonne le stress d'être le grand coupable. En voici quelques manifestations classiques.

Symptômes physiques
■ Fatigue chronique, même après un repos normal.
■ Palpitations, essoufflement, douleur thoracique et autres symptômes de nature cardiaque (à investiguer).
■ Respiration anormalement rapide, vertiges et étourdissements.
■ Picotements dans les mains ou les pieds.
■ Douleurs dorsales ou cervicales chroniques ou récurrentes.
■ Maux de tête fréquents.
■ Diarrhée ou constipation.
■ Brûlures d'estomac ou autres troubles digestifs.

Symptômes psychologiques
■ Difficulté à se concentrer et à prendre des décisions.
■ Troubles du sommeil.
■ Angoisse persistante.
■ Modification de l'appétit ; recours accentué à l'alcool, à la cigarette et à d'autres drogues.
■ Difficulté à supporter des problèmes mineurs.
■ Manque d'énergie et d'enthousiasme à l'égard d'activités ou d'événements agréables.

Une réaction naturelle de lutte ou de fuite

Aujourd'hui, le stress physique est en général épisodique ; le stress émotionnel peut être quotidien. Les deux existent depuis toujours. Les hommes préhistoriques, constamment obligés de trouver à se nourrir et menacés tant par leurs ennemis que par les bêtes sauvages, y étaient certainement plus sujets que nous. Ces dangers nous sont épargnés mais, à toute forme de stress, nous opposons, comme eux, une réaction soit de lutte, soit de fuite. Cette réaction déclenche une montée d'adrénaline qui augmente la tension artérielle, accélère le rythme cardiaque, tend les muscles et met tous les systèmes de défense en alerte. Le métabolisme s'accroît pour fournir l'énergie nécessaire et la digestion s'arrête, le sang passant de l'intestin aux muscles.

Les besoins nutritionnels

Une tension prolongée trouble la digestion et les besoins nutritionnels. Il est alors important de mieux manger, le corps puisant dans les aliments l'énergie, les vitamines et les minéraux pour contrer les effets négatifs du stress sur le système immunitaire. Agrumes, poivrons, fruits et légumes frais, riches en vitamine C, aident à combattre les infections. Selon une étude, les personnes stressées ayant pris 1 000 mg de vitamine C tous les jours ont connu une hausse moins marquée de la tension artérielle et des taux plus bas d'hormones du stress. Les aliments riches en zinc – fruits de mer, viande, volaille, lait, œufs, céréales complètes, fruits secs oléagineux – renforcent aussi les défenses immunitaires.

Parmi les victimes du stress, les unes ont toujours faim et grignotent sans arrêt, tandis que les autres doivent se forcer à manger. Comme la tension nuit à la digestion, il est préférable de prendre 4 ou 6 petits repas bien espacés par jour plutôt que les trois repas traditionnels, plus copieux.

Les aliments riches en glucides augmentent le taux de sérotonine, élément chimique du cerveau qui favorise la sérénité. Des études ont montré que les individus vulnérables au stress sont moins sujets à la dépression s'ils absorbent plus de glucides et moins de protéines.

Quelques conseils pour bien manger en période de stress

Aucun régime ne fait disparaître le stress. Néanmoins, on peut s'aider en améliorant son alimentation lors des périodes de tension.

■ **Prendre un petit déjeuner.** Le stress est plus actif et insidieux quand on a le ventre creux.

■ **Manger lentement.** On digère moins bien quand on mange vite. Ajoutée au stress, cette habitude peut rendre la digestion beaucoup plus laborieuse.

■ **Ne pas adopter un nouveau régime.** En soi, changer ses habitudes alimentaires est déjà stressant.

■ **Limiter caféine et alcool.** Ils troublent l'humeur et le sommeil ; en outre, l'alcool a des effets déprimants.

■ **Observer ses réactions.** Éviter les aliments difficiles à digérer.

Les aliments qui réconfortent

Tout individu a des aliments favoris qui le réconfortent en période de stress. Pour les uns, ce sera le lait – réminiscence de l'enfance –, pour les autres le chocolat ou les sucreries, qui augmentent le taux de sérotonine dans le cerveau. D'aucuns auront des fringales de potage ou d'aliments faciles à manger, comme le yaourt, le fromage blanc ou la glace. C'est à chacun de trouver les aliments qui lui apportent du réconfort – sans tomber dans l'excès.

Les aliments à éviter

Comme le stress trouble la digestion, des aliments normalement bien digérés peuvent provoquer tout à coup des brûlures d'estomac ou des ennuis digestifs. Il est préférable d'éviter les aliments gras, toujours difficiles à digérer. Il en va de même des mets poivrés, pimentés ou épicés, qui peuvent être plus mal tolérés en période de stress.

On évitera les boissons caféinées : ce sont des stimulants qui peuvent augmenter l'agitation des personnes stressées. On boira plutôt une tisane de tilleul ou de verveine dont l'effet est calmant, du lait, des jus de fruits ou des sodas sans caféine.

Il est plus facile de résister aux épreuves de la vie quand on mange bien, que l'on dort bien et que l'on jette un regard positif sur l'existence.

UN PETIT TRUC

PRENDRE DES SUPPLÉMENTS

Des études ont démontré que les personnes soumises à un stress chronique souffrent souvent de carences nutritionnelles. Elles peuvent corriger la situation en prenant des suppléments de vitamines et de minéraux. Aucune pilule ne peut chasser le stress. Néanmoins, quand on mange mal durant une période difficile, il est bon de prendre des suppléments pour atténuer les effets de carences éventuelles.

8 armes contre le stress

1. Faire des repas réguliers et équilibrés ; on peut envisager plusieurs petites collations.
2. S'asseoir dans un lieu calme, les yeux fermés, quelques minutes tous les jours.
3. Faire de l'exercice régulièrement pour stimuler la production d'endorphines, les euphorisants naturels de l'organisme.
4. Écouter la musique que l'on aime : cela active la sécrétion d'endorphines.
5. Apprendre une méthode de relaxation : yoga, méditation, ou encore exercices de respiration profonde.
6. Mettre sur papier, par ordre d'importance, ce que l'on a à faire. Accomplir une chose à la fois. Reporter au lendemain ce qui n'a pas été fait.
7. Penser à avoir un animal de compagnie, voire des poissons rouges : c'est une présence apaisante.
8. Confier ses problèmes à un parent, à un ami ou à un psychologue.

Soupe

AVANTAGES

- peut contenir beaucoup de nutriments
- économique et facile à faire

INCONVÉNIENT

- les soupes du commerce (briques, sachets...) ont souvent une teneur en sel élevée

Nourrissante, réconfortante, économique, la soupe fait partie de l'alimentation dans toutes les cultures. Elle peut même aider à perdre du poids. Comme l'a démontré une étude française, plus on mange de soupe, moins on absorbe de calories et plus on perd du poids. L'effet est encore plus marqué lorsque la soupe est une julienne de légumes, avec de petits morceaux, plutôt qu'un potage mixé. En effet, parce qu'elle occupe beaucoup de volume dans l'estomac, la soupe rassasie avec peu de calories. Cela ne signifie pas qu'un régime de soupe au chou soit la solution idéale pour maigrir. La soupe s'intègre dans une alimentation variée et ne constitue pas un régime miracle à elle seule.

DE LA SOUPE AU MENU. *Que ce soit un minestrone de pâtes et de légumes, un velouté de carotte ou un bouillon de crevettes à la thaïlandaise, la soupe est un plat nourrissant et simple à préparer.*

PRÉPARER UNE SOUPE MAISON

Rien de plus simple à préparer qu'une soupe. Il suffit de hacher grossièrement des carottes, des pommes de terre ou tout autre légume et de les faire éventuellement mijoter dans un bouillon aromatisé de fines herbes. Une cuisson prolongée fait perdre des vitamines aux légumes, mais la soupe n'en conserve pas moins de précieux minéraux et des fibres. On peut, pour compenser la perte de vitamines, ajouter quelques légumes crus en fin de cuisson. Faire ses propres soupes permet de contrôler leur teneur en sel, ce qui est important pour rester en bonne santé. La saveur des fines herbes et des légumes frais permet facilement de limiter le sel.

Les veloutés à base de crème sont riches en graisses saturées. On peut les alléger en utilisant du lait. On peut aussi obtenir une texture crémeuse en mixant des pommes de terre ou des courgettes avec du lait et en incorporant ce mélange à la soupe.

LES SOUPES DU COMMERCE

Séduisantes, car faciles à utiliser, elles sont extrêmement variées, tant en présentation qu'en composition. Lisez bien les indications portées sur l'emballage, car la valeur nutritionnelle peut être très différente d'une soupe à l'autre. Elles sont plus ou moins riches en graisses, en calories et en sodium, selon les marques et les variétés.

– Les soupes fraîches en bouteille sont généralement les meilleures, pour leur saveur comme pour leur apport nutritif. Elles sont élaborées à partir d'ingrédients frais, qui gardent la majorité de leurs éléments nutritifs, car elles ne subissent pas de traitement de conservation par la chaleur après cuisson : elles sont simplement mises – encore bouillantes – en récipients stériles et stockées au frais. Elles doivent être gardées entre 2 et 4 °C et consommées dans les jours qui suivent leur fabrication.

– Les soupes en brique sont stérilisées à très haute température, pendant quelques instants seulement. Elles sont souvent additionnées de vitamines, ce qui garantit une teneur comparable à celle des produits frais. Leurs recettes peuvent varier selon les saisons, mais elles sont en général trop salées.

– Les soupes en sachet renferment moins d'éléments nutritifs et davantage d'additifs que les soupes en brique. Outre leurs matières premières lyophilisées ou déshydratées, on y trouve souvent des épaississants, des arômes, parfois des colorants, et toujours beaucoup de sel. Elles sont presque dépourvues de vitamines, sauf celles enrichies en fin de fabrication. Certaines contiennent du glutamate de sodium, susceptible de causer des troubles d'intolérance chez les personnes sensibles. Elles sont à éviter en cas d'intolérance au gluten, car leurs épaississants sont souvent obtenus à partir de blé.

LES TYPES DE SOUPES

On classe les soupes en six genres différents, qui parfois se recoupent.

- **Bouillons clairs.** Bouillons et consommés s'obtiennent en filtrant le liquide de pochage, plus ou moins concentré, de légumes et de cubes de viande ou de volaille. On peut ajouter une poignée de petites pâtes, de riz ou de légumes en dés, ou les épaissir à l'œuf battu. Le consommé de bœuf, qui contient la gélatine des os, forme en refroidissant une gelée maigre et facile à digérer. Si on laisse refroidir le bouillon de viande ou de volaille, on peut aisément retirer la couche de graisse qui s'est formée en surface et, ainsi, alléger le bouillon.

- **Crèmes et veloutés.** Ces soupes à base de légumes, de volaille ou de viande sont liées à la sauce blanche, à la crème ou au jaune d'œuf. Pour réduire les graisses et les calories, on peut employer du lait écrémé ou demi-écrémé, de la crème légère, voire du yaourt maigre, à condition de ne pas le faire bouillir (il tournerait).
- **Minestrone.** Des légumes hachés grossièrement, des haricots et des pâtes courtes sont servis avec le bouillon dans lequel ils ont mijoté.
- **Potages.** Ce sont des soupes épaisses que l'on obtient en écrasant ou en mixant des légumes.
- **Soupes de poisson.** Parures de poisson et de légumes servent à faire le bouillon, auquel on ajoute, selon son goût, du poisson en morceaux, des fruits de mer ou même de la viande. La plus fameuse soupe de poisson est la bouillabaisse.
- **Soupes froides.** Les plus connues sont la vichyssoise, faite de pomme de terre et de poireau et le gaspacho espagnol, à base de tomate, de poivron et de concombre. ❖

Sport

Voir Forme physique

Stérilité et hypofertilité

PRIVILÉGIER

- régime équilibré : beaucoup de fruits et de légumes, viande maigre, poisson, volaille, pain complet, céréales complètes, produits laitiers allégés

RÉDUIRE

- café et autres sources de caféine

ÉVITER

- alcool et tabac
- prise de poids ou amaigrissement

L'infertilité – absence de grossesse après un an d'essai – touche plus de 20 % des couples. Les scientifiques ne parviennent pas à expliquer pourquoi le taux d'infertilité a presque doublé dans les 25 dernières années, mais il ressort trois facteurs : mariage et désir d'avoir des enfants survenant après les meilleures années de fertilité, augmentation des MST (maladies sexuellement transmissibles) et baisse inexpliquée de la production de spermatozoïdes.

Contrairement à ce que l'on croit, l'infertilité est due aux hommes dans 40 % des cas, aux femmes dans 40 % des cas. Pour les 20 % restants, soit on ne peut identifier la raison, soit les deux membres du couples sont en cause. Quoi qu'il en soit, manger sainement augmente les chances de conception et de mise au monde d'un bébé en bonne santé.

L'INFERTILITÉ FÉMININE

La cause principale est l'anovulation, qui peut être influencée par l'alimentation, des déséquilibres hormonaux et d'autres facteurs. Il faut savoir que les taux d'œstrogènes dépendent de la quantité de graisse corporelle. Les femmes très maigres, dont l'organisme manque de graisse de réserve – athlètes, danseuses, mannequins, anorexiques –, cessent souvent d'être réglées et d'ovuler. Les obèses, qui ont des taux anormalement élevés d'œstrogènes, peuvent aussi avoir un arrêt d'ovulation.

Conception et poids. Toute femme qui veut devenir enceinte doit atteindre son poids idéal avant la conception. Une femme maigre à la conception risque en effet de faire de l'anémie pendant sa grossesse. Le bébé, plus petit que la normale, aura peut-être des problèmes de santé. De même, maigrir pendant la grossesse peut être dangereux pour le fœtus. Il est donc conseillé, pour une femme en surpoids, de se mettre au régime avant la conception, pour éviter hypertension et diabète gestationnel.

Nutriments essentiels. La contraception orale conduit à une infertilité temporaire, jusqu'à ce que les taux d'hormones reviennent à la normale et que l'ovulation se rétablisse. Si les femmes prennent la pilule depuis longtemps, elles peuvent avoir perdu des réserves en acide folique (vitamine B_9, très importante pour le développement du fœtus) ; en vitamines B_6, B_{12}, C et E ; en calcium, en zinc et en d'autres minéraux. Il faut privilégier les aliments qui contiennent ces nutriments : fruits et légumes pour la vitamine C ; lait pour le calcium ; pain complet et céréales enrichies, viande

ALIMENTATION ET CHOIX DU SEXE

La sélection préconceptuelle du sexe par le régime alimentaire nous vient d'études effectuées sur des bovins. Le régime destiné à concevoir un garçon sera pauvre en calcium, mais riche en sodium. Celui voué à donner naissance à une fille devra, au contraire, apporter beaucoup de calcium et de magnésium, mais peu de sodium et de potassium. Il est toutefois capital que la prescription de tels régimes reste un acte médical, compte tenu des contre-indications telles que l'hypertension artérielle et l'insuffisance rénale.

LE SAVIEZ-VOUS ?

LE CAFÉ PEUT DIMINUER LA FERTILITÉ CHEZ LES FEMMES

Les chercheurs de l'université Johns-Hopkins, aux États-Unis, ont constaté qu'en buvant plus de 3 tasses de café par jour une femme réduisait de 25 % ses chances de concevoir dans le mois.

ACIDE FOLIQUE CONTRE LES ANOMALIES CONGÉNITALES

On recommande aux femmes enceintes ou désireuses de l'être de consommer beaucoup d'aliments riches en acide folique et même de prendre des suppléments avant la grossesse, afin de réduire chez leur futur enfant les risques d'une malformation du tube neural connue sous le nom de spina-bifida. Les meilleures sources d'acide folique sont le foie, les légumes à feuilles vert foncé, les légumineuses, les céréales enrichies et le jus d'orange.

DÉCOUVERTE CLÉ

D'après les résultats d'une vaste étude, le sucre ne serait pas un facteur déterminant de diabète. Les chercheurs de Harvard ont examiné le cas de 38 000 femmes d'âge moyen en bonne santé, qui participent à l'étude *Women's Health Study* sur des professionnelles de la santé. À partir d'un questionnaire qu'elles ont rempli, les chercheurs ont additionné leur consommation totale de sucre : sucre ordinaire (saccharose), sucre naturel des fruits (fructose) et sucre du lait (lactose). Leur analyse a démontré que les femmes qui mangent le plus de sucre ne sont pas plus exposées au diabète que celles qui en mangent très peu.

---

maigre, volaille et fruits de mer pour les vitamines du groupe B, le fer, le zinc et d'autres minéraux. Alcool et tabac diminuent la fertilité tant chez l'homme que chez la femme ; selon une étude récente, le café aurait le même effet.

L'INFERTILITÉ MASCULINE

La cause principale de l'infertilité masculine est le nombre insuffisant de spermatozoïdes. On ne sait pourquoi, mais les hommes produisent moins de spermatozoïdes qu'il y a quelques dizaines d'années et ce, à l'échelle mondiale. Serait-ce à cause des pesticides, qui ont des effets comparables à ceux des œstrogènes ? On a aussi incriminé l'élévation de la température corporelle au niveau des testicules chez les hommes portant des jeans serrés. Alcool et tabac diminuent le taux des spermatozoïdes : il faut les éviter en cas de problème de fertilité.

Zinc. Dans une étude récente, les hommes qui prenaient 1,4 mg de zinc par jour produisaient moins de spermatozoïdes et avaient des niveaux moins élevés de testostérone que ceux qui en prenaient 10,4 mg – l'apport nutritionnel conseillé (ANC) étant de 11 mg.

Vitamine C. Des taux bas de vitamine C semblent aller de pair avec la tendance des spermatozoïdes à s'agglutiner, problème qui s'est corrigé après 3 semaines de suppléments de vitamine C.

Acide folique. Les scientifiques ont étudié un groupe d'hommes en bonne santé qui mangeaient peu de fruits et de légumes et qui ne prenaient pas de suppléments. Le faible taux d'acide folique s'accordait avec un taux de spermatozoïdes faible et une densité moindre du sperme. Les meilleures sources d'acide folique sont : le foie, les légumes à feuilles vert foncé (brocoli, épinards, salade romaine, petits pois, choux de Bruxelles), le jus d'orange, les pois et les haricots secs. La vitamine B_{12} (dans les produits d'origine animale) pourrait améliorer le nombre et la motilité des spermatozoïdes. ❖

Stress

Voir p. 356

Sucre

AVANTAGE

- aliment plaisir

INCONVÉNIENTS

- en grandes quantités, mène indirectement à l'obésité
- favorise les caries

Le sucre raffiné est un produit relativement nouveau dans l'alimentation humaine, car il ne s'est vraiment généralisé que depuis un peu plus de deux siècles. On savait déjà l'extraire de la canne à sucre dès l'Antiquité, mais c'est seulement sous Napoléon Ier, quand on parvint à l'obtenir de la betterave sucrière, qu'il devint réellement populaire.

Les sucres que nous consommons sont tirés de substances naturelles produites par la photosynthèse des plantes. Les nutritionnistes distinguent les sucres de constitution, qui confèrent une saveur sucrée aux fruits et à certains légumes, et le sucre ajouté aux aliments, pendant leur préparation ou à table.

La betterave et la canne à sucre sont les deux principales sources de sucre. Le sucre roux et la cassonade sont des sous-produits du raffinement. Le saccharose, ou sucre blanc, est néanmoins le sucre le plus utilisé.

VALEUR NUTRITIONNELLE

Le sucre blanc se compose presque exclusivement – à 99,9 % – de saccharose. C'est un disaccharide (sucre double) composé de deux monosaccharides : le glucose (ou dextrose) et le fructose (sucre des fruits).

En plus de leurs sucres, les fruits, les légumes et les féculents apportent des vitamines, des minéraux, des fibres et d'autres phytonutriments, tous essentiels à la santé. Le sucre ajouté, lui, à part ses calories qui fournissent de l'énergie à l'organisme, ne contient aucun autre nutriment appréciable et ne fait que satisfaire l'appétence naturelle pour le sucre. On dit qu'il fournit des calories « vides ». Tous les sucres (saccharose, glucose, fructose, mais aussi maltose et lactose) ont sensiblement la même valeur énergétique, soit 4 kcal par gramme. En pratique, un sucre de 5 g apporte 20 kcal, tout comme 1 cuillerée à café de sucre en poudre. Bien que la teneur calorique du sucre demeure finalement peu élevée, il entre dans la préparation d'aliments souvent riches en graisses, comme le chocolat et la pâtisserie, or celles-ci fournissent 9 kcal par gramme ; dans ce cas, l'apport calorique est à imputer au sucre, mais aussi – et surtout – aux graisses.

SUCRE ET SANTÉ

On a volontiers attribué au sucre divers maux (hyperactivité, acné, hypertension, obésité), ce que la recherche a démenti en montrant qu'il n'y était pas lié ou ne l'était qu'indirectement, par le biais d'une surconsommation. Quoi qu'il en soit, le sucre reste une des causes majeures de caries et les personnes qui consomment beaucoup d'aliments sucrés ont tendance, de surcroît, à négliger des aliments plus nutritifs.

On n'a pu prouver que le sucre avait un lien avec l'obésité et différentes enquêtes indiquent même que les personnes minces en consomment souvent plus que les autres. Mais les boissons sucrées qui renferment plus de 100 g de sucre au litre contribuent fréquemment à un excès calorique.

Aucune recherche n'a pu établir un lien entre l'absorption de saccharose et l'athérosclérose. Néanmoins, certaines personnes à risque d'hyperlipidémie voient leur taux de lipides sanguins augmenter en cas d'absorption, même modérée, de glucides et en particulier de saccharose et de fructose.

En dehors de ces cas particuliers, une consommation excessive de sucre entraîne probablement une petite élévation du taux de lipides, mais qui reste dans les limites de la normale, excepté à très long terme. On peut affirmer qu'il n'existe aucune relation de cause à effet entre la consommation de saccharose et la prévalence du diabète : les populations dont l'alimentation renferme une forte proportion de saccharose ne comportent pas plus de diabétiques que celles qui en consomment moins.

La prise excessive d'aliments ou de boissons sucrés peut révéler, aggraver ou entretenir un diabète méconnu. La diminution ou la suppression de ce type de nourriture permet souvent un retour à la normale du taux de glycémie.

LES PROBLÈMES DENTAIRES

Tous les sucres – sucre blanc, sucre roux ou cassonade, mais aussi miel – induisent la prolifération des bactéries qui causent la carie. Il en va d'ailleurs de même pour les féculents lorsqu'ils se décomposent dans la bouche sous l'action d'une enzyme de la salive. Ce n'est pas tant la quantité de sucre qui est à craindre que la durée de contact avec l'émail des dents. On peut donc remédier à ce problème en se brossant les dents après avoir mangé du sucré.

Les polyols et polysaccharides – sorbitol, xylitol, maltitol, lactitol – servent d'édulcorants dans les chewings-gums, les bonbons, les yaourts et les desserts laitiers. Ils sont moins caloriques que le saccharose (en moyenne, 2,4 kcal par gramme), ne favorisent pas les caries et n'élèvent pas subitement la glycémie. Mais, pris en excès, ils causent des flatulences et de la diarrhée. On les déconseille aux jeunes enfants.

Comme les polysaccharides n'augmentent pas les concentrations d'insuline, ils conviennent davantage

TROP, C'EST COMBIEN ?

Un rapport conjoint canado-américain, publié en 2002 par l'Académie nationale des sciences des États-Unis, aborde le sujet du sucre. Il conclut qu'en l'état actuel des connaissances il est impossible d'associer la consommation ou l'ajout de sucre à une augmentation des risques en termes de carie, de comportement (hyperactivité), d'incidence de cancer, de risque d'obésité ou d'hypercholestérolémie. En l'absence de niveaux plafonds, le rapport suggère de fixer à 25 % la part maximale d'énergie tirée des sucres ajoutés aux aliments, tant pour les enfants que pour les adultes. Ce pourcentage est bien supérieur à celui enregistré actuellement, qui tourne autour de 15 à 20 %.

Ces affirmations sont néanmoins contredites par un autre rapport, publié conjointement par l'Organisation mondiale de la santé (OMS) et l'Organisation des Nations unies pour l'alimentation et l'agriculture (FAO). Ce rapport avance que la consommation de sucre mène à l'obésité lorsqu'elle se substitue à celle d'autres nutriments. L'OMS précise que, si l'on ne limite pas les sucres ajoutés à 10 % de ses calories quotidiennes, on risque de développer une obésité et des problèmes de dentition. Pour la moyenne des consommateurs, ce pourcentage équivaut à une canette de boisson gazeuse sucrée par jour.

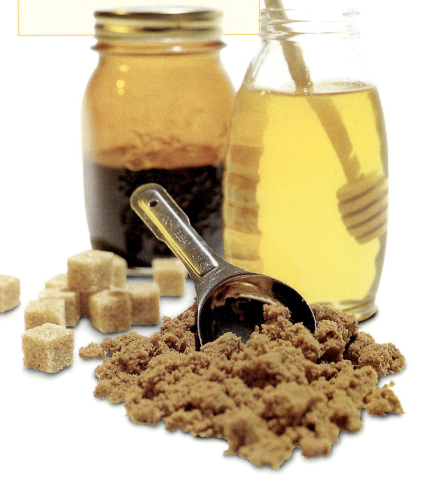

DU SUCRE SOUS DIVERSES FORMES. Miel, cassonade, sucre roux, vergeoise, quelle qu'en soit la forme, le sucre ravit nos papilles.

aux diabétiques que le sucre blanc. Une dose inférieure à 10 g n'élève pas sensiblement le glucose dans le sang.

SUCRE ROUX OU MIEL

Quoi qu'en disent les adeptes de l'alimentation naturelle, ni la cassonade ni le sucre roux ne sont plus nourrissants que le sucre blanc, mais leur riche saveur donne indubitablement du caractère à une recette.

La cassonade renferme, certes, du fer et d'autres minéraux, mais leur proportion est trop infime pour avoir un quelconque intérêt nutritionnel.

Le miel, du fait de sa teneur en eau (environ 20 %), n'apporte que 300 kcal pour 100 g. Toutefois, comme il est très dense, 1 cuillerée à café représente de 8 à 10 g, soit de 25 à 30 kcal. ❖

Suppléments nutritionnels

Voir p. 364

Surimi

AVANTAGE
- peu calorique et peu gras

INCONVÉNIENT
- obligatoirement salé

En Asie, le surimi est consommé depuis des siècles. Il s'agit d'une préparation à base de poisson et non, comme on pourrait le croire, à base de crabe ou autre crustacé. Les filets de poisson (colin, brême, merlan ou sardine…) sont finement découpés, lavés et malaxés. La pâte obtenue est additionnée de blanc d'œuf, de farine, d'huile végétale et de sel. On y ajoute aussi des arômes ou de l'extrait naturel de crabe (pour le goût) et du paprika (pour la couleur orange, caractéristique du surimi). Le mélange est cuit à la vapeur, puis mis en forme par des procédés physiques pour lui donner son aspect définitif.

Le surimi est surtout consommé en bâtonnets, mais on le trouve aussi en miettes ou en tranches fines. Modérément calorique et plutôt maigre, il fournit des protéines de bonne qualité, mais près de deux fois moins que le poisson dont il provient (en moyenne de 9 à 12 g pour 100 g, au lieu de 16 à 20 g). C'est pourquoi le surimi n'a pas vocation à remplacer le plat protéique principal : il vient plutôt renforcer l'apport protéique d'une recette ou d'un menu. À noter que sa teneur en sodium (environ 700 mg pour 100 g) le fait écarter d'un régime hyposodé. ❖

Sushi

AVANTAGES
- se compose d'ingrédients sains : algues, riz, légumes, poisson
- pauvre en graisses

INCONVÉNIENT
- les sushis de poisson cru sont à éviter chez les femmes enceintes et les personnes qui souffrent de troubles immunitaires, car ils peuvent abriter bactéries et parasites

Le sushi fait maintenant partie de nos mœurs. Il doit sa popularité non seulement à ses qualités gustatives et nutritives, mais aussi à son aspect raffiné, qui est l'aboutissement d'un art séculaire au Japon. Le mot sushi signifiait à l'origine riz vinaigré, mais il en est venu à désigner toute une variété d'aliments

---

LE VOCABULAIRE DU SUSHI

Daikon : radis blanc allongé, moins amer que le rouge.
Ebi : crevette bouillie.
Gari : gingembre mariné.
Gohan : riz bouilli.
Hashi : baguettes.
Make/norimake : sushi fait d'une enveloppe de nori, d'une couche de riz et d'une farce (légumes ou autre).
Makisu : natte de bambou servant à enrouler le sushi.
Nigiri : poisson, fruits de mer ou œufs de poisson sur un lit de riz.
Nori : algue pressée en fines feuilles servant d'enveloppe au sushi norimake.
Rouleau californien : avocat et œufs de poisson, crabe ou poisson enroulés dans du riz.
Sashimi : poisson cru, congelé puis tranché.
Shoyu : sauce soja.
Wasabi : raifort japonais.

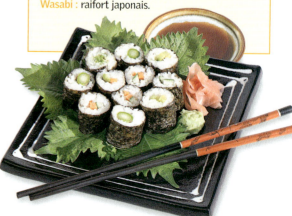

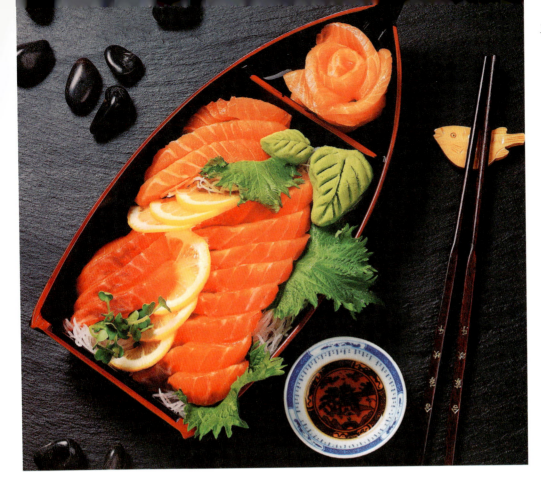

allant du poisson cru sur lit de riz (nigiri) aux rouleaux de riz et d'algues enfermant du poisson et/ou des légumes (maki). Ces aliments se mangent tels quels ou trempés dans le shoyu, équivalent japonais de la sauce soja. Le sushi doit être préparé avec un soin méticuleux.

LES BIENFAITS POUR LA SANTÉ

La préparation d'un sushi fait appel à des ingrédients sains, comme le riz, les algues, le poisson, les légumes, qui sont pauvres en graisses et plutôt peu caloriques. Le sushi est donc apprécié par les personnes qui surveillent leur ligne ou leur taux de cholestérol. Celles qui font attention au sodium doivent néanmoins se méfier des enveloppes d'algues (nori) et du shoyu.

Parce qu'il est servi en petites portions, le sushi incite à manger plus lentement et à déguster chaque bouchée. Un repas normal, incluant une dizaine de nigiris et de rouleaux minces, n'apporte pas plus de 450 à 500 kcal. Le nigiri représente de 40 à 80 kcal, tandis que le riz et les autres garnitures fournissent environ 30 kcal. Deux petits makis équivalent à un nigiri, mais le nombre de calories des gros makis varie considérablement en fonction des ingrédients. Très apprécié, le rouleau californien renferme du poisson et de l'avocat, pour un apport de 40 kcal en moyenne.

MISE EN GARDE

Bien que les chefs spécialisés dans la confection des sushis soient formés à respecter des consignes particulièrement strictes de fraîcheur et d'hygiène, le poisson cru comporte toujours des risques. Le poisson de mer comme celui d'eau douce peuvent en effet transmettre des vers parasites. La plupart du temps, le poisson est préalablement congelé en vue de détruire ces parasites. Il faut néanmoins rester conscient des risques d'infection.

À cause du poisson cru, les femmes enceintes et les personnes immunodéprimées doivent s'abstenir de manger du sushi, car il présente un risque d'exposition à des parasites et bactéries comme *Listeria monocytogenes*. Sinon, ces risques sont considérés comme minimes, pourvu que l'établissement respecte les règles sanitaires. On peut toujours opter pour des ingrédients cuits comme le crabe, la crevette, l'œuf, le tofu et les légumes. ❖

Système immunitaire

Voir p. 366

UN ART ANCIEN

Le sushi est né au VIIe siècle avec l'introduction de la technique du marinage, mise au point en Asie du Sud-Est. Les Japonais l'adaptèrent en pressant du poisson et du riz. Le poisson, en fermentant, entraînait la production d'acide lactique dans le riz et cet acide, à son tour, marinait le poisson. Après des siècles de raffinement, le sushi est devenu un aliment unique, aussi savoureux que sain, et sa popularité ne cesse de croître.

SUPPLÉMENTS NUTRITIONNELS
■ FAUT-IL EN PRENDRE ? ■

Les suppléments nutritionnels sont de plus en plus utilisés par les consommateurs, certains parce qu'ils estiment que leur régime alimentaire ne leur fournit pas suffisamment d'éléments nutritifs, d'autres parce qu'ils veulent prévenir ou guérir un problème de santé.

Les nutritionnistes ont toujours soutenu que l'alimentation est la meilleure source de vitamines, de minéraux, d'acides gras, d'acides aminés et de fibres et que les éléments nutritifs naturellement présents dans les aliments sont les mieux adaptés au système digestif de l'homme. Ils soulignent, par ailleurs, que les suppléments n'apportent que des nutriments isolés, sans les autres composants des aliments.

Récemment, l'accent a été mis, non pas sur les déficits éventuels à corriger, mais plutôt sur les moyens d'optimiser la santé et de prévenir les maladies : les suppléments seraient alors la solution idéale. Encore reste-t-il à prouver leurs avantages. Il faut parfois attendre plusieurs années avant que ceux-ci ne soient vraiment appréciables, ce qui rend l'observation et la mesure de leurs effets très complexes – sans compter l'hétérogénéité des personnes étudiées. Néanmoins, les recherches commencent à mettre en lumière les bénéfices de certains suppléments.

Les complexes de vitamines

Les complexes de vitamines (ou multivitamines) sont les suppléments les plus courants, bien que peu d'études traitent de leurs effets. On estime cependant qu'un recours quotidien est associé à un moindre risque de maladies cardiaques et d'accident vasculaire cérébral (AVC), de certains cancers et maladies infectieuses. Des recherches récentes les font préconiser chez les femmes en âge d'avoir des enfants, les personnes qui boivent régulièrement de l'alcool, celles qui mangent peu de légumes et de fruits et les personnes âgées. Mais on n'efface pas les effets d'une mauvaise alimentation, d'une vie sédentaire, du tabagisme ou de l'obésité simplement en avalant une pilule. Les complexes de vitamines ne peuvent remplacer les aliments sains, ceux qui renferment des fibres, les phytonutriments et les acides gras essentiels. Il va de soi que, si le régime est très déséquilibré, le bénéfice de tels suppléments ne peut être que limité.

ATTENTION

Il faut se méfier des interactions entre médicaments et suppléments, car ils sont absorbés et métabolisés de la même façon. Par exemple, le calcium peut se fixer sur certains antibiotiques et modifier leur taux d'assimilation. Ainsi, avant de prendre tout supplément nutritionnel, il est bon de s'assurer auprès du médecin (ou du pharmacien) qu'il n'existe pas de risques d'interactions (voir Interactions : Aliments-médicaments).

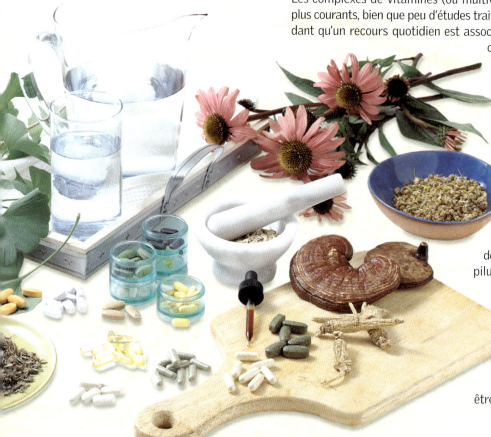

L'acide folique

Il est maintenant prouvé que l'acide folique, ou vitamine B_9, peut prévenir les anomalies congénitales du tube neural comme le spina-bifida, malformation caractérisée par le défaut de soudure du tube neural, ce qui peut entraîner la mort ou de graves lésions au niveau de la moelle épinière du bébé. La prise d'acide folique dès avant la conception, à raison de 400 µg par jour, peut prévenir la moitié de ces anomalies.

Il est à peu près avéré que l'acide folique réduit le risque cardio-vasculaire. Ceux qui ont un taux élevé d'homocystéine, un acide aminé, sont plus exposés que d'autres aux maladies cardiaques. Là encore, la prise d'acide folique (400 µg par jour) contribue à faire baisser le taux d'homocystéine.

La vitamine B_{12}

Le taux sanguin de B_{12} est fréquemment trop bas chez les personnes âgées, car l'assimilation de cette vitamine se fait en présence d'acide gastrique, moins abondant avec l'âge. Or une carence en vitamine B_{12} fait monter le taux d'homocystéine, avec un risque accru de maladie cardiaque. La B_{12} en supplément peut être absorbée par l'organisme, même sans acide gastrique. Certains médecins jugent bénéfique, pour les personnes âgées, de prendre des complexes de vitamines ou des vitamines du groupe B renfermant au moins 25 µg de B_{12}.

La vitamine D

La vitamine D est tout aussi nécessaire que le calcium pour la santé des os. On l'obtient de deux sources : l'exposition au soleil ou l'alimentation. Cependant, les personnes vivant en climat nordique ou sortant peu peuvent manquer de soleil, tandis que l'alimentation est souvent déficitaire en vitamines. En outre, avec l'âge, l'organisme est moins apte à extraire la vitamine D de la lumière solaire. Pour les plus de 70 ans qui vont peu au soleil, la prise de vitamine D est conseillée, soit sous forme médicamenteuse (et, dans ce cas, prescrite par le médecin), soit intégrée dans des complexes de vitamines (à raison de 10 à 15 µg par jour), en prévention de l'ostéoporose. La vitamine D étant liposoluble, il faut la prendre au repas le plus riche en graisses de la journée pour améliorer son assimilation.

Des doses dangereuses

En France comme dans le reste de l'Europe, les autorités sanitaires ont fixé un apport maximal tolérable (AMT) pour plusieurs vitamines et minéraux. C'est la limite à partir de laquelle leur consommation pourrait avoir des effets néfastes sur la santé. Plus l'apport s'écarte de l'AMT, plus le risque d'effets indésirables augmente. Sont notamment concernées la vitamine A (AMT : 1 000 µg, soit 3 300 UI), la vitamine D (25 µg), la vitamine E (40 mg par jour), la vitamine B_3, ou niacine (33 mg par jour), la vitamine B_6 (5 mg par jour), la vitamine B_9, ou acide folique (600 µg par jour), et la vitamine C (1 000 mg par jour). Un apport excessif de vitamine A peut provoquer des troubles sévères du foie. Avant ou durant la grossesse, il peut entraîner des anomalies congénitales graves. L'excès de vitamine D peut créer des dépôts calcaires dans le cœur et les vaisseaux sanguins. Si l'apport excessif se prolonge, ces vitamines peuvent être fatales.

En ce qui concerne les minéraux, l'AMT du zinc a été fixé à 15 mg par jour, celui du calcium à 2 000 mg par jour, celui du fluor à 0,04 mg par kilo de poids corporel et par jour. Des doses de zinc et d'autres minéraux assez fortes pour créer une accumulation dans les tissus peuvent entraîner des nausées, de la diarrhée, voire la mort.

On se rappellera que...

■ Les suppléments ne remplacent pas une bonne alimentation. Tous les jours, il faut manger des fruits, des légumes, des céréales complètes et des protéines de qualité.

■ Il est toujours conseillé de choisir des complexes de vitamines dont les dosages ne dépassent pas l'AMT. En cas de doute, il faut consulter un médecin, un diététicien ou un pharmacien.

■ Beaucoup de nouveaux suppléments, présentés comme « bons pour tout », sont commercialisés sans qu'une étude scientifique suffisante ait été menée. Les miracles n'existent pas dans ce domaine.

■ Les personnes qui suivent des traitements contre le cancer ne doivent pas prendre de suppléments vitaminiques sans en parler à leur médecin. Dans certains cas, ceux-ci peuvent être contre-indiqués.

SYSTÈME IMMUNITAIRE
■ VOTRE ARME SECRÈTE ■

LE SAVIEZ-VOUS ?

UN SYSTÈME IMMUNITAIRE SAIN N'EST PAS UNE ARME ABSOLUE

Un bon régime alimentaire est essentiel à l'intégrité du système immunitaire et de tout l'organisme, mais aucun aliment, aucune vitamine, aucun minéral ne peut offrir une protection sans faille contre les virus. Constitués d'une seule chaîne génétique, les virus sont d'une telle simplicité que l'on hésite à les considérer comme des êtres vivants. Pourtant, ils peuvent déclencher des maladies comme la grippe ou la varicelle, qui perturbent le fonctionnement génétique des cellules. Ils commandent alors à ces cellules de produire d'autres virus qui envahissent les organes vitaux. Le mieux est d'agir préventivement contre ces virus, par des mesures efficaces.

Le système immunitaire protège le corps contre les micro-organismes, les cellules anormales et les produits chimiques. Son armée se compose de macrophages et de lymphocytes B et T. Les bactéries, les virus et les champignons responsables d'infections constituent les ennemis externes et les cellules anormales ou cancéreuses, les ennemis internes. Ce système complexe surveille aussi la réparation des tissus lésés par une blessure ou une maladie.

Il arrive que l'appareil immunitaire prenne pour ennemi une substance étrangère inoffensive et provoque des réactions allergiques : urticaire, rhume des foins, asthme. Plus rarement, interprétant mal un signal interne, il peut attaquer des tissus normaux et causer des maladies auto-immunes : diabète de type 1, polyarthrite rhumatoïde, lupus érythémateux.

Le trait le plus remarquable du système immunitaire est sa capacité à mémoriser des substances ou des micro-organismes étrangers. En présence d'un micro-organisme envahissant, comme un virus, il crée un anticorps qui le reconnaît et qui lance la défense à la première confrontation. Ce mécanisme, appelé immunité acquise, explique l'efficacité des vaccins.

Ainsi armé, pourquoi est-on malade ?

Entre le moment où le micro-organisme ennemi pénètre dans le corps et celui où le système immunitaire l'éradique, il y a un hiatus dont profite l'attaquant pour envahir ou tuer des cellules. La gravité de la maladie dépend de la puissance défensive du système immunitaire. Infections, cancers et autres maladies se développent lorsque l'appareil immunitaire est affaibli par des virus ou des micro-organismes, la malnutrition ou le vieillissement. Heureusement, les antibiotiques et les sulfamides réussissent à vaincre la plupart des infections bactériennes et les antivirus font des progrès. On peut aussi volontairement affaiblir l'immunité d'un patient pour traiter une maladie auto-immune ou prévenir le rejet d'une transplantation.

L'influence de l'alimentation

Un régime équilibré doit comporter assez de nutriments pour assurer l'efficacité du système immunitaire. Quand on mange bien et que l'on est en bonne santé, il ne sert à rien de prendre des suppléments. Ils ne sont utiles qu'à doses thérapeutiques, pour lutter contre une agression spécifique. Mais, si l'on sait que l'on se nourrit mal ou si l'on a des problèmes de santé, il semble judicieux de consulter son médecin, qui jugera de l'opportunité d'une supplémentation.

■ **Les protéines sont essentielles au bon fonctionnement du système immunitaire.** Leurs acides aminés servent à produire des anticorps et d'autres composés immuns qui attaquent les envahisseurs et préviennent l'infection. Notre alimentation renferme en général assez de protéines.

■ **Les acides gras oméga-3 et oméga-6 stimulent l'immunité.** Les acides gras oméga-3 sont d'une grande utilité pour maîtriser l'inflammation et les effets nocifs de la polyarthrite rhumatoïde et d'autres maladies auto-immunes. Selon les recherches récentes, les acides gras oméga-3 aident à réduire l'inflammation aiguë qui accompagne la réponse immunitaire. Ils stimulent les éléments du système immunitaire qui ont pour fonction de réguler les cellules d'attaque et de les amener à cesser leur activité dès qu'elles ont fait leur travail.

■ **La vitamine E dynamise les lymphocytes T.** Présente dans les huiles végétales, les amandes, les noix, les céréales complètes et les avocats, elle stimule l'action des lymphocytes T et la production d'anticorps.

■ **La vitamine C pour fortifier.** Elle contribue à la production et à l'entretien des muqueuses et du collagène, renforce les parois des vaisseaux sanguins et stimulerait l'action des cellules immunes. Les suppléments de vitamine C peuvent écourter les rhumes. Les poivrons rouges, les agrumes, les kiwis et les fraises sont d'excellentes sources de vitamine C.

■ **La vitamine A : un rôle clé.** Présente dans le foie, le poisson, le lait entier, le beurre, les fromages et les œufs, elle réduit l'incidence et la gravité des maladies infectieuses en entretenant l'intégrité des muqueuses, en stimulant la production d'anticorps et en favorisant la multiplication des globules blancs. Le bêta-carotène est un précurseur de la vitamine A.

■ **Le zinc est un oligoélément qui, entre autres fonctions, favorise l'immunité.** On associe une carence en zinc à une cicatrisation ralentie. Ses meilleures sources sont des aliments d'origine animale : fruits de mer (huîtres surtout), viande, volaille et foie, mais aussi œufs, lait, haricots et fruits secs oléagineux, céréales complètes. Des suppléments de zinc pris en trop grande quantité peuvent, en revanche, inhiber le système immunitaire.

■ **Le sélénium est un oligoélément essentiel au système immunitaire.** Voici ses meilleures sources : noix du Brésil, fruits de mer, viande et poisson, pain complet, son de blé, germe de blé, avoine et riz brun.

■ **Le fer est d'une nécessité absolue.** Il favorise la production de lymphocytes B et T et l'oxygénation des cellules, procédé qui leur permet de bien fonctionner et de résister à la maladie. Viande rouge, foie, boudin, œufs, céréales complètes et légumineuses en sont les meilleures sources.

■ **Des antioxydants contre les radicaux libres.** La recherche laisse entendre que les propriétés antioxydantes des caroténoïdes, comme le lycopène des tomates et le bêta-carotène des aliments végétaux orange, rouges et jaunes ainsi que des légumes vert foncé, peuvent protéger les cellules immunes contre les radicaux libres, molécules nocives susceptibles de les attaquer et de causer des dommages à l'ADN.

Il n'existe pas de régime miracle pour le système immunitaire

Des charlatans font valoir la complexité du système immunitaire pour proposer des méthodes qui décupleraient son action. Ils préconisent ainsi un « nettoyage » de l'organisme, puis des doses intensives de vitamines, de minéraux et d'acides aminés pour restaurer son immunité. Rien ne prouve l'efficacité de ces méthodes ; qui plus est, prendre des suppléments à fortes doses peut être dangereux.

Renforcer le système immunitaire

Ail et oignon. Leurs puissants composés soufrés stimulent les macrophages et les lymphocytes T, et peuvent intercepter les enzymes qui permettent aux organismes pathogènes d'envahir les tissus sains.

Selon différentes études, **faire de l'exercice modérément** peut améliorer le fonctionnement immunitaire, surtout chez les personnes qui étaient jusque-là sédentaires.

Certaines recherches indiqueraient que les **champignons shiitakes** favorisent l'immunité, ce qui reste à étayer.

Les probiotiques, bactéries bienfaisantes que l'on trouve dans certains produits laitiers fermentés comme le **yaourt et le kéfir,** pourraient favoriser la réponse immunitaire aux virus.

Myrtilles, mûres et raisin renferment des anthocyanes, puissants antioxydants qui ont la propriété de stimuler fortement le système immunitaire.

Certaines **protéines du lactosérum,** spécifiquement traitées pour fournir une forte dose d'un acide aminé appelé cystéine, renforcent la fonction immunitaire. La cystéine permet à l'organisme de synthétiser le glutathion, un élément clé du système immunitaire.

L'EGCG, un antioxydant présent dans le thé vert, a la faculté d'inhiber la croissance des cellules cancéreuses et de neutraliser les dangereux radicaux libres.

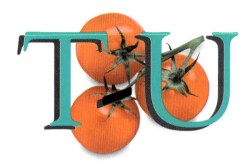

Thé

AVANTAGES
- stimulant, rafraîchissant et très peu calorique s'il est bu nature
- renferme des antioxydants et des bioflavonoïdes qui peuvent diminuer le risque de cancer et de maladie cardio-vasculaire
- renferme du tanin pouvant protéger contre la carie

INCONVÉNIENTS
- le tanin du thé nuit à l'absorption du calcium si on en boit au repas
- effet diurétique qui stimule la miction
- peut causer de l'insomnie

LE THÉ : UN AGENT ANTI-INFECTIEUX ?

Un rapport de recherche présenté devant l'Académie nationale des sciences des États-Unis montre que le thé renferme un élément qui multiplie par cinq les défenses naturelles de l'organisme. Les chercheurs disent avoir isolé du thé noir ordinaire une substance qu'ils ont appelée L-théanine, présente aussi dans le thé vert et le thé oolong. Elle se transforme dans le foie en éthylamine, molécule qui active le lymphocyte T gamma-delta. Ce lymphocyte forme une défense de premier ordre contre de nombreux types d'infections bactériennes, virales et parasitaires et aurait peut-être aussi une fonction antitumorale. Les lymphocytes T président à la sécrétion d'interféron, qui joue un rôle déterminant dans le mécanisme de défense de l'organisme.

Le thé est la boisson non alcoolisée la plus répandue dans le monde. L'Inde, le Sri Lanka, la Chine, le Japon, Taïwan et l'Indonésie en sont les grands producteurs. Le thé est un arbrisseau à fleurs blanches de la famille des camélias. Comme pour le café, les variétés supérieures poussent en altitude, et les feuilles les plus prisées sont cueillies sur de jeunes tiges avant de s'être déroulées. Ces feuilles contiennent les plus grandes concentrations de phénols, d'enzymes et de caféine (appelée aussi théine quand elle provient du thé). De récentes études laissent entendre que le thé est non seulement stimulant et réconfortant, mais qu'il présenterait des avantages pour la santé.

UNE BOISSON ANTIOXYDANTE

Parmi les centaines de composantes du thé, les plus caractéristiques sont les flavonoïdes, de puissants antioxydants. Une sous-classe en particulier, les catéchines, lui confère son goût spécifique et ses effets salutaires.

La présence plus ou moins concentrée de catéchines dans le produit final dépend de la façon dont les feuilles de thé sont traitées. Pour le thé noir, on écrase les feuilles sèches afin de libérer des enzymes qui réagissent en quelques heures avec les catéchines en modifiant la couleur et la saveur du thé. Ce processus porte souvent le nom de fermentation. Le thé oolong n'est que partiellement fermenté. Pour le thé vert, au lieu de faire fermenter les feuilles, on les expose à la vapeur afin de stopper l'activité des enzymes. C'est le thé vert qui renferme la plus grande concentration de catéchines, mais le thé noir en est aussi une bonne source.

Une équipe de chercheurs de l'université de Tufts, à Boston, a mis au point l'indice ORAC (*Oxygen Radical Absorbance Capacity*) pour mesurer et comparer la capacité d'absorption des radicaux libres des fruits et des légumes. En comparant l'ORAC du thé à celui de 22 fruits et légumes, malgré quelques variantes selon le type de thé, on a constaté que le thé vert et le thé noir, infusés pendant cinq minutes, surpassaient les fruits et les légumes les mieux cotés. Sans prétendre remplacer ceux-ci par le thé, il y a lieu d'insister sur les effets positifs d'une consommation quotidienne de thé.

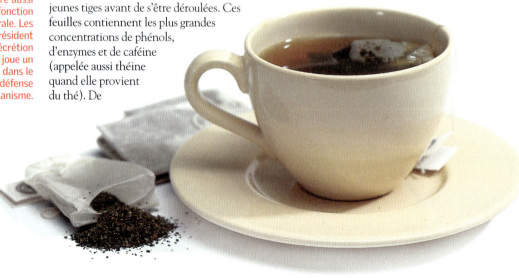

LE SAVIEZ-VOUS ?

LE THÉ VERT FAIT BAISSER LE TAUX DE CHOLESTÉROL

On a découvert que les personnes qui boivent au moins 5 tasses de thé vert par jour ont des chances d'abaisser leur niveau de cholestérol.

Une tasse de thé fournit à peine 2 kcal et, à part le thé vert, ni vitamines ni minéraux en quantités appréciables, si ce n'est du fluor. Le thé vert renferme un peu de vitamine K, indispensable à la coagulation du sang.

LES AVANTAGES POUR LA SANTÉ

Il existe de nombreuses études concernant les bienfaits du thé sur la santé.

Maladies cardiaques. Les antioxydants expliqueraient pourquoi les grands buveurs de thé sont moins sujets que la moyenne au décès par maladie cardio-vasculaire. Les antioxydants empêchent en effet le cholestérol de s'oxyder et, par le fait même, d'adhérer aux parois des artères.

Accidents vasculaires cérébraux. Une étude a rapporté une diminution de 70 % du risque d'accident vasculaire cérébral (AVC) chez les hommes qui buvaient 5 tasses et plus de thé noir par jour ; d'autres études ont montré que le risque de crise cardiaque était réduit d'au moins 40 % chez les hommes et les femmes qui consomment une tasse de thé par jour et plus. Les flavonoïdes pourraient protéger contre les AVC de deux façons : en réduisant la capacité des plaquettes à former des caillots, souvent à l'origine des accidents vasculaires cérébraux ; et en enrayant les dommages causés aux artères par les radicaux libres, des molécules instables qui se forment sans cesse dans l'organisme, et dont l'accumulation est nocive.

Cancer. Plusieurs études ont démontré que le thé protège contre certains cancers. Une catéchine, l'EGCG (épigallo-cathéchine-3 gallate) serait à l'origine de ces vertus. Elle protège en effet contre les mutations de l'ADN. Il se pourrait aussi qu'elle fasse échec à une enzyme dont les cellules cancéreuses ont besoin pour se reproduire.

Autres avantages. Il semble qu'en enrayant la prolifération de bactéries nocives les flavonoïdes du thé puissent aider à prévenir les infections. Les théophyllines naturelles du thé dilatent les voies respiratoires et sont utiles pour soulager l'asthme et les difficultés respiratoires. Des théophyllines entrent même dans la composition des médicaments traitant l'asthme et l'insuffisance pulmonaire.

Les tanins, présents aussi bien dans le thé que dans le vin, ont pour caractéristique de resserrer les protéines de surface des muqueuses et des tissus tapissant la cavité buccale. Cela explique la sensation d'astringence que donne le thé, ainsi que l'impression que cette boisson « a du corps ». Les tanins se lient également à la bactérie qui cause la plaque dentaire, la rendant inefficace. Cette action catalysante explique l'utilité du thé en cas de diarrhée. Le fluor, notamment dans le thé vert, protège contre la carie.

LES AUTRES EFFETS

À poids égal, les feuilles de thé renferment autant de caféine que les fèves de café. Mais on en utilise de moindres quantités pour confectionner la boisson. Au final, le thé est une boisson à peu près deux fois moins riche en caféine que le café. Tout dépend ensuite des quantités absorbées ! Une tasse de 15 cl de thé, qu'il soit noir ou vert, renferme de 35 à 45 mg de caféine. Mais une tasse à thé peut avoir une contenance supérieure, et dépasser 20 ou 22 cl. Chez certaines personnes, le thé déclenche des maux de tête, chez d'autres, il les soulage si on l'associe à un analgésique comme l'aspirine. Autre composante du thé, la théobromine produit les mêmes effets que la caféine, quoique atténués.

Si le thé est bu au repas, ses tanins peuvent freiner de 80 % l'absorption du fer. Les végétariens sont particulièrement exposés à ce risque. Toute personne menacée d'anémie devrait donc éviter de boire du thé durant les repas. Quelques gouttes de citron ou un nuage de lait dans le thé lient les tanins et diminuent leur effet nocif sur l'absorption du fer. Entre les repas, le thé n'a pas cet effet nocif, mais il faut éviter d'en donner aux enfants. Enfin, les tanins noircissent les dents de façon durable.

Le thé, en raison de la présence de caféine, produit un effet diurétique qui augmente la production d'urine par les reins. Une consommation excessive de thé peut provoquer une élimination importante de potassium, rompre l'équilibre des liquides et des électrolytes dans l'organisme et provoquer de la fatigue ou des troubles musculaires.

REMÈDE AU CANCER ?

En laboratoire, les catéchines du thé empêchent la prolifération du cancer. Des études effectuées sur les animaux ont eu les mêmes effets. Mais rien n'est prouvé chez l'homme. Des études indiquent que les populations qui consomment beaucoup de thé enregistrent moins de cancers du sein, de la peau, de l'estomac et du côlon. D'autres études, néanmoins, n'ont pas été en mesure d'établir le lien. Les recherches se poursuivent, notamment sur des suppléments de thé vert en application topique pour ralentir ou prévenir un cancer de la peau.

En Arizona, des chercheurs ont étudié l'effet du thé vert décaféiné sur de gros fumeurs à qui ils en ont fait boire 4 tasses par jour pendant 4 mois. Les tests ont montré une diminution de 30 % dans les dommages à l'ADN (précurseurs de cancer) ; on n'a pas constaté d'effet chez le groupe témoin qui buvait soit du thé noir décaféiné, soit de l'eau.

À Rochester, les chercheurs ont découvert que deux des flavonoïdes du thé, l'EGCG et l'EGC, bloquaient une molécule appelée récepteur AhR (récepteur aryl hydrocarbure). La fumée du tabac agit sur cette molécule de manière à déclencher une activité génétique potentiellement cancérogène. En bloquant les récepteurs AhR, le thé vert pourrait prévenir les cancers liés au tabac.

Tisane

AVANTAGES

- sans calories si elle est prise nature
- sans caféine, donc non excitante
- certaines tisanes ont des vertus médicinales

INCONVÉNIENT

- à trop forte dose, peut avoir des effets indésirables, voire dangereux

Bien des plantes font de délicieuses infusions, ou tisanes. En général exemptes de caféine, elles sont un bon choix pour ceux qui veulent éviter les stimulants. Certaines infusions favorisent la digestion et d'autres, la détente et le sommeil.

Le choix d'une tisane a son importance. L'usage des plantes en tisane peut présenter des risques : c'est le cas, par exemple, de la noix muscade. Inoffensive si on la saupoudre sur les aliments, elle peut, en infusion concentrée, avoir de graves effets allant jusqu'aux hallucinations. Quant à l'origan et ses proches parentes, comme la marjolaine, ils ont un effet stimulant et favorisent l'insomnie.

Les données scientifiques sont encore trop fragmentaires pour garantir l'innocuité des tisanes pour les femmes enceintes ou qui allaitent. Les seules infusions apparemment inoffensives seraient le gingembre, le tilleul, la mélisse, l'églantier et la fleur d'oranger, en consommation modérée. Une femme enceinte devrait interroger son médecin à ce sujet.

Les tisanes sont utilisées depuis toujours pour leurs vertus médicinales, mais peu d'entre elles ont été étudiées selon les méthodes scientifiques d'aujourd'hui. Les plantes qui les composent renferment des principes actifs (notamment des huiles essentielles, des hétérosides, des alcaloïdes) dont certains peuvent être dangereux s'ils sont absorbés à forte dose. Il ne faut donc pas abuser des tisanes ; dans ce domaine comme ailleurs, la modération est de mise.

Les tisanes les plus courantes sont les suivantes.

Camomille. Légèrement sédative, la camomille facilite la digestion et calme les douleurs menstruelles. Des résidus de pollen peuvent entraîner des symptômes d'allergie comme l'urticaire chez les personnes sensibles à l'ambroisie.

Églantier. La tisane d'églantier est une bonne source de vitamine C.

Fenouil. La tisane de fenouil, au parfum de réglisse, calme les maux d'estomac et facilite la digestion.

Framboisier. Les herboristes recommandent d'en faire infuser les feuilles pour contrer les douleurs menstruelles.

Lavande. Une infusion de fleurs de lavande séchées aurait des vertus sédatives et cholagogues (facilitation de l'évacuation de la bile vers l'intestin).

Mélisse. Cette tisane au goût de menthe peut calmer les nerfs et faciliter le sommeil.

Menthe poivrée. Cette infusion rafraîchissante stimule la digestion. En revanche, elle est à éviter si l'on souffre d'une hernie hiatale, car elle favorise le reflux des sucs gastriques vers l'œsophage.

Oranger. L'infusion de fleurs d'oranger est indiquée dans les cas d'insomnie et de nervosité de l'adulte et de l'enfant.

Pissenlit. Outre son efficacité diurétique, la tisane de pissenlit a un effet cholagogue.

Romarin. Bien qu'elle soit recommandée en cas de gaz et de colique, il ne faut pas boire plus de 2 ou 3 tasses par jour d'infusion de romarin, par crainte d'irriter l'estomac.

Sureau. L'infusion de fleurs de sureau est indiquée en cas de refroidissement ou d'état grippal. C'est aussi un stimulant léger.

Thym. On le recommande en cas de problèmes gastro-intestinaux et pour soulager les toux légères.

Tilleul. L'infusion est appréciée pour ses propriétés relaxantes. Elle aide à soulager la tension nerveuse et à trouver le sommeil.

Verveine. Elle est utilisée dans les troubles légers du sommeil, la nervosité et les digestions difficiles.

LES TISANES INSTANTANÉES

Ces boissons instantanées sont des infusions concentrées dont l'eau a été évaporée, pour ne garder que la poudre. On les reconstitue en y ajoutant de l'eau. Elles sont souvent riches en sucre et parfois additionnées d'arômes. ❖

Thyroïde (maladies de la)

PRIVILÉGIER

- fruits de mer, légumes à feuilles vert foncé, produits laitiers pour l'iode

RÉDUIRE

- alcool et caféine en cas d'hyperthyroïdie
- légumes crus de la famille du chou dans les cas d'hypothyroïdie

ÉVITER

- tabac
- suppléments d'algues à hautes doses

La thyroïde est une glande en forme de papillon qui se trouve en avant de la trachée et juste au-dessous du larynx (pomme d'Adam). Elle produit deux hormones qui influent sur presque toutes les fonctions du corps : la triiodothyronine (T_3) et la thyroxine (T_4). Ces hormones régulent le métabolisme, le développement physique et mental, les fonctions nerveuses et musculaires, la circulation sanguine. Les hormones thyroïdiennes ont aussi un effet sur les actions d'autres hormones : par exemple, elles intensifient l'action de l'insuline et la réponse de l'organisme aux hormones surrénales (catécholamines), importantes pour réagir au stress.

À l'inverse d'autres glandes qui fabriquent des hormones, la thyroïde a besoin d'un nutriment spécifique – l'iode – pour produire ses hormones. Trop peu ou trop d'iode peuvent entraîner une dysfonction thyroïdienne. Le goitre, un gonflement de la thyroïde dans le bas du cou, signale habituellement une maladie de la glande. Le goitre est courant dans les régions où l'agriculture se fait dans un sol pauvre en iode : le goitre signale alors un manque d'iode. Mais il est aussi courant chez les Japonais, qui mangent de très grandes quantités d'algues très riches en iode.

Les personnes qui manquent d'iode semblent être plus sensibles aux effets toxiques de l'iode radioactif, contaminant libéré dans l'atmosphère lors d'accidents nucléaires. C'est pourquoi on distribue des comprimés d'iodure de potassium lors des accidents nucléaires. L'iode sature la thyroïde, l'empêchant de fixer l'iode radioactif.

Les carences en iode sont courantes dans les pays en développement. Elles sont moins fréquentes chez nous, mais on en trouve encore, malgré la mise à disposition de sel iodé sur le marché. L'eau de mer contenant beaucoup d'iode, les récoltes côtières en contiennent. Les carences se produisent davantage dans les régions montagneuses ou à l'intérieur des terres.

Les maladies de la thyroïde touchent un peu plus souvent les femmes que les hommes. Le crétinisme, type de retard mental et de retard du développement, est une maladie congénitale causée par un manque d'iode chez la mère durant la grossesse. Cette déficience est encore très fréquente dans certaines parties de la Chine, mais elle est très rare dans les pays industrialisés, où les carences peuvent être diagnostiquées et traitées dès la naissance.

Les maladies de la thyroïde sont liées à l'activité trop grande ou insuffisante de la glande. Elles présentent parfois des symptômes semblables, mais le plus souvent, ce sont des symptômes en miroir selon qu'il y a hyperthyroïdie ou hypothyroïdie. Les causes habituelles de troubles thyroïdiens sont : l'infection, une maladie auto-immune, un déséquilibre hormonal, une tumeur, l'exposition à des concentrations élevées de rayons ionisants, des problèmes héréditaires ou congénitaux.

L'HYPERTHYROÏDIE

Les personnes qui font de l'hyperthyroïdie, ou maladie de Basedow (connue aussi sous le nom de maladie de Graves), ont tendance à être nerveuses et agitées. Leur métabolisme s'accélère et les symptômes caractéristiques sont : faim inhabituelle, perte de poids, faiblesse musculaire, tachycardie. Elles ne supportent pas la chaleur et transpirent beaucoup. Qu'il présente ou non un goitre, le sujet hyperthyroïdien a les yeux exorbités.

Le traitement cherche à éliminer la cause de l'hyperthyroïdie et implique une réduction de la production hormonale par l'administration d'iode radioactif ou d'antithyroïdiens, ou par l'ablation de tout ou partie de la glande thyroïde.

L'HYPOTHYROÏDIE

L'hypothyroïdie ralentit le métabolisme, entraînant gain de poids et léthargie. Il est difficile d'identifier correctement les premiers symptômes : fatigue progressive, somnolence et faiblesse musculaire. Les sujets se plaignent de problèmes de mémoire et de concentration. Ils ont froid, même quand il fait chaud ; leur peau devient sèche et ils perdent leurs cheveux. Les ongles poussent lentement et deviennent cassants. Comme le métabolisme ralentit, un gain de poids est courant, même si la personne mange peu. Les cycles menstruels des femmes deviennent irréguliers ; la constipation est un autre problème courant. En outre, il existe souvent une hypercholestérolémie.

L'hypothyroïdie est fréquemment causée par une inflammation chronique due à une maladie auto-immune. Le traitement à base de comprimés de thyroxine, pour remplacer les hormones manquantes, doit être suivi à vie.

LES APPROCHES NUTRITIONNELLES

L'apport nutritionnel conseillé (ANC) en iode est de 150 µg par jour pour les adolescents et les adultes. Pour les femmes enceintes et celles qui allaitent, il est de 200 µg par jour. Le sel iodé, qui est enrichi à raison de 17,5 µg d'iode par gramme, ne permet de couvrir qu'une faible fraction du besoin : si on en utilise 3 à 4 g par jour, cela ne représente que de 50 à 70 µg d'iode. Même les personnes qui suivent un régime sans sel peuvent absorber suffisamment d'iode grâce à la consommation régulière de fruits de mer, de poisson de mer, de produits laitiers et de légumes verts. Certains légumes (chou, brocoli et autres crucifères) contiennent des substances connues sous le nom de goitrogènes, qui bloquent les effets des hormones thyroïdiennes et peuvent entraîner un goitre. Faire cuire ces légumes neutralise un peu ces substances.

En cas de trouble thyroïdien, utilisez du sel iodé et mangez beaucoup de fruits de mer, de produits laitiers, d'épinards et d'autres légumes. Poisson, produits laitiers, œufs, fruits et légumes jaunes et orange, ainsi que légumes à feuilles vert foncé, qui apportent de la vitamine A et du bêta-carotène, doivent avoir une bonne place dans l'alimentation. En effet, dans l'organisme, la conversion du bêta-carotène (provitamine A) en deux molécules de vitamine A (rétinol) est accélérée par la thyroxine. Aussi, les personnes qui font de l'hypothyroïdie peuvent avoir besoin de plus de bêta-carotène pour répondre à leurs besoins de vitamine A.

Pas de caféine. La caféine peut aggraver l'agitation dans l'hyperthyroïdie. On pourra toutefois prendre du café décaféiné. La nicotine du tabac ajoute à la nervosité : il faut l'éviter. Enfin, l'alcool peut aggraver la somnolence et la fatigue chez les sujets qui souffrent d'hypothyroïdie. ❖

Tomate

AVANTAGES

- source utile de vitamine C, de bêta-carotène, d'acide folique et de potassium
- bonne source de lycopène, antioxydant qui protège contre certains cancers

INCONVÉNIENTS

- crue ou cuite, peut causer de l'indigestion et des brûlures d'estomac
- allergène potentiel

Aussi délicieuse crue que cuite, la tomate est peu calorique et riche en vitamines et nombreuses autres substances bénéfiques. Tout comme la pomme de terre, le poivron et l'aubergine, elle fait partie de la famille des solanacées. Les Espagnols l'introduisirent en Europe après l'avoir découverte en Amérique centrale. Dans le nord de l'Europe, on la cultivait comme plante ornementale et l'on craignait que le fruit ne soit tout aussi toxique que les feuilles. C'est en Espagne et en Italie que l'on finit par comprendre qu'elle était comestible. Même si, botaniquement, elle est un fruit, la tomate est aujourd'hui la culture maraîchère la plus répandue au monde.

SES AVANTAGES PARTICULIERS

Une célèbre étude de l'université Harvard a démontré que les hommes qui consomment

LE SAVIEZ-VOUS ?

LA TOMATE COMBAT LES TOXINES DE L'ENVIRONNEMENT

La tomate contient de l'acide chlorogénique. Il semblerait que cette substance protège contre le cancer en bloquant l'effet de certaines toxines présentes dans l'environnement, comme les nitrosamines, carcinogènes que libère le tabac et qui se forment dans l'organisme après consommation d'aliments renfermant des nitrites, telles les charcuteries.

régulièrement de la tomate avaient un risque diminué de cancer de la prostate. Des études menées en France ont confirmé cette observation. Les chercheurs l'attribuent au lycopène, puissant antioxydant qui serait aussi une substance anticancérogène naturelle. On savait déjà qu'il ralentit les dommages causés aux cellules par les radicaux libres. De récents travaux ont montré qu'il protège de ce fait contre les maladies cardio-vasculaires et divers cancers. Le lycopène se retrouve concentré dans les dérivés de la tomate, notamment la sauce tomate et le ketchup. Il est mieux assimilé quand la tomate est consommée cuite, si possible broyée, d'où l'intérêt de la sauce tomate. À noter que l'on trouve aussi du lycopène dans le pamplemousse rose et la pastèque.

Bien sûr, aucun aliment ne peut combattre à lui seul le cancer, mais les nutritionnistes recommandent de mettre toutes les chances de son côté en mangeant beaucoup de fruits et de légumes qui, comme la tomate, sont riches en antioxydants, car ils protègent les cellules contre les dommages cellulaires de l'oxydation, propices au cancer.

VALEUR NUTRITIONNELLE

Une tomate moyenne (100 g) bien mûre, avec 20 kcal, renferme environ 18 mg de vitamine C et 20 µg d'acide folique (vitamine B$_9$). La majeure partie de la vitamine C se retrouve dans la gaine gélatineuse des graines. La substance gélatineuse est aussi riche en salicylates, qui ont un effet anticoagulant. Ce pourrait être en partie pourquoi la tomate protège contre les maladies du cœur.

LA TOMATE, QUI POUSSE SUR UN ARBUSTE, ÉTAIT À L'ORIGINE UNE BAIE. *Au XVIe siècle, en Provence, on la surnommait « pomme d'amour » — mais on ne la mangeait pas. On reconnaît ici plusieurs variétés : cocktail, marmande, cerise, cerise jaune, olivette, en grappe…*

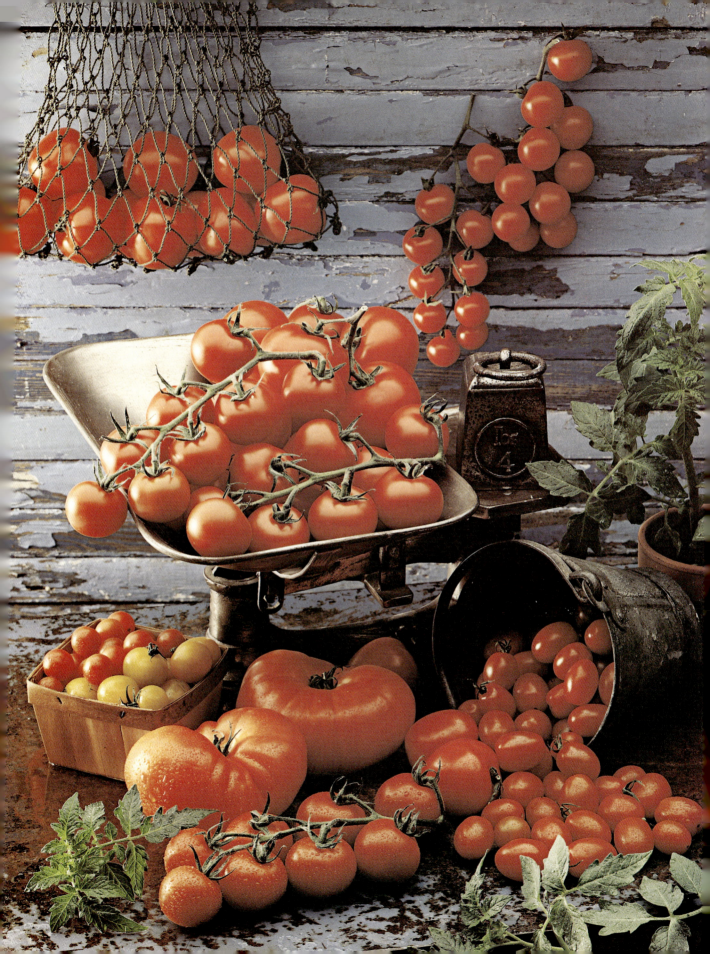

Les tomates mûres doivent être conservées à température ambiante : à 10 °C et moins, elles deviennent farineuses et perdent de leur parfum. Celles qui ne sont pas tout à fait assez mûres peuvent être enveloppées dans du papier journal et laissées quelques jours à température ambiante pour finir de mûrir. Les tomates séchées donnent de la saveur aux mets, mais apportent beaucoup de calories si elles ont été conservées dans l'huile.

LES INCONVÉNIENTS

La solanine, substance toxique que l'on trouve en quantités infimes dans toutes les solanacées, est présente surtout dans les tomates vertes (elle disparaît peu à peu durant la maturation). Elle peut causer des maux de tête chez les personnes sensibles. En outre, la tomate est un allergène commun. Par ailleurs, une substance non identifiée dans la tomate et ses dérivés peut déclencher un reflux acide et causer des brûlures d'estomac. Les personnes dont la digestion est difficile devraient éliminer la tomate pendant 2 à 3 semaines pour vérifier si elle n'en serait pas la cause.

LE SAVIEZ-VOUS ?

LES TOMATES ROUGES SONT LES MEILLEURES

Les tomates qui ont un gène rouge cramoisi – qui les colore en rouge foncé – renferment plus de lycopène que les tomates pâles. La différence entre les deux peut aller du simple au double. Les tomates qu'on laisse mûrir sur plant contiennent aussi plus de lycopène que celles qui ont été cueillies vertes et ont mûri ensuite.

LES PRODUITS À LA TOMATE DU COMMERCE

Les sauces tomate du commerce apportent plus ou moins de calories selon leurs ingrédients. Certaines d'entre elles sont fortement salées et il faut rechercher, si l'on craint le sodium, des produits spécifiant « sans sel ajouté ». La sauce tomate en boîte apporte en moyenne 40 kcal pour 100 g, mais beaucoup plus si l'on y a ajouté de l'huile. En revanche, les tomates entières en boîte ne fournissent que 25 kcal.

Le concentré de tomate est une source privilégiée de nutriments : une boîte de 10 cl

---

UN PETIT TRUC

LAISSEZ-LUI SA PEAU ET DONNEZ-LUI DE L'HUILE

Le lycopène, qui pigmente la tomate, loge dans sa peau : il faut donc garder les peaux dans la sauce tomate. Et comme le lycopène est liposoluble, un peu d'huile favorisera son absorption.

---

renferme environ 90 kcal, une bonne quantité de bêta-carotène et de lycopène, des vitamines du groupe B et 1 100 mg de potassium. Le jus en boîte, tout comme la tomate fraîche, est une bonne source de vitamine C. Il peut s'en perdre un peu en cours de traitement, mais certaines marques l'enrichissent pour que l'on y retrouve la même quantité de vitamine C que dans la tomate fraîche. Tous les jus de tomate du commerce sont additionnés de sel.

De nombreux condiments renferment de la tomate : ketchup, sauce chili, sauces pour pâtes, chutney. Tous ces condiments et sauces ont fort bon goût, mais, étant donné la petite taille des portions, ils présentent assez peu d'intérêt sur le plan de la nutrition. Ils renferment toutefois, en général, suffisamment de sucre et d'huile pour fournir pas mal de calories. Et comme ils sont très salés, ils sont à éviter pour les personnes qui surveillent leur apport en sodium. Le choix santé reste une salsa maison à base de légumes frais ou surgelés. ❖

Tuberculose

PRIVILÉGIER

- viande maigre, volaille, œufs, poisson pour des protéines de haute qualité
- fruits et légumes frais pour la vitamine C et le bêta-carotène
- fromages, œufs, poissons gras pour la vitamine D
- viande maigre, fruits de mer, lait, haricots, fruits secs oléagineux pour le zinc

ÉVITER

- alcool, tabac, tabagisme passif
- partage des couverts et des objets personnels

Il y a environ 10 000 nouveaux cas de tuberculose annuellement en France : c'est très peu, comparé aux 3 millions de personnes qui en meurent tous les ans ailleurs dans le monde. En outre, on estime qu'un tiers de la population mondiale est infectée par une des souches de *Mycobacterium*, le bacille qui cause la tuberculose. La maladie reste dormante dans la plupart des cas, mais on peut dénombrer en tout temps quelque 30 millions de tuberculeux dans le monde.

Le bacille de la tuberculose se propage quand une personne infectée tousse ou éternue, libérant le micro-organisme dans l'air. L'infection débute lorsque le bacille est inhalé et entre dans les poumons, où il peut se multiplier discrètement. En général, le système immunitaire élimine l'infection à ce stade précoce, mais le bacille peut rester dormant dans l'organisme. Il faut savoir que les symptômes ne se développeront pas chez la plupart des personnes infectées, qui auront pourtant un résultat positif au test cutané à la tuberculine, indiquant la présence d'anticorps contre le micro-organisme qui cause la maladie.

Une infection latente peut se transformer en tuberculose active si le système immunitaire devient affaibli : malnutrition, vieillesse, maladie grave comme le sida ou le cancer. Les premiers symptômes – perte d'appétit et de poids, sueurs nocturnes, fièvre et frissons, malaise généralisé – peuvent ressembler à ceux d'une grippe qui n'en finit pas. La progression de la maladie s'accompagne de manifestations plus graves : toux chronique, expectorations abondantes teintées de sang et malodorantes, faiblesse accrue, fonte musculaire. Si les poumons sont l'organe cible le plus courant de la tuberculose, la maladie peut toucher toutes les parties du corps, dont cerveau, reins, colonne vertébrale, os, peau.

La tuberculose n'a cessé de diminuer en Europe jusqu'au milieu des années 1980, où elle a connu une remontée marquée, chez les sidéens en particulier et chez les sans-abri. De plus, on a vu des récidives chez des personnes traitées des décennies auparavant.

LE RÔLE DE L'ALIMENTATION

Le traitement typique de la tuberculose comporte l'administration quotidienne à long terme de plusieurs antibiotiques puissants : isoniazide, rifampine, pyrazinamide, plus éthambutol ou streptomycine. Pendant le traitement, les patients doivent s'abstenir de boire de l'alcool, qui interagit avec les médicaments et augmente le risque de lésions hépatiques et nerveuses – effets secondaires courants du traitement de la tuberculose. Malgré la perte de l'appétit, il faut maintenir une bonne nutrition pour endiguer la perte de poids, soutenir le système immunitaire et reconstruire les tissus.

Un régime protéiné. L'alimentation doit fournir protéines de haute qualité : viande maigre, volaille, poisson, œufs, lait, autres produits d'origine animale. (Même si leurs résultats ne sont pas totalement concluants, certaines études suggèrent que les végétariens sont plus vulnérables à la tuberculose et à ses complications que les personnes qui mangent des protéines animales.) Agrumes, fruits et légumes frais fournissent la vitamine C et le bêta-carotène, antioxydants nécessaires pour stimuler l'immunité. Le zinc est également important pour favoriser la guérison et renforcer le système immunitaire ; les meilleures sources en sont les huîtres et autres fruits de mer, la viande maigre, les légumineuses, le lait, les noix et autres fruits secs oléagineux, ainsi que les céréales complètes.

Le plein de vitamine D. Les chercheurs ont trouvé une explication au fait que les tuberculeux qui passent du temps au soleil et au grand air guérissent souvent plus vite. Les globules blancs qui contiennent des concentrations élevées de vitamine D détruisent efficacement le bacille. Or le corps fabrique de la vitamine D quand la peau est exposée au soleil. Par ailleurs, les bonnes sources alimentaires de vitamine D incluent les poissons gras, les fromages et laitages entiers et le lait enrichi.

Rôle de la vitamine B_6. L'isoniazide a un effet destructeur sur le système nerveux. Pour contrer cet effet, des médecins prescrivent habituellement des suppléments de vitamine B_6. Les aliments qui contiennent ce nutriment sont les produits d'origine animale (viande, poisson, œufs, lait et dérivés), les céréales, les épinards et les pommes de terre.

Poids critique. Absorber plus de calories que la normale permet de lutter contre la perte de poids, presque systématique en cas de tuberculose. Choisir des aliments faciles à digérer et très riches en calories : légumineuses, pâtes, céréales, féculents, soupes épaisses, œufs, crèmes et entremets au lait entier.

LES AUTRES MESURES

À cause des atteintes de la tuberculose sur les poumons, éviter la fumée de tabac et de polluants nocifs pour ces organes. Les fumeurs doivent cesser de fumer ; il faut éviter au maximum le tabagisme passif.

La tuberculose est très contagieuse ; le risque de la propager diminue si l'on suit une bonne hygiène et si l'on évite d'utiliser les ustensiles et objets personnels d'autrui. Quand il tousse ou qu'il éternue, le patient tuberculeux doit se couvrir la bouche et le nez d'un mouchoir en papier et le jeter aussitôt.

Comme le soleil et l'air frais aident à détruire les bacilles dans l'air, les pièces de la maison doivent être aérées fréquemment et il faut laisser entrer les rayons du soleil. Quiconque vit en contact proche avec un tuberculeux doit passer des tests de dépistage ; dans quelques cas, il suivra un traitement antibiotique préventif. ❖

Ulcérations buccales

PRIVILÉGIER

- viande maigre, foie, légumineuses, abricots séchés, riches en fer
- légumes à feuilles vert foncé, germe de blé, légumineuses pour l'acide folique
- viande maigre pour la vitamine B_{12}
- aliments faciles à avaler pendant les accès

ÉVITER

- aliments salés, épicés ou acides
- alcool et boissons très chaudes
- les aliments déclencheurs : selon les cas, noix, gruyère ou fromages très faits, etc.

Les ulcérations buccales, ou aphtes, prennent la forme de petites taches en relief, blanches ou jaunes, douloureuses, dans la bouche. On peut en avoir une dizaine à la fois, regroupées ou disséminées dans la bouche. Elles sont très douloureuses les premiers jours, durent une semaine ou deux, puis guérissent spontanément. Les plus grosses peuvent durer des semaines ou des mois, avec fatigue, fièvre et ganglions lymphatiques.

La cause n'en est pas connue. Les médecins croient à la possibilité d'une réponse immunitaire anormale ou à une infection virale. Le stress ou un traumatisme localisé, comme un dentier mal adapté, peuvent précipiter un accès. Dans de rares cas, les ulcérations buccales sont le symptôme d'une maladie systémique : intolérance alimentaire, anémie, maladie cœliaque, maladie de Crohn, lupus érythémateux systémique. Les carences en fer, en vitamine B_{12} et en acide folique (vitamine B_9) augmentent le risque d'ulcérations buccales ; manger des aliments qui contiennent ces nutriments peut prévenir les récidives.

UN PETIT TRUC

UN COMPRIMÉ ANTIACIDE POUR CALMER LA DOULEUR

Peu importe la marque, mâchez-le ou posez-le sur l'ulcération buccale pour qu'il se dissolve. Il neutralisera les acides qui rongent l'ulcération et causent la douleur. Un sachet de thé imbibé d'eau peut avoir le même effet.

LA NUTRITION

Pendant les accès, évitez les aliments et les boissons qui peuvent irriter les ulcérations buccales : boissons chaudes, alcool, aliments salés ou épicés, tout ce qui est acide.

Des aliments doux. Si les ulcérations douloureuses vous empêchent de manger, essayez d'avaler des liquides ou des purées avec une paille. Quelques aliments « doux » : fromage blanc, crème anglaise, riz, poulet poché ou poisson.

Le dentiste peut prescrire une pâte protectrice pour accélérer la guérison. ❖

Ulcères gastriques

PRIVILÉGIER

- régime équilibré et varié pour favoriser la guérison
- viande maigre, foie, volaille, légumineuses, abricots séchés pour compenser le fer perdu lors des saignements éventuels

ÉVITER

- café, même décaféiné, autres sources de caféine
- poivre, piment, clous de girofle, ail, épices irritantes qui stimulent les sécrétions gastriques
- alcool
- tabac
- aliments gras

Toutes les lésions qui érodent les muqueuses ou la peau et vont jusqu'au muscle sous-jacent sont des ulcères. Celles qui sont localisées dans la partie inférieure de l'œsophage, dans l'estomac ou dans le duodénum portent le nom d'ulcères gastriques (ou peptiques) parce qu'ils se forment dans des zones exposées à l'acidité gastrique et à une enzyme digestive, la pepsine. L'ulcère gastrique est une des maladies les plus couramment diagnostiquées dans le monde ; il est aussi fréquent chez l'homme que chez la femme. Quand l'érosion se fait dans le duodénum, la partie supérieure de l'intestin grêle, on utilise le terme d'ulcère duodénal ; quand elle se fait dans l'estomac seulement, on parle d'ulcère gastrique.

Le patient a l'impression d'être rongé de l'intérieur ou que ça le brûle ; il peut souvent indiquer l'endroit exact. La douleur commence habituellement 2 à 3 heures après un repas ; généralement, elle empire quand l'estomac est vide, s'apaise si l'on grignote ou si l'on prend un antiacide. Certains patients n'ont pas de douleur ulcéreuse, mais plutôt des saignements de l'estomac, des aigreurs œsophagiennes, des ballonnements et des flatulences, des nausées et des vomissements.

LES CAUSES D'ULCÈRES

Pendant longtemps, les antiacides ont été le traitement de choix des ulcères. Leur utilisation était fondée sur la notion que les ulcères seraient dus à la sécrétion excessive d'acide ou à des problèmes de digestion. Mais la plupart des ulcères se développent lorsqu'une bactérie commune, *Helicobacter pylori*, infecte le tractus intestinal. Tabagisme, stress, alcoolisme augmentent les risques d'ulcère. Il peut y avoir une prédisposition héréditaire à cette affection. Enfin, les ulcères gastriques peuvent faire suite à un stress physique : brûlures importantes ou chirurgie.

L'autre cause importante d'ulcères est une réaction aux anti-inflammatoires non stéroïdiens (AINS), notamment l'aspirine, l'ibuprofène et le naproxène, qui érodent les muqueuses. De plus, l'aspirine inhibe la coagulation sanguine et favorise les saignements.

LE TRAITEMENT MÉDICAL

Si les épreuves de laboratoire confirment la présence de *H. pylori*, le traitement comportera des antibiotiques pour éliminer la bactérie et un inhibiteur des sécrétions gastriques d'acide (acide chlorhydrique). La bactérie est généralement éliminée en une semaine, mais beaucoup de patients éprouvent des effets secondaires : nausée, diarrhée, goût métallique dans la bouche. Prendre du yaourt, qui contient des lactobacilles et des bifidobactéries vivants, tous les jours du traitement peut diminuer ces symptômes.

Cesser de fumer. Le tabagisme ralentit la guérison et favorise les récidives. Les fumeurs font couramment des ulcères tant qu'ils n'arrêtent pas la cigarette.

Ne plus prendre les médicaments nocifs. Si l'ulcère vient des AINS, il faut cesser de prendre ceux-ci. Pour les patients arthritiques qui ont besoin d'un médicament pour calmer la douleur, il faudra changer de prescription.

Faire de l'exercice pour augmenter le taux d'endorphines. Les ulcéreux peuvent tirer profit des techniques de relaxation et du biofeedback contre le stress. Faire régulièrement de l'exercice favorise la libération d'endorphines, substances chimiques cérébrales qui apaisent la douleur et ont un effet positif sur l'humeur.

LES REMÈDES MAISON

Les patients ulcéreux recourent souvent à l'autotraitement : médicaments en vente libre, préparations maison contenant du bicarbonate de soude pour neutraliser l'acidité gastrique. Mais l'utilisation à long terme d'antiacides contenant de l'hydroxyde d'aluminium peut empêcher l'absorption du phosphore et entraîner une déperdition des minéraux qui se trouvent dans les os. L'ingestion prolongée de bicarbonate de soude ou d'antiacides au carbonate de calcium peut provoquer dans l'organisme l'accumulation

UN PETIT TRUC

PRENDRE DES REPAS MODÉRÉS À INTERVALLES RÉGULIERS

En matière d'alimentation, le « quand » et le « comment » ont autant d'importance que le « quoi ». Pour éviter les symptômes de rebond, les médecins ne recommandent plus de prendre de fréquents petits repas, mais plutôt un certain nombre de repas légers à intervalles réguliers. Ils déconseillent la collation dans la soirée, pour éviter les sécrétions acides pendant le sommeil. Les excès sont à proscrire.

de calcium et d'alcalins entraînant nausées, céphalées, faiblesse, risque de lésion rénale. Consultez votre médecin avant de prendre ces médicaments.

La réglisse semble un remède efficace contre l'ulcère ; utilisez de préférence de la réglisse déglycyrrhizinée, pour éviter le risque d'élévation de la tension artérielle.

ULCÈRES ET ALIMENTATION

On recommandait autrefois un régime avec beaucoup d'exclusions d'aliments censés aggraver l'ulcère, mais rien ne prouve que cela accélère la guérison. En fait, il faut éviter la hausse soudaine de la sécrétion gastrique d'acide et l'irritation de la muqueuse gastro-intestinale.

Éviter les aliments déclencheurs. Ce ne sont pas les mêmes d'une personne à l'autre, mais certains sont communs : café (même décaféiné), caféine du thé, des boissons au cola et du chocolat, alcool, menthe, tomates et préparations à la tomate. La menthe et le chocolat peuvent aussi empêcher la fermeture du sphincter gastro-œsophagien, ce qui laisse remonter les sucs gastriques dans l'œsophage et cause des brûlures gastriques. Les aliments gras peuvent ralentir la vidange de l'estomac et stimuler la production de sucs acides. Le lait et les produits laitiers soulagent temporairement la douleur mais peuvent entraîner un effet de rebond sur la sécrétion gastrique d'acide. Les épices (poivre noir, clous de girofle, piments, etc.) et l'ail doivent être limités ou éliminés. Les jus d'agrumes accentuent la douleur chez certains.

Manger des aliments riches en fer. Les saignements d'un ulcère non traité peuvent mener à une anémie ferriprive. Les personnes souffrant

LE SAVIEZ-VOUS ?

HELICOBACTER PYLORI ET LE CANCER DE L'ESTOMAC

La bactérie *H. pylori*, qui peut causer un ulcère gastrique, affaiblit la muqueuse qui protège la paroi de l'estomac, qu'elle expose ainsi aux attaques de l'acidité. La présence de cette bactérie augmente de 2 à 6 fois le risque d'un cancer de l'estomac, qu'il y ait ou non un ulcère.

d'anémie doivent manger des aliments riches en fer : viande maigre, foie, volaille, abricots séchés, légumineuses. ❖

Urinaires (infections)

PRIVILÉGIER

- boissons sans alcool ni caféine pour vidanger l'appareil urinaire
- jus de canneberge, airelles et myrtilles
- agrumes, fruits et légumes frais pour la vitamine C

ÉVITER

- irritants de la vessie : café, thé, alcool

La plupart des infections des voies urinaires, que l'on connaît aussi sous le nom de cystite, touchent la vessie, certaines aussi les reins, les uretères (canaux qui transportent l'urine des reins à la vessie) et l'urètre (petit canal qui vide le contenu de la vessie à l'extérieur du corps). Le symptôme le plus courant d'une infection des voies urinaires est un besoin urgent d'uriner, même lorsque la vessie n'est pas pleine. Uriner peut s'accompagner de douleur ou d'une sensation de brûlure et, dans les cas graves,

on notera aussi la présence de petites quantités de sang. Enfin, l'infection peut entraîner un peu de température et une douleur dans le bas du dos.

La plupart des infections des voies urinaires sont causées par la bactérie *Escherichia coli*, qui vit dans l'intestin mais peut migrer vers la vessie. La chlamydia, un micro-organisme transmis sexuellement, est une autre cause d'infection des voies urinaires. Les femmes sont particulièrement touchées par les infections des voies urinaires parce que leur urètre est plus court que celui des hommes et que sa situation presque externe fournit une entrée facile à la bactérie.

Beaucoup de femmes souffrent de ce que l'on appelle la cystite de la lune de miel, une inflammation causée par l'activité sexuelle ou par l'emploi d'un diaphragme trop grand.

LE RÔLE DE L'ALIMENTATION

Il faut prendre des antibiotiques pour guérir une infection bactérienne des voies urinaires, mais des mesures diététiques peuvent accélérer la guérison et aider à prévenir les récidives.

- Les médecins recommandent de boire tous les jours au moins 1,5 litre de boisson pour augmenter le volume et la circulation de l'urine et vidanger les contenus infectieux.
- Évitez le café, le thé, les boissons au cola, les boissons alcoolisées, qui augmentent l'irritation de la vessie. Chez certaines personnes, les aliments épicés ont le même effet.
- Le jus de canneberge est un remède traditionnel dont les effets ont été reconnus par la recherche scientifique. Canneberges, myrtilles et airelles contiennent des substances qui accélèrent l'élimination des bactéries en les empêchant d'adhérer à la paroi de la vessie.
- La vitamine C aide à renforcer le système immunitaire, à combattre l'infection et à acidifier l'urine. Quant au calcium, il peut diminuer l'irritabilité de la vessie.
- Consommer des probiotiques peut s'avérer utile, car ils inhiberaient la croissance des micro-organismes qui causent les infections des voies urinaires. Ces bactéries bénéfiques, que l'on trouve dans les yaourts, favoriseraient la croissance de la flore utile qui est éliminée en partie par l'antibiothérapie.

AUTRES TACTIQUES PRÉVENTIVES

Des mesures d'hygiène aideront les femmes à éviter les récidives d'infection des voies urinaires : de nombreux médecins recommandent de suivre les principes suivants.

- Porter des culottes pas trop serrées en coton blanc et des collants à entrejambe de coton.

UN PETIT TRUC

CONTRE L'INFECTION URINAIRE, UN JUS DE BAIES

Une étude en Finlande a suivi pendant 6 mois 150 femmes qui souffraient d'infection urinaire mais ne prenaient pas d'antibiotiques. Chez celles qui buvaient un verre par jour de jus de canneberge et d'airelle rouge, le nombre de récidives a diminué de façon significative par rapport à celles qui prenaient un placebo. Une autre étude, publiée dans l'*American Journal of Clinical Nutrition*, a montré que boire du jus de baies – framboises, canneberges, fraises, groseilles – de une à trois fois par semaine entraînait une diminution des récidives d'infection urinaire, par rapport à une consommation moindre. D'après la même étude, il y avait également réduction de l'incidence chez les femmes qui consommaient des produits laitiers fermentés contenant des bactéries probiotiques (comme le yaourt à base de *Lactobacillus acidophilus*).

- Ni douches vaginales, ni déodorants vaginaux, qui peuvent causer une irritation de la vessie.
- Pour les femmes qui utilisent un diaphragme, en faire vérifier la taille par leur gynécologue : un diaphragme peut irriter l'urètre et la vessie.
- Uriner et boire un verre d'eau avant les rapports sexuels et uriner dans l'heure qui suit, pour vider le tractus urinaire.
- Après une selle, s'essuyer de l'avant vers l'arrière, pour ne pas risquer d'entraîner de bactéries intestinales dans l'urètre. ❖

Urticaire

ÉVITER

- aliments qui ont déjà donné des poussées d'urticaire ou d'autres réactions allergiques
- aliments ou médicaments contenant le colorant jaune E 102 (tartrazine) si l'on est sensible à cet additif alimentaire
- aliments qui contiennent des salicylates si l'on est allergique à l'aspirine

L'urticaire forme des plaques (papules rouges, en relief), accompagnées de démangeaisons constantes ; elles sont le résultat de réactions à des aliments ou à d'autres substances. Des médicaments – aspirine, pénicilline et antibiotiques de la même famille – peuvent provoquer de l'urticaire chez certaines personnes. Même ceux qui n'ont pas d'allergies connues peuvent faire de l'urticaire après avoir été piqués par un insecte ou avoir touché une plante comme l'ortie ou le sumac vénéneux. L'urticaire peut s'accompagner d'autres symptômes d'allergie, dont l'enflure des yeux et d'autres parties du corps. Certaines allergies alimentaires provoquent de l'œdème et des démangeaisons des lèvres et de la bouche.

Avertissement : si l'urticaire s'accompagne d'un œdème de la gorge et de difficultés à respirer, à parler ou à avaler, aller aux urgences. Ces symptômes peuvent être le signe d'une anaphylaxie, urgence médicale potentiellement fatale.

LES CAUSES CONNUES D'URTICAIRE

L'apparition des papules peut suivre l'ingestion de n'importe quel aliment, mais en particulier des fruits de mer, des noix et des baies. Une personne allergique à l'aspirine (acide acétylsalicylique) doit se méfier de tout aliment qui contient des salicylates naturels : abricot, baies, raisin, fruits séchés, thé. Voici quelques autres déclencheurs d'urticaire : stress ; exposition au soleil, à la chaleur ou au froid (glaçons dans un verre) ; infections virales.

L'urticaire se développe habituellement dans les heures qui suivent le contact avec le facteur déclenchant, parfois plusieurs jours plus tard. Ce délai peut rendre difficile l'identification de la cause. Une réaction différée est typique des médicaments ; en cas d'éruption lors d'un traitement médicamenteux, il faut en aviser aussitôt le médecin. Les éruptions en réaction à un médicament débutent souvent autour de la tête, puis s'étendent vers le bas. Parfois, une allergie médicamenteuse mettra des mois ou même des années à s'installer. Indiquer toujours ses allergies au pharmacien et au médecin.

Chercher la tartrazine sur les emballages. Parmi les additifs alimentaires, seule la tartrazine (colorant jaune E 102) cause l'urticaire, et ce, chez seulement 1 personne sur 10 000. Le nom des colorants alimentaires doit toujours figurer sur les emballages. Les personnes allergiques à la tartrazine doivent vérifier la composition des aliments, médicaments et suppléments qu'elles prennent.

VIVRE AVEC L'URTICAIRE

Un accès d'urticaire peut s'estomper en quelques minutes ou durer des jours et même des semaines. Si l'on peut relier l'urticaire à un aliment précis, éviter celui-ci et consulter un médecin. Si l'urticaire persiste plus de quelques jours, le médecin pourra prescrire des antihistaminiques et une lotion pour apaiser les démangeaisons et soulager l'inflammation. Si l'urticaire est récurrent, tenir un journal de ce que l'on mange ; après avoir identifié les aliments suspects, les éliminer de son alimentation, puis les réintroduire un par un, de façon à découvrir ceux auxquels on est allergique.

Aliments contenant de la niacine. Comme l'urticaire et d'autres symptômes d'allergie sont déclenchés par les histamines, il peut être utile d'augmenter la consommation d'aliments riches en niacine (vitamine B_3), qui inhiberait la libération d'histamine. Volaille, fruits de mer, fruits secs oléagineux, céréales complètes et produits céréaliers enrichis sont de bonnes sources de niacine. Mais attention : certains de ces aliments sont susceptibles aussi de provoquer des allergies.

Éliminer les aliments déclenchants est la meilleure façon de prévenir un accès d'urticaire. Quand on a fait une réaction allergique très prononcée, il faut demander au médecin si l'on doit avoir sur soi un antidote à utiliser si la réaction se reproduit. Porter une carte qui indique son allergie est vivement conseillé, car le personnel médical des urgences saura quoi faire si l'on perd connaissance. ❖

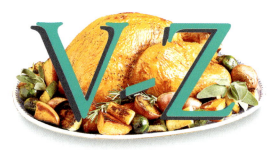

Veau

AVANTAGES

- riche en protéines de qualité
- apporte des vitamines du groupe B (notamment B_3 et B_{12}), du fer, du zinc et du sélénium
- viande plutôt maigre selon les morceaux

Le veau est un animal non sevré, c'est-à-dire nourri essentiellement au lait maternel, ou au lait reconstitué. Il est abattu après engraissement, vers l'âge de 4 mois.

DEUX MÉTHODES D'ÉLEVAGE

Le veau sous la mère. Il s'agit d'une production de veau traditionnelle désignée sous l'appellation « veau de lait élevé sous la mère ». L'animal est exclusivement nourri au lait tiré au pis de sa mère.

Le veau de boucherie. L'engraissement est effectué dans l'exploitation laitière, en complément de la production de lait, ou, plus généralement aujourd'hui, dans des installations spécialisées où sont élevés les animaux à partir de l'âge de 2 semaines. Les veaux sont logés en case individuelle et nourris au seau. Leur alimentation se compose de poudre de lait et de divers compléments, d'origine végétale notamment.

LES DIFFÉRENTES CATÉGORIES

Les morceaux de veau sont répartis en 3 catégories.

1re catégorie. Elle est réservée aux morceaux à griller ou à poêler exigeant une cuisson courte, mais jamais inférieure à 2 à 3 minutes pour chaque face, selon l'épaisseur du morceau, car la viande de veau ne doit pas être consommée saignante.

Ces morceaux sont très maigres naturellement (noix, dans laquelle on coupe les escalopes, sous-noix et quasi) et lorsqu'ils sont bien parés (pour les côtes).

Les morceaux de 2e et 3e catégories nécessitent une cuisson prolongée, permettant de rendre tendres et moelleuses les parties riches en collagène. Certains sont très maigres, comme le tendron ou le jarret ; le collier et la poitrine sont plus riches en graisses.

Le veau présente une chair couleur rosé clair, avec un grain serré. La graisse n'infiltrant pas la viande, mais l'entourant, il est facile de la retirer. Comme toutes les viandes jeunes, celle du veau est riche en eau et « fond » à la cuisson. Pour rester moelleuse, elle doit être saisie à feu vif, puis cuite à feu doux.

VALEUR NUTRITIONNELLE

La viande de veau est une excellente source de protéines. Celles-ci sont de très bonne qualité, car elles renferment tous les acides aminés essentiels nécessaires à la synthèse de nouvelles protéines.

La teneur en lipides dépend avant tout du morceau. Mais, dans l'ensemble, les morceaux de veau sont maigres : moins de 10 % de graisses, voire moins de 5 % souvent, qui sont constituées pour 30 à 40 % d'acides gras saturés selon les morceaux, le reste étant composé d'acides gras mono- et polyinsaturés essentiels.

La viande de veau est riche en zinc, élément indispensable à la synthèse des protéines. 100 g permettent de couvrir de 20 à 50 % des apports nutritionnels conseillés (ANC). Bien que moins riche en fer que la viande de bœuf, elle en apporte 1 à 2 mg pour 100 g. C'est aussi une source intéressante de sélénium. Quant à la vitamine B_{12}, indispensable à la constitution des globules rouges, elle est présente en quantité importante, puisque 100 g d'épaule, par exemple, assurent la couverture complète de l'apport conseillé en cette vitamine. ❖

Végétarisme

Voir p. 385

Viennoiserie

AVANTAGE

- agréable et facile à consommer, peut inciter à prendre un petit déjeuner

INCONVÉNIENT

- riche en matières grasses, surtout saturées

On nomme viennoiseries les croissants, petits pains, pains au chocolat, chaussons aux pommes, brioches et autres produits de ce type. Alors qu'on les achetait autrefois surtout en boulangerie, elles sont aujourd'hui couramment proposées dans les grandes surfaces et les croissanteries. Leur consommation a beaucoup augmenté depuis une quinzaine d'années : certaines personnes en mangent chaque matin, des adultes en font leur repas de midi.

VALEUR NUTRITIONNELLE

Ces produits se caractérisent par leur richesse en glucides (amidon) mais aussi en graisses. En conséquence, les viennoiseries sont très caloriques, sous un volume relativement faible. Ainsi, un pain au chocolat, qui pèse en moyenne 70 g, apporte 280 kcal et près de 15 g de graisses. Dans un croissant, qui fournit de 170 à 190 kcal, on trouve 7 à 8 g de graisses. Les corps gras utilisés pour leur fabrication sont soit du beurre, soit des matières grasses solides à température ambiante ; dans les deux cas, il s'agit de graisses en majorité saturées.

Consommées occasionnellement, les viennoiseries restent des aliments plaisir, utiles d'ailleurs quand l'appétit fait défaut ou lorsque des problèmes de mastication existent. Prises quotidiennement, en remplacement du pain, elles apportent des graisses cachées dont on ne maîtrise pas la nature et qui peuvent nuire au bon équilibre alimentaire. ❖

Vin

AVANTAGES
- une consommation modérée peut diminuer les risques de maladies cardiaques et de certains cancers
- renferme des bioflavonoïdes, des phénols et des tanins qui sont salutaires

INCONVÉNIENTS
- peut causer allergies et maux de tête et augmente le risque d'un type rare d'accident vasculaire cérébral (AVC)
- en excès, peut provoquer cancers, maladies du foie, malformations congénitales et nombreux troubles psychiques et neurologiques

Le vin se fabrique depuis au moins 7 000 ans, mais il aura fallu attendre les expériences de Louis Pasteur, au XIXe siècle, pour comprendre les secrets de la fermentation. Résultat de la fermentation du jus naturellement sucré du raisin, le vin renferme de l'alcool, toxique pour tous les organismes vivants. Même les levures qui le dégagent ne tolèrent pas plus de 15 % d'alcool dans leur environnement, ce qui explique pourquoi la fermentation s'arrête à cette concentration. La présence d'alcool dans les vins français est, en général, de 12 % vol. Les vins doux comme le xérès et le porto reçoivent un supplément d'alcool.

LES COMPOSANTES DU VIN

Le vin rouge est fait avec du raisin noir, le vin blanc et rosé avec du raisin blanc ou noir sauf que, dans ces deux derniers cas, les peaux ont été éliminées avant d'avoir pu colorer entièrement ce que l'on appelle le moût, c'est-à-dire le jus mis à fermenter. C'est dans la peau que logent la plupart des bioflavonoïdes, phénols, tanins et autres composés qui confèrent au vin ses qualités gustatives et ses propriétés bénéfiques pour la santé. Plus longtemps le moût reste en contact avec les peaux, plus la robe du vin sera foncée. Certains vins de dessert sont fabriqués avec du raisin de cueillette tardive, surmaturé, voire atteint d'une « pourriture noble », *Botrytis cinerea*, qui donne un vin naturellement très sucré et moelleux (le plus célèbre étant le sauternes).

Un verre de vin d'une contenance de 12,5 cl fournit de 80 à 90 kcal pour le vin rouge, de 75 à 85 kcal pour le vin blanc et environ 175 kcal pour le vin de dessert. Les vins renferment des traces d'oligoéléments, surtout de fer dans les vins rouges.

LES EFFETS SUR LE CŒUR

De nombreuses études ont associé une consommation raisonnable d'alcool (1 ou 2 verres de vin de 12,5 cl par jour, de préférence aux repas) à un risque réduit de maladie cardio-vasculaire. Selon un rapport paru en 1991, la fréquence des crises cardiaques en France est 3 fois plus faible qu'aux États-Unis, alors que les Français consomment autant de graisses, sinon plus, que les Américains. Surnommé « le paradoxe français », ce phénomène a été attribué, du moins en partie, à la consommation de vin, qui atteint annuellement 57 litres par personne en France, contre 8 à 11 litres seulement en Amérique du Nord.

Les chercheurs n'ont pas encore déterminé ce qui, dans le vin, protège de la crise cardiaque, mais l'hypothèse la plus probable est qu'il s'agirait des flavonoïdes, en particulier la quercétine et le resvératrol que contient la peau du raisin. Ces composants ont la propriété de rendre les plaquettes du sang moins aptes à s'agglutiner en caillots. L'habitude de boire du vin à table fournirait une dose d'alcool, petite mais constante, qui suffit pour empêcher la formation des caillots, cause principale des crises cardiaques. Les bioflavonoïdes ont

> **MYTHE ET RÉALITÉ**
>
> **Mythe** Le vin rouge compense les effets nocifs d'une alimentation grasse et de la sédentarité.
>
> **Réalité** Le vin est bénéfique, à petites doses, s'il s'inscrit dans de saines habitudes de vie.

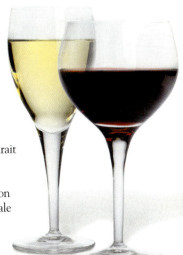

aussi des propriétés antioxydantes : ils aident à prévenir la détérioration de la paroi artérielle et préservent le diamètre intérieur des artères. D'autres études ont également suggéré que le vin en quantité modérée pouvait élever les concentrations de lipoprotéines de haute densité (HDL), c'est-à-dire le « bon » cholestérol.

AUTRES AVANTAGES POUR LA SANTÉ

On étudie actuellement d'autres effets bénéfiques éventuels du resvératrol dans le vin. Il semblerait qu'il présente des effets préventifs sur plusieurs types de cancers, y compris ceux du côlon et de la prostate. Des études en laboratoire indiquent que les tanins du vin et des pigments appelés anthocyanines, substances provenant du raisin, sont capables de combattre les virus, mais cet effet n'a pas encore été prouvé chez l'homme. Les tanins empêchent la prolifération de la bactérie qui cause la plaque dentaire et pourraient donc prévenir les caries. D'autres études explorent actuellement le lien entre la consommation de vin et l'abaissement du risque de démence.

Certaines substances du vin, encore mal connues, ralentissent l'absorption de l'alcool dans l'organisme. On a observé en effet qu'une quantité modérée de vin avait moins d'effets visibles sur le comportement qu'un volume égal d'alcool distillé. La somnolence, plus fréquente avec le vin qu'avec l'alcool, pourrait être due à d'autres ingrédients que l'alcool.

> **LE SAVIEZ-VOUS ?**
>
> **LE VIN ROUGE RÉDUIT LE RISQUE DE CERTAINS CANCERS**
>
> Une récente étude indique que certains composés du vin rouge protégeraient contre le cancer et d'autres maladies qui surviennent avec l'âge. Ces composés, que l'on retrouve aussi dans plusieurs légumes, activent la SIR-2, une enzyme qui stabilise l'ADN et prolonge la vie. Grâce à ces composés, les chercheurs de la faculté de médecine de Harvard ont réussi à prolonger de 70 % la durée de vie de la levure. Comme l'être humain est doté d'une enzyme qui ressemble à celle de la levure, pareille découverte ouvre la porte à la recherche d'un traitement contre la maladie et le vieillissement, mais le raisin serait peut-être aussi efficace que le vin !

LES EFFETS NÉGATIFS

Selon différentes études, l'effet salutaire du vin, y compris le risque moindre de certains cancers, est optimal pour une consommation de 25 cl par jour chez l'homme (inférieure chez la femme). Au-delà, on retrouve une augmentation des risques d'obésité, de cancer du sein, d'accident vasculaire cérébral (AVC), d'hypertension, sans parler d'alcoolisme, de cirrhose et de troubles hépatiques. Même un léger excès favorise le risque d'hémorragie cérébrale, qui correspond à la rupture d'un vaisseau sanguin. Enfin, trop de vin en début de grossesse peut entraîner des malformations congénitales chez le fœtus.

Autrefois, la plupart des vins blancs contenaient des sulfites qui déclenchaient des céphalées chez les sujets sensibles. Les progrès techniques ont permis de supprimer presque entièrement ces additifs. ❖

Vinaigre

AVANTAGES
- élément de la vinaigrette peu calorique
- peut servir d'agent de conservation

INCONVÉNIENT
- peut déclencher des réactions allergiques chez les personnes sensibles aux moisissures

Comme son nom l'indique, le vinaigre était au départ un sous-produit du vin, mais il est dépourvu d'alcool. Les vinaigres de vin et de cidre demeurent toujours les plus populaires, quoiqu'on puisse faire du vinaigre avec n'importe quel aliment qui produit de l'alcool en fermentant, comme le prouve l'abondance des variétés que l'on trouve aujourd'hui dans le commerce.

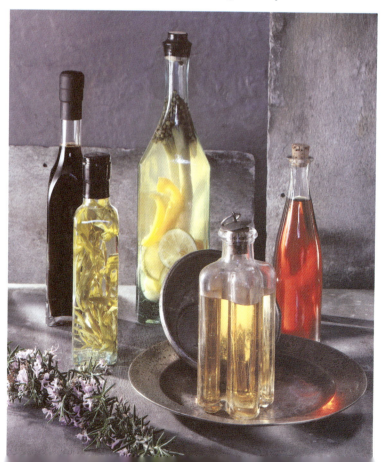

Le grand avantage du vinaigre, c'est de donner de la saveur en n'apportant ni sel ni calories. Il peut même se substituer à une sauce à salade.

Le vinaigre renferme en général 6 % d'acide acétique. C'est ce taux qui est indiqué sur l'étiquette, et non un degré d'alcool. Le vinaigre se fabrique en deux étapes. On utilise d'abord une levure ou une moisissure quelconque pour transformer en alcool les sucres naturels de l'ingrédient de base. Ensuite, on introduit des bactéries pour convertir l'alcool en acide acétique.

LES VARIÉTÉS DE VINAIGRE

La couleur et le parfum du vinaigre varient selon l'alcool de base utilisé. On peut employer du vin rouge, du vin blanc, du cidre, du malt, du miel (dans certains départements où cette production est strictement réglementée, le vinaigre ne titrant que 3,8 % d'acide acétique au maximum), du xérès, de l'alcool de fruits (qui, dans les campagnes où cette coutume subsiste, donne des vinaigres délicieusement odorants), de l'alcool de riz (en Chine et au Japon), etc. Tout ce qui contient du sucre peut produire de l'alcool – et donc du vinaigre – sous l'action microscopique des acérobacters si les conditions requises sont respectées (oxygène et température). Alors que certains vinaigres dans lesquels ont macéré des herbes aromatiques, des épices ou des fruits sont agréablement parfumés, d'autres, comme le vinaigre blanc (ou cristal), fabriqué surtout à partir d'alcool de betterave, n'offrent aucun intérêt culinaire.

LES AVANTAGES POUR LA SANTÉ

On recommande parfois divers types de vinaigre pour traiter des problèmes de santé comme l'arthrite et l'indigestion. Ces allégations sont sans fondement scientifique. En petite quantité, il peut stimuler les sécrétions digestives, mais il vaut mieux l'utiliser avec parcimonie en cas de muqueuse digestive fragile, de gastrite ou d'ulcère à l'estomac.

LE SAVIEZ-VOUS ?

LE VÉRITABLE VINAIGRE BALSAMIQUE EST TRÈS CHER

Fabriqué à base d'un vin rouge en particulier, le vinaigre balsamique traditionnel est une spécialité de la ville de Modène, en Italie. Avec sa couleur sombre caractéristique et son goût velouté, il est considéré comme l'un des meilleurs vinaigres au monde. Le fait qu'il mette entre 15 et 50 ans à atteindre le degré voulu de maturité explique son prix très élevé.

Attention ! Les personnes allergiques aux moisissures peuvent réagir au vinaigre et aux aliments conservés dans le vinaigre : picotements ou démangeaisons autour de la bouche, voire urticaire. ❖

Vinaigrettes et sauces à salade

AVANTAGE
- bonnes sources de vitamine E et d'acides gras insaturés

INCONVÉNIENT
- augmentent les calories et les graisses

De multiples sauces à base d'huile et de vinaigre rehaussent le goût des salades vertes, et servent de liant aux crudités et aux salades composées. Les huiles végétales, surtout de tournesol et de maïs, fournissent de la vitamine E et sont riches en acides gras insaturés. Ces huiles n'élèvent donc pas les concentrations de cholestérol dans le sang. En version allégée, ce genre de sauce aura moins de graisses et de calories.

La vinaigrette classique est un mélange d'huile et de vinaigre avec 1 part de vinaigre pour 3 ou 4 parts d'huile. Il y a plusieurs façons de réduire la proportion d'huile. L'une est de choisir un vinaigre doux, comme un vinaigre de vin ou de riz. Une autre consiste à diluer l'huile avec de l'eau, du bouillon maigre ou du jus. Enfin, on peut utiliser une huile au goût très prononcé, comme l'huile de noix ou d'olive, en plus petite quantité.

Pour obtenir une texture crémeuse sans ajouter de graisses saturées, on peut se servir de yaourt, ou remplacer une partie de l'huile par du fromage blanc maigre. Les fines herbes sont d'excellents enrichissements. Au restaurant, il vaut toujours mieux demander que la sauce soit servie à part. ❖

Vitamines

Voir p. 388

Volaille

AVANTAGES
- excellente source de protéines
- bonne source de vitamine A, de vitamines du groupe B et de minéraux

INCONVÉNIENT
- sujette à la contamination bactérienne

NE NOYEZ PAS LA SALADE

Une salade, si l'on y met trop de vinaigrette, non seulement perd sa subtilité, mais acquiert inutilement des calories. Utilisez un peu d'huile pour lier les feuilles les unes aux autres et quelques gouttes de vinaigre pour donner du caractère aux crudités et marier les assaisonnements. À la dernière minute, vous n'aurez qu'à les mêler ensemble. En règle générale, on compte 1 cuillerée à soupe de sauce vinaigrette pour 2 personnes.

Avec plus de protéines et moins de graisses saturées que les viandes rouges, la volaille – poulet, dinde, canard, oie, pintade, pigeonneau, faisan ou caille – est une excellente source de protéines dotées de tous les acides aminés essentiels, ainsi que de cuivre, de fer, de phosphate, de potassium et de zinc.

La liste des nutriments est la même pour toutes les volailles. À part le goût, c'est surtout la teneur en lipides (graisses) qui varie de l'une à l'autre. La chair de la pintade et de la dinde est la plus pauvre en calories et la plus maigre, avec 135 kcal, 3 g de graisses et 25 g de protéines par portion de 100 g. Pour une portion équivalente, la chair de canard fournit 170 kcal, 9 g de graisses et 20 g de protéines. La même portion de blanc de poulet représente 142 kcal, 3 g de lipides et 26 g de protéines ; avec la peau, on obtient 195 kcal et 8 g de graisses.

Les graisses des volailles ont la particularité de présenter – comparativement aux autres viandes – une proportion plus élevée d'acides gras insaturés, et donc de renfermer moins de graisses saturées, que l'on souhaite diminuer dans l'alimentation.

ATTENTION

Une épidémie de grippe aviaire, dont le virus peut exceptionnellement se transmettre à l'homme, s'est développée dans les pays asiatiques et semble pour le moment localisée à cette partie du monde. La transmission s'effectue lors de contacts fréquents avec des secrétions respiratoires et des déjections d'animaux infectés. Actuellement, toutes les précautions utiles sont prises pour prévenir une introduction de cette épidémie animale en France et dans les autres pays : encadrement, voire interdiction des importations de certaines denrées, renforcement des contrôles vétérinaires, etc. Par ailleurs, les systèmes d'alerte sont en place, et un plan de mesures d'urgence est prévu si on détectait, en France ou dans tout pays proche, la présence de cas de grippe aviaire.

LE SAVIEZ-VOUS ?

LE BRUN PLUS GRAS QUE LE BLANC

Dans n'importe quelle volaille rôtie, une portion de 100 g de blanc (sans la peau) renferme 3 g de graisses, contre 5 g pour une portion équivalente de chair brune – cuisse ou pilon.

Les graisses des volailles se concentrent sous la peau ; si on supprime la peau, on les réduit considérablement. En piquant la peau du canard, on permet au gras de s'écouler en cuisant. Au four ou au gril, la peau contribue à conserver le moelleux de la volaille : il suffit de l'éliminer au moment de servir. Le poulet, la pintade et le canard renferment la même proportion de cholestérol, soit 75 mg par portion de 100 g de viande débarrassée de sa peau ; la dinde en apporte 65 mg.

La volaille est une bonne source de vitamines du groupe B. Une portion de 100 g de blanc de poulet cuit, sans la peau, fournit près de 8 mg de niacine, soit plus de la moitié de l'apport nutritionnel conseillé (ANC). Le canard et la dinde sont aussi d'excellentes sources de cette vitamine qui joue un rôle important dans le métabolisme de l'énergie, la santé de l'épiderme et le bon fonctionnement du système nerveux. Toutes les volailles apportent de la vitamine B_6, mais le blanc de poulet et de dinde en est la meilleure source, avec 0,5 mg, ou 30 % de l'ANC, par portion. La dinde, le canard, la pintade et le poulet contiennent beaucoup de zinc, ainsi que du fer héminique, la forme la mieux absorbée de ce précieux métal. Les morceaux de viande « brune » en sont encore mieux pourvus. La cuisse de dinde est particulièrement riche en sélénium, avec 35 µg par portion de 100 g, soit plus de la moitié de l'ANC. La volaille fournit enfin beaucoup de tryptophane, un acide essentiel qui aiderait, croit-on, à combattre la dépression et l'insomnie.

La viande brune est celle des muscles qui font le plus d'exercice. C'est pourquoi les pilons du poulet ou de la dinde sont plus foncés que la poitrine.

L'IMPORTANCE DE LA CUISSON

La volaille est sujette à la contamination par les bactéries qui se logent à la surface et à l'intérieur lorsqu'on la vide. Une cuisson suffisante s'impose donc. La volaille est cuite lorsque la patte se meut librement dans son articulation et que le jus qui s'écoule est devenu clair. Il faut veiller à ce qu'elle soit cuite à cœur, en particulier quand elle est farcie (la température interne doit dépasser 75 °C). ❖

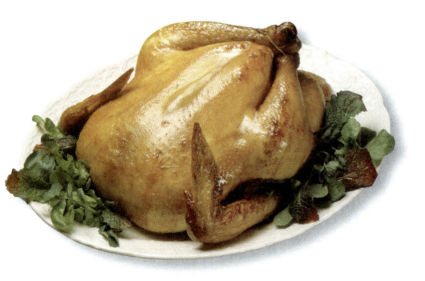

VÉGÉTARISME
■ LE POUR ET LE CONTRE ■

Il fut un temps où la recherche scientifique sur le végétarisme mettait en doute sa valeur nutritionnelle, surtout au niveau de l'apport quantitatif et qualitatif des protéines. La plupart de ces réserves ayant pu être remises à leur juste place, les chercheurs se sont récemment mis à étudier le rôle des régimes végétariens dans la prévention et le traitement des maladies.

Résultat ? Un intérêt croissant pour ces régimes alimentaires ou pour ceux qui comportent de généreuses quantités d'aliments d'origine végétale et des quantités limitées d'aliments d'origine animale. L'*American Institute for Cancer Research*, l'*American Cancer Society* et les Instituts nationaux de la santé se sont, parmi d'autres, déclarés en faveur de ces régimes. L'*American Dietetic Association* et d'autres associations de diététiciens dans le monde soutiennent les régimes végétariens bien composés parce que, disent-elles, ils sont sains, nourrissants et efficaces dans la prévention et le traitement de certaines maladies. Le végétarisme voit ainsi ses qualités reconnues aujourd'hui !

En principe, on appelle végétarien celui qui élimine de son alimentation viande, poisson, volaille, et tout produit qui en contient. En réalité, les habitudes alimentaires des végétariens varient largement, depuis le végétarien strict – ou végétalien – jusqu'à celui qui consomme des produits laitiers et du poisson. Certains même se disent végétariens bien qu'ils mangent poisson, poulet et viande à l'occasion (voir « Options végétariennes », p. 386).

Bon pour la santé

Les premières informations concernant les bienfaits pour la santé des régimes végétariens nous viennent d'études menées aux États-Unis sur les adventistes du Septième Jour. On trouve chez eux une forte proportion de végétariens. Beaucoup sont végétaliens ; d'autres se limitent à ne pas manger de viande.

5 conseils pour les végétariens

1. Mettre au menu céréales complètes, légumes, fruits, légumineuses, noix et autres fruits secs oléagineux, et, s'il y a lieu, produits laitiers et œufs.
2. Consommer de préférence des aliments peu raffinés et peu transformés ; manger peu d'aliments très sucrés ou très gras.
3. Veiller à prévoir une grande variété de fruits et de légumes.
4. Si on s'autorise les produits laitiers et les œufs, choisir des produits laitiers contenant peu de matières grasses et consommer les œufs avec modération pour éviter un excès de graisses saturées.
5. Contrôler régulièrement le taux sanguin de fer. Prendre aussi un complément de vitamine B_{12} et, en cas d'exposition limitée au soleil, de vitamine D.

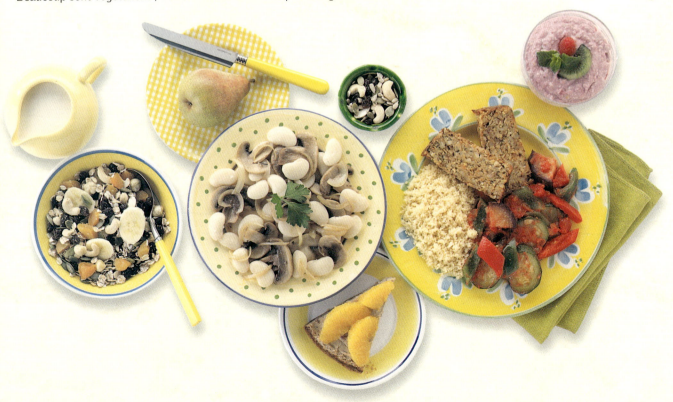

Options végétariennes

On choisit d'être végétarien pour des raisons de santé, d'éthique, de religion, d'économie ou de goût. Voici les différents régimes qui peuvent être adoptés.

■ **Semi-végétarien.** Alimentation surtout végétarienne, mais pouvant inclure à l'occasion des aliments d'origine animale.

■ **Lacto-ovo-végétarien.** Régime végétarien incluant lait, produits laitiers et œufs, mais excluant viande, poisson et volaille.

■ **Lacto-végétarien.** Régime végétarien avec lait et produits laitiers.

■ **Végétalien.** Exclut viande, volaille, poisson, produits laitiers, œufs et parfois miel.

Néanmoins, dans l'ensemble, leur vie est sobre et sans excès d'aucune sorte. Ils ne fument pas, boivent peu ou pas d'alcool. Il est donc difficile d'attribuer au seul facteur diététique, et en particulier à l'absence d'aliments issus du règne animal, les observations faites sur ce groupe de population.

■ **Obésité.** Les régimes végétariens sont associés depuis longtemps à un recul de l'obésité, facteur de risque pour plusieurs maladies chroniques, dont les maladies cardio-vasculaires, l'hypertension, le diabète et certains cancers. On explique cet effet par une moindre consommation de graisses, un apport plus important de fibres et une plus grande consommation de légumes.

■ **Maladies cardio-vasculaires.** Plusieurs études ont fait état d'une incidence réduite de maladies cardiaques chez les végétariens. Cela s'expliquerait en partie par un taux de cholestérol sanguin plus bas. Si l'on en croit certaines études, comparés aux non-végétariens, les lacto-ovo-végétariens et les végétaliens ont respectivement des taux de cholestérol inférieurs de 14 % et de 35 %. Bien que les végétariens ne s'astreignent pas à des régimes hypolipidiques, leur consommation d'acides gras saturés est souvent plus faible que celle des non-végétariens. Ils absorbent de 50 à 100 % plus de fibres que ces derniers, ce qui réduit encore le taux de cholestérol sanguin. Enfin, le régime végétarien trouve dans les légumes de nombreux phytonutriments dont les propriétés antioxydantes réduisent les dépôts de cholestérol sur les parois des artères. Mais d'autres travaux n'ont pas retrouvé les mêmes effets favorables d'une alimentation végétarienne sur le cholestérol sanguin : tout dépend du choix des aliments et de la composition des menus.

■ **Hypertension.** Les végétariens ont une tension artérielle généralement plus basse que celle des non-végétariens et souffrent moins souvent qu'eux d'hypertension. Les chercheurs ont analysé divers facteurs pouvant expliquer cet écart : moins de graisses alimentaires, absence de protéines carnées ou lactées, et surtout différences dans les apports de potassium, de magnésium et de calcium ; ils ne sont pas encore parvenus à des conclusions définitives.

■ **Cancer.** Il y a moins de cas de cancer chez les végétariens que dans la population en général. Cette différence est particulièrement marquée pour le cancer de la prostate et le cancer colorectal. Certains aspects des régimes végétariens peuvent diminuer les risques de ces cancers : moins de graisses, plus de fibres, plus de fruits et de légumes, moins de fer héminique (de source animale) et plus de phytonutriments comme des isoflavones, composés semblables aux hormones que l'on trouve notamment dans le soja.

■ **Diabète.** Les végétariens seraient moins exposés au diabète que les non-végétariens. Cela tiendrait à leur poids, généralement inférieur, ainsi qu'à un apport alimentaire plus grand de fibres, deux facteurs qui peuvent améliorer le métabolisme des glucides et des lipides, et le taux du sucre dans le sang.

Nécessité d'apports nutritionnels adéquats

Les besoins nutritionnels des végétariens sont les mêmes que ceux des non-végétariens ; ils peuvent les combler en respectant les recommandations diététiques de base. Néanmoins, il est nécessaire de surveiller particulièrement les apports de plusieurs nutriments, de préférence fournis par les aliments d'origine animale : protéines, vitamines B_{12} et D, calcium, zinc et fer. Dans certains cas, des suppléments doivent être prescrits.

Régimes comportant des aliments de source animale

Lacto-végétariens et lacto-ovo-végétariens peuvent ne souffrir d'aucune carence s'ils ont un régime équilibré et diversifié où figurent en bonne place céréales, légumineuses, fruits, légumes, produits laitiers allégés, ainsi qu'une quantité modérée d'œufs, de noix et autres fruits secs oléagineux. Un tel régime peut être parfaitement équilibré, avec des quantités correctes de protéines et d'autres nutriments clés.

Régimes végétaliens

En revanche, les végétaliens doivent composer leur régime avec le plus grand soin s'ils veulent qu'il leur procure tous les nutriments dont ils ont besoin.

Protéines. Les végétaliens doivent associer des aliments d'origine végétale riches en protéines complémentaires s'ils veulent obtenir des protéines de bonne qualité et en quantité suffisante (voir « Protéines complémentaires », ci-contre). Les adultes n'ont pas besoin de manger des protéines végétales complémentaires à chaque repas ; il leur suffit de les absorber le même jour, dans la mesure où leur régime alimentaire demeure constamment équilibré et varié. Les enfants ont besoin de protéines complètes à tous les repas : pain tartiné de beurre d'arachide, par exemple, ou lentilles et riz leur sont recommandés. Quoi qu'il en soit, même si en théorie les bonnes combinaisons végétales permettent d'atteindre un équilibre protéique, il n'en demeure pas moins que cela devient vite fastidieux en pratique. Et il est difficile d'avoir la certitude que l'on couvre bien tous les besoins.

Calories. Les régimes végétaliens sont riches en fibres, mais peu caloriques ; il faut donc ajouter au menu des éléments énergétiques. Au déjeuner et au goûter, on pensera à des compléments qui renferment beaucoup de calories, tels les fruits secs oléagineux et les fruits séchés.

Vitamine B_{12}. Comme les végétaux ne renferment pas de vitamine B_{12}, les végétaliens doivent en inclure chaque jour à leur menu sous forme, par exemple, de levure enrichie nutritionnellement ou de suppléments de B_{12}.

Vitamine D. Les deux meilleures sources de vitamine D sont l'exposition au soleil et les aliments enrichis de vitamine D comme les boissons au soja enrichies. Lorsque ces sources sont insuffisantes, il est recommandé de prendre des suppléments.

Oligoéléments. Fer, calcium, zinc et autres oligoéléments sont présents dans les végétaux, mais pas toujours en grandes quantités ; les végétaliens doivent donc en absorber les quantités requises en mettant au menu des aliments riches en vitamine C – légumes à feuilles vert foncé, tofu, légumineuses, amandes et graines de sésame – pour mieux absorber le fer non hémique (de source végétale) et recevoir des apports suffisants de calcium.

Les enfants ont de grands besoins nutritionnels ; un régime strictement végétalien à base de fruits, de légumes, de céréales complètes ne peut pas leur apporter toutes les calories et tous les nutriments nécessaires. Il est préférable de laisser dans leur alimentation des produits laitiers, par exemple du fromage de chèvre et des yaourts.

Davantage de fer et de zinc

Les phytates, composés présents surtout dans les céréales, les légumineuses et les fruits secs oléagineux, se lient au fer et empêchent son absorption par l'organisme. Végétariens et végétaliens devraient donc consommer plus d'aliments riches en fer ou étudier avec un médecin le recours à des suppléments de fer. L'apport nutritionnel conseillé (ANC) pour les végétariens qui ne mangent aucun produit d'origine animale est 1,8 fois plus grand que l'ANC des non-végétariens. Par exemple, une végétarienne de 30 ans doit absorber chaque jour 30 mg de fer plutôt que 16 mg. Selon beaucoup de nutritionnistes, un régime végétalien strict est déconseillé pour les jeunes enfants et les adolescents, pendant la grossesse et l'allaitement, et durant la vieillesse.

UN PETIT TRUC

PROTÉINES COMPLÉMENTAIRES

Les aliments végétaux renferment diverses protéines, mais qui sont incomplètes : elles ne fournissent pas en proportions correctes tous les acides aminés essentiels que nécessite l'organisme. On corrige cela en les combinant pour obtenir des protéines complètes. Comment ? Par exemple, en mangeant les légumineuses (telles les lentilles) avec des céréales (comme du pain complet). On peut aussi associer des fruits secs oléagineux à des céréales. Voici quelques combinaisons utiles.

- Riz et légumineuses.
- Couscous (blé) avec pois chiches.
- Hoummos (pois chiches et graines de sésame en purée).
- Pain complet avec graines de sésame ou de tournesol.
- Soupe aux pois cassés avec petit pain de blé entier.
- Pâtes et tofu.
- Millet et haricots rouges.

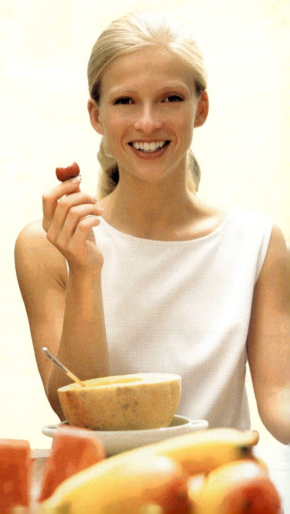

VITAMINES
■ INDISPENSABLES À LA VIE ■

Depuis plus de 2 000 ans, la médecine traditionnelle et scientifique pense que certains aliments peuvent prévenir ou guérir les maladies. Dès 400 av. J.-C., Hippocrate avait découvert que la consommation de foie guérissait la cécité nocturne. En 1747, James Lind, chirurgien dans la marine anglaise, fit expérimentalement le lien entre l'alimentation et le scorbut, et recommanda aux marins, qui vivaient alors de biscuits et de porc salé durant les voyages au long cours, de manger préventivement des citrons.

À ce jour, 13 vitamines essentielles à la santé ont été découvertes. Des substances semblables aux vitamines, comme les bioflavonoïdes, ont aussi été identifiées. Les chercheurs savent que bien d'autres substances sont bénéfiques et auraient pu être rangées dans la catégorie des vitamines. Voilà pourquoi ils sont en faveur d'une alimentation variée, qui apporte un large éventail de nutriments.

De très petites quantités de vitamines – quelques milligrammes ou même des microgrammes – sont nécessaires. Les besoins vitaminiques sont difficiles à évaluer très précisément. Ils dépendent de l'état physiologique (âge, sexe, mais aussi grossesse), de l'activité physique, et peuvent varier selon la composition de l'alimentation. En France, les apports nutritionnels conseillés (ANC) pour les vitamines sont établis par un groupe d'experts qui tiennent compte non seulement des données scientifiques relatives aux besoins nutritionnels, mais aussi des habitudes alimentaires des personnes concernées (dans la mesure où elles sont compatibles avec un bon état de santé).

Leur classification

On classe les vitamines selon leur mode d'absorption et de stockage. Les vitamines A, D, E et K sont solubles dans les graisses (ou lipides) ; la vitamine C et les vitamines du groupe B sont solubles dans l'eau. Le corps emmagasine les premières, dites liposolubles, dans le foie et les tissus gras. Les secondes, dites hydrosolubles, sont excrétées dans l'urine : il faut donc, en général, en absorber davantage et surtout très régulièrement, puisque l'organisme n'en fait pas de réserves.

Les provitamines sont des substances que le corps peut convertir en vitamines. Tels sont le bêta-carotène, précurseur de la vitamine A, et un stéroïde de la peau qui, après exposition aux rayons ultraviolets du soleil, est utilisé par l'organisme pour fabriquer de la vitamine D.

Les vitamines liposolubles

Elles ont besoin de graisses pour passer du tractus intestinal dans le sang. Les personnes qui absorbent mal les matières grasses peuvent avoir des symptômes de carence même si leur alimentation leur fournit des quantités suffisantes de ces vitamines. À l'inverse, on peut avoir des symptômes d'abus si l'on prend ces vitamines en quantités excessives, notamment sous forme de suppléments.

Vitamine A. Elle se présente sous diverses formes. Ses formes actives sont le rétinol, l'acide rétinoïque et les esters de rétinyle. Le bêta-carotène est un précurseur. Essentielle à une vision normale, la vitamine A prévient la cécité nocturne. Elle est nécessaire à la croissance et à la division des cellules, à la formation des os et des dents, ainsi qu'à la santé de la peau, des muqueuses

D'où vient le terme vitamine ?

En 1912, Casimir Funk, biochimiste polonais, découvre que les aliments renferment des composés azotés, essentiels à la vie humaine. Il crée alors, en anglais, le terme *vitamines*, (*vital amines*, ou amines vitales). En 1922, il publie *The Vitamines*. Mais s'apercevant, plus tard, que les vitamines ne sont pas toutes des amines, il supprime le *e* final, conservé en français. C'est ainsi que le terme vitamine est entré dans l'usage.

et du tissu épithélial qui tapisse l'intestin, les voies respiratoires et divers organes. Ses propriétés antioxydantes aident à prévenir les dommages cellulaires cancérigènes causés par les radicaux libres, molécules instables libérées régulièrement lors des processus biologiques d'oxygénation cellulaire. Enfin, elle contribue à la synthèse des acides aminés, de la thyroxine et d'autres hormones.

Les suppléments de vitamine A ne sont pas conseillés. L'abus a des effets toxiques qui, dans les cas extrêmes, peuvent entraîner la mort. Une femme qui veut devenir enceinte ne doit pas prendre de fortes doses de suppléments de vitamine A, et doit interrompre un éventuel traitement à base d'isotrétinoïne (Roaccutane®), un dérivé de la vitamine A qui est un remède puissant et efficace contre l'acné. Comme la vitamine A reste longtemps stockée dans le corps, il faut interrompre le traitement au moins 3 mois avant de songer à tomber enceinte.

La teneur en vitamine A est souvent exprimée en unités internationales (UI) ou en équivalents de rétinol (ER) ; un ER correspond à 3,3 UI de la forme rétinol de la vitamine A, et à environ 10 UI de bêta-carotène. Un ER correspond aussi à 1 µg de rétinol ou à 6 µg de bêta-carotène. L'ANC est de l'ordre de 600 à 800 µg par jour, et il est conseillé de ne pas prendre plus de 1 000 µg par jour sous forme de supplément.

Vitamine D. Il y a deux formes de vitamine D : la D_2, d'origine végétale, et la D_3, dont le corps fait la synthèse quand la peau est exposée aux rayons ultraviolets (UV) du soleil. En hiver, sous nos latitudes, quand les rayons solaires tombent obliquement, il est difficile pour l'organisme de synthétiser cette vitamine en étant dehors, même si le soleil est radieux.

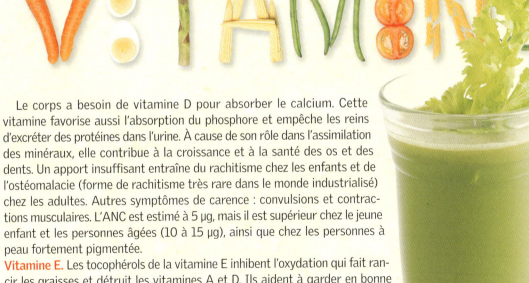

Le corps a besoin de vitamine D pour absorber le calcium. Cette vitamine favorise aussi l'absorption du phosphore et empêche les reins d'excréter des protéines dans l'urine. À cause de son rôle dans l'assimilation des minéraux, elle contribue à la croissance et à la santé des os et des dents. Un apport insuffisant entraîne du rachitisme chez les enfants et de l'ostéomalacie (forme de rachitisme très rare dans le monde industrialisé) chez les adultes. Autres symptômes de carence : convulsions et contractions musculaires. L'ANC est estimé à 5 µg, mais il est supérieur chez le jeune enfant et les personnes âgées (10 à 15 µg), ainsi que chez les personnes à peau fortement pigmentée.

Vitamine E. Les tocophérols de la vitamine E inhibent l'oxydation qui fait rancir les graisses et détruit les vitamines A et D. Ils aident à garder en bonne santé les globules rouges et les tissus musculaires, protègent les poumons contre la pollution et normalisent la synthèse de la vitamine C et de l'ADN. L'ANC a été fixé à 12 mg par jour pour l'adulte. Le rôle des suppléments de vitamine E dans la prévention des maladies cardio-vasculaires demeure discuté. Bien que les premières études sur des personnes atteintes de ce type de maladies aient fait état de 20 à 40 % de réduction du risque de maladie coronarienne, les conclusions de récents essais ont été beaucoup moins convaincantes.

(suite p. 392)

TOUT SUR LES VITAMINES

VITAMINES	MEILLEURES SOURCES ALIMENTAIRES	RÔLE PHYSIOLOGIQUE
LIPOSOLUBLES		
Vitamine A (rétinol : aliments d'origine animale ; bêta- carotène : aliments d'origine végétale)	**Rétinol :** foie ; saumon et autres poissons gras ; jaune d'œuf ; lait entier, beurre, fromage. **Bêta-carotène :** fruits et légumes orange et jaunes : carottes, abricots, melons, mangues ; légumes à feuilles vert foncé.	Essentielle à la croissance et au développement des cellules, à la vision (prévient la cécité nocturne) et au système immunitaire. Maintient en bonne santé la peau et les muqueuses. Le bêta-carotène peut aussi agir comme antioxydant.
Vitamine D (calciférol)	Beurre, foie, jaune d'œuf ; poissons gras ; foie de poisson, lait enrichi. (Se forme aussi par l'action du soleil sur la peau.)	Nécessaire à l'assimilation du calcium et du phosphore, pour la formation des os et des dents, qu'elle contribue à garder solides.
Vitamine E (tocophérols)	Huiles de tournesol et de maïs ; amandes et noisettes ; germes de céréales ; légumes verts.	Aide à éviter l'oxydation par les radicaux libres des acides gras polyinsaturés présents dans les membranes cellulaires. Antioxydant puissant.
Vitamine K	Épinards, choux et autres légumes à feuilles vert foncé ; viande, foie (+ synthèse intestinale).	Essentielle à la bonne coagulation du sang.
HYDROSOLUBLES		
Vitamine B_1 (thiamine)	Levure de bière ; porc, jambon, foie ; céréales complètes, légumineuses, pistaches, pommes de terre.	Nécessaire à la transformation des glucides, des graisses et de l'alcool en énergie. Intervient dans la transmission de l'influx nerveux.
Vitamine B_2 (riboflavine)	Foie, fromages bleus et type camembert, germes de céréales ; viande maigre et volaille ; champignons, lait et autres produits laitiers ; poisson, œufs.	Nécessaire pour transformer les nutriments en énergie et pour le métabolisme des vitamines B_3 et B_6. Intervient dans le fonctionnement des surrénales.
Vitamine B_3 (niacine, acide nicotinique, nicotinamide)	Foie, viande maigre, volaille et fruits de mer ; lait ; œufs ; légumineuses ; pain et céréales complets, pommes de terre.	Nécessaire à la production d'énergie dans les cellules et à la production de neurotransmetteurs. Contribue au maintien en bon état de la peau et du tube digestif. À forte dose, fait baisser le cholestérol.
Vitamine B_5 (acide pantothénique)	Presque tous les aliments, surtout levure, viande et poisson, œufs, germes de céréales, céréales complètes.	Contribue à transformer les aliments en énergie. Essentielle à la synthèse des acides gras, du cholestérol, des anticorps, de l'hémoglobine et des hormones.
Vitamine B_6 (pyridoxine, pyridoxamine, pyridoxal)	Abats, viande, poisson et volaille, œufs ; céréales ; légumes à feuilles vert foncé, pommes de terre et soja ; fruits secs oléagineux.	Favorise le métabolisme des protéines et des glucides, la libération d'énergie, le fonctionnement des nerfs et la synthèse des globules rouges et des anticorps.
Vitamine B_8 (biotine)	Jaune d'œuf, soja, céréales et levure, fromages et autres produits laitiers.	Favorise le métabolisme énergétique. Importante dans la synthèse des acides gras.
Vitamine B_9 (acide folique, folates)	Foie ; levure ; brocolis et autres crucifères, épinards et autres légumes à feuilles vert foncé, avocats ; légumineuses ; germes de blé ; noix.	Nécessaire à la division des cellules, à la formation de l'ADN, de l'ARN et à la synthèse des protéines. Apport supplémentaire conseillé avant la conception et durant le début de la grossesse.
Vitamine B_{12} (cobalamine)	Tous les aliments d'origine animale (+ synthèse intestinale).	Essentielle à la fabrication de l'ADN, de l'ARN et de la myéline. Nécessaire à la croissance et à la division des cellules, ainsi qu'à la formation des globules rouges.
Vitamine C (acide ascorbique)	Fruits et légumes, surtout agrumes : fruits et jus ; cassis, mangues, kiwis, fraises et poivrons, cresson, choux, brocolis, épinards, pommes de terre.	Stimule les réactions immunologiques. Nécessaire à la production du collagène et à la cicatrisation. Importante en tant qu'antioxydant, favorise l'assimilation du fer et du calcium d'origine végétale. Aide à prévenir l'athérosclérose.

PORTS NUTRITIONNELS CONSEILLÉS (ANC)
POUR ADULTES DE PLUS DE 19 ANS

HOMMES	FEMMES	SYMPTÔMES DE CARENCE	SYMPTÔMES D'EXCÈS
800 µg*	600 µg* 700 µg (à partir de 75 ans)	Cécité nocturne ; arrêt de croissance chez les enfants ; peau sèche ; yeux secs ; vulnérabilité accrue aux infections.	Maux de tête, vision brouillée, fatigue, douleur dans les os et les articulations, perte d'appétit, diarrhée, peau sèche, éruptions, démangeaisons, chute de cheveux. Anomalies congénitales en cas de fortes doses avant la grossesse et au début de celle-ci.
5 µg	5 µg 10 à 15 µg (à partir de 75 ans)	Douleurs osseuses et musculaires. Augmentation de la transparence osseuse (ostéomalacie). Chez les enfants, déformation du squelette (rachitisme).	Troubles digestifs en cas de surdosage médicamenteux. Dépôts de calcium et détérioration irréversible de certains organes.
12 mg	12 mg 20 mg (à partir de 75 ans)	Survient seulement chez les sujets qui n'assimilent pas les graisses et chez les prématurés. Provoque anémie hémolytique et détérioration du système nerveux.	Faiblement toxique mais peut, à haute dose, être à l'origine de carences en vitamine K.
45 µg	45 µg 70 µg (à partir de 75 ans)	Saignement excessif ; propension aux ecchymoses.	Interactions possibles avec des anticoagulants ; risque de jaunisse.
1,3 mg	1,1 mg 1,2 mg (à partir de 75 ans)	Perte de l'appétit, troubles psychiques, enflure des membres, torpeur, faiblesse musculaire, perte de la sensibilité et dilatation du cœur (s'observe assez souvent chez les alcooliques), béribéri dans les cas extrêmes.	Pas de symptôme connu, car est éliminée dans les urines en cas d'excès.
1,6 mg	1,5 mg 1,6 mg (à partir de 75 ans)	Troubles de la vision et photosensibilité ; lésions de la bouche et du nez ; troubles de la déglutition.	Généralement aucun, mais peut interférer avec la chimiothérapie contre le cancer. L'excès est éliminé par les urines, qui deviennent jaune vif.
14 mg	11 mg	Fatigue, diarrhée et inflammation de la bouche ; éruptions cutanées, pellagre (dans les cas très graves).	Bouffées congestives ; troubles du foie ; élévation des taux de sucre et d'acide urique dans le sang.
5 mg	5 mg	Inconnus chez l'homme.	De très fortes doses peuvent causer de la diarrhée et de l'œdème.
1,8 mg	1,5 mg 2,2 mg (à partir de 75 ans))	Dépression et confusion ; peau urticante et squameuse ; langue dépapillée et rouge ; perte de poids.	Détérioration des nerfs sensoriels.
50 µg	50 µg* 60 µg (à partir de 75 ans)	Peau squameuse ; chute des cheveux ; dépression ; haut taux de cholestérol.	Pas de symptôme connu.
330 µg	300 µg 330 à 400 µg (à partir de 75 ans)	Globules rouges anormaux, division cellulaire altérée, anémie, perte de poids, troubles de l'intestin, risque d'anomalies congénitales chez le fœtus.	Peut inhiber l'absorption de la phénytoïne et provoquer des convulsions chez les épileptiques ; de fortes doses peuvent nuire à l'absorption du zinc.
2,4 µg	2,4 µg 3 µg (à partir de 75 ans)	Anémie pernicieuse ; troubles nerveux et faiblesse ; langue dépapillée et lisse, perte de sensibilité dans les membres.	Pas de symptôme connu.
110 mg	110 mg 120 mg (à partir de 75 ans)	Fatigue, gencives qui saignent, ecchymoses, perte d'appétit, peau sèche, cicatrisation lente. Cas graves : scorbut, hémorragies internes, troubles mentaux.	Diarrhée ; calculs rénaux ; irritation des voies urinaires ; accumulation de fer.

Apports nutritionnels conseillés pour la population française, CNERNA-CNRS 2001.
* dont au moins 60 % provenant du bêta-carotène, soit au moins 2,1 mg (il faut 6 µg de bêta-carotène pour obtenir 1 µg de vitamine A).

Les chercheurs travaillent toujours à mieux comprendre les réels atouts de la vitamine E. Les suppléments de vitamine E ont surtout été prescrits à des personnes atteintes de maladies coronariennes connues, ou encore en prévention secondaire après un infarctus, et à des doses pharmacologiques.

À l'inverse des autres vitamines liposolubles, les tocophérols n'atteignent jamais des niveaux toxiques dans l'organisme, le surplus pouvant être éliminé dans les fèces. Cependant, les personnes qui prennent des anticoagulants (warfarine) ne doivent pas absorber des suppléments de vitamine E sans consulter le médecin, car cette vitamine a des propriétés anticoagulantes et pourrait interférer avec le traitement médicamenteux. Dans tous les cas, il est conseillé de ne pas dépasser une dose de 40 mg de vitamine E par jour en supplément.

Vitamine K. Pour fabriquer les protéines sanguines essentielles à la coagulation du sang, le foie a besoin de vitamine K. Les bactéries intestinales en produisent la moitié ; le reste vient de l'alimentation. Chez l'adulte, l'ANC, estimé à 45 µg, est facilement atteint avec une alimentation normalement variée. Selon des recherches récentes, la vitamine K contribuerait à la santé des os chez les adultes. Des études avancent même qu'elle pourrait accroître la densité osseuse et réduire le taux de fracture. La *Nurses' Health Study* et la *Framingham Heart Study* ont montré que, plus la consommation de vitamine K a été élevée durant l'âge adulte, moins on constate de fractures de la hanche chez les personnes âgées. Cependant, cette vitamine étant essentiellement apportée par les légumes verts et autres végétaux, on peut penser que les personnes qui en reçoivent le plus sont celles qui ont l'alimentation la mieux équilibrée, sans doute aussi pour d'autres nutriments qui interviennent directement sur la densité osseuse, comme le calcium et le phosphore. Les carences se révèlent par des saignements excessifs, même à l'occasion de petites coupures, mais sont exceptionnelles : elles peuvent se produire en cas de malabsorption des graisses, ou lors d'une utilisation prolongée d'antibiotiques, qui perturbent la synthèse intestinale de vitamine K.

Les vitamines hydrosolubles

Comme elles sont hydrosolubles, les vitamines du groupe B et la vitamine C s'absorbent plus facilement que les vitamines liposolubles parce qu'il y a toujours du liquide dans l'intestin. En revanche, les carences se produisent plus rapidement parce que l'organisme ne les stocke qu'en petites quantités, et pour peu de temps.

Vitamine B$_1$. La vitamine B$_1$, ou thiamine, permet la transformation des glucides, des protéines et des lipides en énergie et celle du glucose en acides gras ; elle est indispensable à la transmission de l'influx, au tonus musculaire, à l'appétit et à la digestion. L'ANC est de l'ordre de 1,1 à 1,3 mg. Une faible carence provoque fatigue, torpeur, irritabilité, sautes d'humeur, engourdissement dans les jambes, troubles digestifs et, chez les enfants, retard de croissance. Un déficit sévère (beaucoup plus rare, sauf dans des situations de grande malnutrition) provoque le béribéri.

Vitamine B$_2$. Essentielle à la production d'énergie, la vitamine B$_2$, ou riboflavine, participe au métabolisme des glucides, des protéines et des graisses, ainsi qu'à l'assimilation de la niacine et de la vitamine B$_6$; elle jouerait un rôle dans la production des corticostéroïdes. Il en faudrait 1,5 à 1,6 mg par jour (ANC pour l'adulte). Les carences sont sans conséquence fâcheuse, mais peuvent contribuer aux troubles causés par des insuffisances d'autres vitamines du groupe B. Les suppléments colorent l'urine en jaune vif.

Vitamine B₃. Appelée aussi niacine, acide nicotinique et nicotinamide, cette vitamine joue un grand rôle dans le métabolisme énergétique, la croissance et la synthèse des acides gras, de l'ADN et des protéines. L'ANC est de 11 à 14 mg pour l'adulte. Une légère carence provoque des ulcérations buccales et de la diarrhée. Plus prononcée, elle engendre la pellagre, avec diarrhée chronique, dermatites, démence et, à la limite, mort, mais elle est rarement isolée et pratiquement toujours liée à d'autres déficits nutritionnels, vitaminiques et protéiques. La vitamine B₃ à forte dose peut réduire le taux de cholestérol sanguin, mais elle doit être prise sous surveillance médicale, avec des analyses sanguines régulières pour dépister d'éventuels dommages au foie et un taux trop élevé de sucre dans le sang. En excès, elle cause aussi des bouffées congestives du visage, du cou et des bras.

Vitamine B₅. Comme le veut son autre nom, l'acide pantothénique, dérivé du mot grec *panthos* (partout), la vitamine B₅ se trouve dans presque tous les aliments d'origine végétale ou animale, en plus d'être produite par des bactéries intestinales. Elle participe au métabolisme des glucides, des protéines et des acides gras et sert à produire des hormones, des globules rouges et des graisses. L'ANC est de 5 mg. Il n'y a pas de carence en vitamine B₅ connue chez l'homme.

Vitamine B₆. Composée de trois éléments apparentés et interchangeables – pyridoxine, pyridoxamine et pyridoxal –, la vitamine B₆ est un coenzyme essentiel au métabolisme des protéines. Elle libère l'énergie apportée par les nutriments sous une forme utilisable par les cellules et favorise le fonctionnement des systèmes nerveux et immunitaire, ainsi que la production de globules rouges. Symptômes de carence : peau grasse et écailleuse, surtout près des yeux, du nez et de la bouche, perte de poids, faiblesse musculaire, langue rouge et dépapillée, irritabilité et dépression. L'ANC est de 1,5 à 1,8 mg pour l'adulte, de 2,2 mg à partir de 75 ans. Il n'est pas atteint chez 10 à 12 % de la population adulte (en particulier chez les jeunes femmes). Les abus sont dangereux pour le système nerveux. Il est déconseillé de dépasser une dose de 5 mg par jour sous forme de supplément.

Vitamine B₈. Apparentée à l'acide folique, à l'acide pantothénique et à la vitamine B₁₂, la vitamine B₈, ou biotine, contribue au métabolisme des glucides (notamment du glucose), des protéines et surtout des acides gras. Elle est produite en partie par des bactéries intestinales ; le reste provient des aliments. Les carences, très rares, se produisent surtout chez les personnes nourries pendant plusieurs semaines par voie intraveineuse. Elles peuvent provoquer dermatite, nausées et fatigue. L'ANC (50 à 60 µg) est facilement couvert par l'alimentation.

Vitamine B₉. Appelée aussi acide folique ou folates, cette vitamine est nécessaire à la division cellulaire, à la formation de l'ADN, de l'ARN et des globules rouges et pour de nombreuses fonctions métaboliques. Durant la grossesse, l'acide folique aide à prévenir les anomalies neurologiques chez le fœtus, et surtout une malformation du tube spinal

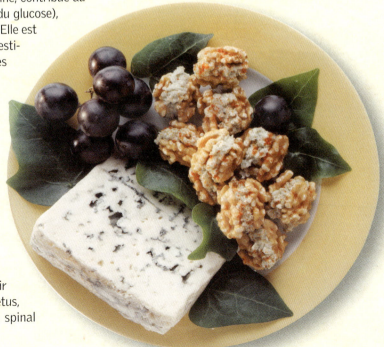

(spina-bifida). Une légère carence en acide folique est fréquente, surtout chez les bébés, les adolescents et les femmes enceintes. Alcool et contraceptifs oraux inhibent son absorption, augmentant le risque de carence. La consommation régulière de légumes à feuilles vert foncé, de foie et, éventuellement, un supplément de levure de bière permet d'atteindre l'ANC (de 300 à 330 µg pour l'adulte, 400 µg pour la femme enceinte).

Vitamine B$_{12}$. Comme d'autres vitamines du groupe B, la B$_{12}$ agit comme coenzyme, molécule organique qui permet la fonction enzymatique. Elle est essentielle à la croissance et à la division des cellules et à la production des globules rouges, du matériel génétique et de la myéline, gaine grasse des fibres nerveuses. La carence se manifeste par une anémie pernicieuse, des symptômes neurologiques et une grande faiblesse. L'ANC est estimé à 2,4 µg par jour.

Chez nous, la majorité des cas de carence en vitamine B$_{12}$ ne sont pas attribuables à une mauvaise alimentation, mais bien plutôt à l'incapacité des sujets à absorber la vitamine B$_{12}$ au niveau intestinal, par manque d'un facteur intrinsèque dont la sécrétion dans l'estomac diminue avec l'âge. Plusieurs troubles intestinaux découlent aussi de cette insuffisance. Dans de tels cas, que l'on rencontre surtout chez les personnes âgées, il faut prendre des suppléments de vitamine B$_{12}$. On observe également des carences d'apport chez les végétaliens, qui doivent aussi être supplémentés.

Vitamine C. La vitamine C, ou acide ascorbique, joue un rôle primordial dans la formation du collagène, protéine présente dans les tissus conjonctifs qui assurent la cohésion des cellules. C'est un important antioxydant qui réduit les risques de maladies cardio-vasculaires, de certains cancers et de troubles de santé liés au vieillissement. Elle favorise la cicatrisation des plaies et des brûlures et la croissance des dents et des os, renforce les parois des capillaires et autres vaisseaux sanguins et augmente l'absorption du fer. La vitamine C est un remède populaire contre le rhume banal. Or, selon différentes études, elle ne peut vraisemblablement pas empêcher la survenue d'un rhume, mais elle peut en diminuer la gravité et la durée.

Une carence bénigne entraîne fatigue, douleurs articulaires, douleurs et saignements des gencives, propension aux ecchymoses, affaiblissement des os, qui se fracturent facilement, et lenteur de cicatrisation des plaies. La carence grave accroît ces symptômes et provoque à terme le scorbut avec œdème et saignement des gencives, déchaussement des dents et hémorragies profuses.

Qu'est-ce que la choline ?

La choline, qui n'est pas une vitamine à proprement parler, est cependant rangée aujourd'hui parmi les nutriments essentiels. Ce précurseur de l'acétylcholine est un neurotransmetteur cérébral qui joue un rôle important dans la transmission de l'influx nerveux, la mémoire et le métabolisme des graisses. On croyait jusqu'ici que l'organisme en produisait des quantités suffisantes ; on reconnaît maintenant qu'il faut aussi en trouver dans les aliments. Selon le *Food and Nutrition Board* américain, l'apport quotidien adéquat serait de 550 mg pour l'homme adulte et 425 mg pour la femme. L'alimentation en fournit en moyenne 1 000 mg par jour. Les principales sources de choline sont les œufs, les légumineuses, les fruits secs oléagineux, la viande et les produits laitiers.

Yaourt

AVANTAGES

- excellente source de calcium et de phosphore
- source utile de vitamine A, de plusieurs vitamines du groupe B et de zinc
- se digère mieux que le lait chez les personnes souffrant d'une intolérance au lactose

INCONVÉNIENT

- les yaourts du commerce, aromatisés et sucrés, surtout s'ils sont entiers, sont très caloriques

Le yaourt se fabrique en ajoutant des bactéries pures à du lait pasteurisé. Il en résulte une fermentation que l'on pousse jusqu'au degré voulu d'acidité, et que l'on interrompt par la réfrigération. Les bactéries *Lactobacillus bulgaricus* et *Streptococcus thermophilus* transforment le sucre du lait, le lactose, en acide lactique, ce qui fait cailler le lait.

Le produit fini reflète la teneur en minéraux et en vitamines de ses ingrédients, surtout le lait, entier ou écrémé. Après avoir subi la fermentation, le yaourt ne contient plus qu'entre la moitié et les deux tiers de son lactose initial, ce qui le rend beaucoup plus digeste pour les personnes qui tolèrent mal le lait.

YAOURT ET SANTÉ

Le yaourt est un aliment sain et une bonne source de minéraux et de vitamines. En outre, il contient des bactéries vivantes capables de stopper la croissance de micro-organismes nocifs dans l'organisme (voir Probiotiques). Les bienfaits du yaourt ne font pas l'unanimité chez les scientifiques, car certaines études ont indiqué que *L. bulgaricus* ne survivait pas à la digestion chez l'homme, mais les dernières recherches semblent vouloir donner raison à la vieille idée selon laquelle le yaourt aide à refaire la flore intestinale, cette colonie de bactéries utiles qui peuple le passage intestinal. Quoi qu'il en soit, il est admis que manger du yaourt quand on suit un traitement aux antibiotiques s'avère bénéfique.

Par définition, le yaourt doit renfermer 100 millions de bactéries vivantes par gramme au moment de sa commercialisation. Les produits ayant été gardés trop longtemps au réfrigérateur renferment beaucoup moins de bactéries actives.

Il existe aussi des laits fermentés (parfois en petits flacons) très proches des yaourts, mais utilisant d'autres bactéries lactiques. Cette appellation est également donnée à des produits dans lesquels on a ajouté des épaississants (gélatine, fibres…) interdits dans les vrais yaourts.

Le yaourt fait une excellente collation et un dessert pratique, car il peut être servi nature ou additionné de fruits frais, à varier selon la saison.

Un yaourt nature du commerce (12,5 cl), fait avec du lait demi-écrémé, apporte 62 kcal, et 55 s'il est maigre. Entier, il fournit de 85 à 90 kcal. Quel que soit son taux de matières grasses, il procure environ 5 g de protéines. On y trouve de 180 à 200 µg de calcium, environ 250 mg de potassium et 15 mg de magnésium. Parmi ses vitamines, on trouve la vitamine B_5 (0,4 mg pour un yaourt), la B_2 (0,2 mg) et la B_3 (0,15 mg).

Les calories augmentent en flèche dès que le yaourt est sucré ou aromatisé. Un yaourt entier aux fruits et sucré peut atteindre de 130 à 140 kcal, d'où l'intérêt des yaourts et laits fermentés additionnés d'édulcorants. Néanmoins, ils sont à éviter chez les enfants et les personnes atteintes de phénylcétonurie.

Les yaourts au lait de chèvre ou de brebis, outre leur saveur caractéristique, ont un caillé un peu plus fin et renferment un peu moins de graisses saturées que les yaourts au lait de vache.

Pour faire du yaourt maison, il suffit d'ajouter quelques cuillerées d'un yaourt nature du commerce à du lait tiède, puis de laisser reposer une nuit, à couvert et à température ambiante. ❖

Zona

PRIVILÉGIER

- huiles (surtout huile d'olive), fruits secs oléagineux, germe de blé pour la vitamine E
- fruits et légumes frais pour les antioxydants et les bioflavonoïdes

Le zona, ou herpes zoster, est la réactivation du virus zoster ou varicelle-zona qui cause la varicelle. Après une varicelle, la majorité des virus sont détruits, mais quelques-uns persistent à l'état latent dans les nerfs sensitifs pendant des années. La réactivation du virus se produit souvent lors de la diminution des défenses immunitaires, situation qui accompagne la vieillesse, la fatigue et le stress.

Nutriments bénéfiques. La vitamine E, antioxydant que l'on trouve dans les noix et amandes, le germe de blé et les huiles végétales, de même que les bioflavonoïdes, présents dans les fruits et les légumes riches en vitamine C, peuvent aider à prévenir l'inflammation associée à la névralgie postherpétique. Par ailleurs, la vitamine C renforce le système immunitaire, tout comme le zinc (fruits de mer, viande, volaille, lait, yaourt, haricots, fruits secs oléagineux, céréales complètes). ❖

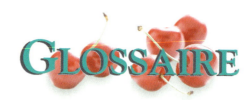

GLOSSAIRE

Acide alpha-linolénique (ALA) Acide gras essentiel qui ne peut être fabriqué par l'organisme et doit venir des aliments. L'ALA est nécessaire à la santé des membranes cellulaires et il a un effet anti-inflammatoire. L'ALA se convertit dans le corps en deux acides gras oméga-3 : l'EPA (acide eicosapentaénoïque) et le DHA (acide docosahexaénoïque). On trouve l'ALA dans les huiles de colza et de soja, les graines de lin, les noix et les légumes à feuilles vert foncé.

Acide désoxyribonucléique (ADN) Matériau génétique de base de toutes les cellules, l'ADN est porteur du patrimoine génétique individuel.

Acide ellagique Composé phénolique doté d'un pouvoir antioxydant. L'acide ellagique s'opposerait au cancer en induisant la mort des cellules cancéreuses et en neutralisant des carcinogènes comme la fumée de tabac et la pollution de l'air. Pommes, abricots, baies rouges, raisin noir et noix en renferment.

Acide linoléique Un des acides gras essentiels du groupe oméga-6.

Acide linolénique Un des acides gras essentiels du groupe oméga-3.

Acide oléique Acide gras mono-insaturé qui permet de maintenir des taux de cholestérol normaux. Principales sources alimentaires : avocat, huiles de colza, d'olive et d'arachide, olives, cacahouètes.

Acide ribonucléique (ARN) Substance présente dans toutes les cellules qui assure la synthèse des protéines conformément au code génétique prévu par l'ADN.

Acide urique Produit de la dégradation du métabolisme des protéines, qui contient de l'azote et qui, en excès dans l'organisme, peut provoquer des crises de goutte chez les sujets prédisposés.

Acides aminés Composants de base des protéines. Le corps humain en utilise 20 différents. Neuf sont dits essentiels, car l'organisme ne peut les synthétiser : ils doivent être apportés par l'alimentation. Les 11 autres sont fabriqués au fur et à mesure des besoins.

Acides gras essentiels Constituants de base des graisses nécessaires à l'organisme, ils doivent être apportés par la nourriture. Ces acides gras jouent un rôle dans la formation des membranes cellulaires, dans le système immunitaire et dans la production d'hormones. Sources alimentaires : huiles végétales, poissons gras (hareng, maquereau, saumon, sardines, truite), germe de blé.

Acides gras « trans » Ils se forment lors du processus d'hydrogénation (voir ce mot) qui sert à améliorer la stabilité des huiles végétales et à les solidifier. Tout aliment dont l'étiquette porte la mention « huile végétale hydrogénée » contient des acides gras « trans ». La consommation élevée d'acides gras « trans » peut être un facteur de maladies cardio-vasculaires, car ces acides gras élèvent le taux de « mauvais » cholestérol (LDL) et abaissent celui de « bon » cholestérol (HDL). Sources principales d'acides gras « trans » : margarines dures, saindoux, chips et autres produits de ce type, biscuits, plats préparés du commerce.

Adipocyte Cellule de tissu graisseux.

Aflatoxine Toxine produite par des moisissures, présentes dans les cacahouètes.

Ajoène Élément phytochimique de l'ail, qui réduirait le « mauvais » cholestérol (LDL) et aurait, selon certaines études, des propriétés anticancéreuses, antifongiques et anticoagulantes.

Allicine Substance chimique qui se forme quand on écrase l'ail ou qu'on le coupe et qui aide à réduire les taux de « mauvais » cholestérol (LDL). Responsable de l'odeur forte de l'ail, l'allicine possède des propriétés antibactériennes.

Alpha-carotène Comme le bêta-carotène, l'alpha-carotène est un caroténoïde antioxydant et un précurseur de la vitamine A. On le trouve notamment dans l'abricot, le melon, la mangue.

Anthocyanines Pigments rouges, pourpres et bleus de certains fruits et légumes (myrtilles, raisin noir, cassis, prunes, cerises...). Ces flavonoïdes peuvent inhiber la croissance des cellules tumorales, abaisser le taux de « mauvais » cholestérol (LDL) et prévenir la formation des caillots sanguins.

Antigène Substance qui stimule les défenses naturelles du corps en provoquant une réponse immunitaire.

Artériosclérose Durcissement des parois artérielles.

Athérome Plaque formée par un dépôt de graisse et l'épaississement fibreux de la paroi interne d'une artère, qui devient souvent calcifiée et rigide.

Bactéries Micro-organismes unicellulaires. Les bactéries ne sont pas toutes dangereuses :

certaines préviennent les infections ou font la synthèse de diverses vitamines. Mais d'autres causent des maladies.

Bêta-carotène L'un des caroténoïdes les plus étudiés. On retrouve ce puissant antioxydant dans les fruits et légumes jaunes, orange et rouges, ainsi que dans les légumes à feuilles vert foncé où ce pigment est masqué par la chlorophylle (abricot, carotte, chou de Bruxelles, potiron, épinard, mangue). Il est transformé en vitamine A dans l'organisme.

Bêta-glucane Type de fibre alimentaire soluble qui aide à abaisser le taux de cholestérol sanguin (surtout le « mauvais » cholestérol LDL). Avoine, son d'avoine, orge, son de riz brun, champignons shiitake en fournissent.

Bêta-sitostérol Phytostérol semblable dans sa structure au cholestérol. Le bêta-sitostérol pourrait aider au traitement de l'hypertrophie bénigne de la prostate (HBP) et protéger de l'hypercholestérolémie et du cancer. Avocat, soja et dérivés du soja, germe de blé en renferment.

Bioflavonoïdes (ou flavonoïdes) Possédant d'importantes propriétés antioxydantes, ces phytonutriments diminueraient le risque de maladie cardio-vasculaire et pourraient entraver le développement du cancer. Il semble que, en luttant contre les radicaux libres, ils inhibent la formation des caillots sanguins, agissent comme des antibiotiques naturels, ralentissent le déclin de la mémoire lié au vieillissement, renforcent les vaisseaux sanguins et améliorent la performance des cellules immunes. Anthocyanines, hespéridine, isoflavones, quercétine et resvératrol sont d'importants flavonoïdes. Fruits, céréales, thé, légumes et vin en contiennent.

Bore Oligoélément important pour les os ; il aurait la capacité d'augmenter l'assimilation du calcium, du magnésium et de la vitamine D. Haricots et noix en sont de bonnes sources.

Broméline Enzyme présente dans l'ananas, elle a la propriété de dégrader les protéines.

Calorie Unité de mesure de l'énergie. En nutrition, on n'utilise que la kilocalorie (kcal), qui correspond à l'énergie nécessaire pour élever de 1 degré Celsius la température de 1 litre d'eau. L'unité officielle est maintenant le joule (1 kcal = 4, 184 kJ), mais la kcal reste la plus utilisée.

Caroténoïdes Pigments qui donnent à certains aliments leur couleur jaune, orange ou rouge. Ils possèdent de puissantes propriétés antioxydantes capables de combattre la maladie cardiaque, certains types de cancers et des affections de l'œil (dégénérescence maculaire et cataracte). On a identifié 600 caroténoïdes, dont : l'alpha-carotène, le bêta-carotène, le bêta-cryptoxanthine, la lutéine, le lycopène, le zéaxanthine.

Cellulose Principal constituant des parois cellulaires des plantes, ce glucide complexe est une source importante de fibres insolubles.

Cétoniques (corps) ou cétones Agrégats de déchets potentiellement toxiques, produits lorsque les matières grasses sont décomposées pour fournir de l'énergie en raison d'un manque de glucides. Une accumulation anormale de corps cétoniques crée un état pathologique appelé cétose.

Chlorophylle Pigment vert des végétaux, la chlorophylle rafraîchit l'haleine et pourrait aussi prévenir la destruction de l'ADN des cellules. Légumes à feuilles vert foncé, kiwis, persil, petits pois et poivrons verts en sont de bonnes sources.

Coenzymes Composés qui agissent avec les enzymes pour accélérer des processus biologiques. Un coenzyme peut être une vitamine ou être fabriqué par le corps à partir d'une vitamine.

Collagène Protéine fibreuse formant la substance intercellulaire qui lie les cellules animales entre elles.

Crucifères Famille de plantes riches en phytonutriments, nommées ainsi à cause de leurs fleurs dont les quatre pétales sont disposés en croix. Dans les études in vitro, les composés soufrés des crucifères ont une activité anticancéreuse. Cette famille inclut tous les choux, la moutarde, le radis, le rutabaga, le navet et le cresson.

DHA Acide gras de la famille des oméga-3, le DHA (acide docosahexaénoïque) est important dans toutes les phases du cycle de la vie humaine. Cet acide gras est vital pour le tissu cérébral, la substance grise et la rétine. Le DHA est bénéfique pour les systèmes cardio-vasculaire et neurologique. Il est abondant dans les poissons gras : hareng, maquereau, saumon, sardine, truite. L'organisme possède des enzymes qui convertissent l'acide alpha-linolénique en DHA.

EGCG Substance tanique, l'EGCG (épigallo-cathéchine-3 gallate) présent dans le thé aurait des propriétés anticancérogènes.

Électrolytes Substances capables de se décomposer en deux groupements de charges électriques opposées, qui circulent dans le sang. Dans le corps humain, le sodium, le potassium et les chlorures sont essentiels à la fonction nerveuse et musculaire et au maintien de l'équilibre hydrique, de même qu'à l'équilibre acido-alcalin des cellules et des tissus.

Endorphines Hormones produites par le cerveau, ayant un effet analgésique et tranquillisant. Les endorphines ont des actions comparables à celles de la morphine.

Enzymes Protéines qui agissent comme catalyseurs de réactions chimiques dans l'organisme.

EPA Acide gras de la famille des oméga-3, l'EPA (acide eicosapentaénoïque) a des effets bénéfiques sur le système cardio-vasculaire. Il pourrait aider à prévenir certains cancers et à soulager l'inflammation dans la polyarthrite rhumatoïde. Même si l'organisme possède des enzymes qui convertissent l'acide alpha-linolénique en EPA, il est plus efficace de le prendre dans les poissons gras.

Fer héminique Fer que l'on trouve dans la viande, la volaille et le poisson. Il est assimilé plus efficacement et en plus grand quantité que le fer qui provient des plantes (fer non héminique).

Fibres insolubles Composées des partie indigestes des plantes, les fibres insolubles donnent du volume aux selles et facilitent l'élimination. Elles donnent aussi une sensation de satiété. Sources : fruits et légumes, son de blé, céréales complètes.

Fibres solubles Formant une masse gélatineuse autour des particules alimentaires, les fibres solubles ralentissent la digestion comme l'assimilation, et empêchent l'absorption du cholestérol. La pectine et le bêta-glucane sont deux types de fibres solubles qui permettent d'abaisser le taux de cholestérol sanguin. Enfin, les fibres solubles aident à traiter la diarrhée et, peut-être, à réguler les taux de glucose sanguin. Sources : pommes, orge, haricots et lentilles, agrumes, pois secs, lin, avoine, psyllium.

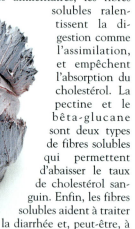

Fructo-oligosaccharides (FOS) Glucides non digestibles qui favoriseraient la croissance de bonnes bactéries et diminueraient la quantité de toxines produites par la flore intestinale. Sources : artichaut, asperge, banane, ail, oignon, topinambour.

Génistéine Isoflavone puissant dont l'activité est semblable à celle des œstrogènes. La génistéine pourrait faciliter l'équilibre hormonal, réduire le risque de cancer hormono-dépendant (cancer de la prostate), prévenir la mastodynie et le syndrome prémenstruel. On la trouve surtout le soja et ses dérivés.

Glucides complexes Les fibres et les amidons des légumineuses, des céréales et des légumes sont des glucides complexes. Un régime qui en renferme suffisamment peut offrir une protection contre les maladies cardio-vasculaires et améliorer le taux de glucide sanguin. Fruits, céréales, légumineuses, pommes de terre en sont de bonnes sources.

Glucose Sucre simple (monosaccharide), utilisé directement par l'organisme comme source d'énergie. La concentration de glucose dans le sang est régulée par plusieurs hormones, dont l'insuline.

Gluten Fraction des protéines de l'orge, du sarrasin, de l'avoine, du blé et du seigle. Les personnes atteintes de maladie cœliaque, une intolérance alimentaire au gluten, doivent éviter les céréales et les aliments qui en contiennent.

Glycogène Forme de glucose stocké dans le foie et les muscles, que l'organisme met en réserve lorsqu'il absorbe plus de glucose qu'il ne lui en faut pour satisfaire ses besoins immédiats en énergie. Le glycogène peut être décomposé rapidement et libéré dans le sang à la demande.

Goitrogène Substance présente dans certains aliments et qui peut empêcher l'absorption de l'iode et ralentir la fonction thyroïdienne. On en trouve dans le navet, le chou et les radis, surtout consommés crus.

HDL, voir Lipoprotéines.

Hémoglobine Pigment contenant du fer, présent dans les globules rouges qui transportent l'oxygène à toutes les cellules du corps.

Hespéridine Flavonoïde que l'on trouve dans les agrumes (fruits et jus), l'hespéridine peut renforcer les parois des vaisseaux capillaires.

Histamine Substance chimique présente dans les défenses immunitaires qui est libérée en grande quantité dans l'organisme en cas de réaction allergique, provoquant démangeaisons, enflures, éternuements et problèmes respiratoires.

Homocystéine Composé qui résulte de la décomposition de la méthionine. L'homocystéine est un acide aminé essentiel ; quand elle atteint des concentrations élevées dans le sang, les risques d'athérosclérose augmentent. Les chercheurs ont découvert que plusieurs vitamines B – en particulier l'acide folique, et les vitamines B_6 et B_{12} – peuvent aider à faire baisser le taux d'homocystéine.

Hormones Messagers chimiques sécrétés par les glandes endocriniennes et qui déclenchent diverses activités du corps, dont la croissance, le développement et la reproduction.

Hydrogénation Procédé industriel permettant de solidifier les huiles fluides. Mais l'hydrogénation crée des acides gras « trans » qui augmentent le risque de maladie cardio-vasculaire.

Indoles Partiellement responsables du goût prononcé des crucifères, les indoles sont des phytonutriments soufrés de la famille des glucosinolates. Ils stimuleraient les enzymes capables de combattre le cancer.

Indole-3 carbinol Phytonutriment de la famille des glucosinolates, l'indole-3 carbinol est particulièrement abondant dans le brocoli et les autres crucifères. Il protégerait des cancers hormono-dépendants, comme le cancer du sein.

Insuline Hormone qui régule le mécanisme des glucides.

Isoflavones Phyto-œstrogènes présents dans le soja et ses dérivés, qui ont une légère action œstrogène. Les principales isoflavones sont la génistéine et la daidzéine. Les isoflavones du soja font actuellement l'objet d'études concernant leur action bénéfique sur certains symptômes de la ménopause. Elles pourraient protéger contre les fractures liées à l'ostéoporose, la maladie d'Alzheimer, l'hypercholestérolémie et les cancers hormono-dépendants (sein et prostate).

LDL, voir Lipoprotéines.

Lécithine Phospholipide qui est l'un des constituants des membranes cellulaires et des lipoprotéines. La lécithine, un émulsifiant naturel, aide à stabiliser le cholestérol dans la bile. On en trouve dans le soja et le jaune d'œuf. Ce n'est pas un nutriment essentiel, car elle est synthétisée par le foie.

Lentinane Polysaccharide (composé de glucides) extrait du champignon shiitake, qui augmenterait l'immunité et protégerait contre le cancer, l'hypertension et l'hypercholestérolémie.

Lignanes Phyto-œstrogènes présentant une faible action œstrogénique. Ils pourraient exercer des effets antitumoraux et une activité antimicrobienne. Ils soulageraient les symptômes prémenstruels et protégeraient de l'ostéoporose. Sources alimentaires : graines de lin, soja, céréales complètes.

Limonène Huile que l'on retrouve dans la peau des citrons, des limes et des oranges. Ce phytonutriment fait l'objet d'études portant sur sa capacité à inhiber des tumeurs et à protéger des maladies pulmonaires.

Lipide Substance grasse composée d'hydrogène, de carbone et d'oxygène. Les lipides sont insolubles dans l'eau. Sur le plan chimique, ils regroupent les graisses, les acides gras, le cholestérol, les huiles et les cires.

Lipoprotéines Molécules constituées par l'association de protéines et de lipides, qui véhiculent les lipides insolubles dans le sang (triglycérides, cholestérol). On distingue les lipoprotéines de basse densité ou LDL (*low-density lipoproteins*) et celles de haute densité ou HDL (*high-density lipoproteins*). Les premières ou « mauvais » cholestérol transportent le cholestérol vers les cellules, où il participe à la constitution des membranes cellulaires ; des taux élevés de LDL accompagnent les maladies cardiaques et l'athérosclérose, car ce cholestérol s'accumule sur les parois artérielles. Les lipoprotéines de haute densité (HDL) ou « bon » cholestérol favorisent l'épuration des lipoprotéines riches en triglycérides et le retour du cholestérol dans le foie, où il est détruit, contrebalançant ainsi l'action des LDL.

Lutéine et zéaxanthine Pigments caroténoïdes que l'on retrouve dans les végétaux de couleur vive, en particulier jaunes, orange ou verts. On associe la lutéine et la zéaxanthine à un risque diminué de dégénérescence maculaire et de cataracte. Sources de lutéine : légumes à feuilles vert foncé (épinards, cresson, feuilles de chou vert, chou frisé), maïs, jaune d'œuf. Sources de zéaxanthine : légumes verts, poivrons rouges, maïs.

Lycopène Puissant antioxydant qui donne leur couleur rouge à certains aliments, le lycopène est abondant dans la tomate et les produits à base de tomate (sauce, ketchup). Selon différentes études, le lycopène aurait un effet protecteur contre le cancer de la prostate, le cancer du poumon et les maladies cardiaques.

Macronutriments Les aliments fournissent deux types d'éléments essentiels : les macronutriments et les micronutriments. Glucides, protéines, graisses et eau sont les principaux macronutriments. Avec les micronutriments, ils participent à la bonne santé du corps et à son bon fonctionnement.

Métabolisme Terme recouvrant les réactions biochimiques nécessaires pour maintenir la vie, dont la libération d'énergie à partir des aliments.

Métabolisme basal Énergie requise par l'organisme pour maintenir les processus vitaux 24 heures.

Micronutriments Vitamines et minéraux présents en petites quantités dans les aliments. Ce sont des nutriments essentiels non caloriques. Ils sont indispensables à la croissance, au développement et à la santé. Les micronutriments facilitent les réactions chimiques vitales tout en les régulant, et participent à tous les processus organiques : par exemple, ils contribuent au métabolisme énergétique, transmettent les influx nerveux et aident à combattre les infections.

Mono-insaturés (acides gras) Acides gras dont la chaîne d'atomes de carbone comporte une double liaison. On les retrouve dans les huiles d'olive, de colza et d'arachide, dans certaines margarines, dans l'avocat, les noix et les noisettes. Les acides gras mono-insaturés, qui sont bons pour le cœur, ne sont pas facilement endommagés par l'oxydation, aussi n'ont-ils pas tendance à encrasser les artères comme les acides gras saturés et les acides gras « trans ». Remplacer ces derniers par des gras mono-insaturés aura pour effet d'abaisser les taux de cholestérol LDL. Les acides gras mono-insaturés sont la marque du régime méditerranéen avec lequel on observe une incidence moindre de maladies cardio-vasculaires et de cancer.

Monoterpènes Famille de phytonutriments à laquelle appartient le limonène. On étudie actuellement leur capacité à détoxifier les agents carcinogènes et à améliorer le taux de cholestérol sanguin. Sources alimentaires : cerises, agrumes, cumin, aneth, menthe.

Neurotransmetteurs Substances chimiques émises par les terminaisons des cellules nerveuses (neurones), qui transmettent des messages d'une cellule à une autre.

Nitrates Composés chimiques contenant de l'azote, qui existent à l'état naturel dans certains aliments. On s'en sert comme conservateurs dans les charcuteries. On les retrouve également dans les engrais.

Nitrites Comme les nitrates, les nitrites sont utilisés comme conservateurs pour la viande. Ils peuvent aussi être produits par l'organisme à partir des nitrates présents dans la nourriture, par l'intermédiaire des bactéries du tube digestif.

Nitrosamines Substances formées dans le corps par interaction entre les nitrites et les amines. Elles pourraient favoriser l'apparition des cancers.

Oligoéléments Minéraux indispensables à l'organisme, où ils sont présents en quantité infinitésimale. Parmi eux figurent le magnésium, le fer, le cuivre, l'iode, le manganèse, le sélénium, etc.

Oméga-3, voir Acide linolénique.

Oméga-6, voir Acide linoléique.

Oxalates Composés sur lesquels se fixent le calcium, le fer et le zinc, ce qui freine l'assimilation de ces minéraux. Ils peuvent favoriser la formation de calculs rénaux chez les personnes prédisposées. Sources alimentaires : épinards, bette, rhubarbe, fraises, chocolat.

Oxydation Réaction chimique au cours de laquelle une substance se combine à l'oxygène.

Pectine Substance glucidique gélifiante contenue dans de nombreux végétaux, la pectine est une fibre soluble qui aide à abaisser le niveau de cholestérol LDL nocif pour les artères. La pectine peut aussi être utile contre la diarrhée et le diabète. Sources alimentaires : pomme, abricot, banane, carotte, figue, kiwi.

Péristaltisme Contractions musculaires en vagues qui permettent le transit des aliments et des liquides à travers le système digestif.

Phénylcétonurie Maladie due à l'impossibilité pour l'organisme de transformer un acide aminé, la phénylalanine, parce qu'il lui manque les enzymes nécessaires. Les personnes qui en souffrent doivent éliminer la phénylalanine de leur alimentation, en particulier l'aspartame.

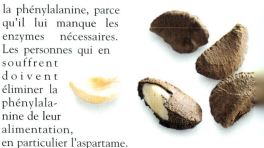

Phytonutriment Substance chimique présente à l'état naturel dans les plantes. Beaucoup offrent une protection contre différentes maladies.

Phyto-œstrogène Composé chimique que l'on retrouve dans les plantes et qui a une activité semblable à celle des œstrogènes. Les phyto-œstrogènes diminueraient le risque de cancers hormono-dépendants et soulageraient les symptômes de la ménopause. Les deux principales classes de phyto-œstrogènes sont les isoflavones et les lignanes. Sources alimentaires : haricots secs et soja.

Plaquettes Petites particules sanguines en forme de disque, produites par la moelle osseuse et transportées dans le sang. Elles sont nécessaires à la coagulation sanguine.

Polyinsaturés (acides gras) Acides gras dont la chaîne d'atomes de carbone comporte plusieurs doubles liaisons. Une alimentation riche en acides gras polyinsaturés et pauvre en acides gras saturés peut réduire le risque cardio-vasculaire. On les trouve dans beaucoup d'huiles végétales (soja notamment). S'ils sont hydrogénés, ces acides gras s'apparentent à des acides gras saturés et ont alors des effets nocifs sur le cholestérol sanguin.

Polyphénols Phytonutriments qui appartiennent à une classe d'antioxydants dont on étudie actuellement les effets potentiels sur la suppression de la croissance tumorale, la détoxification des carcinogènes, la diminution du risque d'accidents vasculaires cérébraux (AVC), la prévention du dépôt de plaques d'athérome dans les artères. Sources alimentaires : fruits, légumes, thé, vin rouge.

Prostaglandines Substances chimiques ressemblant aux hormones. Les prostaglandines participent à de nombreux processus biologiques : réactions d'hypersensibilité (allergie), agrégation plaquettaire (coagulation sanguine), inflammation, sensibilité à la douleur, contraction des muscles lisses.

Protéines complémentaires Protéines dont l'association permet de corriger des déficits en acides aminés essentiels. Par exemple, les céréales sont riches en méthionine, mais pauvres en lysine, que l'on trouve en abondance dans les haricots secs, les cacahouètes et d'autres légumineuses, déficitaires par ailleurs en méthionine. En combinant céréales et légumineuses, on obtient des protéines de bonne qualité nutritionnelle.

Protéine complète Contient tous les acides aminés essentiels. Les aliments d'origine animale procurent des protéines complètes. À l'inverse, les protéines végétales sont déficitaires en un ou plusieurs acides aminés essentiels.

Purines Composés dont la dégradation dans l'organisme produit de l'acide urique. On en trouve dans les abats. La caféine du thé et du café, la théobromine du chocolat et la théophylline du thé sont de la même famille. Les personnes sujettes à la goutte et aux calculs rénaux devraient éviter les aliments riches en purines.

Pyridoxine Vitamine du groupe B (B_6). Cette vitamine est essentielle au métabolisme des protéines et à la production des globules rouges. Elle est importante pour la santé du système nerveux et du système immunitaire. Sources alimentaires : viande, poisson, céréales complètes, avocat, banane, pomme de terre.

Quercétine Puissant flavonoïde relié à une diminution du risque de cancer, de maladie cardio-vasculaire et de cataracte. Bonnes sources alimentaires : oignon rouge, pomme, raisin noir, vin rouge, baies et petits fruits rouges.

Radicaux libres Molécules instables qui sont le produit du métabolisme ou le résultat de la pollution de l'environnement, comme la fumée de cigarette. Les radicaux libres créent un stress oxydatif. En excès, ils entraînent le vieillissement cellulaire précoce et le déclenchement de nombreuses maladies.

Resvératrol Phytonutriment particulièrement abondant dans la peau des grains de raisin noir. Le resvératrol fait actuellement l'objet d'études pour son effet potentiel sur l'amélioration des taux de cholestérol, la prévention de l'athérosclérose, la diminution des risques d'accident vasculaire cérébral (AVC) et de cancer.

Saccharose C'est le sucre de table, composé de glucose et de fructose. On l'obtient à partir de la betterave à sucre ou de la canne à sucre. On en trouve aussi dans le miel, les fruits et les légumes.

Salicylates Composés parents de l'acide salicylique. Les salicylates sont utilisés dans la fabrication de l'aspirine et d'autres analgésiques et comme agents de conservation. Les salicylates qui se trouvent à l'état naturel dans les fruits ou les légumes peuvent produire des réactions allergiques chez les sujets sensibles à l'aspirine.

Salmonelle Bactérie qui est une cause fréquente d'empoisonnement alimentaire.

Saturés (acides gras) Acides gras dont la chaîne d'atomes de carbone ne comporte pas de double liaison. Surtout d'origine animale (viande, volaille, produits laitiers entiers) mais aussi végétale (huiles de palme ou de coprah). On leur impute une augmentation du risque de maladies cardiaques, de certains cancers et d'autres maladies.

Sérotonine Neurotransmetteur qui facilite le sommeil et régule de nombreux processus biologiques, comme la perception de la douleur et la sécrétion des hormones hypophysaires.

Sulforafane Composé soufré qui augmenterait l'activité des enzymes anticancérogènes, réduirait la croissance des tumeurs, empêcherait les carcinogènes de déclencher un cancer et lutterait contre les cancers hormono-dépendants. Sources alimentaires : brocoli et chou.

Sulfure d'allyle Composé soufré de l'ail, de l'oignon, du poireau et de l'échalote. Il diminue le risque de maladies cardiaques, stimule le système immunitaire et pourrait combattre le cancer.

Tanins Aussi appelés proanthocyanidines, les tanins détoxifieraient les carcinogènes et neutraliseraient les radicaux libres nocifs. Les tanins des canneberges et des airelles protégeraient des infections urinaires. Mais ils réduisent la biodisponibilité du fer.
Sources alimentaires : mûres, myrtilles, canneberges, raisin noir, lentilles, thé et vin.

Toxine Toute substance qui peut causer un effet indésirable dans l'organisme.

Triglycérides Forme la plus courante des graisses alimentaires et des graisses corporelles. Il existerait un lien entre un taux élevé de triglycérides sanguins et le risque de maladies cardio-vasculaires. L'activité physique réduit le taux des triglycérides sanguins, tandis que la consommation de graisses et d'alcool l'accroît.

Trygonelline Substance présente dans de nombreux végétaux dont le café, est précurseur de la vitamine B_3 ou niacine.

Tryptophane Acide aminé essentiel, converti par le corps en vitamine B_3 ou niacine, un autre acide aminé. Le tryptophane stimule la production de sérotonine, neurotransmetteur essentiel à la santé mentale. Les glucides stimulent l'assimilation du tryptophane et son utilisation par le cerveau.

Vitamines du groupe B Elles ne sont pas apparentées chimiquement. Pourtant, on les retrouve souvent dans les mêmes aliments et leurs rôles se ressemblent : elles permettent notamment aux enzymes d'accomplir leurs tâches pour libérer de l'énergie à partir des lipides, des glucides et des protéines.

Zéaxanthine, voir Lutéine et zéaxanthine.

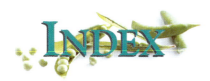

Les chiffres en **gras** renvoient aux pages où le sujet est développé ; les chiffres en *italique* renvoient aux encadrés et légendes.

A

Abats, **11**, *11*, 34
   anémie, 36
Abeilles, 44, 251, 253
Abricot, **12**
   bioflavonoïdes, 57
   noyau, *12*
Abricots secs, 114
Accident ischémique transitoire (AIT), 13, *13*, 175
Accident vasculaire cérébral (AVC), **12-14**, 79, 248
   aliments fonctionnels, 27
   athérosclérose, 48
   bière, 56
   dépression, 129
   diabète, 132
   fruits, 175
   hypertension artérielle, 206
   maladie d'Alzheimer, 32
   obésité, 272
   suppléments vitaminiques, 364
   thé, 369
   vin, 382
Acide acétique, 383
Acide alpha-linolénique (ALA), *voir* Acides gras oméga-3
Acide ascorbique, *voir* Vitamine C
Acide benzoïque, 17, *18*
Acide citrique, 16
   boissons gazeuses sucrées, 66
Acide cyanhydrique, 109
Acide docosahexaénoïque (DHA), 33, 397
Acide domoïque, 126
Acide eicosapentaénoïque (EPA), 398
Acide ellagique, 396
   fraise, 164
   framboise, 165
   grenade, 184
   mûre, 264
   noix et autres fruits secs oléagineux, 270
   raisin, 323
Acide férulique, 35
Acide folique, *393*, 390
   alcoolisme, 23
   algues, 31
   alimentation du bébé, 63
   ananas, 35
   anémie, 37
   apport maximal tolérable (AMT), 365
   arachide, 39
   artichaut, 44
   asperge, 46
   athérosclérose, 49
   avocat, 50
   avoine, 51
   betterave, 54
   bière, 56

brocoli, 70
cancer, 75, *75*, 76
céleri-branche, 83
céréales pour petit déjeuner, 87
châtaigne, 98
choux, 102, 104
colite ulcéreuse, 110
concombre, 112
courge, 114, 115
courgette, 115
cresson, 122
endive, 143
épinard, 147
fenouil, 158
fraise, 164
framboise, 165
germe de blé, 179
goyave, 184
grossesse, 186, 188
laitue et autres salades, 225
légumes, 233
maladie d'Alzheimer, 33
maladies cardio-vasculaires, 81
ongles, 284
panais, 293
papaye, 293
poireau, 307
stérilité et hypofertilité, *360*, 360
supplément, 365
tomate, 372
vieillesse, 331
voir aussi Vitamine B$_9$
Acide gamma-aminobutyrique, *voir* GABA
Acide gamma-linolénique (GLA), 43, 106
Acide gastrique, 135
Acide glutamique, 89
Acide lactique
   crampes, 116
Acide linoléique, *voir* Acides gras oméga-6
Acide oléique, 396
Acide oxalique
   bette, 53
   épinard, 147
   fraise, 164
   framboise, 165
   rhubarbe, 336
Acide pantothénique, *390*, 393
Acide phénolique, 75
   pamplemousse, 292
   poivron, 312
Acide phosphorique
   boissons gazeuses sucrées, 66
Acide phytique
   riz, 341
   son, 353
Acide tartrique
   bonbons, 67
Acide urique, 325, 396
   abats, 11
   goutte, 182
Acides aminés, *275*, 319, 396

Acides chlorogéniques, 35, *54*, *110*, 337, 338
Acides gras, 200, 228-232
Acides gras essentiels, *228*, **287-288**
   noix et autres fruits secs oléagineux, 270
   syndrome de fatigue chronique, 157
Acides gras insaturés
   mono-insaturés, 39, 50, 55, 80, 81, 230, 281
   polyinsaturés, 55, 80, 81, 106, 230, 307, *315*
Acides gras oméga-3, 27, 92, 229-232, **287-288**, 396
   accident vasculaire cérébral, 13
   Alzheimer (maladie d'), 33
   arthrite/arthrose, 43
   asthme, 47
   athérosclérose, 49
   cancer de la prostate, 317
   cholestérol, 94
   crustacés et fruits de mer, 124
   dépression, *1-30*
   escargot, 148
   goutte, 183
   graines de lin, 240
   hémorragie, 196
   huiles, 201
   lapin, 227
   maladies cardio-vasculaires, 80
   maladies du foie, 164
   noix et autres fruits secs oléagineux, 270
   pesticides, 300
   poisson, 308
   problèmes circulatoires, 106
   rhume des foins, 336
   surgélation, 310
   système immunitaire, 367
Acides gras oméga-6, 59, 229-232, **287-288**, 396
   arthrite/arthrose, 43
   lapin, 227
   système immunitaire, 367
Acides gras oméga-9
   huile d'olive, 283
Acides gras saturés, 49, 54-55, 59, 79, 93, 97, 230, 239, 270, 274, 344, 384
Acides gras « trans », 55, 80, 93, 178, 232, 396
Acné, **14-15**
   cresson, 122
   sucre, 360
Actinidine
   kiwi, 221
Additifs, **16-18**
   arthrite/arthrose, 44
   charcuteries et viandes fumées, 96
   hyperactivité, 205
   plats cuisinés et aliments préparés, 304
   sauces prêtes à l'emploi, 344
Adipocytes, 229, 396
ADN, 319, 396
   cancer, 76
   OGM, 278-280
Adolescence, 149, 152
   acné, 14-15
   anorexie, 37
   collations, 110
   eaux sucrées gazeuses, 66
   fromage, 174

   lait, 224
   maladies de la thyroïde, 371
   mononucléose, 262
   os, 285
   poids insuffisant, 305
   sexualité, 239
   sommeil, 354
   végétalisme, 387
Adrénaline, 356
   hypertension artérielle, 206
Aflatoxine, 39, 396
   noix et autres fruits secs oléagineux, 271
Agar-agar, *17*
Agneau/Mouton, **15**
Agrumes, 175
   alimentation du bébé, 65
   asthme, 47
   bioflavonoïdes, 57
   cancer, 76
   peau, *243*
   reflux gastro-œsophagien, 323
   tuberculose, 375
Aiglefin, *310*
Ail, **19-20**
   accident vasculaire cérébral (AVC), 13
   cancer, 76
   herpès, *199*
   hypertension artérielle, 207
   pesticides, 300
   problèmes circulatoires, *105*
   système immunitaire, *367*
Airelle
   infections urinaires, 378
Akènes
   figue, 162
   fraise, 164
Alcool, **20-23**
   accident vasculaire cérébral (AVC), 14
   Alzheimer (maladie d'), 34
   antioxydants, 40
   arthrite/arthrose, 44
   bière, 54-56
   calculs biliaires, 74
   cancer, 75, 317
   chardon-Marie, 203
   cheveux et cuir chevelu, 98
   cirrhose, 106
   crise de foie, *163*
   Crohn (maladie de), 123
   dépression, 130
   épilepsie, 147
   gastro-entérite, 178
   grossesse, 186
   hépatite, 197
   hernie hiatale, 198
   herpès, 199
   hypertension artérielle, 206
   infections urinaires, 378
   interactions médicamenteuses, 214
   maladies cardio-vasculaires, 79
   maladies du foie, 163, 164
   migraine et céphalées, 261
   mononucléose, 262
   reflux gastro-œsophagien, 324
   sexualité, 210, 239, 360
   sommeil, 354
   stress, 357
   syndrome de fatigue chronique, *157*
   troubles de l'humeur, 204
   troubles respiratoires, 335
   vin, 381-382

Alcoolisme, 23
anémie, 37
appétit (perte d'), 38
dents et gencives, 128
gastrite, 177
névralgie, 269
ulcère gastrique, 377
Algues, 31
acné, 14-15
additifs, 18
miso, *352*
nori, *31*
spiruline, 78
sushi, 363
wakame, 31
Alicaments, *voir* Aliments
fonctionnels
Aliments biologiques, 24-25
alimentation des bébés, 299
fruits, 176
œuf, 275
pesticides, 300
Aliments fonctionnels, 26-27
Aliments fumés, *voir* Fumaison
Aliments préparés, 304-305
Allaitement, 61
graines de lin, *240*
lipides, 228
maladies de la thyroïde, 371
pesticides, 298
végétalisme, 387
Allégés (produits),
voir Produits allégés
Allergie, 28-30
additifs, 18
agrumes, 285, 293
allaitement, 63
allergènes, 29, *30*
arachide, 39
artichaut, 44
asthme, 46
banane, 25
bonbons, 67
céleri-rave, 84
crustacés et fruits de mer, *124*
eczéma, *138*
fraise, 164
fromage, *173*
kiwi, 221
lait, 28, 221
légumineuses, 237
noix et autres fruits secs
oléagineux, 271
œufs, 276
OGM, 279
raisin, 323
rhume des foins, 336
sinusite, 349
système immunitaire, 366
tomate, 374
urticaire, 379
vinaigre, 383
Allicine, 19, 396
Aluminium
alcool, 21
Alzheimer (maladie d'), **32**, 33
café, *71*
perte de mémoire, 247
ustensiles en aluminium, 336
Amandes, 270, *271*,
voir aussi Noix et autres
fruits secs oléagineux
Ambroisie, 44, 47, *47*
asthme, *47*
rhume des foins, 336
Amibes, 177

Amidon, 189-191
additifs, 18
calculs biliaires, 74
châtaigne, 98
farine, 155
maïs, 242
pomme de terre, 314
sarrasin, 343
Amines, 56, 195
Amygdalines, 109, 268, 318
Amylase, 128
Analgésiques, 72, 348
interactions médicamenteuses,
215
Ananas, 34-35
goutte, *183*
Anaphylactique (choc), 28, 30,
47, 379
Anasarque, 107
Anchois, *310*
Andouille, 95
Andouillette, 95
Anémie, 35-37, 145
abats, 36
appétit (perte d'), 38
cresson, 122
Crohn (maladie de), 123
grossesse, 305
hémorragie, 197
maladie cœliaque, 108
ongles, 283
Aneth, 136, *203*
Anévrisme, 105
Angine de poitrine, 48, 79
Anhydride sulfureux, *17*, 18
abricot, 12
Anis étoilé (badiane), 143
Anorexie, 37-38, 68
adolescence, 37
cancer, 77
ostéoporose, 285
stérilité et hypofertilité, 359
Anovulation, 359
Anthocyanines, 57, 396
antioxydants, *42*
fraise, 164
grenade, 184
myrtille, 203, 265
orange, 284
raisin, 323
Antiacides, 376
interactions médicamenteuses,
215
sodium, 348
Antiarythmiques
interactions médicamenteuses,
215
Antiasthmatiques
interactions médicamenteuses,
215
Antibiotiques
abats (résidus), 11
acné, 15
infections urinaires, 378
interactions médicamenteuses,
215
résistance aux antibiotiques,
349, 177
yaourt, 395
Anticoagulants
interactions médicamenteuses,
215
Anticonvulsivants
acné, 14
interactions médicamenteuses,
215

Antidépresseurs, 129-130
Alzheimer (maladie d'), 34
interactions médicamenteuses,
215
Antihistaminiques, 379
Antihypertenseurs
interactions médicamenteuses,
215
Anti-inflammatoires
Alzheimer (maladie d'), 33
ananas, 34
gastrite, 177
intolérance au lactose, 222
Antioxydants, 40-42,
accident vasculaire cérébral
(AVC), 14
alcool, 21
Alzheimer (maladie d'), 34
arachide, 39
asperge, 46
athérosclérose, 49
avoine, 51
bière, 57
cancer, 75
cresson, 122
eczéma, 138
épinard, 147
fruits, 175
huile d'olive, 283
légumes, 233, *233*
maladies cardio-vasculaires, 80
myrtille, 265
nectarine et brugnon, 268
œuf, 275
piments, 302
pomme, 313
sarrasin, 343
sclérose en plaques, 346
système immunitaire, 367
tomate, 372
vue, 273
Aphrodisiaques, 239
chocolat, 101
safran, 144
Aphtes, *voir* Ulcérations buccales
Appellation d'origine
contrôlée (AOC), *171*
Appertisation, *voir* Stérilisation
Appétit
alcool, 21
cancer, 77
cresson, 122
dépression, 129
enfant, 149, 150
perte d'appétit, **38-39**, 106
rhume et grippe, 340
sida, 348
vieillesse, 330, 333
Arabica, *72*
Arachide, **39**, 237
allergie, 28, 138
Alzheimer (maladie d'), 34
huile, *231*
Aromates, **143-144**
Artériosclérose, *27*, 396
Arthrite, **43-44**
aliments fonctionnels, 26, 27
ananas, 35
céleri-branche, 83
cerise, 89
gingembre, 144
goutte, 182
névralgie, 269
oméga-3 et oméga-6, 288
Arthrose, **43-44**
gingembre, 181

obésité, 272
vieillesse, 331
Artichaut, **44**
Articulations, 182-183
arthrite/arthrose, 43
obésité, 272
Arythmie cardiaque
alcool, 23
anémie, 35
caféine, 72
Ascite, 107
Asparteme, 142
épilepsie, 147
phénylcétonurie, 251
Asperge, **44-46**
Aspirine, 260
abricot, 12
additifs, 18
asthme, 47
fièvre, 161
gastrite, 177
goutte, 183
hémorragie, 196
interactions médicamenteuses,
215
maladies des reins, 324
ulcère gastrique, 377
urticaire, 379
Asthénie
ginseng, 181
Asthme, 28, **46-48**, 334
additifs, 18
allaitement, 63
bioflavonoïdes, 58
camomille matricaire, 203
gelée royale, *253*
pesticides, 297
rhume des foins, 336
système immunitaire, 366
Athérome (plaque d'), 79,
191, 287
Athérosclérose, **48-49**, 324
accident vasculaire cérébral
(AVC), 12, 13
agneau, 15
huile d'olive, 283
impuissance, 210
maladies cardio-vasculaires, 79
problèmes circulatoires, 105
sucre, 361
Attaque cérébrale, *voir* Accident
vasculaire cérébral (AVC)
Aubépine, 203
Aubergine, *40*, 43, **49-50**, 194
Auto-immunes (maladies), 43, 36,
90, 131, 241, 366
Avocat, **50-51**, *232*
Avoine, **51**, 84, 85, 86, 352
accident vasculaire cérébral
(AVC), 13
arthrite/arthrose, 44
farine, 155
flocons d'avoine, 49
maladie cœliaque, 108
maladies cardio-vasculaires, 82
son, 81

B

Baby-blues, *130*
Bacon, 95
Ballonnements, 136
cannelle, 143

navet, 267
radis, 322
son, 353
syndrome de l'intestin irritable, 216
Banane, **52**
 diarrhée, *134*
 gastro-entérite, 178
 index et charge glycémiques, *213*
Banane plantain, 52
Barre énergétique, **52-53**, 111
Basilic, *203*
Bébé, **61-65**
 alimentation du bébé, 304
 banane, 25
 choix du sexe, *359*
 dents et gencives, 127, 128
 diarrhée, 133
 fièvre, 161
 gastro-entérite, 178
 ictère, 197
 intoxication alimentaire, 217
 jus de fruits et de légumes, *220*
 kiwi, 221
 maladies métaboliques, 251
 pesticides, 298
 poids insuffisant, 305
 pomme, 313
 riz, *342*
 soja, 350
 sommeil, 354
Benzodiazépines
 interactions médicamenteuses, *215*
Benzopyrène
 céleri-branche, 83
Béribéri, 341, 392
Bêta-amyloïde, 32
Bêtabloquants
 crampes, 117
 interactions médicamenteuses, *215*
Bêta-carotène, 388, 397
 abricot, 12
 acné, 15
 algues, 31
 Alzheimer (maladie d'), 34
 antioxydants, 40
 arthrite/arthrose, 43
 athérosclérose, 49
 banane, 25
 bette, 53
 brocoli, 70
 cancer, 75, *75*, 77
 carotte, 82
 cécité nocturne, 274
 cerise, 88
 choux, 102, 104
 concombre, 112
 courge, 114, 115
 courgette, 115
 cresson, 122
 eczéma, 138
 fruits, 175, 176
 grillades, 195
 haricot vert, 196
 huile, 225
 laitue et autres salades, 225
 légumes, 233
 maladies cardio-vasculaires, 80
 mangue, 244
 melon et pastèque, 246
 mémoire, 247
 nectarine et brugnon, 268
 pamplemousse, 292
 papaye, 293

patate douce, 210
pêche, 296
piments, 302
poivron 311
potiron, 316
pruneau, 318
Bêta-glucane, 27, 51, 397
Bêta-ionone, 180
Bétalaïne, 53
Bétanine, 53, 234
Bêta-sistostérol, 50, 397
Bette, 37, **53**
Betterave, 40, **53-54**, 360
 aliments biologiques, 25
 maladies cardio-vasculaires, 80
 produits allégés, 32
 sauces, 343, 344
 teneur en acides gras, *231*
Beurre, **54-55**
Beurre de cacahouètes, 39, 113
Beurre de cacao, 100, *231*
BHA, *voir* Butylhydroxyanisol
BHT, *voir* Butylhydroxytoluène
Bicarbonate, 117, 134, 233, 346
Bière, 20-23, **55-57**
 additifs, 16
 asthme, 47
 lactation, *61*
Bifidobactéries, 303
Bigarreau, 88
Bigorneau, *126*
Bile, 74, 197
 athérosclérose, 49
 cholestérol, 92
 problèmes de digestion, 135
Bilirubine, 163, 197
 calculs biliaires, 74
Biofeedback, 260, 377
Bioflavonoïdes, **57-58**, 176, 397
 accident vasculaire cérébral (AVC), 13
 Alzheimer (maladie d'), 34
 arachide, 39
 brocoli, 70
 cancer, 75, 76
 carotte, 82
 cassis, 83
 chocolat, 101
 cholestérol, 94
 choux, 102, 104
 citron, 107
 confitures et pâtes à tartiner, 113
 cresson, 122
 épinard, 147
 fraise, 164
 framboise, 165
 grillades, 195
 groseille, 185
 laitue et autres salades, 225
 légumes, 233
 maladies cardio-vasculaires, 79
 mandarine et clémentine, 243
 melon et pastèque, 246
 noix et autres fruits secs oléagineux, 270
 orange, 284
 pamplemousse, 293
 piments, 302
 poivron 312
 thé, 368, 369
 vin, 381
 vue, 273, 274
Bio, *voir* Aliments biologiques
Biotine
 appétit (perte d'), 38

cheveux et cuir chevelu, 99
 voir aussi Vitamine B$_8$
Biphényles polychlorés (BPC), 308
Biscuits, **178-179**
 additifs, 18
 dents et gencives, 128
 sel, 347
Blé (céréale), 84, 85, 86, 155, 289, 352
Blé (germe de), 14, *32*
Blé noir, *voir* Sarrasin
Blette, *voir* Bette
Bœuf, **58-60**
 encéphalopathie spongiforme bovine (ESB), 60
Boissons, 317, 324, 329, 335, 340, 346, 350, 378
 boissons gazeuses, 163, 178
 boissons gazeuses sucrées, 18, 32, **66-67**, 72, 73, 133, *213*, 262, 323
 boissons pour sportifs, *167*, 168, *213*
Boîtes de conserve
 intoxication alimentaire 217
Bonbons, **67-68**, 128,
 voir aussi Confiseries
Bore, 254, 397
 betterave, 54
Botulisme, 97, 120, 217
Bouche
 cancer de la bouche, *271*
 dents et gencives, 127-129
 ulcérations buccales, 376
Boudin
 blanc, 95
 noir, 37, 96
Bouffées de chaleur
 ménopause, 247
Bouillon, 134, 341, 358
Boulgour, 85
Boulimie, 38, **68-69**, 149
BPC, *voir* Biphényles polychlorés
Brioches, 380
Brocoli, 40, **69-70**, 238
 bioflavonoïdes, 57
 cancer, 75, 76
Broméline, 397
 ananas, 34, 35
 goutte, *183*
Bronchite, 58, 334
Bronchodilatateur, 47
Brugnon, **268**
Brûlures, **70**, 202
Burlat, 88
Butylhydroxyanisol (BHA), *17*, 18
Butylhydroxytoluène (BHT), *17*, 18

Cacahouète, *voir* Arachide
Cacao, 57, *204*,
 voir aussi Chocolat
Café, **71**, 73
 arthrite/arthrose, 44
 asthme, *47*
 bioflavonoïdes, 57
 brûlures, 70
 cancer, 78
 diabète, *132*

hernie hiatale, 198
maladies de la thyroïde, 372
mémoire, *247*
reflux gastro-œsophagien, 323
stérilité et hypofertilité, 359, 360
Caféine, **72-73**
 grossesse, 188
 hypertension artérielle, 206
 migraine et céphalées, 261
 sommeil, 354, 355
 ulcères gastriques, 377
Cafestol, 71
Caillots
 ail, 20
 alcool, 21
 ananas, 34
 athérosclérose, 48
 bière, 56
 bioflavonoïdes, 57
 gingko biloba, 203
 girofle, 144
 maladies cardio-vasculaires, 80
 ménopause, 248
 oméga-3 et oméga-6, 287
 problèmes circulatoires, 105
 raisin, 323
Calcium, 254, 256
 algues, 31
 apport maximal tolérable (AMT), 365
 asthme, 47
 avoine, 51
 bette, 53
 brocoli, 70
 caféine, 73
 cassis, 82
 chou, 102
 citron, 107
 crampes, 116
 cresson, 122
 crustacés et fruits de mer, 124
 dents et gencives, 127
 eaux sucrées gazeuses, 66
 enfant, 152
 fenouil, 158
 figue, 162
 fromage, 173
 glaces et sorbets, 182
 grossesse, 186
 haricot vert, 196
 hypertension artérielle, 207
 intolérance au lactose, 222
 lait, 222, 224
 laitue et autres salades, 225
 maladies des reins, 324, 325
 maladies du foie, 164
 ménopause, 248
 noix et autres fruits secs oléagineux, 270
 ostéoporose, 285
 poireau, 307
 raisin, 322
 régime amaigrissant, *328*
 riz, 341
 soja, 350
 végétalisme, 387
 vieillesse, 331
 vitamine D, 365
 yaourt, 395
Calculs, 164, 165, 336
 biliaires, **74**
 rénaux, 53, 158, 251, 324, 325
 urinaires, 147, 203
Calmar, 124, *126*
Calories, 305, 397
 alcool, 22

calories « vides », 273, 360
édulcorants, 142-143
pâtes, *295*
plats cuisinés et aliments
préparés, 304
poids insuffisant, 305
régime amaigrissant, 327
restauration rapide, 337
végétalisme, 387
Calvitie, 98
Camomille, 203, 355, 370
Campylobacter, 348
Canard, 384
Cancer, **75-78**
ail, 19, 20
alcool, 23
aliments fonctionnels, 26
allaitement, 63
anémie, 36
antioxydants, 40
appétit (perte d'), 38
bioflavonoïdes, 57
cancer de l'estomac, 41, 70,
76, 307
cancer de la bouche, *271*
cancer de la prostate, 27,
58, 76, 193, 316-317, 372
cancer du côlon, 27, 36, 59,
70, 193, 102, 104, 114, 195,
216, 342
cancer du foie, 39, 163
cancer du poumon, 41, 42, 122
cancer du sein, 23, 41, 63, 78,
102, 104, 248, *272*, 288, 382
cancer du tractus digestif, 136
cassis, 83
céréales, 85
champignons, 90
chocolat, 101
chou, 102
chou-rave, 104
choux de Bruxelles, 104
cresson, 122
dépression, 129
fibres, 159, 160
fruits, 175
gingembre, 180
glucides, 191
graines de lin, 240
huile d'olive, 283
ionisation des aliments, 219
laetrile, *12*
légumes, 234
melon et pastèque, 246
mûre, 264
navet, 267
nectarine et brugnon, 268
noix et autres fruits secs
oléagineux, 271
pâtes, *295*
persil, *203*
pesticides, 298
prévention, 51, 53
radis, 321
raisin, 323
soja, 350, 351
son, 352
stress, 356
suppléments vitaminiques, 364
thé, 369
tuberculose, 375
végétarisme, 386
vin, 382
Canne à sucre, 360
Canneberge, **78**
infections urinaires, 378

Cannelle, *136*, 143
Capsaïcine, 44, 144, 302
Cardamome, 144
Cardio-vasculaires (maladies),
11, 59, **79-83**
ail, 19
beurre et margarine, 54
acide folique, 365
alcool, 21
aliments fonctionnels, 26, 27
allaitement, 63
antioxydants, 40
arachide, 39
athérosclérose, 48
bière, 57
café, 71
céréales, 85
diabète, 131
fruits, 175
gâteaux et biscuits, 178
légumineuses, 236
lipides, 228
ménopause, 247
noix et autres fruits secs
oléagineux, 271
obésité, 272
oignon, 277
oméga-3 et oméga-6, 287
poisson, 307, 310
raisin, 323
régime méditerranéen, *92*
soja, 350
son, 352
suppléments vitaminiques, 364
thé, 369
tomate, 372
végétarisme, 386
vin, 381
vitamine B$_{12}$
Carie, 127-129
bonbons, 68
eaux sucrées gazeuses, 66
fromage, *171*
jus de fruits et de légumes, *220*
pomme, 313
pruneau, 318
sucre, 360, 361
vin, 382
Caroténoïdes, 82, 397
additifs, 18
antioxydants, 40
Carotte, **82**, 134, *213*
Carthame (huile de), 55, *231*
Carvi, 144
Caséine, 173, 224
Cassis, **82-83**, 112
Cassonade, 189, *191*, 360
Cataracte, 251, 273
Catéchine, 76, 368
Caviar, *310*
Cécité, 273
cécité nocturne, 203, 274
diabète, 131
galactosémie, 251
voir aussi Œil
Céleri-branche, **83**
Céleri-rave, **84**
Cellulose, 17, 190, 306, 317, 397
Céphalées, *73*, **260-262**, 249,
341, 374
Céphalosporines
interactions médicamenteuses,
215
Céréales, **84-86**, 154, 155
aliments biologiques, 25
Alzheimer (maladie d'), *32*

appétit (perte d'), 38
cancer, 77
dents et gencives, 128
fibres, 160
glucides, 191
index et charge glycémiques, *213*
lupus érythémateux, 241
maladies cardio-vasculaires,
81, 82
pain, 289
quinoa, 321
sarrasin, 343
sel, 347
son, 352
végétarisme, 385-387
Céréales pour petit déjeuner,
86-87
Cerise, 40, 57, **88-89**
Cervelle (abat), 11, 60
Cétones, 183, 190, 397
Cétose, 193
Chaconine, *118*
Champignon, **89-91**
Charcuteries **95-97**, 315
additifs, 18
asthme, 47
cholestérol, 93
conservation, 118
grossesse, *188*
sel, 347
Chardon-Marie, 198, 203
Châtaigne, **97-98**
Chaussons aux pommes, 380
Chélation, 43-44
Cheveux, **98-99**
chute de cheveux, 37
levure de bière, 238
Chewing-gum, 68, 128, 133, 163
Chicorées, 227
Chimiothérapie, 77, 99, 128, 181
Chips, 315, 347
Chitine, 89
Chlore, *140*, 256, 257
Chlorophylle, 18, 20, 233,
234, 397
Chlorure de sodium, *voir* Sel
Chocolat, **99-101**, *129*
acné, *14*
anémie, 37
caféine, 72, *73*
Cholestérol, **92-94**, 319
abats, 11
abricot, *12*
accident vasculaire cérébral
(AVC), 12-14
ail, 19
alcool, 21
algues, 31
aliments fonctionnels, 26
Alzheimer (maladie d'), 33
ananas, 35
arachide, 39
athérosclérose, 48
avocat, 51
avoine, 51
banane, 25
beurre et margarine, 54-55
café, 71
calculs biliaires, 74
charcuterie et viande fumée, 95
chocolat, 100
coing, 109
courge, 115
crustacés et fruits de mer, 124
diabète, 132
fibres, 160

fromage, 174
fruits, 176
gâteaux et biscuits, 179
glucides, 191
goyave, 184
graines de lin, 240
huile d'olive, 283
lait, 224
légumineuses, 236
lipides, 230
maladies cardio-vasculaires,
79, 81
maladies du foie, 163
mayonnaise, 245
noix et autres fruits secs
oléagineux, 271
œuf, 275, 296
oignon, 277
petit pois, 301
poire, 306
poireau, 307
pomme, 313
porc, 315
régimes pauvres en glucides,
193
riz, 342
sushi, 363
thé vert, 369
vin, 382
volaille, 384
Chorizo, 95
Chou, **101-102**, 163
Choucroute, 102
Chou-fleur, **102-104**
Chou frisé, 40
Chou palmiste nain, *317*
Chou-rave, **104**
Chou romanesco, 104
Choux de Bruxelles, 40, **104-105**
Chrome, 255, 256
alcool, *22*
bière, 56
chocolat, 100
diabète, *133*
Chyme, 135
Ciboulette, *203*
Cicatrisation, 203
Cimétidine
interactions médicamenteuses,
215
Ciprofloxacine
interactions médicamenteuses,
215
Circulation sanguine, 48, 51, 117
problèmes circulatoires, **105-106**
Cirrhose, **106-107**, 163, 164, 203,
251, 382
Citron, **107**
Citrouille, *voir* Potiron
Clémentine, **243**
Clou de girofle, *voir* Girofle
Clostridium botulinum, 16-18,
97, 217
Coco (huile de),
voir Coprah (huile de)
Cocos, 237
Codéine, 202
constipation, 114
interactions médicamenteuses,
215
Cœliaque (maladie), **107-108**,
136, 222
maïs, 242
riz, 342
sarrasin, 343
Coenzyme, 294, 397

406 INDEX

Cœur (abat), 11
Cœur (organe)
   excès de fer, 158
   cholestérol, 92
   maladies cardio-vasculaires, 80
   olive et huile d'olive, 281
Coing, **108-109**, 112, 178
Cola (boissons au), *337*
   diarrhée, 133
   voir aussi Boissons gazeuses sucrées
Colchicine, 183
Colique, 143
Colite ulcéreuse, **109-110**, 136, 303, 308
   syndrome de l'intestin irritable, 216
Collagène
   agneau, *15*
   pomme, 312
Collations, **110-112**, 152, 264, 312
Côlon
   cancer, 59, 70, 102, 104, *114*
   Crohn (maladie de), 123
   obstruction, 113
   syndrome de l'intestin irritable, 216
Colorants, 16-18, 67
Colostrum, 63
Colza (huile de), 55, *130*
   maladies cardio-vasculaires, 81
   OGM, 278, 279
   oméga-3 et oméga-6, *287*
   teneur en acides gras, *231*
Coma éthylique, *21*
Concombre, **112**
Confiseries, 18
Confiture, **112-113**
Congélation, 121, 126
Conjonctivite, 274
Conservateurs, 16-18, 96
Conservation des aliments, **118-121**
   ionisation, 219
Conserves, 121, 301, *347*
Constipation, **113-114**
   allergies, 28
   boulimie, 68
   diverticulite et diverticulose, 137
   fibres, 160
   hémorroïdes, *114*
   huile d'olive, 283
   mucoviscidose, 264
   pruneau, 318
   son, 353
   syndrome de l'intestin irritable, 216
   syndrome prémenstruel, 249
   vieillesse, 330
Contraception, 215, 261, 359
Convulsions
   épilepsie, 147
Coppa, 95
Coprah (huile de), *231*
Coquilles Saint-Jacques, *126*
Coriandre, 144, *203*
Cornichons, *347*
Corps gras, 228-232
Corticostéroïdes, 48,99, 392
   acné, 14
   colite ulcéreuse, 110
   ostéoporose, 285
Cortisone, *voir* Corticostéroïdes
Couperose, 106
Coups de soleil, 202

Coupure, 277
Courge, **114-115**
Courgette, 194, 358
Crabe, 124, *126*
Crampes, 144, 167, 216, 217, 249
Cresson, **122**, 227
Crétinisme, 371
Crétois (régime), *voir* Régime méditerranéen
Creutzfeldt-Jakob (maladie de), 60
Crevettes, 18, 124, *126*
Crise cardiaque, 51, 56, 92, 356
Crise de foie, *163*
Cristallin, 273
Crohn (maladie de), **123**, 136, *163*, 177, 303, 308
Croissance, 64, **149-152**
   Crohn (maladie de), 123, 124
   fromage, 174
   galactosémie, 251
   iode, 259
   lait, 224, 225
   pesticides, 298
Croissants, 380
Crucifères
   cancer, 76, 317
Crustacés, 43, **124-126**
Cryptoxanthine, 221
Cuir chevelu **98-99**
Cuisson des aliments, **118-121**, 234, 235
Cuivre, 31, 39, 41, 124, 251, 256, 258, 384
Cumin, 144
Curcuma, 144
Cyanidine, 89
Cyanure
   intoxication, 109
   laetrile, *12*
   nectarine et brugnon, 268
Cyclamates, 142
Cyclosporine, 241
Cynarine, 44
   endive, 143
Cystéine, *367*
Cystite, *voir* Urinaires (infections)

Date limite d'utilisation optimale (DLUO), 121
Datte, 114, **127**
Décaféiné, 71, 73, *113*
Décalcification, 193
Dégénérescence maculaire, 273, 274
   aliments fonctionnels, 27
   antioxydants, 41
   épinard, 147
   myrtille, *203*
   œuf, 275
   poisson, 308
Delirium tremens, 23
Démangeaisons
   additifs, 18
   allergies, 28
Démence sénile, 21, 129, 246, 350
   Alzheimer (maladie d'), 32
Densité osseuse, 286
Dents, **127-129**, 222
   appétit (perte d'), 38
   bébé, 65
   boissons gazeuses sucrées, 66

   bonbons, 68
   boulimie, 68
   girofle, 144
   pomme, 313
   sucre, 361
   vieillesse, 330
Dépression, **129-130**
   alcoolisme, 23
   appétit (perte d'), 38
   boulimie, 68, 69
   cancer, 77
   ginseng, 203
   libido, 239
   oméga-3 et oméga-6, 288
Dépression post-partum, *voir* Baby-blues
Dermatite séborrhéique, 98
Déshydratation, 120, 139, 146
   brûlures, 70
   diarrhée, 133, 134
   fièvre, 161
   intoxication alimentaire, 217
   mononucléose, 262
   rhume et grippe, 340
Dextrose, *191*, 360
DHA, *voir* Acide docosahexaénoïque
Diabète, **131-133**, 190, 324, 326
   crustacés et fruits de mer, 125
   accident vasculaire cérébral (AVC), 12
   aliments fonctionnels, 27
   allaitement, 63
   arachide, 39
   athérosclérose, 48
   avoine, 51
   bioflavonoïdes, 58
   cataracte, 273
   céréales, 85
   cheveux et cuir chevelu, 99
   confitures et pâtes à tartiner, 113
   épilepsie, 147
   fibres, 159, 160
   gâteaux et biscuits, 179
   germe de blé, *179*
   hypertension artérielle, 206
   hypoglycémie, 208
   impuissance, 210
   index glycémique, 211-213
   légumineuses, 237
   levure de bière, 238
   libido et sexualité, 240
   maladies cardio-vasculaires, 79, 81
   mucoviscidose, 264
   névralgie, 269
   obésité, 272
   oméga-3 et oméga-6, 288
   pâtes, 295
   pomme de terre, 314
   sel, *347*
   sucre, 360, 361
   végétarisme, 386
   vieillesse, 331
Dialyse, 326
Diarrhée, **133-135**
   allergie, 28
   banane, 25
   cassis, 83
   colite ulcéreuse, 109
   Crohn (maladie de), 123
   diverticulite et diverticulose, 137
   fièvre, 161
   gastro-entérite, 178
   intoxication alimentaire, 217

   jus de fruits et de légumes, *220*
   levure de bière, 238
   probiotiques, 303
   riz, 342
   sida, 348, *349*
   syndrome de l'intestin irritable, 216
Diastole, 206
Diète cétogénique, 147
Digestion
   ail, 20
   alcool, 21, 23
   coriandre, *203*
   Crohn (maladie de), 124
   curcuma, 144
   exercice, 166
   fenouil, 144, 158
   gastrite, 177
   hypoglycémie, 208
   intoxication alimentaire, 217-218
   melon et pastèque, 246
   menthe, *203*
   minéraux, 254
   mucoviscidose, 263
   origan, *203*
   petit pois, 301
   problèmes de digestion, **135-136**
   sida, 348
   stress, 356
   tisane, 370
   tomate, 374
   vieillesse, 330
Digitaline, 202
Digitaliques
   interactions médicamenteuses, *215*
Dinde, 384
Dioxines, *14*, 298
Diphénylisatine, 317, 318
Diurétiques
   crampes, 117
   eau, 139
   hypertension artérielle, 207
   interactions médicamenteuses, *215*
Diversification
   de l'alimentation, 62, 64
Diverticulite et diverticulose,136, **137**, 160, 352, 353
DLUO, *voir* Date limite d'utilisation optimale
Dolics, 237
Dopamine, 294
Douve du foie, 122

Eau, **139-141**
   cuisson à l'eau, 119
   eau de source, 141
   eau minérale, 64, 66, 141, *141*
Échinacée, *203*
Eczéma, **138**
Édulcorants, 66, **142-143**, 188
Électrolytes, 397
Embolie, *voir* Caillots
Emmanitol, 142
Emphysème, 58, 334
Émulsifiants, 16-18
Encéphalopathie spongiforme bovine (ESB), 60

INDEX 407

Endive, **143**
Endométriose, 250
Endorphines, 397
Endurance, 53, **166-169**
Énergie, 53, **145-146**
Enfants, **149-152**
  boissons gazeuses sucrées, 66
  bonbons, 67-68
  céréales pour petit déjeuner, 87
  collations, 110
  Crohn (maladie de), 123, 124
  fromage, 174
  hyperactivité, 205
  lait, 224
  lipides, 229
  maladies cardio-vasculaires, 80
  migraine et céphalées, *262*
  mononucléose, 262
  mucoviscidose, 263
  os, 285
  plats cuisinés et aliments
    préparés, 304
  poissons, 310
  restauration rapide, 338
  sommeil, 354
  steak haché, 60
  végétalisme, 387
  yaourt, 395
Engrais, 24, 297-300
Enzymes, 319, 320, 398
  maladies métaboliques, 251
  minéraux, 254
  pain, 289
  problèmes de digestion, 135
  thé, 368
EPA, *voir* Acide
  eicosapentaénoïque
Épaississant, 16-18, 181
Épeautre (farine d'), 155
Épices, 98, *136*, **143-144**
Épilepsie, **147**
Épinard, *40*, 37, **147-148**, 227
Épistaxis, *voir* Saignement de nez
Épizootie, 60
Équilibre alimentaire, **153-154**, *223*
Éritadénine, 90
Érythromycine
  interactions médicamenteuses,
    215
ESB, *voir* Encéphalopathie
  spongiforme bovine (ESB)
Escargot, **148**
Escarres, 305
Escherichia coli, 60, 83, 144,
  217, *218*
  grillades, *194*
  infections urinaires, 378
  jeunes pousses, 238
  restauration rapide, 338
  salades, *225*
Espadon, 310
Estomac
  brûlures, 330
  cancer, 41, 70, 76
  flatulences, 162, 163
  gastrite, 177
  hernie hiatale, 198
  reflux gastro-œsophagien,
    323-324
  ulcère gastrique, 376
Étiquetage, *30*, 275, 304, 333
  OGM, 280
Étouffée (cuisson à l'), 119
Excès de poids,
  voir Obésité
Exercice, **166-169**

F

Farine, **155-156**, 289
  conservation, 119
  farine complète, 119
  farines animales, 60
  glucides, 191
  index et charge glycémiques,
    213
Fast-food, *voir* Restauration rapide
Fatigue, 35, 37, 106, 116, 145,
  166, 181, 203, 239, 369, 395
Fatigue chronique (syndrome de),
  156-157
Favisme, 237
Féculents, 128, 157, *169*, 170,
  189-191, 321
Fenouil, 144, **157-158**, 163, 370
Fer, 145, *145*, 256, 258
  abats, 11
  alcool, *22*
  algues, 31
  anémie, 35
  assimilation (vitamine C), 351
  céréales pour petit déjeuner, 87
  chocolat, 100
  crampes, 116
  épinard, 147
  excès de, **158-159**
  grossesse, 188
  hémorroïdes, *114*
  légumineuses, 236
  libido et sexualité, 239
  maladies du foie, 163
  mémoire, 247
  menstruations, 250
  système immunitaire, 367
  ulcère gastrique, 377
  ustensiles en fer, 35
  végétalisme, 387
Fermentation, 56, 120
Ferments lactiques, 172
Fèves, *237*
Fibres, 84, **159-161**, 398
  cancer, 75, *75*
  céréales pour petit déjeuner, 87
  cholestérol, 94
  colite ulcéreuse, 109
  constipation, 113, 114
  Crohn (maladie de), 123
  diabète, 132
  diverticulite et diverticulose,
    137
  glucides, 190
  hernie hiatale, 198
  maladies cardio-vasculaires,
    81, 82
  pain, 290
  pâtes, 295, 296
  régime amaigrissant, 328
  régimes pauvres en glucides,
    193
  sclérose en plaques, 346
  sida, 349
  syndrome de l'intestin irritable,
    216
  vieillesse, 331, 332
Fibrinogène, 56
Fibromes, 250
Fibromyalgie
  millepertuis, 203
Fièvre, **161**, 203, 340
Figue, 114, **161**
Finastéride, 99

Flageolets verts, *237*
Flatulences, **162-163**
  aneth, *203*
  cannelle, 143
  fenouil, 144
  gingembre, *181*
  légumineuses, *236*, 237
  oignon, 277
  poireau, 307
  radis, 322
  son, 353
  syndrome de l'intestin irritable,
    216
Flavanes, 57
Flavanones, 57
Flavones, 57
Flavonols, 57
Flavonoïdes, *voir* Bioflavonoïdes
Fluor, 31, 54, 63, *127*, 256, 258
  dents et gencives, 127, 128
Foie (abat), 11
Foie (organe), **163-164**, 320
  alcoolisme, 23
  anémie, 37
  athérosclérose, 49
  calculs biliaires, 74
  cancer, 11, 39
  chardon-Marie, 203
  cholestérol, 92
  cirrhose, 106-107
  excès de fer, 158
  excès de protéines, 320
  hépatite, 197
Foie gras, 95
Folates, *voir* Acide folique
Forme physique, **166-169**
Four (cuisson au), 120
Four à micro-ondes (cuisson au),
  120, 122
Fraise, *40*, **164-165**
Framboise, *40*, **165**
Fringale, 11, 52, 68, 69, **170-171**,
  249, 250
Frites, *14*, 315, 337, *337*, 339
Froid (conservation par le), 121
Fromage, **171-175**
  asthme, 47
  conservation, 118
  dents et gencives, 128
  grossesse, *188*
  sel, 347
Fructose, 67, *191*, 253, 312, 360
Fruits, 154, **175-176**
  accident vasculaire cérébral,
    12, 14
  alimentation du bébé, *62*, 64
  aliments biologiques, *25*
  allergies, 30
  antioxydants, 40
  arthrite/arthrose, *43*
  asthme, 47
  calculs biliaires, 74
  cancer, 75, 77
  confitures et pâtes à tartiner, 112
  conservation, 118
  dents et gencives, 128
  enfant, 150
  fibres, 160
  glucides, 189
  index et charge glycémiques,
    213
  jus, 220
  maladies cardio-vasculaires, 82
  pesticides, 300
Fruits à coque, *voir* Noix et
  autres fruits secs oléagineux

Fruits de mer, **124-126**
  allergie, 30, 138
  conservation, 118
Fruits rouges, 76
Fruits séchés, *47*, 119, 128, 318
  constipation, 114
Fruits secs oléagineux, **270**, 287
  accident vasculaire cérébral
    (AVC), 13
  additifs, 18
  cancer, 77
  diverticulite et diverticulose, 137
  maladies cardio-vasculaires, 81
Fugu, *311*
Fumaison, 120, 241
  cancer, 76, 78

G

GABA (acide gamma-
  aminobutyrique), 98
Gastrite, 136, **177**, 383
Gastro-entérite, **177-178**, 181,
  217
Gâteaux et biscuits, **178-179**
Gélatine, 67, 319, 221
Gelée (produits en)
  conservation, 118
Gelée royale, *253*
Gelées, *voir* Confitures et
  pâtes à tartiner
Gélifiants, 16-18, 67
Gencives, **127-129**, 313
Genièvre, 144
Génistéine, 398
Germe de blé, **179-180**, 296
Germe de haricots,
  voir Légumes secs germés
Germe de luzerne,
  voir Légumes secs germés
Germe de soja,
  voir Légumes secs germés
Germination, 56
Ghreline, 328
Giardias, 177
Gibier, **180**
Gingembre, 144, *136*, **180-181**
Gingivite, 127, 128, 129
Gingko biloba, 34, 203, 247
Ginseng, **181**, 203, *239*
Girofle, 144
Glaces et sorbets, 18, 170,
  181-182
Glaucome, 58
Gliadine, 108
Glucides, 84, **189-191**
  betterave, 53
  dépression, 129, 130
  diabète, 132
  édulcorants, 142
  énergie, 146
  exercice, 167
  hypoglycémie, 208
  index glycémique, 211-213
  mémoire, 247
  produits allégés, 32
  régime amaigrissant, 327, 328
  stress, 357
Glucides complexes, 79, 97, 290,
  296, 321, 328, 341, 398
Glucides simples, 328
Glucose, 190, *191*, 360, 398
  algues, 31

408 INDEX

athérosclérose, 49
avoine, 51
bonbons, 67
collations, 110
crampes, 116
diabète, 131
hypoglycémie, 208
maladies cardio-vasculaires, 81
miel, 253
rétinopathie diabétique, 274
Glucosinolates, 70
Glutamate, 347, 358, *voir aussi*
   Monoglutamate de sodium
Glutathion, 46, 51
Gluten, 65, 85, 86, 98, 107-108,
   155, 295, 398
Glycémie, 51, 132, 211-213
Glycogène, 190, 398
   barre énergétique, 53
   crampes, 116
   maladies du foie, 163
Goitre, 26, 371
   iode, 259
Goitrogène, 398
Gombo, *voir* Okra
Gomme arabique
   bonbons, 67
Gomme de guar, 17
   athérosclérose, 49
Gorge (maux de), 340
   réglisse, 203
   thym, 203
Goûter, 86, *152*
Goutte, **182-183**, 325
   arthrite/arthrose, 43
   asperge, 46
   betterave, 53
   céleri-branche, 83
   cerise, 89
   fenouil, 158
   légumineuses, 237
   petit pois, 301
Goyave, **183-184**
Graines
   maladies cardio-vasculaires, 81
   oméga-3 et oméga-6, 287
Graines de lin, 99
Graisses
   accident vasculaire cérébral
      (AVC), 12-14
   agneau, 15
   arachide, 39
   athérosclérose, 48, 49
   aubergine, 50
   barre énergétique, 52-53
   calculs biliaires, 74
   cancer, 75, 77
   céréales, 84
   chocolat, 100
   colite ulcéreuse, 109
   diabète, 133
   exercice, 166
   fromage, 174
   gâteaux et biscuits, 178
   hypertension artérielle, 206
   lait, 224
   obésité, 272
   plats cuisinés et aliments
      préparés, 304
   poids insuffisant, 305
   produits allégés, 32
   syndrome de l'intestin irritable,
      216
   voir aussi Lipides
Graisses « trans »,
   voir Acides gras « trans »

Graisses hydrogénées, 113
Graisses insaturées,
   voir Acides gras insaturés
Graisses saturées,
   voir Acides gras saturés
Grenade, **184**
Grignotage, 329
Grillades, **194-195**
Griottes, 88
Grippe, 19, 334, **340-341**
Grippe aviaire, *384*
Grippe intestinale, 178
Groseille, 112, **185**
Groseille à maquereau, *185*
Grossesse, **186-188**
   alcoolisme, 23
   anémie, 36
   bioflavonoïdes, 57
   caféine, 72, 73
   calculs biliaires, 74
   collations, 110
   crampes, 116
   crustacés et fruits de mer, 125
   dents et gencives, 127
   diabète, *132*
   édulcorants, 142
   fringale, 170
   hémorroïdes, *114*
   herpès, 199
   hypertension artérielle, 206
   lipides, 228
   pesticides, 298
   pica, 170, *170*, 188
   poissons gras, 310
   reflux gastro-œsophagien, 323
   salmonellose, 276
   sel, 347
   sushi, 363
   végétalisme, 387
   vin, 382
   vitamine A, 389
Guar (gomme de),
   voir Gomme de guar
Guthrie (test de), 251

Haleine (mauvaise)
   ail, 19
   fenouil, 158
   oignon, 277
   poireau, 307
Hamburger, 60, 194, 337, *337*, 339
Hareng, *310*
Haricot
   haricot de soja, *352*
   haricot mungo (pousses de), 238
   haricot rouge, *213*
   haricot vert, **196**
Helicobacter pylori, 70
   ail, 19
   cancer de l'estomac, *377*
   gastrite, 177
   ulcère gastrique, 377
Hémochromatose, *36*, 158, 159
Hémoglobine, 398
   crampes, 116
Hémophilie, 58, 196
Hémorragie, 58, **196-197**
Hémorroïdes, *114*, 160, 353
Hépatite, 163, **197-198**
   chardon-Marie, 203
   cirrhose, 106

Herbes qui soignent, **202-203**
Herbicides, *297*
   OGM, 279
Hérédité
   acné, 14
   alcoolisme, 23
   allergie, 28
   Alzheimer (maladie d'), 32
   anémie, 36
   asthme, 46
   athérosclérose, 48
   calculs biliaires, 74
   cheveux et cuir chevelu, 99
   cholestérol, 92
   colite ulcéreuse, 109
   goutte, 182
   hémorragie, 196
   hypertension artérielle, 206
   lupus érythémateux, 241
   maladies cardio-vasculaires, 79
   maladies métaboliques, 251
   mucoviscidose, 263
   obésité, 272
   ulcère gastrique, 377
Hernie hiatale, 135, 198, 323
Herpès, **199**
Hespéridine, 58, 398
   antioxydants, *42*
Histamine, 398
Homard, 124, *125*, *126*
Homocystéine, 398
   acide folique, 365
   Alzheimer (maladie d'), 33
   athérosclérose, 49
   maladies cardio-vasculaires,
      81, *81*
Horloge interne, *355*
Hormones, 319, 398
   acné, 14
   algues, 31
   Alzheimer (maladie d'), 32
   appétit (perte d'), 38
   calculs biliaires, 74
   cheveux et cuir chevelu, 99
   cholestérol, 92
   fringale, 170
   hormones de croissance, 60
   hormones thyroïdiennes, 371
   hypertension artérielle, 206
   ménopause, 247-249
   minéraux, 254
   obésité, 272
   stérilité et hypofertilité, 359
   syndrome prémenstruel, 249
Horton (céphalée de), 261
Hot dog, 337, 339
Houblon, 56
Huiles, 14, 55, 78, 81, 92, 119,
   138, **200-201**, *225*, 245,
   287, 288, 383
Huîtres, 124, *125*, *126*
Hydrates de carbone,
   voir Glucides
Hydrogénation, *voir*
   Acides gras « trans »,
   Graisses hydrogénées
Hygiène alimentaire
   grossesse, *188*
   intoxication alimentaire,
      217-218
Hyperactivité, 67, **205**
   anorexie, 37
   oméga-3 et oméga-6, 288
   sucre, 360
Hypercholestérolémie,
   voir Cholestérol

Hypertension artérielle, 105,
   205-208, 324
   accident vasculaire cérébral
      (AVC), 12
   alcool, 23
   aliments fonctionnels, 26
   Alzheimer (maladie d'), 33
   athérosclérose, 48
   goutte, 183
   maladies cardio-vasculaires, 79
   maladies des reins, 326
   obésité, 272
   oméga-3 et oméga-6, 287
   sel, 257, 347
   sucre, 360
   végétarisme, 386
   vin, 382
Hyperthyroïdie, 371
Hypertrophie bénigne
   de la prostate (HBP),
   316, 324
Hypofertilité, **359-360**
Hypoglycémie, 23, *170*, **208**
Hypothyroïdie, 350, 371

Ibuprofène, 161, 260
   ulcère gastrique, 377
Ictère
   du nouveau-né, 197
   voir aussi Jaunisse
Igname, **209-210**
Iléon, 123
Iléostomie, 123
IMAO, *voir* Inhibiteurs de
   la monoamine oxydase
Immunodéficience
   crustacés et fruits de mer,
      125
   gastro-entérite, 178
   intoxication alimentaire,
      217
   ionisation des aliments, 219
   salmonellose, 276
   sushi, 363
   zona, 395
Impuissance, 203, **210**
Index glycémique, **211-213**
Indice de masse corporelle
   (IMC), *273*
Indice ORAC, *40*, 368
Indigestion, 38
   allergie, 28
   cardamome, 144
Indole-3-carbinol, 102, 398
Indoles
   brocoli, 70
   cancer, 75
   chou, 102
   chou-fleur, 104
   chou-rave, 104
   choux de Bruxelles, 104
   légumes, 234
   navet, 267
Infarctus, 79
   alcool, 21
   athérosclérose, 48
   diabète, 132
   hypertension artérielle,
      206
   noix et autres fruits secs
      oléagineux, 271

INDEX 409

Infections sexuellement transmissibles (IST), voir Maladies sexuellement transmissibles (MST)
Infusion, voir Tisane
Inhibiteurs de l'ECA
  interactions médicamenteuses, 215
Inhibiteurs de la monoamine oxydase (IMAO), 95
  datte, 127
  dépression, 130
  fromage, 173
  interactions médicamenteuses, 214, 215
  levure de bière, 238
Inhibiteurs de la pompe à protons, 324
Inhibiteurs sélectifs du recaptage de la sérotonine (ISRS), 130
Insecticides, 297
  OGM, 280
Insomnie
  café, 71, 72
  ginseng, 181
  ménopause, 247
  millepertuis, 203
Instinctothérapie, 345
Insuffisance rénale, 326
  diabète, 131
Insuline, 192, 255, 399
  alcoolisme, 23
  bonbons, 67
  diabète, 131, 132
  hypoglycémie, 208
Interactions médicamenteuses, 203, **214-215**
  Alzheimer (maladie d'), 34
  dépression, 130
  hémorragie, 196
  sida, 349
  vieillesse, 333
  alcool, 20
Interféron, 203
Intestin
  Crohn (maladie de), 123
  diverticulite et diverticulose, 137
  flatulences, 162, 163
  fraise, 164
  gastro-entérite, 177-178
  intolérance au lactose, 222
  mucoviscidose, 263
  probiotiques, 303
Intestin irritable (syndrome de l'), **216**
Intolérance alimentaire, 28-30
  diarrhée, 134, 135
  lactose, 221-222
  poisson, 310
Intoxication alimentaire, **217-218**
  gastro-entérite, 178
  gingembre, 181
  restauration rapide, 338
Iode, 26, 256, 259, 371
  acné, 14-15
  algues, 31
  crustacés et fruits de mer, 124, *124*
  goitre, 259
  légumes, 236
  poisson, 308
Ionisation des aliments, 120, **219**
Isoflavones, 27, 57, 399
  antioxydants, *42*
  cancer de la prostate, 317

légumineuses, 236
ménopause, 248
soja, 350
ISRS, voir Inhibiteurs sélectifs du recaptage de la sérotonine

J-K

Jambon, 95, 315
Jaunisse, 106, 163, 197, 198, 262
Jeûne, 329
Junk food, voir Malbouffe
Jus de fruits et de légumes, **220**, 318, 374
Kacha, 343
Kahweol, 71
Kava, 27
Kéfir, 367
Kératine, 98, 283, 319
Ketchup, 345, 372, 347, 374
Kétoconazole, 99
Kiwi, **221**
  allergies, 30
Kombu, 163,
  voir aussi Algues
Kwashiorkor, 320

L

Label rouge, 275
Lactation, 61
  carvi, 144
  fenouil, 158
Lactitol, 142, 361
Lactobacilles, 303
Lactose, 189, *191*
  diarrhée, 134
  gastro-entérite, 178
  intolérance au lactose, 221-222, 224
Lactosérum, 172, 367
Laetrile, voir Vitamine B_{17}
Lait, 154, **222-224**
  alimentation du bébé, 64
  aliments biologiques, 25
  allergie, 28
  cholestérol, 93
  cirrhose, 106
  colite ulcéreuse, 109
  eczéma, 138
  enfant, 150
  fromage, 171-175
  glucides, 189
  grossesse, *186*, 188
  index et charge glycémiques, 213
  intolérance au lactose, 221
  lait fermenté, 303
  lait UHT, 118, *120*, 223
  produits allégés, 32
  sommeil, 355
  ulcère gastrique, 377
  végétarisme, 385-387
  yaourt, 395
Lait de coco, 269
« Lait » de soja, 352
Lait maternel, 61-64
  jaunisse, 197
  pesticides, 298
Lait maternisé, 61-64

Laitue et autres salades, *225-227*
Laminaires (algues), 31
Langouste, 126
Langue (abat), 11
Laparoscopie, 74
Lapin, **227**
Lard, *231*
Latex (allergie au), 25, 138
Lauracées, 50
Lavande, 370
Laxatifs, 114
  boulimie, 68, 69
  diarrhée, 133
  interactions médicamenteuses, 215
  pruneau, 318
  sodium, 348
Lécithine, *17*, 245, 399
  Alzheimer (maladie d'), 34
  œuf, 275
  soja, 289, 350
Légumes, 154, **233**
  alimentation du bébé, *62*, 64
  aliments biologiques, 25
  allergies, 30
  antioxydants, 40
  arthrite/arthrose, *43*
  asthme, 47
  calculs biliaires, 74
  cancer, 75, 77
  conservation, 118
  enfant, 150, 151
  fibres, 160
  glucides, 189
  index et charge glycémiques, *213*
  jus, **220**
  maladies cardio-vasculaires, 82
  pesticides, 300
  soupe, 358
  vieillesse, 332
Légumes secs, voir Légumineuses
Légumineuses, 154, 236-237
  accident vasculaire cérébral (AVC), 13
  arachide, 39
  athérosclérose, 49
  cancer, 76, 77
  conservation, 119
  fibres, 160
  glucides, 191, *191*
  index et charge glycémiques, 213
  maladies cardio-vasculaires, 81
Légumineuses germées, **238**
Lentilles, 237
  athérosclérose, 49
  index et charge glycémiques, 213
Lentinane, 399
Leucémie, 57
Levain, 289
Levure, 47, 112, 289
  bière, 56
Levure de bière, **238**
Libido, **239-240**
Light (produits), voir Produits allégés
Liliacées, 46
Lime, voir Citron
Limonène, 107, 284, 399
Limonoïdes
  pamplemousse, 292
Lin (graines de), 130, **240**
  ménopause, 249
  ostéoporose, 286
  oméga-3 et oméga-6, *287*

Linoléique (acide), voir Acide linoléique
Lipides, **228-232**, 399
  cancer, 75
  épilepsie, 147
  grossesse, 186
  lupus érythémateux, 241
  noix et autres fruits secs oléagineux, 271
  porc, 315
  restauration rapide, 337
  sauces, 344
  sommeil, 354
  viennoiseries, 381
  voir aussi Graisses
Lipoprotéine, 399
Listériose, 217, *218*, 363
  grossesse, 188
Lithiase, voir Calculs
Lithium, 14
  interactions médicamenteuses, 215
Lithotripsie, 74, 325
L-lysine, 199
Lovastatine, 94
L-théanine, 368
Lupus érythémateux, 26, 106, 238, **240-241**, 293
Lutéine, 27, *42*, 221, 234, 274, 301, 312, 399
Luxthérapie, 69
Luzerne, 238, *238*
  germe de luzerne, *40*
  lupus érythémateux, 241
Lycopène, 76, 176, 399
  antioxydants, 40
  cancer, 317
  légumes, 234
  pamplemousse, 292
  pastèque, 246
  tomate, 372
Lyophilisation, 120
Lysine, 271
  quinoa, 321
  riz sauvage, 342

M

Mâche, 227
Macis, 144
Macrobiotiques (régimes), 349
Magnésium, 255, 256
  algues, 31
  arachide, 39
  bette, 53
  betterave, 54
  bière, 56
  cassis, 82
  chocolat, 100
  crampes, 117
  crustacés et fruits de mer, 124
  dents et gencives, 128
  dépression, 130
  figue, 162
  haricot vert, 196
  légumineuses, 236
  maïs, 243
  noix de coco, 269
  noix et autres fruits secs oléagineux, 270
  pain, 290
  poisson, 308
  poivron 312

pomme de terre, 314
porc, 315
raisin, 322
riz, 342
sarrasin, 343
sommeil, 355
syndrome de fatigue chronique, 157
syndrome prémenstruel, 250
yaourt, 395
Maigrir, *voir* Régime amaigrissant
Maïs, 40, 84, 85, 86, **242-243**
   arthrite/arthrose, 44
   bière, 56
   farine, 155
   huile, 55, *231*
   index et charge glycémiques, *213*
   OGM, 278, 279
Maïzena, 242
Malabsorption, 136
Maladies sexuellement transmissibles (MST)
   chlamydia, 378
   herpès, 199
   stérilité et hypofertilité, 359
Malbouffe, 204, 337-339
Malformations fœtales
   pesticides, 298
Malnutrition
   alcoolisme, 23
   dents et gencives, 128
   tuberculose, 375
Malt, 56, 238, 289
Maltitol, 361
Maltose, *191*
Mandarine, **243**
Manganèse, 256, 259
   algues, 31
   ananas, 35
   avoine, 51
   betterave, 54
   noix et autres fruits secs oléagineux, 270
   riz, 342
Mangue, **244**
Maquereau, *310*
Margarine, *voir* Beurre et margarine
Marinade, 76, 180, 195, 293
Marron, 98, *voir aussi* Châtaigne
Massage, 116
Massepain, 67
Mastication, 135, 381
Maux de tête, *voir* Céphalées, Migraine
Mayonnaise, **245**, *245*, 344
Médicaments, *voir* Interactions médicamenteuses
Mélanome, 75
Mélatonine, 355
Mélisse, 355, 370
Melon, 57, **245-246**
Mémoire
   café, *71*
   gingko biloba, 203
   hypothyroïdie, 371
   perte de mémoire, 32, **246-247**, 265
   poisson, 308
Ménopause, **247-249**
   alcool, 21
   anémie, 37
   athérosclérose, 48
   maladies cardio-vasculaires, 79

ostéoporose, 285
soja, 350
Menstruations (problèmes de), **249-251**, 261
Menthe, *203*
   digestion, *136*
   flatulences, 163
   poivrée, 370
   reflux gastro-œsophagien, 324
   ulcère gastrique, 377
Mercure, 31, 298, 310
Mésalamine, 110
Mesclun, 227
Métaboliques (maladies), **251**
Métastases, 163
Méthane
   flatulences, 163
Métaux lourds, 31, 298
Méthémoglobinémie
   eau, 140
Méthionine
   maladies cardio-vasculaires, 81
Méthylmercure, 299
Micro-ondes, *voir* Four à micro-ondes
Miel, 189, **251-253**, 362
   rhume des foins, 336
   sommeil, 355
Migraine, 16, 28, 53, 72, 181, *203*, 237, **260-262**
Millepertuis, 203, 249
Millet, 56, 85, 156
Minéraux, **254-259**
   abats, 11
   accident vasculaire cérébral (AVC), 13
   alcool, 23
   anorexie, 38
   cancer, 77
   céréales, 84
   cirrhose, 106
   Crohn (maladie de), 124
   crustacés et fruits de mer, 124
   fruits, 175
   hypertension artérielle, 207
   jus de fruits et de légumes, **220**
   lait, 222
   légumes, 233
   légumineuses, 236
   yaourt, 395
Mirabelle, 318
Miso, 352
Moisissures, 112, 336
Mollusques, *voir* Fruits de mer
Monoglutamate de sodium, 16, *17*
Mononucléose, **262-263**
Monoterpènes, 102, 400
   cancer, 75
   pamplemousse, 292
Montmorency, 88
Morue, *310*
Moules, 124, *125*, *126*
Moût, 56
Moutarde, 347, *144*
Mouton, *voir* Agneau/Mouton
MST, *voir* Maladies sexuellement transmissibles (MST)
Mucoviscidose, 136, **263-264**
Muesli, 86, 87, *87*
Muguet, 349
Mûre, 40, 57, **264**, 367
Muscade, 144
Muscles, 53, 110, 166
   crampes, 116-117
Mycobacterium, 374
Myéline, 345

Myrtille, 40, 203, **265-266**
   cataracte, *273*
   infections urinaires, 378
   système immunitaire, 367

N

Naproxène
   ulcère gastrique, 377
Naturopathes, 53
Nausée
   allergies, 28
   cancer, 77
   cirrhose, 106
   gingembre, 144, 180
   intoxication alimentaire, 217
   menstruations, 249
   sida, 348, *349*
   syndrome de l'intestin irritable, 216
Navet, **267**
Nectarine, **268**
Néphrite, 326
Nerfs, 269, 345-346, 395
Nervosité, 37
Neurotransmetteurs, 319, 400
Névralgie, **269**
Niacine, 393, 390
   appétit (perte d'), 38
   bière, 56
   datte, 127
   lapin, 227
   urticaire, 379
   voir aussi Vitamine PP
Nickel, 254
   algues, 31
   eczéma, 138
Nitrates/Nitrites, 17, 18, 400
   aliments biologiques, 25
   cancer, 76, 95
   charcuteries et viandes fumées, 97
   conservation, 120
   eau, 140
   grillades, 195
Nitrosamines, 95, 97, 400
   cancer, 76
   céleri-branche, 83
   grillades, 195
Noisettes, 270
Noix, **270**
   accident vasculaire cérébral (AVC), 13
   anémie, 37
   huile, *231*
   maladies cardio-vasculaires, 81
   moisissures, 39
   oméga-3 et oméga-6, 287, *287*
Noix d'arec, 271
Noix de cajou, 270
Noix de coco, **269-270**
Noix de kola, 73
Nori, 31
Norwalk (virus de), *177*

O

Obésité, **272-273**, 327
   accident vasculaire cérébral (AVC), 12

arthrite/arthrose, 44
cancer, 75
diabète, 131, 132
boissons gazeuses sucrées, 66
enfant, 149, *149*, 152
goutte, 182
hémorroïdes, *114*
hernie hiatale, 198
hypertension artérielle, 206
impuissance, 210
libido et sexualité, 240
maladies cardio-vasculaires, 79
reflux gastro-œsophagien, 323
restauration rapide, 337
sommeil, 354, 355
stérilité et hypofertilité, 359
sucre, 360, 361
vin, 382
Occlusion intestinale, 123, 264, 353
Œdème, 43, 83, 107, 182, 249
Œil, **273-274**
Œstrogènes
   ménopause, 247-249
   ostéoporose, 285
   stérilité et hypofertilité, 359
Œuf, 154, **274-276**
   aliments biologiques, 25
   allergie, 28
   Alzheimer (maladie d'), 32
   anémie, 37
   conservation, 118, *118*
   eczéma, 138
   mayonnaise, 245
   oméga-3, *276*
   pâtes, 296
   végétarisme, 385-387
OGM (organismes génétiquement modifiés), 30, **278-280**
Oignon, 40, **276-277**
   accident vasculaire cérébral (AVC), 13
   cancer, 76
   pesticides, 300
   problèmes circulatoires, *105*
   système immunitaire, 367
   troubles respiratoires, 335
Okra, **281**
Oligoéléments, 31, **254-259**, 387, 400
Olive (huile d'), **281-283**
Oméga-3, *voir* Acides gras oméga-3
Oméga-6, *voir* Acides gras oméga-6
Oméprazole, 324
Onagre (huile d')
   syndrome prémenstruel, 250
Ongles, 238, **283-284**
Orange, 40, **284-285**
Organismes génétiquement modifiés, *voir* OGM
Orge, 84, 85, 86
   athérosclérose, 49
   bière, 55
   farine, 156
   index et charge glycémiques, *213*
   maladies cardio-vasculaires, 82
Origan, 203
Ortie, 203, 379
Os, 222, 254
Ostéoporose, 254, 255, **285-286**, 325
   alcoolisme, 23
   aliments fonctionnels, 27
   allaitement, 63
   caféine, 73

lait, 224
ménopause, 248
soja, 350
vieillesse, 331
Ovaires (cancer des), 102
Oxalates, 325, 326
anémie, 37
betterave, 53
Oxalique (acide),
voir Acide oxalique
Oxydation, 400
Ozone, 140

P

PAI, *voir* Plan d'accueil
individualisé (PAI)
Pain, 154, 155, **289-291**
aliments biologiques, 25
index et charge glycémiques,
213
pain complet, 76, 290
pain sans gluten, 108
sel, 347
Pains au chocolat, 380
Pak-choi, *101*
Palme (huile de), *231*
Palmiste (huile de), *231*
Palourde, 125, *126*
Palpitations, 72
Pamplemousse, 38, 57, 214,
241, **292-293**
Panais, **293**
Pancréas, 66, 320
calculs biliaires, 74
diabète, 131, *132*
hypoglycémie, 208
mucoviscidose, 263
Papaïne, 293
Papaye, 57, **293**
Paprika (additif), 18
Paracétamol, 161, 260, 324
Parasites
ail, 19
poisson, 310
porc, 315
sushi, 363
Parentérale (alimentation), 77,
124, 264
Parkinson (maladie de), 129, **294**
Parodontite, 129
Pastèque, **245-246**
Pasteurisation, 121
Patate douce, **209-210**, *213*, 280
Pâté, 96
Pâtes, **295-296**
conservation, 119
glucides complexes, 191
index et charge glycémiques,
213
sport, *169*
Pâtes à tartiner, **112-113**
Pâtisseries, 347, *voir aussi*
Gâteaux et biscuits
Pavot, 202
Peau
acné, 14-15
ail, 20
carotte, 82
eczéma, 138
levure de bière, 238
sécheresse, 37
Pêche, **296**

Pectine, 112, 160, 176, 190, 400
abricot, 12
additifs, 16, *17*
athérosclérose, 49
bonbons, 67
cerise, 88
coing, 109
figue, 162
fraise, 164
framboise, 165
gastro-entérite, 178
goyave, 184
igname et patate douce, 210
kiwi, 221
maladies cardio-vasculaires, 81
mandarine et clémentine, 243
mangue, 244
myrtille, 266
nectarine et brugnon, 268
okra, 281
pamplemousse, 292
papaye, 293
pêche, 296
poire, 306
pomme, 312
prune, 317
Pellagre, 243
Pellicules, 98
Pénicilline
interactions médicamenteuses,
215
Pépins de raisin (huile de), 323
Pepsine, 135, 376
Péristaltisme, 109, 114, 135,
346, 400
Persil, 203
Personnes âgées, 36, 60, *71*,
110, *voir aussi* Régime
et grand âge, Vieillesse
Pesticides, **297-300**
aliments biologiques, 24
eau, 140
fruits, 176
OGM, 279
Parkinson (maladie de), 294
stérilité et hypofertilité, 360
Petit déjeuner, 145
avoine, 51
céréales pour petit déjeuner,
86-87
hypoglycémie, 208
plats cuisinés et aliments
préparés, 304
viennoiserie, **380-381**
Petit-lait, *voir* Lactosérum
Petit pois, **301**, *301*
Petits pots (pour bébé), *64*, 298
Pétoncle, *126*
Phénobarbital
interactions médicamenteuses,
215
Phénols
thé, 368
vin, 381
Phénylalaline, 142, 251
Phénylcétonurie, 251, 400
Phényléthylamine, 101, *129*
Phénytoïne
interactions médicamenteuses,
215
Phlébite, 57, 105
Phosphates, 325, 384
Phosphore, *22*, 31, 39, 56, 66,
89, 100, 124, 128, 242, 255,
256, 270, 281, 286, 315,
325, 326, 342

Photothérapie, 69
Phtalides
céleri-branche, 83
Phytates
anémie, 37
Phytostérols, 55
cancer, 75
igname et patate douce, 210
légumineuses, 237
maladies cardio-vasculaires, 82
noix et autres fruits secs
oléagineux, 270
olive et huile d'olive, 281
soja, 350
Phytothérapie, 19, 248
Pica, 170, *170*, 188
Pied d'athlète, *19*
Pilule, 359
Piment de la Jamaïque, 144
Piments, **302**, *302*
Pintade, 384
Piqûres d'insectes, 202
Pissenlit, 227, 370
Pistaches, 270
Pityrosporum ovale, 98
Pizza, 337, 339
Plan d'accueil individualisé
(PAI), 30
Plantain (banane), voir Banane
Plaque dentaire, 127, 129
Plats cuisinés et aliments préparés,
304-305, 347
Plie, *310*
Plomb, 31, 36, 140, 334
Pneumonie, 340
Pneumothorax, 334
Poids insuffisant, **305-306**
Poire, **306**
Poireau, **306-307**
Pois cassés, 237
Pois chiches, *213*, 237
Poisson, 154, **307-310**
accident vasculaire cérébral
(AVC), *14*
allergies, 28
Alzheimer (maladie d'), *32*
anémie, 37
arthrite/arthrose, *43*
cancer, 77
conservation, 118
dégénérescence maculaire, 274
eczéma, 138
grillades, 194
lipides, 228
méthylmercure, 298
poisson cru, 310, 363
poisson fumé, *188*
poisson gras, 287, *287*, 336
poisson pané, *310*
surimi, 362
végétarisme, 385-387
Poivre, 144
Poivre de Cayenne, 144
Poivron, *40*, *43*, 57, 194,
311-312
Polenta, 242
Pollen, 47, *317*
rhume des foins, 336
Pollution, 40, 46, *349*, 375
Polyacétylènes
céleri-branche, 83
Polyarthrite rhumatoïde, 106,
181, 287, 293
Polyols, 68, 142, 163, 216, 361
Polypes, *114*
Polypeptides, 320

Polyphénols, 400
alcool, 21
aliments biologiques, 25
Alzheimer (maladie d'), 34
antioxydants, 40
avoine, 51
bière, 56
fruits, 175
grenade, 184
maladies cardio-vasculaires, 79
Pomelo, *voir* Pamplemousse
Pomme, **312-314**
accident vasculaire cérébral
(AVC), 13
bioflavonoïdes, 57
cancer, 76
dents et gencives, 128, 313
diarrhée, 134, *134*, *135*
gastro-entérite, 178
grillades, 194
index et charge glycémiques,
213
pectine, 112
Pomme de terre, 154, **314-315**
arthrite/arthrose, *43*
conservation, 118
diarrhée, 133
farine, 156
index et charge glycémiques,
213
OGM, 279
soupe, 358
Porc, **315-316**
Porridge, 86
Porto, 381
Potages, 47, 359
Potassium, 12, 22, 25, 31, 39, 44,
46, 47, 50, 53, 54, 68, 70, 82,
83, 84, 88, 90, 100, 102, 104,
108, 112, 113, 115, 116, 117,
122, 124, 127, 158, 162, 164,
165, 168, *169*, 184, 185, 196,
203, 209, 214, 221, 225, 233,
236, 242, 244, 256, 257, 268,
269, 270, 277, 281, 292, 293,
296, 312, 314, 316, 317, 318,
321, 322, 326, 331, 336, 348,
369, 384, 395
Potiron, **316**
Poulet, *231*, 337, 384
Poulpe, 124
Poumons, 334-335, 374-375
asthme, 46
cancer, 41, *42*
mucoviscidose, 263
Pourpier, 227
Pousses de haricot mungo, *voir*
Haricot mungo (pousses de)
Pousses de soja, *voir*
Haricot mungo (pousses de)
Présure, 172
Prion, 60
Probiotiques, 27, **303**, *367*,
378, 395
Produits allégés, 18, **32**, 55,
174, *178*, 191, 228, 245
Produits laitiers, 154
conservation, 118
diarrhée, 134
eczéma, 138
enfant, 150
grossesse, 186
index et charge glycémiques,
213
intolérance au lactose, 221
ulcère gastrique, 377

Progestatif, 248
Progestérone, 74
Propolis, *251*
Prostaglandines, 181, 308, 400
Prostate, **316-317**
  cancer, 58, 76
Protéines, **319-320**
  abats, 11
  agneau, 15
  bœuf, 58
  charcuteries et viandes
    fumées, 96
  crustacés et fruits de mer, 124
  diabète, 133
  fromage, 173
  gibier, 180
  lait, 222, 224
  légumineuses, 39, 236, 301
  levure de bière, 238
  maïs, 242
  noix et autres fruits secs
    oléagineux, 271
  œuf, *275*, 401
  poisson, 307, 308
  pomme de terre, 314
  porc, 315
  quinoa, 321
  régime amaigrissant, 327
  riz, 342
  soja, 350, *352*
  système immunitaire, 367
  veau, 380
  végétalisme, 387
  volaille, 384
  yaourt, 395
Prune, *40*, 57, **317-318**
Pruneau, *40*, 114, **318**
Psoriasis, 283, 287
Psychothérapie, 69
Psyllium, 26, 49
Purines, 46, 182, 237, 301, 401
Pyrèthre, 47
Pyridoxine, 401
Pyrithione de zinc, 99

Q-R

Quercétine, 57, 58, 176, 401
  accident vasculaire cérébral
    (AVC), 13
  antioxydants, *42*
  brocoli, 70
  cerise, 88, 89
  pomme, 313
  raisin, 323
  sarrasin, 343
  vin, 381
Quetsche, 318
Quinoa, 86, **321**
Rachitisme, 26, 254
Radicaux libres, 12, 21, 40, 53,
    57, 77, 78, 80, 102, 113,
    247, 273, 401
Radis, **321-322**
Raisin, **322-323**
  bioflavonoïdes, 57
  index et charge glycémiques,
    213
  pectine, 112
  raisin rouge, *40*
  système immunitaire, *367*
  vin, 381-382
Raisins secs, *40*, 57

Raynaud (maladie de), 106
Rayons X, 40, 219
Recto-colite hémorragique, 109
Reflux gastro-œsophagien, 198,
    323-324
Réfrigérateur, 118-119
Régime amaigrissant, 35, 192,
    227, 229, 236, 272-273, 290,
    292, 312, **327-329**, 333
Régime anticholestérol, 93
Régime crétois, *voir* Régime
    méditerranéen
Régime DASH, 207
Régime et grand âge, **330-333**
Régime hyposodé, *173*, 345
Régime méditerranéen, 39, 92,
    281, 287
Régime pauvre en glucides,
    192-193, 295
Régime végétalien, 36, 44, 81, 92
Régime végétarien, 94, 137, 271
Règles, *voir* Menstruations
Réglisse, 68, 203, 377
Reine-claude, 318
Reins (maladies des), **324-326**
  excès de protéines, 320
  goutte, 182, 183
  infections urinaires, 378
  lupus érythémateux, 241
  thé, 369
Relaxation, 260, 377
Requin, 310
Respiratoires (troubles), **334-335**
Restauration rapide, **337-339**
Resvératrol, 57, 176, 401
  accident vasculaire cérébral
    (AVC), 13
  arachide, 39
  raisin, 323
  vin, 381
Rétinopathie, 274
Rhinorrhée, 340
Rhubarbe, 37, **335-336**
Rhumatismes, 43, 46
Rhume et grippe, 19, 38, *203*, 334,
    340-341, 356
Rhume des foins, 203, **336**, 366,
    voir aussi Allergie
Riboflavine
  alcoolisme, 23
  fraise, 164
Rillettes, 95
Ris (abat), 11
Riz, 84, 86, **341-342**, 352
  conservation, 119
  diarrhée, *134*
  farine, 156
  galettes, 39
  gastro-entérite, 178
  glucides, 191
  index et charge glycémiques,
    213
  risotto, 342
  riz sauvage, 342
  sushi, 363
Robusta, *72*
Rodonticides, *297*
Rognon, 11
Romarin, *203*, 370
Roquette, 227
Rutabaga, 267
Rutine, 57, 58, 107, 343
Rythme cardiaque
  caféine, *72*
  stress, 356
Rythme circadien, 354

S

Saccharine, 142, *191*, 360, 401
Saccharose, 67, 128
Safran, 144, *239*
Saignement de nez (épistaxis),
    36, 196
Saké, 342
Salades, **225-227**, *383*
Salaison, 95, 120
Salicylates, 205, 401
  fraise, 164
  framboise, 165
  groseille, 185
  mûre, 264
  myrtille, 266
  pêche, 296
  prune, 318
  radis, 322
  raisin, 323
  tomate, 372
Salive, 128, 135
Salmonelle/Salmonellose, 217,
    218, 238, 275, 276, 348, 401
Salpêtre, 97
Saponine, 51, 236, 321, 350
Sardine, *310*
Sarrasin, 57, 58, 156, **343**
Sarriette, *239*
Satsuma, 243
Sauces, 296, **343-345**, 345,
    347, **383**
Saucisson, 95
Sauge, 203, 247, 249
Saumon, *310*
Saumurage, 95
Sciatique, 269
Sclérose en plaques, **345-346**
Scorbut, 388
Sécurité alimentaire, **118-121**
Sédentarité
  accident vasculaire cérébral
    (AVC), 14
  constipation, 114
  exercice, 166
  fibres, 160
  hypertension artérielle, 206
  vieillesse, 330
Seigle, 84, 86, 156, 289
Sein, 249
  cancer, *63*, *78*, 102, 104
  voir aussi Allaitement
Sel, 154, **346-348**
  accident vasculaire cérébral
    (AVC), 12, *13*
  alimentation du bébé, *64*
  athérosclérose, 49
  beurre et margarine, 55
  charcuteries et viandes
    fumées, 96
  conservation, 120
  eau, 139
  hypertension artérielle, 206
  insuffisance rénale, 326
  maladies cardio-vasculaires,
    79, 80
  plats cuisinés et aliments
    préparés, 304
  régime sans sel, 107
  sel marin, *347*
  sauces prêtes à l'emploi, 344
  vieillesse, 332
Sélénium, 11, 23, 31, 39, 40, 54,
    56, 59, 75, 76, 90, 124, 256,
    259, 270, 315, 317, 342,
    343, 349, 367, 380, 384
Selles, 133-135, 137, 178, 216,
    265, 353, 378
Semoule
  de blé dur, 295
  de maïs, 242
Sérotonine, 25, 37, 69, *130*, 130,
    170, 204, 295, 357, 401
Sésame (huile de), 231
Sexualité, 15, *23*, **239-240**
Shigelles, 348
Shiitake, 78, 348, *367*
Sida, **348-349**
  appétit (perte d'), 38
  dents et gencives, 128
  interactions médicamenteuses,
    214
  ionisation des aliments, 219
  pneumocystose, 334
  tuberculose, 375
Silicium, 31, *254*
Sinusite, **349-350**
Sirops, 18
Sodas, *voir* Boissons
    gazeuses sucrées
Sodium, 70, 116, 168, 170,
    188, 256, 257, 264, 267,
    286, **346-348**, 362, 363,
    voir aussi Sel
Soja, 237, 238, **350-352**
  alimentation du bébé, 64
  allergie, 28
  Alzheimer (maladie d'), *32*
  arthrite/arthrose, 43
  bioflavonoïdes, 57
  cancer de la prostate, 317
  cholestérol, 94
  farine, 156
  huile, *231*
  maladies cardio-vasculaires,
    81, 82
  ménopause, 248
  OGM, 279
  ostéoporose, 286
  Parkinson (maladie de), 294
  protéines, 18, 27, 320
  végétalisme, 387
Solanacées, *43*, 50
Solanine, *118*, 314, 374
Sole, *310*
Soleil
  acné, 15
  céleri-branche, 83
  céleri-rave, 84
  ostéoporose, 285
  urticaire, 379
Solution de réhydratation, 161
Sommeil, 166, **354-355**, 370
Somnifères, 215
Son, 155, **352-353**
  appétit (perte d'), 38
  athérosclérose, 49
  avoine, 51
  constipation, 114
  fibres, 160
Sorbitol, 133, 142, 163, 312,
    317, 318, 361
Sorgho, 56
Soupe, 340, **358**, 359
Spina-bifida, 365, 394
Spiruline, 78
Sport, **166-169**
  asthme, 47
  barre énergétique, 52-53
  caféine, *72*

INDEX

collations, 110
crampes, 117
fringale du sportif, 170
glucides, 190
index glycémique, 212
menstruations, 251
pâtes, 295
stérilité et hypofertilité, 359
Sprue, 108
Squelette, 285-286
Stanols, 27
Statines, 33, 81, 94, 214
Steak haché, 59, 194
Stérilisation, 121
Stérilité, 305, **359-360**,
    voir aussi Hypofertilité
Stéroïdes, 14, 215
Stérols, 27, 93, 180, 271, 312
Stress, **356-357**
    acné, 14
    appétit (perte d'), 38
    asthme, 46
    athérosclérose, 48
    boulimie, 68
    cheveux et cuir chevelu, 98, 99
    chocolat, 101
    cholestérol, 94
    constipation, 113
    diarrhée, 133
    fringale, 170
    hernie hiatale, 198
    hypertension artérielle, 206, 207
    migraine et céphalées, 261
    millepertuis, 203
    rhume et grippe, 340
    syndrome de l'intestin irritable, 216
    ulcère gastrique, 377
    urticaire, 379
    zona, 395
Sucre, **360-362**
    barre énergétique, 52-53
    boissons gazeuses sucrées, 66-67
    bonbons, 67
    céréales pour petit déjeuner, 87
    chocolat, 100
    confitures et pâtes à tartiner, 112, 113
    édulcorants, 142-143
    gâteaux et biscuits, 178
    hyperactivité, 205
    maladies cardio-vasculaires, 79
    sucre roux, 360
    voir aussi Glucides
Sucs gastriques, 72
Sudation, 161
Suif, 231
Sulfamides, 215
Sulfasalazine, 110
Sulfate de glucosamine, 44
Sulfites, 12, 47, 284
Sulforaphanes, 70, 75, 238, 401
Sulfure
    de diallyle, 277
    de sélénium, 99
Sumac vénéneux, 379
Suppléments nutritionnels, **364-365**
    grossesse, 186
    mucoviscidose, 264
    suppléments de minéraux, 236, 332, 357
    suppléments de protéines, 320
    suppléments de vitamines, 326, 332, 333, 357, 364
Sureau, 370

Surgélation, 121, 301, 304, 310
Surimi, 362
Surrénales (glandes), 107
Sushi, **362-363**
Syndrome d'alcoolisation fœtale, 23, 186
Syndrome d'immunodéficience acquise, *voir* Sida
Syndrome de l'intestin irritable, 133, 136, 143, 163, *203*, 353
Syndrome de Reye, 161
Syndrome des jambes sans repos, 117, 355
Syndrome du restaurant chinois, 16
Syndrome prémenstruel, 203, 249-250
Syphilis, 269
Système immunitaire, 28-30, 40, 43, 90, 94, *109*, 123, 203, 303, 340, 348, 356, **366-367**, 375, 395
Systole, 206

T

Tabagisme
    accident vasculaire cérébral (AVC), 12
    antioxydants, 40, *42*
    appétit (perte d'), 38
    asthme, 47
    athérosclérose, 48
    bronchite chronique, 334
    cancer, 75, 76, 317
    cholestérol, 94
    constipation, 113
    hernie hiatale, 198
    hypertension artérielle, 206
    impuissance, 210
    libido et sexualité, 239
    maladies cardio-vasculaires, 79
    migraine et céphalées, 261
    ostéoporose, 285
    problèmes circulatoires, 106
    reflux gastro-œsophagien, 324
    sinusite, 350
    sommeil, 355
    stérilité et hypofertilité, 360
    tuberculose, 375
    ulcère gastrique, 377
Tacrine, 34
Tamoxifène, 240
Tangelo, 243
Tangor, 243
Tanins, 37, 369, 381, 401
Tartrazine, 17, 18
    asthme, 47
    urticaire, 379
Tempeh, 352
Tension artérielle, 51, 68, 83, 203, 254, 316
    athérosclérose, 49
    caféine, 72
    réglisse, 203, 377
    stress, 356
Testostérone, 98
Tétracycline
    interactions médicamenteuses, 215
Thalassémie, 37
Thé, **368-369**
    anémie, 37
    antioxydants, 40

asthme, *47*
bioflavonoïdes, 57, 58
brûlures, 70
caféine, 72
eczéma, *138*
reflux gastro-œsophagien, 323
théobromine, 99, 369
thé vert, 76
Théine, *voir* Caféine
Théophylline, *47*, 48, 350
    interactions médicamenteuses, 215
Thérapie
    génique, 263
    orthomoléculaire, 205
Thiamine, 38, 51, 392, 390
    alcoolisme, 23
    cancer, 75
    crampes, 116
    levure de bière, 238
    névralgie, 269
    riz, 341
Thon, 298, 310
Thrombose, 48
Thym, 203, 370
Thyroïde (maladies de la), **370-372**
    algues, 31
    Alzheimer (maladie d'), 32
    cheveux et cuir chevelu, 99
    dépression, 129
    iode, 259
Tilleul, 355, 370
Tisane, *113*, **370**
Tofu, 351, 352, *voir aussi* Soja
Tomate, **372-374**
    arthrite/arthrose, *43*
    bioflavonoïdes, 57
    cancer, 76
    lycopène, 42
    sauces, 344
    ulcère gastrique, 377
Tournesol, *231*, 336
Toux, 340
    réglisse, 203
    thym, *203*
Toxines, 401
    abats, 11
    additifs, 18
    champignon, 90
    charcuteries et viandes fumées, 97
    crustacés et fruits de mer, *124*, 126
Traçabilité, 315
Tractus gastro-intestinal, 303, 377
Traitement après récolte (orange), 284
Traitement hormonal
    Parkinson (maladie de), 294
Traitement hormonal substitutif (THS), 248, 286
Tranquillisants, *215*
Transit intestinal, 113-114
    avoine, 51
    fibres, 160
    fruits, 176, 312, 317
Transports (mal des)
    gingembre, 180
    migraine et céphalées, 261
Tremblements
    Parkinson (maladie de), 294
Trétinoïne, 15
Trichine, 315
Trichinose, 315
Triglycérides, 228, 401

alcool, 21
cholestérol, 92
maladies du foie, 164
oméga-3 et oméga-6, 287
poisson, 308
Tripes, 11
Troubles du comportement alimentaire
    anorexie, 37-38
    boulimie, 68-69
Truffe, 89
Truite, 310
Tryptophane, 204, 355
    banane, 25
    dépression, 130
Tuberculose, **374-375**
Turbot, *310*
Tyramine, 95
    datte, 127
    dépression, 130
    interactions médicamenteuses, 214

U

UHT, *voir* Lait
Ulcérations buccales, 376
Ulcères gastriques, 135, 177, **376-378**
    anémie, 36
    banane, 25
    brocoli, 70
    caféine, 72
    chou, *102*
    sauge, *203*
    vinaigre, 383
Ulcères (sida), 349
Ultralevure, 238
Urinaires (infections), 265, 316, 324, **378-379**
Urticaire, **379**
    additifs, *18*
    allergie, 28
    framboise, 165
    myrtille, 266
    noix et autres fruits secs oléagineux, 271
    système immunitaire, 366
Ustensiles
    en aluminium, 336
    en fer, 35
Utérus, 63, 249-251
    cancer, 102

V-Z

Vaccin, 366
    grippe, 340
Vache folle (maladie de la), *voir* Encéphalopathie spongiforme bovine (ESB)
Vagin (infection du), 19
Valériane, 355
Vanille, 98
Vapeur (cuisson à la), 119, 315
Varice œsophagienne, 107
Varicelle
    diabète, 131
    zona, 395
Veau, **380**

Végétalien (régime)
anémie, 36
arthrite/arthrose, 44
cholestérol, 92
maladies cardio-vasculaires, 81
Végétalisme, 387
maladies des reins, 326
ostéoporose, 286
Végétarien (régime)
cholestérol, 94
diverticulite et diverticulose, 137
noix et autres fruits secs
oléagineux, 271
Végétarisme, **385-387**
œuf, 275
protéines, 320
soja, 350
thé, 369
tuberculose, 375
Veloutés, 359
Vergeoise, 189
Verveine, 370
Vésicule biliaire, 74, 283
Vessie, 378
Viande, 154
additifs, 18
aliments biologiques, *25*
anémie, 37
cholestérol, 93
conservation, 118
enfant, 150
grillades, 194
intoxication alimentaire, 217
végétarisme, 385-387
viande blanche, 77
viande fumée **95-97**
viande hachée, *188*
viande rouge, 77, 78
Vichyssoise, 307, 359
Vieillesse, 330-333
dépression, 129
diarrhée, 133
fibres, 160
gastro-entérite, 178
intoxication alimentaire, 217
Parkinson (maladie de), 294
poisson, 308
rhume et grippe, 340
salmonellose, *276*
sel, 347
supplément de vitamine B$_{12}$
tuberculose, 375
végétalisme, 387
zona, 395
voir aussi Personnes âgées,
Régime et grand âge
Vieillissement
athérosclérose, 48
cataracte, *273*
maladies cardio-vasculaires, 79
Viennoiserie, **380-381**
VIH (virus de l'immunodéficience
humaine), *voir* Sida
Vin, 20-23, **381-382**
accident vasculaire cérébral
(AVC), 13
additifs, 16
Alzheimer (maladie d'), 34
antioxydants, 40
asthme, *47*
bioflavonoïdes, 58
maladies cardio-vasculaires, 79
raisin, 322
Vinaigre, **382-383**
vinaigre balsamique, *383*
vinaigrette, 344, 383

Vinaigrettes et sauces à salade,
383
Virus
ail, 19
système immunitaire, 366
Virus de l'immunodéficience
humaine (VIH), *voir* Sida
Vision
myrtille, 203
vision nocturne, 82, 83
voir aussi Œil
Vitamine A, 388, *390*
abats, 11
acné, 15
algues, 31
alimentation du bébé, 63
apport maximal tolérable
(AMT), 365
cancer, 77, 78
cécité nocturne, 274
charcuteries et viandes
fumées, 96
cheveux et cuir chevelu, 98
courge, 114, 115
dents et gencives, 128
épinard, 147
fruits, 176
grossesse, 186
ionisation des aliments, 219
lait, 225
lipides, 229
maladies du foie, 164
œuf, 275
okra, 281
patate douce, 210
poisson, 308
système immunitaire, 367
troubles respiratoires, 335
vision nocturne, 82
Vitamine B$_1$
arachide, 39
asperge, *46*
barre énergétique, 53
bicarbonate de soude, *233*
charcuteries et viandes
fumées, 96
pomme de terre, 314
voir aussi Thiamine
Vitamine B$_2$, 392, *390*
abats, 11
asperge, *46*
barre énergétique, 53
lait, 225
sexualité, 239
Vitamine B$_3$
abats, 11
arachide, 39
bœuf, 59
champignon, 90
cheveux et cuir chevelu, 98
poisson, 308
pomme de terre, 314
Vitamine B$_5$
abats, 11
ananas, 35
champignons, 90
Vitamine B$_6$, 393, *390*
acné, 15
alcoolisme, 23
Alzheimer (maladie d'), 33
ananas, 35
apport maximal tolérable
(AMT), 365
asperge, *46*
athérosclérose, 49
avocat, 50

banane, 25
bière, 56
châtaigne, 98
chou-fleur, 104
datte, 127
eczéma, 138
maladies cardio-vasculaires, 81
névralgie, 269
pomme de terre, 314
syndrome prémenstruel, 250
tuberculose, 375
Vitamine B$_8$ (biotine), 390, 393
cheveux et cuir chevelu, 98
Vitamine B$_9$, *voir* Acide folique
Vitamine B$_{12}$, *390*, 394
abats, 11
acné, 15
agneau, 15
Alzheimer (maladie d'), 33
anémie, 36
athérosclérose, 49
bœuf, 59
Crohn (maladie de), 124
crustacés et fruits de mer, 124
lapin, 227
maladies cardio-vasculaires, 81
névralgie, 269
poisson, 308
supplément, 365
veau, 380
végétalisme, 387
vieillesse, 331
Vitamine B$_{17}$ (laetrile), 12
Vitamine C, 254, *390*, 394
abricot, 12
accident vasculaire cérébral
(AVC), 12, 14
acné, 15
additifs, 16, *17*
Alzheimer (maladie d'), 34
ananas, 35
anémie, 37
antioxydants, 40, 41
appétit (perte d'), 38
apport maximal tolérable
(AMT), 365
arthrite/arthrose, 43
artichaut, 44
asperge, *46*
assimilation du fer, 159
asthme, 47
athérosclérose, 49
avocat, 50
betterave, 54
bioflavonoïdes, 57
brocoli, 70
brûlures, 70
cancer, 75, *75*, 76, 77
cassis, 82, 83
cataracte, 274
céleri-branche, 83
céleri-rave, 84
cerise, 88
châtaigne, 98
cheveux et cuir chevelu, 98
chou, 101, 102
chou-fleur, 104
chou-rave, 104
choux de Bruxelles, 104, 105
cirrhose, 106
citron, 107
coing, 108
concombre, 112
confitures et pâtes à tartiner,
113
courge, 114, 115

courgette, 115
cresson, 122
datte, 127
dents et gencives, 129
fenouil, 158
fraise, 164
framboise, 165
fruits, 175
goyave, 183
grenade, 184
grillades, 195
groseille, 185
haricot vert, 196
herpès, 199
infections urinaires, 378
ionisation des aliments, 219
kiwi, 221
laitue et autres salades, 225
légumes, 233
maladies cardio-vasculaires, 80
mandarine et clémentine, 243
mangue, 244
melon et pastèque, 246
mémoire, 247
mûre, 264, *265*
myrtille, 266
nectarine et brugnon, 268
nitrosamines, 95
okra, 281
orange, 284
ostéoporose, 286
pain, 289
pamplemousse, 292
panais, 293
papaye, 293
patate douce, 210
pêche, 296
petit pois, 301
piments, 302
poivron 311
pomme, 312
pomme de terre, 314
prune, 317
radis, 321
rhubarbe, 336
rhume et grippe, 340
sexualité, 239
sinusite, 350
stérilité et hypofertilité, 360
stress, 356
syndrome de fatigue chronique,
157
système immunitaire, 367
tomate, 372
troubles respiratoires, 335
tuberculose, 375
végétalisme, 387
zona, 395
Vitamine D, 26, 254, 255,
389, *390*
alcoolisme, 23
alimentation du bébé, 63
asthme, 48
cancer, 75
cholestérol, 92
dents et gencives, 127
lait, 225
lipides, 229
lupus érythémateux, 241
maladies du foie, 164
œuf, 275
ostéoporose, 285, 286
poisson, 308
sclérose en plaques, *345*, 346
supplément, 365
tuberculose, 375

végétalisme, 387
vieillesse, 331
Vitamine E, 389, *390*
  accident vasculaire cérébral
      (AVC), 14
  additifs, 18
  Alzheimer (maladie d'), 34
  antioxydants, 40, 41
  apport maximal tolérable
      (AMT), 365
  arachide, 39
  arthrite/arthrose, 43
  athérosclérose, 49
  avocat, 50
  avoine, 51
  cancer, *76*, 77, 317
  cataracte, 274
  châtaigne, 98
  chocolat, 100
  fécondité, 239
  germe de blé, 179, *180*
  grillades, 195
  huile d'olive, 283
  ionisation des aliments, 219
  kiwi, 221
  lipides, 229
  maladies cardio-vasculaires, 81
  mayonnaise, 245
  mémoire, 247
  névralgie, 269
  noix et autres fruits secs
      oléagineux, 270
  olive, 281
  pâtes au germe de blé, 296
  problèmes circulatoires, 106
  riz, 342
  sinusite, 350
  système immunitaire, 367
  vinaigrettes et sauces à salade,
      383
  zona, 395
Vitamine K, *390*, 392
  épinard, *147*
  hémorragie, 196
  interactions médicamenteuses,
      214
  lipides, 229
  ostéoporose, 286
Vitamine PP, *voir* Niacine

Vitamines, **388-394**
  anorexie, 38
  accident vasculaire cérébral
      (AVC), 13
  alcool, 23
  avoine, 51
  brocoli, 70
  cancer, 77
  céréales, 84
  céréales pour petit déjeuner, 87
  cirrhose, 106
  Crohn (maladie de), 124
  fruits, 175
  grillades, 194
  jus de fruits et de légumes, 220
  lait, 222, 225
  légumes, 233
  maladies du foie, 163
  piments, 302
  sida, 349
  soupe, 358
  yaourt, 395
Vitamines du groupe B, 401
  abats, 11
  abricot, 12
  agneau, 15
  alcool, 20, *22*
  bière, 56
  bœuf, 59
  céleri-rave, 84
  céréales pour petit déjeuner, 87
  champignons, 90
  charcuteries et viandes
      fumées, 96
  cheveux et cuir chevelu, 98
  chocolat, 100
  confitures et pâtes à tartiner,
      113
  courge, 115
  crampes, 116
  dépression, 130
  fromage, 173
  ionisation des aliments, 219
  légumes, 233
  légumineuses, 236
  levure de bière, 238
  maïs, 243
  maladies du foie, 164
  œuf, 275

pain, 290
petit pois, 301
porc, 315
quinoa, 321
troubles de l'humeur, 204
volaille, 384
Vitaminothérapie, *345*
Volaille, 154, **383-384**
  aliments biologiques, *25*
  anémie, 37
  cancer, 77
  conservation, 118
  grillades, 194
  lapin, 227
Vomissements
  allergie, 28
  boulimie, 68
  fièvre, 161
  intoxication alimentaire,
      217
Vue, 27, *voir aussi* Œil
Wakame, 31
Warfarine, *215*, 288
Wilson (maladie de), 251
Wok (cuisson au), 119
Xérès, 381
Xylitol, 68, 142, 361
Yaourt, **395**
  diarrhée, 134
  flatulences, 163
  gastro-entérite, 178
  index et charge glycémiques,
      213
  prévention de l'herpès, *199*
  probiotiques, 303
  produits allégés, 32
  système immunitaire, 367
  ulcère gastrique, 377
  vinaigrettes et sauces à salade,
      383
Yeux
  diabète, 132
  hyperthyroïdie, 371
  voir aussi Œil
Yoga
  flatulences, 163
  hernie hiatale, *198*
Yohimbehe, *239*
Yo-yo (effet), 273

Zéaxanthine, *42*, 401
  dégénérescence maculaire,
      274
  poivron, 312
Zeste, *284*
Zinc, 256, 259
  abats, 11
  acné, 15
  agneau, 15
  algues, 31
  antioxydants, 41
  appétit (perte d'), 38
  apport maximal tolérable
      (AMT), 365
  arachide, 39
  betterave, 54
  bœuf, 59
  brûlures, 70
  cancer, 77
  champignons, 90
  cheveux et cuir chevelu,
      98, 99
  courge, 115
  crustacés et fruits de mer, 124
  impuissance, 210
  libido et sexualité, 239
  noix et autres fruits secs
      oléagineux, 270
  œuf, 275
  poisson, 308
  porc, 315
  quinoa, 321
  rhume et grippe, 341
  sarrasin, 343
  sida, 349
  sinusite, 350
  stérilité et hypofertilité, 360
  stress, 356
  syndrome de fatigue chronique,
      157
  système immunitaire, 367
  troubles respiratoires, 335
  tuberculose, 375
  veau, 380
  végétalisme, 387
  vieillesse, 331
  volaille, 384
  zona, 395
Zona, **395**

Crédits photographiques

Couverture SUCRÉ SALÉ/Maximilian Stock LTD, **18** BSIP/Cardoso, **21** Larry Williams/Masterfile, **24** avec l'autorisation du ministère de l'Agriculture et de la Pêche, **31** STUDIO X/Stockfood/Studio Bonisolli, **47h** BIOS/Brigitte Macon, **47b** Alan Richardson, **60** SUCRÉ SALÉ/Y. Bagros, **61** Stockbyte, **64** Creatas, **66** SRD/J.-P. Delagarde, **71b** GETTY/Photodisc vert/John A. Rizzo, **73** Jay Hostetler/Still Life Stock, **100** H. Amiard, **117** SRD/J.-P. Delagarde, **118** STUDIO X/Stockfood/R. Comet, **120** Brand X Pictures/Burke/Triolo, **121** STUDIO X/Stockfood/Brauner, **141** Corbis, **149** GETTY/THE IMAGE BANK Camille Tokerud, **153** SRD/J.-P. Delagarde, **154** STUDIO X/Stockfood/Smith, **156** Julia Bigg, **167** SRD/J.-P. Delagarde, **168h** RDA UK/GB, **179** Nicolas Eveleigh, **186** BSIP/MBPL/Ian Hooton, **192** Charles Gold/Corbis, **223** STUDIO X/Stockfood/Westermann, **265** SUCRÉ SALÉ/P. L. Viel, **267h** GETTY/Photodisc vert/John A. Rizzo, **280** Todd Gipstein/Corbis, **282** STUDIO X/Stockfood/Schieren, **298-299** Annie Griffiths Belt/Corbis, **300** Corbis, **318** SUCRÉ SALÉ/L. Nicoloso, **328** Corbis, **331h** PHOTONONSTOP/Santa Clara, **363** © Corbis/Magma, **384** STUDIO X/Stockfood/DeSanto, **387** Corbis, **393** SUCRÉ SALÉ/D. Amon.

Remerciements supplémentaires pour les photos : Digital Vision, Digital Stock, Index Stock, Photodisc, PictureQuest et The Reader's Digest Association, Inc./GID.

Aliments santé, aliments danger
est publié par Sélection du Reader's Digest

PREMIÈRE ÉDITION
Premier tirage
Impression et reliure : Mateu Cromo, Madrid
Achevé d'imprimer : septembre 2005
Dépôt légal en France : octobre 2005
Dépôt légal en Belgique : D-2005-621-118
Imprimé en Espagne
Printed in Spain